AF403070

TRAITÉ

DES

MALADIES DU SEIN

Paris. — Imprimerie de L. MARTINET, rue Mignon, 2.

TRAITÉ

DES

MALADIES DU SEIN

ET DE

LA RÉGION MAMMAIRE

PAR

A. VELPEAU

Membre de l'Institut (Académie des sciences) et de l'Académie impériale de médecine,
Professeur à la Faculté de médecine de Paris,
Chirurgien de l'hôpital de la Charité, etc.

DEUXIÈME ÉDITION.

PARIS

LIBRAIRIE DE VICTOR MASSON

PLACE DE L'ÉCOLE-DE-MÉDECINE

SEPTEMBRE 1858.

TABLE DES MATIÈRES.

PREMIÈRE PARTIE.

MALADIES DE LA RÉGION MAMMAIRE CHEZ LA FEMME.

DEUXIÈME PARTIE.

MALADIES DE LA MAMELLE CHEZ L'HOMME.

TROISIÈME PARTIE.

MALADIES DE LA MAMELLE CHEZ LES NOUVEAU-NÉS ET LES ENFANTS.

FIN DE LA TABLE DES MATIÈRES.

PRÉFACE

DE LA PREMIÈRE ÉDITION.

Un traité des maladies de la mamelle manquait aux praticiens français, et les articles de Boyer, d'A. Cooper, de nos dictionnaires, consacrés à ce groupe d'affections, n'en peuvent plus tenir lieu actuellement. L'ouvrage que je livre au public a pour but de combler en partie cette lacune. Il est commencé depuis plus de trente ans. Quelques-uns des faits qui lui servent de base ont été recueillis à l'hôpital de Tours, au début de mes études médicales, sous la direction de maîtres habiles, V.-O. Gouraud et M. Bretonneau. Le service des grands hôpitaux, une consultation devenue nombreuse et une pratique assez étendue, m'ont permis de réunir, sur l'ensemble du sujet, plus de deux mille observations. Le résultat de mes recherches, soit anatomiques, soit cliniques, et les doctrines qui en découlent, ont, du reste, été partiellement exposés à diverses reprises depuis 1822 (1). L'enseignement dont je suis chargé à la Faculté m'y ramène en effet chaque jour, ainsi que le prouvent une foule d'articles de journaux ou de thèses (2). Mes premières communications eurent même un certain retentissement dans la presse comme au sein des Académies dès 1824 et 1825 (3), et l'article MAMELLE du *Répertoire des sciences médicales*, qui paraît avoir servi de point de départ

(1) *Revue médicale*, 1825, t. II, p. 257, 326. — *Revue médic.*, 1825-1826. — *Arch. gén. méd.*, 1826-27, etc.

(2) Voyez entre autres : de Berigny (*Gazette des hôpitaux*, 1835, n° 165, etc.), Duchesne (thèse de Paris, 1839, n° 283), Colomb (1841, n° 14), Traichet (1843), Pareja (1844, n° 207), Gaffarot (1846, n° 71), Trizon (1847, n° 42), Moisin (1851, n° 230), Doré (1851, n° 218), Robelin (1852, n° 32), etc.

(3) *Mémoire sur un cas remarquable de maladie cancéreuse*, 1825.

aux mémoires importants de M. Nélaton sur les inflammations, et de A. Bérard sur les tumeurs du sein, montre où j'en étais sous ce rapport en 1839 : des fragments nombreux de mon œuvre d'aujourd'hui sont donc entrés ainsi depuis longtemps dans le domaine public.

L'examen, l'étude, la discussion de faits qui se renouvellent sans cesse au lit des malades, ont sans cesse retardé la rédaction complète de cet ouvrage. L'impulsion une fois donnée, il fallait suivre le mouvement. Forcé de les soumettre journellement au contrôle de la pratique, j'ai dû modifier, épurer peu à peu mes opinions au foyer des lumières toujours nouvelles qui jaillissent incessamment de l'expérience et de la réflexion. C'est donc un livre que j'ai refait plusieurs fois.

Aussi ce ne sont pas les matériaux qui lui manquent; nul ne s'appuie, je crois, sur une pareille masse de faits observés. Il en est résulté que, sans négliger absolument ceux de mes devanciers, j'ai cependant pu, presque partout, me contenter des miens. Sous ce rapport, mon embarras a même été grand. Les observations que je possède auraient exigé à elles seules plus d'un volume. Je me suis résigné à n'en donner que quelques-unes, en résumant la plupart des autres dans de simples tableaux. A l'appui de ces observations, des dessins nombreux eussent été nécessaires; mais le prix du livre en eût souffert, et mon but était de le rendre accessible à tous les médecins.

Des trois parties principales qui le composent, la première, celle qui traite des inflammations, n'a pas besoin, je pense, de justification préalable. Ayant l'anatomie chirurgicale pour base, la classification que j'ai adoptée est susceptible en outre de s'associer à toute autre; elle pourra être perfectionnée, modifiée au besoin; mais il n'est guère possible, ce me semble, d'en rejeter le fond.

Les deux autres sections, celles qui se rapportent aux tumeurs bénignes et aux tumeurs malignes, ne sont pas dans le même cas. Les discussions auxquelles je me suis livré, à leur occasion, dans divers écrits et au sein des sociétés savantes, en 1825 comme en 1844, laissent assez voir que mes efforts ont toujours eu pour principal mobile le désir d'enlever à la catégorie des cancers celles de ces tumeurs qui, par leur nature, peuvent ou doivent en être séparées. La confusion était telle, les difficultés du sujet sont si grandes, que trente annécs de recherches assiducs sont loin d'avoir suffi pour dissiper en entier, à cet égard, les ténèbres et l'incertitude.

Un résultat important a été obtenu cependant : on peut admettre comme démontré, dès à présent, que sur quatre cents cas, par exemple, de tumeurs confondues sous le titre de *cancer*, il y en a près de cent qui ne sont pas cancéreuses, et qu'il est possible maintenant d'en distinguer au lit des malades. De nouvelles études, les progrès naturels de la science, permettront d'élever encore ce chiffre, j'en ai la conviction. Si, plus j'avance, plus la proportion des tumeurs bénignes est considérable dans mes tableaux, on n'en conclura pas, sans doute, que ces tumeurs sont aujourd'hui plus nombreuses qu'autrefois ; non, c'est uniquement parce que, les diagnostiquant mieux, il est tout simple que j'en augmente le nombre en quelque sorte d'année en année. Il y a donc lieu d'espérer que, partant de cette base, les chirurgiens pourront un jour réduire de beaucoup encore le cercle du véritable cancer.

Les tumeurs bénignes elles-mêmes ne sont pas toutes d'espèce identique. Ayant souvent confondu ces tumeurs entre elles, j'en ai donné d'abord des descriptions qui, applicables aux unes, ne devaient point convenir aux autres. De là les noms divers dont je me suis servi tour à tour et successivement pour les désigner. Il est essentiel d'en former déjà au moins deux groupes, l'un pour les tumeurs réellement hypertrophiques, l'autre pour les tumeurs de nouvelle formation. La jeune école de Paris, se fondant sur les données du microscope, ne sépare point ces deux groupes, qu'elle embrasse sous le titre commun d'hypertrophie partielle de la mamelle. Pour les micrographes, en effet, les tumeurs non cancéreuses du sein sont dues à l'accumulation de l'épithélium dans les radicules des galactophores et à l'hypertrophie d'un certain nombre d'*acini* mammaires ; satisfaisante pour le premier groupe, cette doctrine ne m'a point paru applicable au second.

Les vraies tumeurs hypertrophiques diffèrent par tant de caractères des tumeurs adénoïdes, qu'il est difficile de ne pas les en distraire. Cette année même, au mois de mai, puis au

mois de novembre, j'en ai eu deux nouvelles preuves des plus
concluantes. Chez une première malade, jeune femme forte,
bien réglée, mère de deux enfants, comme chez la deuxième,
demoiselle âgée de quarante-quatre ans, gibbeuse, de constitution et de santé chétives, la tumeur, du volume d'un
œuf, ramollie vers le centre, ne se distinguait pas du tissu mammaire, avec lequel on la voyait se continuer de toutes parts
sans ligne de démarcation appréciable; mises en regard de
tumeurs adénoïdes enlevées aux mêmes époques chez d'autres
femmes, ces tumeurs en étaient aussi différentes par la forme
qu'un lipome le serait d'une hypertrophie de la langue, par
exemple. La composition microscopique est la même, il est
vrai, dans les deux cas; mais j'ai dit dans le corps de l'ouvrage
la confiance que mérite un pareil témoignage.

Je dois ajouter ici un fait d'une certaine importance. Chez
une femme opérée d'une énorme adénoïde (10 livres) dix-huit
mois auparavant, il est survenu sous le bord du grand pectoral
une tumeur secondaire, globuleuse, mobile, que j'ai pu enlever
par simple énucléation, et qui avait d'ailleurs toute la physionomie des autres adénoïdes, soit avant, soit après l'opération.
Or, M. Follin, qui l'a examinée avec grand soin au microscope,
m'a remis la note suivante :

« Cette tumeur était formée de deux parties différentes. L'une,
» corticale, dense, de consistance fibreuse, d'un blanc grisâtre,
» légèrement opaline, criait sous le scalpel et ne laissait écouler
» à la pression qu'un liquide séreux, transparent, tout à fait
» distinct du suc lactescent des tumeurs cancéreuses. L'autre,
» la partie centrale de la masse, était formée surtout par des
» dépôts jaunâtres, grumeleux, mêlés en certains points avec
» du sang non décoloré. Au microscope, la partie corticale était
» formée par les éléments suivants : 1° en grand nombre, des
» corps allongés, ellipsoïdes, pourvus d'un noyau central, ter-
» minés en bouts arrondis ou effilés; 2° des corps fusiformes
» très allongés, légèrement renflés au centre et munis de queues
» souvent très longues. Ces corps en fuseau, rapprochés de
» façon à former un groupe assez serré, constituaient la partie
» fondamentale du tissu.

» Quant à la portion centrale, elle ne m'a montré aucune

» structure déterminée. Je n'y ai trouvé que des agrégats fibri-
» neux et quelques globules sanguins (c'étaient là des dépôts
» sanguins en voie de décoloration). »

Ainsi il n'y avait point, dans cette tumeur, de cellules épithéliales, de culs-de-sac, d'éléments mammaires, et cependant
comment nier qu'elle fût de même espèce que celle du sein? Et qu'est-ce que c'était que cette tumeur secondaire qui avait le volume des deux poings, qui ne ressemblait en rien aux ganglions lymphatiques, sinon une tumeur par dépôt ou de nouvelle formation?

La malade dont je viens de parler était à peine guérie, qu'il en est entré une autre dans la même salle, avec une tumeur adénoïde comme je n'en avais jamais vu, une tumeur du poids d'environ 20 kilogrammes. La bénignité de cette tumeur ne s'en était pas moins maintenue, quoique, d'après les doctrines vulgaires, elle eût toute la physionomie de l'encéphaloïde, et que, de composition hypertrophique pour le microscope, elle fût étrangère au tissu mammaire proprement dit.

La pratique et la science se réunissent donc pour demander que, provisoirement au moins, les tumeurs adénoïdes ne soient pas confondues avec les simples hypertrophies partielles de la mamelle, pas plus que les corps fibreux avec les hypertrophies de l'utérus.

Quant aux cancers véritables, il m'a été très difficile de les classer. Les recherches microscopiques dont je sollicitais déjà l'intervention en 1830, et que j'ai favorisées en toute occasion, n'ont pas encore, selon moi, fourni de notions assez fixes pour servir de base à une bonne détermination des tumeurs. J'ai d'ailleurs prouvé sans réplique, je crois, contrairement à la prétention de quelques micrographes : 1° que la *cellule* dite *cancéreuse* n'est pas l'élément spécifique du cancer ; 2° que des cancers bien constatés ne contiennent point cette cellule ; 3° que cette cellule a été trouvée dans des tumeurs non cancéreuses.

Afin d'ôter tout prétexte au doute sous ce rapport, je ne me suis servi que des faits vérifiés par les micrographes eux-mêmes, par M. Lebert surtout. La *Physiologie pathologique* et le *Traité du cancer* de cet auteur, aussi loyal que laborieux, indiquent en effet qu'une foule de tumeurs tirées de ma pratique ont été examinées, analysées par lui. Nous avons, par conséquent, vu les mêmes faits. S'il s'était borné à affirmer l'existence de certaines formes de globules dans les tumeurs dont il parle, s'il s'en était tenu à l'anatomie pathologique en un mot, je n'aurais rien à lui objecter, je ne me serais pas vu, à regret, dans la nécessité de repousser ses interprétations soit théoriques, soit pratiques, au sujet de la cellule cancéreuse.

Sans parler de M. Müller et de quelques autres anatomistes éminents de l'Allemagne qui nient la spécificité de la cellule à noyaux, je ferai remarquer que M. Alquié (de Montpellier), que M. Michel (de Strasbourg), que MM. Marjolin, Robert, Forget, etc. (1), à Paris, sont arrivés, de leur côté, à des conclusions semblables aux miennes.

M. Lebert, et, après lui, M. Robin, ont le tort, selon moi, de poser en fait ce qui est toujours en question, à savoir, que telle cellule déterminée forme l'élément fondamental de chaque espèce de tumeur. Pour établir que toute tumeur formée de cellules homœomorphes doit être rangée dans la classe des tumeurs bénignes, de même que toute tumeur où existe la cellule hétéromorphe est nécessairement un cancer, ils ont marché, ils ont conclu trop vite. Avancer que le cancer des lèvres, que les cancers de la face, de l'anus, de l'utérus, de la verge, que le cancer des téguments, en général, ne sont que des follicules hypertrophiés ou des amas d'épithélium ; que les verrues, les cors, les poireaux, les productions cornées, les stéatomes, et ces sortes de cancers sont de nature identique (2), paraîtra toujours étrange aux chirurgiens expérimentés. Avant Sertuerner, l'analyse ne constatait dans l'opium que les éléments de la gomme ; fallait-il en conclure que la gomme et l'opium étaient identiques ?

Conséquent avec sa doctrine, M. Lebert n'a point hésité à soutenir que les ulcères, les boutons, les tumeurs, les végétations des lèvres, du visage, etc., décrits par les chirurgiens sous le nom de *noli me tangere*, de dartres rongeantes, de cancers cutanés, n'étaient pas des cancers, ne sont que des

(1) *Union médic.*, 1852-1853.

(2) Voyez Mayor, thèse 1848, nᵒ 8.

pseudo-cancers, des *cancroïdes*, et que, complétement enlevées par l'opération, ces tumeurs ne sont point susceptibles de se reproduire; qu'on s'expliquerait ainsi pourquoi les cancers des lèvres, par exemple, ne répullulent que sur place, ne sont pas ordinairement suivis de récidives.

Deux erreurs existent sous ces propositions. D'abord, il n'est pas vrai que les cancers des lèvres soient exempts de récidives; peut-être même répullulent-ils avec autant d'opiniâtreté que le cancer des mamelles. Il est certain ensuite qu'une fois opérés, ils reviennent aussi bien à distance que sur place, et qu'ils peuvent se généraliser. Je le savais, il y a dix ans, il y a vingt ans, comme aujourd'hui; mais les micrographes objectent qu'on avait dû confondre jusqu'alors dans la pratique les tumeurs épithéliales avec de véritables cancers, et que, pour cette raison, les observations antérieures aux recherches modernes ne sont pas de mise dans la question. Une semblable fin de non-recevoir ne pouvait avoir aucune valeur à mes yeux; car il m'était facile de voir que le cancroïde d'aujourd'hui est bien une des maladies que les chirurgiens ont toujours opérées et connues sous le titre de *cancer*.

Cependant le fait, venant d'un homme comme M. Lebert, valait la peine d'être examiné. Je me suis donc remis à l'œuvre. Tous les cancroïdes que j'ai rencontrés ont été soumis à l'examen du microscope; et, je ne crains pas de l'affirmer, les micrographes ne m'ont point vu prendre une tumeur de ce genre pour une autre au lit des malades. Or, il est résulté de ma pratique nouvelle, comme de l'ancienne, que les pseudo-cancers répullulent comme les cancers réels, avec une ténacité déplorable.

N'osant plus le nier, M. Lebert a d'abord répondu que la récidive pouvait tenir à ce qu'une partie du mal avait échappé au bistouri. Nouvelle erreur: les cancroïdes ne reviennent pas seulement au voisinage du bouton primitif; ils se manifestent sous la mâchoire, sous l'oreille, dans les ganglions lymphatiques du cou, aussi bien que sur les confins de la cicatrice. Repoussée sur ce point, la doctrine cellulaire s'est retranchée dans une autre proposition aussi peu fondée que la précédente. Si le cancroïde retentit parfois à une certaine distance de son foyer primordial, ce n'est du moins, disent les partisans de cette doctrine, que dans l'atmosphère lymphatique de la région, et jamais on ne le voit se répandre dans les viscères; s'il se multiplie, enfin, c'est à la manière des tumeurs scrofuleuses ou des tubercules, mais non à la façon des véritables cancers. Vain refuge, qu'est venue détruire aussi la saine observation ! J'ai vu le cancroïde de la lèvre répulluler, sans continuité aucune, dans l'épaisseur des os, dans le corps, dans la branche de la mâchoire, tantôt du côté correspondant, tantôt du côté opposé, et quelquefois même dans la mâchoire supérieure, alors que le mal avait débuté par la moitié inférieure du visage; je l'ai vu en outre se reproduire dans le foie et ailleurs. J'ai vu plus encore : chez un homme dont le cancroïde labial, enlevé deux ans auparavant, ne contenait que des éléments épithéliaux, la tumeur secondaire, qui s'est développée sous la mâchoire et dans la région parotidienne, a présenté une proportion considérable de cellules ! Chez un malade de M. Maisonneuve, la tumeur d'une des moitiés de la mâchoire est chargée de cette cellule; la récidive a lieu dans l'autre moitié de l'os, et la nouvelle tumeur, enlevée au bout de quelques mois, ne contient que des éléments fibro-plastiques ! L'examen des objets a été fait par les plus habiles micrographes.

Ainsi, pas d'illusion, le cancroïde est un cancer. Il ronge, il désorganise de proche en proche; il se répand par continuité et par dissémination, au voisinage et à distance, par le système lymphatique ou de toute autre façon, comme le cancer; il ne guérit jamais de lui-même, et, abandonné aux ressources de l'organisme, il finit toujours par amener la mort; aucun topique, aucun traitement interne connu n'en triomphe, et sa destruction par l'instrument tranchant ou par les caustiques est à peu près aussi souvent suivie de répullulation que l'opération du cancer proprement dit.

Quand même il ne se reproduirait que dans le champ lymphatique de la région, dès qu'on en admet la léthalité fatale, quel avantage y aurait-il au surplus à ne pas en faire un cancer? Dire que la mort aura lieu par désorganisation des parties atteintes et non par infection générale, ne consolerait guère le malade, je suppose, puisque d'une façon comme de l'autre il doit en mourir.

La cellule *fibro-plastique* est dans le même cas que la cellule épithéliale. Il ne m'a jamais paru vraisemblable qu'un élément qui fait la base des tissus fibreux naturels, des indurations phlegmasiques, du chancre induré, des ganglions hypertrophiés, des corps fibreux de l'utérus, des végétations conjonctivales, etc., pût être l'élément spécifique de tumeurs malignes. Étonnés eux-mêmes du fait, les micrographes ont essayé de faire passer toutes les productions fibro-plastiques dans la catégorie des tumeurs bénignes, quoique plusieurs d'entre elles eussent été rangées jusque-là parmi les cancers, et que, par malheur, il faille les y maintenir.

Les tumeurs napiformes, chondroïdes, bien que fibro-plastiques, ne répullulent pas seulement sur place, ou parce qu'il en est resté après l'opération; comme les cancroïdes, comme les cancers, elles répullulent surtout à cause de leur nature propre. Après l'amputation de la jambe, du pied ou de la main, je les ai vues répulluler dans le corps de la cuisse ou du bras. Quand elles reviennent, il est même assez rare que ce soit dans les ganglions lymphatiques, quoique ce ne soit pas non plus par continuité de tissu.

Parmi les exemples de généralisation de ces tumeurs tirés de ma pratique, il en est trois qui me paraissent juger la question sans appel.

Un adulte (trente-deux ans), Siméon Delaporte (1), est opéré trois fois de tumeurs fibroïdes à la cuisse; le mal répullule encore, on ampute le membre. Le malade meurt quelques mois plus tard, et, à l'autopsie, on découvre une foule de tumeurs fibro-plastiques dans les deux poumons, tumeurs dont la nature a été constatée au microscope par M. Verneuil, et par M. Follin, qui m'a remis la note suivante comme pouvant être ajoutée à l'observation de M. Giraudet:

« La plèvre droite offrait un épaississement de plusieurs » travers de doigt, et dans les deux poumons on constatait » une grande quantité de noyaux de volume variable, d'un tissu » analogue à celui qui se trouvait dans le moignon.

» L'examen microscopique, fait avec soin, ne montre, » dans ces productions pathologiques, que les éléments habi-

(1) Voyez Giraudet, thèse, n° 184. Paris, 1852.

» tuels du tissu fibro-plastique ; dans la plèvre, les corps fusi-
» formes étaient bien développés ; dans le tissu médullaire du
» fémur, on constatait quelques globules fibro-plastiques par-
» faitement distincts. »

Une jeune fille, forte, parfaitement constituée, entre à
l'hôpital avec une tumeur napiforme de la partie supérieure
du bras gauche ; cette tumeur, qui acquiert rapidement le
volume du corps d'un adulte en se ramollissant, amène la mort
au bout de quelques mois ; à l'autopsie, on trouva les poumons
remplis de tumeurs de même nature. Dans le troisième cas,
c'était un sarcocèle, chez un jeune sujet ; après la castration,
des tumeurs nouvelles s'étaient développées dans le ventre.
Avant la mort, les micrographes, se fondant sur l'existence
des fuseaux fibro-plastiques, sur l'absence de la cellule cancéreuse, ont soutenu contre moi que dans ces trois cas, il s'agissait de tumeurs homœomorphes, bénignes par conséquent, et,
sur le cadavre, ils ont constaté la nature fibro-plastique des
tumeurs internes.

L'observation du sarcocèle date de 1846. M. Lebert m'a
remis à cette occasion trois notes détaillées, relatives, l'une
à la tumeur des bourses, l'autre aux tumeurs du ventre pendant la vie, et la troisième aux résultats de l'autopsie (1) ;
notes qui montrent toutes les trois comment l'auteur se dé-

(1)   AU MOMENT DE L'OPÉRATION.

« Un jeune homme de dix-huit ans, dans le service de M. Velpeau, offre un
sarcocèle fibreux. La castration a dû être pratiquée ; la tumeur a été prise pour
cancéreuse ; cependant elle n'en offre guère les caractères.

» Nulle part on ne fait sortir par la pression le suc ressemblant au suc cancéreux, et, en raclant fortement avec le scalpel, on n'en obtient autre chose qu'un suc
transparent, comme synovial.

» En examinant le tissu de cette tumeur au microscope, on peut se convaincre
aisément qu'on n'a affaire qu'à une tumeur *fibro-plastique ordinaire* et même
des mieux conditionnées.

» Par places le tissu fibreux est complétement organisé, renfermant dans ses
mailles de nombreux noyaux plastiques. »

                          AVANT LA MORT DU MALADE.

« Très honoré professeur,

» Je ne voudrais pas que vous interprétassiez ce que je vous ai dit ce matin

battait déjà contre une vérité qu'il n'est plus permis d'éluder aujourd'hui.

C'est donc un fait acquis. Le microscope peut ne trouver que des cellules homœomorphes dans des tumeurs qui, en fait, se comportent et se terminent absolument comme les cancers.

Restent le squirrhe et l'encéphaloïde. Peut-on, au moins pour ces deux formes, accepter les résultats fournis par le microscope ? S'il est erroné en ce qui concerne le cancroïde et le chondroïde ou le fibro-plastique, le témoignage du microscope court grand risque d'être fautif partout dans la question des tumeurs malignes. Puisque différentes formes de cancer peuvent exister avec les seules cellules homœomorphes, la cellule hétéromorphe est nécessairement insuffisante, en effet, pour caractériser le cancer ; j'ai d'ailleurs, on l'a vu, prouvé que cette dernière cel-

sur le malade atteint d'une tumeur abdominale consécutive à l'opération du sarcocèle comme une rétractation du jugement que j'ai porté sur la tumeur dans le temps.

» Elle était évidemment différente du sarcocèle cancéreux ordinaire ; il y manquait le suc cancéreux lactescent, il y manquait ces plaques de substance d'apparence tuberculeuse. Le microscope n'y fit point découvrir la cellule cancéreuse, mais des fibres, des corps fusiformes étroits et des globules fibro-plastiques. Je maintiens donc que la tumeur *n'avait pas les caractères du cancer*, mais ceux des *tumeurs fibroïdes, fibro-plastiques*, fibro-colloïdes, etc. Malgré cela, l'examen de l'état actuel du malade me fait supposer qu'il est atteint d'une cachexie cancéreuse, et qu'il porte des tumeurs de mauvaise nature dans l'abdomen, quoiqu'il ne soit pas impossible que ce soient des tumeurs non cancéreuses qui, par leur développement et par la compression d'organes importants, amèneraient des troubles considérables dans l'économie.

» J'avoue que c'est un fait exceptionnel que cette coïncidence entre une tumeur fibro-plastique et des tumeurs cancéreuses dans l'abdomen ; toutefois il faut que la théorie plie toujours devant les faits et l'observation, et qu'on reconnaisse ce qu'il y a d'anormal dans un fait, quand même il ne cadre pas avec les autres résultats de nos recherches.

» Toutefois, vous qui mettez une si haute sagesse dans l'appréciation des faits et dans l'enseignement clinique, vous comprendrez qu'on puisse avouer en toute franchise un fait comme contraire au résultat d'observations précédentes, sans être le moins du monde ébranlé dans les doctrines suggérées par des centaines d'observations faites avec soin.

» Je vous suis redevable de tant de marques de bienveillance, vous m'avez procuré tellement d'occasions pour m'éclairer sur la structure de beaucoup de produits morbides, que je serais heureux si je pouvais vous montrer les résultats de recherches que vous avez depuis si longtemps favorisées, et qui infaillible-

lule manque dans de vrais cancers et qu'elle se trouve dans des tumeurs non cancéreuses. Des faits nombreux, à l'abri de toute contestation, m'ont permis, en outre, d'affirmer que des tumeurs, des cancers doués de la cellule spéciale la plus franche, la plus complète, de la cellule type, une fois bien enlevés, peuvent ne point répulluler.

Les remarques précédentes ne doivent pas cependant me

ment joueront de plus en plus un rôle dans l'étude de la nature intime des maladies, épurées toutefois avec le temps des erreurs inhérentes à des recherches nouvelles et très difficiles. »

APRÈS LA MORT DU MALADE.

« J'ai assisté ce matin à l'autopsie du jeune homme atteint de tumeurs abdominales consécutives à une opération de sarcocèle. Il est certain que la marche rapide de la maladie (neuf mois en tout depuis le début), la rapidité du développement des tumeurs dans l'abdomen depuis l'opération, l'état cachectique général enfin, militent en faveur du diagnostic porté par vous. Cependant l'examen microscopique de beaucoup de morceaux pris à l'autopsie ne m'y montre point les globules caractéristiques du cancer, mais bien ceux du tissu fibro-plastique, comme dans la tumeur testiculaire que vous avez extirpée à ce jeune homme. Il y a donc, d'un côté, la marche et plusieurs des principaux caractères du cancer; mais, d'un autre côté, une différence notable dans la structure élémentaire, différence constatée aussi par M. Corvisart d'une manière tout à fait indépendante.

» Comme, d'un autre côté, les éléments fibro-plastiques se trouvent dans des tissus évidemment non cancéreux, tels que, par exemple, dans les petites végétations de la conjonctive après l'opération du strabisme, tels que le tissu lardacé qui entoure les jointures atteintes d'inflammation chronique, etc., il me paraît qu'on peut envisager ce cas comme une diathèse générale de tumeurs fibro-plastiques à marche analogue au cancer.

» Ainsi, quelle que soit l'explication qu'on donne à ce fait, toujours est-il que l'élément caractéristique du squirrhe et de l'encéphaloïde ne s'y trouve point, malgré la ressemblance que le tissu offre avec l'encéphaloïde, et que la marche de la maladie montre avec celle du cancer.

» Veuillez agréer, en attendant, très honoré professeur, l'expression de ma très haute estime et de ma bien profonde gratitude pour l'instruction que je puis si largement puiser, et dans vos cours, et dans les nombreuses pièces que vous me permettez d'examiner.

» J'ai l'honneur, etc.

« 16 mai 1847.

» H. LEBERT. »

faire ranger parmi les contempteurs du microscope. J'accepte, au contraire, les faits nouveaux que cet instrument a mis en lumière, seulement je conteste l'interprétation ou les applications de ces faits; je ne nie point entre autres qu'une différence notable, facile à saisir, existe entre la cellule dite cancéreuse et la cellule des autres espèces de tumeurs; j'accorde aussi que cette espèce de globule, c'est-à-dire le globule cancéreux, manque, en réalité, dans la plupart des tumeurs bénignes; l'expérience clinique ayant depuis longtemps prouvé d'un autre côté que ces tumeurs diffèrent, en effet, du cancer, je trouve même que le microscope confirme pleinement, à ce point de vue, les résultats de l'observation simple.

J'ajoute enfin que, fût-elle réduite à ces termes, la question ne doit être résolue qu'avec réserve. Des tumeurs où les micrographes n'ont trouvé ni la cellule ni les noyaux cancéreux, n'en sont pas moins de vrais cancers pour les chirurgiens. J'ai la conviction que l'élément cancéreux est un élément spécial, et que, si on ne le trouve pas dans certaines tumeurs réellement cancéreuses, c'est qu'il n'est pas encore assez bien connu. Peut-être aussi y a-t-il plusieurs sortes de globules cancéreux. Il y a, au demeurant, si peu de temps que de telles questions ont surgi; ces globules ont été étudiés jusqu'ici par un si petit nombre d'hommes capables; tout cela forme, en définitive, un monde tellement nouveau, qu'à ce sujet la science n'en est, à vrai dire, qu'à son aurore : aussi, tout en tenant compte de ce que le microscope a donné de plus positif, j'engage la jeune génération à ne pas oublier ce que l'expérience des siècles, ce que l'observation clinique ont, de leur côté, rendu incontestable.

En résumé, ce que je conteste, c'est que, dès aujourd'hui, la cellule dite cancéreuse soit le caractère *sine quâ non*, l'élément initial du cancer. La valeur diagnostique de cette cellule, déjà ébranlée par les travaux de M. H. Bennett, de M. Virchow, de M. Courty, ne disparaîtrait-elle pas tout à fait, si M. Mandl, qui trouve des cellules identiques avec la cellule cancéreuse dans le tissu du poumon non malade, venait à démontrer, au moyen d'un grossissement plus fort, l'exactitude de ses assertions?

La question des récidives est d'ailleurs entourée de difficultés sans nombre. Sur 250 opérées qui ont survécu, qui sont guéries de l'opération, j'en ai perdu de vue 100 au bout d'un an, 150 au bout de deux ans, 200 au bout de cinq ans. Sur les 50 autres, j'en trouve 20 qui restent guéries après cinq, dix, quinze, vingt et même vingt-cinq ans ; mais que sont devenues toutes les autres? La récidive étant à la rigueur possible trois ans, six ans, dix ans et même douze ans après l'opération, je ne vois pas comment on pourrait établir une statistique exacte des guérisons définitives, ni comment il serait possible de mettre absolument en défaut le pronostic des partisans de la cellule dans le cancer. Ainsi, madame Lamb... (1), mademoiselle Gu... (2), mademoiselle Car... (3), madame Y..., que j'ai revues en novembre 1853, que j'ai opérées en 1850 et 1851, et qui restent guéries aujourd'hui, le seront-elles encore l'an prochain? On peut en dire autant des malades que j'ai citées pages 499 (4), 551, 552 (5), 553, 554 (6), 561, dont l'opération ne remonte qu'à deux, trois ou quatre ans. Il y a lieu de ne plus rien craindre, il me semble, chez les femmes que j'ai citées pages 561, 584, 594, 595, 596, etc., puisque leur guérison date actuellement de vingt-sept, vingt, quinze et dix ans. Il en est de même d'une dame Ann... que j'ai opérée avec Mondat en 1832, que je n'avais plus revue, et dont j'ai eu l'occasion de constater la guérison persistante en novembre 1854 (7).

Je conviens donc que, sous ce rapport, il est difficile de prouver aux micrographes qu'ils se sont trompés. Il leur sera toujours loisible de dire que, si elle ne s'est point annoncée jusqu'ici, la récidive se fera plus tard chez les malades que je donne comme guéries, ou de soutenir que, le microscope n'ayant pas été consulté, la nature cancéreuse du mal peut être révoquée en doute pour les cas de date ancienne. Mais j'ai trop de confiance dans leur bonne foi pour redouter une argumentation pareille. Reconnaissant qu'ils se sont trop hâtés

(1) Sans récidive jusqu'ici (1858).

(2) Reste guérie (1858).

(3) Récidive et réopérée (mai 1856), reste guérie jusqu'à présent (août 1858).

(4) Aucune apparence de récidive.

(5) Récidive chez l'une ; l'autre reste guérie.

(6) L'une est morte en (1854), l'autre en (1857).

(7) Toutes celles-là restent guéries (en 1858).

de conclure, ils se remettront à l'œuvre, sans perdre de vue les notions que le microscope leur a déjà fournies. Ils arriveront ainsi, j'en ai le ferme espoir, à quelque autre découverte, à un résultat plus décisif pour la détermination des cancers. Personne plus que moi ne le désire assurément, et je saurai toujours gré à MM. Lebert, Robin et Follin de l'empressement qu'ils ont mis à examiner les tumeurs que je leur ai confiées dans ce but.

L'importance du sujet justifiera j'espère, aux yeux des chirurgiens, les pages précédentes et celles que je lui ai consacrées, dans ce volume, aux différents chapitres des cancers et des tumeurs adénoïdes.

N'ayant à m'occuper que des tumeurs de la mamelle, j'aurais pu laisser de côté toutes ces questions, sans doute ; mais l'ouvrage ne se fût point trouvé au niveau de la science, et j'aurais couru risque de n'être pas compris. Il ne pouvait point entrer dans mon plan néanmoins de traiter à fond, à propos des tumeurs du sein, les divers problèmes de pathologie ou de micrographie qui concernent le cancer en général. La science en est, sous ce rapport, à une période de rénovation qui ne permet d'aller, je crois, ni plus ni moins loin, pour le moment, sans sortir du raisonnable, de l'utile et du vrai.

La plupart des observations dont je me suis servi dans ce livre ont été recueillies sous mes yeux et sur mes indications plutôt que par moi-même. Quatre à six jeunes gens ont été chargés de ce travail, chaque année. Plus de cent médecins y ont par conséquent pris part. Parmi les plus distingués, je me fais un devoir de citer MM. Richet, Jarjavay, Deville, Gubler, Delpech, Follin, Morel-Lavallée, devenus hommes notables, agrégés à la Faculté, médecins ou chirurgiens des hôpitaux ; ainsi que M. L. Corvisart, L'Allier, Blain, Tenain, Demeaux, Blot, Poumet, Gimelle, Boulard, Houel, Béraud, Foucher, qui ont déjà marqué dans divers concours. Indiquer le nom de tous ceux qui exercent avec distinction soit dans les départements, soit à l'étranger, ou qui, à Paris même, se sont contentés du rôle de simples praticiens, serait trop long. Je dois mentionner encore le nom de deux disciples plus nouveaux, MM. Barbereau et Roby, qui ont concouru avec intelligence à la confection de mes tableaux statistiques, et celui de M. Camus, qui a dessiné une grande partie des tumeurs que représentent les planches.

Je conviens, au surplus, que, dans plusieurs de ses parties, ce travail n'est encore qu'une ébauche ; qu'au point de vue scientifique ou doctrinal, comme sous le rapport pratique , il doit attendre beaucoup de l'avenir. Des occupations de toute nature, des devoirs nombreux et variés m'ont d'ailleurs empêché de consacrer à sa rédaction tout le temps nécessaire.

Les questions qu'il embrasse ne sont pas de celles qui se résolvent en un jour ou à volonté. Les faits dont elles ont besoin ne s'inventent pas ; il faut attendre qu'ils se présentent d'eux-mêmes.

Que d'autres, maintenant, en discutent, en élucident les points litigieux ou obscurs, et je les en féliciterai sans arrière-pensée ; mes vœux les plus sincères suivront partout les travailleurs dont le but sera de mettre à jour ce qui reste de mystérieux dans les sujets que j'ai traités, dans les questions que j'ai soulevées ou agitées.

15 novembre 1853.

PRÉFACE

DE LA DEUXIÈME ÉDITION.

Le bienveillant accueil fait à la première édition de cet ouvrage ne m'a point abusé sur sa valeur ; personne plus que moi n'en a senti les imperfections et les défauts ; aussi, tenant compte des critiques qui m'ont été adressées par des hommes compétents autant que de mes propres réflexions, je l'ai pour ainsi dire refondu en entier.

Averti par M. Lenoir (1), entre autres, j'ai supprimé une foule d'observations particulières ; elles encombraient le texte sans éclairer le sujet ; les notions anatomiques ont été mises au niveau de la science sans sortir de leurs limites naturelles ; les inflammations ont été fondues, avec les abcès, en un seul et même article, au lieu d'appartenir à deux descriptions distinctes comme la première fois.

Quelques détails sur les plaies, les ulcères, les brûlures, etc., ont donné lieu à un chapitre nouveau. Une observation de M. Diday (2) m'a fait consacrer quelques pages aux affections syphilitiques du sein. Les objections, les travaux de M. Birkett (3), les quelques reproches de M. Mitchel Henri (4), m'ont engagé à modifier plusieurs passages, eu égard aux hyperthrophies, aux kystes, aux adénoïdes en particulier.

L'ordre des matières m'a semblé devoir être changé pour divers chapitres : les adénoïdes, par exemple, font suite maintenant aux hypertrophies, au lieu d'en être séparées par les kystes, etc. Sans m'avoir absolument convaincu de la nature purement hypertrophique des adénoïdes, les dissections, les recherches, les arguments de MM. Houel, Goyrand, Robin,

(1) *Monit. des hôpit.*, 1854, n°ˢ 7 et 8.
(2) *Gazette hebdomadaire*, 1854.
(3) *British Review*.
(4) Traduction anglaise de ce traité au nom de la *Sydenham Medical Society*, 1856.

Lenoir, Broca, Lebert, Verneuil, etc., me font au moins incliner à convenir que le mécanisme des hypertrophies partielles, tel que quelques micrographes semblent l'entendre actuellement, peut à la rigueur rendre compte de la forme, de la mobilité, de l'indépendance, aussi bien que de la nature de la plupart de ces tumeurs.

Qu'il me soit permis toutefois de rappeler, en passant, un fait que j'ai oublié de faire entrer dans le texte, et qui, comme la plupart des miens, tend à démontrer la possibilité des transformations du sang épanché en tumeurs de natures diverses.

En voici l'abrégé tel que l'a donné M. Morel-Lavallée (1) :

« Tumeur du sein. Vieille femme. Un coup quelques mois auparavant; plusieurs kystes séparés par des cloisons ressemblant, jusqu'à un certain point, au bassinet du rein. L'intérieur des kystes rempli d'un liquide rouge, de sang épanché, environ 100 grammes. Les parois du kyste couvertes de mamelons et de fongosités rougeâtres ayant l'aspect encéphaloïde, et manifestement formées par la partie solide du sang ; car on trouve, en divers autres points, des caillots noirs également adhérents, mais qui n'ont point encore subi de dégénérescence. »

La malignité, la spécificité, la nature, la curabilité et l'incurabilité du cancer en général, ont suscité tant de travaux et de controverses depuis 1853, que, pour ne point laisser le livre trop au-dessous des notions du moment, il eût fallu en refaire par le fond, tous les chapitres. J'ai mieux aimé résumer, analyser, discuter, apprécier la valeur des recherches nouvelles, reprendre ces diverses questions à part, dans un article distinct sous forme d'*introduction*.

Le lecteur aura ainsi comme dans un tableau synoptique ce que j'ai dit, ce que j'aurais pu dire dans le corps du volume de l'importance des études microscopiques et de leur application au diagnostic, au pronostic, aussi bien qu'à la thérapeutique des tumeurs. Comme il est possible, d'autre part, que, sur ce point, la science d'aujourd'hui ne soit pas plus la science de demain que celle d'hier ; comme il se peut aussi que les promesses de l'anatomie nouvelle ne se réalisent pas ; que

______

(1) *Bullet. de l'Acad.*, t. XX, p. 126.

les résultats qu'elle a obtenus jusqu'ici ne soient que transitoires; comme dans une science aussi délicate, aussi difficile, aussi voisine de son berceau, de nombreuses oscillations sont inévitables; puisqu'il est à craindre enfin que de longtemps encore elle ne soit capable de rien offrir de fixe et de bien arrêté dans ses lois, ce résumé tiendra lieu d'une sorte de miroir qu'il sera loisible à chacun de consulter ou de négliger, sans que l'ouvrage proprement dit ait à en souffrir.

Les faits sont tellement variables en outre, dans la pratique, que chaque jour en apporte en quelque sorte de nouveaux. Je viens d'en recueillir un, par exemple, qu'il ne m'avait point encore été donné d'observer, et que, par cela même, je crois devoir consigner ici.

Une dame forte, un peu grasse, née à Marseille, habitant l'Égypte depuis longtemps, a dans le sein gauche, sous l'aisselle, une tumeur du volume du poing, et que j'enlève le 5 août 1858. — Cette tumeur, diagnostiquée *squirrhe* par MM. Cloquet, Jobert, Nélaton, etc., et par moi, se compose à la dissection : 1o d'une masse lardacée centrale, dure, criant sous le scapel, dont la coupe grise, pointillée, excoriée, laisse exsuder un suc cancéreux complet; 2° de traînées fibreuses et de pelotons de graisse ; 3° d'une foule de petits kystes, les uns pédiculés, les autres libres, globuleux, jaunâtres ou diaphanes, du volume d'une lentille à une grosse fève de marais, ressemblant à de *nombreuses hydatides*. M. Luton, jeune savant plein d'avenir, qui a soumis le tout à un examen attentif, m'a remis une note détaillée qui montre, comme on va le voir, ce que ce fait a d'insolite et de rare.

Des lobules pédiculés pris à la périphérie des masses lobulées et enkystées constituant la tumeur sont formés de deux parties : une vésicule terminale et un pédicule. La vésicule est demi-transparente, formée d'une paroi de tissu conjonctif infiltré de granulations graisseuses et d'un contenu demi-liquide visqueux, renfermant des granulations obscures, des gouttelettes de graisse et des débris d'un épithélium sans caractère précis. — Le pédicule est plein, non canaliculé et constitué par du tissu fibreux, infiltré de granulations.

La section d'un lobe de la masse enkystée au pourtour est découpée en lobules. Le centre en est constitué par du tissu fibro-conjonctif très dense, infiltré de quelques cellules. La masse est elle-même creusée de cavités kystiques renfermant des lobules secondaires plus petits.

Parmi les lobules enkystés, il y en avait quelques-uns de moins régulièrement disposés. Repliés les uns sur les autres et s'emboîtant l'un dans l'autre de manière à remplir exactement la cavité kystique, ils constituaient une sorte de masse inextricable. Par le grattage, on obtenait une sorte de suc plein de débris nageant dans un liquide. On y voit aussi des cellules épithéliales, à noyau rond, modérément développé et muni d'un ou de deux nucléoles. La nature épithéliale de ces cellules est encore évidente; volumineuses, à gros noyau ovoïde, unique ou double, pourvu lui-même d'un ou de deux nucléoles clairs et de dimensions notables, ces cellules peuvent être qualifiées de cancéreuses.

Excepté un gros nucléole, provenant sans doute d'une cellule à aspect cancéreux, les noyaux libres étaient rares dans la préparation.

Malgré les recherches les plus attentives, il a été impossible de trouver plus d'un crochet d'échinocoque. Deux ou trois fois cependant on crut en apercevoir d'autres notablement altérés. Les recherches ont été extrêmement multipliées pour éclaircir ce point.

Pour montrer la disposition glandulaire, ou en cul-de-sac, de ces lobules, on en a pris deux dans la masse ; mais l'altération granulo-graisseuse s'en est emparée, et l'on n'y distingue nettement aucun élément épithélial ou conjonctif.

Indépendamment des lobes enkystés constituant la tumeur et rappelant la disposition générale d'une glande acineuse, c'est-à-dire de la glande mammaire, on observa dans la masse graisseuse qui l'enveloppait presque entièrement, ou pour mieux dire dans les rayons fibro-cellulaires qui la traversaient, des kystes gros comme des pois, des fèves ou des amandes et isolés de toutes parts. Ces kystes, d'une couleur grise ardoisée et demi-transparents, étaient formés d'une paroi et d'un contenu. La paroi n'offrait aucune structure bien déterminée ; c'était une membrane peu granuleuse ; le contenu ne donnait au microscope l'apparence de rien d'organisé : c'était une sorte de gelée brunâtre renfermant des gouttelettes huileuses et des débris indéterminés de toutes sortes Bien qu'on pût, dans ces kystes isolés, poursuivre avec plus de confiance la recherche des échinocoques ou des cysticerques, ou du moins de leurs débris, on ne trouva rien de bien net, ni de bien concluant, malgré tout le soin qu'on y mît.

L'*hyperesthésie* de la mamelle, que j'ai décrite dès 1839, mais en la confondant avec les douleurs névralgiques, a, d'un autre côté, été si bien étudiée par M. Briquet, qu'il est utile de lui en laisser dire un mot ici.

« On rencontre quelquefois un endolorissement notable de toute la mamelle chez les femmes hystériques, auxquelles il survient de l'hyperesthésie à la peau du thorax. Astley Cooper, qui a le premier indiqué cet état, fait remarquer que dans ces cas l'hyperesthésie de la peau peut s'accompagner de celle des tissus subjacents, graisse et glande mammaire elle-même.

» M. Landouzy, dans son *Traité de l'hystérie*, rapporte qu'i a été consulté par deux dames hystériques, l'une de vingt-trois, l'autre de trente-cinq ans, qui éprouvaient des douleurs intolérables dans le sein gauche, et pour lesquelles des chirurgiens habiles avaient conseillé l'amputation du sein, quoiqu'il n'y eût aucune modification appréciable ni dans la peau de cette partie, ni dans les tissus subjacents.

» J'ai vu cinq femmes hystériques chez lesquelles l'hyperesthésie de la peau du sein s'étendait à toute la mamelle. Chez quatre d'entre elles le sein gauche était seul pris ; dans tous les cas, la mamelle n'offrait aucune modification appréciable, ni dans la forme, ni dans la consistance, ni dans la couleur. Le simple contact des doigts sur la peau était péniblement ressenti, et la pression de la glande mammaire elle-même provoquait une très vive sensibilité, que les malades rapportaient aux parties profondes.

» Cette hyperesthésie n'offre jamais de gravité, — elle gêne les mouvements du bras ; dans la marche et dans les grands mouvements du corps, il se développe de la douleur. — Le contact du linge lui-même est assez pénible à supporter, mais il ne se produit pas d'autres incommodités. — La maladie cesse en général assez facilement par les topiques émollients, par les bains, et surtout par la faradisation de la peau : il a plusieurs fois suffi de la faradisation de la peau des parties voisines atteintes d'hyperesthésie, pour éteindre celle de la mamelle. »

On trouvera dans cette nouvelle édition des opinions moins absolues, des affirmations plus réservées, des propositions moins tranchées que dans la première. Éclairé par de nouveaux faits, par l'expérience de tous les jours, par des discussions incessantes, j'ai dû céder à l'évidence et modifier sur plus d'une question d'anciennes croyances ; aussi ai-je eu soin d'émousser autant que possible les aspérités de la polémique, en combattant les doctrines adverses ou en défendant les miennes, comme d'éviter toute expression blessante, tout sentiment hostile, envers mes contradicteurs, persuadé que la politesse et la bonne confraternité, qu'un langage dépourvu d'âpreté ou de malveillance, ne peuvent point nuire au triomphe définitif de la vérité.

Les quelques figures intercalées dans le texte sont destinées à faire mieux comprendre les maladies de la mamelle de l'enfant, la composition élémentaire de certaine tumeur, et à mettre en relief un certain nombre d'objets intéressants, de faits nouveaux.

L'absence ou la présence de la cellule dite cancéreuse ou nucléaire dans les tumeurs, la réalité ou l'impossibilité de la guérison radicale des véritables cancers, ont été discutées, contestées ou affirmées si souvent au sein des Sociétés savantes et dans tant de chapitres de ce volume, que j'ai cru être agréable au lecteur en indiquant dès à présent quelques-uns des faits principaux qui servent de base aux opinions, aux doctrines admises ou défendues par moi sous ce rapport.

A. — CELLULES DITES CANCÉREUSES SANS CANCER.

1. Mlle M..., adénoïde, 1844. Cellules (Lebert). Reste guérie. (Page 464.)
2. Demoiselle, dix-sept ans, adénoïde comme un œuf, grosses cellules (Lutton).
3. Jeune fille, tumeur hématique, mâchoire supérieure, 1849. Cellules (Lebert). Reste guérie. (Page 465.)
4. Calcanéum fongueux. Cellules, par Broca. Reste guéri. (Page 465.)
5. Mademoiselle P. A..., 1838, *fongus hématode au tibia*. Amputée : cellules. Reste guérie. (Page 546.)
6. Madame C..., fongus hématoïde fémoral, ligature de la fémorale. Récidive; amputation de la cuisse deux ans plus tard, 1842. Cellules. Guérie, 1858. (Page 546.)
7. Madame J..., 1852, fongus au tibia. Amputation de la cuisse. Cellules abondantes. Morte. Sans noyaux secondaires. (Page 546.) — Huit faits pareils depuis. (Page 546.)

B. — CELLULES SANS CANCER.

1. Enchondrome du testicule. Opération, pas de cellules. Mort. Tumeurs dans les poumons et le système lymphatique (Lawrence, hôpit.) Saint-Barthélemy).
2. Enchondrome fibro-plastique de l'orbite. Trois récidives. Tumeurs dans la dure-mère ét la plèvre (Lawrence, Quarin).
3. Enchondrome fibro-plastique à la cuisse. Opéré. Tumeurs pareilles au bras, dans le foie et les poumons (Lawrence). Pas de cellules.
4. Cancer épithélial du rectum, tumeurs secondaires dans le foie, l'épiploon (Ollier).
5. Cancer épithélial à la face. Opéré. Tumeurs sous le sternum, au-dessus de la capsule surrénale (Ollier). Sans cellules.
6. Cancer fibro-plastique du dos. Opéré; généralisation dans l'aine, les poumons et le foie (Ollier).

7. Cancer épithélial du dos. Opéré. Dépôt dans le poumon (Snow, malade mort par l'effet de l'amylène).

C. — CANCERS SANS CELLULES. RÉCIDIVES.

1. Dix-sept ans, sarcocèle. Opéré en 1846 : pas de cellule. Récidive. Mort en mai 1847. Abdomen rempli de masses cancéreuses, pas de cellule. Vu par M. Lebert (Préface 1ʳ⁰ édit.).

2. Adulte, trente-deux ans. Chondrome à la cuisse. Trois récidives. Mort en 1852. Noyaux pareils dans le poumon, etc., fibro-plastiques, pas de cellule.

3. Jeune fille. Chondrome à l'épaule, 1853. A l'autopsie, noyaux pareils dans les viscères, dans le poumon, etc. Pas de cellules.

4. Cas semblable communiqué par M. Richet.

5. 1816. Femme de cinquante ans. Au sein. Récidive sur place. Morte cachectique. Tumeurs innombrables dans la plèvre, le poumon, etc. (Page 437.)

6. 1825. S. G... Tumeur enlevée en 1809. Récidive en 1823. Opéré par Bougon le 12 octobre 1823. Nouvelle récidive. Morte trois mois après. Tumeurs nombreuses à l'intérieur, plèvre, médiastin, poumon, etc. (Page 435.)

7. Tumeur butyreuse. Récidive, pas de cellule. (Page 301.)

8. Id. Cancer anormal. Cellule. Pas de cellule. (Page 447.)

9. Madame P..., squirrhe rétracté, ulcéré. Opérée en 1854 Pas de cellules (Robin). Récidive au bout de trois mois, morte en 1855; généralisé.

10. Madame M..., squirrhe lardacé. Opérée en mars 1855. Pas de cellules (Robin). Récidive en novembre presque partout, se meurt en août 1858.

(Voir une foule d'autres faits contradictoires dans l'introduction.)

11. Tumeur épithéliale du testicule enlevée par M. Laugier en janvier 1856. Pas de cellules cancéreuses. Mort trois mois après. Poumons farcis de tumeurs pareilles ne contenant que de l'épithélium (Robin, *Soc. anat.*, t. XXXI).

12. Cancroïde du rectum. Opéré en 1855, mort en 1856. Tumeurs dans le bassin, sur la plèvre, dans le poumon, etc., ne contenant que de l'épithélium (*Soc. anat.*, t. XXXI).

13. Malade de M. Larrey, tumeur fibro-plastique du jarret. Mort. Infection générale.

14. Id. M. Paget, chondrome généralisé.

15. M. L..., ostéoïde de la cuisse. Pas de cellules, dépôt dans les poumons, l'épiploon, le diaphragme.

16. Madame P..., Portugaise. Opérée en 1853. Pas de cellules. Récidive en 1855 et 1857.

D. — CANCERS GUÉRIS AVANT L'EMPLOI DU MICROSCOPE.

1. Madame Gond., rue de Choiseul, squirrhe globuleux. Opérée en 1814, reste guérie, 1858. (Page 560.)
2. Mademoiselle M..., squirrhe ligneux ulcéré. Opérée en 1837. Morte en 1847, sans récidive. (Page 561.)
3. Madame Lass,.., encéphaloïde fongueux ulcéré. Opérée en 1834 avec M. Thirial. Reste guérie en 1858. (Page 562.)
4. Hôpital des Cliniques, 1826. Squirrhe lardacé, opéré le 18 juin. Restée guérie. (Page 563.)
5. Madame V..., encéphaloïde. Opérée en 1839, 1841 et 1843. Reste guérie en 1858. (Page 647.)
6. Madame H..., squirrhe globuleux. Opérée en 1845, reste guérie en 1858.
7. Hôpital Saint-Louis, 1823. Revue guérie en 1835.
8. Malade de M. Cloquet, opérée en 1829, revue guérie quinze ans après.

E. — CANCERS CONSTATÉS PAR LE MICROSCOPE ET QUI RESTENT GUÉRIS.

1. M. G..., sarcocèle pelotonné. Cellules abondantes. Opéré en février 1852 avec M. Demarquay. (Page 469.)
2. Mademoiselle D..., encéphaloïde, 1843. Récidive, 1845, cellules. Reste guérie, 1858, de Laon. (Page 551.)
3. Madame D..., encéphaloïde pultacé. Opérée en 1847 avec M. Houel. Cellules. Reste guérie, 1858. (Page 551.)
4. Madame P..., encéphaloïde. Opérée en 1848. Cellules. Reste guérie (malade de M. Follin).
5. Madame L'H..., encéphaloïde pultacé. Opérée en 1848. Cellules. Restée guérie, 1858. (Page 574.)
6. Madame H..., encéphaloïde. Opérée cinq fois en six ans. Cellules. Une dernière fois en février 1853 ; reste guérie en 1858. (P. 649.)
7. Madame Lamb..., encéphaloïde ulcéré. Opérée en 1850. Cellules. Reste guérie en 1858.
8. Mademoiselle Gu..., squirrhe globuleux. Opérée en 1850, reste guérie en 1858. Cellules. (Page 555.)
9. Madame Fasb..., squirrhe rétractile. Opérée en février 1852 avec M. Suhrer ; reste guérie en 1858. Cellules. (Page 554.)
10. Madame Ser..., squirrhe rayonné. Opérée en 1851, reste guérie en 1858. Cellules.
11. Madame Desb..., encéphaloïde. Opérée en 1853, reste guérie en 1858.
12. Madame X..., rue des Postes, encéphaloïde. Récidive. Opérée en 1852, reste guérie en 1858. Cellules.

13. Femme que j'ai vue, opérée en 1347 par M. Nélaton. Cellules. Reste guérie en 1858. (*Bull. de l'Acad.*, t. XX, p. 184.)

14. Madame B..., de Versailles, encéphaloïde fongueux. Opérée en 1855, reste guérie en 1858.

15. Madame Chart..., squirrhe rayonné. Opérée avec M. Pillaut en 1854, reste guérie en 1858.

16. Madame Le..., squirrhe globuleux. Opérée en 1854, reste guérie fin de 1858.

17. Madame Men..., squirrhe rétractile, 1856, reste guérie fin de 1858.

18. Madame de Brid., squirrhe lardacé. Opérée en mai 1856, reste guérie fin de 1858.

Du reste, si quelques contradictions semblent exister parfois entre la statistique des tableaux, les énumérations et les indications du texte, le lecteur voudra bien remarquer, pour s'en rendre compte, que j'invoque dans les différentes parties du livre une foule de faits qui n'ont pas trouvé place dans les résumés généraux, et que les uns sont d'ailleurs assez souvent indépendants des autres.

Paris, 15 septembre 1858.

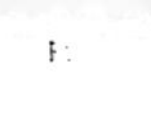

INTRODUCTION.

Si l'élément, le principe appréciable du mal était connu, rien ne serait facile comme de remplacer le mot *cancer* par un nom rationnel ou scientifique; mais la science n'en est point encore là, et le chirurgien, forcé d'user, en attendant, de l'ancienne désignation, a besoin d'expliquer ce qu'elle représente à son esprit.

§ Ier — Malignité du cancer.

Énoncer que le cancer est de nature *maligne* ne caractérise rien, a-t-on dit, car toutes les maladies peuvent, à la rigueur, être malignes ou bénignes.

D'une manière absolue, cette remarque est vraie. Un lipome, un kyste sébacé, un ganglion lymphatique, quoique de nature bénigne, n'en deviennent pas moins des affections malignes dans certains cas, personne ne l'ignore, personne ne le conteste; mais alors la malignité n'est qu'un accident, le résultat de quelque complication, tandis que, dans le cancer, elle est essentielle, inhérente à la nature de la tumeur. Telle que je l'ai admise dans le cours de ce volume, la malignité du cancer se manifeste d'ailleurs et se distingue par des caractéres spéciaux assez nettement accentués, je crois, pour servir de base à une définition clinique et pour encadrer un groupe tout particulier de maladies.

Plaque, végétation, ulcère ou tumeur, le cancer, une fois établi, est une maladie qui ne guérit point spontanément; qui ltère ou détruit les tissus, quelle qu'en soit l'espèce ou la tructure; qui tend sans cesse à se disséminer, à s'étendre, à se ultiplier soit autour du foyer primitif, soit dans les ganglions lu voisinage, soit dans le reste du corps; qui, une fois enlevé ou détruit sur un point, tend à repulluler soit sur place, soit à distance, souvent dans les tissus similaires, quelquefois dans les tissus dissemblables, quels qu'ils soient, à se généraliser en un mot et à infecter l'économie; qui, tantôt de proche en proche, tantôt en se disséminant, finit par amener la mort du malade quand la chirurgie n'intervient pas à temps, souvent aussi malgré toutes les ressources de la chirurgie.

On a vu, j'ai vu moi-même les tumeurs graisseuses, les tumeurs lymphatiques, les tumeurs cutanées (kystes, verrues, etc.), des tumeurs vasculaires, des exostoses répulluler après avoir été enlevés, se multiplier, se généraliser, se ramollir, s'ulcérer, compromettre la vie, mériter ainsi le titre de tumeurs malignes; mais, outre que ce ne sont là que des exceptions rares, aucune de ces maladies n'a l'ensemble des caractères que je viens d'attribuer au cancer. Le lipome ne se voit, ne vient que dans le tissu graisseux; les kystes sébacés, etc., que dans les téguments; les varices, les productions érectiles, les anévrysmes, que dans le système vasculaire sanguin; les tumeurs lymphatiques que dans les ganglions ou le système lymphatique, et les exostoses que dans le système osseux; les faits nouveaux qui ressortent des recherches de MM. Lebert et Robin sur l'hétérotopie ne me semblent point de nature à détruire cette grande loi. Le cancer, au contraire, qu'il soit squirrhe, encéphaloïde, épithélial, mélanique, fibro-plastique, chondroïde, myéloïde ou colloïde, s'établit ou se reproduit indistinctement partout.

Les autres tumeurs sont compatibles avec une bonne santé, avec une longue existence; si elles gênent, si elles compromettent parfois la vie, c'est par leur volume, par leur nombre, mécaniquement ou en se décomposant, en s'enflammant, jamais parce qu'elles rongent, parce qu'elles détruisent à la manière d'un parasite, comme le cancer.

Après l'enlèvement d'une loupe, d'un kyste, d'une masse lymphatique, après la guérison d'un anévrysme, d'une tumeur érectile, etc., on ne voit point, comme dans le cancer, la maladie renaître sur le même point, ni dans la peau, ni dans les muscles, ni dans les os, et y reprendre les mêmes caractères, y suivre les mêmes phases qu'auparavant; quand il reparaît, c'est dans le même système anatomique et toujours avec les mêmes apparences de bénignité fondamentale.

Les tumeurs bénignes sont curables, soit spontanément, soit par les secours de l'art; le cancer ne l'est jamais spontanément, ne l'est point non plus jusqu'ici par les ressources pharmaceutiques, ne l'est même qu'exceptionnellement par l'intervention de la chirurgie.

La malignité du cancer consiste dans un ensemble de caractères, et non dans la seule faculté de se multiplier, de répulluler; avec un seul de ses caractères ou quelques-uns d'entre eux, la confusion ne ferait qu'augmenter.

C'est par un malentendu de ce genre que M. H. Bennett repousse la classification (1) des tumeurs en malignes et bénignes. Pour soutenir que toutes les espèces de tumeurs peuvent être ou bénignes ou malignes, curables ou incurables, cet auteur invoque un fait vrai, savoir que les névromes, les fibromes, les épithéliomes, etc., quoique formés d'éléments homœomorphes, se reproduisent, se généralisent quelquefois après avoir été enlevés ou sans qu'on y ait touché; le beau travail de M. Smith sur les névromes le prouve; on peut même y ajouter une observation publiée par M. Serres antérieurement, ainsi que celle que M. Houel a fait connaître depuis, et qui sont aussi remarquables que celles de M. Smith; les exemples de répullulation, de généralisation, de tumeurs épithéliales, chondroïdes, fibro-plastiques, etc., qu'on avait d'abord niées, sont presque innombrables maintenant. Mais d'abord ces sortes de tumeurs sont, pour la plupart, des cancers; puis ce n'est point la faculté de répulluler, de se multiplier qui spécifie seule la malignité des cancers : il faut y joindre la tendance à se substituer aux tissus voisins en les détruisant, à s'approprier, pour les faire disparaître, les couches organiques en contact avec la tumeur, la léthalité inévitable du mal, en dehors des opérations chirurgicales.

Ensuite la répullulation des tumeurs bénignes ne se fait pas de la même manière, d'après les mêmes lois que celles des cancers. Les névromes cités n'étaient que des espèces de nœuds,

____

(1) *Mém. à l'Acad. de méd.*, novembre 1857.

de renflements éparpillés sur un grand nombre de points de l'arbre nerveux, comme les ganglions lymphatiques altérés ou hypertrophiés sur les réseaux vasculaires du même ordre, comme les lipomes partout où il y a naturellement de la graisse, comme les anévrysmes multiples sur le trajet de l'arbre artériel. Nulle part on n'a vu de pareilles tumeurs sortir de leur élément anatomique respectif, envahir d'autres tissus, naître, se propager dans d'autres systèmes par continuité ou par infection, tandis que c'est précisément là le propre des cancers. Quant aux deux cas d'adénoïde qui, selon M. Aitken, se seraient généralisés jusque dans les poumons et dans le foie, il me semble qu'ils se rapportent bien mieux à des cancers réels qu'aux véritables adénoïdes; il est au moins certain que sur plus de deux cents adénoïdes observées par moi, je n'en ai pas vu une seule se généraliser ainsi, et, en répullulant, c'est toujours dans la mamelle ou au milieu de ses dépendances qu'elles se sont montrées.

Comme différence fondamentale quant au mode de généralisation, de multiplication, de répullulation des tumeurs bénignes ou malignes, on peut dire que :

Pour les premières, c'est un tissu, un élément ou un système anatomique déterminé qui s'altère et en devient le siége sur des points divers et plus ou moins éloignés les uns des autres. Ainsi se montrent les ganglions lymphatiques, les tumeurs tégumentaires, les anévrysmes, les névromes, les lipomes multiples et disséminés.

Pour les secondes, pour les cancers au contraire, la production morbide n'appartient à aucun élément, à aucun tissu spécial; née dans la mamelle, je suppose, elle se multiplie, à la manière d'un parasite, aussi bien dans la peau, le tissu cellulaire, les muscles, le système lymphatique, etc., que dans le tissu glandulaire; seule elle peut être prise comme germe de maladies semblables dans son foyer primitif par les appareils de l'absorption, quel qu'en soit le siége anatomique, et transportée ensuite avec le sang indistinctement au milieu de tous les organes, dans toutes les parties de l'organisme.

Eu égard à la curabilité et à l'incurabilité, les différences ne sont pas moindres. En soutenant que le cancer est absolument réfractaire aux réactions salutaires de l'organisme et des moyens thérapeutiques connus, j'ai eu soin d'ajouter qu'il n'en était pas moins une maladie primitivement locale, susceptible d'être radicalement guérie par les opérations chirurgicales; sous ce rapport, les observations de M. Bennett (1) sont parfaitement d'accord avec les miennes.

La malignité du cancer réside dans la faculté qu'il possède de se rétracter en rongeant les tissus, d'attirer à lui les organes en les ulcérant, de constituer, à l'état d'ulcère ou de tumeur, un centre, un foyer d'où émanent évidemment des molécules morbifiques qui finissent par s'éparpiller dans le reste de l'économie, plus encore peut-être que dans ses tendances à répulluler et à se généraliser.

Aucune autre formation morbide, en effet, ne présente ce caractère, pas même les tuberculees, qui ressemblent d'ailleurs par tant de côtés aux productions cancéreuses. Les ulcères syphilitiques *rongent*, *excavent*, mais ils n'attirent pas les tissus, ils ne se rétractent pas. Qui oserait comparer la gangrène ou les ulcères gangréneux, la pourriture d'hôpital, les fontes purulentes, ou putrides, ou fongueuses des tumeurs lymphatiques aux cancers?

Prise dans son sens véritable, la distinction des tumeurs en bénignes et malignes est donc légitime, digne d'être conservée, et les objections que lui oppose M. Bennett reposent plutôt sur une confusion que sur des différences notables entre nos doctrines. Il n'est pas douteux, d'autre part, que parmi les tumeurs de nature maligne, le cancer doive occuper la première place; la définition que j'en ai donnée et qui le sépare absolument des tumeurs bénignes, n'est applicable de tous points à aucun autre genre de formations morbides.

La malignité existe, du reste, sous des formes, à des degrés divers, dans les différents cancers : ainsi les uns ne répullulent guère que sur place; d'autres envahissent presque toujours les ganglions avant d'infecter l'organisme; il en est qui se répandent d'emblée au sein des viscères; quelques-uns ruinent de bonne heure les tissus; d'autres ne les détruisent que très tard;

______

(1) *Mém. à l'Acad. de méd.*, 24 novembre 1857.

on en voit qui répullulent à peu près toujours, et d'autres qui ne reviennent point, ou que rarement, après avoir été bien enlevés.

Ces différences, que tout le monde admet, doivent correspondre à des différences matérielles dans la structure des tumeurs cancéreuses; après avoir établi le diagnostic du cancer en général, c'est à isoler, à préciser de telles différences que doit s'appliquer le chirurgien, c'est à débrouiller ce chaos que doivent tendre aussi les recherches d'anatomie fine, les observations microscopiques.

En mettant de côté l'élément spécifique ou caractéristique du cancer, qu'on ne connaît point encore, il est au moins permis d'espérer qu'on trouvera un jour, dans chaque nuance des tumeurs malignes, des variétés de cellules, de fibrilles, etc., en rapport avec le degré ou l'espèce de malignité de chaque espèce de cancer.

Mais pour atteindre ce but, il faut qu'au lieu de s'exclure et de se repousser, la clinique, l'observation directe, une étude attentive, l'expérience de tous les jours et les recherches d'anatomie pathologique, soit à l'œil nu, soit au microscope, s'unissent et viennent au secours les unes des autres; que la clinique ayant dit : « voilà une forme, une espèce de tumeur qui se comporte de telle ou telle façon, » le microscope puisse répondre : « voilà les matières, les éléments spéciaux qui caractérisent les tumeurs que vous m'avez montrées; » la science alors aura fait un véritable progrès.

§ II. — Spécificité du cancer.

Le microscope, on ne peut le nier, a fait entrer l'anatomie dans une nouvelle voie, et je ne doute pas que, sous ce rapport, il ne soit appelé à rendre de nombreux services; mais en ouvrant à l'œil un plus large champ, en mettant mieux à même de pénétrer la nature intime de la matière, il ne change évidemment rien ni au fond des choses ni à la physionomie des maladies.

Ce serait dénaturer son rôle dans la science que d'en faire le régulateur des classifications, des études cliniques; c'est un secours, un appui, non un guide, qu'il offre à l'esprit, au praticien; c'est pour ajouter au passé, non pour en faire table rase; c'est pour mettre à jour des faits nouveaux, non pour détruire les notions acquises, les faits anciens, qu'on doit invoquer son concours.

On voit, dans différents chapitres de ce volume, où en était la question en 1852, et le résumé qui va suivre montre ce qu'elle était parmi nous en 1854, après nos longs débats académiques; il ne sera pas sans intérêt, je pense, de constater l'état actuel des doctrines sur le même sujet. La comparaison des deux époques dira de quel côté le temps a tourné les esprits.

Avec ses tissus hétérologues, Laënnec créa, de 1802 à 1810, une anatomie pathologique du cancer qui servit à préciser les principales formes de cette maladie, mais qui n'en divulgua pas l'élément fondamental.

La science le sentait, les chirurgiens s'en plaignaient. Un élément *spécial* pouvant seul rendre un compte satisfaisant de la marche, des caractères cliniques du cancer, j'en demandai pour ma part, la découverte de tous côtés, à tous les hommes, à tous les moyens d'investigation.

En 1830, M. Donné est déjà à l'œuvre; en 1837, M. Gluge, puis M. Valentin, croient l'avoir trouvé, l'un sous forme de globule, l'autre sous l'aspect d'une cellule allongée, fusiforme. Ce n'était qu'une ébauche, un premier pas. La spécificité du globule de M. Gluge ou des fuseaux de M. Valentin ne résista point aux recherches de Müller, affirmant, dès 1838, qu'il n'y a point d'éléments hétérologues dans les tumeurs; que les cellules pathologiques appartiennent aux tissus primaires de l'économie.

A partir de là, les micrographes divisés en deux catégories, ont continué les uns de nier, les autres de défendre l'existence d'un élément spécifique, hétéromorphe dans le cancer.

Nul mieux que M. Lebert cependant n'a établi les caractères de la cellule cancéreuse.

L'ayant vu au milieu de nous pendant dix ans, témoin journalier de ses efforts, de son zèle, de son ardeur extrême et de son amour de la vérité, je lui ai fourni, en ce qui me concerne, tous les matériaux possibles, et j'ai pu croire un instant avec lui qu'il avait effectivement mis le doigt sur l'élément caractéristique du cancer.

Mais pendant que M. Lebert insistait sur l'importance de sa découverte, l'observation des malades venait lui donner, sous mes yeux, de véritables démentis et troubler une conviction encore mal affermie dans mon esprit. Regardant déjà comme démontré que la cellule nucléaire *c'est le cancer*, que partout où est la cellule il y a *cancer*, que sans la cellule il n'y a point de cancer, il trouva naturel de subordonner le diagnostic de la maladie au témoignage du microscope, et de rejeter, par suite, de la classe des cancers, des affections que la clinique est malheureusement obligée d'y maintenir.

Une fois engagé dans cette voie, il ne lui a plus été possible d'en sortir. Mes avertissements répétés (1), les faits nombreux que je lui ai signalés ou montrés, moi qui désirais presque aussi vivement que lui la confirmation de ses doctrines, ne l'ont ni persuadé d'abord, ni arrêté. Les expériences, les objections de M. Vogel qui, en 1843, n'hésita pas à rejeter, comme Müller, la spécificité de la cellule cancéreuse, n'eurent pas plus de succès. Il en a été de même de M. Eckert en 1844, de MM. Virchow en 1847, H. Bennett en 1849, Paget en 1852, qui ont d'ailleurs trouvé cette cellule, dont ils nient la spécificité, dans les tumeurs épithéliales comme dans les autres cancers. Éclairé sans cesse par de nouveaux faits, soit du dehors, soit de l'hôpital, je fus bientôt amené à combattre le premier, presque chaque jour et ouvertement, les doctrines de M. Lebert dans mon enseignement, pendant qu'elles étaient ainsi battues en brèche par les micrographes allemands et anglais. Les autres chirurgiens de Paris, étonnés des prétentions de cette doctrine, ne tardèrent pas à l'attaquer de leur côté, au sein d'une société savante, comme je l'avais fait ou le faisais à l'hôpital, c'est-à-dire à l'aide de faits chirurgicaux, et à en faire le sujet d'une discussion méthodique qui eut un certain retentissement.

L'auteur vit alors se grouper autour de lui une partie des jeunes chirurgiens les plus distingués, les plus actifs de notre école.

____

(1) Dès 1845, 1846, 1847 (*Gazette des hôpitaux*, 1846, p. 291-553-601).

Nul parmi eux n'a défendu avec plus de talent la spécificité de la cellule, après M. Lebert, que M. *Broca*, bientôt appuyé par M. Verneuil et par M. Houel, pendant que M. Robin d'un côté et M. Follin de l'autre arrivaient presque aux mêmes conclusions.

Les arguments de M. Forget, de M. Marjolin, à la Société de chirurgie, de M. Gubler à la Société de biologie, les recherches à la fois cliniques et microscopiques de M. Courty d'abord, de M. Alquié ensuite, à l'école de Montpellier, ne changèrent pas plus le courant des idées à ce sujet que ne l'avaient pu faire jusque-là mon opposition de praticien et la résistance des anatomistes allemands.

Porté devant l'Académie impériale de médecine, le débat y fut long et animé. Trois questions capitales, la spécificité de la cellule dite cancéreuse, la malignité des pseudo-cancers, la curabilité du cancer vrai, y ayant été surtout agitées, je donnerai ici un sommaire des arguments invoqués alors en faveur ou contre les doctrines exposées dans la première édition de ce livre.

Pour n'en point dénaturer le sens, je les reproduits dans l'ordre et avec la forme que leur a conservé le *Bulletin de l'Académie.*

DISCUSSION ACADÉMIQUE (1854).

On niait qu'il y eût des cancers sans cellules, que les cancers épithéliaux fussent des cancers, etc., je répondis :

« Une tumeur épithéliale extirpée ne contient pas de cellule cancéreuse, la récidive a lieu et les tumeurs secondaires sont remplies de cellules ; un de ces faits appartient à M. Mayor (de Genève) ; j'en ai cité deux autres ; en voici un quatrième :

» Un marchand de bois, boulevard Montparnasse, avait dans le nez une tumeur polypiforme qui nous parut être un cancer ; une portion de la tumeur, détachée du reste et donnée à M. Lebert, fut trouvée exempte de cellules cancéreuses ; le micrographe en affirma la nature bénigne.

» L'opération fut faite par M. Richet, avec toute l'habileté possible, en présence de MM. Laugier, Nélaton et de moi, qui avions vu préalablement et plusieurs fois le malade ; tout alla bien d'abord ; mais la récidive survint, l'homme mourut, et les tumeurs nasales, examinées de nouveau, se trouvèrent remplies de cellules dites cancéreuses.

» Qu'objecter à un pareil fait? qu'on se sera trompé la première fois, qu'on aura pris un lambeau de membrane muqueuse en croyant tenir une portion du cancer? Non, ce qu'on enleva d'abord était bien et dûment une portion du véritable cancer.

» Voici un fait d'une autre portée, et qui, à tous égards, me paraît sans réplique : Une femme entre à la Charité, avec la région mammaire gauche criblée de taches veineuses, réticulées, mêlées de plaques légèrement saillantes, d'aspect érectile et verruqueux; la peau, le tissu cellulaire avaient en outre une physionomie demi-lardacée; le tout ne ressemblait à rien de ce que j'avais vu jusque-là; ce n'était absolument, pour l'œil, ni du cancer, ni une lésion franchement bénigne. Une des petites verrues vasculaires ayant été excisée, fut examinée au microscope et ne présenta point de cellule. La malade se fit admettre, quelques mois plus tard, à l'hôpital Saint-Louis, où elle ne tarda pas à succomber. Le sein droit n'avait pas tardé à se prendre, à se couvrir de bosselures; le mamelon de ce côté s'était rétracté, toute la mamelle s'était endurcie, et la poitrine finit par être enveloppée de tumeurs, de plaques ligneuses à la manière d'une cuirasse épaisse et presque générale.

» Les tissus de la région mammaire gauche, où l'on n'avait point trouvé de cellules dans le principe, en montrèrent après la mort une grande proportion; le sein droit, au contraire, qui était le plus cancéreux, n'en contenait pas une seule; mais il y en avait dans les tumeurs secondaires du foie, en assez grande quantité. Ainsi, point de cellules d'abord dans la mamelle gauche, qui en est plus tard remplie; aucune cellule, au contraire, dans la mamelle droite, qui est pourtant ce qu'il y a de plus complétement cancéreux au monde (voir l'observation p. 447).

» Ainsi la cellule peut manquer dans le cancer véritable; une tumeur cancéreuse qui ne contient pas de cellules peut être suivie de tumeurs secondaires qui en contiendront, de même que dans les tumeurs par récidive, de véritables cancers, il peut ne pas y avoir de cellules.

» M. Leblanc, oubliant qu'il accepte les données du microscope

et qui admet un cancer épithélial, comme un cancer fibro-
plastique, a signalé des tumeurs purement hypertrophiques
dépourvues de cellules, et qui ont été suivies chez le même
animal de tumeurs cancéreuses, de cancers à cellules? N'a-t-il
pas parlé aussi de tumeurs *mixtes*, c'est-à-dire de tumeurs
n'ayant pas de cellules au début, et en contenant à la fin?

» La *malignité* indique une maladie qui tend incessamment à
détruire la vie, à se substituer à l'organisme, qui ne lâche prise
qu'après avoir amené la mort, quand l'art n'intervient pas, et
cela d'une manière constante. Trouvez donc d'autres affections
que le cancer qui possèdent, par leur nature même et toujours,
ces affreuses prérogatives.

» N'est-ce pas de la sorte, d'ailleurs, que le cancer a de tout
temps été compris, et que l'idée s'en est transmise d'âge en
âge parmi le vulgaire aussi bien que parmi les médecins?

» Partant de là, voyons s'il est légitime de retirer de la classe
des cancers certaines tumeurs que M. Lebert ne veut plus y
laisser; arrêtons-nous, en premier lieu, aux *tumeurs* dites *épithéliales*. En quoi ces tumeurs diffèrent-elles du cancer? On
répond: leur élément matériel étant homœomorphe, formé
d'épithélium, de lamelles, de cellules d'un certain genre, tirés
de l'état normal, elles doivent être de nature bénigne, et ne
pas répulluler quand on les a enlevées, ou au moins elles ne
répullulent que sur place, elles ne gagnent pas les ganglions,
enfin elles ne se généralisent pas comme le cancer (Lebert,
Mém. à l'Académie des sciences, *Gazette médicale*, décembre,
page 1017, année 1846); j'ai répondu (*Gazette des hôpitaux*,
pages 291-601, 1846): « Autant de mots, autant d'erreurs. »

» Les tumeurs épithéliales une fois enlevées, répullulent sur
place, répullulent dans les ganglions; elles infectent l'économie, elles rongent et elles détruisent, gagnent de proche en
proche et à distance, au voisinage comme dans les régions éloignées, jusqu'à ce qu'elles aient tué le malade absolument comme
le cancer à cellules.

» On excise une tumeur épithéliale de la lèvre ou de la langue ;
en trois jours le malade est guéri ; mais au bout de quelques
semaines ou de quelques mois, il revient avec de nouveaux
ulcères ou de nouvelles tumeurs, soit autour de la bouche, soit

dans la mâchoire, soit dans les ganglions du cou ; si on l'opère encore, une récidive plus profonde, qui ne tarde pas à survenir, ne laissera bientôt au pauvre malade que la perspective d'une mort affreuse. Que ces récidives soient moins fréquentes dans les cancers épithéliaux que dans les autres, c'est ce que l'on croit généralement, ce que la plupart des chirurgiens ont énoncé de tout temps, de manière que le microscope ne ferait, sous ce rapport, que confirmer une opinion générale fort ancienne. En ce qui me concerne, je doute du reste un peu de son exactitude ; je suis certain au moins, qu'à l'exception des simples dartres rongeantes, des *noli me tangere* de la peau du visage, qui, effectivement, ne répullulent pas très souvent, les autres, les tumeurs épithéliales des lèvres, de la langue, et ce qu'on appelle cancers de ces organes, répullulent, au contraire, avec une désolante opiniâtreté ; d'ailleurs, ce ne serait plus là qu'une affaire de proportion, et jamais une telle raison ne paraîtra suffisante aux esprits sérieux pour faire entrer de pareilles tumeurs dans la classe des maladies non cancéreuses ou bénignes.

» Vaincus sur ce point, les défenseurs de la cellule s'étaient retranchés derrière la généralisation : « *Jamais*, disaient-ils, les tumeurs épithéliales ne se généralisent, ne répullulent dans les viscères, n'infectent l'économie ! »

» Illusion ; j'ai cité, dès 1846, des exemples de généralisation de ce genre ; seulement comme je ne m'étais pas servi du microscope, ils n'ont pas voulu les accepter. Mais il y en a d'autres, plusieurs ont été observés dans les hôpitaux de Paris. M. Robert, lui, qui n'admet pas le cancer épithélial, est venu l'autre jour rappeler un exemple de généralisation dans les viscères d'un cancer épithélial ; ajoutons qu'il y en a un au musée Saint-Barthélemy, à Londres, que M. Paget en cite un de son côté, qu'il en est de même de M. Rokitanski, et que M. Virchow en a aussi vu à Wurtzbourg. On a trouvé, dans ces différents cas, des tumeurs secondaires partout : dans les poumons, le foie, le cœur, les os.

» Veuillez dire maintenant en quoi la tumeur épithéliale, le *cancroïde*, diffère au fond du véritable cancer ?

» Non-seulement le cancroïde répullule partout, mais encore il amène une véritable cachexie, ainsi que je l'ai constaté maintes fois, ainsi que j'en ai là sous la main plusieurs exemples nouveaux, venant de la pratique d'un de nos chirurgiens les plus distingués des départements, du professeur Chaumet (de Bordeaux).

» Ce que je dis aujourd'hui, je le disais en 1846; en 1846, M. Lebert soutenait que « le cancroïde ne répullule jamais dans les ganglions ni au loin. » Dans son dernier ouvrage (*Traité des maladies cancéreuses*, page 596), il avoue franchement s'être trompé : là-dessus « J'ai modifié, dit-il, mes opinions... en plus d'un point. »

» Un micrographe plus nouveau, mais fort distingué déjà, M. Follin, écrit à la fin d'une de mes observations : « Si, à propos de ce fait, j'étais appelé à formuler mon opinion sur la récidive des tissus homœomorphes et hétéromorphes, je dirais que le cancer, le tissu fibro-plastique, les tumeurs épithéliales, récidivent sur place et dans l'économie. Imbu d'abord d'idées exclusives... j'ai dû céder à l'évidence des faits. »

» Je suis donc en droit de dire que la clinique les a fait changer.

» Comment admettre que les cancers *fibro-plastiques*, que ces grosses tumeurs, d'abord dures, puis plus ou moins ramollies, bosselées, qui, aux membres supérieurs en particulier, prennent si souvent la forme d'un énorme gigot, et qui font inévitablement périr, soient de même nature que le tissu de la base d'un chancre induré, que les tissus lardacés du pourtour des tumeurs blanches, que les ganglions lymphatiques simplement hypertrophiés? Quelle ressemblance voulez-vous que le clinicien trouve entre des affections si profondément différentes? Ce tissu fibro-plastique qui fait la base du tissu cellulaire connectif ou de l'embryon, qui abonde dans tous les tissus travaillés par l'inflammation, ne peut pas être l'élément essentiel de tumeurs aussi dangereuses.

» On a d'abord soutenu que les tumeurs fibro-plastiques étaient, comme les tumeurs épithéliales, de nature bénigne, et, par cela même, incapables de récidive; que, tout au plus, pouvaient-elles se reproduire sur place, quand on ne les avait pas bien enlevées; mais il en a été des tumeurs fibro-plastiques comme des tumeurs épithéliales, comme de tous les pseudo-cancers; il a fallu avouer qu'elles pouvaient récidiver, et je ne comprends pas que M. Broca ait pu en admettre encore, en 1850, la bénignité. J'avais, en effet, prouvé le contraire dès 1846; j'eus, à l'hôpital, à opérer un sarcocèle ne contenant que du tissu fibro-plastique, quoique le malade soit mort par suite de récidive dans le ventre.

» En 1847, j'en montre une autre à M. Lebert ; le malade est opéré ; le microscope constate l'absence de cellules cancéreuses, et que, partant, il y a chances de guérison radicale. Je soutiens, moi, qu'il s'agit d'un cancer encéphaloïde ; le malade revient au bout de quelques mois dans le service et y meurt de réci-dive, avec le ventre et les viscères remplis de tumeurs nou-velles.

» Depuis lors, des faits pareils ont été signalés de tout côté. En 1852, M. Lebert en avouait déjà six ou sept exemples, dans la discussion où MM. Forget, R. Marjolin, etc., lui signalaient des récidives contraires à ses opinions.

» Dans la dernière séance, M. Larrey (1), lui, dont j'estime autant les travaux et l'esprit que la personne, lui, qui est venu défendre les micrographes, que personne n'attaque du reste, a raconté deux observations de tumeurs fibro-plastiques, toutes deux suivies de récidive, avec cette particularité, que chez l'un de ses malades, les tumeurs ont fini par se généraliser et amener la mort.

» Et mon amputé de la cuisse, qui est allé mourir à l'Hôtel-Dieu, et cette jeune fille, qui avait à l'épaule une tumeur fibro-plastique de quinze à vingt livres, et d'autres encore, qu'il est inutile de citer en détail, ont-ils été à l'abri de la récidive, de la généralisation de leurs tumeurs ?

» M. Robert, qui veut démontrer la bénignité des tumeurs fibro-plastiques, énumérait l'autre jour, comme preuve à l'appui, une série d'histoires on ne peut plus concluantes en faveur de l'opinion contraire.

» Ainsi (2), un malade de M. Paget est opéré en 1832, puis

____

(1) *Bull. de l'Acad.*, p. 128-131.
(2) *Bull. de l'Acad.*, t. XX, p. 89.

en 1834, puis en 1836, et reste enfin guéri. Et le microscope ?
il n'en était pas question alors ! Quel parti M. Robert veut-il
donc tirer de ce fait? Lui (1), il en opère un autre en 1839,
puis en 1844 et une troisième fois en 1849. Or, deux fois au
moins les tumeurs de ce malade n'ont pas été examinées au
microscope. Son malade, après tout, n'est guéri que depuis
1849, et, comme preuve de guérison, M. Robert, on le sait, ne
veut pas d'observations si récentes. N'a-t-il pas cité aussi un
malade de M. Chassaignac (2), qu'il a fallu opérer six fois, la
dernière fois en 1853 ! Comme preuves que les tumeurs fibro-
plastiques ne récidivent pas, il a même cité une autre malade
de M. Paget, qui, après la cinquième opération, eut des tumeurs
sur le côté du cou, qui s'ulcérèrent, auxquelles on ne voulut
plus toucher, et qui firent périr la malade ; et voilà comme
quoi M. Robert prouve que les tumeurs fibro-plastiques ne sont
pas des cancers, ne répullulent pas, une fois qu'elles ont été
bien enlevées !

» Dans son enthousiasme pour la cellule, il s'écrie ensuite :
« A-t-il jamais été possible d'opérer ainsi quatre ou cinq fois
de suite un véritable cancer, sans qu'il y eût de généralisation? »
Oui, certainement, cela s'est vu, et assez souvent même.
Roux en citait des exemples ; un entre autres qu'il avait
opéré sept fois ; j'en ai signalé, de mon côté, plusieurs ; et si
M. Robert ne veut pas des miens, qu'il lise le Mémoire de
M. Broca ; il en trouvera là quelques-uns, en particulier celui
d'un malade opéré six ou sept fois par Blandin.

» Il est donc clair que, dans tous ces cas, il ne s'est agi que
de cancers, et que ces tumeurs se comportent toutes à peu près
les unes comme les autres.

» M. Broca, qui disait en 1850 : « La tumeur fibro-plastique
ne récidive que sur place...., n'infecte jamais les ganglions »
(*Mémoires de l'Académie*, t. XVI, p. 811) ; qui admettait la
récidive du cancroïde dans les ganglions, comme exception *infiniment* rare (p. 815) ; qui soutenait que le pseudo-cancer ne
se reproduit pas, ne se reproduit au moins que sur place, et

(1). *Ibid.*, p. 90.
(2) *Ibid.*, p. 90.

quand on ne l'a pas enlevé en totalité (p. 818 de son Mémoire), est-il encore de la même opinion ?

» *Tumeurs fibro-plastiques*, qu'est-ce que cela veut dire? Si l'on parle de celles que j'appelle cancers, j'aurai raison, en soutenant que les tumeurs fibro-plastiques peuvent répulluler et sont de nature maligne; en soutenant que les tumeurs fibro-plastiques ne répullulent point ou sont de nature bénigne, les défenseurs de la cellule auront raison, de leur côté, s'ils parlent de ganglions hypertrophiés, de tumeurs glandulaires ou de tumeurs résultant de phlegmasies chroniques. C'est donc là que se trouve, en réalité, la confusion.

» Il y a dans le cancer autre chose, que je ne connais pas, que je voudrais connaître, et que je vous engage à chercher. Sans négliger la forme apparente des tumeurs, ne donnons pas trop d'importance à des cellules, des fibrilles, des lamelles disposées de telle façon ou de telle autre. Ce qui fait le cancer en particulier, c'est la tendance du mal à détruire, soit en répullulant, soit en infectant, soit en se généralisant, bien plus que la composition appréciable de la tumeur. Aucun des faits qu'on a opposés jusqu'ici n'est évidemment de nature à ébranler cette proposition.

» Certains cancers ont des caractères tellement tranchés, qu'on ne s'y trompe pas, et que je crois pouvoir les diagnostiquer en toute sûreté. J'ai sous les yeux une tumeur du sein, je suppose, développée lentement, qui est dure, ligneuse, qui a la forme d'une plaque ou d'une moitié d'œuf; la peau, qui y adhère intimement, est pointillée, comme gaufrée ou ridée; le tout forme une masse, confondue avec le tissu mammaire et comme rétractée ou creusée d'une ulcération sèche du côté des téguments; une fois enlevée, cette tumeur a une coupe qui s'excave, qui est pointillée et rousse ou grisâtre, d'une consistance de bois; il en exude, ou l'on en extrait en râclant, un suc crémeux, roussâtre; et je ne puis pas dire qu'une pareille tumeur est un squirrhe, si je ne l'ai pas soumise aux investigations microscopiques! Une masse encéphaloïde bien évidente, un vaste cancer de l'œil, par exemple, un fongus hématode avec son tissu vasculaire et pulpeux, avec son suc lactescent, etc., ne sera point un cancer non plus, parce que le microscope n'est point passé par là ! Voilà l'exigence que je repousse, que je ne puis admettre.

» Voici, au surplus, comment je m'y prends pour établir mon diagnostic.

» Sur un relevé des tumeurs du sein, que j'ai observées hors de l'hôpital, dans mon cabinet ou en ville, dans ma clientèle enfin, du 1er mars au 1er novembre, j'en trouve 120. Sur ce nombre, il y a 66 cancers, 23 adénoïdes, 22 hypertrophies partielles ; les autres sont des kystes, des fistules ou de simples indurations phlegmasiques. Sur les 66 cas de cancer, il en est 25 que j'ai conseillé de ne pas opérer, parce que l'opération n'aurait servi à rien. Reste donc 42 cas. Sur ces 42, combien y en avait-il d'un diagnostic certain? J'en ai opéré 19, qui serviront à éclairer la question; j'ai opéré 32 autres malades à l'hôpital, ce qui fait un total de 51. Chez ces 51 femmes, le diagnostic a été établi avant l'opération et d'après l'inspection de la tumeur une fois enlevée. Or, toutes ces tumeurs ont été examinées au microscope, et le microscope ne m'a pas démenti une seule fois. J'ai donc le droit de dire que, sans m'être servi de cet instrument, ceci est du cancer, ceci n'en est pas, et de regarder un tel diagnostic comme positif, aussi scientifique que possible.

» Il n'est point vrai que j'aie donné, en 1844 (1), le microscope comme indispensable dans le diagnostic des tumeurs. Alors, et même auparavant, je disais, comme je le dis encore aujourd'hui, qu'il y a des tumeurs faciles à reconnaître et d'autres dont le diagnostic est embarrassant ; j'ajoutais même qu'entre un *cancer bien caractérisé* et une tumeur fibrineuse ou adénoïde *bien tranchée*, la confusion était *impossible (Bulletin de l'Académie*, t. IX, p. 361).

» Par l'observation clinique, j'ai divisé les faits en séries; parmi les cancers, j'ai établi des groupes : il en est dont le diagnostic est évident, incontestable pour tout le monde. Si les cas sont moins tranchés, si je suis dans le doute, je le dis, j'invoque le microscope. Si le microscope confirme ma supposition, je m'en trouve un peu plus fort; s'il lui est contraire, mon doute aug-

____

(1) Malg....... n, t. XX, p. 137.

b

mente ; mais sachant que la cellule peut manquer dans le vrai cancer et qu'elle peut exister dans une tumeur bénigne, le microscope ne me décide jamais complétement.

» Depuis le commencement de cette discussion, deux cas douteux nous sont apportés. Qu'est-il arrivé? Que le microscope les a laissés dans le doute tout aussi bien que la clinique pure. La tumeur qui m'appartient, et que je considère comme bénigne sans en être absolument sûr, reste après ce qu'elle était auparavant, puisqu'un micrographe y a trouvé des cellules cancéreuses, tandis qu'aux yeux des trois autres elle n'en contient pas.

» Il en a été de même, d'ailleurs, dans la seconde pièce, celle de M. Barth, qui a été examinée aussi par quatre micrographes. Cette pièce, d'aspect cancéreux, n'a point présenté de cellules à trois d'entre eux; mais le quatrième l'y a trouvée ; le doute n'est donc ici ni plus ni moins grand après qu'auparavant.

» En résumé, étant donné un cancer type, encéphaloïde, squirrhe, ou mélanique, le diagnostic peut en être établi d'une manière certaine par le clinicien. M. Robert dit qu'il ne s'y tromperait pas lui-même, et enfin vous venez de voir que dans cette même année, sur cinquante épreuves, je ne m'y suis pas laissé prendre une seule fois. C'est un fait acquis : on peut reconnaître un cancer sans microscope. Appliquons maintenant ce fait à mes observations. Parmi les 20 guérisons que j'ai citées, un certain nombre n'ont pas été contrôlées par le microscope, mais elles appartiennent à des cancers bien conditionnés; il faut donc les accepter, car aucune raison n'autorise à les rejeter.

» A propos de ces guérisons, on m'a donné comme avouant quatre erreurs sur dix. Je n'ai jamais dit que je me trompais quatre fois sur dix, mais simplement que si l'on m'accordait quatre erreurs sur dix, je me croirais très à l'aise dans le diagnostic des tumeurs douteuses du sein en général. Ce n'est pas de 20 guérisons sur 50 que j'ai parlé, mais bien de 20 guérisons retrouvées sur la quantité des cancers du sein que j'ai opérés. Si j'ai parlé de 100, puis de 200, puis de 50, cela signifie que je ne sais pas ce que sont devenus les autres, et qu'en définitive j'ai pu en rassembler 20 sur le total dont la guérison se soit maintenue pendant vingt-cinq, quinze, dix ou au moins cinq ans depuis l'opération ; parmi celles, en si grand nombre, qui n'étaient pas mortes et qui n'avaient pas eu de récidives au bout de quelques mois, d'un et même de deux ans, il est presque sûr qu'il y en a plusieurs encore de guéries.; seulement, comme je n'en ai aucune preuve certaine, je les mets de côté, je n'en tiens pas compte dans mes appréciations ; les 20 guérisons persistantes comprennent ce que j'ai pu en constater de positives, au bout du temps que j'indique, sur le total des femmes que j'ai opérées depuis vingt-cinq ans.

» Depuis 1846, il n'y a pas, je crois, de doute possible. Les tumeurs ont été diagnostiquées *cancers* avant l'opération, et le microscope est venu joindre son témoignage au mien. J'ai là les notes signées par les micrographes, et même des dessins de la cellule pour plusieurs de ces faits.

» Parmi les malades guéries depuis cinq ans au moins, je n'en cite que trois, a-t-on dit. Eh qu'importe! N'y en eût-il qu'une, si le fait est authentique et parfaitement établi, cela suffit à l'opinion que je défends ; mais il y en a plus de trois, et le plus ancien remonte à plus de cinq ans.

» En 1846, j'opère une vieille demoiselle, gibbeuse, fort étiolée, d'une grosse tumeur encéphaloïde du sein gauche, tumeur qui répullula bientôt et que j'opérai de nouveau au bout de quelques mois. Or, cette malade vit encore, et reste parfaitement guérie aujourd'hui.

» Il en est de même d'une dame D....., de la clientèle de M. Houel, opérée, au commencement de 1847, d'un cancer ramolli à cellules abondantes ;

» Puis encore de la malade opérée par M. Follin lui-même en 1848 ;

» Puis d'une femme opérée par M. Nélaton en 1847, et chez laquelle la tumeur était remplie de cellules cancéreuses, quoique cette femme, revue il y a moins de huit jours, continue de jouir de la meilleure santé.

» En voici un exemple dont l'importance n'échappera à personne. Il s'agit d'une dame d'Évreux, dont j'ai eu des nouvelles hier encore, et dont la santé ne laisse rien à désirer. C'est au printemps de 1848 que je l'ai opérée ; c'était d'un encéphaloïde au sein gauche. Le microscope a vérifié le fait. D'ailleurs, quand même il n'y aurait pas eu de microscope ici, la preuve n'en serait guère moins concluante. La mère de cette dame, en effet, est morte d'un cancer; sa sœur, belle femme comme elle et un peu plus jeune, fut opérée l'année suivante, par moi, d'un squirrhe également au sein gauche. Ici la guérison eut lieu, puis une récidive survint : il fallut réopérer au bout de quinze mois. De nouveaux squirrhes sont arrivés, et la malheureuse femme est morte, l'année dernière, de son cancer!

» Qu'est-il possible d'objecter à de tels faits ?. Et remarquez que je m'arrête à ceux qui remontent à plus de cinq ans, dans la crainte, en en citant de plus nouveaux, de donner lieu de croire que je présente comme guéris des cas qui n'ont pas subi la sanction du temps.

» Le fils d'un homme que je voyais autrefois avec bonheur au milieu de nos foyers d'étude, d'un homme qui se servait à merveille du microscope, dont les travaux scientifiques annonçaient une belle intelligence, mais que le malheur de nos discordes civiles tient éloigné de la patrie, le fils de Raspail enfin, a dû subir l'amputation de la cuisse en 1841, pour un cancer du genou : c'était un encéphaloïde des mieux caractérisés. Voici la note et l'affirmation de M. Thierry, qui a pratiqué l'opération, de M. Natalis Guillot, qui a examiné la tumeur, et de M. Richet, qui l'a étudiée, disséquée avec le plus grand soin; cependant M. Raspail reste guéri.

» C'est donc un point acquis: la guérison radicale de certains cancers à cellules est possible et démontrée.

» Rien ne garantit, dira-t-on, que tous ces malades ne soient pas repris de cancers cette année, l'an prochain ou plus tard. J'ai indiqué moi-même des cas de récidive après douze, quinze et vingt ans; il est clair qu'à ce sujet Dieu seul sait ce qui adviendra. Il y aurait toujours moyen, de la sorte, de nier la guérison radicale d'un cancer. Les malades ne mourussent-ils d'une autre maladie qu'au bout de trente ans, les opposants auront toujours la ressource d'affirmer que la récidive serait venue plus tard; mais une femme opérée d'un cancer est en droit de se croire guérie quand il ne lui est rien revenu au bout de huit à dix ans, à plus forte raison après quinze à vingt ans.

» Qui empêcherait, après tout, de soutenir, pour ces cas rares de répullulations tardives, que le malade a été atteint de cancer deux fois dans sa vie?

» Pour la constatation des faits, je commence par mettre de côté les tumeurs bénignes, classe qui se compose des adénoïdes et des hypertrophies partielles proprement dites. Sur 120 tumeurs du sein que j'ai vues dans le courant de la présente année, j'en trouve 45 de cette espèce.

» Ce premier départ opéré, je prends les cancers réels; là il s'en trouve dont le diagnostic est évident et saute aux yeux de prime abord; les autres ont une physionomie plus ou moins douteuse; je mets ces derniers de côté, et j'attends. Dans le groupe des cancers incontestables, j'en remarque de formes toutes spéciales; sur 66 de ma pratique privée, observés depuis le mois de mars, 24 appartiennent à une forme qui répullule toujours; ceux-là, je les élague encore; je refuse de les opérer, l'expérience m'ayant appris qu'ils reviennent très vite et le plus souvent avant que la plaie de l'opération soit cicatrisée. Il ne m'en reste dès lors plus que 42, sur lesquels je n'en conserve que 30, parce que les 12 autres peuvent laisser des doutes, dans l'esprit de quelques personnes, sur leur véritable nature. Or, c'est parmi les analogues de ces trente-là que l'opération a obtenu les quelques guérisons radicales dont je parle, et que je maintiens l'exactitude du diagnostic.

» Ce que j'ai fait pour l'année courante, à l'aide des notes que je montre, et dans ma pratique particulière, je le fais depuis plus de vingt ans à l'hôpital, en y mettant, on le conçoit, une rigueur de plus en plus grande.

» Maintenant quel peut être le motif qui porte à nier la curabilité du cancer? C'est une doctrine vieille comme le monde; on en parlait du temps d'Hippocrate, de Celse et de Galien, comme de nos jours; elle a traversé les siècles, sans être jamais formellement admise ni abandonnée.

» Que penser de ses bases? Ce sont les statistiques de Monro, de Boyer, de Mac-Farlane, etc. Première difficulté : Monro n'a point fait de statistique; on trouve de lui là-dessus une toute petite page (*Essais de médecine d'Édimbourg*, t. V, p. 339), où il dit avoir été *témoin* de près de soixante opérations, *of near sixty*. Quatre malades seulement restaient guéris au bout de deux ans. Mais de quels cancers s'agissait-il? Est-ce un souvenir vague qu'il exprime? A-t-il compté ses observations? En a-t-il même pris une seule? C'est ce qu'il ne dit nulle part. Du reste, il n'a point opéré lui-même; ce ne sont pas ses malades à lui. Il n'y a rien de plus insignifiant que des assertions pareilles.

» Boyer est-il plus concluant? Il n'a évidemment pas plus fait de statistique que Monro; il dit simplement n'avoir vu que quatre ou cinq cas de guérison persistante, sur plus de cent malades opérés par lui du cancer; mais c'est encore là une assertion sans valeur, car Boyer, qui ne donne aucune observation, qui ne dit pas en avoir recueilli, qui n'a certainement pas fait de statistique, n'était point en position de résoudre une question semblable.

» Pour être édifié à ce sujet, il suffit de se rappeler que Boyer se déclarait incapable de reconnaître les cancers; que, selon lui, on prenait souvent pour cancer ce qui ne l'était pas, de même qu'on opérait, dans d'autres cas, à titre de tumeurs bénignes, de véritables cancers. Son diagnostic était d'ailleurs aussi simple que facile : l'opération une fois faite, il attendait. La récidive avait-elle lieu, c'était un cancer. Si le malade restait guéri, ce n'était pas un cancer! Avec ce raisonnement, on ne comprend pas même que Boyer ait jamais pu admettre, non pas quatre ou cinq cas, mais seulement un exemple de guérison radicale après l'opération.

» Ce chirurgien célèbre, qui ne semble pas du reste avoir songé sérieusement à la doctrine du cancer, suivait les errements de l'Académie de chirurgie, de Ledran en particulier, doctrine qui remonte, par ses éléments, jusqu'aux premiers siècles de la science. Pour Boyer, toute tumeur avec induration des tissus, même d'origine bénigne, était de nature à subir plus tard la dégénérescence cancéreuse : idée d'où était résulté jadis la qualification de squirrhe bénin et de squirrhe malin, de cancer occulte, de cancer ulcéré. Il n'y avait pas très loin de là, on le devine, à la doctrine de Broussais, qui voulait qu'on rattachât le cancer à la subinflammation des tissus, et qui a engendré, sous ce rapport, un certain nombre d'élèves, dont

Lisfranc est resté longtemps parmi nous la plus énergique personnification.

» C'est contre ces doctrines que, tout jeune encore, je me révoltai dès 1824. Entraîné d'abord vers les idées que Laënnec, Bayle et Cayol venaient d'émettre, je m'attachai à l'étude des cancers, et c'est en suivant les données fournies par ces maîtres que j'arrivai à voir que, parmi les cancers véritables, il en est qui ont une tendance extrême à répulluler, fussent-ils pris à leur début, et alors qu'ils sont encore du plus petit volume, tandis que d'autres laissent un espoir fondé de pouvoir être enlevés avec succès, quoiqu'ils aient déjà acquis des dimensions considérables, et qu'ils soient d'une date assez ancienne.

» Si les statistiques de Hill et de Flajani ne valent rien, on a vu que celles de Monro et de Boyer ont encore moins de valeur. Restent donc les statistiques récentes de M. Broca et de M. Lebert, statistiques réelles celles-là. Que prouvent-elles cependant? Sur vingt-huit cas appartenant à la pratique de Blandin, M. Broca trouve dix-neuf récidives à la fin de la deuxième année ; à partir de là, neuf malades ont été perdus de vue. Eh bien! ces neuf malades, qui étaient guéris quand on a cessé de les voir, quel a été leur sort? On n'en sait rien. S'il n'est pas permis d'affirmer qu'ils soient guéris, on ne peut pas non plus soutenir le contraire.

» La statistique de M. Lebert se réduit, en définitive, à vingt-neuf malades, dont sept restaient guéris quand on les a perdus de vue ; en prenant ces statistiques (auxquelles j'aurais bien des objections à faire), telles qu'on les donne, il n'y aurait donc pas lieu de les opposer sérieusement aux miennes ; d'ailleurs, il ne s'agit point, dans ce que j'ai dit, de ce qu'ont fait les autres, mais bien de mes propres recherches, du résultat de mon travail personnel.

» Voulez-vous des faits en particulier?

» Une demoiselle a dans le sein une tumeur marronnée, arrondie, mobile, sans adhérence avec la peau, indolente, développée lentement, *adénoïde*, en un mot ; je mets en fait que personne n'eût songé au cancer en présence d'une telle malade. J'enlève la tumeur, je la donne à un micrographe en lui disant :

« Ce n'est pas un cancer » ; il examine, et il trouve des cellules! Eh bien! depuis plus de huit ans, la malade ne s'est jamais aperçue de la malignité de sa tumeur; elle est devenue femme et mère, elle a la fraîcheur, l'embonpoint, tous les attributs d'une santé excellente!

» J'ai cité soixante faits pareils d'opérations faites pour des tumeurs semblables. Y a-t-il eu récidive, une de ces récidives qui donnent l'idée du cancer, dans ces soixante cas? Pas une seule fois. Chez notre jeune malade il s'agissait donc bien d'une tumeur bénigne, quoique avec cellules nucléaires.

» Deuxième observation: c'est celle de la tumeur fongueuse du talon. Certes, si le micrographe qui a examiné ce fongus, fongus semblable en tout à ceux qu'on rencontre au voisinage des os malades, si ce micrographe, jeune chirurgien d'ailleurs très capable, avait vu le malade, la pensée ne lui serait même pas venue de chercher ici des cellules dites cancéreuses. Il en a vu cependant dans cette production toute bénigne!

» Dans l'observation de la jeune fille qui portait un kyste hématique de la mâchoire, il y avait amincissement de l'os, qui était comme parcheminé, et dans sa cavité on trouvait du sang, de la fibrine, des caillots. J'avais dit avant l'opération que ce n'était pas un cancer; le microscope a dit le contraire. L'opérée, parfaitement guérie en 1847, est restée guérie, comme je n'avais pas craint de le prédire!

» J'ai cité aussi des tumeurs des os des membres, de celles qui sont vaguement rangées parmi les cancers: ce sont des ostéosarcomes hématodes. Il y a ici deux catégories de faits à établir. Dans la première on trouve une sorte de sac osseux, une caverne anfractueuse remplie par une pulpe qui ressemble à du sang altéré ou à une substance cérébroïde; dans la deuxième, l'os lui-même est transformé, vasculaire, fongueux. Pour moi, cette dernière lésion est seule cancéreuse. Et cependant le microscope trouve des cellules dans les deux. Je possède aujourd'hui six ou sept observations de ces tumeurs non cancéreuses selon moi, cancéreuses selon le microscope. L'une est de 1838... Mais on objecte qu'en 1838 on ne songeait pas encore à la micrographie du cancer. Erreur. C'est en 1838 que Müller l'a aperçue, et déjà, dès 1837, M. Gluge, qui était à Paris, s'était occupé de ce sujet. Quant aux autres faits, ils ont été vérifiés par M. Lebert lui-même, celui en particulier d'une dame amputée de la cuisse il y a plus de dix ans, et d'une autre dame amputée en 1852. Or, deux de ces malades restent guéries depuis douze à quinze ans, et celles qui sont mortes n'ont point eu de cancer secondaire.

» Ainsi, sur ce premier point, les objections manquent de base, et l'absence de récidive, dans tous les cas dont il vient d'être question, démontre déjà par elle-même la bénignité des tumeurs où le microscope avait pourtant constaté la présence de cellules prétendues cancéreuses.

» Mais, encore une fois, pour reconnaître la bénignité ou la malignité d'une tumeur, je ne me fonde jamais sur un seul fait ; je prends en considération la physionomie de la maladie tout entière.

» M. Robert, qui tient à prouver combien les signes cliniques sont peu concluants, prend, pour exemple, la rétraction du mamelon, signe qui, depuis tant de siècles, est considéré, suivant lui, comme spécial au cancer. Cette rétraction, dit M. Robert, n'est pas un signe infaillible ; elle a été constatée dans des tumeurs qui n'étaient nullement cancéreuses. Comme preuve, il cite deux cas observés depuis quelques mois, où le tissu morbide a été examiné par un micrographe distingué, par M. Robin. A mon tour, je demanderai à M. Robert comment il sait que ces tumeurs n'étaient pas des cancers? C'est que M. Robin n'y a pas trouvé de cellules nucléaires?..... J'ai, moi, des raisons pour dire le contraire. L'un des faits allégués m'appartient. Après l'extirpation d'une tumeur du sein, je demandai à M. Robin quel était son diagnostic. Voici la réponse écrite de ce savant micrographe : « Tumeur *non cancéreuse* décrite sous le nom de cancer. » Or, la malheureuse dame affligée de cette « tumeur *non cancéreuse* décrite sous le nom de cancer » en est déjà à la récidive (1) !

» Et voilà comment nous pouvons avoir foi aux lumières du microscope ; voilà comment la rétraction du mamelon n'est pas un signe du cancer !

(1) Elle est morte quatre mois après avec des cancers secondaires partout !

» D'ailleurs, M. Robert a-t-il jamais vu le diagnostic du cancer du sein fondé sur ce seul signe, la rétraction du mamelon? Prendre ainsi un à un les caractères d'une maladie pour contester la valeur de chacun d'eux séparément, n'est vraiment pas le cachet d'une discussion sérieuse. Essayez d'en faire autant pour les symptômes d'une maladie quelconque, et vous verrez.

» Pour en revenir à la rétraction du mamelon, je maintiens qu'elle a une grande importance quand elle est liée à certains autres signes, quand elle se rencontre, par exemple, avec une tumeur dure, ligneuse, lentement développée, siége de douleurs spontanées ; quand, en même temps, la peau, collée sur cette tumeur, est gaufrée, pointillée, ridée, creusée de rigoles.

» Non-seulement, ajoute M. Robert, ce signe-là, mais les signes les plus concluants en apparence peuvent se rencontrer dans les tumeurs non cancéreuses.

» Des deux faits qu'il cite à l'appui de sa proposition, l'un lui appartient. Il s'agit d'un gros champignon largement pédiculé, renversé, sécrétant un pus ichoreux. C'est un cancer, dit le chirurgien ; mais le micrographe n'y trouvant pas de cellules, la malade est opérée et guérit. Je rapporte ce fait tel qu'il est relaté par mon adversaire. Dans sa description, on trouve sans doute plusieurs caractères des tumeurs cancéreuses ; mais M. Robert n'a pas tenu compte d'une particularité que je considère comme très digne d'attention : je veux dire de la consistance de ce champignon, qui est dur, ferme, élastique, quand il s'agit de tumeur bénigne. J'aurais vu là, pour ma part, une adénoïde, et j'en ai cité de semblables qu'il n'avait pas été difficile de diagnostiquer sans microscope. Qui prouve jusqu'ici du reste que ce n'était pas un cancer fibreux?

» J'arrive au second fait. Selon M. Robert, j'aurais enlevé une portion d'une masse qui ressemblait à de l'encéphaloïde, et que je prenais pour telle. Un micrographe ayant constaté qu'il n'y avait pas dans ce tissu de cellules cancéreuses, je me serais décidé à enlever quelque temps après le reste de la tumeur. Voici le fait (p. 261). Le mal occupait presque tout le côté droit du thorax ; c'était un champignon largement épanoui que j'avais déjà détruit incomplétement par le caustique à l'état de tumeur non ulcérée quelques années auparavant, la malade ne voulant pas alors entendre parler d'instrument tranchant. Amenée de Soissons à Paris dans un état désespéré, presque à l'agonie, elle me fit appeler. L'état d'épuisement et de faiblesse extrême où elle se trouvait m'ôta d'abord l'idée de toute tentative.

» Cependant, sollicité par cette malheureuse femme qui dépérissait rapidement dans l'atmosphère fétide qu'elle exhalait, je crus qu'il y avait pitié à la débarrasser, au moins partiellement, de ce vaste foyer d'infection. J'enlevai donc non pas *une fongosité* isolée, une portion, *une végétation* par ébarbement, comme on l'a dit, mais bien une des moitiés, la moitié gauche de cette énorme tumeur, pédicule compris, après l'avoir divisée verticalement, comme on le ferait d'un large champignon dont on voudrait faire deux parts égales, chapeau et racine. La plaie saigna si peu que je m'enhardis à retrancher la seconde moitié du mal peu de jours après. La tumeur avait tous les caractères de l'adénoïde. Je n'avais pas attendu la sanction du microscope pour poser ce diagnostic. Je n'avais pas attendu l'avis du micrographe pour enlever la seconde partie quatre jours après la première. Jamais je n'ai pensé que cette tumeur fût cancéreuse.

» Je donne une tumeur du sein à cinq micrographes, tous les cinq *me disent qu'elle n'est pas cancéreuse !* Or, voici la suite de cette lamentable histoire.

» Au bout de deux mois environ, la cicatrice était presque complète. Alors des bosselures se sont formées en dehors, d'abord au voisinage, ensuite un peu plus loin, dans l'aisselle; puis des masses volumineuses se sont ulcérées; d'autres bosselures rouges se sont encore développées : il y en avait près de cinquante. La pauvre malade venait toutes les semaines à la consultation publique implorer de nous des secours que nous étions impuissants à lui donner désormais; en dernier lieu, elle avait le thorax pris dans une sorte de cuirasse ; elle suffoquait. Où est-elle allée mourir? Je ne sais.

» Il y a donc des cancers sans cellules, j'ai vu un grand nombre de faits semblables. J'en ai observé trois dans le courant d'une seule année. Il y a deux ans, pour un cancer de cet ordre, je me décide, presque malgré moi, à faire l'opération. Pas de cellules, dit le microscope ; mais la récidive et le reste montrent que c'était bien du cancer.

» On objecte que ce sont là des tumeurs fibro-plastiques ; mais alors, le fibro-plastique est donc le pire de tous les cancers, celui qui répullule le plus sûrement et avec le plus d'intensité, celui qui renaît à toutes les périodes de la maladie, aussi bien au début qu'à la fin ? Ces tumeurs *fibro-plastiques*, je n'y veux plus toucher depuis 1833 ; depuis vingt ans, je ne les opère que lorsque j'ai, en quelque sorte, la main forcée, tant je suis convaincu qu'elles récidivent avec une effroyable rapidité ; et sur ce point, par malheur, mes tristes prédictions n'ont jamais été démenties par l'événement, à l'hôpital comme ailleurs.

» Ici j'invoque les lumières du diagnostic clinique en opposition directe avec le diagnostic micrographique. Une jeune femme fraîche, superbe, porte au sein une tumeur. On me dit : « C'est un cas simple, opérez. » Et moi, je dis : « Voici une espèce perfide, voici un cancer détestable ; j'aurai beau enlever tout le mal, il récidivera. » J'opère cependant la malade. J'enlève la tumeur ; les micrographes présents se la partagent entre eux par gros fragments, à leur guise. Ils reviennent m'annoncer que ce n'est pas du cancer, qu'il y a grande chance d'obtenir une guérison permanente. Tout cela se passe en plein amphithéâtre, en présence d'une infinité de personnes. Les micrographes sont ravis d'avoir diagnostiqué juste, et j'espère presque avoir le bonheur de m'être trompé. Mais, au bout de deux mois, il y a déjà près de la cicatrice une petite tumeur. La malade quitte l'hôpital. Elle reviendra ; un mois après elle a sept, huit tumeurs auxquelles s'en ajoutent bientôt une demi-douzaine d'autres !

» J'avais dit que les cellules, d'abord absentes dans une tumeur primitive, avaient été trouvées dans des tumeurs secondaires. En voici deux exemples consignés dans la *Physiologie pathologique* de M. Lebert, t. II, pages 26 et 29. Les deux tumeurs enlevées par moi de la lèvre de deux malades furent examinées sur-le-champ à la Charité. M. Lebert affirme que dans leur tissu il n'y avait pas la *moindre apparence de cellules cancéreuses*. Dans les deux cas, il y a eu récidive, chez l'un des malades dans les ganglions maxillaires et dans la mâchoire, chez l'autre dans la région parotidienne. C'est dans la mâchoire et dans la parotide que la cellule a été reconnue. Pour le malade dont le cancer a récidivé dans le maxillaire, que peut-on objecter? Que l'affection de l'os était une nouvelle tumeur indépendante de la première? Mais chez celui qui s'est présenté avec une série d'engorgements successifs des ganglions lymphatiques sous-maxillaires et de la région parotidienne, une pareille interprétation est inadmissible.

» Le fait de M. Richet, a également été contesté.

» D'après la version de M. Robert, on n'avait soumis à l'examen des micrographes qu'un fragment *superficiel* de la tumeur. Erreur. Ce n'est pas ainsi que la chose s'est faite; il a été enlevé une portion de la tumeur qui proéminait dans les fosses nasales et qui avait la grosseur du doigt. Ce fragment faisait corps avec la tumeur. « Tumeur *bénigne*, structure *fibro-plastique*, » réponse écrite, et que voici, de MM. Lebert et Robin. Plus tard, le reste de la tumeur ayant été examiné, on y trouva des cellules nucléaires. Qu'est-il besoin de chercher si loin l'explication de ce fait, et n'est-il pas le pendant de ceux que j'ai cités tout à l'heure où le cancer a succédé à l'épithéliome.

» M. Virchow, est un des savants les plus laborieux et les plus estimés de l'Allemagne. Il m'adresse trois observations de tumeurs épithéliales récidivées et généralisées. Une tumeur épithéliale ayant existé à la lèvre, on en retrouva d'autres dans les glandes sous-maxillaires, dans les côtes, dans le foie, le cœur, dans la plupart des ganglions profonds. Le même micrographe a eu l'obligeance de joindre à son envoi un flacon contenant ces tumeurs récidivées et généralisées pour être déposé au musée Dupuytren, où M. Houel en a constaté la composition épithéliale.

» Est-il besoin de faits plus concluants ?

» En admettant que la cellule soit spécifique, qu'y aurait-il d'extraordinaire au surplus qu'elle n'existât pas encore à la première période du cancer; à admettre que le cancer présente plusieurs phases; qu'à son début il ne possède pas tous les éléments qui le composeront plus tard? Si la cellule prétendue caractéristique manque dans le cancer des lèvres, n'est-ce pas parce qu'il est généralement extirpé, opéré de bonne heure, tandis que, en face des cancers du sein et des autres organes qui contiennent ordinairement cette cellule, on ne se décide à l'opération qu'à une période avancée? Il y a là, si je ne m'abuse, une question sérieuse à étudier, question toute nouvelle, qui n'a pas été encore abordée.

» *La tumeur primitive offre des cellules, les tumeurs secondaires n'en contiennent pas.* C'est encore un sujet d'étude. J'ai cité quelques cas de cette espèce ; l'un d'eux, m'a paru très remarquable ; double tumeur des mamelles : l'une, la droite, offrant dès l'abord les caractères du cancer, l'autre n'en offrant que quelques-uns, et sa véritable nature paraissant douteuse dans le principe. Or, après la mort, des cellules ont été trouvées dans la tumeur du sein gauche, et c'est dans celle du sein droit qu'on n'en a pas vu de trace ! Voilà donc, chez la même femme, une mamelle évidemment cancéreuse où vous ne trouvez pas l'élément du cancer, l'autre d'aspect douteux, où vous constatez cet élément en abondance. Ainsi chez le même individu le cancer peut exister avec les cellules et sans elles, et c'est dans la tumeur secondaire qu'il n'y a point de cellules !

» Passons à d'autres faits. On enlève un *cystosarcome* ; la malade guérit ; au bout de plusieurs mois il survient une nouvelle tumeur à un doigt, puis d'autres dans une foule de points ; la malade meurt, et à l'autopsie on en trouve dans la plupart des viscères ; dans ces productions secondaires, on trouve *des cellules en abondance.*

» Autre remarque encore ! Une tumeur enlevée ne présente de cellules ni le premier jour, ni le lendemain ; mais elle en offre de très reconnaissables le troisième jour ! Que conclure de toutes ces anomalies ? Que la cellule dite cancéreuse n'est qu'un fait transitoire, qu'une altération secondaire des tissus ou de la matière ?

» En supposant, ce qui n'est pas, que les faits remarquables du Mémoire de M. Chaumet, ceux de M. Ranzi et de M. Regnoli (de Florence), laissassent quelque chose à désirer, on a encore ceux de M. Forster (tumeurs épithéliales de l'œsophage et du foie), d'autres de M. Virchow (un cas d'épithéliome de l'utérus, de l'ovaire et du péritoine, un autre cas de cancroïde du rectum se répétant dans le rein !), une observation qui m'a été adressée par M. Alquié (de Montpellier), plus celles que ce professeur a consignées dans un Mémoire adressé à l'Institut, et d'autres qui me sont propres, sont très concluants.

» La même chose a lieu pour les tumeurs fibro-plastiques. Je ne suis plus le seul qui en ait vu, comme je paraissais l'être en 1846 et 1847. On a signalé à la Société anatomique un ostéo-sarcome de la partie inférieure du membre, qui avait été amputé chez un jeune homme soigné par M. Cruveilhier. C'était une tumeur *fibro-plastique* constatée par le microscope. Aujourd'hui des tumeurs semblables se sont développées au crâne, au cou, de tous côtés ; la cachexie cancéreuse existe, et le malade va succomber !

» Dans l'hypertrophie mammaire, le microscope ne découvre pas de cellules spéciales ; jamais cette tumeur-là n'est cancéreuse, tous en conviennent. Eh ! pourtant, une tumeur qualifiée *hypertrophie* par eux s'est comportée comme un cancer. Une femme porte au sein une tumeur qu'on enlève, et où M. Ch. Robin ne trouve pas de cellule cancéreuse ; elle est qualifiée *tumeur hypertrophique* dans une note écrite de ce micrographe, dont l'obligeance égale la profonde instruction. La tumeur récidive ; on opère de nouveau ; nouvelle récidive ; on opère encore ; puis, la malade est sur le point d'étouffer, tant les tumeurs se sont multipliées, et enfin elle meurt ! Je tiens ce fait de M. Bell, bibliothécaire de l'École de médecine, qui m'a autorisé à en faire usage.

» Ce qui est vrai, ce qu'il faut reconnaître, c'est qu'il y a un groupe de maladies qui mérite le titre de cancers, comme je l'ai établi, comme l'a dit ici M. Cloquet, famille dont les cancers à cellules nucléaires, les cancers fibro-plastiques et les cancers épithéliaux font tous partie.

» Pour la cellule elle-même, je crois qu'elle existe et que ses caractères sont le plus souvent assez tranchés.

» Je ne voudrais pas, sous ce rapport, aller aussi loin que M. Delafond, pour qui elle a des analogies telles avec les autres cellules, avec la cellule primaire, que cela équivaudrait presque à une identité. J'ai mis assez souvent l'œil au microscope pour être sûr que, dans les cancers dont les caractères sont très évidents, on voit ordinairement des cellules qui manquent, en général, dans les tumeurs fibro-plastiques et épithéliales, et surtout dans les tumeurs de nature bénigne. Seulement, je ne sais pas si cette cellule est fixe plutôt que transitoire, et je sais, du reste, qu'elle n'est pas l'élément spécifique du cancer.

» Toujours est-il que les tumeurs fibro-plastiques et les tumeurs épithéliales sont des cancers, et que, pour démontrer le contraire, il faudrait d'autres preuves que l'absence dans leur texture des cellules dites cancéreuses.

» Qu'il y ait des degrés dans la malignité du groupe de tumeurs que nous appelons cancer, soit, la clinique l'a établi depuis longtemps ; mais les différences ne sont pas moindres sous ce rapport entre les diverses variétés d'encéphaloïdes ou de squirrhes comparées les unes aux autres, qu'entre tel encéphaloïde et telle tumeur épithéliale ou fibro-plastique. De même pour les différents épithéliomes. Parmi ceux-ci, celui de la peau est le moins grave ; pris à part, celui de la lèvre guérit plus souvent que celui de la langue (et remarquons en passant combien il est singulier de trouver parmi les tumeurs *bénignes* le cancer de la langue, un des plus détestables parmi les plus mauvais). Il y a enfin des épithéliomes très redoutables, d'autres qui le sont moins, absolument comme dans les squirrhes.

» Or, c'est précisément à établir ces distinctions que j'ai employé ma vie. Pour ne parler que des tumeurs du sein, je les sépare en deux catégories bien tranchées. J'en trouve d'abord près d'un quart qui se reconnaissent à des caractères positifs, qui ont la propriété de pouvoir persister longtemps sans altérer notablement la santé, de guérir quelquefois spontanément, qui, à moins de subir des transformations, ne récidivent pas après l'opération, etc. J'ai réuni soixante exemples d'opérations pratiquées pour des cas semblables, mais j'en ai recueilli en tout plus de cent cinquante observations. Pour ces tumeurs, la récidive est une exception aussi rare, plus rare même que la non-récidive pour les cancers, encore est-ce une récidive *bénigne* quand 'elle a lieu, et non *maligne*, comme dans les cancers !

» Ceux-ci forment la deuxième catégorie. Ils ont pour caractère de répulluler, d'entraîner la cachexie et la mort. Mais parmi l cancers eux-mêmes, il y a des distinctions à faire, des degré de malignité à établir. Il en est qui récidivent *toujours* : l squirrhe ligneux, disséminé, pustuleux, le squirrhe et l'encé phaloïde lardacé, le squirrhe en plaque ou en cuirasse, l'encéphaloïde à marche rapide ou *galopant* ; c'est dans ces cas que, avec la prévision d'une prompte récidive, je renonce à opérer. Il est d'autres cancers qui laissent quelque espoir de guérison : l'encéphaloïde ou le squirrhe bien isolé, sans racines, qu'ils soient volumineux ou non, anciens ou récents, sans pustules, etc., etc. Telles sont les distinctions, et bien d'autres, consignées dans ce volume, que l'observation clinique, que de fatigantes recherches, qu'une expérience de trente années, m'ont appris à établir, que les micrographes auraient tort de dédaigner, et que je confie aux praticiens de toute classe.

» Si donc je consulte les micrographes, c'est pour apprendre quelque chose de plus sur la nature de ces tumeurs, et non pour subordonner l'idée que je m'en fais aux résultats que le microscope m'annoncera ; il faut qu'il nous aide en pareil cas, et non pas qu'il veuille nous conduire. »

Voilà ce qui se débattait en 1854. Voyons de quelle manière on envisage aujourd'hui les mêmes questions.

§ Ier. — Historique.

Les micrographes de Paris soutenaient, à quelques nuances près, comme on le voit, les idées de M. Lebert.

« Le cancer est constitué par un élément anatomique *spécial*, sans analogue dans l'économie, disait M. Robert (1), et doué de caractères qui permettent à un œil exercé *de le reconnaître sans peine.* »

« Le microscope nous dit qu'il n'y a qu'un cancer, celui qui renferme l'élément cancéreux. »

« La cellule cancéreuse est le caractère spécifique du cancer (2), etc. »

On vient de voir (3) quelques-uns des arguments que je dus faire valoir contre l'exactitude de ces propositions. Depuis, la science a marché. La secousse imprimée aux esprits par cette discus-

(1) *Bullet. de l'Acad.*, t. XX, p. 85.
(2) *Ibid.*, p. 87.
(3) *Ibid.*, t. XIX et XX.

sion a forcé cliniciens et anatomistes à y regarder de plus près et de nouveau. Les faits chirurgicaux se sont multipliés en même temps que le nombre des micrographes augmentait, et que le contrôle pratique était invoqué pour et contre par tout le monde, de tous côtés, en France comme à l'étranger. A Paris, c'est d'abord M. Follin (1) qui renonce volontiers à la spécificité de la cellule pour la réserver aux gros noyaux, qui admet l'hétéromorphie et la malignité pour les épithéliomes et les fibro-plastiques aussi bien que pour l'encéphaloïde (2); c'est M. Robin (3) surtout qui, comme M. Gubler, semble ne plus vouloir de tissus hétéromorphes, qui rattache aux tissus embryonnaires primordiaux ou naturels de l'organisme les différentes formes de cellules, de noyaux ou de fibres que le microscope fait voir dans les tumeurs cancéreuses ou autres.

C'est M. Delafond (4) qui, fondé sur des recherches microscopiques aussi nombreuses que variées, soutient résolûment, avant M. Robin, que la cellule cancéreuse ne se distingue par aucun caractère *fixe* des cellules, des tissus normaux.

« Il existe dans l'organisme, dit-il, indépendamment des cellules primordiales embryonnaires, des cellules normales ayant une si parfaite analogie dans leurs caractères microscopiques avec la cellule que l'on a nommée cancéreuse, qu'il n'est pas possible de distinguer d'une manière positive ces deux espèces de cellules les unes des autres, en se servant des microscopes les mieux perfectionnés et portant les grossissements jusqu'à 500 et 600 diamètres. »

Il va plus loin encore, car il ajoute (5) :

« Dans l'origine de leur formation primordiale, les cellules fibro-plastiques, épithéliales et cancéreuses n'offrent aucune dissemblance tranchée quant à leur forme, leurs noyaux, leurs nucléoles et leur caractère chimique. »

Il est difficile d'être plus radical ; et pourtant M. Delafond est en position de bien voir et de beaucoup voir, comme

---

(1) *Arch. gén. de méd.*, 1854, t. IV; p. 729.
(2) *Bulletin de l'Acad.*, p. 737.
(3) *Gazette des hôpitaux*, 1857, p. 393.
(4) *Bullet. de l'Acad.*, t. XX; p. 403.
(5) *Ibid.*, p. 404.

micrographe et comme chirurgien vétérinaire à l'école d'Alfort.

M. Mandl (1), qui, un des premiers parmi nous, a répandu les doctrines de Müller, croit comme moi que le cancer qui amène l'infection générale peut exister sans la cellule cancéreuse, et que cette cellule n'a rien de spécifique.

Soutenant encore, en 1856, que « la cellule dite cancéreuse est l'unique caractère anatomo-pathologique certain du cancer », M. Houel (2) est le seul qui aille aussi loin, et qui soit resté attaché aussi franchement à la doctrine de M. Lebert.

Un de mes anciens élèves, M. Gubler, aujourd'hui médecin distingué des hôpitaux, a, dès le principe, comme depuis, rejeté l'idée d'une cellule spécifique et des tissus hétéromorphes avant M. Robin, avant M. Delafond, avant tout le monde en France (3).

(1) *Manuel d'anat. pathol.*, p. 700.

(2) *Bullet. de l'Acad.*, t. XX, p. 197.

(3) *Gazette des hôpitaux* de 1857, n° 99, p. 393, 3ᵉ colonne :

M. Brochin, faisant l'examen des travaux de la Société de biologie, s'exprime ainsi à propos des idées en honneur dans le sein de cette Société :

« M. Robin, guidé par l'embryogénie et l'anatomie comparée, en est arrivé depuis à montrer qu'il n'y avait pas d'éléments hétéromorphes, et que tout ce qui paraît dans l'ordre des tumeurs n'est qu'une perturbation de lieu, de temps, de quantité, de dimensions, dans les éléments anatomiques propres à l'espèce, etc. »

Dans le n° 100 du même journal M. Gubler publie la réclamation dont voici le résumé succinct :

Page 409, 2ᵉ colonne «... Je viens aujourd'hui vous rappeler mes efforts et revendiquer ma part dans la propagation de la doctrine philosophique qui va s'établir sur les ruines de l'erreur, naguère florissante au sein de ce qu'on était convenu d'appeler l'école micrographique de Paris.

» Dès 1849, dans une séance de la Société de biologie (la Société ne publie pas les procès-verbaux des discussions), M. Gubler fit presque scandale en disant que le globule de pus était une cellule épithéliale avortée. »

« En 1851, M. Rayer montre à la Société le dessin des éléments d'un fongus de la dure-mère. MM. Lebert et Robin, présents à la séance, déclarent qu'il s'agit d'éléments cancéreux. M. Gosselin apporte la sanction clinique de cette opinion. Seul contre tous, M. Gubler soutient l'identité de nature entre les produits pathologiques et normaux, et affirme que les productions en litige étaient du tissu fibro-plastique dont les éléments hypertrophiés offraient quelque ana-

Hors de Paris, M. Fœrster (1) se sert aussi du microscope pour faire rejeter la spécificité de la cellule cancéreuse en 1853. Il en est de même de M. Weddell (2). Pour M. Rokitanski, l'élément du cancer est homœoplastique.

Au lieu d'un élément spécial, M. Remak (3) ne voit dans la cellule cancéreuse, en 1854, qu'une division de noyaux ou de cellules préexistantes.

Comme M. Robin, comme Müller, M. Virchow (4) ne veut point de tissus sans analogue ; tous les éléments histologiques morbides proviennent directement, selon lui, des éléments phy-logie avec les grosses cellules épithéliales de l'encéphaloïde, et révélant de même une mauvaise disposition de l'économie... »

Dans son service d'hôpital, M. Gubler tenait journellement le même langage.

En 1855, il fait des conférences cliniques à l'hôpital Beaujon. Voici en quelques mots la théorie qu'il expose et qu'il défend :

« Les éléments dits hétéromorphes et hétérologues doivent être ramenés aux types histologiques normaux par les lois de la pathologie et de la tératologie. »

M. Gubler range les altérations que subissent les éléments sous les quatre chefs suivants :

1° Arrêt de développement ;

2° Monstruosité ;

3° Altération pathologique ;

4° Transformation rétrograde.

Ces déviations organiques sont dominées elles-mêmes par les deux grandes influences suivantes :

La loi d'analogie de formation.

La diathèse.

Ces leçons n'ont pas été publiées, mais elles restent dans la mémoire des élèves de M. Gubler.

M. Luys, dans son *Mémoire sur l'utilité du microscope*, mémoire qui partagea le prix de l'Académie, rapporte l'honneur de la nouvelle doctrine (du moins pour ce qui est des micrographes français) à M. Gubler, avec qui il s'était longue-ment entretenu de ce sujet.

M. Gubler termine ainsi :

« Si la doctrine philosophique de l'homologie ne m'appartient pas exclusive-ment, je suis du moins fondé à dire que l'un des premiers, LE PREMIER MÊME À PARIS, je l'ai proclamée et défendue ; c'est un mérite auquel j'attache le plus grand prix, et dont je tiens à me prévaloir. »

(1) *Manuel d'anat. path.*, 1853.

(2) Michel, *Mém. de l'Acad.*, t. XXI, p. 320.

(3) Michel, *loc. cit.*, p. 320.

(4) *Gaz. hebdom. de méd.*, 16 février 1855, p. 16.

siologiques correspondants à des formes typiques dont le nombre ne varie ni chez l'homme ni chez les animaux. Il admet bien le volume des noyaux et des nucléoles dans les cellules cancéreuses, mais il ne voit rien là de spécifique ni de constant. Le cancer vrai, le cancroïde, le sarcome, commencent, dit-il, par la division et la multiplication des corpuscules cellulaires. Les cellules ne prennent une forme caractéristique qu'à une période plus avancée; toute tentative de diagnostic est vaine au commencement, et nul micrographe ne peut dire en inspectant la composition d'une tumeur naissante ce qu'elle deviendra.

Dans un bon travail sur les tumeurs cancéreuses, M. Ollier (1), jeune chirurgien distingué de Lyon, et qui a fait beaucoup de recherches microscopiques, admet que des « tumeurs sans cellules ont été aussi malignes et se sont généralisées tout aussi complétement que celles qui en contiennent, » quoiqu'il reste, jusqu'à un certain point, partisan des tissus sans analogues.

Le micrographe qui, avec M. Delafond et comme M. Gübler, tend à ruiner le plus complétement la *spécificité* de la cellule du cancer, est jusqu'à présent M. Michel, de Strasbourg (2).

Le dogme de la spécificité en anatomie pathologique est faux, dit cet auteur; dans le cancer, en particulier, il n'y a rien de spécifique, point de tissus propres; ils sont des éléments altérés, mais analogues à ceux de l'organisme normal. La cellule cancéreuse est tantôt une cellule épithéliale, tantôt une cellule de tissu fibro-plastique, ou du cartilage ou du tissu médullaire des os; mais elle ne constitue pas un élément spécial. Beaucoup de tissus normaux peuvent affecter une disposition cancéreuse. Il ne veut pas plus des *hétéradènes* de M. Robin que de la *proligérisation* de M. Virchow (3); pour lui comme pour moi, le cancroïde est un vrai cancer.

Le mémoire de M. Michel a remporté le prix sur la question du microscope mise au concours par l'Académie en 1855; il porte le cachet d'études consciencieuses, repose sur de nombreuses

(1) Montpellier, 1856.
(2) *Du microscope*, dans *Mém. de l'Acad. impér. de méd.*, t. XXI, p. 313.
(3) *Tumeurs cancéreuses*, etc.
(4) Pages 315-326.

recherches personnelles, et se trouve accompagné de figures qui ne laissent guère de prise au doute.

Dans un ouvrage considérable sur les pseudoplasmes, M. Schuh (1) fait aussi entrevoir que personne, en Allemagne, n'admet réellement aujourd'hui de cellules spécifiques dans le cancer.

M. H. Bennett (2), plus hardi encore que les autres anatomo-pathologistes contemporains, et qui avait déjà soutenu en 1849, comme je le faisais en 1846, que les fibro-plastiques et les épithéliomes repullulent aussi bien que l'encéphaloïde, ne craint pas d'affirmer plus que jamais qu'il n'y a point de cellules cancéreuses spécifiques.

Pour lui, toute production morbide est susceptible de disparaître ou de récidiver, de rester bénigne ou de devenir maligne, de passer d'un état à l'autre en se développant ou en rétrogradant. Aussi M. Bennett (3) accorde-t-il peu de valeur à ce qui a été dit en France de la forme des cellules, eu égard au diagnostic des différentes espèces de tumeurs bénignes ou malignes.

Cette question mérite d'être approfondie au moyen de l'expérience et de l'observation. Voyons.

§ II. — Revue des faits.

Une tumeur diagnostiquée squirrhe par M. Bergeron et par moi, enlevée du sein de madame Mer..., en mars 1855, fut donnée à M. Robin, qui, après l'avoir examinée, m'a fait remettre une note qui se termine par cette phrase :

« Comme tous les épithéliums se dissocient très facilement par dilacération dans le cas dont il s'agit présentement, peut-être pourrait-on trouver lieu à établir des analogies entre les cellules de cette tumeur et celles du cancer; mais l'action du carbonate de potasse, ainsi que celle de l'acide acétique, sur les éléments que nous décrivons, n'est en aucune manière la même sur les éléments cancéreux.

(1) Pages 330-331.
(2) *On Cancer and Cancroïd. Growthe*, 1849.
(3) *Mém. à l'Acad. impér. de méd.*, novembre 1857.

» En résumé, *cette tumeur n'est point du cancer*, mais bien une affection particulière des culs-de-sac de la mamelle. »

Or, il s'agissait si bien d'un cancer chez madame M..., qu'après huit mois de guérison apparente, cette pauvre dame a vu de nouvelles tumeurs de même nature s'établir au voisinage de la cicatrice, puis dans l'aisselle, puis au-dessus de la clavicule, puis de tous côtés, et qu'aujourd'hui elle est en proie à la plus affreuse cachexie cancéreuse !

Chez madame P..., de la clientèle de M. Bréon, et que j'avais vue avec M. Michon, l'opération fut pratiquée en désespoir de cause. Il s'agissait d'un squirrhe ulcéré. M. Robin, auquel la tumeur fut soumise, me répondit :

« La tumeur qui m'a été remise (11 novembre 1854) appartient à un genre de maladie particulier au point de vue du genre de lésion du tissu mammaire; je l'ai indiquée au mot GLANDULAIRE, du *Dictionnaire de Nysten*, 10ᵉ édition, et j'en ai publié avec M. Lorain une description plus étendue dans les *Mémoires de la Société de biologie*, 1854.

» *Cette lésion est une des affections non cancéreuses* décrites sous le nom de cancer. »

Il est pourtant vrai que la pauvre dame n'a point guéri de sa plaie, que des glandes cancéreuses lui sont bientôt venues dans l'aisselle, que sa poitrine s'est criblée de pustules squirrheuses, et qu'elle est morte cinq mois après, avec tous les symptômes de la cachexie cancéreuse.

Une autre femme qui, selon le microscope de M. Robin, n'avait qu'une « hypertrophie des glandes sous-cutanées axillaires, sécrétant l'odeur de la sueur axillaire et pas de cancer, » en 1854, n'en est pas moins aujourd'hui à sa cinquième récidive de tumeurs cancéreuses enlevées de la mamelle et de l'aisselle.

Par contre, j''ai pu examiner et revoir, en 1857, une femme opérée en 1847 par M. Nélaton d'un véritable cancer, et qui n'a point eu de récidive jusqu'ici, quoique la tumeur fût remplie de cellules nucléolées.

En voici le détail donné par M. Follin :

« J'ai examiné avec soin et soumis au microscope la tumeur que vous avez eu l'obligeance de me remettre.

» La masse enlevée paraît composée de deux parties, l'une, d'un tissu de nouvelle formation, l'autre d'une masse cellulo-fibreuse infiltrée d'un peu de graisse, comparable au tissu glandulaire refoulé et atrophié. Le *tissu de nouvelle formation* constitue une tumeur bosselée, lobuleuse, de consistance différente en différents points, d'une couleur grisâtre, comme gélatiniforme. Certains lobules, ramollis, ressemblent à une gelée de pomme très claire. Une enveloppe cellulo-fibreuse entoure cette tumeur, qui, enkystée de la sorte, ne se confond pas avec les tissus voisins. A l'œil nu, on n'y découvre pas de vaisseaux. L'examen microscopique a montré :

» 1° De grandes cellules irrégulièrement arrondies, granuleuses à leur intérieur, pourvues d'un seul noyau volumineux, bien distinct, et de nucléoles au nombre de trois à quatre.

» 2° Des noyaux nombreux, isolés, insolubles, comme ceux des cellules, dans l'acide acétique.

» 3° Une masse granuleuse peu abondante et quelques granules graisseux.

» L'aspect des tissus aurait pu faire croire que nous avions là une de ces tumeurs gélatiniformes décrites par les Allemands sous le nom de tumeurs colloïdes non cancéreuses ; mais la présence de cellules bien définies, en tout comparables aux cellules cancéreuses, de noyaux semblables à ceux qu'on observe si souvent dans ces cellules, l'aspect général de toute la masse au microscope, permettent, je crois, de conclure à l'existence d'une tumeur cancéreuse colloïde. »

Le fait suivant que m'a remis M. Richet, et qui ressemble de tous points à plusieurs de ceux qui me sont propres et que j'ai cités, n'est-il pas sans réplique pour prouver que les enchondromes sont de véritables cancers (1).

L... (François), âgé de trente-quatre ans, présente au-dessous de l'épine de l'omoplate droite une tumeur arrondie, grosse comme une tête d'enfant, dure, élastique comme un polype fibreux de l'utérus.

On est obligé de réséquer l'omoplate au-dessous de l'épine.

La tumeur part de l'os, qu'elle enveloppe complétement, ayant sa racine dans les cellules voisines, elle est enveloppée par le périoste. D'apparence gélatineuse, molle, transparente à sa circonférence, opaque à son centre, elle est creusée d'une large caverne.

Sa consistance est celle du foie, un peu plus friable cependant ; elle est à peine vasculaire ; à sa circonférence seulement on rencontre quelques rares vaisseaux.

L'examen microscopique démontre qu'elle est exclusivement composée de cellules cartilagineuses, et que c'est bien à un chondrome qu'on a affaire ; mais il n'était pas besoin du microscope pour arriver à ce diagnostic, tant l'aspect cartilagineux était évident.

Quinze jours après l'opération, le malade, qui avait d'abord semblé guérir, succombe à la suite de frissons et avec des accidents simulant l'infection purulente.

A l'autopsie, on ne découvre aucune trace d'abcès métastatique, mais on voit dans le poumon une trentaine de petites tumeurs variant depuis le volume d'un pois jusqu'à celui d'une noisette, et présentant à l'œil nu et au microscope exactement les caractères assignés précédemment à la tumeur de l'épaule.

MM. Robin, Broca et Verneuil, qui ont examiné ces deux sortes de tumeurs, sont unanimes à reconnaître qu'elles présentent identiquement les mêmes éléments, c'est-à-dire des cellules chondroïdes volumineuses, avec des granules disséminés dans une gangue hyaline.

Aux cas que j'ai rappelés en 1854, et depuis, de cancers sans cellules, de cellules sans cancer, de cancers à cellules restés guéris, de tumeurs secondaires avec cellules quand la tumeur primordiale n'en contenait pas, ou de tumeurs secondaires sans cellules alors que la première tumeur en contenait, j'en pourrais joindre aujourd'hui une foule d'autres.

Quelques partisans de la spécificité en relatent eux-mêmes des exemples. M. Leblanc (1), entre autres, en a signalé plusieurs.

Un jeune chirurgien de Londres, M. Laurence (2), qui a remporté le prix Liston en 1854, dit aussi que la « cellule cancéreuse n'est pas le caractère *sine qua non* du cancer », et qu'entre les extrêmes de l'encéphaloïde et du fibro-plastique il y a une foule de cellules intermédiaires impossibles à classer.

Le cancer *ostéoïde* (3) dont il parle ne contenait point de cellules spécifiques, et il n'en a pas moins été suivi, après l'amputation de la cuisse, de tumeurs secondaires qui n'en contenaient pas davantage dans les poumons, l'épiploon, le diaphragme.

Un enchondrome du testicule sans cellules, opéré à Saint-Barthélemy, s'est généralisé aussi dans le système lymphatique et les poumons.

Trois récidives après l'extirpation de tumeurs fibro-plastiques de l'orbite ont été suivies de tumeurs pareilles dans la dure-mère et les plèvres chez une malade de M. Quain.

M. Laurence cite encore (4) un malade atteint de cancer fibro-plastique à la cuisse, et qui en eut ensuite au bras, dans le foie et dans les poumons (5), quoique dans aucun de ces cas il n'y eût de cellule dite cancéreuse.

(1) *Bullet. de l'Acad.*, t. XX, p. 7-99.
(2) *Diagn. of Surg. Cancer*, 1855, p. 71-76.
(3) Un enchondrome sans doute!
(4) *Diagn. of. Surg. Cancer*, p. 73.
(5) Laurence, *Pathol. of Cancer*, p. 21, 25, 37.

Peut-être n'aura-t-on pas remarqué qu'à l'autopsie une tumeur épithéliale a été trouvée dans le poumon du malheureux malade mort à Londres sous l'action de l'amylène, en juillet 1857, et qu'on avait opéré d'une petite masse cancroïdale du dos (1).

Des infections épithéliales ont été observées à Paris même : une femme opérée d'un cancroïde du rectum en 1855 meurt en 1856 ; les poumons étaient farcis de tumeurs semblables, reconnues simplement épithéliales par M. Robin, sur le cadavre comme pendant la vie (2).

Un sarcocèle épithélial est enlevé par M. Laugier en 1850. Les poumons, le foie, les reins du malade, mort trois mois après, étaient farcis de tumeurs pareilles et sans cellules cancéreuses (3).

Un malade atteint de cancer épithélial, observé par M. Ollier (4), est mort à l'hôpital de Lyon, dans le service de M. Desgranges, avec des tumeurs secondaires au foie, dans l'épiploon, sous forme d'encéphaloïde et sans cellules cancéreuses.

M. Ollier (5) a vu un cancer de la matrice rempli de cellules, et, sur le péritoine, une foule de petites tumeurs sans cellules.

Une jeune fille qui avait une volumineuse tumeur du sein sans cellules ni noyaux eut, quatre mois après, une nouvelle tumeur remplie de noyaux et de cellules. En voici l'observation complète, telle que l'auteur vient de me la confier (6) :

Picciola Mimolo, institutrice, âgée de vingt ans, entre, en janvier 1855, salle Sainte-Marthe de l'Hôtel-Dieu de Lyon, service de M. Barrier, pour se faire opérer d'une tumeur du sein dont elle s'était aperçue cinq mois auparavant.

Cette tumeur, presque double du volume du poing, légèrement bosselée,

(1) *Gazette des hôpitaux*, 1857.
(2) *Soc. anat.*, t. XXXI.
(3) *Ibid.*
(4) *Tum. cancér.*, p. 79.
(5) *Tum. cancér.*, p. 88-98, 102-103.
(6) Novembre 1857.

solide, n'offre nulle part de fluctuation. Nullement adhérente à la peau, elle n'est pas douloureuse à la pression (1). Pas le moindre engorgement des ganglions de l'aisselle. La santé générale est bonne. Teint frais ; menstruation régulière.

M. Barrier pratiqua l'ablation de cette tumeur, et nous chargea d'en faire l'examen microscopique avec un soin tout particulier. Nous rapporterons tout à l'heure les résultats de cet examen.

Quatre mois plus tard, la malade rentra dans le service de M. Barrier avec une tumeur presque aussi volumineuse que la première. Elle avait commencé à s'apercevoir de sa formation six semaines auparavant.

Cette tumeur offrait à peu près les mêmes caractères cliniques que la première ; les ganglions axillaires étaient toujours parfaitement intacts.

M. Barrier pratiqua une seconde opération, et nous envoya la tumeur pour en faire l'examen.

Première tumeur. — Elle est formée d'une masse hétérogène, criblée de petits kystes, irréguliers, et remplis, les uns d'un liquide sanguinolent, les autres d'un sang pur en partie coagulé, d'autres enfin d'une sérosité roussâtre ou verdâtre. Dans les points où la masse pathologique est plus homogène, on voit un tissu gris jaunâtre se déchirant assez facilement avec des pinces, mais ne donnant pas de suc lactescent au raclage ou à la pression.

En certains points, on distingue de petites masses plus dures, plus blanches, se rapprochant davantage du tissu normal de la mamelle.

Les diverses parties de la tumeur furent soumises à l'examen microscopique avec beaucoup de soin. Nulle part il ne fut possible de rencontrer de noyaux ou de cellules macrocytiques (éléments cancéreux de Lebert).

1° Dans les parties blanches et résistantes existait du tissu fibreux mêlé de culs-de-sac assez difficiles à préparer, comme dans la glande mammaire normale, hors l'état de lactation. On y trouve aussi de nombreux corps fusiformes.

2° Les portions plus molles et plus friables présentent les mêmes éléments, mais avec les proportions différentes. Nous avons examiné au microscope toutes les portions où une modification dans la consistance et la couleur pouvait faire soupçonner une structure différente.

Partout c'étaient des culs-de-sac glandulaires semblables à ceux de l'état normal ou légèrement plus volumineux, tapissés à l'intérieur, comme ces derniers, par de l'épithélium nucléaire. Dans quelques-uns, on voyait au milieu de ces noyaux de petites cellules avec un noyau semblable aux noyaux libres.

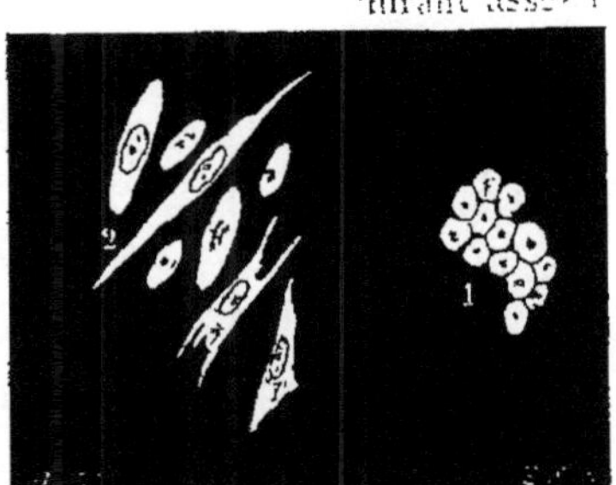

1. Épithélium nucléaire tapissant la face interne des culs-de-sac glandulaires qui ont conservé leurs dimensions normales. — 2. Éléments fibro-plastiques interstitiels. — Obj. 7, ocul. 1, micros. Nachet.

Tout autour de ces culs-de-sac existaient de nombreux éléments fibroplastiques ; noyaux petits, pâles et ovoïdes et corps fusiformes.

(1) Parfois le siége de quelques élancements.

3° Les kystes contenaient des débris de globules de sang et des granulations nombreuses. Ils n'avaient pas de revêtement épithélial interne.

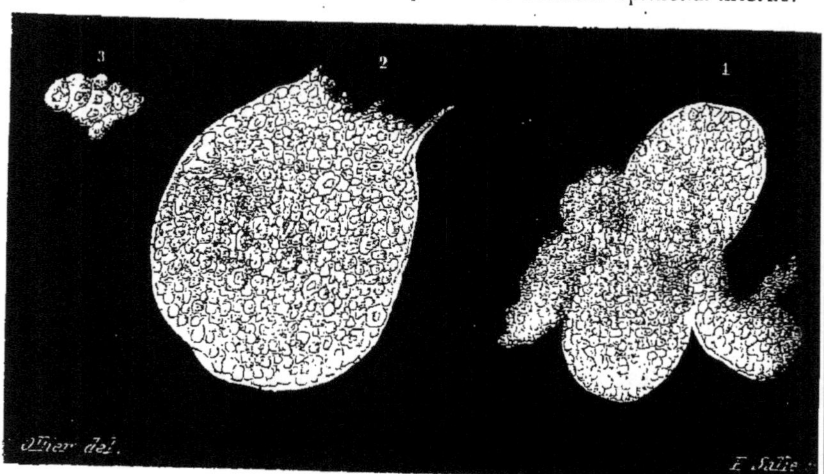

1. Culs-de-sac de la glande mammaire ayant les dimensions et les formes normales. — 2. Cul-de-sac hypertrophié triple du volume normal; on voit dans l'intérieur quelques noyaux d'épithélium enveloppés d'une cellule. — 3. Noyaux et cellules d'épithélium. — Obj. 5, ocul. 2.

Deuxième tumeur. — A l'œil nu, elle rappelle la première, mais en diffère cependant par quelques caractères. Son tissu est blanc jaunâtre, plus mou, et fournit un peu de suc quand on le racle légèrement avec un scalpel. Les kystes hématiques sont moins nombreux, mais plus volumineux que dans la première tumeur.

Au microscope, nous trouvons, comme au premier examen, des culs-de-sac glandulaires et des éléments fibro-plastiques; mais l'aspect des culs-de-sac est notablement modifié. Ils sont plus volumineux, remplis d'épithélium. Leur paroi est si mince, qu'on ne la reconnaît plus en certains points. Les épithéliums cellulaires y sont très nombreux; leurs noyaux sont granuleux et plus volumineux. Au milieu d'eux, on dis-

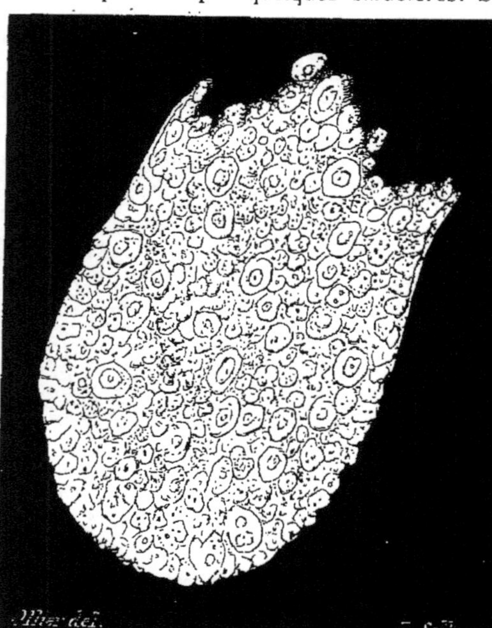

Cul-de-sac hypertrophié, mais à forme encore régulière. Il est rempli de cellules et de noyaux volumineux.—Obj. 3, ocul. 4.

tingue des macrocytes, noyaux libres et cellules. Les noyaux ont jusqu'à 0,045 et 0,020. Quelques cellules en comptent plusieurs dans leur

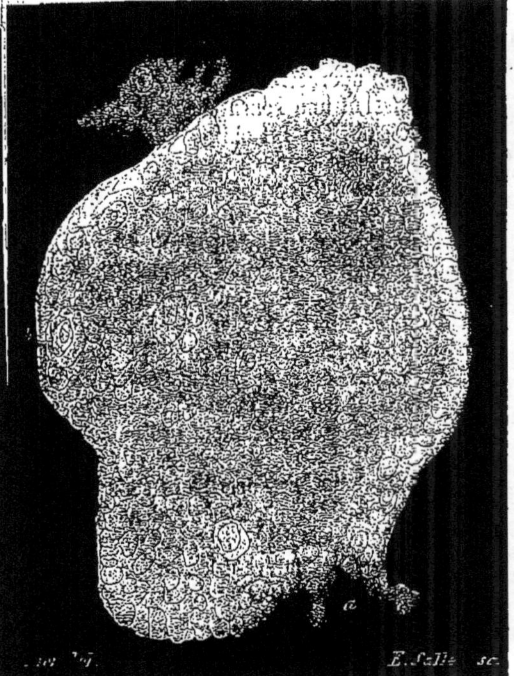

ul-de-sac très hypertrophié et à forme très irrégulière. La membrane enveloppante est à peine distincte en certains points. Elle
présente en *a* une déchirure. — *b*. Macrocyte (cellules cancéreuses) se trouvant dans l'intérieur du cul-de-sac.—Obj. 3, ocul. 1.

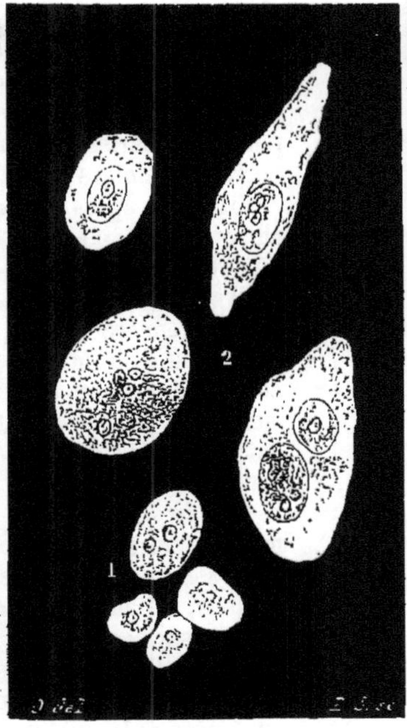

Noyaux et cellules trouvés dans la tumeur
récidivée.— 1. Cellules à un ou plusieurs
noyaux contenant des nucléoles très
distincts. — Obj. 7, ocul. 1, microscope Nachet.

intérieur. C'est surtout dans les points les plus mous qu'on les observe; là
où l'on peut obtenir du suc lactescent.

Voici un fait du même genre, recueilli aussi à l'Hôtel-Dieu
de Lyon.

*Tumeur papillaire de la joue. — Opération.— Récidive. — Seconde ablation.
— Caractères microscopiques différents de ceux qu'on avait observés
après la première opération.*

Au n° 18 de la salle Saint-Philippe de l'Hôtel-Dieu de Lyon (clinique
chirurgicale, service de M. Bouchacourt), était couché, pendant les mois
de mai et de juin 1855, un malade âgé de quarante-trois ans, porteur d'une
tumeur de la joue ayant débuté comme une verrue dix mois auparavant, et
présentant, au moment de l'entrée à l'hôpital, les caractères suivants :
Tumeur en forme de champignon, régulièrement étalée, ayant 5 centimètres de diamètre et supportée par un pédicule très court, mais large, de
30 millimètres environ. Sa surface est recouverte de croûtes fendillées,

noirâtres. Pas de suintement habituel; de temps en temps cependant, à la chute des croûtes, il s'écoule un peu d'ichor sanguinolent.

M. Bouchacourt en fit l'ablation au moyen du bistouri, et, pour atteindre les dernières limites du mal, appliqua sur la surface saignante une rondelle de pâte de Canquoin. A la chute de l'eschare, la plaie semblait avoir un bon aspect; mais au bout de quelques jours on aperçoit sur les bords quelques points végétants qui, au toucher, fournissent une sensation de dureté qui contraste avec la mollesse des tissus voisins. On fut obligé de revenir, à plusieurs reprises, à l'emploi des caustiques, et ce ne fut que six semaines après la première opération que le malade put quitter l'hôpital.

Six mois après, il entra à l'Antiquaille, dans le service de M. Rollet, chirurgien en chef, avec une tumeur analogue à celle qui avait nécessité un premier séjour à l'Hôtel-Dieu. La production morbide, développée primitivement en dehors de la cicatrice, recouvrait alors tout l'espace occupé par la première tumeur, et s'étendait, en certains points, à 15 ou 20 millimètres au delà. M. Rollet en débarrassa le malade au moyen de l'excision, combinée avec les cautérisations. Nous examinâmes ensemble un des fragments de la tumeur, et nous pûmes ainsi faire une étude comparative entre les deux productions morbides qu'avait successivement présentées ce malade.

Première tumeur. — Le tissu de la tumeur, divisé en divers sens, nous montre une structure papillaire très prononcée. Les papilles s'isolent facilement les unes des autres; elles sont parallèlement disposées. Les unes sont simples, les autres présentent des prolongements latéraux se dirigeant soit vers la surface libre de la tumeur, soit vers sa face profonde, ou bien une extrémité libre terminée par plusieurs renflements. Entre ces papilles, on voit de petits amas de matière blanchâtre, comme la matière dite sébacée qui s'accumule autour du gland, et qui sont uniquement composés de cellules d'épithélium. La plupart des papilles, celles qui sont en rapport avec les croûtes, ont leur extrémité libre en partie détruite par l'ulcération.

En examinant ces papilles à divers grossissements, on voit qu'elles sont composées de plusieurs couches superposées d'épithélium. Au centre sont des amas considérables de globes épithéliaux. On suit les vaisseaux jusqu'à une certaine profondeur, près de la pointe, dans celles qui sont ulcérées.

Les cellules épithéliales sont larges, à petit noyau; un grand nombre sont très granuleuses, mais assez régulières, aplaties, ridées, comme flétries.

Deuxième tumeur. — La structure papillaire se retrouve dans tous les morceaux de la tumeur que nous avons eue sous les yeux; mais certains points diffèrent, même à l'œil nu, du tissu de la première tumeur.

Les papilles sont plus molles, plus vasculaires et moins distinctes entre elles. On distingue de nombreux amas de cette matière blanchâtre que nous avons déjà signalée.

Mais ce qui distingue surtout cette production morbide de la précédente, ce sont les caractères microscopiques des noyaux ou des cellules épithéliales.

Celles-ci affectent une multiformité remarquable. Elles sont irrégulières, les unes rondes, les autres anguleuses et déchiquetées sur leurs bords. Leur contenu est plus granuleux. Les noyaux qu'elles contiennent atteignent jusqu'à 0,040 et 0,042. Quelques noyaux libres dépassent encore ces dimensions; ils sont très granuleux, sans avoir cependant ces nucléoles distincts qu'on observe dans les macrocytes de certains cancers, de la mamelle et du testicule, par exemple.

Ces éléments que nous venons de décrire se rattachent par des intermédiaires nombreux aux cellules et aux noyaux à dimensions normales, qu'on retrouve encore en très grand nombre dans la tumeur.

Le même fait s'est reproduit sous les yeux de M. Ollier, à l'occasion d'une tumeur de l'orbite ; il a vu aussi de grosses cellules et de gros noyaux, des *macrocytes*, comme il les appelle, dans des tumeurs qui avaient conservé jusque-là les caractères de la bénignité.

Tumeur de la glande lacrymale ayant tous les caractères de l'hypertrophie simple. — Récidive. — A une seconde ablation, elle présente les caractères du cancer.

Le 11 novembre 1855, M. Barrier enleva une petite tumeur de l'orbite sur un homme d'une quarantaine d'années, et qui avait déjà subi une première opération à Barcelonnettes, ix mois auparavant. Cette tumeur, grosse comme une amande, était située au côté externe et supérieur de l'orbite, dure, sans fluctuation sensible et à peine mobile. Dès qu'on eut commencé à disséquer la peau qui la recouvrait sans y adhérer, on reconnut qu'elle était en partie liquide. Elle était formée par un kyste de la grosseur d'une aveline, contenant un liquide séreux et entouré de petits lobules indurés, dont le plus gros était comme un pois.

M. Barrier nous chargea d'en faire l'examen microscopique ; en voici le résultat :

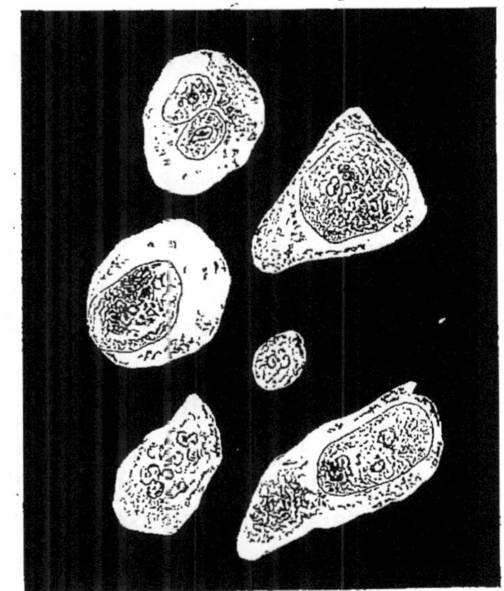

Macrocyte.— Noyaux et cellules trouvés dans la tumeur récidivée. — Obj. 7, ocul. 1, microscope Nachet.

Les petits grains qui entourent le kyste sont durs, quelques-uns d'apparence fibreuse ; la pression du doigt ne suffit pas pour les écraser. Ils sont uniquement formés de culs-de-sac tapissés à l'intérieur d'un épithélium tout à fait semblable à celui de la glande lacrymale à l'état normal. Un peu de tissu fibreux les entoure. Pas la moindre trace d'éléments anormaux ; pas de noyaux à nucléoles dépassant 0,009.

Le kyste avait une paroi très mince, sur la face interne de laquelle on retrouvait quelques débris d'une couche épithéliale.

Trois mois et demi plus tard, la tumeur avait reparu. M. Desgranges en fit l'ablation. Il n'y avait pas de kyste, mais une masse solide, grosse comme une petite noix, plus molle que les grains qui composaient la portion périphérique de la première tumeur, un peu adhérente en haut, avec le périoste orbitaire. A la coupe, elle avait l'aspect d'un tissu cancéreux, et fournissait un peu de suc à la pression.

A l'examen microscopique, culs-de-sacs à paroi mince, remplis d'épithélium formé en grande partie de cellules. Dans les points les plus mous, on a de la peine à retrouver des culs-de-sac entiers, tellement ils sont friables. Paroi très mince; noyaux et cellules plus volumineux. Parmi les noyaux, on en rencontre plusieurs de 0,01 à 0,015, avec des nucléoles assez bien accentués.

Le même auteur a trouvé une masse épithéliale au-dessus des capsules surrénales d'un homme opéré dans le même service de tumeurs épithéliales à la face (1).

Il donne en outre le fait d'un cancer fibro-plastique du dos qui s'est généralisé partout, dans les poumons, dans le foie, etc., sans que les cellules ou les noyaux caractéristiques aient pu être constatés sur aucune de ces tumeurs. Qui ne connaît aujourd'hui les exemples de généralisation pareils publiés par M. Paget?

M. Gamgee (2), assez partisan de la cellule, discute de son côté, à Londres, plusieurs faits d'un grand intérêt sous ce rapport. Ainsi, une femme, Cath. Ed..., est opérée d'un cystosarcome accompagné de rétraction du mamelon et de ganglions axillaires: on croit à une tumeur bénigne; le mal revient, on opère de nouveau: il existait, cette fois, des cellules dans la tumeur (3).

Une malade de M. Chélius, opérée d'une tumeur bénigne, a une récidive longtemps après, dit M. Bruk; on opère de nouveau: c'était un cancer réticulé, et la femme meurt avec une infection générale. M. Erichsen (4) dit aussi avoir vu revenir un squirrhe à la place d'une ancienne tumeur bénigne extirpée.

Un des chirurgiens les plus distingués de Londres, M. Paget (5),

(1) Page 81.
(2) *Pathol. Anat.* etc., 1856.
(3) Page 60.
(4) Gamgee, page 63-64.
(5) *Surg. Pathol.*, vol. II, p. 259.

affirme de son côté que des cancers véritables se sont quelquefois établis au sein après l'extirpation de tumeurs bénignes.

M. Gamgee, qui rejette avec raison le nom de *cystosarcomes* donné par ses compatriotes et en Allemagne aux tumeurs hypertrophiques ou adénoïdes, qui veut que toutes ces tumeurs aient été des cancers d'abord, montre ainsi que le cancer du sein peut exister sans la cellule spécifique, ou qu'une tumeur à cellules peut succéder à une tumeur sans cellules.

Ce sont des faits qui rentrent, on le voit, dans la classe de ceux qu'a signalés M. Leblanc, dont M. Mandl m'a communiqué aussi des exemples en 1854, à l'appui de ceux en certain nombre que je possédais déjà, et dont voici un nouvel exemple des plus concluants.

Une femme belle et forte, âgée de cinquante-cinq ans, entre à la Charité, en juin 1857, avec une tumeur du volume du poing au sein gauche. Par ses caractères cliniques cette tumeur tient en quelque sorte le milieu entre les encéphaloïdes et les adénoïdes. Je la signale aux élèves comme d'un diagnostic embarrassant, et ma conclusion est, après comme avant l'opération, qu'il s'agit là d'une tumeur *de nature douteuse, probablement maligne*. Or M. Robin, auquel je l'envoie, me répond :

« La tumeur, partie fibro-plastique, partie cartilagineuse et entremêlée de tissu fibreux plus ou moins dissocié, n'a rien de cancéreux. »

La pauvre femme rentre, en novembre 1857, avec une nouvelle tumeur d'aspect encéphaloïde au-dessus de la cicatrice, et voici la note de M. Robin sur elle :

» La tumeur est composée d'une trame en partie formée de tissu cellulaire, de matière amorphe interposée aux fibres, avec un assez grand nombre de noyaux fibro-plastiques allongés, plus des corps fusiformes avec des noyaux assez gros et moins volumineux que les noyaux libres. Dans cette trame, il était possible d'isoler, surtout au voisinage du tissu mammaire, des cylindres ou culs-de-sac ramifiés, larges de près d'un dixième de millimètre ; ils étaient composés de cellules épithéliales très volumineuses, avec des noyaux nucléolés énormes ; il y avait aussi des noyaux libres interposés aux cellules. Ces cylindres se dissociaient avec la plus grande facilité, particulièrement ceux qui étaient pris

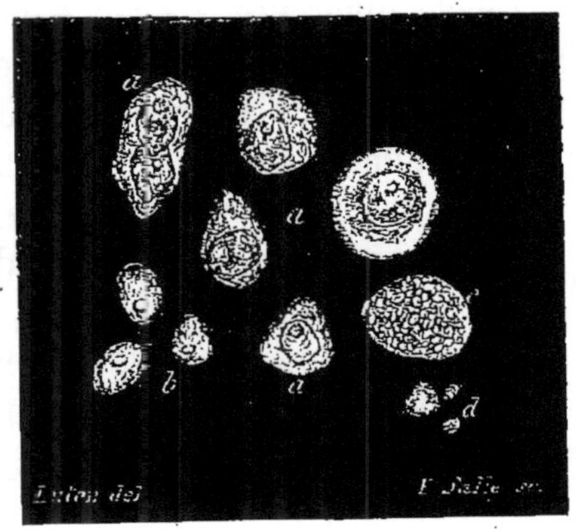

a. Cellules nucléolées. — *b*. Noyaux nucléolés. — *c*. Cellules graisseuses. — *d*. Granulations.

loin du tissu mammaire, dans la partie la plus molle, grisâtre, du tissu morbide.

d

» On trouvait en outre dans la préparation beaucoup de gros noyaux nucléolés et de grandes cellules contenant d'un à trois noyaux ; quelques cellules étaient mêlées à des granulations graisseuses, comme la figure l'indique d'ailleurs. »

Sortie guérie en décembre, la malade revint de nouveau en mars avec une troisième tumeur au-dessous de la deuxième cicatrice, et cette dernière tumeur est remplie d'une énorme proportion de cellules nucléaires ; c'est la malade elle-même qui, fière de sa bonne santé générale et de sa bonne mine, sans se laisser abattre ni effrayer, réclama avec instance une nouvelle opération.

Guérie comme les deux premières fois, elle est restée jusqu'en juillet 1858 sans apparence de répullulation ; mais, à la fin d'août, elle revient pour la quatrième fois avec une tumeur nouvelle qui semble pénétrer jusqu'aux côtes.

A la clinique de M. Langenbeck on enlève un cystosarcome sans cellules du sein d'une femme âgée de quarante-six ans ; au bout de quelques mois, de nouvelles tumeurs surviennent. La malade meurt, et des masses cancéreuses à cellules existent en grand nombre dans les poumons, la rate, dans la plupart des articulations (1).

Voilà où en sont aujourd'hui les savants sur la spécificité de la cellule, des noyaux, des éléments constitutifs du cancer vrai et du pseudo-cancer.

Quelle différence y a-t-il entre les opinions qui ressortent de ces travaux et celles que j'émettais en 1846, que j'ai si souvent exposées à l'encontre des vues de M. Lebert, en m'exprimant comme il suit (2) :

« Les micrographes disent, en parlant du cancroïde, que ce n'est pas un cancer, qu'il ne récidive pas.

» J'ai souvent vu le contraire, et s'ils ne trouvent pas l'élément cancéreux dans ces tumeurs, cela prouve simplement qu'on n'y voit pas encore avec le microscope tout ce qu'on y verra *peut-être* un peu plus tard. »

Et ailleurs (3) :   ....

(1) *Deutsche Klinik*, 1850, n° 32.
(2) *Gazette des hôpitaux*, 1846, p. 291.
(3) *Ibid.*, p. 601.

« En supposant que la cellule indique le cancer, on n'a pas
le droit de nier le cancer parce qu'elle manque. »

Pour comprendre l'importance que j'attache à ces quelques
mots, le lecteur voudra bien ne pas oublier qu'il s'agit de 1846,
alors que nul chirurgien ne s'était encore occupé de la question.

Il n'en résulte pas cependant que, aujourd'hui plus qu'en 1854,
je m'associe sans réserve à ceux qui refusent toute valeur, toute
signification aux cellules, aux noyaux, aux granules, aux divers
éléments que le microscope a permis de constater dans les tumeurs en général, dans les tumeurs cancéreuses en particulier.

De ce que ces matériaux manquent dans de véritables cancers et se voient parfois dans des tumeurs réellement bénignes,
il n'en résulte pas qu'il faille les négliger. Sans être absolument hétéromorphes, sans être spécifiques, sans différer par
le fond des éléments primordiaux de l'organisme, ils sont tellement modifiés, ils ont des formes parfois si tranchées cependant,
que leur présence ou leur absence dans une tumeur ne manque
pas d'avoir, en définitive, une certaine importance : ce qui en
amoindrit la valeur au point de vue clinique, néanmoins, c'est
que leur existence n'est manifeste qu'aux époques avancées de
l'évolution des tumeurs, alors que le diagnostic n'a plus besoin
d'eux ; c'est qu'ils ne peuvent guère être reconnus quand il
serait si nécessaire de les avoir, c'est-à-dire au début, dans les
cas douteux.

Au point de vue purement anatomique, le microscope a
perfectionné et perfectionnera de plus en plus nos connaissances sur la structure intime des tumeurs. A la rigueur, il
pourrait même conduire sous ce rapport à en établir une no-
menclature, une classification nouvelle, si les résultats qu'il
donne offraient quelque fixité, ne se rapportaient pas presque
exclusivement jusqu'ici à une période de simple transition ; mais
fondée sur l'anatomie microscopique actuelle, l'histoire des
tumeurs devrait être renouvelée chaque jour, et troublerait à
tout instant le chirurgien au lieu de l'éclairer. Ainsi le fibro-
plastique de M. Lebert, les fibromes de M. Broca, sont rejetés
par M. Paget ; les cellules épithéliales, qui ont d'abord servi à
distinguer les cancroïdes tégumentaires, se voient, au dire de
M. Ollier, de M. Michel, de M. Robin, dans une foule de cancers

profonds, de cancers vrais, de cancers cérébroïdes du sein, et
l'opinion de M. Gubler, qui veut que la cellule cancéreuse ne soit
qu'une simple cellule de l'épithélium naturel altérée, se trouverait ainsi justifiée. Si M. Follin admet le tissu épithélial, le tissu
fibro-plastique et le tissu encéphaloïde à titre d'hétéromorphe
distinct, M. Lebert maintient que les deux premiers sont de simples productions homœomorphes, tandis qu'à l'instar de Müller,
de M. Virchow, de M. Michel, M. Robin semble rejeter toute espèce
d'hétéromorphie.

Quoique basée sur un fait réel, un fait facile à constater, un
fait qui saute aux yeux de chacun, sur l'existence d'une *pulpe* ou
d'un *suc spécial*, la division de Laënnec n'a cependant jamais
pu répondre complétement non plus aux besoins de la pratique, et des cancers, de véritables cancers, sont toujours restés
en dehors de son cadre. Il doit y avoir dans le cancer quelque
élément plus général, un élément unique ou varié, qui doit
exister dans toutes les productions cancéreuses. Avec les apparences d'une famille à formes, à variétés nombreuses, le cancer
n'en a pas moins une marche, une évolution, des phases si
tranchées, une manière d'être si spéciale, qu'on ne s'en rendra
point compte sans la supposition d'un élément particulier, et, à
moins d'avoir trouvé cet élément, l'anatomie pathologique ne
sera point en mesure d'en proposer une bonne classification,
une meilleure dénomination. Dire avec M. Robin qu'une hy-
pergénèse de cellules épithéliales dans quelques culs-de-sac
glandulaires, que des cellules embryonnaires accumulées dans
quelques acini et dénaturées, en devenant malades, vont former
un cancer, ne satisfera jamais l'esprit d'un chirurgien réfléchi,
désireux de connaître le fond des choses en fait d'objets pareils; admettre que cette accumulation constitue les hypertrophies partielles, serait moins étrange et servirait volontiers de
lien entre cette classe de tumeurs et les adénoïdes, mais on ne
trouvera point la clef de la malignité, de la spécificité des cancers. C'est donc avec une matière nouvelle, avec un corps
hétéromorphe, que l'anatomie fine serait utile au clinicien.

Les éléments que le microscope a fait connaître jusqu'i
ont permis de divulguer, mettent à même de mieux comprend
la forme, la densité, les caractères physiques des tumeu

d'en mieux préciser la structure intime; mais on aurait tort de leur demander autre chose quant à présent.

En quoi les grandes cellules cancéreuses, qui ne seraient, après tout, selon M. Gubler, que des cellules épithéliales altérées, amplifiées, en quoi les cellules des cartilages, les cellules fibro-plastiques, etc., qui ne sont que des éléments déformés ou déviés de l'organisme normal ou de l'état embryonnaire, peuvent-elles rendre compte de la qualité infectante du cancer? L'esprit s'explique-t-il par leur présence pourquoi le cancer ronge et détruit tous les tissus, envahit de proche en proche par continuité ou à distance et fatalement les organes, résiste à tout, se dissémine, pullule et répullule, quoi qu'on fasse, une fois qu'il est installé dans l'économie? Une maladie à caractères si distincts, si étrangers aux lois naturelles des êtres vivants, d'une malignité si incontestable, ne peut pas avoir uniquement pour principe, pour élément spécifique, des cellules, des noyaux ou des plaques aussi répandus, des éléments de nature aussi essentiellement bénigne que le sont les cellules fibro-plastiques, chondroïdes, myéloïdes, épithéliales, etc. Tout, dans le cancer, dénote un élément parasite, hétéromorphe; rien, par conséquent, de naturel, d'embryonnaire, d'homœomorphe, ne permettra de le comprendre, de s'en faire une idée claire, d'arriver au vrai, de recourir avec confiance au témoignage du microscope afin de formuler nettement son diagnostic, tant qu'un élément particulier n'aura pas été constaté dans le cancer.

Autrement que peut valoir un pareil témoignage? Une tumeur étant donnée sera donc cancéreuse ou bénigne, selon qu'elle est examinée par M. Lebert ou par M. Michel, puisque l'élément, la cellule qui guide le premier n'existe pas ou ne signifie rien aux yeux du second; elle sera même maligne ou bénigne, quoique les deux observateurs admettent la spécificité de la cellule, puisqu'il peut arriver qu'en la cherchant dans la même tumeur, l'un des deux dise oui, et l'autre non, ainsi qu'on l'a vu pour le sarcocèle de M. Barth (1), pour la tumeur du sein que j'ai montrée (2) à l'Académie, par exemple.

(1) *Bulletin de l'Académie*, t. XX, p. 103.
(2) *Ibid.*, p. 180-181.

En supposant, d'ailleurs, que le principe, que l'élément spécifique, caractéristique du cancer fût connu, les attributs cliniques de la maladie en seraient-ils moins importants? Je ne le pense pas. C'est pendant la vie, à l'ensemble de ses symptômes, à ses formes extérieures après tout, que l'on reconnaît une tumeur. Après la mort, l'anatomie n'en retrouve qu'une des phases, que la portion morte et matérielle. Pour le praticien, le nom doit passer avant la dissection; la désignation clinique prime naturellement le titre anatomique, qui doit être réduit, en pareille matière, au simple rôle d'adjectif.

En somme, à l'aide du mot *cancer*, le clinicien distingue une classe de maladies à caractères définis, qu'il serait dangereux de confondre avec les autres; le micrographe, au contraire, ne peut indiquer que des éléments matériels, incapables jusqu'ici d'expliquer quoi que ce soit de la malignité, du caractère, de la marche étrange de cette affreuse lésion, incapables par conséquent de la faire reconnaître au lit des malades.

Se fonder sur la forme des cellules ou de quelques autres éléments accessoires, et admettre :

1° Un cancer encéphaloïde (fig. 1),
2° Un cancer ligneux ou squirrhe (fig. 1),
3° Un cancer mélanique (fig. 1),
4° Un cancer fibroïde (fig. 4),
5° Un cancer chondroïde (fig. 3),
6° Un cancer colloïde (fig. 1),
7° Un cancer myéloïde,
8° Un cancer épithélial (fig. 2),

à titre de variétés provisoires, aurait peu d'inconvénients sans doute, et c'est pour le moment tout ce qu'il serait permis d'accorder au microscope; mais, comme il est présumable que, même en anatomie pathologique, ces qualifications ne seront que temporaires, quelle application serait-il possible d'en faire à la pratique?

Je me serais moins élevé contre les prétentions qui se sont fait jour à ce sujet, si elles n'avaient pas l'inconvénient, grave à mon sens, d'affaiblir l'importance des études cliniques et de l'expérience, d'éloigner les observateurs de la plus solide instruction, des besoins réels de la pratique, d'exposer les jeunes chirurgiens, en un mot, à négliger le positif pour l'incertain et l'hypothétique.

Il serait plus commode et plus agréable, je le sais, quand il s'agit de diagnostiquer un cancer, de prendre une parcelle de la tumeur, de l'examiner tranquillement sous une lentille au coin du feu,

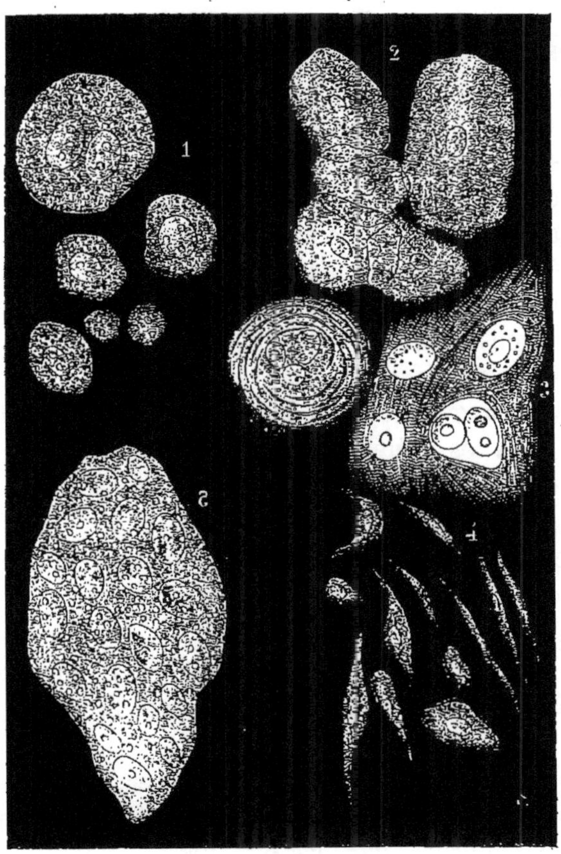

FIG. 1. — Cellules et noyaux des cancers encéphaloïde, ligneux, mélanique et colloïde.
FIG. 2. — Cellules et globes concentriques du cancer épithélial.
FIG. 3. — Corpuscules du cancer chondroïde.
FIG. 4. — Corps fusiformes, cellules et noyaux du cancer chondroïde.
FIG. 5. — Plaques à noyaux multiples assez fréquentes dans le cancer.

que de passer de longues heures, chaque matin, près des malades, à étudier, à relever, à comparer tout ce qui se passe chez eux, à perfectionner ses sens et son coup d'œil, à se mettre en mesure enfin de constater ce que la science permet de constater en face de semblables productions. Mais comme c'est l'utile et le vrai, facile, agréable ou non, qu'il faut savoir; comme l'art du diagnostic clinique n'en est, n'en restera pas moins, quoi qu'on fasse, un art difficile, très compliqué, il y aurait danger à en détourner l'attention en faisant entrevoir la possibilité de s'en passer, d'en changer la base, ou croire que l'expérience active et raisonnée puisse être jamais remplacée par l'anatomie microscopique.

En résumé, il paraît maintenant démontré :

1° Qu'il n'y a point, à proprement parler, de cellule cancéreuse spéciale ;

2° Que la cellule ainsi appelée se trouve à l'état normal dans le rein, dans la vessie, etc., et plus généralement dans les encéphaloïdes que dans toute autre tumeur, qu'elle n'a au moins rien d'hétéromorphe ;

3° Que la cellule dite cancéreuse se voit dans des tumeurs non cancéreuses, même dans des organes sains, et qu'elle manque dans des cancers réels ;

4° Que les cancroïdes, épithéliaux et papillaires, les fibro-plastiques et tous les prétendus pseudo-cancers, au lieu d'appartenir à la catégorie des tumeurs bénignes, sont de véritables cancers ;

5° Que ces diverses formes de tumeurs tendent à répulluler à des degrés divers, soit sur place, soit à distance, soit dans toute l'économie ;

6° Qu'un cancer à forme épithéliale peut, une fois enlevé, répulluler sous forme d'encéphaloïde, avec la cellule dite cancéreuse ;

7° Que, dans les autres formes de cancer, les cellules et les noyaux peuvent manquer lors de la première opération, et se trouver, au contraire, dans les tumeurs secondaires ;

8° Que, dans la même tumeur, les cellules peuvent ne pas exister au début, se montrer à la période moyenne et manquer de nouveau vers la fin ;

9° Que, en d'autres termes, ces cellules n'étant qu'une forme transitoire des cellules primordiales, ne sont également dans les tumeurs, dans les cancers, qu'un accident de leur évolution, une sorte de maladie de certains éléments primordiaux ou analogues de l'organisme ;

10° Qu'il serait, par suite, très imprudent de donner pour base au diagnostic de pareils éléments, des notions aussi vagues, aussi incertaines, encore aussi mal définies;

11° Que, tout en invoquant le concours du microscope, comme celui de l'anatomie à l'œil nu et de la chimie, le chirurgien n'en doit pas moins se fonder, avant tout, et jusqu'à la découverte d'un élément spécifique, sur les caractères cliniques pour établir le diagnostic des différentes variétés de tumeurs, de cancers ;

12° Que si le microscope a déjà élucidé sous quelques rapports la structure intime des formations morbides, il n'a encore rien appris de précis sur la malignité du cancer.

D'où il suit, comme conclusion générale, si je ne me trompe, qu'il n'y a rien à changer aujourd'hui, en ce qui concerne ce genre de recherches, dans ma préface de 1853, et que les doctrines dont je me suis fait depuis le défenseur, à l'Académie comme ailleurs, dès le principe, sont ainsi confirmées, aussi bien par les micrographes eux-mêmes que par les faits chirurgicaux et cliniques.

TRAITÉ

DES

MALADIES DU SEIN.

NOTIONS ANATOMIQUES.

Composée de grains terminaux (*acini*), de lobules sécréteurs, de conduits excréteurs, de filaments, d'aréoles, de cavités, de cloisons cellulo-fibreuses, de vaisseaux, de nerfs variés ; entourée de tissu graisseux, d'une sorte de capsule à vacuoles, douée de fonctions intermittentes ou passagères, la mamelle est sujette à toutes les affections communes aux autres organes, aux autres glandes en grappe ou composées dont elle est en quelque sorte le type, et, de plus, à quelques maladies qui lui sont propres.

Le nombre des lobules mammaires est considérable : blanchâtre, dense, entouré de tissu cellulaire non graisseux, chacun d'eux est lui-même formé de plusieurs *acini*, et s'unit aux lobules voisins pour former des lobes.

Les conduits lactifères ou galactophores, qui partent des acini et des lobules, sont flexueux, extensibles. Constitués par des fibrecellules et des fibres élastiques, leur intérieur est tapissé par un épithélium pavimenteux, ou simplement nucléaire dans les culs-de-sac glandulaire, épithélium qui augmente pendant la grossesse et qui disparaît au moment de la lactation pour reparaître plus tard, au dire de quelques micrographes (1).

Au nombre d'environ 18, renflés d'espace en espace, ils se

(1) Robin, *Dictionnaire de Nysten*, art. GLANDES.

redressent et se régularisent en approchant du mamelon, qu'ils traversent pour s'ouvrir isolément à sa surface.

Le mamelon ainsi criblé n'en est pas moins formé d'un tissu jaunâtre, élastique, érectile, entouré d'un disque (auréole) (1) cutané, brunâtre, parsemé d'une dizaine de follicules ayant plusieurs orifices chacun.

Les artères de la mamelle sont fournies, en dedans par la mammaire interne, en dehors et en haut par la mammaire externe et aussi par les intercostales. Les premières et les secondes, de beaucoup les plus importantes, serpentant au milieu du tissu cellulo-graisseux, sont faciles à saisir à la surface des plaies. A l'état de simple canal plutôt que de tube, il est difficile de les pincer au contraire sur la coupe du tissu glandulaire, qui est en quelque sorte confondu avec elles.

Les anatomistes n'avaient guère admis jusqu'ici que par supposition les vaisseaux lymphatiques dans la mamelle ; les travaux récents de M. Sappey tendent à démontrer que nul organe n'en est au contraire plus abondamment pourvu (2). Il importe aussi de savoir qu'un chapelet de ganglions du même ordre existe sous le bord externe du grand pectoral.

En place d'aponévrose, la mamelle a une trame fibro-celluleuse, élastique, très dense, qui fournit une vacuole, une loge, un petit sac à chaque grain, à chaque lobule, à chaque lobe sécréteur, et autant de brides ou de cloisons qu'il y a d'objets de ces différents ordres à isoler ou à joindre. En avant elle se perd dans la couche sous-cutanée par des filaments et des lamelles de moins en moins serrées, tandis qu'en arrière elle représente une surface presque lisse qui repose sur le grand pectoral, sans y adhérer réellement. Accolées autour de l'organe, les deux portions périphériques de la capsule mammaire se confondent d'ailleurs et se perdent dans le *fascia superficialis* du reste de la poitrine.

La forme, les fonctions de la mamelle comme glande, sont d'autre part assez différentes dans les deux sexes et chez les enfants, pour que quelques-unes des maladies du sein aient besoin

---

(1) Le mot *aréole*, signifiant *maille*, petites cavités, ne peut point être appliqué ici, et c'est à tort que je m'en suis servi autrefois pour désigner l'auréole du sein.

(2) Kopin (*De Structura mammorum*) avait figuré les vaisseaux lymphatiques de la mamelle dès 1765.

d'être étudiées séparément chez la femme, chez l'homme, et avant l'âge de puberté.

Dans le jeune âge et chez l'homme, les tissus *spéciaux*, les canaux lactés, l'élément glanduleux lui-même, restés à l'état rudimentaire, ne se prêtent qu'à un petit nombre d'affections sérieuses; les loges, les vacuoles de la capsule, bien décrites en dernier lieu par M. Giraldès (1), mal isolées de l'enveloppe cellulo-graisseuse, ne font point varier presque à l'infini, comme chez les nourrices, la forme ou la distribution des inflammations et des abcès.

Un mot sur les difformités du sein, avant d'entrer en matière, ne sera point de trop, je pense.

VICES DE CONFORMATION ET ANOMALIES.

Chez quelques femmes le mamelon est mal conformé, aplati ou trop peu proéminent; il manque chez quelques autres; son imperforation a été notée plusieurs fois; au lieu d'en avoir un seul de chaque côté, il est des femmes qui en présentent plusieurs, soit à droite, soit à gauche, soit des deux côtés en même temps.

Rien de tout cela ne mérite le titre de maladie; mais comme la bonne conformation du mamelon est utile à l'accomplissement régulier des fonctions de la mamelle, le chirurgien est souvent consulté sur les secours que comportent de pareilles difformités.

Si, au moment de la grossesse, la femme reconnaît que ses mamelons sont trop courts ou trop durs, et qu'il n'en suinte aucune sérosité après le sixième ou le septième mois, il y a lieu de tenter de les ramollir, d'en exciter le développement à l'aide de différents topiques. C'est à la classe des émollients qu'il convient alors de s'adresser. Le lait, le beurre frais, le cérat, l'huile d'amandes, le blanc de baleine, la pommade de concombre, et même de simples cataplasmes de farine de lin, tenus sur le sein, que l'on nettoie chaque matin avec de l'eau de son ou de l'eau de savon, conviennent parfaitement.

____

(1) *Anatomie chirurgicale de la région mammaire*, etc.

Aux approches de l'accouchement, il est utile de joindre à ces moyens des attouchements, de légères excitations mécaniques, afin de provoquer l'afflux des liquides dans l'organe dont on veut activer le développement.

On arrive au même but chez un certain nombre de femmes, à l'aide d'une succion un peu forte exercée plusieurs fois le jour, soit par un enfant vigoureux, soit par une personne saine. On peut employer aussi avec avantage un suçoir, une sorte de pompe qui, appliquée sur le mamelon, agit à la manière d'une ventouse. L'industrie met aujourd'hui à la disposition des femmes, dans ce but, des instruments variés, d'un emploi assez commode, et il n'est plus besoin de se servir de la bouteille de fer, préalablement remplie d'eau chaude, puis vidée, mise en usage autrefois par cette dame vénitienne dont parle Amatus Lusinatus, et que Boyer relate encore avec une sorte de complaisance.

Si les conduits lactés ne sont pas libres, il se peut que des durillons, des *cordons* se laissent apercevoir autour du mamelon vers les derniers jours de la grossesse. C'est à cette disposition que le vulgaire a donné le nom de *cordes de lait*. Les douleurs vives qui en résultent parfois sous l'influence des tractions exercées sur le mamelon, soit par la bouche de l'enfant, soit par des succions artificielles, ont fait croire au *cassement* de ces cordes.

Une fois la forme du mamelon convenablement rétablie, il convient, pour la maintenir, de faire usage d'une sorte de dé ou de petit chapeau soit de gomme élastique, soit de cuir bouilli, soit de bois, soit d'ivoire, soit de liége; en un mot, d'un de ces *bouts de sein* dont on possède actuellement un grand nombre d'espèces, et parmi lesquelles se distinguent ceux qu'une sage-femme, madame Breton, fait construire en tetine de vache, et ceux que M. Darbo a imaginés. Ces petits instruments ont une base concave qui s'applique sur l'auréole, et une espèce de doigt de gant destiné à loger le mamelon. L'intérieur doit en être légèrement enduit d'un corps gras, et soigneusement nettoyé chaque jour.

J'ignore si l'imperforation complète et primitive du mamelon a jamais été observée, mais Boyer dit que les conduits lactés sont assez souvent atteints d'une obstruction qui s'oppose à l'issue du lait. Je n'ai point rencontré ce genre d'obstruction; j'ai toujours vu, la sécrétion une fois commencée, le mamelon laisser sortir le lait sans véritable résistance: Du reste, on la combattrait par les moyens indiqués plus haut, c'est-à-dire par l'emploi de topiques émollients ou par des succions artificielles un peu forcées. Ainsi que le remarque Boyer, l'occlusion morbide du mamelon, sur laquelle M. Bouchut a essayé dernièrement de fixer l'attention dans un travail intéressant, est souvent plus apparente que réelle; c'est à la turgescence de la mamelle dans les premiers jours de l'accouchement qu'il convient d'en rapporter la source. Toute la glande alors est tellement gonflée et ferme, que le mamelon en est comme déprimé, que le passage du lait à travers ses propres conduits devient momentanément impossible. Il suffit de nourrir l'enfant au biberon pendant quelques jours pour que la mamelle se détende et s'affaisse un peu, pour que le lait finisse par couler avec facilité.

L'absence complète naturelle du mamelon est rare; je n'en connais pas d'exemple authentique; mais le mamelon peut manquer à la suite de blessure ou de maladie. Une brûlure, une plaie quelconque, la gangrène, les ulcères vénériens, en ont plus d'une fois amené la destruction; il en est de même des crevasses où des gerçures. Sa chute peut encore être produite par différentes espèces d'inflammations, par les aphthes, par les eczémas, par toutes espèces d'ulcérations serpigineuses. Comme difformité, l'absence du mamelon est d'ailleurs irrémédiable. La femme doit en prendre son parti, et renoncer à se servir de la mamelle de ce côté pour la lactation.

Quant aux mamelons multiples, il y a lieu de se demander si la plupart des exemples qui en ont été signalés ne se rapportent pas à de fausses mamelles plutôt qu'à de véritables mamelons. J'en ai vu dans différentes régions du corps, tout aussi bien que sur les seins proprement dits. Ainsi, j'ai vu sur l'épaule d'une jeune femme un lipome surmonté d'une saillie distincte, qui avait absolument la forme d'une mamelle munie de son mamelon en parfait état de conformation. Une autre femme m'a offert la même disposition dans une tumeur graisseuse située à la partie interne et antérieure du haut de la cuisse

1*

gauche; j'ai rencontré le même fait au bas de la fesse d'une troisième. Si la tumeur, qui avait ainsi pris la forme d'une mamelle munie de son mamelon, se fût trouvée au-devant de la poitrine, il eût certainement été difficile de la distinguer d'abord d'une mamelle véritable.

J'ai rencontré aussi, soit sur le sein, soit dans le voisinage, de petites saillies cutanées, tantôt lisses, tantôt ridées, tantôt plus ou moins rétrécies à leur racine, d'autres fois en forme de simples tubercules coniques qu'on aurait pu prendre à leur tour pour des mamelons surnuméraires; M. Gibert m'a fait voir une jeune fille qui avait de ces tubercules mamelonnés jusque sur les jambes. Mais en y regardant avec un peu de soin cependant, il m'a toujours été facile de constater qu'il s'agissait là de tumeurs anormales, de productions tout à fait indépendantes du tissu mammaire.

Dans quelques cas l'observateur a besoin d'une certaine attention, toutefois, pour éviter l'erreur. Une femme opérée dix-huit

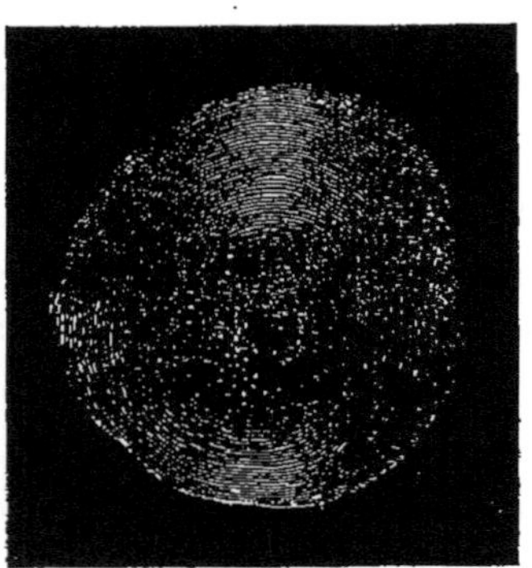

mois auparavant d'une tumeur maligne comprenant le mamelon, s'est présentée de nouveau à la Charité, en juillet 1856, en proie à une récidive déjà fort avancée. Or il s'est élevé sur le centre de la masse tuméfiée et indurée de ce qui lui restait du sein gauche, bien en dehors de la place occupée autrefois par le mamelon naturel, un petit cône, si semblable d'abord à un mamelon, que plusieurs anatomistes ou chirurgiens, qui ne connaissaient pas les antécédents de la malade, ont pu s'y méprendre. Le fait m'a du reste paru assez bizarre pour que j'aie cru utile d'en donner ici la figure.

Une sorte d'auréole, brune et granulée, s'était en outre établie autour de la tumeur comme pour compléter la ressemblance.

Il n'en résulte pas que, pour moi, la multiplicité des mamelles soit impossible. La science semble en posséder des exemples incontestables. J'émets un doute, et voilà tout. Dans quelques cas, la mamelle anormale est même devenue, dit-on, le siége d'une véritable sécrétion laiteuse, comme chez la femme observée par M. Leclerc, et dont M. Geoffroy Saint-Hilaire a entretenu l'Académie des sciences. M. Birkett (1), M. Gorré (2), en ont vu, disent-ils, jusqu'à cinq sur le même sujet. Les quatorze exemples rassemblés par Percy (3) auraient pu servir de prétexte à la multiplicité des mamelles que les Égyptiens donnaient à leurs déesses Isis et Diane.

Il se peut aussi que, par contre, les mamelles manquent complétement, ainsi que dit l'avoir vu M. Birkett (4).

Si de semblables difformités pouvaient inquiéter, l'extirpation en serait le seul remède. L'important, en pareil cas, serait de ne pas enlever le mamelon véritable à la place du mamelon accidentel. Mais, là-dessus, je ne puis pas admettre les craintes de Boyer; il ne me paraît pas possible, pour peu qu'on y regarde, de confondre longtemps une des saillies dont je viens de parler avec l'organe naturel. Le mamelon réel, en effet, se continue avec le tissu mammaire, dont il n'est en définitive que le sommet, tandis que l'autre fait uniquement partie de la peau ou de quelques tumeurs graisseuses qu'il surmonte, et dont le diagnostic ne sera jamais, je crois, bien difficile. Ainsi, quand le mamelon surnuméraire ne consiste qu'en une simple difformité, il n'y a nul besoin de s'en occuper, d'y porter remède. S'il se rattache à une tumeur, à une production pathologique, il devra être extirpé en même temps que le mal qui lui sert de base. En somme donc, je ne pense pas qu'on puisse éprouver un embarras très grand à distinguer le mamelon surnuméraire du mamelon véritable.

(1) *Diseases of the Breast*, p. 23.
(2) *Dictionnaire des sciences médicales*, art. MULTIMAMMÆR, p. 529.
(3) *Ibid.*
(4) *Diseases of the Breast.*

PREMIÈRE PARTIE.

MALADIES DE LA RÉGION MAMMAIRE CHEZ LA FEMME.

Les maladies de la mamelle de la femme se rangent en deux catégories : 1° les maladies de nature bénigne ; 2° les maladies de nature maligne.

SECTION PREMIÈRE.

AFFECTIONS DE NATURE BÉNIGNE.

J'entends par maladies bénignes celles qui, abandonnées à elles-mêmes, ne menacent pas fatalement l'existence, ou dont la guérison est la terminaison naturelle. On peut en faire deux groupes : un pour les divers genres de phlegmasies, l'autre pour les maladies étrangères d'abord ou dans la suite au travail inflammatoire.

CHAPITRE PREMIER.

MALADIES INFLAMMATOIRES.

Les inflammations du sein comprennent, soit au début, soit plus tard, les excoriations, les crevasses, les eczémas, les érysipèles, les engorgements laiteux, toutes les variétés de phlegmasies. Il faut y ajouter les plaies, les ulcères, les blessures, etc. De ces affections variées, les unes s'attaquent de préférence au mamelon, d'autres à l'auréole, quelques-unes aux conduits galactophorés ; plusieurs d'entre elles occupent presque exclusivement, au début, soit la glande, soit le tissu cellulo-graisseux.

Il ne faut point perdre de vue toutefois que souvent, établies de prime abord dans tel ou tel tissu, les maladies bénignes ne tardent pas à envahir les autres éléments de la région, soit un à un, soit plusieurs ensemble ou d'emblée.

ARTICLE PREMIER.

PHLEGMASIE DU MAMELON ET DE L'AURÉOLE.

La plupart des affections inflammatoires du mamelon et de l'auréole tiennent, de près ou de loin, à la gestation ou à la lactation; en dehors de ces deux fonctions, elles paraissent se rattacher plus spécialement à la structure de l'organe. Un mot, d'abord, des eczémas, des excoriations, des crevasses, des affections syphilitiques, quoique l'inflammation ne joue pas toujours ici le principal rôle.

§ 1. — Irritations eczémateuses.

1° *Mamelon.* — J'ai vu souvent le mamelon avec un état squameux tenant le milieu entre l'eczéma chronique et le psoriasis ou l'impétigo, chez des femmes qui avaient depuis longtemps cessé d'allaiter. Dans deux cas, les croûtes qui recouvraient le bout du sein, d'un gris verdâtre pour l'un, d'un gris jaunâtre dans l'autre, assez épaisses, fendillées, adhérentes, donnaient ordinairement lieu à un suintement sanguin, lorsqu'on cherchait à les détacher. La maladie, qui datait de plusieurs années, était accompagnée de démangeaison et d'ailleurs dépourvue de phénomènes inflammatoires notables. Il n'y avait au-dessous ni gerçure ni destruction de tissu, mais de simples excoriations. Tout indiquait que l'épiderme seul avait été détruit, que la face libre des gemmules, des glandules de la région, était le siége du mal. Le mamelon alors prend l'aspect d'une framboise ou d'une fraise et donne un peu l'idée d'un col utérin granulé.

Les frottements du sein contre la chemise ou le corset paraissent en avoir été la cause chez quelques femmes; mais j'ai vu aussi l'eczéma du mamelon naître d'une autre façon, si bien que cette affection s'établit évidemment sous l'influence de causes diverses, de causes qu'il n'est pas toujours possible de bien préciser.

Une de mes malades fut débarrassée de son eczéma dans l'espace de quinze jours par de simples onctions avec la pommade au précipité. Chez une autre, il finit par prendre un caractère ulcéreux, *ficoïde*, et l'on crut devoir y porter remède à la fin en excisant le mamelon; la femme était âgée de quarante-sept ans.

Distincte des gerçures, des excoriations, des dégénérescences de mauvaise nature, cette lésion, en général peu grave quoique assez tenace, est comparable jusqu'à un certain point à la blépharite ciliaire. Je me suis d'ailleurs assuré que si la pommade au précipité blanc n'en triomphe pas, il est rare au moins de n'en pas venir à bout en touchant avec le nitrate d'argent ou le nitrate de mercure les surfaces exulcérées préalablement mises à nu ou décroûtées.

2° *Auréole*. — L'auréole est, plus encore que le mamelon, sujette aux affections eczémateuses. J'ai vu non-seulement le mamelon et l'auréole, mais aussi toute l'étendue de la mamelle se couvrir d'eczémas simples ou impétigineux. Chez l'épouse d'un dentiste distingué de Paris, l'*eczema rubrum* était accompagné de douleurs lancinantes, d'une rougeur, d'un épaississement, d'une induration de la peau, tels que l'idée d'une affection cancéreuse était venue à l'esprit de quelques-unes des personnes consultées. Cependant le mal, qui ne s'est jamais ulcéré, qui est resté limité à la superficie des téguments et qui a persisté près d'une année, qui est même revenu à trois reprises différentes avant de se dissiper définitivement, s'est éteint à la longue sans le secours de la chirurgie, sous l'influence de moyens médicamenteux assez simples.

J'ai vu l'eczéma de la mamelle occuper les deux seins, hors l'état de grossesse ou de couche, et faire naître des abcès.

Le plus souvent l'auréole ne se couvre que d'un eczéma simple; alors on voit autour du mamelon, sur un rayon de 3 à 4 centimètres, comme un disque rougeâtre ou grisâtre, croûteux, écailleux, fendillé, à la couleur duquel se joint une teinte jaunâtre ou verdâtre plus ou moins marquée. L'observation qui suit montre toute la simplicité de cette variété du mal.

Obs. I.—2 janvier 1840. K..., dix-sept ans, couturière, née à Bastia, bien réglée, d'une bonne constitution, avait eu au mois de juin précédent un abcès profond dans la mamelle droite. Cet abcès, pour lequel elle était entrée une première fois dans le service, nécessita plusieurs incisions, et guérit en peu de temps. Elle était affectée en outre depuis près de six mois d'un eczéma autour du mamelon de ce côté. Une pommade lui fut donnée avec recommandation d'en enduire la région malade, matin et soir, une fois hors de l'hôpital. Guérie de son abcès, la jeune fille ne s'occupa plus de l'affection cutanée, qui non-seulement augmenta du côté droit, mais encore ne tarda pas à s'établir sur la même région du côté gauche.

Avant le mal du sein, il s'écoulait parfois un peu de sérosité roussâtre de la surface de l'auréole. Bientôt des plaques minces et jaunâtres, qui ne tardaient pas à tomber en laissant à découvert une place rouge, s'établirent au pourtour du mamelon. La chute des premières pellicules était promptement suivie de pellicules semblables, qui finissaient par se détacher à leur tour et faire place à d'autres.

Aucune cause appréciable ne peut être donnée de la formation de ces eczémas chez la fille K..., qui a d'ailleurs été traitée chez elle par des cataplasmes de fécule de pomme de terre ou de mie de pain, mais sans succès.

Le mal, qui occupe toute l'auréole, qu'il dépasse même un peu, du moins au sein droit, est caractérisé par une surface rouge, recouverte de pellicules minces ou de croûtes jaunâtres un peu soulevées. De petites plaques rouges, formées de vésicules fines, se remarquent aussi sur divers endroits de la poitrine. La malade est tourmentée par une démangeaison vive et continuelle, qui la force à se gratter sans cesse. Sa santé est d'ailleurs parfaite sous tous les autres rapports. Elle sort de l'hôpital au bout de quelques jours, promettant de suivre chez elle le traitement qui lui est indiqué et qui consiste en des onctions avec la pommade au précipité blanc et l'usage d'une tisane altérante. S'étant représentée le mois suivant à la consultation publique, elle nous a mis à même de constater que son double eczéma n'existait plus.

Il ne faut pas croire, au surplus, que l'eczéma n'affecte que les très jeunes femmes, les femmes enceintes ou les nourrices. Je l'ai même plus souvent rencontré hors de l'état de gestation ou de couches que chez les femmes qui allaitent ; aucune période de la vie ne me paraît en préserver absolument la mamelle. Une femme âgée de trente-cinq ans, restée quelques jours dans ma division, à la Charité, en 1834, m'en a offert un exemple bien conditionné, quoiqu'elle ne fût ni nourrice, ni enceinte, ni mal réglée, ni mal portante d'aucun côté.

Souvent aussi l'eczéma de l'auréole semble s'être développé sous l'influence de l'infection syphilitique.

En juillet 1837, je reçus à l'hôpital une jeune fleuriste, âgée de vingt ans, pour un eczéma du sein gauche. Le mamelon et l'auréole offrent une teinte rouge cuivré très prononcée. La surface en est humide, et il en suinte incessamment une humeur roussâtre qui donne bientôt lieu à des croûtes d'un gris sale, cuivré. Le mal date de six à huit mois, et n'a pas changé d'aspect depuis son début jusqu'à présent. Une syphilis bien conditionnée a existé chez la jeune femme, qui est fille publique, et a été traitée, il y a cinq mois, à l'hôpital du Midi.

Le traitement par les topiques ne réussissent pas, le proto-iodure de mercure fut donné en pilules, et le mal cessa dans l'espace de deux mois.

On observe souvent aussi l'eczéma du sein en même temps que des abcès chez les nourrices ou les nouvelles accouchées.

Obs. II. — 24 janvier 1848. Femme d'un tempérament lymphatico-nerveux, vingt-trois ans, à Paris depuis sept semaines. N'a jamais été malade, n'a jamais eu aucune affection cutanée; accouche le 13 octobre 1847 sans accident. N'a pas nourri. Au bout d'un mois, rougeur au niveau des mamelons, qui s'étend à toute la partie antérieure de la poitrine et jusqu'aux limites de l'abdomen. Cette rougeur était unie; la malade n'y a pas remarqué de boutons.

Premiers jours de janvier, douleurs dans les bras pendant quatre ou cinq jours; le dimanche 9, un abcès s'ouvre vers l'aisselle. Du 10 au 16 janvier, la fièvre survient; le sein se tuméfie; un abcès se forme et s'ouvre le 17.

Aujourd'hui, la rougeur eczémateuse déjà signalée forme une sorte de zone sous le sein gauche et dans l'intervalle qui sépare les deux seins. La rougeur est vive, la peau comme gercée; l'épiderme est soulevé sur certains points par un liquide jaunâtre puriforme; la malade éprouve de vives démangeaisons.

La tuméfaction a beaucoup diminué et occupe la partie inférieure du sein droit; c'est en ce point qu'existe l'ouverture spontanée de l'abcès; la peau en est un peu rouge. (Cataplasmes, pommade au précipité blanc.)

23. — La rougeur du sein gauche est moins vive et se couvre de croûtes. (Eau de Sedlitz.)

28. — Nouvel abcès; incision qui donne issue à du pus jaune, sanguinolent.

29. — La peau, siège de l'eczéma, est beaucoup moins rouge que précédemment; l'épiderme se desquame par larges plaques.

31. — A gauche du mamelon le sein est tendu, douloureux, le siège d'un abcès fluctuant; incision.

1er février. — La malade ne souffre plus.

3. — La rougeur a presque complétement disparu; la desquamation continue.

4. — Les incisions sont cicatrisées; le sein est un peu rouge; l'eczéma est presque guéri.

Sortie le 7, débarrassée de ses abcès et de son eczéma.

L'eczéma du sein peut exister sans qu'il y en ait sur aucune autre partie du corps. Pouvant à la longue dénaturer le mamelon ou l'auréole en ulcérant les tissus, il est prudent de l'attaquer de bonne heure, de ne pas en négliger le traitement.

Parmi les *topiques* usités en pareil cas, je me sers de préférence de ceux qui suivent :

1° Axonge lavée à l'eau de rose. . . . . . 30 grammes.
Bicarbonate de soude ou sulfure de chaux. 1 gramme.

Mêlez.

2° Cérat blanc à l'eau. . . . . 30 grammes.
Précipité blanc ou calomel. . . . . . . 4 grammes.
Camphre. . . . . 20 centigrammes.

Mêlez.

Après avoir fait tomber les croûtes au moyen d'un peu de beurre ou d'un cataplasme de farine de lin, on enduit soigneusement la surface rouge avec l'une de ces pommades, ou bien encore avec la pommade soufrée, faite avec le beurre frais et le soufre en poudre plutôt qu'avec le soufre sublimé.

Du cresson écrasé et qu'on fait bouillir quelques minutes dans du beurre frais donne aussi une pommade qui n'est pas sans efficacité en pareil cas.

Si l'eczéma résiste à de tels moyens, on en triomphe en promenant sur toute la région dénudée un crayon d'azotate d'argent trois ou quatre fois dans l'espace de quinze à vingt jours.

Loin de s'exclure, ces divers remèdes viennent, du reste, souvent au secours l'un de l'autre, et dans une foule de cas il est bon de les employer successivement ou alternativement.

Les topiques doivent, en outre, être le plus souvent secondés par des bains généraux, soit mucilagineux, soit sulfureux, soit alcalins. On donne en même temps à l'intérieur de la tisane de patience et de bardane, ou de saponaire, ou de douce-amère, ou bien quelques eaux alcalines et rafraîchissantes.

Les purgatifs répétés ont aussi leur valeur en pareil cas, et ne doivent pas être négligés toutes les fois que l'état des voies digestives en permet l'emploi.

Les mercuriaux à l'intérieur, un traitement antivénérien, seront de rigueur, bien entendu, quand la nature syphilitique de l'eczéma aura été constatée ou soupçonnée.

§ II. — Excoriations.

Il ne s'agit point ici des excoriations causées par l'action des corps extérieurs ordinaires, de ces écorchures qui peuvent exister partout, et qui ne méritent pas plus une mention spéciale au sein que sur toute autre région du corps, mais bien des excoriations du mamelon des nourrices.

Les accouchées qui allaitent pour la première fois sont fréquemment atteintes, dès le commencement, d'un ramollissement, d'une sensibilité vive du mamelon. La surface de cet organe continuellement imbibé de lait, *mâchonné* par l'enfant, *s'attendrit* et se laisse excorier. Alors on en voit quelquefois la racine s'isoler, s'étrangler, se rétrécir, devenir le siége d'excoriations, d'une sorte d'ulcération capable de la détruire en tout ou en partie et de le faire tomber.

Le mamelon prend, en pareil cas, la forme d'un petit champignon globuleux, d'un rouge vif, un peu jaunâtre, d'où suinte une matière séro-purulente, âcre et roussâtre. Cette maladie qu'on reconnaît à la douleur que cause la succion, à la sensibilité, à l'irritation dont se plaint la femme, à l'aspect rouge, granuleux, humide, excorié, fongueux de l'organe, au suintement sanguin que fait aisément naître le nourrisson, se voit plus particulièrement chez les femmes jeunes, lymphatiques, blondes, nerveuses, chez celles dont la peau est fine et délicate.

Ce que M. Bouchut décrit sous le titre d'*ulcérations* ne peut guère être qu'un degré plus avancé de l'affection dont je parle. Les soixante-quinze exemples qu'il relate me semblent en effet se rapporter aux excoriations ou aux crevasses du mamelon, plutôt qu'à une maladie spéciale.

Des succions trop répétées, le défaut de propreté, la mauvaise conformation du mamelon, un enfant vorace ou trop vigoureux, favorisent surtout le développement de cette double maladie. Abandonnée à elle-même, avec le maintien de ses causes, elle peut, je l'ai déjà dit, amener une séparation complète de l'organe, ou en déterminer la dégénérescence; elle peut aussi, selon M. Bouchut (1), amener l'oblitération des conduits lactés, l'induration, la rétraction du bout du sein, et l'atrophie de la mamelle, accidents toutefois que je n'ai point été à même de constater.

(1) *Gaz. méd.* 1884, p. 169.

On remédie de plusieurs manières aux excoriations et ulcérations du mamelon. La première indication est de ne point offrir le sein à l'enfant sans avoir pris la précaution de tenir des linges souples, bien secs, à la surface de la mamelle. Si le mal n'existe que d'un côté, la nourrice ne devra donner à teter par là que le moins possible, et à de rares intervalles. Les mamelons artificiels sont éminemment utiles en pareil cas.

Si ces précautions ne suffisent pas, on en vient aux topiques médicamenteux. Des lotions avec l'eau de Goulard ou l'eau de Saturne sont faites sur toutes les régions malades plusieurs fois dans la journée. Si les tissus paraissent ramollis, le baume du Samaritain (mélange d'huile et de vin rouge) convient mieux que l'eau de Saturne. Quand la douleur est vive, on prescrit avec avantage le liniment oléo-calcaire (mélange à parties égales d'huile et d'eau de chaux). On applique ces topiques sur les parties rouges ou irritées trois ou quatre fois le jour.

On se sert aussi de lotions avec l'eau salée, avec le vin pur, ou même de l'eau-de-vie. A. Cooper se loue surtout d'une solution de 4 grammes de borax dans 15 grammes d'alcool et 90 grammes d'eau.

Lorsque de tels moyens, ainsi que la pommade de concombre, l'onguent populéum, le *cold-cream*, ou le simple cérat, échouent, je n'ai rien trouvé de mieux que des lotions avec une solution légère d'azotate d'argent ou de sulfate de zinc (5 à 10 centigrammes pour 30 grammes d'eau). Le calomel suspendu dans l'eau de guimauve est également un bon remède à essayer; il en est de même des onctions avec la pommade au précipité blanc.

Seulement, la plupart de ces remèdes ne seraient pas sans inconvénients, s'il en restait sur le mamelon au moment de la succion : l'eau de Saturne, l'onguent populéum, les solutions métalliques, les pommades mercurielles, etc., de nature à compromettre ainsi la santé de l'enfant, ne doivent être mis en usage qu'à défaut des liniments vineux ou calcaires, ou de simple cérat. Toutefois, quand on a recours au mamelon artificiel, rien ne s'oppose à ce que les topiques les plus efficaces soient directement appliqués, dès le principe, sur les parties excoriées.

Ainsi, lotions avec l'eau-de-vie ou l'eau alumineuse comme moyen préservatif ; lotions avec l'eau de Saturne ou l'eau de Goulard; onctions avec le vin et l'huile, avec l'huile et l'eau de chaux, avec les pommades adoucissantes, la pommade rosat ou de concombre, avec le *cold-cream* ou avec la pommade au précipité blanc comme moyen curatif; emploi d'un mamelon artificiel bien confectionné; usage bien entendu des moyens de propreté, et soins extrêmes de la bouche de l'enfant, voilà l'ensemble des ressources que l'on doit opposer aux excoriations simples ou granuleuses du mamelon et de l'auréole des nourrices.

§ III. — Crevasses. — Fissures. — Gerçures.

Les nombreux follicules, les rides, les inégalités naturelles de la peau, l'union intime, l'homogénéité des divers éléments qui entrent dans la structure du mamelon, exposent cet organe à des espèces de gerçures ou de crevasses. Comme les excoriations qui en sont souvent le prélude, les gerçures, ainsi que les fissures du sein, ont pour causes prédisposantes l'état humide ou congestionné de la partie, et l'action qu'exerce la bouche de l'enfant sur le sommet de la mamelle pour cause occasionnelle.

On a pensé que l'âcreté de la salive, que les aphthes des nouveau-nés, en étaient aussi une des sources les plus ordinaires. M. Rossi a même soutenu (1845) que les aphthes de l'enfant étaient à peu près la seule cause des gerçures du sein. A en croire ce praticien, qui se fonde, dit-il, sur un grand nombre de faits, l'état de la bouche du nourrisson se transmet alors purement et simplement par contagion au sein de la nourrice.

La doctrine de M. Rossi ne doit être acceptée qu'avec réserve. Il est vrai que le muguet, que les aphthes modifient parfois la salive, les liquides de la bouche, au point de leur donner un certain degré d'âcreté, et que, par leur contact avec le mamelon, ces liquides peuvent causer de l'irritation, des excoriations; mais il est difficile que des gerçures, des crevasses souvent assez profondes aient une pareille origine. Je me suis donc demandé si l'on n'avait pas pris ici l'effet, une simple coïncidence pour la cause, si l'état morbide du mamelon n'avait point produit les aphthes au lieu d'en être la conséquence. Il est au moins positif que des nourrices atteintes de gerçures, et que j'ai observées, avaient allaité des enfants dont la bouche était parfaitement saine. J'ajoute que si, dans quelques cas, le nourrisson a fini par être affecté d'aphthes, il en est le plus souvent encore resté exempt malgré les gerçures de sa mère.

Le siége des crevasses du sein n'a rien de fixe. Tantôt sur un point ou sur un autre de l'auréole, c'est d'autres fois sur le mamelon lui-même qu'elles se montrent de prime abord, tantôt à sa racine, le plus souvent à sa surface, et par un mécanisme indiqué avec soin par M. Deluze dans sa thèse, ainsi que par M. Cazeaux (1). Quelques femmes n'en ont qu'une; souvent il y en a deux ou même un plus grand nombre. Leur longueur varie depuis 3 ou 4 millimètres jusqu'à 1 ou 2 centimètres. Assez superficielle d'abord, frangée, inégale, la gerçure ne tarde pas à se régulariser en creusant les tissus, à dépasser en profondeur la couche tégumentaire. J'ai déjà dit qu'elles allaient dans certains cas jusqu'à éroder la racine du mamelon dont elles peuvent amener ainsi la chute.

Si, en creusant le mamelon, elles réunissent plusieurs canaux en un seul, il en résulte une sorte de cloaque d'où le lait sort en abondance par un jet baveux, qui, au dire de M. Bouchut, peut inonder la bouche de l'enfant, au point de l'exposer à la suffocation; mais les cas signalés par M. Bouchut doivent être rares.

Tiraillée, agrandie par le nouveau-né à chaque succion, la crevasse donne souvent lieu à un écoulement sanguin, à des douleurs d'une extrême acuité. On a peine à se figurer les angoisses que cause aux femmes une pareille maladie. Obligée de présenter le sein huit, dix à quinze fois par jour, la malheureuse mère reste dans un éréthisme douloureux tel qu'elle en perd le sommeil et l'appétit, que la sécrétion laiteuse en est bientôt troublée. L'irritation peut même se propager dans l'épaisseur de la mamelle par les canaux galactophores, ou dans le tissu cellulaire voisin, soit par continuité, soit par les vaisseaux lymphatiques, à tel point que beaucoup d'abcès ont été et sont journellement provoqués de la sorte.

(1) *Art. des Accouchements*, 5ᵉ édit., p. 974.

Il est du reste à remarquer que les gerçures étrangères à la lactation donnent également lieu, dans certains cas, aux phlegmasies de la mamelle.

Obs. III.—Marie R..., vingt et un ans, couturière, mariée depuis quatre ans, ayant eu déjà deux enfants et fait une fausse couche, entre à l'hôpital le 10 septembre 1836. Cette malade, dont la constitution n'indique rien de particulier et qui jouit habituellement d'une bonne santé, a été prise, il y a trois semaines, d'un suintement lactescent avec sensibilité douloureuse du mamelon. Sans se préoccuper de cet état, sans recourir à aucun remède, elle a continué son travail et ses habitudes pendant quinze jours. Le mal n'avait ni diminué, ni augmenté d'une manière notable. Cependant le mamelon était comme écorché, et il s'était formé deux ou trois crevasses à sa racine.

Au commencement de la troisième semaine, la douleur s'étend du côté de la mamelle; des frissons, de la fièvre surviennent; du gonflement, de la rougeur se manifestent dans une certaine étendue de la région. Actuellement on voit au-dessous du mamelon un gonflement accompagné de douleur, de rougeur et de chaleur, gonflement avec bosselures et sensibilité extrême de la peau. Les douleurs sont en outre sourdes et profondes. (Vingt-cinq sangsues *loco dolenti*, cataplasmes émollients.) Les douleurs et la fièvre étant moindres le lendemain, j'eus la pensée que peut-être la terminaison du mal par résolution était encore possible. Je fis essayer dans ce but la compression.— Le 13, les accidents ont reparu plus vifs que l'avant-veille, il devient évident que la suppuration ne pourra pas être prévenue. On en revient par conséquent à l'emploi des topiques émollients.— Le 16, la fluctuation du foyer ne laisse plus de doutes, l'ouverture de l'abcès peut être effectuée. Pus blanc, bien lié, de bonne nature. La tuméfaction diminua très vite, la cavité phlegmoneuse ne tarda pas à se déterger, et, le 24 du même mois, la jeune femme sortit de l'hôpital complétement guérie.

On voit par cette observation qu'une femme qui n'est ni enceinte, ni nourrice, peut avoir des excoriations et des crevasses simples du sein; on voit en même temps que cet état du mamelon peut alors donner lieu à de véritables phlegmons comme chez les nouvelles accouchées.

Traitement. —La médication préservative des crevasses consiste : 1° à donner au mamelon une forme convenable avant que la femme soit accouchée, au moyen de ventouses, de pompes *ad hoc,* de la teterelle de M. Tier, ou de M. Lamperière en particulier; 2° à augmenter la densité, à émousser la sensibilité des téguments au moyen de lotions astringentes et toniques. L'infusion vineuse de roses de Provins, une solution de tannin, la décoction de quinquina ou de feuilles de noyer, sont principalement employées dans ce but.

Quoiqu'elles échouent souvent, ces précautions n'en doivent

pas moins être prises, surtout chez les primipares dont la peau est tendre, délicate, dont le mamelon est humide ou peu développé.

Ce que j'ai dit des excoriations s'applique de tous points aux gerçures et aux ulcérations. Le mal est parfois si pénible d'ailleurs, qu'on est allé jusqu'à lui opposer des moyens fort actifs, une solution de deutochlorure de mercure en lotions, par exemple. Mais je proscris formellement ce remède; son efficacité n'a rien qui doive le faire préférer, et l'enfant pourrait en éprouver des accidents graves, s'il en restait la moindre parcelle à la surface ou dans le fond des crevasses.

Un médecin anglais propose de toucher les gerçures avec la teinture de cachou; je n'ai pas trouvé que ce moyen valût mieux, ni même qu'il fût aussi bon que l'eau de guimauve associée au calomel, ou une solution légère d'alun. La glycérine en pommade ou une solution que vante M. Startin serait préférable (1).

Ce qui m'a réussi, c'est, comme pour les excoriations, une cautérisation légère avec le crayon de nitrate d'argent. Si le mal est plus étendu en surface qu'en profondeur, on se sert avec avantage d'une solution du même sel (1 gramme pour 10 grammes d'eau), que l'on porte sur toute la crevasse au moyen d'un pinceau.

Les poudres absorbantes, le lycopode, l'amidon, la simple fleur de farine, suffisent aussi assez souvent dans le principe; de telle sorte qu'on peut en essayer, comme des lotions ou pommades soit adoucissantes, soit astringentes, avant d'en venir aux cautérisations.

Le *collodion* jouit d'une certaine efficacité en pareil cas. Après avoir soigneusement abstergé, desséché la partie, on étale une couche un peu épaisse du médicament sur l'auréole, sur les gerçures et toute la région douloureuse, y compris le mamelon, s'il le faut, à l'exception de son sommet toutefois, qui doit rester libre pour la sortie du lait. On a ainsi une espèce d'épiderme artificiel qui protége la peau, et qui, s'il résiste, s'il ne se soulève et ne se fendille pas, permet aux crevasses de guérir au-dessous sans empêcher l'enfant de teter.

____

(1) Cazeaux, p. 974.

Les mamelons artificiels sont, du reste, en quelque sorte de rigueur ici. Sans eux, il est presque impossible aux nourrices les plus dévouées de continuer l'allaitement. On a donc à se procurer alors des bouts de sein de tetine de vache, soit par le procédé de madame Breton, soit avec la modification de M. Pâques. Les mamelons en liége de Darbo et les mamelons d'ivoire ramolli sont une autre ressource à ne pas négliger pour certains enfants qui ne s'accommodent pas de la tetine de vache.

Quant à la doctrine de M. Rossi, qui prescrit de s'occuper plus de l'enfant que de la mère, j'ai la conviction qu'elle n'est pas fondée. Je nie, en conséquence, qu'il suffise de donner au nourrisson du sirop de chicorée et des bains, de lui laver la bouche avec de l'eau citronnée ou de l'oxycrat, avec de l'eau miellée, chaque fois qu'il veut teter, pour guérir les crevasses et les excoriations de sa mère. Il n'en résulte pas néanmoins qu'il faille négliger la bouche du nouveau-né. Toucher les aphthes avec un pinceau imbibé d'un mélange d'acide chlorhydrique et de miel rosat (1 gramme sur 10), ou avec de la poudre d'alun, manque rarement de les éteindre en peu de jours. Ce qui convient en pareil cas à l'enfant est d'ailleurs indiqué par les symptômes qui surgissent, et non pas par l'existence des crevasses du sein. On doit le traiter pour lui-même s'il est malade, sans compter, je crois, sur ce qu'on lui fait pour guérir la nourrice.

La femme affectée de gerçure doit-elle cesser de nourrir? Règle générale, non; quand même il n'y aurait qu'un sein de pris, il convient de ne pas supprimer la lactation du côté malade. Si la femme ne donne plus à teter, la sécrétion du lait continuant, entretient dans la mamelle une chaleur, un gonflement, une tension, un engorgement tels que les gerçures et les excoriations en sont exaspérées, qu'il y a bientôt menace de phlegmon et d'abcès. Si donc il n'y a pas d'autre contre-indication, on doit tout essayer contre les gerçures avant de renoncer à l'allaitement; mais si, après avoir usé aussi des lotions avec une *eau spéciale* de madame Delacour, et un petit chapeau de plomb, dont M. Cazeaux (1) s'est bien trouvé, la

____

(1) *Op. cit.*, p. 976.

maladie résiste, si la femme continue d'en être profondément impressionnée, si le nouveau né devient malade ou maigrit, il vaut mieux chercher une autre nourrice : c'est alors le seul moyen de ramener le calme et la santé chez la mère et chez l'enfant.

§ IV. — Plaques muqueuses, ulcérations syphilitiques.

Tous les genres de syphilides, d'excoriations, d'ulcères vénériens, peuvent, comme les plaques muqueuses, se montrer sur l'auréole et autour du mamelon.

Il n'y a pas de raison, en effet, pour que la syphilis et ses différentes formes ne s'établissent pas là aussi bien qu'ailleurs.

Qu'elle y existe à titre d'affection secondaire, comme manifestation d'une infection générale, ou sous forme d'accidents primitifs, résultats d'un contact impur transmis de la bouche malade de l'enfant à la nourrice, par exemple, peu importe; on la reconnaîtra toujours à ses caractères spécifiques.

L'aspect nummulaire des plaques, la teinte cuivrée de la peau, le fond gris ou excavé et les bords aigus des ulcères, la matière sanieuse, aqueuse, d'odeur nauséeuse qui en suinte, avec les antécédents de la malade, mettront promptement sur la voie et ne permettront guère de s'y méprendre.

Du reste, une fois le diagnostic établi, le traitement n'a plus rien que de très simple. Comme topiques et comme médication générale, c'est la thérapeutique de la syphilis de toute autre région (1).

§ V. — Inflammations proprement dites.

Les éléments constitutifs du mamelon et de son auréole sont unis, combinés d'une manière tellement intime, forment par leur mélange une substance tellement homogène, que l'inflammation et les abcès ne peuvent pas y être distribués comme il sera permis de le faire dans le reste de la mamelle.

A. Inflammations et abcès du mamelon.

Quoique rares, les phlegmons du mamelon seul existent cependant. J'en ai observé deux variétés qui m'ont paru avoir pour siége, l'une les conduits lactés, l'autre le parenchyme.

(1) Voir Bouchut, *Maladies des enfants*, etc.

La première se montre avec des caractères assez bénins, n'est accompagnée que d'un gonflement médiocre, se termine par de petits foyers, par la formation d'un pus bleuâtre ou lactescent qu'on voit quelquefois sourdre au dehors par gouttelettes. L'enfant, continuant de teter, peut avaler alors une certaine quantité de pus au lieu de lait, d'où il suit que cette variété de phlegmasie est dangereuse pour lui.

Plus douloureuse, accompagnée d'un gonflement plus rapide, plus considérable, la seconde, si elle se termine par suppuration, ne donne ordinairement lieu qu'à un abcès de forme globuleuse. Le foyer, qui acquiert parfois le volume d'une grosse noisette, se montre tantôt sur un point, tantôt sur un autre. Le pus, qui en est épais, crémeux, ne s'échappe point, comme dans le cas précédent, sous forme de pluie par les orifices naturels, et n'est pas exposé au même degré non plus à être sucé par l'enfant.

Dans les deux cas, si elle tarde à se terminer par résolution, l'inflammation devient si douloureuse au moindre attouchement, que toute succion est bientôt absolument insupportable. La suppuration une fois établie, la guérison n'est possible, pour l'abcès des conduits, que par l'issue libre du pus à travers l'espèce d'arrosoir que représente le mamelon lui-même. Quant à l'abcès parenchymateux, il se déterge et guérit vite, une fois ouvert spontanément ou par l'art.

Traitement. — Soupçonné de bonne heure, le mal doit être attaqué par des topiques résolutifs, par les onctions mercurielles en particulier. On a soin en même temps de ne plus donner le sein de ce côté pendant quelques jours. Reconnue inévitable, la suppuration devrait être favorisée à l'aide de topiques émollients. Si la chirurgie ne doit point intervenir dans l'abcès des conduits, c'est tout le contraire pour la suppuration du parenchyme. Ici, en effet, l'ouverture du dépôt doit être pratiquée de bonne heure, aussitôt que l'existence de l'abcès n'est plus douteuse.

B. Inflammations et abcès de l'auréole.

Les deux variétés de phlegmasie et d'abcès dont il vient d'être question se montrent aussi dans l'épaisseur de l'auréole;

sous ce rapport, il existe une grande similitude entre les deux régions. Si l'inflammation purement sous-cutanée y est difficile à cause de la confusion des tissus, il n'en est de même ni du phlegmon glandulaire ni du phlegmon sous-mammaire. On voit souvent, en effet, sous le disque brunâtre qui entoure le mamelon, des inflammations accompagnées d'un gonflement bosselé, de petits *bourrelets*, et caractérisées par une teinte roussâtre ou livide, par une douleur sourde, brûlante ou lancinante, quelquefois aussi par une saillie notable ou un aspect conoïde de tout le sein.

Presque toujours causées par les exulcérations, les gerçures ou autres irritations de la peau, ces inflammations se voient cependant quelquefois hors l'état de couches et de lactation, comme dans le cas suivant. Chez les nouvelles accouchées ou les nourrices, l'inflammation de l'auréole se termine assez rapidement dans quelques cas par résolution, si l'on en supprime les causes déterminantes, si on la traite convenablement dès le principe; l'abcès en est cependant la terminaison presque constante.

Obs. IV. — Augustine, relieuse, dix-neuf ans. Depuis un mois, sensation de fraîcheur au sein gauche; ensuite un peu de douleur; rougeur autour du mamelon. Les douleurs, la rougeur augmentent; le sein se gonfle, devient dur, (Sangsues et cataplasmes.) Douleurs plus fortes; la malade entre à l'hôpital le 24 mars 1838. Alors le sein est dur et rouge dans la portion supérieure, un peu interne, de l'auréole. Il y a de la fluctuation; on incise le foyer; il en sort un pus bien lié et homogène. Cet abcès est du reste remarquable. La malade n'a pas eu d'enfant, elle n'a pas reçu de coup récent. Seulement, il y a deux mois, un passant l'a heurtée dans la rue, mais elle n'en avait ressenti aucune douleur d'abord.

Le 26, l'abcès ne donne presque plus, l'induration du sein se fond et la malade ne ressent aucune douleur. On substitue un emplâtre d'onguent de la mère au cataplasme.

En somme, il est bon de remarquer que, comme on le verra dans les *tableaux*, ces sortes d'abcès guérissent plus vite, se multiplient moins que ceux dont le parenchyme mammaire est le siége primitif.

Un médecin de Prague, M. Ratzenbeck (1), donne du phlegmon mammaire, de la mastite des nourrices en général,

(1) *Gaz. méd.*, 1854, p. 663.

une explication qui en rendrait le traitement aussi facile qu'efficace et simple.

Passant de la gerçure dans les galactophores, l'inflammation provoque, dit-il, une exsudation épithéliale qui bouche les orifices lactés.

Si, dans ces conditions, on presse le sein, des vésicules minces, blanchâtres, transparentes, produites par le lait qui tend à s'échapper, se montrent bientôt à la surface de la gerçure.

Percer de pareilles vésicules avec une épingle suffit, dit l'auteur, pour arrêter le mal, si on s'y prend de bonne heure.

Rien ne m'autorise à admettre un pareil fait.

Presque toujours globuleux, ces abcès dépassent rarement le volume d'une noisette, d'une noix, d'une moitié d'œuf; retenus en arrière par le tissu glandulaire, ils proéminent avec d'autant plus de facilité que la peau qui les recouvre est naturellement fine et peu résistante. Situés dans un tissu aréolaire ou filamenteux, plutôt que lamelleux, ils ne gagnent que difficilement en largeur. L'aspect cloisonné de la région, le nombre des conduits qui la traversent, font que ces sortes d'abcès peuvent exister en certain nombre comme autant de dépôts distincts assez exactement circonscrits. Ils se reconnaissent à des bosselures douloureuses, d'une teinte livide ou bleuâtre, lisses, tendues, qui donnent de prime abord l'idée d'une fluctuation manifeste. Si la femme y ressent, en outre, des battements, de la chaleur, une douleur sourde, s'il y a de la fièvre, on peut être sûr que l'auréole est le siége de quelque abcès.

Ne perdant point de vue ces symptômes, on évite de s'en laisser imposer par des inégalités naturelles, par certaines dilatations des galactophores, par l'aspect fongueux du sein, par les replis ou les bourrelets que laisse parfois à sa suite un allaitement longtemps prolongé ou trop fréquemment répété. J'ai vu des praticiens, trompés de la sorte, croire à des abcès qui n'existaient pas, faute de songer à la préexistence nécessaire d'une inflammation, d'une tension avec amincissement et rougeur des téguments.

Un bon moyen de constater la fluctuation, au surplus, consiste à comprimer la mamelle dans le sens d'un de ses grands diamètres, comme pour la rétrécir, avec les doigts et le pouce d'une des mains, pendant qu'avec l'indicateur de l'autre main on presse d'avant en arrière. Si du pus existe réellement dans la tumeur, on la trouve dépressible, tendue à la manière d'une vessie, tandis que les bosselures voisines continuent de donner l'idée d'une éponge ou de quelque corps solide. Cette compression laisse, en outre, aux véritables abcès, dans le point qu'on vient de toucher, une teinte livide, un aspect lisse, une flexibilité qui les distingue nettement de toute saillie purement inflammatoire.

Abandonnés à eux-mêmes, les abcès de l'auréole, qu'on pourrait appeler aussi abcès *tubéreux* à cause de leur aspect furonculaire, peuvent, à la rigueur, servir de point de départ aux autres genres d'abcès; aux abcès parenchymateux surtout. Ils se terminent presque toujours par ulcération et finissent ainsi par se faire jour à l'extérieur; sans être graves, ils offrent cependant moins de bénignité, moins de simplicité que les abcès sous-cutanés proprement dits. Établis dans une région où tous les éléments, en quelque sorte confondus, forment une espèce de feutrage, ayant parfois leur siége dans un ou plusieurs renflements des canaux lactés, ils ne restent indépendants que d'une manière incomplète des abcès glanduleux.

Si le mamelon est isolé de l'abcès, si les conduits lactés paraissent intacts et que la femme nourrisse, il vaut mieux continuer la lactation que de conseiller le sevrage. Au contraire, si le mamelon est près de l'abcès, si quelque conduit excréteur est envahi par le mal, il est plus prudent de ne pas donner le sein de ce côté. Soutirer le lait à l'aide de la teterelle vaudrait mieux. On devra même se dispenser aussi des moyens artificiels, si, appliqués sur le mamelon, ils causent de la douleur, augmentent sensiblement l'irritation. Cette première question résolue, la thérapeutique des abcès de l'auréole est aussi simple que facile. Si on ne les ouvre pas, ils sauront bientôt s'ouvrir d'eux-mêmes; mais lequel vaut mieux d'y plonger l'instrument tranchant ou d'en attendre l'ouverture spontanée?

Quand on ne trouble son travail par aucun traitement intempestif, la nature triomphe en général des abcès tubé-reux du sein; mais il lui faut du temps, et alors les tégu-ments, de plus en plus amincis, décollés, ne permettent pas au foyer de se déterger, de se mondifier, de se cicatriser aussi promptement ni aussi bien que si la chirurgie était intervenue à propos. J'ai donc pris l'habitude, fondée sur des observations nombreuses, d'ouvrir ces petits dépôts dès que la fluctuation y est appréciable. Il en résulte peu de douleur, et un coup de lancette donné par erreur dans une bosselure non abcédée n'aurait aucune gravité. L'incision doit même en être assez large pour permettre de les vider complétement du premier coup.

Toutefois, comme, même en les négligeant, ils finissent à peu près constamment par guérir; comme, entre l'ouverture spontanée et l'ouverture artificielle, il n'y a, en définitive, qu'une question de temps, de bien ou de mieux, de plus ou de moins, la règle à suivre me paraît devoir être celle-ci : Ouvrez de bonne heure et le plus tôt possible, s'il s'agit d'une malade résolue, docile, peu impressionnable; attendez, laissez agir le travail pathologique quand l'idée de l'instrument épouvante, effraye considérablement la femme.

Soit qu'on les ouvre, soit qu'on ne les ouvre pas, avant comme après leur ouverture, les abcès de l'auréole ne réclament d'au-tres topiques que les cataplasmes émollients, les cataplasmes de farine de lin en particulier; à l'aide de ce pansement, les abcès tubéreux du sein, ouverts par la lancette, se tarissent et se cicatrisent généralement en peu de jours; leur ouverture spontanée laisse souvent à sa suite une plaie à bords frangés, inégaux, minces et décollés. Si la cicatrisation s'en fait trop attendre, il peut être utile d'y injecter de l'eau iodée ou de promener au-dessous le crayon de nitrate d'argent une ou deux fois dans l'espace d'une semaine. Dans un cas, comme dans l'autre, les cataplasmes cessent d'être utiles dès qu'il n'y a plus de foyer purulent, quand la solution de continuité se ré-duit à une simple surface. Une plaque de diachylon ou un emplâtre d'onguent de la mère, renouvelé chaque matin, doit former tout le pansement à partir de là.

Il est bon de savoir cependant que les abcès auréolaires sont quelquefois plus compliqués, plus graves et d'une durée plus longue, mais alors c'est qu'ils ont eu pour point de départ ou qu'ils ont provoqué un état maladif de la mamelle elle-même.

En résumé, si elle doit suppurer, l'inflammation de l'auréole se termine en peu de jours par de petits dépôts ordinairement multiples, de forme irrégulière, qui font promptement relief. Souvent, ces sortes de phlegmons sont le point de départ des abcès glandulaires, quand ils ne se confondent pas avec eux; petites bosselures en partie comparables par leur aspect extérieur à des furoncles, ils existent dans l'épaisseur de l'auréole sous forme d'autant de vacuoles. Ces vacuoles, qui ne communiquent pas toujours entre elles, ne sont parfois que des portions de conduits lactés distendues par le pus; de là, dans l'auréole, des abcès des conduits et des abcès du parenchyme.

On prévient les inflammations et les abcès de l'auréole, en éteignant de bonne heure les excoriations, les crevasses, les irritations du mamelon. La saignée générale, les sangsues autour de la mamelle, les purgatifs salins, les onctions mercurielles, les cataplasmes de farine de lin posés à nu, conviennent particulièrement en pareil cas. Malheureusement cette médication est de nature à troubler la sécrétion laiteuse, à rendre la lactation difficile. D'un autre côté, elle réussit rarement à empêcher la formation des abcès, d'autant que le chirurgien n'est presque jamais appelé au début du mal; comme elle reste, en outre, sans but dès que la suppuration existe, il vaut mieux, règle générale, s'en dispenser, s'en tenir à l'emploi des topiques simples.

ARTICLE II.

INFLAMMATIONS, ABCÈS DE LA MAMELLE ET DES TISSUS QUI LA DOUBLENT.

Les phlegmasies du sein décrites sous le nom de *mastoïte*, de *mastite*, de *mammite*, sont tellement fréquentes, peuvent avoir des suites si graves, qu'il importe de les étudier avec quelque soin. Sans oublier que, là comme ailleurs, les inflammations sont

souvent modifiées par l'âge et la constitution, par l'état norma
ou anormal des fonctions et de la santé générale, par la natur
des causes, on ne peut se dispenser de reconnaître qu'au poin
de vue anatomique, elles forment plusieurs ordres. Leur division, sous ce rapport, peut être établie d'après les bases que j'a
cherché à faire ressortir dès 1825 (1), bases qui ont été adoptée
depuis par M. Nélaton (2), par A. Bérard (1842), et par Vidal (3) en particulier.

Ainsi, on doit en admettre trois classes : les unes ont leu
point de départ entre la glande et la peau, dans la couch
sous-cutanée; d'autres s'établissent de prime abord, ou secon
dairement, sous la mamelle, entre la glande et la poitrine;
celles de la troisième catégorie ont pour élément, pour foye
principal la trame interlobulaire ou le tissu glanduleux lui-
même.

Chacune de ces classes comprend au moins deux espèces,
sans parler de l'état chronique qui s'applique à toutes, et chacune d'elles engendre assez souvent l'une des deux autres. L'inflammation sous-cutanée peut être diffuse ou circonscrite, primitive ou secondaire, simple ou compliquée. L'inflammation
sous-mammaire est idiopathique ou symptomatique, partielle
ou générale. La phlegmasie parenchymateuse, point de départ
ordinaire de toutes les autres, se réduit quelquefois à un
simple engorgement laiteux, à l'inflammation des conduits
lactés, à l'inflammation des lobules de la glande, comme
elle peut comprendre aussi, et les conduits excréteurs, et le
tissu glanduleux. De là un tableau représentant de six à dix ou
douze divisions.

(1) *Anatomie chirurgicale*, t. I, p. 533, 1ʳᵉ édit, et p. 593, 2ᵉ édit.
(2) *Thèse de concours*, 1839, *Path. chirurg.*, t. IV.
(3) *Pathologie chirurgicale*, 3ᵉ édit., t. V.

PHLEGMASIES.

1° Érysipèle, érythème noueux, angioleucite.

2° Inflammations super-ficielles ou sous-cutanées.
- circonscrites.
- diffuses.
- primitives.
- secondaires.
- complexes.

3° Inflammations profon-des ou sous-mam-maires.
- idiopathiques.
- symptomatiques.
- générales ou diffuses.
- partielles ou circonscrites.
- primitives ou secondaires.

4° *Adénites.* — Inflamma-tions glandulaires ou parenchymateuses.
- *Engorgements laiteux.*
- des canaux galactophores.
- du tissu glandulaire.
- complexes.

D'une manière plus générale, on pourrait se contenter de dire que les inflammations du sein occupent tantôt les tissus périmammaires, tantôt le tissu glandulaire ou les conduits lactés, soit à la première, soit à la dernière période, soit du commencement à la fin; mais la première division m'a paru plus pratique.

Ce que dit M. Giraldès (1) du rôle de la capsule mammaire dans la distribution des abcès du sein ne me semble point contraire à cette classification, et il est douteux que les vues émises par M. Chassaignac (2), dans un travail d'ailleurs intéressant, soient de nature à satisfaire sous ce rapport les besoins de la science et de la clinique.

§ I. — Érysipèle, érythème.

A la mamelle, l'érysipèle proprement dit, vésiculeux, bulleux, phlycténoïde ou autre, se complique facilement de phlegmon diffus; l'érythème noueux lui-même, qui ailleurs ne suppure presque jamais, s'y transforme parfois en abcès. Chez une jeune femme atteinte d'une inflammation qui offrit, du reste, dans on évolution, tous les caractères de l'*erythema nodosum*, 'ai vu l'une des quatre bosselures constituant la maladie, celle

(1) *Gazette des hôpit.*, 1854. p. 581.
(2) *Gaz. méd.*, 1855, p. 40.

qui d'abord offrait précisément le moins d'apparence de fluctuation, se transformer en un véritable foyer purulent.

Si quelques bosselures semblables sur d'autres régions, si
l'état général et la marche, ainsi que la durée du mal, ne s'y
étaient pas ajoutés pour éclairer le diagnostic, peut-être aurais-
je cru qu'il s'agissait ici d'une angioleucite plutôt que d'un
érythème noueux. Mais l'existence de plaques d'un rouge brunâtre apparaissant et disparaissant du jour au lendemain sur
différents points du corps, et les autres caractères bien connus
de cette singulière éruption, ne m'ont pas semblé laisser de place
au doute.

§ II. — Angioleucite.

Je n'ai point connaissance qu'il eût été sérieusement question,
jusqu'en 1839, de l'inflammation des vaisseaux lymphatiques
de la région mammaire comme affection distincte. Si les observateurs n'en ont point parlé, c'est sans doute parce qu'elle a
été confondue avec certaines nuances de l'érysipèle ou du
phlegmon, car elle n'est pas très rare. Les symptômes qui l'annoncent sont: 1° des frissons irréguliers, un véritable trem-
blement, de la fréquence dans le pouls, qui est tumultueux
plutôt que fort, de la chaleur à la peau, de l'agitation, de l'insomnie, de l'inappétence et quelquefois des nausées; 2° dans le
sein, des douleurs, une grande chaleur, du gonflement, des
plaques rouges disséminées d'une manière inégale, reposant
sur des noyaux douloureux accompagnés d'un relief plus ou
moins marqué à l'extérieur; 3° ordinairement un état douloureux des ganglions, et, dans certains cas, des stries rougeâtres
se portant du sein au creux axillaire.

Les gerçures et les excoriations, les affections eczémateuses,
les écorchures, les maladies de tout genre du mamelon et de
l'auréole, sont la cause ordinaire de l'angioleucite du sein. C'est
une inflammation qui diffère de l'érysipèle en ce qu'elle est dépourvue des limites fixes ou tranchées, de la bordure festonnée
propre à cette dernière phlegmasie. Représentée par des plaques rouges plus ou moins épaisses, elle diffère aussi de l'érysipèle phlegmoneux, dont la rougeur est continue, en ce que si
la suppuration en est la suite, ce n'est guère qu'au bout de huit
à quinze jours.

Les trois ou quatre premiers jours étant écoulés, les accidents généraux de l'angioleucite perdent ordinairement une grande partie de leur intensité, et, à partir de là, le mal ne persiste plus que sous forme de phlegmons multiples. En s'éloignant de leur point de départ, ces phlegmons suivent, en général, la marche du phlegmon circonscrit, et se terminent, les uns par résolution, les autres par suppuration.

Traitement. — Abandonnée à elle-même, cette inflammation peut aussi, dans son ensemble, se terminer par résolution, par une guérison rapide et complète. Si la suppuration en est la suite, les abcès finissent par s'ouvrir, se mondifier et se cicatriser. Mais alors la durée du mal est longue et pénible. C'est d'ailleurs une des phlegmasies qui offrent le plus de prise à la thérapeutique, que le chirurgien parvient le mieux à maîtriser. Si l'on est appelé à temps, c'est-à-dire dans les deux ou trois premiers jours, il convient de pratiquer une saignée du bras de 3 à 500 grammes, et de faire poser le lendemain de 15 à 30 sangsues autour de la mamelle, qui doit être en même temps couverte de larges cataplasmes émollients. Si l'inflammation ne s'est pas amoindrie, on enduit largement toute la région qui en est prise avec l'onguent mercuriel trois fois le jour, sans discontinuer l'emploi des cataplasmes. Si rien ne s'y oppose, on pratique une nouvelle saignée, et il convient de donner un purgatif si les voies digestives ne sont pas autrement malades. La compression ne convient point ici. Si, loin de diminuer, les plaques douloureuses augmentent de volume ou de largeur, au delà de quatre ou cinq jours, c'est que quelques-unes d'entre elles suppurent déjà; les émissions sanguines deviennent alors inutiles, de même que l'onguent mercuriel et les autres topiques résolutifs. Aussi doit-on s'en tenir, à partir de là, aux cataplasmes de farine de lin comme topiques, aux bains, aux boissons délayantes et acidulées comme moyens généraux.

La suppuration des noyaux inflammatoires de l'angioleucite, n'ayant que peu de tendance à sortir de ses limites premières, n'exige pas qu'on lui livre trop promptement issue. Il convient d'attendre qu'elle soit complétement établie, que la fluctuation de l'abcès soit manifeste. L'incision du foyer ou des foyers a, en outre, rarement besoin d'être très large, surtout quand on n'a pas donné le temps à la peau qui les recouvre de s'amincir.

Comme la maturité, en pareil cas, est loin de s'effectuer da
tous les dépôts simultanément, on doit s'attendre, s'il y en a
plusieurs, à être obligé de les fendre successivement, à des intervalles qu'il n'est pas possible de préciser d'avance.

Une fois ouverts, les abcès de l'angioleucite se détergent en
général assez vite. Tant que la suppuration y reste notable, on
continue les cataplasmes. Ce n'est qu'à partir du moment où la
plaie des téguments seule suppure qu'il est prudent de substituer aux cataplasmes le pansement simple ou l'emplâtre d'onguent de la mère.

Confirmant par ses recherches et ses observations mes premières suppositions, M. Sappey soutient aussi qu'au lieu d'être
rare, l'angioleucite mammaire est, au contraire, extrêmement
fréquente :

« Les gerçures ou excoriations du mamelon, l'érysipèle, le
phlegmon et les abcès idiopathiques de la mamelle n'en sont,
d'après lui, « que des *formes* différentes (1), » et, « neuf fois sur
dix, l'angioleucite mammaire débute (2) par une gerçure, une
excoriation, une fissure, un érysipèle, en un mot une irritation
quelconque fixée sur un point du mamelon ou de son auréole.»

Pour apprécier la valeur d'une proposition aussi radicale, il
faut savoir que par des préparations, des dissections, des injections aussi délicates que variées, M. Sappey, mieux encore
que Kopin, est arrivé dans le dernier siècle (3), à classer la mamelle parmi les organes les plus abondamment pourvus de lymphatiques. On voit en effet, dans un bel atlas qu'il m'a un instant
confié, que la peau de l'auréole et le mamelon sont criblés de
ces vaisseaux ; qu'il en existe un réseau d'une richesse qui étonne,
à la face antérieure de la glande ; qu'il n'y en a guère moins en
arrière, et que d'énormes canaux, résultant de ces divers réseaux, partent de tous les points de l'organe pour se rassembler
en un gros faisceau et aller se rendre dans l'aisselle.

Aussi l'auteur, qui a poursuivi de la sorte le système lymphatique dans le reste de l'organisme, est-il fort disposé à placer
presque partout le point de départ, le siége primitif des inflam-

(1) N'est-ce pas plutôt *des causes* qu'il faudrait dire ?
(2) Je disais, moi : *trouve sa source dans une gerçure*, etc.
(3) Thèse avec figures, etc. *De structura mammarum*, 1765.

mations aiguës, dans les radicules de cet appareil, encore si mal connu avant les études de Köpin (1) et de M. Sappey.

Ce n'est point ici sans doute le lieu de discuter de semblables doctrines; cependant je dois faire remarquer, tout au moins pour la mamelle, que la plupart des inflammations aiguës dont j'ai été témoin ne ressemblent, ni par leur forme, ni par leur marche, ni même par leur terminaison, à l'angioleucite, telle qu'on l'a entendue, étudiée ou comprise jusqu'ici.

D'un autre côté, comme cette manière nouvelle d'envisager la question ne change en rien le caractère clinique des phlegmons, des abcès du sein, il me paraît prudent de laisser au temps, à M. Sappey, comme à M. Nélaton (2), qui la professe aussi, ou à d'autres, le soin d'en faire ressortir l'importance scientifique et les applications pratiques. C'est d'ailleurs un sujet plein d'intérêt, digne de toute l'attention des chirurgiens, aussi bien que des anatomistes et des physiologistes.

§ III. — Inflammations sous-cutanées.

Ainsi qu'on l'a vu (3), la peau du sein est séparée de la glande par une couche cellulo-graisseuse qui se confond à la périphérie avec le fascia sous-cutané de la poitrine, et offre une épaisseur quelquefois considérable. Se continuant d'ailleurs avec les cloisons interlobulaires, cette couche ne se réfléchit point entre la mamelle et la poitrine, comme on pourrait le croire (4); elle s'adosse simplement aux lames profondes pour se perdre avec elles dans le *fascia superficialis* général.

Une disposition pareille imprime aux inflammations sous-cutanées des caractères d'une grande valeur pratique. Plus elle s'éloigne du mamelon, plus la couche cellulo-graisseuse est épaisse ou raréfiée, moins elle se distingue du fascia superficialis. Aussi, à ce niveau, les phlegmasies se comportent-elles comme sur les membres ou sur l'abdomen. Chez les

(1) Thèse, *De Structura mammarum*, Besal. 1765.
(2) *Pathol. chirurg.*, t. IV, p. 19.
(3) Notions anatomiques pag. 1.
(4) *Dictionnaire de médecine*, art. MAMELLE.

femmes grasses, elle forme une masse tellement épaisse et lobulée qu'il serait à peu près impossible de la subdiviser en deux, une couche aréolaire ou filamenteuse, et une couche purement lamelleuse. Placée entre ces deux feuillets, enveloppée de sa capsule, la glande empêche d'ailleurs qu'il puisse exister ici deux lames du *fascia superficialis*, puisque son feuillet lamelleux est en réalité situé entre elle et le thorax.

En se rapprochant de l'auréole, au contraire, la couche sous-cutanée s'amincit de plus en plus, se dépouille de vésicules adipeuses, finit par se confondre avec la peau d'un côté, avec le tissu glandulaire de l'autre ; il en résulte que les inflammations s'y comportent de tout autre façon qu'à la périphérie de la glande (1).

Il convient donc d'établir deux variétés d'inflammation sous-cutanée de la région mammaire : 1° inflammation du disque auréolaire, dont il a été question plus haut ; 2° inflammation de la couche cellulo-graisseuse, ou sous-cutanée proprement dite.

Les inflammations sous-cutanées se comportent comme les inflammations phlegmoneuses en général : tantôt aiguës, tantôt chroniques, elles comprennent quelquefois une grande surface, et ressemblent jusqu'à un certain point à l'érysipèle phlegmoneux, au phlegmon diffus ; mais elles n'en sont pas moins le plus souvent bornées à quelques points de la périphérie ou de la face convexe de l'organe.

A. Phlegmon sous-cutané circonscrit.

L'inflammation circonscrite et sous-cutanée de la mamelle s'annonce par de la douleur, de la chaleur, du gonflement, une rougeur plus ou moins intense. La tuméfaction a pour caractère spécial d'être limitée dès le principe ; la glande n'est pas soulevée comme dans les phlegmasies profondes dont il sera question plus tard. Il semble que l'un des points de la mamelle se soit boursouflé du côté de la peau, et, dans quelques cas, que le mamelon fasse moins de saillie que d'habitude.

(1) Voy. ABCÈS DE L'AURÉOLE.

La rougeur accompagne d'ordinaire la douleur et la chaleur. Les autres symptômes ressemblent d'ailleurs à ceux du phlegmon en général. Si l'inflammation est peu étendue, il n'y a point de réaction fébrile ou nerveuse; dans le cas contraire, on observe parfois une pyrexie assez intense avec les caractères de la fièvre angioténique.

Ce genre d'inflammation s'établit de trois manières principales : 1° de dehors en dedans; 2° de dedans en dehors; 3° de prime abord dans la couche sous-cutanée même.

1° Phlegmon sous-cutané venant de l'extérieur.

Ce phlegmon est souvent provoqué par un érythème, par un érysipèle, un eczéma, un impétigo du voisinage, de l'auréole en particulier. Les frottements du corset et de la chemise, un vésicatoire, une brûlure, les crevasses, peuvent aussi en être la cause déterminante. On conçoit, en effet, que des téguments l'inflammation puisse passer dans la couche sous-cutanée, et que, trouvant des tissus plus raréfiés, elle y arrive ou s'y établisse facilement. Il est inutile de dire que les coups, les chutes, les violences extérieures de toute sorte peuvent déterminer aussi cette inflammation. Elle est possible à toutes les périodes de la vie, que la femme nourrisse, qu'elle soit enceinte ou se trouve en dehors de toute fonction génératrice, ainsi que les faits suivants et une foule d'autres en donnent la preuve. On l'observe plutôt néanmoins chez les jeunes filles et en dehors de la puerpéralité que chez les femmes qui viennent d'accoucher ou qui nourrissent.

Obs. V. *Phlegmon sous-cutané, sein gauche, cause traumatique.*

Une journalière, âgée de trente-huit ans, entre à l'hôpital, le 18 octobre 1836, pour une douleur au sein. Cette femme, qui n'a jamais été malade, a fait une chute il y a près de deux ans, chute qui amena une hémiplégie du côté gauche pendant dix-huit mois, des accès d'hystérie, puis une inflammation au genou. Il y a douze jours, à l'occasion d'un froissement de la poitrine, le sein s'est gonflé, est devenu rouge et douloureux au-dessous et en dehors de l'auréole. Des élancements, s'étant joints aux autres phénomènes de l'inflammation, ont porté la malade à demander des secours à l'hôpital.

A la première visite, on constate un gonflement notable de toute la moitié inférieure du sein gauche. On voit en dedans une saillie rouge, proéminente, douloureuse au moindre attouchement; la mamelle proprement dite n'est soulevée sur aucun point et paraît plutôt un peu déprimée. Un léger empâtement, un peu d'œdème phlegmasique existe jusqu'à la rainure sous-mammaire. La fluctuation étant évidente, une large incision, pratiquée aussitôt sur le point le plus aminci de la tumeur, donne issue à un demi-verre de pus crémeux. Dès le lendemain, un dégorgement notable s'est opéré; à partir du 23 octobre, il ne reste plus qu'une plaie simple qui ne tarde pas à se cicatriser. Le 27, la rougeur, l'empâtement, l'induration, tout a disparu. La plaie étant guérie, on laisse la malade sortir de l'hôpital.

Obs. VI. *Inflammation sous-cutanée, sein droit, suite d'une chute sur une clef.*

Une femme de chambre âgée de vingt-six ans, accouchée depuis quatre ans, ayant nourri sans accident et s'étant toujours bien portée depuis, éprouve cependant parfois des irrégularités dans l'apparition des menstrues. Elle fit, il y a deux mois, une chute, dans laquelle le sein droit porta sur une clef de serrure. La partie heurtée resta douloureuse pendant quelques jours, puis se gonfla, surtout vers la partie externe qui devint bientôt fort rouge. Au bout d'un mois, un frisson suivi de fièvre annonça l'établissement d'un abcès, qui s'ouvrit et guérit promptement sous l'influence de simples cataplasmes émollients.

Aujourd'hui le sein est rouge dans toute sa région inférieure et externe; l'engorgement remonte jusqu'auprès du mamelon et conserve un certain degré d'induration. L'ouverture de l'ancien abcès, située à la partie supérieure de l'engorgement, donne issue à du pus phlegmoneux; il existe des élancements dans toute la région malade; la langue est blanche; il n'y a pas d'appétit ni de fièvre. (Vingt-cinq sangsues au-dessous de la région enflammée, cataplasmes émollients, tisane de fleurs de mauve.) Le lendemain, l'écoulement du pus, les douleurs, la rougeur sont moindres.

Quatre jours après, tous les accidents reparaissent. Un empâtement notable se manifeste à la partie inférieure externe du sein et annonce la suppuration. De la fièvre et un peu de bronchite surviennent. Deux jours plus tard l'abcès est évident: on en pratique l'incision, qui donne issue à une grande quantité de pus légèrement sanguinolent. Soulagement prompt. La peau, largement décollée du côté de l'ancienne ouverture et d'ailleurs fort amincie, permet de s'assurer que l'abcès était entre la mamelle et les téguments, sous-cutané en un mot.

Au bout de deux jours, il ne coule par l'ancienne ouverture que du pus séreux. Un léger engorgement ganglionnaire existe du côté de l'aisselle. La suppuration perd graduellement de son abondance: le gonflement, l'induration disparaissent peu à peu. Le premier mai, un mois après son entrée, cette jeune femme, n'ayant plus rien au sein, sort de l'hôpital tout à fait rétablie.

Obs. VII. *Phlegmon superficiel, sein droit, suite de contusion.*

Une femme de chambre âgée de vingt et un ans, est admise à l'hôpital, le 31 mars 1840 pour une douleur au sein. Cette femme est tombée, il y a trois semaines, le long d'un escalier. Il en est résulté de la dyspnée, de la difficulté dans les mouvements du thorax et du larynx, de la toux et une hémoptysie. Entrée dans un service de médecine, elle y a été traitée par des ventouses, des sangsues et des cataplasmes. Elle était sortie de l'hôpital depuis quinze jours, lorsqu'il y a une semaine, éprouvant de la douleur au sein droit, elle s'aperçut qu'il y avait là du gonflement et de la rougeur. Des battements, des élancements se manifestèrent dans la tumeur, qui s'ouvrit d'elle-même au bout de quatre jours ; il s'en écoule une grande quantité de pus ; on y remarque aujourd'hui trois plaies, dont une, antéro-externe, a plus de 2 centimètres de diamètre ; les deux autres n'ont que la largeur d'une lentille. Le 20 avril, la suppuration est considérablement amoindrie; le foyer est étranger à la mamelle ; les plaies tendent à se cicatriser. On substitue le pansement simple au cataplasme. Le 28, les plaies étant fermées, la malade sort de l'hôpital.

Obs. VIII. *Phlegmon sous-cutané, sein droit, sans cause connue, chez une femme enceinte.*

Une domestique âgée de vingt et un ans, bien constituée, est reçue à l'hôpital le 18 septembre 1843. Enceinte de sept mois et demi, elle souffre de la mamelle droite depuis quelques jours, sans savoir au juste depuis quand et sans pouvoir indiquer la cause de son mal. On observe à l'endroit sensible une tuméfaction avec rougeur mal circonscrite, qui est le siége d'une grande chaleur, de pulsations, d'une douleur sourde. Aucun soulèvement de la mamelle ne peut être constaté ; c'est en bas et en dehors que la tumeur existe ; la fluctuation y est évidente : on en pratique immédiatement l'incision et il en sort un pus de bonne nature. Charpie entre les lèvres de la plaie, cataplasme émollient.

Le quatrième jour, une contre-ouverture, rendue nécessaire par la staggnation du pus au-dessous de la première incision, est pratiquée. A partir de ce moment, le foyer se déterge rapidement ; dans les premiers jours d'octobre, un accouchement prématuré a lieu sans accident. Les suites de couchés n'offrent rien de remarquable, ne troublent en aucune façon la guérison de l'abcès du sein, de telle sorte que cette femme peut sortir de l'hôpital le 16 du même mois.

2° PHLEGMON SOUS-CUTANÉ PAR MALADIES DE LA GLANDE.

La seconde nuance de l'inflammation sous-cutanée, la plus fréquente à beaucoup près, se rattache à une maladie préalable du tissu sécréteur. Les engorgements laiteux, les irritations de toute sorte, soit aiguës, soit chroniques, dont la mamelle peut être le siége, finissent souvent, en effet, par amener de véritables inflammations sous la peau; il est possible, en outre, que des contusions, des pressions sur le devant de la poitrine, fassent naître des phlegmasies allant des parties profondes vers la superficie au travers de la glande. Les nouvelles accouchées sont surtout sujettes à ces sortes d'inflammations, lorsqu'après quelques tentatives d'allaitement elles sont obligées de sevrer.

Obs. IX. Phlegmon sous-cutané, sein droit ; nouvelle accouchée qui a essayé de nourrir.

Une couturière âgée de dix-neuf ans, d'une constitution délicate, lymphatique quoique d'un visage coloré, entre le 14 janvier 1837 à la Clinique; elle est accouchée heureusement, il y a cinq semaines, de son premier enfant. Trois jours après, elle remarque à droite, au-dessous de la clavicule, une bosselure du volume d'une noix, qui disparaît par l'emploi des cataplasmes dans l'espace de quatre ou cinq jours.

Se croyant rétablie, cette jeune femme reprit ses occupations, essaya de nourrir, sortit et se portait bien il y a trois semaines, lorsqu'un nouveau gonflement se montra dans le sein droit. Quelques douleurs en haut, à la partie externe, avaient précédé ce gonflement. La mamelle, continuant de se tuméfier, devint rouge et le siége de douleurs pongitives. Le 15, à la visite, le sein droit présente sous le doigt une tumeur que l'œil ne distingue pas à l'extérieur. Située en haut et en dehors, cette tumeur, qui se prolonge un peu au-dessous et peut être isolée de la mamelle dont elle paraît être un lobule engorgé, est chaude, douloureuse, grosse comme un œuf. Frissons, quelques sueurs la nuit. Il existe à peine de la fièvre; la langue n'est pas limoneuse. Depuis trois jours, une sorte de diarrhée remplace une constipation habituelle. (Topiques émollients.) Le 16, la tumeur devient fluctuante. On l'ouvre et il en sort en abondance un pus jaune, bien lié. (Cataplasmes de farine de lin.) Le 18, la suppuration, encore abondante, est moins épaisse et roussâtre. Les accidents généraux ont cessé; un liquide séreux commence à remplacer la suppuration le 19. Le 20, la plaie est cicatrisée; il n'y a plus de douleurs, un simple noyau reste sous l'incision, et la malade sort guérie de l'hôpital.

Ainsi l'inflammation peut se développer dans l'épaisseur de la couche sous-cutanée, à la suite de violence extérieure, sous l'influence d'une maladie du tissu glandulaire, à l'occasion d'une maladie de la peau, enfin par le fait de quelques dispositions internes, ou, comme on le dit, spontanément. Du reste, de quelque manière que le mal survienne, il n'en suit pas moins la même marche, et n'en présente pas moins, le plus souvent, les symptômes indiqués précédemment.

Il est bien entendu, toutefois, que de nombreuses anomalies doivent être prévues en pareil cas, qu'au lieu d'aller de la glande à la peau, le mal peut gagner de la peau vers la glande, par exemple, et que, chez quelques femmes enceintes, une contusion peut faire naître une phlegmasie d'abord sous-cutanée et ensuite parenchymateuse.

Obs. X. Phlegmon sous-cutané, sein droit, suite de contusion, chez une femme enceinte.

Pauline, vingt ans, domestique, entrée à la Clinique le 14 avril 1835, s'est heurtée le sein droit contre un morceau de bois il y a vingt-quatre jours. La douleur, d'abord légère et momentanée, se raviva trois ou quatre jours après : la malade, y portant la main, reconnut un peu de dureté à la partie inférieure et interne de la mamelle, qui n'était d'ailleurs encore ni rouge, ni gonflée. Aucun traitement ne fut employé pendant huit jours ; le mal continuant, la jeune femme crut devoir essayer une sorte d'élixir dont elle ne peut indiquer le nom. Aujourd'hui toute la moitié inférieure du sein est notablement gonflée, douloureuse. Empâtement en dehors de la partie rouge, élancements fréquents ; aucune apparence de fluctuation. Les mamelles sont plus développées que dans l'état normal, la femme est enceinte de sept mois. (Vingt-cinq sangsues, cataplasmes.) Le 20 avril, la tumeur est ramollie, fluctuante ; on l'incise à trois centimètres au-dessous du mamelon ; il en sort beaucoup de pus épais, bien lié. Le 23, le sein a repris une partie de sa souplesse. Le 28, l'inflammation se ranime, la peau rougit de nouveau, s'amincit ; les bords de l'incision sont durs et engorgés. On ne peut attribuer ce nouvel orage qu'à une fausse position de la femme, qui s'est tenue un jour et une nuit couchée sur le côté malade. Le 29, le sein est gonflé, tendu ; la suppuration semble tarie. (Saignée du bras, topiques émollients.) Le 30, le sang tiré la veille est couenneux ; tous les accidents sont amoindris ; la suppuration a repris de l'abondance ; un nouvel abcès s'établit.

5 mai. — Le nouveau phlegmon, placé en dedans du sein, semble diminuer, et le tout paraît vouloir se réduire à un petit foyer superficiel situé à 2 centimètres en dehors de la première incision, qui ne communique point avec lui et qui continue de fournir beaucoup de pus.

7. — Le petit foyer externe s'est ouvert de lui-même ce matin ; le pus en est louable, assez abondant. Un abcès pareil se montre en dedans de la première ouverture sous forme d'une petite bosselure dont le sommet est fortement aminci.

10. — L'abcès interne s'est ouvert spontanément comme l'abcès externe. On sent un nouvel engorgement profond, circonscrit, qui s'établit à la partie interne et inférieure du sein.

16 mai. — L'inflammation a évidemment gagné les brides cellulofibreuses interlobulaires de la mamelle, qui se présente alors toute bosselée, dure sur certains points, comme ramollie dans d'autres. Cependant aucun abcès nouveau ne survient. Le 24, les deux petits abcès latéraux sont cicatrisés ; il ne reste plus que quelques bosselures à la partie inférieure et interne du sein. On leur oppose des onctions avec la pommade d'iodure de plomb. Le 2 juin, la première plaie est cicatrisée, le sein a repris sa souplesse ; il n'y a plus de douleurs et la malade sort de l'hôpital.

Signes. — On reconnaît l'inflammation sous-cutanée du sein aux caractères dont j'ai parlé plus haut et que reproduisent les observations. On la distingue de l'érysipèle en ce que le gonflement existe entre les téguments et la glande. Ce gonflement est fixe ; la rougeur qui l'accompagne est régulière, rose, violacée ou brune ; la douleur et la chaleur sont sourdes, un peu profondes ; la peau n'est point le siège de ces plaques d'un rouge jaunâtre terminées d'une manière brusque par une bordure festonnée, ni de cette chaleur âcre et mordicante qui spécifient l'érysipèle proprement dit. Elle se distingue ensuite de l'angioleucite par l'absence de noyaux, de plaques disséminées ou de stries rougeâtres allant au cou ou à l'aisselle; de la phlébite par l'absence de cordons durs, rouges et douloureux, de tremblements irréguliers et de symptômes d'infection purulente; du phlegmon diffus par la circonscription de ses limites, par les bosselures qui l'accompagnent, par le peu de gonflement qu'elle fait naître au voisinage.

Le phlegmon sous-cutané se termine le plus souvent par suppuration ou par résolution. L'induration, la gangrène, les dégénérescences qui pourraient en être la suite seront étudiées plus loin. Sa durée, variable en raison de son intensité, de son étendue, de ses causes, de la disposition des individus, est généralement moindre que celle du phlegmon parenchymateux. La phlegmasie sous-cutanée de la mamelle est souvent guérie en six ou huit jours, après l'ouverture de l'abcès, quand elle est simple et primitive; quand la glande n'y a point participé, il est rare, du moins, qu'au bout de trois semaines ou un mois elle ne soit pas éteinte.

Abandonnée à elle-même, il est rare aussi qu'elle ne se termine pas par suppuration. Soit que la résolution s'en empare, soit qu'un foyer purulent en résulte, elle n'arrive presque jamais à son terme, toutefois, en moins de six à quinze jours. Même quand elle semble se résoudre, cette phlegmasie laisse parfois dans les tissus un noyau, une plaque indurée qu'un rien peut enflammer de nouveau.

Obs. XI. — *Phlegmon sous-cutané du sein gauche ayant pour point de départ un noyau induré, reste d'une ancienne inflammation.*

Passarat, vingt-cinq ans, cuisinière, entre à la Charité, le 28 avril 1837, pour une douleur au sein. Cette femme était restée dans le même lit cinq semaines auparavant pour une bosselure douloureuse à la partie interne et supérieure de la mamelle gauche. Ne souffrant plus, se croyant guérie, elle avait repris ses occupations habituelles. Il y a maintenant quinze jours qu'elle a ressenti à la même place des élancements, et de la douleur, accidents qui se sont maintenus en augmentant jusqu'à aujourd'hui sans se compliquer de fièvre.

29 avril. — Le sein est notablement gonflé à sa partie supérieure et in-

terne ; là on remarque, à quelque distance du mamelon, une bosselure rouge, luisante, un abcès. Une incision de 2 centimètres est aussitôt pratiquée avec le bistouri à 5 centimètres au-dessus du mamelon. Le pus, qui ne sort complétement que sous un certain degré de pression, est louable et crémeux. Dès le surlendemain le fond du foyer paraît comblé, et la suppuration est presque éteinte. Des frictions avec l'onguent napolitain sont dès lors mises en usage et le 7 mai la malade sort entièrement guérie.

Voici, du reste, une observation montrant, sur la même femme, les différences qui distinguent l'inflammation sous-cutanée de la phlegmasie glanduleuse du sein.

Obs. XII. *Adénite du côté droit, incision précoce, guérison tardive. — Phlegmon sous-cutané au côté gauche: incision, guérison prompte. — Nouvelle accouchée qui avait commencé à nourrir.*

Andrieux, dix-neuf ans, couturière, très saine ; accouche heureusement le 1er juin (première couche) ; a nourri pendant dix-huit jours, mais a toujours souffert des mamelons. Elle commença à souffrir des deux seins en même temps, il y a trois jours ; les douleurs ont été vives et accompagnées de fièvre ; ses seins sont devenus rouges.

4 juillet. — Tuméfaction considérable du sein droit, dont la partie inférieure et externe est chaude, tendue, douloureuse à la pression, sans fluctuation, mais avec un empâtement considérable. La tuméfaction se prolonge vers l'aisselle, où il y a des glandes engorgées, douloureuses. Incision au milieu de la partie rouge ; on enfonce le bistouri de presque toute la longueur de sa lame sans rencontrer de foyer ; des pressions font sortir quelques grumeaux de pus fort épais.

Au sein gauche, à un pouce au-dessous du mamelon, il y a un petit tubercule saillant où la fluctuation est manifeste. Une petite incision donne issue à du pus bien lié. (Quelques brins de charpie dans la plaie, cataplasmes ; soupes, tisane amère.)

6. — L'incision de gauche est cicatrisée et l'abcès guéri.

Dégorgement sensible du sein droit ; pus épais ; pas de garde-robe depuis sept jours. (Lavement laxatif, le quart.)

8 juillet. — On a donné hier une potion huileuse à la malade, qui n'a été qu'une fois à la selle.

Depuis l'incision du sein droit, la tuméfaction, la rougeur, l'induration ont un peu diminué ; pus toujours le même et en aussi petite quantité ; la malade souffre plus que ces jours passés.

11. — Petit abcès à environ un pouce au-dessus et en avant de la première incision ; il en sort du pus épais. Constipation. (Lavement laxatif.)

13. — Petit abcès nouveau entre les deux incisions, le pus qui en sort est fort épais.

Suppuration abondante.

18. — La peau s'est détruite dans une étendue notable. Un nouvel abcès se fait jour par la première incision. Tisane amère. Constipation. (Huile de ricin.)

20. — Un abcès s'est fait jour. La tuméfaction et l'induration ont beaucoup diminué.

24. — La malade ne souffre pas ; l'ulcère se cicatrise. (Onguent mercuriel.)

30. — Fièvre, mal au cou. (Saignée de trois palettes.)

3 août. — Presque pas de suppuration, cicatrice presque achevée ; la malade ne souffre nullement. Il reste un noyau dur du volume d'une moitié d'œuf. La malade sort guérie.

En dehors de l'auréole, les abcès se comportent à la manière des abcès de la couche sous-cutanée des membres, de l'abdomen ou du reste de la poitrine. Le tissu qui en est le siége étant aréolaire ou feutré, comme le *fascia superficialis* général, tend continuellement à les circonscrire. Le volume qu'ils peuvent acquérir est parfois considérable : il égale, par exemple, celui d'un œuf, celui du poing, chez quelques femmes, quoique le plus souvent il soit cependant beaucoup moindre.

On les observe plus souvent sur la moitié externe et inférieure de la mamelle que partout ailleurs. C'est en haut et en dedans qu'ils se voient ensuite le plus ordinairement. Les femmes qui ont le sein volumineux et lourd n'en offrent pour ainsi dire que de ces deux espèces. Il en est de même pour celles qui ont des mamelles pendantes ou mal soutenues. Cela tient à la position déclive de l'organe pour les premiers, au tiraillement qu'exerce le poids de la mamelle sur sa racine pour les seconds. Si, en général, l'abcès de ce genre reste unique, il n'est pourtant pas rare d'en voir survenir deux, ou même un plus grand nombre sur la même mamelle.

J'en ai vu jusqu'à six chez une femme qui avait été affectée d'un érysipèle ambulant ; une autre en présenta quatre comme terminaison d'un érythème noueux. Uniques, ils sont d'ordinaire étrangers à la lactation, à l'état de grossesse, à toute maladie de la glande, et dépendent de causes extérieures, d'influences physiques ou mécaniques, ou de quelques dispositions générales de l'organisme. C'est dans l'état de couches, au contraire, que l'abcès sous-cutané est quelquefois multiple, parce qu'il n'est souvent alors que la terminaison d'une inflammation parenchymateuse.

Multiples, leur base est généralement souple et assez bien circonscrite. La peau de chacun d'eux est presque également mince partout, et s'ils ne dépendent pas de la glande, ils semblent avoir leur siége dans les couches les plus superficielles du fascia sous-cutané. Les autres, c'est-à-dire les abcès uniques, ne se ramollissent habituellement que par degrés, du centre à la circonférence, en conservant une base assez ferme, diffuse, mal limitée. L'aspect conoïde leur appartient plus qu'aux abcès multiples, qui sont, eux, plus particulièrement globuleux, hémisphériques ou ellipsoïdes.

Les abcès sous-cutanés francs et uniques tendent à se rapprocher du tissu glandulaire et des parois de la poitrine autant que de la peau. Ceci tient à ce que l'organisme n'abandonne presque nulle part les lois générales qu'il s'est une fois imposées. Ainsi la couche sous-cutanée de la mamelle, qui est presque entièrement aréolaire ou feutrée, conserve cependant, en approchant du tissu glandulaire, un reste de contexture lamellaire que les inflammations savent retrouver dans certains cas. Il en résulte que, dans ses lames profondes, cette couche, une fois enflammée, devient le siége d'abcès susceptibles d'une certaine diffusion et qui n'arrivent aux téguments qu'après un travail ulcératif assez pénible; tandis que, tout à fait sous la peau, ils ont moins de peine à s'ouvrir au dehors qu'à pénétrer du côté de la glande.

Signes. — L'existence des abcès sous-cutanés est annoncée par les signes de l'abcès phlegmoneux en général, par la saillie, l'amincissement, la teinte livide ou bleuâtre de la peau. Pour en sentir aisément la fluctuation, il convient de fixer la mamelle contre la poitrine avec la paume d'une des mains, pendant qu'avec l'autre et quelques doigts de la première on explore la tumeur. On arrive au même résultat en saisissant le sein par les extrémités d'un de ses grands diamètres, comme je l'ai indiqué en parlant des abcès tubéreux. La mamelle étant bien appliquée sur le devant de la poitrine, si le foyer fait relief, une saillie conique à l'extérieur, on peut être sûr qu'il est sous la peau et non sous la glande.

Il ne peut y avoir d'embarras, au surplus, que chez les femmes d'un grand embonpoint, ou qui ont en même temps le sein gonflé, soit par le travail de la lactation, soit par un engorgement laiteux. Alors, en effet, la rougeur de l'abcès

pourrait être confondue avec celle de l'engorgement physiologique, et la fluctuation en être assez sourde, assez vague pour
être confondue avec la sensation de fongosités que donne une
mamelle engorgée. Pour éviter toute méprise à ce sujet, il suffit
de se rappeler que l'abcès doit avoir été précédé d'inflammation pendant une semaine ou deux, qu'il est accompagné d'une
douleur sourde et permanente, d'une saillie, d'une rougeur,
d'un amincissement notable de la peau dans un point déterminé.

Ces sortes d'abcès ne disparaissent ni par résorption ni par
métastase. Ils s'ouvriraient, en ulcérant les tissus, de l'intérieur
à l'extérieur, comme les autres abcès phlegmoneux, si on ne
leur créait point une issue artificielle dans le but de les guérir
plus vite. Livrés à eux-mêmes, ils se percent tantôt de bonne
heure, tantôt fort tard. S'ils se font quelquefois jour avant la
fin de la deuxième semaine, je les ai vus aussi ne s'ouvrir qu'au
bout d'un mois. Abandonnés ainsi, ils peuvent s'étendre, amener
des fusées dans diverses directions, vers l'aisselle, l'hypochondre ou l'épigastre, devenir même le point de départ d'un
véritable phlegmon diffus. Primitifs, ils ne sont pas graves, et
guérissent vite; secondaires, faisant suite aux inflammations du
parenchyme, ils durent beaucoup plus. Quoique l'adossement
des lames celluleuses superficielles et profondes s'y oppose,
en général, ils peuvent cependant contourner un des points de
la circonférence de la glande, pénétrer entre elle et la poitrine,
et faire naître ainsi de véritables abcès sous-mammaires.

Traitement. — La médication préventive mérite ici une
grande attention, car une fois établi, le mal se laisse difficilement arrêter; il importe donc d'en éloigner avec soin les causes
prédisposantes, les affections croûteuses, eczémateuses, érythé-
mateuses, érysipélateuses, toutes les irritations de la peau, par
exemple. Comme la lactation joue un plus grand rôle encore
dans la production des inflammations profondes et parenchymateuses, je dirai alors les soins qu'elle réclame, eu égard aux
phlegmons sous-cutanés.

Le traitement curatif est le même que celui des inflammations en général. Si la femme est jeune, sanguine, robuste,
il est bon de pratiquer une ou plusieurs saignées au bras. S'il

n'y a point de réaction générale et que l'inflammation soit cependant assez vive, on applique sur la région malade de quinze à quarante sangsues.

Contrairement à ce que j'ai dit du phlegmon de l'auréole, il convient de poser les sangsues dans ce cas sur les points enflammés. Elles ont ainsi plus d'efficacité qu'à la circonférence du sein. En supposant que la suppuration ne paraisse point encore inévitable, il peut être utile de revenir deux ou trois fois, en peu de jours, à ce genre d'émissions sanguines.

Des cataplasmes de farine de lin à nu, simples dans les cas ordinaires, arrosés de laudanum si la douleur est vive, arrosés d'extrait de Saturne dans le cas contraire, doivent être associés aux saignées locales. Il est essentiel aussi que le sein soit soutenu, de le relever mollement, par conséquent, à l'aide d'un bandage, et que la femme se tienne le plus possible sur le côté opposé, double précaution d'une véritable importance, surtout chez les malades dont le poids de l'organe et le point où s'est établi le phlegmon paraissent concourir à l'appel des fluides vers la région enflammée.

Soit de prime abord, parce que les moyens précédents se trouvent contre-indiqués, soit après, on a encore quelque chance de faire avorter l'inflammation en ayant recours à de larges onctions mercurielles. Une compression bien faite réussit parfois merveilleusement; mais, difficile à maintenir, elle exige là des soins minutieux, et beaucoup de malades ne peuvent pas la supporter, même quand il est possible de l'exercer à l'aide du collodion.

Je suis parvenu plusieurs fois à dissiper l'inflammation sous-cutanée du sein, en la couvrant d'un large vésicatoire volant; comme ce moyen ne réussit pas toujours et qu'il répugne beaucoup aux femmes, je conseille cependant de ne l'employer que faute de mieux.

A titre de traitement général, il est bon d'agir avec quelque énergie sur les intestins: on maintient le ventre libre au moyen de boissons et de lavements laxatifs; on ne s'en tient aux tisanes légèrement amères ou délayantes qu'en cas d'inflammation par cause externe; on en vient, au contraire, à des purgatifs plus actifs, tels que l'eau de Pullna, l'huile de ricin, le jalap, la scammonée ou le séné, s'il est question d'une nourrice ou d'une suite de couches.

Le calomel, le tartre stibié sous différentes formes, conviennent peu, si j'en crois ma propre expérience, à ce genre d'inflammation. J'y reviendrai plus tard.

Si, après ces premiers moyens, l'inflammation paraît incliner vers la résolution, il faut insister ou sur les émissions sanguines et les purgatifs, ou sur les topiques résolutifs aidés de la compression. Dans les cas, au contraire, où le gonflement se maintient, indique une terminaison par suppuration, il faut mettre de côté la médication débilitante. Après cinq ou six jours une inflammation sous-cutanée, franchement aiguë, étant presque impossible à résoudre, il serait tout à fait irrationnel de s'en tenir au traitement résolutif.

Le phlegmon sous-cutané de la mamelle est d'abord une maladie trop légère, aux yeux de la plupart des femmes, pour que le médecin en soit instruit de bonne heure. Il en résulte qu'au moment où l'on est appelé, la suppuration est déjà établie dans la plupart des cas. On s'explique ainsi la rareté de la terminaison de cette maladie par résolution. Il faut dire aussi que le sein, placé entre deux couches de tissu cellulaire, mobile au-devant du thorax, forme un organe pour ainsi dire isolé des centres circulatoires et nerveux, et qu'il est, par conséquent, soustrait en grande partie aux effets immédiats de la thérapeutique générale; j'ajoute que sa position et sa forme ne permettent pas d'y appliquer les topiques et les bandages avec la même facilité ou la même sécurité que sur une foule d'autres régions.

L'abcès du tissu cellulo-graisseux nécessite encore moins que les abcès de l'auréole la suppression de l'allaitement. Souvent étrangère au mal, la glande peut effectivement continuer alors de remplir ses fonctions sans inconvénient réel pour le nourrisson. L'engorgement qui s'empare du sein à l'occasion du sevrage ne manquerait pas d'augmenter l'irritation dans le foyer purulent, et pourrait devenir à son tour le point de départ de nouveaux abcès. Si l'abcès sous-cutané a pour cause un état maladif de la mamelle, la question relative au sevrage

se présente sous un aspect tout différent. Je la discuterai à l'occasion des abcès parenchymateux.

L'ouverture des abcès superficiels ne doit être abandonnée à
la nature que chez les femmes qui se refusent nettement à
l'emploi de l'instrument. C'est là que je suis parvenu quelquefois à dissiper le dépôt en le couvrant d'un large vésicatoire
volant auquel je revenais huit ou dix jours après. Des onctions,
soit avec la pommade mercurielle, soit avec la pommade d'iodure de plomb, étaient faites sur la région malade deux fois le
jour entre chaque application vésicante. Le vésicatoire a d'ailleurs l'avantage ici, comme dans toutes les autres inflammations au surplus, de hâter la suppuration quand elle est inévitable, ou bien de ramollir le foyer, d'en amincir la peau, d'en
décider l'absorption, la résolution, si elle est encore possible, et, ce qui étonne d'abord, d'émousser notablement l'acuité
des douleurs. Libre de faire ce qui convient le mieux, on aurait
tort d'attendre la fonte complète, la maturité du phlegmon.
Le foyer ou les foyers de cette espèce ne présentent ordinairement ni cloisons ni sinuosités. Une fois ouverts, ils se resser-
rent, reviennent promptement sur eux-mêmes, se cicatrisent
d'autant mieux que les parois n'en ont été ni très amincies ni
trop largement décollées. Quant à l'induration du voisinage,
on peut être sans inquiétude, la résolution ne tarde pas à s'en
emparer.

Ainsi les abcès sous-cutanés doivent, comme les abcès de
l'auréole, être ouverts, largement ouverts aussitôt qu'on y a
constaté la fluctuation. J'ajouterai que le bistouri, plongé par
ponction au centre des phlegmons naissants, m'a paru en arrêter
le développement, en favoriser la disparition. L'incision sous-
cutanée, dont on a parlé depuis que j'ai émis cette proposition,
n'agit pas autrement, ne mérite pas d'être préférée à la simple
ponction en pareil cas. Lorsqu'on ouvre de tels abcès, il importe en outre que ce soit vers leur point déclive. Si la peau
est amincie, si l'on a laissé au pus le temps de se creuser des
cavernes, il convient même de pratiquer plusieurs incisions,
d'en placer partout où le pus tend à stagner.

En supposant que le foyer soit large et que l'ouverture qu'on
y a pratiquée n'ait pas 2 centimètres d'étendue, il est utile de

placer entre les lèvres de la plaie l'extrémité d'une mèche de charpie ou de linge effilé enduite de cérat. On empêche ainsi l'incision de se fermer avant que la cavité de l'abcès soit détergée ou tarie. Quand l'ouverture est large ou que l'abcès est peu étendu, ou quand il a fallu pratiquer plusieurs incisions, cette précaution est généralement superflue; elle serait même nuisible pour peu que la mèche fît *bouchon* dans la plaie; mais on ne doit se dispenser dans aucun cas de recouvrir les dépôts, ainsi ouverts et traités, de larges cataplasmes émollients renouvelés matin et soir jusqu'à ce que la suppuration soit presque complétement épuisée. Quand il ne reste plus qu'une plaie plate, le pansement simple, ou avec une plaque d'onguent de la mère, changé chaque matin, peut être substitué au cataplasme, et il est permis d'en venir à la compression pour dissiper l'engorgement voisin.

Les faits particuliers donnent, du reste, comme on va le voir, une idée assez nette de la marche, des symptômes et de la durée des abcès sous-cutanés du sein, surtout chez les nouvelles accouchées.

Obs. XIII. *Nouvelle accouchée; abcès sous-cutané, huit jours de date. — Incision. — Guérison au bout d'une semaine.*

Peltier, femme de chambre, vingt et un ans, entre à l'hôpital le 22 novembre 1843, pour une tumeur du sein, dont elle souffre depuis huit jours. Un peu lymphatique, cette fille, qui jouit habituellement d'une bonne santé, est accouchée depuis un mois. Au bout de quinze à vingt jours, des douleurs dans le sein gauche l'obligèrent à suspendre l'allaitement qu'elle avait commencé. Restée chez elle sans traitement ou avec de simples topiques émollients, elle entre dans le service avec une tuméfaction notable de la région mammaire, où l'on voit en bas et en dehors une bosselure rouge, douloureuse, vivement enflammée.

Le sein, convenablement fixé par sa base sur le devant de la poitrine au moyen d'une main, permet de constater, à l'aide de l'autre main, une fluctuation large et manifeste dans la partie tuméfiée ou soulevée, et il est aisé de voir que le siége de ce foyer existe entre les téguments et la glande. Une incision large d'un centimètre environ est aussitôt pratiquée sur le point aminci et déclive de la tumeur, d'où deux cuillerées de pus crémeux et bien lié s'échappent immédiatement. L'emploi des cataplasmes de farine de lin est continué. Le 25 novembre, on voit que la mamelle est étrangère à l'abcès, qu'elle n'offre aucune bosselure, aucun foyer inflammatoire; l'abcès suppure déjà beaucoup moins et la malade ne souffre plus. Le 28, la suppuration a considérablement diminué; l'état général est excellent. Le pus commence à devenir séreux. Le 29, il ne sort plus de la plaie qu'une petite quantité de sérosité, et le 30 la guérison est complète.

Tout dans cette observation se rapporte aux abcès sous-cutanés à l'état simple. Bonne constitution de la malade; mamelle intacte; nulle réaction du côté de la lactation; marche régulière du phlegmon; mondification et détersion de l'abcès sans complication aucune; puis formation de sérum qui vient bientôt annoncer une guérison prochaine.

L'observation suivante montre quelque chose de moins régulier, sans sortir cependant des abcès sous-cutanés simples.

Obs. XIV. Pauline Gilet, vingt-deux ans, lingère, forte, très colorée, accouchée depuis dix-huit jours, entre à l'hôpital le 3 novembre 1843. Cette femme, qui avait nourri jusque-là, est obligée de sevrer au bout de douze jours à cause des douleurs qui surviennent alors dans le sein gauche. A la visite du 4 novembre, on constate chez elle un gonflement notable du sein, qui est comme surmonté en bas et en dehors d'un disque à large base et saillant au milieu. Cette tumeur, d'un rouge luisant, est douloureuse et entourée d'un certain degré d'empâtement inflammatoire. La glande, elle-même douloureuse et bosselée tout autour, est évidemment placée derrière le foyer. Si on la fixe avec une main contre la poitrine, il est facile de constater avec l'autre l'existence d'une collection de liquide sous le sommet saillant de la tumeur, de s'assurer qu'il n'existe aucune fluctuation dans l'épaisseur du tissu mammaire, ni au-dessous de la mamelle.

Un bistouri droit porté sur le point déclive de l'abcès donne aussitôt issue à environ deux cuillerées de pus de bonne nature. (Cataplasmes émollients sur toute la région enflammée.) Le 5, l'état fébrile et les douleurs ont disparu. Les parois de l'abcès se recollent déjà et le pus commence à devenir séreux. Le même suintement se maintient cependant encore jusqu'au 15, et la malade ne sort tout à fait guérie que le 19.

La seule anomalie qu'ait présentée cet abcès se trouve dans le nombre de jours qui s'est écoulé entre l'apparition du sérum et la cicatrisation complète de la plaie. Hors de là, tout est analogue à ce qu'on a pu voir dans l'observation précédente.

Lorsque l'abcès sous-cutané prend sa source dans l'inflammation de quelques lobules glanduleux, il n'est pas rare d'en voir survenir successivement plusieurs au lieu d'un seul.

Obs. XV. *Deux abcès sous-cutanés successifs; sein droit; nouvelle accouchée qui a voulu nourrir.*

Marguerite, vingt-deux ans, lingère, robuste, bien constituée, entre dans le service le 16 août 1841. Accouchée il y a deux mois pour la première fois, cette jeune malade a essayé de nourrir pendant quinze jours. Y renonçant alors sans qu'il y eût d'altération au sein, elle ressentit bientôt d'assez vives douleurs dans la mamelle droite. De la rougeur et de la tuméfaction s'ajoutèrent à la douleur et augmentèrent ensemble d'intensité, pendant huit jours, sans être attaquées autrement que par des cataplasmes émollients.

Le 17, à la visite, on reconnaît au sein droit un gonflement modéré, superficiel, qui se perd insensiblement dans les régions voisines, et qui existe en dehors à une certaine distance au-dessous du mamelon. Le centre de la région gonflée, d'une couleur rouge brunâtre, est le siége d'une fluctuation évidente. L'incision du foyer, pratiquée sur-le-champ, laisse écouler plusieurs cuillerées de pus épais et sanguinolent. Quelques brins de charpie sont placés entre les lèvres de la plaie, et un large cataplasme de farine de lin recouvre le tout.

Rien de nouveau pendant trois jours ; tout permet de croire que la malade guérira bientôt ; mais on s'aperçoit, le 24, qu'un nouvel abcès vient de s'établir en dedans du premier. Ouvert à son tour, ce second foyer se tarit comme l'autre, et la jeune femme peut sortir guérie le 29 août.

La durée du mal n'ayant guère été que de quinze jours, cela seul suffit pour mettre hors de doute que de tels abcès étaient étrangers à toute suppuration de la glande.

B. — Phlegmon sous-cutané diffus.

Le phlegmon sous-cutané peut, ainsi qu'on a pu le voir, s'établir non-seulement lors de l'état de grossesse ou de couches, comme aussi sous l'influence d'une lactation commencée, mais encore par suite de maladie, de suppuration des régions voisines, surtout avec la forme de phlegmon diffus. Quoique rare, la mort peut même alors en être la suite.

Obs. XVI. *Abcès avec décollement considérable du sein droit et le long du dos chez une nouvelle accouchée. — Mort.*

Geneviève Denys, vingt-deux ans, repasseuse, entre à l'hôpital le 24 janvier 1840, affectée d'une vaste suppuration avec décollement des téguments pectoraux. Un peu délicate, cette jeune fille est accouchée, il y a douze jours, à la Maternité, quinze jours avant terme. Elle dit que, le jour même de son accouchement, il s'est formé, à la base du cou et à droite, un abcès qui a promptement fusé de tous côtés, c'est-à-dire vers le dos, sous les téguments de la poitrine, en avant et sur le sein droit. Seulement, il reste quelques doutes sur le point de départ de cette vaste suppuration ; il n'est pas démontré que l'inflammation se soit établie de prime abord du côté du cou plutôt que du côté du sein. Quoi qu'il en soit, la peau de la partie supérieure de la région mammaire s'est bientôt mortifiée, de manière à laisser là une vaste plaie blafarde. Trois autres plaies, une dans le dos, une à la base du cou, et la troisième au niveau de la première côte, résultant d'autant d'incisions pratiquées pour donner issue au pus, se voient, en outre, sur le tour du thorax.

Les téguments du dos et de la moitié supérieure de la poitrine sont d'une teinte pâle, décollés, soulevés dans plusieurs points. Les trois ouvertures laissent écouler en abondance un pus sanieux, de mauvaise nature. De vastes clapiers existent encore dans les environs, et la peau mortifiée est largement détachée sur le devant du sein. Une menace de suppuration existe aussi du côté de l'épaule. Malgré cet état local et une prostration considérable, il n'y a pas de fièvre, et la malade conserve de l'appétit. (Extrait de ratanhia à l'intérieur, cataplasmes pour pansement; alimentation légère.) Le 27 janvier, de nouvelles contre-ouvertures, établies en arrière et en avant sur différents points des téguments décollés, donnent issue à une énorme quantité de pus fluide, sanieux et fétide. Les jours suivants, l'abondance de la suppuration se maintient; toutes les plaies restent béantes et blafardes. L'état général s'aggrave de plus en plus. Le 2 février, il y a de la diarrhée et de l'insomnie; en même temps que l'état local semble s'améliorer, l'état général empire; les astringents nutritifs ou autres, le diascordium, les ferrugineux, etc., ne mettent aucun frein à l'adynamie, à l'anémie, à la décomposition générale de la malade, qui meurt le 11 février.

A l'autopsie, on constate un décollement de toute la peau qui recouvre la moitié droite du thorax et une partie de la racine du cou. Nulle part le pus n'avait fusé entre les muscles ni au-dessous de la mamelle, qui, bien appliquée contre la poitrine, était complétement dépourvue de couches sous-cutanées et comme disséquée en avant. Aucun épanchement ne s'était fait dans les cavités splanchniques, et rien de matériel n'a été trouvé dans les viscères qui pût expliquer la mort.

Comme aucune douleur, aucune apparence d'inflammation, de maladie, n'avait existé préalablement du côté du cou, comme il se peut qu'une inflammation sourde n'ait pas été aperçue dans la mamelle dès le principe, je soupçonne que ce vaste abcès a eu son point de départ dans le sein; que, circonscrit d'abord par en haut vers la clavicule, il aura fini par s'étaler, par amener un phlegmon diffus gangréneux, une sorte d'inflammation laiteuse, d'érysipèle phlegmoneux dénaturé par l'état de lactation où se trouvait cette femme.

Voici un autre fait où l'abcès est évidemment venu dans la région mammaire d'une région différente.

Obs. XVII. *Vaste abcès du sein droit; fusées purulentes venant de l'aisselle.*

Clorinde, vingt-quatre ans, gantière, entrée à l'hôpital le 22 janvier 1844. Atteinte d'engelures aux mains tous les hivers, cette femme en fut plus vivement tourmentée encore qu'à l'ordinaire vers la fin de janvier 1843; il en résulta, dans le creux de l'aisselle, une inflammation qui se termina par un abcès, qu'on ouvrit largement en T. L'ouverture en est restée fistuleuse. Il y a quinze jours, le chirurgien incise de nouveau le foyer; mais bientôt le sein s'engorge à son tour, et c'est alors que la malade entre à l'hôpital. L'inflammation ne paraissant pas très vive, on s'en tient à des topiques émollients. Le 29 janvier, l'abcès du sein est complétement formé; on l'ouvre largement, et il en sort beaucoup de pus. Une sorte de cordon dur se continue de la mamelle jusque dans le creux de l'aisselle. (Onctions avec la pommade d'iodure de plomb; cataplasmes sur les foyers purulents.) Rien de notable jusqu'au 15 février, si ce n'est que le trajet fistuleux, faisant communiquer les deux foyers, semble s'enflammer et devenir le siége d'une vaste collection à son tour. Le 20, on incise sur toute la longueur du clapier, dont on panse l'intérieur à plat, au moyen de boulettes de charpie. A partir de ce moment, tout se déterge, et les plaies commencent à se cicatriser du fond vers les bords. Cependant la guérison s'est fait longtemps attendre, et la malade n'a pu sortir guérie de l'hôpital que le 7 du mois d'avril. Du reste, depuis le commencement jusqu'à la fin, la suppuration s'est maintenue dans la couche sous-cutanée, entre les téguments et la mamelle, sans jamais fuser ni au-dessous de cette glande ni entre les muscles.

Contrairement à ce que la théorie porterait à penser, le phlegmon diffus, l'érysipèle phlegmoneux, est assez rare au sein. On l'y observe cependant, ainsi qu'on vient de le voir; il s'y présente même avec des caractères qui ne permettent pas de le confondre avec les autres inflammations. Les observations que j'en possède ne m'expliquent pas, du reste, pourquoi les chirurgiens ont gardé le silence sur cette forme des phlegmasies mammaires.

Obs. XVIII. Une femme jeune et forte, qui avait été menacée pendant quelques jours d'abcès au sein sans être enceinte ni accouchée, se croyait guérie, lorsqu'un érysipèle simple vint se fixer au côté interne du mamelon gauche. Au bout de trois jours, cet érysipèle revêtit la forme du phlegmon diffus. Il y eut alors boursouflement de toute la mamelle, et le gonflement marcha avec une rapidité comparable à ce qui survient en pareil cas au scrotum, aux paupières, aux grandes lèvres. Quatre jours plus tard, une large plaque gangréneuse se voyait sur la moitié externe de la glande, et la malade ne tarda pas à succomber.

L'autopsie montra que du pus séreux était infiltré entre les lobules du sein et dans la couche sous-cutanée. De larges lambeaux de tissu cellulaire mortifié se voyaient sous les téguments, et il n'y avait de collection purulente nulle part. La couche cellulaire profonde et le tissu glandulaire proprement dit étaient intacts.

J'ai rencontré quelque chose d'analogue chez une nouvelle accouchée. Ici l'inflammation sembla partir de la face convexe de la glande pour s'étaler dans le tissu sous-cutané. La suppuration s'établit rapidement; des trous multipliés se formèrent à la peau; le tissu cellulo-graisseux mortifié, imbibé d'un pus lactescent, se détachait et pouvait être extrait par lambeaux; la mamelle parut enfin comme disséquée au fond des ulcères, mais la malade finit par se rétablir. Chez une autre jeune femme, qui en est morte (novembre 1857), à la Charité, tout le parenchyme mammaire était transformé en une sorte d'éponge purulente.

Cette forme de la maladie appartient à la catégorie de celles que MM. Trousseau et Contour ont signalées, et qui, au dire de ces praticiens, donnent souvent lieu à la formation de bourbillons mortifiés. Le phlegmon diffus, gangréneux du sein diffère sous plus d'un rapport du phlegmon diffus des autres régions; il peut envelopper la totalité de la glande, la traverser dans toutes les directions, envahir l'élément cellulo-fibreux, l'espèce de capsule qui entoure et isole chaque lobule de cet organe, détruire ainsi la trame vasculaire, vitale, en quelque sorte, qui seule peut alimenter la mamelle.

Formé de filaments, de lames et de cellules qui se continuent à titre de brides ou de cloisons à travers la glande, le tissu cellulo-graisseux représente ici une sorte de feutrage plutôt qu'une toile au-dessous de la peau. Il est tout simple, dès lors, que l'inflammation diffuse, en s'y établissant, gagne aussi bien en profondeur, en épaisseur qu'en largeur, au lieu de s'étaler simplement en nappe, comme dans le phlegmon diffus ordinaire. Tout en tenant compte de ces particularités, il faut accorder que la nature de l'inflammation est aussi pour quelque chose dans les caractères mentionnés plus haut.

De quelque façon qu'on l'envisage, le phlegmon diffus du sein est une maladie grave. Si la résolution ne s'en fait pas, et il est difficile qu'elle ait lieu, l'infiltration séro-purulente ne tarde pas à s'emparer de tout le tissu sous-cutané. Les brides qui enveloppent les lobules de la glande se prennent bientôt à leur tour, et si la femme survit, résiste, il en résulte au moins une véritable *dissection* de la mamelle. Chez les nouvelles accouchées ou les nourrices, la sécrétion laiteuse augmente encore la gravité du pronostic, attendu que le lait, s'échappant par quelques canaux rompus, se mêle au pus en même temps que le pus provoque l'inflammation du tissu sécréteur.

On peut craindre le phlegmon diffus quand, sous un érysipèle ordinaire ou quelque affection érythémateuse, on voit le sein se boursoufler tout à coup à la manière d'une éponge qui s'imbibe, pendant que d'un autre côté le pouls, devenu fréquent, reste petit et dépressible.

Le *traitement* d'une affection pareille est en général le même que pour le phlegmon diffus proprement dit, et doit varier selon la période de l'affection. Au début, c'est-à-dire dans les deux ou trois premiers jours, si l'on peut en soupçonner la nature, et qu'il n'y ait pas de contre-indication individuelle, il faut recourir à la saignée du bras et disséminer sur la mamelle un grand nombre de sangsues. Des onctions mercurielles à hautes doses, un grand vésicatoire volant, ou même la compression, viennent ensuite pour compléter la guérison si la résolution semble s'établir.

Quand le régime débilitant échoue, ou quand on n'est appelé qu'à partir du troisième jour, l'infiltration séro-purulente existant déjà à peu près inévitablement, il n'est plus permis de compter sur l'efficacité de la médication précédente. Il n'y a plus alors de chances de salut que dans les *incisions multiples*. Quelque effrayant qu'il paraisse d'abord, ce remède doit pourtant être appliqué. C'est le seul qui puisse arrêter la mortification des tissus, l'extension de la phlegmasie. Il faut même que le bistouri soit enfoncé profondément; on ne doit pas craindre d'inciser, en pareil cas, la mamelle et les téguments qui l'enveloppent sur six, huit ou dix points, ni de donner 2 à 3 centimètres d'étendue à chaque incision. Tout cela se fait du reste promptement, entraîne assez peu de douleur, et ne laisse pas, après tout, des traces aussi évidentes qu'on se l'imaginerait, une fois la guérison obtenue. En définitive, il suffit, pour ne pas hésiter, de se rappeler le danger du mal et l'impossibilité d'y remédier autrement.

Si la suppuration est établie et la continuité de la peau détruite sur quelque point, on déterge les foyers à l'aide d'injections antiseptiques. La décoction de quinquina ou de feuilles de noyer trouve ici sa place, mais rien n'égale l'efficacité de la teinture d'iode ou de l'infusion vineuse de roses de Provins, vantée dans le traitement du phlegmon diffus ordinaire par Mo-

rand (1) de Tours. Il est souvent nécessaire aussi, à cette période
du mal, pour éviter l'amincissement et la destruction des restes
de peau, de chercher le fond, le point déclive des parties décollées, afin d'y pratiquer, d'y placer des contre-ouvertures. Je
n'ai pas besoin de dire que les cataplasmes émollients, que les
pansements avec le linge criblé et la charpie, ont aussi leur
tour à de certaines périodes de l'inflammation, ou de la détersion, et de la cicatrisation des foyers.

§ IV. — Phlegmon sous-mammaire ou profond.

Au lieu de la forme feutrée ou aréolaire, le tissu qui
sépare la mamelle du grand pectoral, des cartilages sterno-
costaux et des côtes, présente l'aspect de lames foliacées qui
permettent de le comparer au fascia sous-cutané profond de
l'abdomen et des membres. Il en résulte que chez les femmes
dont la mamelle est volumineuse, mobile et lourde, chez les
femmes qui ont été nourrices plusieurs fois, chez les femmes
d'un certain âge surtout, une sorte de bourse synoviale s'établit facilement là. Cette bourse celluleuse, signalée par M. Nélaton, et qui n'est ni constante ni régulière, qui est parfois
comme cloisonnée, peut devenir le siége de tous les genres
d'épanchement, de phlegmasie, qu'on observe dans les bourses
muqueuses des autres régions du corps. Comme elle manque
souvent, les inflammations profondes du sein sont loin, on le
conçoit, d'offrir toujours le même aspect. Dans l'état ordinaire,
elles ont une tendance marquée à revêtir la forme de phlegmon
diffus. Pour peu qu'elles soient aiguës, en effet, elles ne manquent guère d'envahir bientôt tout l'espace qui supporte la base
de la mamelle; elles diffèrent en cela des inflammations sous-
cutanées, puisque celles-ci se montrent ordinairement sous
forme de bosselures, de reliefs plus ou moins exactement circonscrits à la surface du sein.

Chez les jeunes femmes, surtout chez celles dont la mamelle
est fixe ou peu développée, le phlegmon profond peut, au contraire, n'occuper, n'envahir qu'une partie de la région sous-
mammaire, attendu que des lamelles, des espèces de cloisons

______
(1) *Thèses de Paris.*

en divisent quelquefois la largeur totale en un certain nombre
de compartiments; aussi trouve-t-on souvent cette inflammation circonscrite plutôt que diffuse, tantôt sur un point, tantôt
sur un autre.

A. — Phlegmon profond diffus.

Les inflammations sous-mammaires naissent, comme les inflammations sous-cutanées, de trois manières différentes. Le
plus souvent elles ont leur point de départ dans une irritation
de la mamelle, irritation qui marche ou s'étend d'avant en
arrière, de la glande vers la poitrine; d'autres fois elles reconnaissent pour cause une maladie du thorax.

Une violente pleurésie en avait été évidemment la source
chez une femme que j'ai observée. Je les ai vues survenir à
l'occasion d'épanchements de pus, de sang, de sérosité dans la
plèvre, chez plusieurs individus; quelquefois aussi ce sont des
altérations organiques du poumon, une vomique, l'affection
tuberculeuse, par exemple, qui en deviennent l'origine : une
fracture de côte peut amener le même résultat. Il en est de
même de la carie, de la nécrose, de toutes les altérations des
parois thoraciques en rapport avec la mamelle. On devine enfin
que le phlegmon sous-mammaire peut aussi s'établir sur place
de prime abord, et sans maladie préalable des tissus voisins.

Le début de ce genre de phlegmon par le tissu cellulaire
est assez rare. A part quelques exceptions, ce n'est guère que
par suite d'une constitution profondément altérée, sous l'influence de causes générales, ou spontanément, qu'il se montre
effectivement. Il suit de là que le phlegmon sous-mammaire
indique une maladie préalable, soit de la glande elle-même,
soit de la poitrine, soit de l'organisme en général. Il n'en est
pas moins vrai que les violences extérieures, que les coups
de toutes sortes peuvent le faire naître, sans laisser de traces
évidentes dans les parois thoraciques. Il est également vrai
que sa source de beaucoup la plus fréquente se trouve dans
l'inflammation glandulaire des nouvelles accouchées ou des
nourrices.

Quelques exemples vont mettre cette proposition dans tout
son jour,

Obs. XIX. *Phlegmon profond.* — *Sein gauche; nouvelle accouchée qui a commencé à nourrir. Incision, guérison prompte.*

Domestique, vingt-cinq ans, à Paris depuis quatre mois, d'une constitution assez faible, quoiqu'elle n'ait jamais fait de maladie; quelques flueurs blanches; accouchée depuis un mois, a nourri quinze jours. Il y a huit jours, elle commença à souffrir du sein gauche vers la partie supérieure et externe, du côté de l'aisselle, où quelques ganglions se sont tuméfiés. Aujourd'hui le sein est trois ou quatre fois plus gros que celui du côté droit. Si, l'embrassant de la main, on veut le ramener vers la ligne médiane, on le trouve très pesant; la peau se laisse déprimer par la pression, qui ne fait pas disparaître la rougeur extérieure. Dans la moitié externe et supérieure, cette rougeur est intense, et la mamelle tendue, arrondie, est manifestement soulevée. Au-dessous et du même côté, la peau perd de sa coloration, de son infiltration; les tissus redeviennent sains. En bas et en dedans il existe un autre engorgement dur, bosselé, ne se continuant pas avec la masse principale. Sensibilité vive dans les parties malades avec douleurs pongitives presque continuelles; la fluctuation est évidente en haut et en dehors, surtout vers le bord du grand pectoral. L'absence de coup reçu dans le sein et la proximité des couches de cette femme rendent probable l'existence d'un abcès ayant débuté par l'inflammation de la glande elle-même. La suppuration s'est ensuite étendue au tissu sous-mammaire; le pus est donc placé entre la mamelle et le grand pectoral. Le 18 juin, une incision longue d'un pouce et demi est faite en dehors et en haut, sur le côté de la glande; il en sort un pus abondant, jaunâtre, épais, de bonne nature.

Mèche dans l'incision; cataplasmes.

La suppuration continue les jours suivants; elle prend, le 21, une consistance plus liquide et un aspect comme séreux; les bords de l'incision sont approchés. Les élancements ont continué dans les parties engorgées en dedans et en bas; une fluctuation profonde s'y fait sentir, et cet engorgement est évidemment transformé en un deuxième foyer. Le 25, deux incisions y sont faites et donnent issue à une grande quantité d'un pus bien lié; la pression fait sortir le reste.

26. — Suppuration peu abondante; tendance des lèvres de la plaie à se rapprocher, mais engorgement assez dur aux environs; quelques picotements; pouls calme et régulier; langue naturelle; sommeil. — Cataplasmes.

27. — Plus de suppuration, induration seulement. — Pommade d'iodure de plomb. — Sortie le 28.

Obs. XX. *Phlegmon sous-mammaire; suite d'une contusion au sein gauche.*

Rochai, trente-trois ans, journalière, fortement constituée, n'ayant jamais été malade, a nourri deux enfants dont le dernier a huit ans. Son mal actuel résulte d'un coup de tête de cheval reçu, il y a huit jours, sur le sein gauche. Entrée aujourd'hui, 27 avril 1837, à l'hôpital, elle dit que la région frappée n'a pas cessé d'être douloureuse, et que depuis quelques jours elle a reconnu un gonflement manifeste de toute cette région. Dès le lendemain de l'accident, on avait remarqué en dedans du mamelon une plaque ecchymotique assez large. Douze sangsues ont été appliquées dès que l'engorgement s'est laissé apercevoir, et des cataplasmes émollients ont été immédiatement mis en usage. L'enflure, qui avait d'abord paru diminuer un peu, a bientôt pris un accroissement nouveau plus rapide qu'auparavant.

Aujourd'hui le sein malade a un volume au moins double de celui de la mamelle saine; on y remarque une teinte verdâtre, des plaques rouges indiquant que du sang s'est infiltré dans les tissus. Du reste, la consistance de la glande n'est guère plus considérable sur un point que sur l'autre; tout l'organe conserve son aspect globuleux franc et régulier. La douleur que fait naître la pression est un peu plus marquée au côté interne du mamelon que partout ailleurs. Comme il n'y a pas de fluctuation, on essaye un bandage compressif dont les pièces sont imbibées d'une solution de sel ammoniac. Le 29 avril, le gonflement est assez amoindri pour exiger qu'on enlève le bandage afin de le réappliquer mieux; mais dans la nuit du 30 avril au 1er mai, la malade éprouve des douleurs vives. Comme les imbibitions salines avaient été omises, on les prescrit de nouveau en continuant la compression. Le 4 mai, le sein conservant son volume, on enlève le bandage et l'on constate dans la tumeur une fluctuation profonde.

Un bistouri étroit, plongé de bas en haut à la partie externe et inférieure de la tumeur, donne issue à un verre de pus; des cataplasmes sont ensuite posés sur le sein. Le 8, une nouvelle incision devient nécessaire, parce que la première, qui s'est refermée, a laissé un foyer purulent se reformer derrière. Le 9, la suppuration reste abondante. On place, le 10, une canule élastique dans la plaie, afin d'établir de nouveau la compression sur la tumeur. La suppuration ne perdant point de son abondance, il est évident que le foyer n'avait pas une ouverture assez large; aussi croit-on devoir le fendre, dans l'étendue de 3 centimètres, le 23 mai, et remplacer de nouveau les cataplasmes par la compression. A partir de ce moment, l'abcès s'est rapidement détergé, si bien que la malade put sortir guérie le 29 mai.

> Obs. XXI. *Phlegmon sous-mammaire, suite de contusion. Sangsues, frictions mercurielles, incision. Guérison en trois semaines.*

Dubois, âgée de vingt-deux ans, giletière, d'une bonne constitution, réglée depuis l'âge de quinze ans, reçut, il y a quinze jours, un coup à la partie externe du sein droit. La douleur, vive au premier moment, persista pendant plusieurs jours; cependant la malade n'y faisait pas beaucoup d'attention. Au bout de huit jours, sein gonflé, rouge, et le siége de douleurs continuelles. Cataplasmes. Le mal ne fait qu'augmenter.

État actuel. — Sein droit gonflé, porté en avant; on sent au-dessous de l'empâtement et une certaine résistance à la pression. A la partie externe, la peau est lisse et présente une rougeur qui disparaît brusquement sous la pression. L'organe malade est chaud, et le siége de douleurs gravatives continuelles; la malade a un peu de fièvre.

Le 25 septembre. — Vingt sangsues sous le sein, dans l'endroit où l'inflammation semble être la plus vive. Cataplasmes.

26. — La malade souffre un peu moins. Nouvelle application de sangsues, mais au-dessus du mamelon; cataplasme.

27. — Onctions mercurielles sur le sein ; cataplasme.

28. — Inflammation encore considérable ; sein moins volumineux. Douleurs moindres ; fluctuation à la partie externe et inférieure.

Le 1er octobre. — Une incision à la partie inférieure du sein, donne issue à beaucoup de pus blanc, épais, mêlé de sang.

6. — Le sein a beaucoup diminué de volume ; il n'est plus rouge. La malade souffre un peu dans le creux de l'aisselle. Induration à la partie supérieure du sein.

14. — La malade ne souffre plus et demande à s'en aller ; le sein est revenu à l'état normal.

Ainsi, cette femme, qui n'était ni enceinte ni nourrice, et chez laquelle la contusion n'avait point amené de collection de sang, n'en a pas moins été atteinte d'un phlegmon ayant, de prime abord et jusqu'à la fin, son siége entre la mamelle et le thorax. D'autres fois, et j'en donne ici un exemple, ce genre de phlegmon s'établit sans cause connue.

Obs. XXII. Charret, seize ans, d'une constitution délicate, pâle, maigre, bien réglée cependant, ayant eu la gale six mois auparavant, entre à l'hôpital le 1er octobre 1840, se plaignant d'une douleur au sein droit. Elle ne sait à quoi attribuer sa maladie, qui n'a été précédée ni accompagnée d'aucune réaction générale. Elle en souffre depuis environ quinze jours. Une douleur assez vive en a été le premier symptôme, et le sein a paru dès l'abord plus volumineux, plus dur que celui du côté opposé. Aucune médication n'a été mise en usage jusqu'ici.

A la visite, le sein est saillant, dur, tout en restant arrondi, ou plutôt comme conique, à cause de la pointe représentée par le mamelon. Sans être rouge, la peau en est tendue ; la pression y cause peu de douleur ; toute la tumeur paraît homogène et ne différer de la mamelle saine que par un excès de volume. Aucune fluctuation ne peut y être constatée. La mamelle tout entière semble avoir été soulevée, écartée de la poitrine par quelque liquide ; quand on la presse, on reste avec l'idée qu'un certain espace existe entre elle et le thorax.

Il n'y a d'ailleurs ni fièvre ni perturbation des fonctions digestives. Cette forme de la tumeur et la manière dont elle s'est développée indiquant qu'une collection existe profondément, on plonge un bistouri dans sa partie la plus déclive, c'est-à-dire en bas et en dehors. L'incision donne issue à une grande quantité de pus phlegmoneux, homogène. Un stylet introduit par la plaie permet en outre de se convaincre que le foyer était bien effectivement situé derrière la mamelle.

C'est le 2 octobre que l'abcès fut ouvert et vidé. Dès le 5, le pus est déjà remplacé par du sérum, si bien que la malade peut sortir de l'hôpital le 8, tout à fait guérie.

La constitution de cette jeune fille aurait pu faire présumer qu'une lésion quelconque, soit de l'intérieur de la poitrine, soit des os, avait été la cause de ce phlegmon; mais la promptitude avec laquelle la santé s'est rétablie ne permet pas de s'arrêter à une semblable pensée. Voici un autre fait qui montre comment les phlegmons sous-mammaires se développent le plus communément.

Obs. XXIII. *Phlegmon sous-mammaire. — Nouvelle accouchée dont la fonction de nourrice n'a pu être continuée.*

Le 17 janvier 1837, une domestique, Richard, âgée de vingt-six ans, bien constituée, entre à la Clinique, atteinte d'une douleur au sein droit. Cette femme, qui est accouchée, il y a deux mois, pour la troisième fois, a nourri pendant plus d'un mois. Étant sortie par un temps froid, il y a trois semaines, elle sentit au sein de la douleur et de la chaleur. Un gonflement marqué et de la rougeur s'ajoutèrent bientôt aux premiers symptômes. Quelques jours après, le sein, de plus en plus rouge, était le siège de battements douloureux. Des frissons, de la fièvre survinrent; la jeune femme fut obligée de se mettre au lit. Pendant douze jours, des cataplasmes émollients sur la partie malade ont constitué tout le traitement mis en usage.

Un abcès a fini par se former; il vient de s'ouvrir en haut et en dehors. La mamelle présente encore le double de son volume, et elle reste rouge, chaude, fluctuante, globuleuse, comme soulevée en masse. Une pression exercée à sa racine fait sortir une grande quantité d'un pus bien lié, jaunâtre, crémeux, louable. Le 19 janvier, les accidents généraux ont cessé; il y a de l'appétit, le sein s'est affaissé, la suppuration est modérée; quelques lambeaux mortifiés sont tirés de la plaie, qui semble ainsi s'être agrandie un peu. Dès le 21, l'amélioration est considérable sous tous les rapports; cependant, au bout de quelques jours, de nouveaux accidents inflammatoires se manifestent, et un nouvel abcès se forme près du mamelon, si bien que la malade dut rester à l'hôpital jusqu'au 20 février.

Un coup de poing en avait été la cause dans cette autre observation.

Obs. XXIV. Troupeau, dix-huit ans, blanchisseuse à Saint-Denis, tempérament lymphatique, ordinairement bien réglée, accouchée depuis trois mois, sans que rien de fâcheux ait accompagné ou suivi le travail. Quelque temps après, en donnant à teter, elle reçut un coup d'air au sein droit; frissons passagers, légères douleurs. Tout était à peu près disparu, quand un mois après, s'étant prise de querelle avec une de ses camarades, un violent coup de poing lui fut porté sur la partie externe et supérieure du sein; elle ressentit alors une vive douleur, le sein prit du volume et de la dureté. (Cataplasmes.)

Le sein droit a un volume au moins double de l'autre; il est ferme, tandis que le gauche est mou et tombant; rougeur, empâtement. La glande semble soulevée; rejetée en avant, sans bosselures, elle est élastique, comme spongieuse, avec une ondulation profonde que la pression de la main ouverte apprécie. Quoiqu'il y ait en dehors une petite plaque qui tend à proéminer,

n ne sent pas de fluctuation ; douleur sourde, profonde. Il existe en même
mps des douleurs vagues dans le côté gauche de la poitrine et de la cuisse,
urtout la nuit : rien n'apparaît en ces points. Pas de réaction ; l'abcès est
ous-mammaire.

On pratique une incision, de la longueur d'un pouce, en dehors du ma-
elon, et il en sort au moins deux verres d'un pus épais, bien lié, jaunâtre, puis sanguinolent. (Mèche et cataplasme chicorée ; quart.)

Le lendemain 9, la mamelle est pendante, presque revenue au volume de
autre ; suppuration abondante ; la malade a de l'appétit.

Les deux jours suivants, même état ; peu de suppuration.

16. — La malade sort, n'ayant plus qu'un léger suintement par la plaie.

Signes. — On reconnaît l'inflammation profonde et on la
stingue du phlegmon sous-cutané à plusieurs symptômes.
Accompagnée de réaction, de fièvre, d'un gonflement qui com-
rend la région en masse, elle semble repousser la glande du
devant de la poitrine. La mamelle tout entière paraît alors
endue, lisse, hémisphérique, sillonnée de grosses veines. La
peau en est chaude, légèrement rouge : on dirait que le sein
repose sur une éponge quand on le comprime d'avant en arrière.
Il existe des douleurs sourdes, profondes, gravatives, qui ne
sont que légèrement augmentées par de douces pressions, tandis
ue dans le phlegmon sous-cutané le moindre attouchement
est difficilement supporté. On ne remarque à l'extérieur ni bos-
elures, ni plaques fongueuses, soit livides, soit simplement
ougeâtres, du moins en général.

La marche des inflammations profondes du sein est habituellement rapide ; en deux, trois, quatre ou cinq jours, elles arrivent souvent à leur summum d'intensité. Quand le mal débute,
comme M. Laugier m'a dit l'avoir vu, par l'état diffus, sous
forme d'inflammation plastique de toute la couche sous-mam-
aire, il leur suffit quelquefois de quarante-huit heures pour
donner à la mamelle le double de son volume normal ; la for-
ation d'un vaste abcès en est la conséquence presque obligée.
arfois aussi elles entraînent la gangrène du tissu cellulaire,
comme dans l'érysipèle phlegmoneux ; l'induration, soit par
plaques, soit par noyaux, en est une suite rare. Si elles ne se
terminent par résolution que chez le plus petit nombre des
femmes, c'est du reste en partie parce que trois, cinq ou six
jours suffisent pour amener dans le tissu cellulaire profond de
la région mammaire une véritable suppuration.

Le phlegmon profond est quelquefois long à guérir, même hors l'état de lactation, quand il résulte d'une violence extérieure et surtout quand il s'établit aux confins de la mamelle; mais alors c'est qu'il s'y joint des complications, ou que l'inflammation gagne le parenchyme de la glande, ainsi qu'on le voit ici, par exemple.

OBS. XXV. *Phlegmon sous-mammaire, côté droit. Abcès multiples, incision, séton. — Guérison complète; soixante-cinq jours.*

Courtin, vingt-neuf ans, domestique, de haute stature, de forte et bonne constitution, a joui de la santé la plus parfaite jusqu'au 5 février. Alors elle tombe et se heurte la partie supérieure du sein droit sur le bord d'une planche. Le coup fut assez violent pour provoquer une défaillance. La malade assure qu'il n'y avait aucun changement de couleur de la surface cutanée. Le troisième jour, douleurs lancinantes à la partie antérieure de l'aisselle et supérieure du sein. La tumeur, à peine remarquée par la jeune femme, parvint en dix jours au volume que nous lui voyons aujourd'hui; elle ne grossit que peu jusqu'à l'entrée de la malade à l'hôpital. A ce moment les symptômes locaux sont les suivants :

On remarque à la partie supérieure, ou plutôt au-dessus du sein droit, une tumeur régulière, saillante, en forme de demi-sphère, non mobile, mal limitée, à base large *paraissant* adhérer aux os et se continuer avec eux. Dans sa partie la plus saillante, la fluctuation est évidente et le foyer paraît assez rapproché de la peau, tandis que plus bas il existe des bosselures de densité variable. Aucune induration; empâtement des tissus voisins. La tumeur paraît consister en un foyer dont les limites se perdent dans l'épaisseur de la glande et dans le tissu graisseux de la paroi thoracique antérieure. Pas de douleur à ce niveau, même à une forte pression ; aucun élancement, aucun sentiment de chaleur.

5 mai. — A la partie la plus saillante de la tumeur où se montre la fluctuation, une ponction est pratiquée avec un bistouri droit. La tumeur s'affaisse aussitôt en donnant issue à une grande quantité de pus séreux, floconneux. Un stylet pénètre dans une caverne assez vaste, dont la face profonde paraît constituée par la face antérieure des côtes et les muscles intercostaux externes. Ces os ne sont pas dénudés. Pansement simple.

6. — Aucune trace d'inflammation autour de la plaie. Empâtement des parois de la poche. Petite quantité de pus par l'ouverture. État général parfait.

7. — L'empâtement a presque disparu. Le foyer se déterge peu à peu. Ses parois se recollent.

10. — La suppuration a de la peine à se faire jour. La paroi antérieure du foyer semble soulevée par le pus.

11. — Le sein présente un peu de rougeur. Il est douloureux. La malade a eu, depuis hier, des nausées et trois vomissements. Le pouls est à 90; langue blanchâtre, soif vive.

12. — Les vomissements ont cessé; les selles sont normales, la suppuration est abondante.

14. — Le mieux continue. L'eau de Seltz est supprimée.

16. — Le pus s'amasse à la partie la plus déclive du sein. L'état général, sans inspirer de craintes, est peu satisfaisant. La bouche est pâteuse, l'appétit nul ; peau chaude.

17. — Le sein tout entier est tuméfié, gorflé, douloureux ; la peau est tendue, luisante, surtout à la partie inférieure, Il semble qu'une contre-ouverture doive être pratiquée. Un stylet permet de constater que la plaie communique par un trajet assez étroit avec un foyer profondément placé au niveau de la portion sternale de la cinquième côte. On incise largement à 4 centimètres environ au-dessus de la première ouverture. Après la sortie d'une assez grande quantité de sang, un flot de pus fait irruption au dehors. Séton dans le trajet.

18. — État général satisfaisant. Pus séreux, brunâtre, sanguinolent. La pression en détermine la sortie par la dernière ouverture. Le reste du sein est assez dur ; la peau est rouge ; pas de douleurs.

20. — Une grande quantité de pus séreux, brunâtre, s'écoule de la dernière plaie, lorsque la main presse la partie inférieure du sein.

21. — Suppuration moins abondante, d'une couleur plus favorable. Le sein est relevé et soutenu.

23. — Douleurs beaucoup moindres depuis que le sein est suspendu.

24. — Point douloureux au niveau de la portion sternale de la troisième côte ; grande sensibilité à la partie la plus déclive du sein.

Cette sensibilité paraît tenir à l'arrêt que subit la matière purulente dans le foyer principal. La pression, de bas en haut, fait sortir par l'incision supérieure une quantité notable de pus, de bonne nature du reste.

7 juin. — Les douleurs ne se calment pas ; une sonde cannelée, introduite par l'orifice resté béant, indique l'existence d'un trajet faisant communiquer le foyer supérieur avec la partie la plus déclive du sein. Ce trajet se dirige obliquement de haut en bas et de dedans en dehors.

8. — Incision au niveau du point où paraît se terminer le canal parcouru par la sonde, c'est-à-dire à la partie externe et inférieure. Une petite quantité de pus sanguinolent se fait jour par l'incision.

9. — Les pièces du pansement sont couvertes d'un pus fétide. Mouvement fébrile ; langue sale, nausées, vomissements, défaillances.

15. — Point douloureux et fluctuant au-devant du bord droit du sternum, au niveau des cartilages des cinquième et sixième côtes.

17. — Incision. Pus sanguinolent, non fétide. La toux ne modifie en rien le jet du liquide. Pas de douleurs profondes.

18. — Suppuration abondante, de bonne nature. Il y a eu, pendant la nuit, du dévoiement, des coliques accompagnées de fièvre.

19. — Mieux sensible, soit dans l'état général, soit dans l'état local. Le sein est moins dur, moins douloureux à la pression ; la suppuration est sensiblement diminuée.

25. — Foyer au-dessus du mamelon.

6 juillet. — Incision sur le point où la peau est comme transparente, amincie, blanchâtre. Issue d'une notable quantité d'un pus épais, de bonne nature.

10. — La suppuration diminue. Le trajet précédemment parcouru par la mèche du séton ne donne qu'une petite quantité de pus de bonne nature. L'induration, la tuméfaction vont tous les jours en diminuant.

15. — Cicatrisation complète des deux orifices cutanés du trajet placé en travers du sein.

20. — Cicatrisation de la dernière ouverture. Le sein tout entier ne présente plus qu'une induration partielle dans sa portion antérieure et externe.

28. — La malade sort parfaitement guérie. Empâtement partiel de la glande ne causant aucune douleur, aucune gêne. État général parfait.

Traitement. — Si la thérapeutique des phlegmons profonds peut être la même, en général, que celle des inflammations superficielles, il est certain néanmoins qu'on doit la modifier dans quelques-uns de ses détails. Ainsi la saignée du bras convient ici, et doit même être pratiquée largement, à des époques rapprochées, tant qu'il existe encore quelque chance de faire avorter la phlegmasie. Les effets de la saignée sont comparables, en pareil cas, à ceux qu'on peut en attendre dans le traitement de l'inflammation des viscères et des parenchymes en général.

Les sangsues, moins efficaces que lorsqu'il s'agit d'un phlegmon sous-cutané, doivent être appliquées autour de la tumeur, principalement en dehors, entre l'aisselle et la mamelle ou au-dessous du sein, et non sur le sein lui-même.

Les sangsues ont peu de prise sur ce genre de phlegmon, parce que la glande cache en quelque sorte les couches enflammées; c'est par la même raison qu'il vaut mieux les poser à la circonférence que sur le milieu de la tumeur. On doit en appliquer un grand nombre quand on se décide à y recourir, et la saignée générale doit leur être préférée, quand il n'y a point de contre-indication individuelle.

Les pommades mercurielles, iodurées ou autres, ne sont aussi que d'un faible secours, le siége de la phlegmasie étant trop éloigné de la peau. Il en est de même des cataplasmes émollients, narcotiques, résolutifs. La compression, de larges vésicatoires volants, n'auraient également que peu d'effet. Il en résulte : 1° que les médications indirectes ou générales sont presque les seules qui offrent quelque chance de succès; 2° qu'ordinairement l'inflammation résiste alors à tous les moyens qu'on lui oppose; 3° enfin que la terminaison, en quelque sorte naturelle du phlegmon sous-mammaire, est la formation d'un abcès.

Voici une observation qui prouve cependant qu'on peut en obtenir la résolution, dans certains cas, au moyen de la compression.

Obs. XXVI. — *Phlegmon profond : sein gauche ; nouvelle accouchée. — Bons effets de la compression ; résolution.*

Bracque, accouchée il y a cinq semaines, avait beaucoup de lait et a nourri pendant tout ce temps, à l'exception des trois derniers jours.

Il y a quinze jours, elle fut prise de frissons, le sein gauche devint gros, rouge, douloureux. On a pratiqué, il y a huit jours, une incision qui ne fournit pas de pus et ne dégorgea que très peu la partie malade.

6 mars. Cataplasmes sur le sein, qui reste gros, rouge, douloureux, en conservant la forme d'un demi-globe, sans fluctuation.

7. — Eau de Sedlitz qui ne produisit aucun effet. Le lendemain, on donne de l'huile de ricin.

9. — Nouveau purgatif. Le 10, compression.

17. — On retire aujourd'hui la compression malgré ses heureux résultats, parce que la malade a des nausées, des coliques et mal à la gorge. Le sein est détuméfié.

23. — On réapplique la compression.

30. — Le sein est aussi bien que possible. Il reste seulement un petit noyau d'engorgement à la partie inférieure et interne de la glande. (Frictions hydrargyriques.)

9 avril. La malade sort guérie.

Le calomel, le tartre stibié à hautes doses, vantés d'une manière vague dans le traitement des inflammations du sein, conviennent évidemment mieux aux phlegmons sous-mammaires qu'aux phlegmons sous-cutanés. J'ai mis souvent en usage ces moyens, et, sans être merveilleux, les résultats que j'en ai obtenus justifient cependant, jusqu'à un certain point, les éloges qu'on leur a donnés. Ainsi 5 centigrammes, 1 décigramme de calomel, administrés deux, trois, quatre et cinq fois par jour, concurremment avec les émissions sanguines, ont quelquefois fait avorter un phlegmon sous-mammaire non douteux. Il en a été de même de l'émétique, donné plusieurs jours de suite, à la dose de 20 à 30, 40 ou 50 centigrammes dans les vingt-quatre heures. L'efficacité des purgatifs ordinaires m'a paru incontestable aussi, surtout quand la langue est limoneuse, quand il n'y a point d'appétit, quand les voies digestives indiquent un état saburral marqué.

Au total cependant, il faut ne point perdre de vue que de telles ressources n'ont de chances de succès qu'autant qu'elles sont mises en usage de bonne heure, dans les trois ou quatre premiers jours par exemple. Une fois établie, la suppuration les rend inutiles ou insuffisantes, et après quatre ou cinq jours d'un état inflammatoire franchement aigu, le pus existe à peu près inévitablement.

B. — Phlegmon profond circonscrit.

Ce que je viens de dire doit s'entendre presque unique-ment de l'inflammation diffuse, c'est-à-dire de celle qui envahit, qui occupe volontiers toute la portion du thorax re-couverte par la mamelle. Mais, de même que dans le fascia sous-cutané profond des membres l'inflammation aiguë ne revêt pas toujours les caractères du phlegmon diffus, de même il se peut que sous le sein le phlegmon reste partiel ou circonscrit.

Cette forme de la maladie ne doit pas même être rare, et n'est pas rare en effet. Quand la phlegmasie débute par la moitié in-férieure de la région, il lui arrive souvent de ne point en gagner la moitié supérieure. Chez les femmes dont la mamelle est natu-rellement fixe, si l'espèce de bourse muqueuse dont j'ai parlé est cloisonnée ou n'existe pas, un phlegmon s'établit tantôt sur un point tantôt sur un autre de la couche sous-mammaire, sans devenir nécessairement diffus.

Alors les symptômes diffèrent un peu de ce que nous avons vu ailleurs. C'est tantôt en haut, tantôt en bas, à droite ou à gauche, que le sein se gonfle, devient douloureux. Au lieu de se soulever en masse et de rester globuleux, il proémine plus particulièrement vers l'un des points de sa circonférence. L'in-flammation marche en général moins vite, provoque moins de réaction fébrile. Quand la suppuration est établie, il est encore facile de voir que la glande recouvre le foyer du mal.

Le traitement diffère aussi de celui du phlegmon diffus. Il est inutile d'employer les moyens généraux avec autant d'éner-gie; les remèdes locaux, les topiques, méritent en réalité plus de confiance; ainsi les sangsues sur la région douloureuse, l'on-guent mercuriel, les vésicatoires volants, qui conviennent à peine dans le premier cas, ne sont pas à dédaigner ici.

Circonscrit ou diffus, le phlegmon sous-mammaire ne reste pas toujours emprisonné en arrière du sein. Il n'est point rare de le voir s'étendre aux traînées, aux brides cellulo-fibreuses qui en traversant la mamelle, unissent la couche sous-cutanée à la couche celluleuse profonde. De profond qu'il était d'abord, il peut ainsi devenir superficiel. C'est là une forme de la maladie sur laquelle je reviendrai en traitant soit de l'inflammation glanduleuse, soit des abcès parenchymateux.

Dans quelques cas, peu fréquents du reste, c'est du côté de l'hypochondre que l'inflammation se propage, quoique son extension la plus naturelle se fasse du côté de l'aisselle. La continuité des couches superficielle et profonde avec le fascia sous-cutané général porterait à penser d'abord que l'inflammation doit s'étendre avec facilité hors de cette enceinte, et gagner les régions voisines. Il n'en est rien cependant. L'anatomie, qui n'induit en erreur que quand on l'interprète mal, donne la clef de cette apparente contradiction; et si l'inflammation profonde reste le plus souvent confinée sous la mamelle, c'est que l'union des tissus est rendue plus intime au dehors par une sorte de repli qui va d'une couche à l'autre, comme pour compléter un kyste, pour emprisonner la glande dans un véritable sac.

Les abcès sous-mammaires sont idiopathiques ou symptomatiques, idiopathiques quand ils résultent d'une phlegmasie primitivement établie sous le sein ou dans la mamelle; symptomatiques, quand ils résultent de l'altération d'organes plus ou moins éloignés. J'ai vu sous la mamelle un abcès déterminé par la suppuration d'un cartilage sterno-costal brisé. Chez une foule d'autres malades l'abcès avait pour cause l'altération ancienne d'une côte sous-jacente. J'ai vu, en 1834, un énorme abcès sous-mammaire qui communiquait avec les bronches et qui s'était établi à la suite d'une pneumonie d'apparence assez bénigne. Une femme, entrée à la Charité en 1836, en eut un dont une masse tuberculeuse sous-sternale avait été le point de départ; à la même époque une jeune fille nous en offrit un qui avait sa racine entre le bord antérieur du poumon droit et la plèvre costale. La phthisie pulmonaire en est une source qu'il importe de ne point oublier, et dont j'ai vu de nombreux exemples. J'ai observé en outre une infinité d'abcès sous-mammaires tenant à des maladies voisines du thorax, abcès qui ne sont guère en définitive que des sortes de dépôts par congestion.

Une autre catégorie d'abcès profonds appartient aux maladies de la mamelle elle-même. En se prolongeant, les suppurations du tissu glandulaire peuvent gagner et gagnent souvent, en effet, les profondeurs de la région. Les abcès sous-cutanés sont eux-mêmes susceptibles, en suivant les cloisons fibro-celluleuses de la glande, de devenir profonds. J'ai déjà dit que les abcès de la circonférence du sein pouvaient à la rigueur pénétrer entre la glande et les parois thoraciques.

Pour concevoir toute l'importance de ces distinctions, il suffit de réfléchir aux différences qui en résultent pour le fond de la maladie. Personne, en effet, ne s'aviserait de mettre sur la même ligne, au point de vue du pronostic et du traitement, les abcès symptomatiques d'une maladie de poitrine et les dépôts sous-mammaires idiopathiques. Obligés de traverser, d'altérer plus ou moins le tissu sécréteur avant de devenir profonds, les dépôts qui n'arrivent dans le tissu sous-mammaire qu'après avoir existé dans la couche sous-cutanée, ou dans l'intervalle des lobes glanduleux, entraînent aussi des conséquences plus sérieuses que l'abcès profond idiopathique proprement dit.

Ce genre d'abcès se développe d'ailleurs sous l'influence de causes variées et de conditions diverses. J'en ai observé à la suite de contusion, ou sans causes connues, chez des femmes qui ne nourrissaient plus depuis longtemps ; à la suite d'un refroidissement chez des femmes qui n'avaient nourri que du côté malade ; chez d'autres qui ne nourrissaient que depuis quelques jours ; quelquefois aussi avant l'accouchement. Le plus souvent ces abcès n'existent que d'un seul côté ; quelquefois cependant on les voit des deux côtés en même temps.

En général, les abcès profonds du sein ont des caractères tranchés. Ordinairement larges, ils occupent souvent toute la base de la mamelle ; des frissons irréguliers, des sueurs partielles, la sensation d'un poids, d'une distension, en indiquent la formation. Le sein se trouve alors comme soulevé, tendu, à peine bosselé, assez lisse même, chaud, d'une rénitence toute particulière ; si l'on cherche à le déprimer, que la pression ait lieu par les côtés ou d'avant en arrière, on sent qu'il repose sur un plan peu solide, sur une collection de liquide.

Le foyer acquiert rapidement du reste un volume notable chez une foule de femmes. Je l'ai vu contenir jusqu'à un litre de pus. On dirait en pareil cas une vaste poche qui décolle et pousse le sein au-devant d'elle. Son plancher, un peu convexe, étant formé de parties élastiques ou flexibles plutôt que fermes et solides, fait qu'on y constate moins facilement la fluctuation que dans les autres genres d'abcès. Comprimé dans un sens, le pus fait céder le point opposé ou quelque région du pourtour, et ne donne point ainsi la sensation nette du reflux d'un liquide. Aussi, à moins d'une grande habitude, le chirurgien a-t-il besoin, pour établir le diagnostic, de tenir compte alors plus que jamais du degré d'intensité des phénomènes préexistants.

Si, après une semaine de symptômes inflammatoires, la réaction générale, la rougeur, la douleur, diminuent sans que la langue se nettoie, sans que le sein s'affaisse ou se resserre, on peut être sûr qu'un abcès s'établit. Aucun doute n'est permis, s'il existe en même temps un peu d'empâtement, soit autour, soit à la surface de la mamelle, et surtout si cette espèce d'œdème est accompagné d'un certain degré de rougeur et de frissons vagues plusieurs fois répétés.

Soit parce que l'inflammation devient promptement adhésive sur certains points, soit parce que la cavité sous-mammaire est incomplète, soit pour tout autre motif, il arrive, je l'ai déjà dit, que, au lieu d'être diffus, l'abcès se limite rapidement, qu'il s'en forme même plusieurs, susceptibles de communiquer entre eux ou de rester indépendants les uns des autres.

Quelquefois aussi ce genre d'abcès s'établit sourdement sans occasionner de douleurs notables. En pareil cas, l'abcès, une fois établi, peut, ainsi que je l'ai vu un certain nombre de fois, rester stationnaire des semaines entières sans avancer ni reculer, sans amincir ou altérer les tissus ; même alors il finit cependant par passer sous la peau, par amener l'abcès en bissac ou en bouton de chemise.

Obs. XXVII. — *Abcès sous-mammaire (du côté gauche) presque indolore.*

Chevalot, dix-neuf ans, casquettière, bonne constitution, accouchée naturellement il y a un mois.

Huit jours après, dit-elle, le mal a commencé ; douleurs peu vives ; sein tuméfié. Aujourd'hui les douleurs sont moins fortes, mais le sein est très volumineux.

25 juin 1842. Sein tuméfié dans sa totalité, comme porté en avant. Rou-

geur de la peau peu intense; douleurs gravatives; en palpant, on éprouve la sensation d'un corps résistant sur un fond raréfié, mobile; en cherchant à percevoir la fluctuation, on constate qu'elle est surtout manifeste sur les côtés. Pas d'accidents généraux.

L'absence de bosselures, d'amincissement et de rougeur de la peau, de fluctuation superficielle, la marche de la maladie, font diagnostiquer un abcès sous-mammaire.

On pratique immédiatement une incision sur le côté externe et un peu en bas : il s'en écoule environ deux verres d'un pus bien lié. (Cataplasmes émollients.)

29. — Suppuration abondante.

30 juillet. Bandage compressif établi de manière à refouler le sein vers la poitrine, en ayant soin de laisser l'incision à jour pour que le pus puisse s'écouler.

2 août. La malade se plaint de souffrir beaucoup de la compression. (Léger état fébrile.)

3. — Même état. On supprime la compression. (Linge cérate.)

5. — Collection à la surface du sein. Nouvelle incision, par laquelle il s'écoule du pus. Mèche dans la plaie.

10. — Une ouverture près de l'incision et comprise dans l'auréole du mamelon paraît communiquer avec la partie postérieure du sein. État général satisfaisant.

14. — Petit abcès furonculaire dans l'aisselle droite, ouvert de lui-même.

17. — Les trajets fistuleux se ferment. Suppuration peu abondante. (Onguent de la mère.)

20. — La malade sort guérie. A peine un léger suintement par les incisions.

Il est vrai, néanmoins, que de telles variétés ne doivent être considérées que comme des exceptions, et que l'abcès sous-mammaire aigu se montre généralement avec les caractères que j'ai indiqués plus haut.

Pronostic. — Le siège des abcès sous-mammaires en fait une maladie sérieuse, susceptible de devenir grave si elle n'est pas traitée convenablement. Bien que la couche lamelleuse, qui en est le point de départ, se confonde sur le contour de la glande avec le tissu sous-cutané, le pus n'en parvient pas moins quelquefois à se dégager sous forme de fusée, à provoquer ainsi des érysipèles phlegmoneux, de l'abdomen, de l'aisselle ou du côté. La maladie peut amener quelque chose de pire encore: arrêtée à la circonférence du sein, retenue en avant par la mamelle, elle peut réagir sur les os ou les cartilages et les altérer, ou bien sur les muscles intercostaux, au point de les pénétrer et de faire irruption vers les plèvres ou le médiastin. Ces complications sont rares sans doute, mais elles ont été observées, et j'en ai moi-même été témoin plusieurs fois. Il peut arriver, en outre, que l'abcès sous-mammaire détermine, par le fait seul de son voisinage, une inflammation purulente de la plèvre, et, par suite, un véritable empyème.

Les abcès profonds finissent souvent, on l'a déjà vu, par s'étendre d'arrière en avant, en suivant les cloisons de la mamelle, de manière à faire naître bientôt un ou plusieurs abcès sous-cutanés, sans perdre pour cela leurs caractères d'abcès sous-mammaires primitifs. Rien d'aussi fréquent que cette variété de dépôts. Une caverne plus ou moins vaste existe entre les téguments et la glande; une autre caverne, plus large, sépare la mamelle de la poitrine; les deux cavités communiquent l'une avec l'autre par un trajet ou plusieurs trous ordinairement assez étroits, et le tout donne l'image complète d'un bouton de chemise, ou d'un bissac, forme d'abcès qui sera plus particulièrement étudiée à l'article ADÉNITE.

Les abcès sous-mammaires réclament ainsi toute l'attention du praticien. S'il est vrai qu'ils se portent souvent au pourtour de la région, il l'est aussi qu'ils se fraient aisément une autre voie. Au demeurant, ceux qui s'ouvrent ou qu'on ouvre dans le lieu d'élection, c'est-à-dire en dehors et en bas, guérissent généralement bien et vite. Quand l'ouverture se fait, ou est pratiquée au voisinage du mamelon, la guérison est plus longue et plus difficile. Si un abcès sous-cutané a pu s'établir et devenir large avant qu'on ait pu l'ouvrir, le cas devient plus grave encore, surtout si, au lieu d'un trou de communication entre les deux foyers, il en existe plusieurs. En pareil cas, le pronostic se rapproche plus de celui des abcès parenchymateux que de celui des abcès sous-mammaires proprement dits. Quelquefois aussi l'abcès sous-cutané devient profond par le même mécanisme.

Traitement. — L'abcès profond une fois établi, ce serait perdre son temps et compromettre la santé de la femme que de s'en tenir aux médications internes ou à l'emploi des diverses sortes de topiques. Les compresses, les cataplasmes émollients, les embrocations, les liniments, les pommades de toute espèce, ne pourraient avoir ici d'autre but que de complaire à la malade, ou de favoriser l'amincissement de la peau, si l'on ne pensait pas devoir recourir encore, ou si la personne ne voulait pas absolument se soumettre à l'emploi du bistouri; en d'autres termes, l'incision est le seul remède essentiel, le seul remède efficace de ce genre d'abcès à l'état simple. Un large vésicatoire enveloppant la totalité du sein pourrait, dans quelques cas rares, prévenir la nécessité de l'instrument tranchant ; mais c'est un remède qui ne réussit que par exception et qui, pour beaucoup de femmes, est, pour le moins, aussi effrayant, aussi douloureux que l'incision. La compression, sur laquelle je m'expliquerai plus tard, n'aurait d'autre avantage que d'amortir, d'engourdir les souffrances, d'amollir un peu les enveloppes de l'abcès, avantage balancé par le danger de favoriser le décollement des tissus et les fusées purulentes du côté de la plèvre.

L'ouverture des abcès profonds exige d'ailleurs certaines précautions, précautions susceptibles de varier selon que le foyer est encore confiné derrière la glande ou qu'il l'a déjà traversée pour se montrer sous la peau. S'il ne s'est encore établi aucune fusée, aucune bosselure en avant, il convient que l'incision soit faite au côté externe, sur le point où les téguments paraissent le plus amincis, ou mieux encore sur le point tout à fait déclive du clapier. Ce point déclive existe généralement en bas et en dehors, mais il peut se trouver en bas et en dedans, si la malade se tient couchée sur le côté opposé à celui de l'abcès. Au demeurant, le lieu d'élection est au côté externe et inférieur de la circonférence du sein, ou bien au point déclive du dépôt. Le lieu de nécessité, indiqué par les bosselures purulentes et secondaires, peut se trouver ainsi partout où la peau se montre amincie, où l'abcès n'est plus séparé de l'extérieur que par des téguments rouges et altérés. Au lieu de nécessité, l'ouverture, parfois fort éloignée du fond, du point déclive de l'abcès, ne dispense pas toujours d'une incision secondaire ou d'une contre-ouverture dans le lieu d'élection ; aussi, toutes choses égales d'ailleurs, faut-il préférer cette dernière, et la pratiquer de bonne heure.

L'ouverture des abcès profonds doit être large et peut sans inconvénient intéresser les tissus dans l'étendue de 2, 3 et même 4 centimètres. Il vaut mieux qu'elle soit perpendiculaire que parallèle au plan des parois du thorax, surtout dans le lieu de nécessité. On a moins à craindre ainsi de la voir se refermer trop vite. Plusieurs incisions conviendraient s'il y avait abcès avec amincissement manifeste de la peau, soit à la circonférence, soit sur la face antérieure de la mamelle. Les abcès profonds du sein fournissent une grande quantité de matières et se vident généralement en entier; il en résulte, pourvu qu'ils ne soient compliqués d'aucune sinuosité et qu'il n'y ait point de vice constitutionnel chez la malade, que leur foyer se tarit promptement, que les femmes en sont quelquefois débarrassées dans l'espace d'une semaine ou deux. J'en ai vu dont les parois s'étaient complétement recollées dès le troisième ou le quatrième jour. On favorise d'ailleurs ce recollement, s'il tarde trop à s'effectuer, au moyen d'un bandage bien appliqué, d'une compression bien faite ou par des injections détersives, de teinture d'iode en particulier.

§ V. — Phlegmon du parenchyme, ou adénite mammaire.

La mamelle est sujette, comme glande, à des phlegmasies diverses que beaucoup d'auteurs ont englobées sous le titre général d'engorgements du sein et qui sont souvent le point de départ des inflammations ou des abcès précédemment étudiés. Ces engorgements, de nature inflammatoire, qui peuvent survenir dans la glande mammaire, comme partout, sous l'influence de coups, d'irritations mécaniques de différentes sortes, de causes internes, de mouvements organiques variés, se rapportent néanmoins presque tous au travail de la lactation, de la grossesse ou de l'accouchement.

Les phlegmasies de cause interne débutent le plus souvent par les canaux galactophores, quelquefois seulement par le tissu sécréteur ou par l'élément fibro-cellulaire. Les engorgements dus à la sécrétion laiteuse commencent par les masses lobulaires ou par l'intérieur des canaux excréteurs. Il n'est pas rare aussi de voir l'inflammation débuter par la trame qui englobe et réunit les autres éléments de la mamelle; j'en ai déjà donné des exemples dans les chapitres précédents.

Il suit de ces remarques que la glande seule offre trois variétés distinctes d'inflammation, inflammation des cloisons et filaments fibro-cellulaires, inflammation des grains et des lobules sécréteurs, inflammation des conduits lactés.

Bien que ces trois variétés de l'adénite mammaire n'en fai-
sent souvent qu'une, se développent fréquemment à la suite
l'une de l'autre, ne soient quelquefois que des degrés successii
du même mal, il faut pourtant convenir qu'elles peuvent se
présenter isolément, et qu'il est bon de les étudier comme autant de maladies distinctes. Avant d'en tracer l'histoire, j'appe-
lerai un instant l'attention sur l'espèce de subinflammation qui
les précède souvent et qui est connue sous le titre d'engorgement laiteux.

A. — Engorgement laiteux (poil).

Le gonflement des seins qui se manifeste chez les nouvelles
accouchées ou chez les nourrices, comme dans les derniers mois
de la grossesse chez quelques femmes, peut n'être qu'un résultat naturel de la formation, de l'accumulation du lait. Cet
état est normal tant qu'il ne dépasse pas certaines limites, il
dure qu'un jour ou deux; mais si, à partir du second jour,
s'accompagne de douleurs, de chaleur; si le lait ne s'échap
plus du mamelon en même temps que la mamelle augmente
volume, il mérite le titre de maladie. La rétention du lait
partie concrété, épaissi, dans ses propres conduits, donne
sein un volume quelquefois énorme, fait naître des doule
vives, et produit une réaction générale intense.

Je distingue cet *engorgement douloureux* de l'inflammati
proprement dite parce que : 1° au début il n'y a point enco
de phlegmasie dans les tissus; 2° si, d'une façon ou d'une aut
on redonne au lait sa fluidité normale, tous les accide
cessent immédiatement; 3° on le voit souvent disparaître
soir au lendemain sous l'influence de la chaleur ou de
taines médications stimulantes; 4° il est naturel du deuxiè
au quatrième jour de la couche chez presque toutes les femm

Obs. XXVIII. — *Tuméfaction molle du sein droit, sans induration, sans*
geur de la peau. — Frictions mercurielles. — Guérison en cinq jours.

Berteuil, âgée de vingt ans, domestique, accouchée et nourrice de
sept mois, porte à la mamelle droite une tumeur molle sans rougeur à
peau, volumineuse, sans induration. Lorsqu'on embrasse le sein dans
main, on sent au milieu de la masse des grumeaux épais; on voit au ce
du mamelon deux orifices qui donnent issue à du lait, ce qui confirme
la maladie est bien un engorgement dû à la rétention dans les canaux

lophores du liquide excrété par la glande; en un mot, la variété connue sous le nom de *poil*. Sous l'influence de frictions mercurielles, tous les symptômes disparaissent, et cinq jours après la malade sort guérie.

L'engorgement laiteux des nouvelles accouchées ou des nourrices est donc caractérisé par un gonflement de toute la mamelle ou au moins de quelques lobules importants de cette glande, qui paraît boursouflée, imbibée à la manière d'une éponge ou écartée de la poitrine, comme dans les inflammations sous-mammaires. Au lieu de conserver une certaine mobilité, de présenter une peau lisse, tendue, le sein est alors comme collé sur le thorax, endurci, criblé de bosselures; la peau de la région, souvent sillonnée de grosses veines ou légèrement colorée en bleu, est parfois plus pâle que dans l'état normal. Elle peut être aussi un peu plus rouge, ou d'une teinte rosée plus manifeste qu'à l'état de santé. Tantôt ce genre d'engouement, qui n'est quelquefois que partiel, est accompagné de fièvre, d'un état sudoral fatigant; tantôt il n'occasionne aucune réaction et reste pour ainsi dire indolent.

C'est de cette variété des engorgements du sein que veut sans doute parler Aristote, quand il dit: « Toute la mamelle est un corps spongieux, tellement que si une femme a avalé *un poil* en buvant, il lui vient une maladie que l'on nomme le poil, qui subsiste jusqu'à ce que ce corps étranger ait été chassé et soit sorti, ou que l'enfant l'ait tiré en tetant (1). » On voit du reste que ce nom de poil n'a point été imaginé par Aristote, et que la signification qui lui a été conservée par les gens du monde autorise à le considérer comme synonyme d'engorgement laiteux. Le ridicule et la puérilité de l'idée d'un poil avalé faisant naître le gonflement des mamelles n'ont pas besoin, j'imagine, d'être signalés ici, et ressortent assez d'eux-mêmes.

Ce genre d'engorgement, que j'ai souvent observé chez les nourrices, et aussi chez les femmes enceintes, doit être distrait des inflammations proprement dites.

Mille causes pouvant troubler la fluidité, la liquidité du lait, on comprend que les canaux de la mamelle doivent être souvent exposés à l'accident dont il s'agit. Que quelques-uns des ori-

(1) Traduction de Camus, t. I, p. 447, in-4; liv. VII, XI, XV.

fices du mamelon s'échauffent, se rétrécissent comme dans le
observations de M. Bouchut (1), et la sortie du lait sera tou
aussitôt gênée. Retenu dans des conduits, dans des tissus vivant
le lait s'altère, change de consistance et de nature; un travai
chimique s'établit aussitôt entre ses divers éléments; il n'es
bientôt plus pour la mamelle qu'un corps étranger. Si, p
quelque raison que ce soit, le sein n'est pas vidé aux épo
ques nécessaires, si l'enfant ne lui est pas présenté quand la
nature semble l'exiger, c'est comme si les orifices du mamelon
ne jouissaient pas de leur perméabilité normale. La rétention
du lait doit exposer aux mêmes inconvénients en effet, soi
qu'elle tienne à l'étroitesse des orifices excréteurs, soit qu'elle
dépende de l'absence de succion.

Rien ne m'a paru donner plus souvent naissance aux engorge
ments laiteux que le refroidissement des seins. C'est un *coup d'air*
qui les produit ordinairement; aussi est-il rare que les malades
n'en accusent pas quelque transition subite du chaud au froid.
Après les refroidissements viennent la sécrétion trop abondante
et la rétention trop prolongée du lait chez les femmes qui ne
peuvent donner le mamelon qu'à de longs intervalles. Aussi les
voit-on survenir de préférence : 1° au moment du sevrage ; 2° chez
les nourrices qui exposent, sans précaution, leur sein à l'air, pour
le présenter à l'enfant; 3° chez celles qui ne donnent à teter, à
cause de leurs travaux, qu'un petit nombre de fois dans la
journée ; 4° chez celles dont la *montée* du lait se fait par de
trop brusques saccades, ou dont le nourrisson exerce une
succion trop précipitée.

Obs. XXIX. — *Quatorze mois d'allaitement : tuméfaction, chaleur, dureté.—
Frictions avec un liniment d'ammoniaque et de camphre. — Guérison.*

Dufeu, vingt-cinq ans, bonne constitution, nourrissait depuis quatorze mois, et sevra ; son sein gauche augmenta notablement de volume; i
devint dur, douloureux, chaud. Cataplasmes : aucune amélioration. Le sein
est doublé de volume, peu sensible. On n'y distingue aucune apparence de
fluctuation. La malade dit y avoir senti d'assez vives douleurs, en partie
disparues; soif assez vive. Frictions avec un liniment composé d'ammoniaque
et de camphre.

2 août. Mêmes symptômes que le jour d'entrée. On continue les frictions

(1) Acad. de méd., 14 mars 1854.

vec le liniment, et l'on tient des compresses imbibées de ce liquide sur le mal.

3. Mieux : le sein paraît moins volumineux; il est moins chaud, les douleurs ont entièrement disparu ; on continue l'usage du liniment.

4. Mieux notable. La malade dit qu'elle ne peut rester plus longtemps à l'hôpital ; le soin de ses enfants la rappelle chez elle. On lui accorde son exeat; elle se trouve guérie et promet de continuer l'usage du liniment.

L'abus des boissons stimulantes signalé par A. Cooper, les écarts de régime, les maladies internes, certaines irritations u mamelon et de l'auréole, en sont également des causes préisposantes, mais qui produisent plus volontiers le phlegmon que de simples engorgements de la mamelle.

Abandonné à lui-même, l'engorgement laiteux se termine chez nombre de femmes par le rétablissement du cours des liquides retenus, c'est-à-dire par résolution; assez souvent aussi l'engendre une véritable inflammation. Tant que la distension ne réagit que mécaniquement, le poil n'est qu'un *engorgement ;* mais, ainsi distendus, les conduits lactés peuvent *perdre paience :* alors l'irritation gagne la glande et prend vite les caactères de l'inflammation parenchymateuse. M. Birkett (1), qui me reproche de ne pas en avoir parlé, dit qu'un mamelon trop court ou mal développé est une cause assez fréquente des engorgements mammaires, et je crois qu'il a raison.

Il n'est pas rare de voir, chez la même femme, les seins se prendre d'engorgement laiteux d'un côté, et d'inflammation vraie du côté opposé.

Obs. XXX.—*Phlegmons glanduleux précédés d'engorgement laiteux. Guérison.*

Dubus, vingt-quatre ans, blanchisseuse, bonne constitution, n'a jamais été malade; a déjà eu un enfant qu'elle a nourri avec des crevasses au sein. Accouchée pour la seconde fois il y a un mois, elle a nourri du sein gauche (dont le mamelon est très court). Au bout de sept ou huit jours elle s'expose au froid, et s'aperçoit bientôt que ce sein est plus gros, plus dur que l'autre; qu'il est douloureux, sans être rouge. Elle se contenta d'y mettre des cataplasmes, et s'en servit pour nourrir pendant quelques jours encore. Alors le gonflement, la dureté, augmentèrent. Au bout de huit à dix jours, la peau devint rouge, lisse, tendue par places, et se ramollit sans que la malade y eût remarqué de bosselures, puis s'ulcéra pour donner issue à un peu de pus.

19 juin 1844. Le mamelon est indiqué par une dépression; on aperçoit

(1) *British Review,* n° 29, p. 35-37.

quatre ou cinq ulcérations disséminées, étroites, qui donnent issue à un peu de matière purulente, et deux ou trois pertuis par lesquels s'écoule du lait. (Cataplasmes ; on soutient les deux seins avec un bandage de corps et un scapulaire.)

20. Le sein droit est douloureux, gonflé ; on y distingue des saillies dures ; mais la peau n'a pas changé de couleur. (Onctions plusieurs fois par jour avec eau de laurier-cerise, 120 grammes ; ammoniaque, 1 gramme ; jaune d'œuf.)

21. Le sein droit a déjà diminué de volume.

24. Il est revenu à son état ordinaire ; on y distingue seulement une espèce de mamelon, un noyau un peu douloureux. Le sein gauche est moins gros, moins dur, moins rouge ; du pus s'écoule en abondance par quatre ou cinq ouvertures ; à sa partie externe il présente une bosselure violacée, molle et fluctuante.

25. La bosselure du sein gauche s'est ulcérée ; il en sort du pus mêlé du lait, comme par les autres ouvertures. (Même liniment sur les seins.)

28. Le sein gauche se ramollit, est moins gros et moins rouge ; le noyau situé au-dessous du mamelon du sein droit ne diminue pas ; la peau qui le recouvre commence à rougir.

30. Les symptômes inflammatoires ont pris une grande intensité à droite ; toute la nuit il y a eu des battements et des élancements. (Incision, cataplasmes.)

1er juillet. Le sein gauche diminue chaque jour de volume et de consistance, excepté à la partie interne, où deux ou trois bosselures continuent à suppurer ; du côté droit, la bosselure incisée est encore dure et donne lieu à peu de suppuration.

3. Au sein gauche existent, un peu en dehors du mamelon, deux bosselures fluctuantes, rouges et douloureuses.

4. Ces bosselures ne sont pas ulcérées, mais l'une d'elles communique avec les ouvertures préexistantes.

5. Nouvelle bosselure rouge à la partie supérieure et interne. (Incision, cataplasmes.)

8. Le sein gauche se dégorge bien ; il y a encore quelques bosselures qui suppurent. A droite le noyau est petit, et l'on sent seulement des lobules de la glande hypertrophiés.

15. La moitié externe du sein gauche est toujours dure, et une quantité assez abondante de suppuration s'écoule par les plaies.

16. Il est moins dur, moins rouge à sa partie externe, et verse beaucoup moins de suppuration.

27. Le dégorgement continue ; suppuration encore abondante. (Linge cérat é ; soutenir le sein.)

Sort guérie le 30.

Traitement. — Il ne faut point confondre dans la pratique le poil avec le phlegmon des mamelles : le traitement qui convient le mieux à l'un pourrait être nuisible à l'autre. On remédie à l'engorgement laiteux, en donnant plus souvent le mamelon à l'enfant ; en vidant le sein par des succions artificielles, exer-

ées par un adulte, un jeune animal, une ventouse *ad hoc;* en
dirigeant mieux les efforts du nourrisson et de la femme.

On applique aussi sur la mamelle des linges souples et fins,
es coussins ouatés, et l'on prescrit en même temps un régime
lus régulier, s'il est possible; on attaque par les moyens appro‑
priés les maladies internes, s'il en existe. En cas d'insuffisance
de ces premières ressources, il serait utile de recourir soit aux
topiques, soit aux moyens généraux. La saignée du bras, les
ngsues autour du sein, les purgatifs, auraient certainement
ici une assez grande efficacité; mais comme de tels moyens
peuvent troubler la sécrétion laiteuse, on ne se décide point,
sans une nécessité bien reconnue, à en faire usage chez les
nourrices.

Il convient donc de s'en tenir, autant que possible, aux re‑
mèdes locaux. C'est à ce genre d'engorgement seul qu'un cer‑
tain nombre de liniments, de topiques vantés par les gens du
monde, après l'avoir été anciennement par les thérapeutistes,
euvent être quelquefois opposés. Ranques, d'Orléans (1),
M. Couty de la Pomeraye (2), accordent une grande vertu au
mélange suivant :

```
Eau de laurier-cerise.  . . , . . . .   60 grammes.
Extrait de belladone.  . . . . . . . .    3     —
Éther.  . . . . . . . . . . . . . .      30     —
```

J'ai plusieurs fois employé ce remède avec avantage; sou‑
vent aussi il n'a point arrêté la marche de l'engorgement. Le
liniment ammoniacal camphré, que préconise A. Cooper, réussit
également chez un certain nombre de femmes. Voici la formule
que j'ai le plus souvent employée, en pareil cas, avec quelque
succès :

```
Huile d'amande douce.  . . . . . .    100 grammes.
Extrait de belladone.  . . . . . .      1     —
Ammoniaque.  . . . . . . . . . . .      4     —
Camphre.  . . . . . . . . . . . . .     2     —
Jaunes d'œuf . . . . . . . . . . .  n° 2     —
Éther.  . . . . . . . . . . . . . .     2     —
```

(1) *Journal des progrès,* t. XIV.
(2) *Archives générales de médecine,* t. XX, p. 591.

Étalant avec douceur, quatre ou cinq fois le jour, une certaine quantité de ces préparations sur le sein, on obtient, en général, une liquéfaction rapide du lait, un dégorgement manifeste de la mamelle. Je me suis servi avec avantage aussi de cataplasmes de cerfeuil dans du lait avec des jaunes d'œufs, du miel et du vin, quelquefois même de simples cataplasmes de farine de lin. Comme l'engorgement et la douleur existent plus particulièrement en dehors de l'auréole, il est moins difficile qu'on ne croirait de continuer l'allaitement, puisqu'on peut épargner au nourrisson le désagrément des topiques au voisinage du mamelon.

Le simple énoncé de ces moyens montre assez que plusieurs d'entre eux seraient d'un usage dangereux, qu'ils devraient être proscrits si, au lieu de rétention du lait, d'engorgement laiteux, il s'agissait d'une phlegmasie réelle, soit superficielle, soit profonde, soit parenchymateuse.

L'huile de chènevis récente et préparée à froid, appliquée sur le sein au moyen d'une flanelle, et qui dissipe encore mieux cette légère affection qu'aucun autre topique connu, selon M. Contenot (1), serait moins nuisible quand il y a inflammation réelle; mais je n'ai guère eu à me louer d'un pareil remède, qui vient pourtant, dit-on (2), de tarir rapidement une ancienne galactorrhée. D'un autre côté, on n'hésiterait pas à pratiquer une saignée, à recourir aux sangsues, à donner des purgatifs, à couvrir le sein de cataplasmes émollients ou laudanisés, si l'engorgement laiteux, accompagné de réaction un peu vive, était la suite d'un sevrage définitif, s'il se montrait chez une femme qui ne doit plus ou qui ne peut plus nourrir.

Obs. **XXXI.** *Engorgement laiteux, suite de refroidissement, quinze jours après un deuxième accouchement. Sangsues.*

Amanda, fleuriste, vingt ans, à l'hôpital le 31 décembre 1840, est accouchée pour la seconde fois il y a un mois. Quoique d'une constitution délicate, elle jouit généralement d'une bonne santé; les suites de sa première couche sont restées exemptes de tout accident. Il en a été de même cette fois jusqu'au quinzième jour. Alors la malade, qui s'était exposée au froid, fut prise d'une fièvre assez forte, quoique de courte durée. Une dou-

(1) *Annales de la Flandre occidentale.*
(2) *Gazette hebd.* t. ıv, p. 763.

leur vive, lancinante, s'établit en même temps dans le sein droit, qui fut aussitôt recouvert d'un cataplasme émollient. Les deux jours suivants, la malade remarqua que le sein s'engorgeait, devenait de plus en plus dur et douloureux. Les cataplasmes ayant été continués encore quelques jours sans qu'il en résultât aucun bien, elle prit le parti d'entrer à l'hôpital.

A la première visite, le 1er janvier, le sein présente un engorgement large, vague, sensible à la moindre pression, avec quelque nodosité, sans rougeur à la peau, et qui paraît être parti de la région interne pour gagner insensiblement le côté externe en suivant la direction des conduits lactés. Du reste, la mamelle n'est ni déformée ni très volumineuse ; la santé générale est bonne et l'appétit se maintient.

Comme cette malade n'est pas obligée de nourrir, on applique quinze sangsues près de la région douloureuse. Dès le lendemain les douleurs ont disparu, et l'engorgement, sur lequel on a continué d'appliquer les cataplasmes, est notablement diminué. Le 3 janvier, alors que le premier engorgement est éteint, on voit la partie externe du sein gauche se prendre absolument comme l'avait fait primitivement le sein droit, c'est-à-dire qu'il se manifeste là de la douleur, du gonflement et quelques bosselures (douze sangsues *loco dolenti*, cataplasmes). Le 5, amélioration prononcée. Le 7, il n'y a plus de douleurs (onctions mercurielles ; bandage suspenseur modérément compressif). Tout est fini le 9, et la malade sort de l'hôpital.

On voit dans cette observation, chez une nouvelle accouchée qui ne nourrit point, un état morbide tenant le milieu entre l'engorgement laiteux et le phlegmon mammaire. Cette nature en quelque sorte mixte de la maladie fait qu'elle exige des antiphlogistiques comme l'inflammation et qu'elle cède avec la même facilité que les engorgements. Voici d'autres faits où l'engorgement laiteux se montre dans toute sa simplicité.

Obs. XXXII. — *Engorgement avec bosselures sans état inflammatoire sur les deux seins, sevrage datant de quinze jours. — Liniment ammoniacal.*

Larin, journalière, trente-trois ans, entrée à l'hôpital le 19 août 1841 ; constitution usée ; plusieurs enfants, dont chacun a été nourri par elle pendant vingt à vingt-cinq mois. Jamais la suppression de l'allaitement ne lui avait occasionné d'accident. Il y a quinze jours qu'elle a cessé sa dernière lactation ; peu de jours après elle ressentit dans les deux seins quelques douleurs passagères, en même temps qu'elle les vit se gonfler d'une manière rapide. A l'hôpital, on constate un gonflement notable des deux côtés offrant çà et là des bosselures mollasses, légèrement dépressibles ; les seins sont globuleux, sillonnés de veines variqueuses, d'une teinte bleuâtre, légèrement rosés. La pression y détermine un peu de douleur qui cesse aussitôt.

Des frictions sont faites cinq fois le jour sur les deux mamelles avec le liniment ammoniacal camphré. Il en résulte un mieux si rapide, que la femme Larin sort complétement guérie le 24 août, c'est-à-dire cinq jours après son entrée à l'hôpital.

Ici l'engorgement était purement laiteux, à marche lente, chez une femme d'une santé détériorée et dans des organes longtemps fatigués par de nombreuses lactations.

Obs. XXXIII. — *Engorgement des deux seins.* — *Cataplasmes, compression.* — *Guérison rapide.*

Hassenfratz, vingt-sept ans, couturière, d'une assez bonne constitution, accouchée d'un quatrième enfant il y a treize mois.

Elle a nourri jusque il y a quatre jours (24 juin 1846). Depuis le moment du sevrage il y a gonflement des deux seins, avec douleur. La tuméfaction s'est faite rapidement et a pris les seins en masse ; les mamelles sont lourdes ; la peau est rosée par places. On sent partout des bosselures inégales, comme rayonnées, un peu fongueuses. Par la pression on fait sortir des mamelons quelques gouttes de lait. Le lait est retenu dans ses conduits.

Les deux seins seront couverts de larges cataplasmes émollients.

1er juillet. L'engorgement est presque nul aujourd'hui, surtout à gauche. On a remplacé les cataplasmes hier par un bandage qui comprime légèrement les mamelles et les soutient. La malade demande sa sortie.

Obs. XXXIV. — *Engorgement à bosselures multiples et successives du sein gauche.* — *Onctions mercurielles, compression. Résolution.*

Charpentier, vingt-trois ans, couturière, constitution moyenne, tempérament lymphatico-sanguin, bonne santé habituelle ; réglée depuis l'âge de quatorze ans ; trois accouchements heureux, le dernier il y a sept semaines, a nourri pendant quinze jours. Il y a trois semaines (mai 1847), sans cause connue, apparut une douleur au sein gauche, dont la partie inférieure latérale devint dure, un peu rouge. Cataplasmes émollients : la douleur disparaît.

Il y a cinq jours, sans cause appréciable, de nouvelles douleurs apparurent au même endroit, et la tuméfaction, qui avait presque entièrement disparu, s'accrut en même temps.

3 juin. Bosselures inégales, dures, sans aucune fluctuation, sans changement de couleur de la peau.

Les six premiers jours, onctions mercurielles sous l'influence desquelles la tuméfaction et les douleurs diminuent rapidement ; une compression avec une simple bande achève la résolution. Le 17 juin, la malade voulut sortir.

Obs. XXXV. — *Engorgement des deux seins.* — *Cataplasmes.* — *Suspension des seins.*

Bernant, vingt-sept ans, culottière, bonne constitution, accouchée il y a cinq mois ; suites de couches naturelles. Il y a huit jours, l'enfant étant mort, la malade cessa subitement de nourrir. Dès lors gêne, pesanteur dans les deux mamelles, qui se gonflèrent. Des compresses d'eau de sureau n'amenant point de dégorgement, la malade entre à l'hôpital.

Aujourd'hui, 24 novembre 1846, seins volumineux, pendants, peu douloureux à la pression ; la peau n'a point changé de couleur. Les douleurs ayant leur siége vers l'aisselle et en dedans, semblent dues au tiraillement

que les mamelles volumineuses exercent à leur base. La malade se porte
bien du reste ; elle n'a point de fièvre et son appétit n'a point diminué. Mamelles relevées au moyen d'un bandage de corps.

30. Le dégorgement s'est opéré dans les deux seins ; les douleurs ont
diminué avec l'affaissement des glandes.

La malade dit ne plus souffrir depuis hier ; en conséquence, elle demande
son exeat, étant guérie de son engorgement mammaire.

Ce genre d'affection est du reste parfois fort long à se
dissiper.

Les observations en sont si nombreuses, la marche et les
symptômes de la maladie offrent tant de simplicité, qu'il serait
superflu d'en accumuler dans ce chapitre un plus grand nombre
d'exemples particuliers :

1° Sur vingt-neuf cas, le mal a occupé :

Les deux seins.	9 fois.
Le sein droit seul.	9
Le sein gauche seul.	11

2° Vingt-huit des femmes étaient à l'état de nouvelle accouchée ou de nourrice, une seule était enceinte.

3° L'engorgement a été attribué :

Au sevrage.	11 fois.
A un refroidissement.	7
A un coup.	5
A une suite de couches simples.	6

4° Les malades étaient âgées :

De 19 ans.	2
De 20 ans.	3
De 20 à 30 ans.	16
De 30 à 40 ans.	5
De 40 à 50 ans.	2
De 55 ans.	1

5° La guérison complète a eu lieu dans l'espace de :

4 à 15 jours.	14 fois.
15 à 30 —	3
30 à 40 —	3
40 à 60 —	2
60 à 80 —	2

et six femmes sont sorties de l'hôpital avant la guérison définitive.

6° Enfin, dans 22 cas, l'engorgement était purement laiteux,
tandis que dans les sept autres il était ou inflammatoire, ou
chronique, ou étranger à la lactation.

ENGORGEMENTS

ANNÉES.	ESPÈCES.	AGE.	PROFESSION.	ACCOUCHEMENT.	SIÉG.
1835	chronique.	25	culottière.	2 enf. nouv. accouch. a nourri.	sein gauche.
1836	id.	27	bordeuse.	un enfant.	sein droit.
1840	laiteux.	20	fleuriste.	2 enfants, nouvell. acc. plus.	les 2 seins.
1841	id.	33	journalière.	enf. nouv. acc., a nourri.	les 2 seins.
»	chronique.	26	bordeuse.	sans enfant.	sein droit.
1842	id.	46	domestique.	id.	sein droit.
»	id.	45	couturière.	id.	id.
1843	inflammatoire.	25	domestique.	nouvellement acc., a nourri.	sein gauche.
»	id.	24	id.	id.	les 2 seins.
1844	laiteux.	26	id.	accouchement, allaitement.	sein gauch.
1845	id.	20	id.	accouchée depuis six mois.	sein droit.
»	id.	»	id.	accouch. nouv., n'a pas nourri.	sein gau.
1846	laiteux.	27	culottière.	nouv. accouchée, allaitement.	les 2 seins.
»	id.	35	blanchisseuse.	un enfant.	sein droit.
»	laiteux.	27	couturière.	4 enf., nouv. acc., allaitement.	les 2 sei.
1847	id.	23	blanchisseuse.	3 enfants, nouvellement acc.	sein gauch.
»	id.	32	couturière.	id.	id.
1848	id.	31	blanchisseuse.	id.	sein droit.
»	id.	55	couturière.	id.	sein gauch.
1850	laiteux.	27	jardinière.	nouv. accouchée, allaitement.	les 2 seins.
»	id.	19	blanchisseuse.	enceinte de 6 mois.	sein droit.
»	id.	29	domestique.	id.	sein droit.
1851	laiteux.	22	blanchisseuse.	nouv. accouchée, allaitement.	les 2 seins.
1852	id.	35	id.	id.	id.
»	id.	19	lingère.	id.	id.
1854	laiteux.	27	couturière.	6 enf. a nour. 6. nouv. acc.	2 seins.
855	id.	25	journalière.	nouv. accouchée allaitement.	id.
1856	id.	23	domestique.	id.	sein gauch.
id.	id.	22	couturière.	id.	id.

D'ENGORGEMEMENTS

ANNÉES.	AGE.	PROFESSION.	ACCOUCHEMENT.	CAUSES.	S
1836	27	bordeuse.	un enfant.	suites de couches.	sein d
1835	25	culottière.	2 enfants, nouvellement acc.	sevrage.	sein
1842	46	domestique.	id.	refroidissement.	sein d
1840	20	fleuriste.	2 enfants nouvellement acc.	refroidissement.	les 2
1843	24	id.	id.	id.	les 2
1846	27	culottière.	nouv. accouchée, allaitement.	sevrage.	les 2
1847	23	couturière.	3 enf., nouvellement accouch.	suites de couches.	sein
1848	27	couturière.	4 enf., nouv. acc., allaitement.	sevrage.	les 2
1850	19	blanchisseuse.	enceinte de six mois.	id.	sein d

DU SEIN.

TRAITEMENT.	TERMINAISON.	SÉJOUR.	OBSERVATIONS.
Iod. pl. compr. frict. merc.	Guér. presq. compl.	33 jours.	Reste d'un abcès s.-mam.
Compression.	Guérison.	34 jours.	suite de couches.
m. Sangs., compr., frict. merc.	Guér. presq. compl.	9 jours.	Le sein droit est le siége
Liniment ammoniacal.	Guérison.	5 jours.	de quelques noyaux
Sangsues, cataplasmes.	id.	10 jours.	(sub-inflam.).
m. Compr. chlorhydr. d'amm. frict. iodure de plomb.	id.	42 jours.	
Frict. iodure de plomb.	id.	2 jours.	
Incision.	id.	34 jours.	
Bandage suspenseur.	id.	12 jours.	
Frict. linim. amm. camph.	id.	3 jours.	
Frict. merc.	id.	5 jours.	
ch. Sangs. cat. iod. potas. à l'int. purg. emplâtre de savon.	id.	6 semaines	
Purg., compress., catapl.	Sortie avant la guér.	7 jours.	
Purg., sangs., catapl.	Guérison.	9 jours.	
Catapl., compress.	id.	4 jours.	
ch. Onction merc., compress.	id.	14 jours.	
Sangsues, catapl.	Amélioration.	5 jours.	
id.	id.	7 jours.	
Incis., catapl.	Guérison.	2 m. 20 j.	
id.	id.	2 jours.	
Compress., eau de sureau.	Guérison.	6 jours.	
Incision, catapl.	id.	65 jours.	
ch. Iod. plomb, onct. mercur.	id.	4 semaines	
id.	id.	»	
id.	id.	»	
Liniment camphré.	Guérison.	12 jours.	
Cat. sur le s. droit seulement.	id.	7 jours.	
Sel amm. cat. compr. purg.	id.	13 jours.	
Cataplasme sel ammoniac.	id.	8 jours.	

TRAITÉS PAR LA COMPRESSION.

TRAITEMENT.	COMPLICATIONS.	TERMINAISON.	SÉJOUR.	OBSERVATIONS.
ion.		Guérison.	34 jours.	Reste d'un abcès. s.-mam. chron.
comp., frict. mercur.		id.	38 jours.	Chronique.
bl. amm. iod. plomb.		id.	42 jours.	
mpr., frict. mercur.		Guéris. presque compl.	9 jours.	
mpress. et suspens.		Guérison.	12 jours.	
mpress., catapl.		Sortie avant la guérison.	7 jours.	
rcur., compress.		Guérison.	14 jours.	
compression.		id.	3 jours.	
eau de sureau.		id.	6 jours.	

B. — Adénite ou phlegmon du tissu glanduleux.

Qu'elle s'y établisse de prime abord ou qu'elle s'y transmette par les canaux galactophores, l'inflammation du tissu mammaire n'en présente pas moins à peu près les mêmes caractères séméiotiques. Du reste, elle débute tantôt par les éléments qui enveloppent les lobules, tantôt par les conduits excréteurs ou par les *acini*, et tantôt par le parenchyme lui-même. On a vu de quelle manière le phlegmon sous-cutané envahit, dans certains cas, le tissu glandulaire, et comment le phlegmon sous-mammaire se transforme en phlegmon parenchymateux. Comme l'adénite ne survient guère que chez les femmes qui allaitent, qui sont enceintes ou récemment accouchées, il y a lieu d'en faire une suite de l'engorgement laiteux ; car une fois dans les conduits lactés, l'inflammation peut gagner de proche en proche. Au demeurant, l'adénite est de beaucoup la plus fréquente et comme la source de toutes les autres inflammations du sein. A part quelques cas pour ainsi dire exceptionnels, en effet, le phlegmon sous-cutané et les phlegmons sous-mammaires ne sont guère que des expansions de l'inflammation parenchymateuse.

Je l'ai rencontrée plus d'une fois, au surplus, hors l'état de gestation et de nourrice, soit à la suite de violence extérieure, soit sans cause connue.

Obs. XXXVI. — *Adénite.* — *Sein gauche; coup de poing un an auparavant.*

Pouch, couturière, âgée de vingt et un ans, entre à la Clinique le 30 mai 1840. Cette femme, qui souffre et se plaint du sein gauche, ne peut attribuer d'autres causes à son mal qu'un coup de poing qui lui fut donné par sa mère il y a un an; ce coup n'avait d'abord été suivi d'aucun accident. Il y a trois semaines, elle s'est aperçue que son sein augmentait de volume et lui causait de la douleur. Aujourd'hui toute la glande est doublée de volume, le siége de battements, de chaleur, de douleur sourde, et d'une teinte légèrement rouge. Le 2 juin, on remarque en dehors du mamelon, sur l'auréole, une bosselure accompagnée de douleur vive; le 3, la fluctuation est évidente dans cette bosselure ; l'incision, qui en est aussitôt pratiquée, donne issue à un demi-verre de pus. Le 6, une bosselure analogue se montre à 1 centimètre au-dessous et en dedans de l'auréole. On en fait également l'ouverture, et il en sort une quantité à peu près égale de pus. Trois autres bosselures s'établirent encore successivement autour du mamelon dans l'espace de quinze jours. Tous les abcès finirent par se cicatriser ; mais la malade ne put sortir guérie que le 20 du mois de juin.

Obs. XXXVII. —*Adénite à droite, refroidissement, chez une femme bien portante.*

Entre à l'hôpital, le 22 août 1837, Ysasi, âgée de quarante-huit ans, matelassière (Espagnole) ; bonne constitution ; forte et robuste ; n'a jamais eu de maladie sérieuse, a toujours été bien réglée ; a eu dix enfants, dont le dernier en 1828 ; toutes ses couches ont été heureuses ; a nourri tous ses enfants, moins le dixième, qui est mort quelques jours après sa naissance, et de plus elle a pris cinq nourrissons dans l'espace de quatorze ans. Chaque fois qu'elle allaitait, il lui survenait des crevasses, du côté droit seulement ; mais cet accident n'avait pour elle d'autre inconvénient que de rendre l'allaitement douloureux ; elle en était guérie au bout de peu de temps. A quarante-quatre ans elle a cessé d'être réglée : il y a quinze jours, démangeaison sur le bout du sein ; le lendemain la douleur survient. La malade suspend ses occupations ; ne sait à quoi attribuer son mal ; elle n'avait pas reçu de coup sur la poitrine, seulement elle se rappelle qu'ayant chaud elle était allée à la Seine laver de la laine. Les trois premiers jours la douleur augmenta. (Cataplasmes émollients.) Huit jours après, les accidents continuant, elle applique six sangsues sur le côté externe du sein ; la douleur persiste, le sein se gonfle, devient rouge.

23. Le sein droit est gonflé, surtout autour du mamelon, et tellement douloureux que la moindre pression fait pousser de hauts cris.

24. Incision à la partie externe du mamelon, grande quantité de pus. Cataplasmes, mèche dans l'incision.

25. La malade souffre beaucoup moins.

27. La suppuration a diminué considérablement ; il n'y a plus de douleur.

29. L'incision est à peu près cicatrisée ; il ne faut plus d'autre traitement que des cataplasmes émollients. La malade demande à sortir.

Provoquée par une pointe d'aiguille chez une autre femme, l'inflammation glanduleuse du sein se termina par une suppuration de longue durée, et qui menaça un moment de devenir grave.

Obs. XXXVIII. — *Adénite.* — *Une aiguille ; cataplasmes, incision.* — *Guérison.*

Cansier, cinquante-neuf ans, culottière, petite, d'un embonpoint modéré, ayant le teint coloré, d'un tempérament sanguin ; a fait plusieurs fausses couches, n'a jamais eu d'enfant à terme.

Il y a dix jours, elle se coucha ayant sur sa camisole de nuit une aiguille qui pendant le sommeil pénétra profondément dans le sein droit, à 2 centimètres au-dessus et un peu en dehors du mamelon. Sur-le-champ, douleurs très vives. Le matin, aucun corps étranger n'apparaît à la surface du sein, que cette femme soumet à plusieurs pressions pour en faire sortir un peu de sang.

Les jours suivants, persistance des douleurs, qui sont un mélange d'élancements et de picotements, principalement quand le tronc est fléchi. Nul autre traitement que l'application de cataplasmes de farine de lin.

6 mars 1852. Entrée à l'hôpital de la Charité.

7. A la visite, rougeur vive dans une étendue de 2 centimètres, à deux travers de doigt au-dessus et un peu en dehors du mamelon. Au centre de cette rougeur existe un point noirâtre ne donnant issue à aucun liquide.

Ici la pression, très douloureuse, permet de constater une induration qui a la forme et le volume d'une noix. On ne sent pas distinctement de corps étranger; la malade éprouve de vifs picotements; à l'examen, il semble qu'on lui enfonce une aiguille dans les tissus.

Peu de sommeil; 85 pulsations; peu d'appétit.

8. Même état que la veille. Une incision transversale de 1 centimètre et demi à 2 centimètres de profondeur pratiquée au centre de l'induration conduit sur un corps étranger qu'on extrait ensuite. Ce corps étranger n'est autre qu'une aiguille ordinaire dépourvue de chas, et complétement noire. (Cataplasme.)

10. Pas de fièvre, sommeil, langue normale, de l'appétit, issue d'un peu de pus.

16. Le sein est à peine douloureux; la plaie occupe le centre d'une tumeur qui a le volume d'une petite pomme.

24. Depuis deux jours la tumeur dont je viens de parler est devenue sensible à la pression. La peau qui la recouvre est chaude, brûlante d'un rouge vif. Une incision verticale de 2 centimètres est pratiquée de nouveau à la même hauteur que la première, et donne issue à du sang pur. (Cataplasmes.)

1er avril. Les accidents inflammatoires se sont dissipés insensiblement, et il ne reste plus aujourd'hui qu'une plaie résultant de la dernière incision, et donnant issue à une quantité notable de pus. L'engorgement est réduit au volume d'une forte noix. (Cataplasmes.)

15. L'état de cette malade est absolument le même qu'au 1er avril, seulement la plaie donne un peu moins de pus. Le sein est toujours sensible à la pression.

1er mai. Depuis une semaine le sein est complétement indolent, même à la pression; la tumeur, qui persiste, est dure et assez bien circonscrite. La petite plaie est entièrement cicatrisée; on la couvre aujourd'hui d'un emplâtre d'onguent de la mère.

Ailleurs c'est un simple refroidissement que les femmes accusent, même en dehors de la puerpéralité.

Le phlegmon parenchymateux s'annonce par de la douleur et du gonflement, soit sur un point isolé, soit çà et là dans l'épaisseur de la mamelle; la rougeur n'est pas d'abord très vive, et le sein n'acquiert pas un excès de volume considérable. La glande, qui n'a point l'aspect soulevé que lui donne habituellement le phlegmon profond, offre des bosselures douloureuses, dont la rougeur est moins égale que dans le phlegmon sous-cutané. La douleur sourde, parfois lancinante, n'est ni pongitive, comme dans les inflammations superficielles, ni gravative et large, comme dans les inflammations profondes.

Ayant son *siége* dans de petits globes entourés de brides, de cloisons qui se continuent avec le tissu cellulo-graisseux en avant, avec le tissu cellulaire foliacé en arrière, le phlegmon parenchymateux se présente souvent sous forme de noyaux multiples, et se complique avec une extrême facilité, soit d'inflammation sous-cutanée, soit d'inflammation profonde, soit de ces deux phlegmasies simultanément.

Il est difficile qu'un groupe d'*acini* soit longtemps le foyer d'une inflammation aiguë, sans que le mal se propage, d'abord dans les vacuoles de la capsule, puis dans le tissu sous-cutané ou dans le tissu sous-mammaire; car, souples et vasculaires, de tels tissus sont infiniment plus favorables au développement des phlegmasies que les lamelles, les filaments qui enveloppent chaque glandule.

Dans le tissu sécréteur, l'inflammation n'est donc, pour ainsi dire, qu'une maladie transitoire, qu'une sorte de point de départ de phlegmons superficiels ou profonds.

La *marche* de l'adénite est généralement moins rapide que celle des deux autres espèces d'inflammation mammaire. La suppuration en est rarement la conséquence avant le huitième ou le dixième jour. Elle laisse souvent à sa suite une induration, une sorte d'engorgement qui se dissipe lentement. Susceptible de passer d'un lobule, d'une cloison, d'une bride à plusieurs autres, cette inflammation se prolonge quelquefois un mois ou deux, et même davantage. Un des points primitivement enflammés est à peine transformé en abcès qu'une autre bosselure se montre dans le voisinage. Aussi est-il impossible de préciser d'abord quelle sera la durée d'une pareille maladie.

Le *pronostic* en est par conséquent plus sérieux que celui des inflammations cellulaires, superficielles ou profondes. Fidèle aux distinctions sus-indiquées, le praticien ne s'en laissera point imposer par les apparences. En voyant un phlegmon sous-cutané, il annoncera une maladie de peu de durée. Le phlegmon profond, dépourvu de complications, ne lui fera pas non plus porter un pronostic grave. Une phlegmasie parenchymateuse lui fera dire au contraire qu'il s'agit alors d'une affection dont la durée, très variable, est nécessairement subordonnée au nombre de lobules qui se laissent successivement envahir. Un fait très général cependant, c'est que ces sortes d'inflammations ne s'éteignent guère, définitivement, qu'au bout d'un à deux ou trois mois.

L'adénite, hors l'état de lactation ou de grossesse, doit être soumise au *traitement* général et local du phlegmon proprement dit; comme la résolution en est difficile, on doit l'attaquer dès le début avec énergie. On met en usage sans hésiter la saignée, si la femme est jeune et forte, s'il existe la moindre réaction circulatoire. Des sangsues au nombre de quinze, vingt, trente même, sur la région enflammée plutôt qu'autour de la mamelle, conviennent à peu près constamment. Les cataplasmes émollients, les bains, les boissons délayantes ou laxatives, quelques purgatifs, viennent au secours des émissions sanguines. Dès que la résolution commence, les onctions mercurielles sont utiles en guise de cataplasmes ou en même temps que les cataplasmes.

En dehors de la puerpéralité, l'adénite mammaire peut se terminer par résolution; même si elle suppure, elle conserve encore l'avantage de marcher plus vite, de ne pas se multiplier autant, de guérir en réalité dans un espace de temps beaucoup moindre que chez les nourrices.

Chez les nouvelles accouchées, une première question se présente : Faut-il continuer la lactation? Mais cette question en suppose une autre, celle des avantages ou des inconvénients de la sécrétion laiteuse dans un sein malade.

Pendant la grossesse, la succion ne peut pas être prescrite comme remède. La lactation n'étant point encore établie, la thérapeutique de l'inflammation peut être dirigée à peu près comme chez la femme qui n'est ni grosse ni nourrice. Sous certains rapports, il en est de même chez les accouchées qui ne veulent ou ne peuvent pas nourrir; pour toutes celles-là, il vaut mieux diminuer la sécrétion laiteuse que d'extraire le lait. Les saignées générales souvent répétées, plutôt que très abondantes, les sangsues sur le sein ou autour du sein, les purgatifs salins, les bains généraux, les topiques émollients ou narcotiques d'abord, résolutifs ou légèrement excitants ensuite, et un régime sévère, conviennent alors. C'est ici encore qu'une compression bien faite m'a donné de bons résultats, de même que les grands vésicatoires volants. C'est également dans cette variété des inflammations de la région mammaire que le petit-lait de Weiss, que les tisanes de pervenche, de canne de Provence et quelques autres arcanes vantés par le vulgaire peuvent être employés, utilement peut-être.

S'il s'agit, au contraire, d'une nourrice, et qu'il n'y ait qu'un sein de pris, on se trouve bien de ne donner à teter que du côté sain, d'exercer la succion du côté malade avec la pompe, de couvrir la partie enflammée de larges cataplasmes de farine de lin. Aussitôt que l'inflammation diminue, c'est-à-dire au bout de trois, quatre ou cinq jours, on redonne le mamelon à l'enfant, pour peu de temps chaque fois, mais souvent, après l'avoir lotionné d'eau tiède, et sans discontinuer l'emploi des topiques émollients. Nul doute que par l'extraction du lait on n'enlève un des éléments du mal; mais il est évident aussi que la succion est par elle-même une cause d'irritation qui retentit souvent dans la glande au profit de l'inflammation. Il n'est pas possible non plus que la nature du lait ne soit pas modifiée, altérée dans une glande enflammée; dès lors quel danger n'y a-t-il pas pour l'enfant à se nourrir d'un aliment pareil! C'est du reste une question grave que j'aurai à discuter plus loin.

Chez les nourrices donc, et tant que l'on conserve l'espoir d'arrêter la phlegmasie sans suspendre l'allaitement, les émissions sanguines, les purgatifs, et les tisanes dites dépuratives, doivent être évités, à moins d'indications formelles. On entretient alors simplement la liberté du ventre par des lavements, du petit-lait, du jus de pruneaux, quelques boissons relâchantes, et l'on rend un peu moins substantiel le régime de la malade.

Les *dépôts*, suite naturelle de l'adénite mammaire, sont de plusieurs espèces :

1° Les uns, partant des conduits lactés, peuvent être l'effet d'une sorte de galactorrhée. S'ils surviennent parfois, sans cause connue, chez les femmes vers l'âge de retour, ils n'en sont pas moins l'apanage presque exclusif des nourrices, des nouvelles accouchées ou des femmes enceintes; souvent précédés d'engorgement laiteux, simple complication du *poil*, ils peuvent être dus à la distension de quelques conduits sécréteurs, dont les parois enflammées sécrètent un pus qui, se mêlant au lait, ne tarde pas à constituer un véritable abcès laiteux.

2° Les autres s'établissent d'abord entre les lobules sécréteurs, dans l'épaisseur des cloisons, des brides qui séparent les diverses portions de la mamelle. L'inflammation qui les produit a-t-elle son point initial dans le réseau lymphatique, dans le tissu cellulaire qui sert de gangue à chaque granule, ou bien à l'intérieur des radicules de chaque conduit excréteur? Si, dans un traité essentiellement clinique, la connaissance intime d'un pareil fait était de quelque valeur, je chercherais à démontrer que les abcès glanduleux ont presque tous leur point de départ dans l'arbre excréteur, dans les racines les plus déliées, les plus profondes des conduits galactophores, ou dans ce qu'on appelle aujourd'hui les *acini*, et quelquefois dans les capillaires lymphatiques; j'insisterais pour prouver que le mécanisme de l'inflammation de la mamelle est le même que celui de l'inflammation critique des parotides. Mais une pareille discussion, après ce que j'ai déjà dit, m'entraînerait hors des limites que je me suis imposées, et resterait, je crois, sans profit pour les praticiens.

Les abcès parenchymateux, ordinairement multiples, se développent ainsi presque toujours sous l'influence d'une adénite, quoiqu'ils se rattachent parfois à une inflammation, à une suppuration préalable soit de la couche sous-cutanée, soit des tissus profonds et, sans doute aussi, du système lymphatique de la région.

Il peut en survenir successivement un nombre presque infini chez la même femme. Deux, trois, six d'entre eux se montrent quelquefois comme du même jet, tandis que, dans d'autres cas, ils ne se succèdent qu'à plusieurs jours, qu'à une semaine ou deux d'intervalle. J'en ai vu naître ainsi, dans l'espace de plusieurs mois, vingt, vingt-cinq, trente-trois, quarante et un, quarante-six, une fois jusqu'à cinquante-deux, et soixante-trois une autre fois, sur le même sein. Ils ont été innombrables chez une paysanne qui, pendant quinze mois, en a eu presque toutes les semaines un ou plusieurs à chaque mamelle ! Leur nombre est plus ou moins considérable, on le conçoit, selon qu'il y a primitivement cu secondairement un plus ou moins grand nombre de conduits lactés, de lobules ou de nodosités, enflammés. Ils doivent ainsi naître ensemble ou l'un après l'autre, selon que l'inflammation s'établit du même coup ou par saccades dans les différents canaux, dans les différents lobules de la glande.

La mamelle étant, en effet, susceptible de s'enflammer par l'un ou par plusieurs de ses lobules ou points terminaux, soit en même temps, soit à de certains intervalles, la suppuration pourra s'établir successivement en plusieurs points aussi indéterminés que le nombre des lobules. Les dépôts laiteux, vu leur multiplicité, acquièrent en général moins de volume que les abcès sous-mammaires, et même que les abcès sous-cutanés.

Établis d'abord au milieu de tissus élastiques et serrés, enveloppés de parties peu vasculaires, ils tendent à gagner les couches purement cellulaires ou cellulo-graisseuses du voisinage. Aussi se transforment-ils souvent en abcès sous-cutanés ou en abcès profonds. Toutefois, même alors, ils diffèrent encore, abstraction faite de leur foyer primitif, des deux autres espèces, en ce que, refoulant les tissus du centre vers la périphérie de l'organe, ils ont moins de disposition à gagner en largeur, soit sous la peau, soit derrière la mamelle, que les abcès superficiels ou les abcès profonds primitifs.

La lactation en préserve-t-elle les femmes?

Les abcès du sein sont-ils plus fréquents chez les femmes qui n'allaitent point que chez celles qui remplissent leur devoir de mère jusqu'au bout? Il règne à ce sujet une doctrine erronée. Abusés par J.-J. Rousseau, beaucoup de physiologistes, d'accoucheurs et de médecins, se sont imaginés qu'en ne nourrissant pas, la femme s'expose aux phlegmasies, aux abcès, à toutes sortes de maladies du sein. Rien n'est plus inexact. L'observation attentive montre de la manière la plus formelle que les femmes qui nourrissent sont, au contraire, plus souvent affectées d'abcès que celles qui ne nourrissent pas.

La nouvelle accouchée qui n'allaite pas est débarrassée de la sécrétion laiteuse dans l'espace de huit à quinze jours; les glandes, rentrées à l'état de repos, perdent ainsi leur tendance à l'inflammation; la nourrice, au contraire, est continuellement exposée aux causes de phlegmasies et d'abcès pendant une période de dix à quinze mois; en dehors de l'allaitement, ce n'est point dans les huit ou quinze premiers jours de la couche qu'on voit généralement les abcès du sein se former; c'est dans le cours de cette période qu'il serait, cependant, permis d'en craindre l'apparition chez les femmes qui ne veulent pas ou qui ne peuvent pas allaiter.

L'erreur tient à ce que les femmes obligées de sevrer après avoir nourri un certain temps sont évidemment les plus sujettes aux abcès laiteux. Les observations particulières que j'ai recueillies prouvent sans réplique la réalité du fait. Presque partout, en effet, il s'agit de femmes qui ont été forcées de suspendre l'allaitement au bout de huit jours, ou de quinze jours. Sur plus de trois cents observations, il n'y en a pas trente concernant des femmes n'ayant pas nourri.

Celles qui allaitent peuvent être atteintes de ce genre d'abcès à toutes les époques de la lactation. Il est rare cependant qu'elles en soient affectées après le second ou le troisième mois: c'est dans le courant des quatre premières semaines que l'accident leur arrive le plus ordinairement; en général, les nourrices, comme les femmes qui ne nourrissent pas, sont d'autant plus exposées aux abcès parenchymateux que l'époque de la couche est moins éloignée.

A. Les *causes* de l'adénite mammaire, ayant été examinées plus haut, n'ont pas besoin d'être rappelées en ce moment. Il importe de ne pas oublier, toutefois, que les dépôts laiteux sont presque toujours attribués par les malades, et avec raison le plus souvent, à un refroidissement, à un *coup d'air*, ou bien à des gerçures, à la rétention du lait, à la voracité ou à la faiblesse du nourrisson; un reste de phlegmasie mal éteinte peut aussi en amener la formation au bout de plusieurs mois, quoique la malade ne nourrisse pas.

Obs. XXXIX. *Abcès, sein droit, reste d'une inflammation des deux seins; accouchement, allaitement. — Guérison.*

Cadoux, vingt ans, femme de chambre, fortement constituée, avait toujours été bien portante jusqu'en avril 1837, époque à laquelle elle est accouchée pour la première fois : elle a nourri pendant un mois ; mais les seins devenant douloureux, elle fut obligée d'y renoncer. A cette époque le sein gauche était le plus douloureux ; il s'enflamma, acquit le double du volume qu'il avait ordinairement, et s'abcéda : le pus fit irruption par trois ouvertures. Un mois après, la guérison était complète.

Le sein droit, abcédé à son tour, guérit aussi très vite. Seulement, il restait de l'induration autour de la cicatrice. Il y a cinq jours, sans cause connue, il redevint douloureux, plus gros qu'à l'ordinaire. (Topiques émollients.)

Aujourd'hui il est douloureux au-dessous de la première cicatrice ; fluctuation manifeste au-dessus du point resté dur. Cette partie du sein n'est pas douloureuse ; c'est, dit la malade, un reste de son premier mal.

30. Incision qui donne issue à une petite quantité de pus bien lié. (Cataplasmes.)

3 novembre. Sein douloureux. On plonge une lancette dans le point où la sensation du liquide contenu dans une poche se faisait sentir ; il n'en sort que peu de pus.

4. Les douleurs ont beaucoup diminué : un peu de suppuration par les deux ouvertures.

10. Suppuration tout à fait tarie ; on a là l'exemple d'un abcès qui est resté plusieurs mois sans enflammer la peau. Aujourd'hui il reste plusieurs points indurés, preuve que l'inflammation avait son siège dans le tissu même de la glande. On supprime les cataplasmes. (Pansement avec cérat, frictions avec pommade d'iodure de plomb.)

Le 13 novembre, la suppuration étant tout à fait tarie, la malade quitte l'hôpital.

Ainsi, accouchée en avril, guérie de ses premiers dépôts depuis le mois de mai, cette femme voit de nouveaux abcès se développer au mois d'octobre, sans causes connues, abcès dont elle est du reste promptement débarrassée.

B. *Signes.* — Les adénites et les abcès glanduleux ont une marche sensiblement moins rapide, une durée beaucoup plus considérable que ceux de la première ou de la seconde espèce. Le travail inflammatoire et la suppuration parcourent effectivement leurs périodes avec plus de lenteur dans le parenchyme et dans les canaux excréteurs ou les cloisons filamenteuses de la mamelle, que dans le tissu cellulaire profond ou dans la couche sous-cutanée. Aussi de pareils dépôts mettent-ils souvent de dix à quinze ou vingt jours à se développer. Rien n'est précis, n'est régulier dans leur évolution, dans leur établissement. Une semaine suffira pour que l'un d'eux arrive à maturité, à un autre il faudra quinze jours ou trois semaines, et dans quelques cas la suppuration ne sera complète qu'au bout d'un mois. On le voit déjà, par ce premier caractère, les dépôts mammaires diffèrent essentiellement des abcès sous-cutanés et des abcès profonds.

Les abcès parenchymateux s'annoncent, au surplus, par des signes qu'il n'est pas toujours facile de distinguer nettement, au début, de ceux des deux premières espèces, des abcès sous-mammaires surtout. Cependant, si la mamelle a d'abord été le siége d'un simple engorgement soit partiel, soit total ; si, à la suite de douleurs profondes, lancinantes, comme disséminées, on voit apparaître quelques bosselures au bout de six à douze jours ; si quelques-unes des bosselures semblent s'amincir, devenir fluctuantes sans que l'organe tout entier ait l'air d'être soulevé en demi-globe, ou écarté de la poitrine comme une vessie, on peut dire qu'il existe un abcès dans le corps même de la mamelle.

C'est sous l'auréole ou autour de l'auréole que ces foyers se développent de préférence, quoique j'en aie vu souvent de prime abord dans les autres régions de la glánde. Si, après avoir été purement parenchymateux, ils deviennent superficiels ou profonds, on leur reconnaît deux phases : l'une un peu lente, que je viens de décrire, l'autre brusque, dans laquelle ils ont pris subitement la marche des abcès sous-cutanés ou sous-mammaires ; de sorte qu'on a les signes de l'abcès glanduleux dans les antécédents, et les signes de l'abcès profond dans l'état actuel ou secondaire de la maladie.

Sous le rapport de sa forme et de son évolution, cette espèce d'abcès offre encore deux circonstances essentielles à signaler, circonstances relatives à la durée totale de la maladie et aux transformations naturelles qu'elle subit fréquemment.

C. *Durée.* — J'ai déjà dit que, d'une manière absolue, l'abcès glanduleux a une marche moins rapide, une durée plus considérable que celles des abcès profonds ou sous-cutanés. En ce moment, je veux parler de la durée du mal envisagé sous un autre point de vue. Souvent multiples, c'est en général successivement, et non pas d'emblée ou ensemble que ces abcès se manifestent ; il en résulte que leur durée totale provient d'une addition de la durée particulière de chacun d'eux. Supposez, par exemple, que le second abcès ne s'ouvre ou ne soit incisé que huit jours après le premier, le troisième huit jours après le second, et ainsi de suite pour les autres, il est évident que si, comme on le voit quelquefois, il en survient quinze, vingt ou trente, ils pourront mettre ainsi plusieurs mois à se compléter ; sachant en outre que chaque abcès pris séparément exige parfois plusieurs semaines pour se tarir, on ne sera plus étonné de voir tant de femmes n'en être point encore guéries après deux et trois mois de souffrance.

Comme l'un des foyers joue en général le rôle de cause prédisposante ou même de cause occasionnelle à l'égard des autres, on comprend de même comment il se fait que le sein des malades ainsi affectées puisse être criblé de fistules, se couvrir de points purulents, de manière à prendre en quelque sorte la forme d'une tête d'arrosoir.

2° *Abcès en bouton de chemise ou en bissac.* — Lorsque l'abcès sous-cutané traverse la glande pour s'épanouir entre elle et la poitrine, comme lorsque l'abcès profond la perfore d'arrière en avant pour arriver sous la peau, on a un foyer dont les trois parties indiquent assez bien la forme d'un bouton de chemise. Or l'abcès glanduleux est infiniment plus sujet à cette transformation que les abcès sous-mammaires et superficiels. Dans le tissu sécréteur, la suppuration manque rarement de s'épanouir bientôt vers les couches celluleuses voisines. De ce côté, en effet, le travail pathologique se trouve plus à l'aise, plus libre que dans les lobules glanduleux, dont la densité, la contexture sont en réalité peu favorables à l'établissement des collections purulentes. Aussi, qu'arrive-t-il? c'est que le pus ne tarde guère, pour peu que le dépôt soit considérable, à fuser, à s'échapper du côté de la couche sous-cutanée, où il s'accumule et constitue, en définitive, un abcès superficiel. Si l'inflammation n'a pas pénétré dans l'épaisseur de la glande, le mal s'en tient là, reste à l'état d'abcès parenchymateux sous-cutané ; mais, si les couches plus profondes de la mamelle, de quel   enflammé, ont été prises dès l'abord ou se prennent secondairement, c'est en arrière que le pus se porte avec la phlegmasie qui le produit, de manière à constituer un abcès profond. Ces deux formes se rencontrent, peuvent se maintenir indépendantes ou isolément chez la même femme, comme chez des femmes différentes. Il arrive souvent, néanmoins, que l'abcès profond et l'abcès superficiel se confondent au point de communiquer nettement l'un avec l'autre. La communication alors est représentée par une sorte de trou unique ou multiple, tantôt fort étroit, tantôt assez large, quelquefois très court et à peu près droit, le plus souvent d'une certaine longueur et en forme de canal plus ou moins tortueux. Tel est l'abcès en bouton de chemise.

Rien de facile à comprendre comme cette forme des abcès du sein. Sous la peau, sous la mamelle, les tissus, souples, lamelleux, vasculaires, faciles à écarter, sont favorables à l'établissement de toute espèce de collection pathologique. Au contraire, composée de corpuscules globuleux, ou de grains unis entre eux par un tissu serré, la glande se prête mal à la formation de loges, de kystes, de dépôts. Ici les cloisons servent, pour ainsi dire, de filtre aux liquides ; de dessous la peau, par exemple, le pus n'arrive sous la mamelle qu'après avoir perforé un ou plusieurs des insterstices fibro-celluleux de la glande ; il en est de même pour l'abcès profond qui devient superficiel. Jusqu'ici l'abcès en bouton de chemise ne diffère de celui dont j'ai parlé, à l'occasion des abcès profonds et sous-cutanés, qu'en ce que la glande en a été le point de départ et continue d'être malade, tandis que dans les autres elle n'est prise que secondairement et en quelque sorte pour les besoins de la formation du dépôt.

Il se peut néanmoins que l'abcès parenchymateux, au lieu de s'épanouir sous la peau ou sous la mamelle, finisse par écarter quelques-uns des lobules de la glande et se loge ainsi dans un ou plusieurs points, sous forme de nouveaux dépôts, communiquant, du reste, plus ou moins directement avec le foyer primitif ou entre eux. C'est ainsi qu'une même mamelle peut être criblée à la fois d'abcès parenchymateux, d'abcès profonds, d'abcès superficiels, et d'abcès en bouton de chemise.

La *thérapeutique* des dépôts glanduleux est assez compliquée ; il est absolument indispensable, si on veut la diriger convenablement, de bien établir avant tout le diagnostic de l'abcès ; c'est fauté de les avoir distingués ou voulu distinguer des abcès sous-cutanés ou sous-mammaires, que les chirurgiens sont si peu d'accord sur la meilleure manière de traiter les dépôts du sein en général.

L'ouverture prématurée, utile dans les abcès sous-cutanés, et, ainsi que je l'ai déjà dit, dans les abcès profonds, est évidemment moins avantageuse, si ce n'est même nuisible, quand il s'agit d'abcès parenchymateux. Tout ce qu'on a dit de l'incision tardive, de l'ouverture spontanée, des incisions étroites, ne s'applique réellement, avec une apparence de justesse, qu'aux dépôts dont je parle en ce moment ; car ce sont les seuls où il semble y avoir quelques avantages à ne point se presser, à donner au foyer le temps de s'ouvrir de lui-même, ou bien à ne l'inciser quelquefois que par une sorte de ponction.

La temporisation pratique qui, peut-être, serait la meilleure si l'abcès parenchymateux ne tendait jamais à devenir ni profond ni sous-cutané, expose trop néanmoins aux inconvénients de ces derniers pour qu'il soit permis de l'adopter exclusivement. Au demeurant, il convient de n'ouvrir les abcès glanduleux qu'à partir du moment où la fluctuation y est évidente. L'incision alors peut se réduire à une sorte de ponction sur chaque bosselure purulente, s'il ne s'agit que de dépôts peu volumineux. Quand l'abcès paraît considérable ou profond, il est utile, au contraire, de l'inciser largement, puis de tenir les lèvres de la plaie écartées à l'aide d'une mèche, d'une tente de charpie ou d'un bout de sonde. Inciser plus tôt ne remédierait à rien ; la suppuration occupe un tissu trop dense, trop peu vasculaire pour que l'ouverture prématurée du foyer hâte le dégorgement de la partie malade ; d'ailleurs, attendre n'expose pas, comme dans les autres ordres d'abcès, à une extension rapide, à de larges fusées du dépôt. Avant la maturité complète, l'incision ne soulagerait que médiocrement ; la temporisation n'entraînant pas de dangers notables, si la malade redoute le bistouri, on a la chance de voir la nature donner elle-même issue au pus.

Avec l'incision on doit, de plus, ne point perdre de vue la nécessité d'ouvrir ainsi successivement et à quelques jours ou à
une semaine de distance un certain nombre d'abcès de même
genre. Je n'ai pas besoin d'ajouter que le pansement, soit après
l'ouverture artificielle, soit après l'ouverture spontanée, comporte l'emploi des topiques émollients d'abord, et bientôt après
des pommades résolutives ou de la compression, comme à la
suite de l'ouverture des abcès superficiels et des abcès profonds.

3° *Abcès ouverts.* — Ce qui précède ne concerne guère que
l'abcès encore clos. Cependant les abcès déjà ouverts, loin
d'être *guéris*, réclament à leur tour une thérapeutique bien
entendue. Qu'ils se soient ouverts ou qu'on les ait incisés, il convient de les abandonner pendant quelques jours aux efforts de
l'organisme, en ne les traitant qu'avec de simples cataplasmes.
Toutefois, quand la nature seule s'est chargée de les ouvrir, il
arrive souvent que l'ouverture en est si petite ou si mal située,
que la peau est tellement amincie ou dénudée, qu'il devient
promptement utile, soit de les inciser, comme on l'eût fait de
prime abord, soit de détruire par le caustique les téguments
altérés. Si, après huit à dix jours, l'abcès parenchymateux ne se
tarit pas, continue de fournir une certaine quantité de pus,
c'est qu'il est compliqué soit dans sa forme, soit dans sa nature,
soit par l'état individuel de la malade. En pareil cas, la persistance du mal dépend de ce qu'il communique avec quelques
foyers interlobulaires ou sous-mammaires. Néanmoins, comme
la présence du lait, l'existence de la lactation suffit, de son côté,
pour entretenir la suppuration, comme l'état organique d'une
femme en couches, enceinte ou nourrice, modifie les maladies
dont elle peut être atteinte; il importe, en tenant compte d'une
de ces particularités, de ne point perdre de vue les autres.

Si donc l'incision semble de nouveau indiquée, ce ne peut
être que par suite de la forme toute spéciale des dépôts,
quand tout indique d'ailleurs que la sécrétion laiteuse et la
constitution générale de la malade n'y sont pour rien. Ainsi
il peut être utile de pratiquer des contre-ouvertures sur les
points les plus amincis ou les plus déclives des clapiers super-
ciels, ou bien vers la circonférence de la mamelle, vis-à-vis d

excavations inférieures de l'abcès devenu profond ; il peut être urgent aussi de débrider certaines cloisons allant du point cen tral vers les foyers intercalés dans l'épaisseur de la glande, ou bien de trancher largement la cloison, l'espèce de diaphragme percé qui sépare l'abcès sous-mammaire de la plaie sous-cutanée dans les dépôts accolés ou en bouton de chemise.

Un fait à ne point oublier, c'est que les incisions du tissu glanduleux, les plaies qui traversent la mamelle, tendent sans cesse, je ne dis pas à s'agglutiner, à se cicatriser, à se recoller, mais à se fermer à cause de l'élasticité ou de la densité naturelle des tissus divisés ; à moins d'un débridement très large, ces sortes de plaies doivent.donc être maintenues ouvertes par l'interposition de quelque corps étranger entre leurs lèvres si l'on veut qu'elles servent à quelque chose.

Le lait n'entretient pas les abcès uniquement à cause du travail qui le produit lui-même ; c'est encore, et surtout, par sa propre existence, comme corps étranger, parce qu'il finit souvent par entrer dans les abcès mêmes et par se mêler au pus. Ayant son point de départ dans l'épaisseur de la glande, dans la cavité des conduits lactés peut-être, l'abcès parenchymateux ne peut guère être incisé sans qu'un certain nombre de galactophores ne se trouvent intéressés. Toujours est-il que du lait s'échappe souvent par les ouvertures de tels abcès, qu'on en voit fréquemment sortir tantôt du lait pur, tantôt du lait mêlé de pus, et, quelquefois, chez la même femme, du pus et du lait alternativement, aussi bien que du pus et du lait plus ou moins complétement mêlés. C'est alors que l'ouverture des abcès prend volontiers l'aspect de fistules purulentes, ou la physionomie de fistules lactées.

Ici le bistouri seul serait insuffisant : c'est à l'économie tout entière qu'on doit d'abord s'adresser. Il est pourtant vrai que les remèdes locaux ne doivent pas non plus être absolument négligés. Ainsi, les topiques astringents, les cataplasmes de cerfeuil, de carottes, de pommes de terre, les pommades aluminées, iodurées, conviennent ; mais rien n'égale sous ce point de vue l'efficacité des injections iodées, et surtout d'une compression bien faite. J'aurai l'occasion de revenir plus tard sur l'utilité de ce dernier moyen, utilité qui ressort des 50 observations résumées dans le tableau et d'une foule d'autres.

4° Traitement général. — Est-il besoin de rappeler que s'il existait quelques maladies spécifiques, quelques diathèses, quelques cachexies ou quelque lésion sérieuse d'un autre ordre, comme complication de l'abcès, le chirurgien devrait s'en occuper avant tout.

Avec les abcès parenchymateux, uniques ou multiples, primitifs ou secondaires, le travail inflammatoire, ayant son siége dans le tissu glandulaire, amène déjà par lui-même une perturbation inévitable dans la lactation. La sécrétion devient alors ou plus abondante ou moins active. Dans les deux cas, le produit sécrété est nécessairement altéré ; l'organe formateur étant malade, son produit ne peut pas être absolument pur, et il est difficile que le nourrisson se trouve bien d'une pareille alimentation.

Si l'inflammation a occupé les canaux lactés, le pus peut être avalé en grande proportion par l'enfant. Comment ne pas être effrayé à la pensée d'un pareil fait ; comment se résoudre à présenter une mamelle altérée de la sorte à la bouche d'un nouveau-né ? Il faut ajouter pourtant que le pus ne doit pas être aussi dangereux qu'on le croirait de prime abord, car, s'il est vrai que beaucoup d'enfants en avalent ainsi, il est certain, d'un autre côté, que plusieurs d'entre eux continuent de se porter assez bien.

Les abcès parenchymateux altèrent le lait d'une autre façon. Sans avoir son siége dans les conduits, la suppuration peut encore se mêler au liquide nutritif, soit par endosmose, soit par quelque communication pathologique entre les foyers purulents et les tubes lactés.

On peut, en conséquence, admettre que l'enfant qui tette une femme affectée d'abcès glanduleux avale du pus avec le lait dont on croit le nourrir ; ce fait, que la simple réflexion aurait dû faire deviner, a d'ailleurs été mis hors de doute par les expériences microscopiques, par les recherches de M. Donné en particulier. J'ai constaté, dès 1836, avec ce micrographe, que le lait des femmes atteintes de ces sortes d'abcès contenait une quantité quelquefois considérable de globules de pus. Plaçant une goutte de lait extrait d'un sein malade sous la lentille convenablement disposée, on s'assure effectivement qu'outre la matière diaphane qui en fait le fond, le liquide est composé de globules régulièrement circulaires qui appartiennent au lait, et de globules à circonférence frangée qui appartiennent au pus, outre que l'ammoniaque détruit les uns sans altérer les autres.

Non-seulement le nourrisson est exposé à se nourrir de pus autant que de lait, à n'avaler qu'un liquide très impur, mais encore il peut ne pas profiter de toute la quantité de lait véritable que sécrète la glande. Je l'ai déjà dit, le lait passe souvent alors de ses propres conduits dans les cavernes ou les trajets purulents, aussi bien que le pus pénètre dans les voies naturelles du lait : une partie notable du liquide nutritif échappé de la sorte par les plaies avec le pus se trouve donc perdu pour l'enfant. En disant autrefois que donner le sein au nourrisson en semblable circonstance ne pouvait pas nuire à la maladie, je crois être allé trop loin ; en activant le travail sécréteur par la succion, l'enfant entretient dans la mamelle une excitation qui doit réagir défavorablement sur les foyers purulents du voisinage et concourir à la prolongation du mal.

En somme, avec ces sortes d'abcès, il vaut mieux ne point offrir le sein malade au nouveau-né. Si la sécrétion du lait paraît se continuer avec trop de force, dégorger la mamelle par les moyens artificiels, ou à l'aide de petits animaux, est plus prudent que d'en charger l'enfant. C'est une précaution d'autant mieux indiquée du reste, chez certaines femmes, que si, d'une part, la formation des abcès active la sécrétion laiteuse, la lactation ne manque pas non plus de réagir sur l'inflammation, d'augmenter la production du pus. Il y a là deux sécrétions, l'une physiologique, l'autre pathologique, qui agissent au profit l'une de l'autre, qui tendent à se fortifier, à se prolonger réciproquement ; de là même, quelquefois, la ténacité de certains abcès de la mamelle et la difficulté qu'on éprouve si souvent à les tarir radicalement.

Voici, entre autres, deux exemples, l'un très grave, l'autre moins quoique complexe, et un troisième plus simple, d'abcès parenchymateux, tels que j'en ai observé un grand nombre :

Obs. XL. — *Abcès multiples dans le sein droit; léger dans le sein gauche; nouvelle accouchée qui a commencé à allaiter.*

Lambert, femme de boutique, vingt-neuf ans, d'une bonne constitution, avec prédominance lymphatique, grande, annonçant par son langage et ses manières de l'aisance et une certaine éducation, n'a jamais fait de fortes maladies, n'a guère éprouvé que de légers malaises, suite de menstrues irrégulières et peu abondantes. Mariée depuis douze ans, elle est devenue mère de quatre enfants, sans le moindre accident. Accouchée le 30 décembre, elle allaita pendant six jours : alors elle commença à éprouver d'assez vives douleurs entre les épaules et dans la poitrine; elle eut froid, et ressentit quelque souffrance dans le sein droit, frappé, comme elle le dit, d'un coup d'air; elle mit néanmoins un corset qu'elle serra fortement et qui détermina des douleurs plus fortes, surtout en dehors; la douleur s'irradiait jusqu'à l'aisselle en suivant un trajet indiqué par une plaque d'un rouge vif, sans qu'il existât aucune tumeur dans le creux axillaire: dès ce moment aussi elle fut prise tous les soirs de frisson et de fièvre avec sueur; ne voyant aucune amélioration dans son état, elle vint à la Charité le 19 janvier 1837.

On constate tout d'abord une différence remarquable dans le volume des deux seins: le gauche, affaissé, gros à peine comme la moitié du poing, flétri, mou, offre en dehors et un peu en haut, un petit noyau plus dur et indolent; le droit, trois fois aussi gros, est tendu, fixe comme une masse solide, dur, surtout en dehors, vers l'aisselle; on y sent deux ou trois bosselures qui conservent l'impression du doigt et qui paraissent être le siége d'une fluctuation obscure.

Deux incisions, l'une de 2 pouces, oblique, en dehors, du côté de l'aisselle, l'autre, qui n'est guère qu'une ponction, en dehors aussi, à 1 pouce 1/2 de la première, sont pratiquées. Il s'en échappe aussitôt une grande quantité de pus épais, jaunâtre, pur d'abord, puis mêlé de sang. (Mèche de linge et cataplasme; eau de gomme, looch; deux lavements simples.)

L'abcès, partant de la glande, est devenu ensuite profond et superficiel à la fois.

22.—En pressant en bas et en dedans, sous la glande même, on fait sortir par les plaies un pus jaune, épais.

23.— La pression amène toujours beaucoup de pus; les plaies sont vermeilles; on sent deux lobes assez durs en dehors et en haut; l'un d'eux semble être placé sous le mamelon en forme de demi-couronne; le sein gauche, un peu douloureux en dedans, où existe une petite tumeur dure, paraît être le siége d'une suppuration profonde imminente.

26.—A droite, entre les deux incisions, existe une dépression au fond de laquelle la glande est comme percée; il semble qu'il y ait là un foyer placé en arrière, communiquant avec le tissu sous-cutané; à gauche la tumeur semble avoir diminué; pouls fréquent, développé, résistant. (Saignée de trois palettes dans la soirée.)

27.— Vives souffrances au sein droit, qui est rouge en dehors, autour de l'incision externe; entre les deux plaies on voit une saillie molle et très douloureuse à la pression. Incision, pus verdâtre et épais.

29. — Le sein, comme pointillé de rouge, n'est plus le siége d'aucune

souffrance ; la malade se sent très à l'aise ; elle ne s'est jamais aussi bien portée, dit-elle, depuis deux mois.

34. — La malade a eu hier matin avec une de ses sœurs une querelle assez vive ; elle a été prise peu de temps après d'un violent frisson suivi de fièvre et de sueurs ; le sein droit présente en bas et en dehors une petite tumeur dure.

1er février. — La petite tumeur est le siége de quelques élancements ; au-dessus, la peau en est plus rouge. (Incision, pus sanguinolent.)

2. — Vers midi, frisson avec claquement des dents pendant une demi-heure, puis fièvre jusqu'à quatre heures avec un peu de sueur. Le sein est d'un rouge grisâtre, mou dans tous les sens, excepté en dehors où reste encore quelque dureté, mais point de douleur. Le sein gauche semble avoir augmenté de volume ; il est toujours mou, excepté en dedans, où la tumeur déjà signalée est entourée d'un certain empâtement.

5. — Suppuration encore abondante du côté droit, surtout aux deux incisions les plus externes, aucune douleur ; il n'en est pas de même à gauche où le sein, toujours volumineux, a été le siége de souffrances plus vives ; il n'y a cependant pas de rougeur ; fluctuation en dedans, où existe l'empâtement.

L'abcès, parti de la glande, s'est dirigé vers la peau. Une incision d'un pouce, traversant une partie de la glande, donne issue à un demi-verre de pus verdâtre et bien lié. (Cataplasmes.)

6. — Suppuration abondante ; le sein a déjà diminué de volume, les plaies du droit se cicatrisent et ne donnent que peu de pus ; il s'affaisse, conservant en dehors de la dureté et un peu de rougeur.

10. — L'amélioration a continué ; les seins deviennent plus mous ; il ne sort plus des incisions qu'un pus roussâtre et par gouttelettes ; la malade s'apprête à sortir, et elle sort en effet, le 15 février, avec ses plaies fermées.

Obs. LXI. — *Abcès de toute la région mammaire gauche ; neuf incisions dans l'espace de seize jours ; suppuration abondante. — Guérison complète en un mois.*

Frenaut, vingt-cinq ans, tempérament lymphatique, n'a jamais fait de maladie grave, est accouchée il y a trois semaines de son premier enfant. Elle a voulu nourrir ; mais au bout de huit jours le sein est devenu rouge, douloureux ; le nourrisson a été abandonné, et la malade, ne pouvant se traiter chez elle, est entrée à l'hôpital le 28 décembre 1847.

29. — Aujourd'hui la mamelle gauche est triplée de volume, rouge, violacée jusque sous l'aisselle et couverte de bosselures, dont une dans l'aisselle, une à gauche et en dehors, une troisième en haut et une autre interne.

Ponction de la bosselure interne, large incision sur celle qui se trouve en dehors ; pus de bonne nature et crémeux. (Cataplasmes.)

2 janvier. — La mamelle, toujours rouge, présente deux ou trois points foncés, mous. Incision d'une des bosselures.

8. — Une des bosselures a disparu, le pus qu'elle renferme s'étant écoulé par une incision voisine, pratiquée il y a quelque temps.

Deux nouvelles incisions à la partie supérieure de la mamelle; pus mêlé de sang.

10. — La nuit a été mauvaise; élancements du côté de l'aisselle; deux petites saillies; nouveaux foyers de suppuration.

12. — On ouvre ces deux foyers, ce qui porte à huit le nombre des incisions jusqu'à ce moment.

17. — Une neuvième incision est pratiquée sur un nouveau foyer survenu à la partie interne et inférieure de la mamelle.

20. — La malade se sent beaucoup mieux.

25. — La suppuration a complétement cessé; le sein est ferme et revenu à son volume normal; on supprime les cataplasmes; onguent de la mère sur les incisions qui ne sont pas encore fermées.

3 février. — La jeune femme quitte l'hôpital parfaitement guérie.

Obs. XLII. — *Abcès glandulaires multiples, peu graves.*

Une malade, entrée à l'hôpital le 15 mars, accouchée depuis peu, dit éprouver dans le sein droit d'assez vives douleurs.

L'organe est tuméfié, enflammé; on remarque sur deux points des orifices fistuleux d'où s'échappe du pus mêlé de lait; au-dessous est une bosselure fluctuante, de laquelle s'échappe un pus louable, aussitôt qu'on y a pratiqué une ponction; lorsqu'on palpe le sein, on y trouve des nodosités assez nombreuses, et la moindre pression donne issue à un liquide purulent.

Cette lésion, qui aurait semblé grave au premier abord, cède cependant très vite à l'emploi des cataplasmes émollients, auxquels on associe des frictions avec l'onguent mercuriel; la malade sort guérie le 4 avril.

C'est ainsi que se comportent la plupart des dépôts laiteux. Le traitement général, si souvent conseillé pour les abcès du sein, doit s'entendre presque exclusivement, en bonne pratique, des abcès parenchymateux. Parmi les moyens essayés en pareil cas, il n'y en a qu'un petit nombre qui méritent d'être conservés. Les tisanes tant vantées de canne de Provence, de pervenche, etc., n'ont en réalité, en cas de dépôt, aucune valeur. J'ai souvent essayé les purgatifs, soit spéciaux, le petit-lait de Weisse, par exemple, aussi bien que les purgatifs simples à de courtes distances pendant dix et vingt jours, sans en obtenir de résultats concluants.

Souvent aussi j'ai mis en usage les émétiques à dose vomitive, ou les éméto-cathartiques, sans en retirer d'avantages plus manifestes. Il en a été de même de la teinture de colchique, semence ou bulbe, donnée à la dose de 4 à 8 grammes par jour, et cela pendant une semaine ou deux. J'ai pensé devoir soumettre certaines femmes lymphatiques, dont les chairs étaient bouffies, à l'usage soit de la teinture d'iode, soit des bains iodés, soit de l'iodure de potassium, et je n'ai rien obtenu non plus de cette médication qui puisse me permettre de la vanter beaucoup ; enfin, soit à doses purgatives, soit comme altérant, le calomel n'a guère été plus efficace.

L'émétique à haute dose a obtenu une telle vogue depuis Rasori que la thérapeutique des abcès du sein ne pouvait pas se dispenser de l'appeler aussi à son secours. Son action sur les inflammations en général, sur l'inflammation des parenchymes en particulier, sur les épanchements des cavités closes ou séreuses, permettait d'espérer que les abcès parenchymateux en seraient favorablement influencés.

Les observations publiées en Angleterre par MM. Kennedy, Beatty (*Med. chir. rev.*, juillet 1834) et Levers (*Gazette méd. de Paris*, 1837, p. 664) me parurent d'abord dignes d'attention, justifier de nouveaux essais. Aussi n'ai-je point hésité à soumettre un certain nombre de femmes à la potion stibiée, quand leurs abcès s'étaient montrés rebelles aux autres traitements. J'ai donc fait prendre par cuillerées, en vingt-quatre heures, 2, 3, 4 et 5 décigrammes d'émétique dans 150 grammes d'infusion de feuilles d'oranger, avec 40 grammes de sirop diacode. Bien que j'aie continué ainsi de trois à huit jours, les abcès n'en ont pas moins persisté chez la plupart des femmes. D'un autre côté, les faits annoncés sont, en réalité, dépourvus de détails ; l'existence de l'abcès n'est pas même toujours démontrée. MM. Beatty et Levers, employaient, en outre, et les liniments volatils sur le sein, et les potions cathartiques à l'intérieur ; rien n'indique dans leur travail l'espèce d'inflammation ou d'abcès qu'ils ont eu à traiter. Aujourd'hui donc, comme en 1838, je crois que l'émétique seul, contre les abcès du sein, ne jouit point de toute l'efficacité qu'on a voulu lui attribuer.

A cause du caractère rebelle de la maladie, je l'ai souvent employé néanmoins, en ayant soin de l'associer, tantôt à des bains de Baréges, tantôt à des bains alcalins, tantôt à des bains simples, tantôt à divers topiques répercussifs, et surtout à la compression. A dose suffisante pour entretenir un état simplement nauséeux, continué ainsi pendant une semaine ou deux, il réussit en effet quelquefois, et si son action n'inspirait pas d'ailleurs des craintes, en ce qui concerne les voies digestives, je n'hésiterais pas à en conseiller généralement l'emploi. Au demeurant, je n'ai trouvé l'émétique sous quelque forme que ce soit, ni assez efficace, ni assez inoffensif pour le recommander vivement, ni assez complétement dépourvu d'utilité pour en demander le rejet, pour ne pas le conseiller dans quelques cas.

Chez les nourrices, les abcès du sein en général soulèvent une question grave, je veux parler de l'*allaitement*. Quand il s'agit d'abcès superficiels ou d'abcès profonds, la succion ne peut avoir d'autre inconvénient que d'augmenter un peu l'inflammation concomitante ; étranger au travail de suppuration, le tissu glanduleux peut continuer alors sa fonction, sans qu'il en résulte de danger réel pour le nourrisson, pour peu du moins que le mamelon soit intact, qu'en s'en approchant, la bouche de l'enfant ne soit pas exposée à se remplir de pus, à toucher les ouvertures du dépôt.

Il y a sous cette question une difficulté réelle, eu égard à la thérapeutique des abcès glanduleux du sein. De pareils abcès cèdent moins à l'action des topiques, du traitement local, que les abcès superficiels ou profonds ; pour en avoir raison, il est le plus souvent indispensable de les attaquer par les médications indirectes ou internes. Comment en obtenir la guérison alors, sans tarir le sécrétion laiteuse ? comment arriver à ce dernier résultat autrement que par les médications générales ? Avec l'iode à l'intérieur, le calomel à doses fractionnées, les purgatifs répétés, l'émétique par la méthode rasorienne, etc., les fonctions de la mamelle se ralentissent, se suspendent même, la sécrétion du lait et du pus s'amoindrit, si les abcès finissent par se déterger et se cicatriser ; mais il est, par malheur, impossible de modifier ainsi un des seins sans agir en même temps sur l'autre, et beaucoup de femmes ne consentent à priver leur enfant d'un mamelon qu'à la condition de pouvoir lui donner celui qui n'est pas malade. L'embarras est grand, comme on voit.

Pour prendre un parti utile, il convient de se poser le dilemme suivant : Sevrer l'enfant ou lui donner une autre nourrice, et attaquer franchement le mal par les moyens généraux et locaux ; ou bien continuer l'allaitement maternel avec le sein resté intact, et, dans ce cas, les moyens locaux seront seuls employés. Toute thérapeutique générale troublerait la sécrétion du côté sain aussi bien que du côté malade ; mais il ne faut pas s'attendre alors à voir les abcès se dissiper promptement, ni être surpris qu'ils durent des mois entiers après que l'incision en a été pratiquée ou que l'ouverture s'en est effectuée : bon nombre d'entre eux traînent ainsi de deux à trois mois et même davantage, quoi qu'on fasse.

J'en ai souvent abrégé la durée cependant au moyen d'injections de teinture d'iode, portée une fois par semaine jusqu'au fond de toutes les fistules ou de tous les clapiers, comme dans les trois cas suivants :

Obs. XLIII. — *Sein gauche ; nouvelle accouchée qui a nourri pendant quelques jours avec un sein seulement, le droit étant malade. — Incisions, cataplasmes ; suppuration longue, injection de teinture d'iode. — Guérison.*

Lousser, trente-trois ans, couturière, bonne constitution, tempérament sanguin nerveux ; n'a jamais eu de maladies notables ; est accouchée depuis un mois. L'accouchement a été heureux, il n'y a presque point eu de fièvre de lait ; le mamelon, peu développé, était difficile à saisir pour l'enfant ; des gerçures se sont formées à droite, et la femme n'allaitait plus que du gauche. L'enfant est mort il y a quinze jours.

Ii y a huit jours, une tumeur s'est montrée à la partie interne du sein gauche ; douleur avec élancements. 30 sangsues ont été appliquées ; la tumeur ne diminuant point, la malade est venue à la clinique le 12 novembre 1836, avec une grosseur du volume d'un gros poing, douloureuse, siége d'élancements et de battements ; située au-dessous, en dedans et en arrière de la glande ; fluctuation vers la partie interne et inférieure, et aussi vers la partie externe du mamelon, ce qui annonce que la glande a été traversée par le foyer.

Deux incisions, l'une en dedans du sein, l'autre en dehors du mamelon. (Cataplasmes.)

16. — L'incision inférieure donne issue à du pus qui devient de moins en moins épais ; douleurs moins vives, mais dureté encore fort étendue. La malade se plaint de constipation depuis quatre jours. (Huile de ricin, 2 onces.)

20. — La suppuration, quoique séreuse, continue avec abondance ; la dureté dans le sein persiste ; permanence de l'état fébrile ; il est manifeste qu'une portion de la glande a été prise.

22. — Par la pression, le foyer laisse toujours échapper une notable quantité de pus séreux, un peu sanguinolent ; les environs du mamelon sont encore très durs.

24. — L'incision ne se refermant pas, on prescrit une injection dans le foyer avec la teinture d'iode. (Teinture d'iode, 2 gros ; eau, 1 once pour deux injections.)

25. — Nouvelle injection ; la suppuration semble être un peu moins abondante que les jours précédents.

28. — Nouveau point fluctuant à la partie moyenne et inférieure du sein ;

incision qui ne donne issue qu'à une petite quantité de pus ; tisane de pervenche.

29. — L'ancienne ouverture est presque fermée.

4 décembre. Quelques gouttes de sérosité par la dernière incision ; les deux autres ouvertures sont fermées ; la malade ne conservant qu'un peu d'engorgement glandulaire, qui ne peut tarder à se résoudre sous l'influence des cataplasmes dont on l'engage à continuer l'usage pendant quelques jours, quitte l'hôpital.

Obs. XLIV. — *Abcès parenchymateux devenu sous-cutané, chez une nouvelle accouchée qui a nourri. — Incision, cataplasmes, injection iodée. — Guérison en vingt-trois jours.*

Nardin, trente-six ans, domestique, forte, d'une bonne constitution, s'est toujours bien portée. Menstruée pour la première fois à l'âge de treize ans, elle l'a toujours été régulièrement depuis. Elle a eu, il y a quatre ans, un premier enfant qu'elle a nourri. Accouchée pour la deuxième fois il y a six semaines, elle a nourri pendant quelques jours. A la suite du sevrage, son sein droit devint douloureux et se gonfla. (Cataplasmes de graine de lin.) N'éprouvant point de soulagement, la malade se décide à entrer à l'hôpital le 1er mai 1852.

A la partie supérieure et interne du mamelon droit, empiétant beaucoup sur celui-ci, de manière à le cacher en partie, est une tumeur du volume du poing d'un enfant. Cette tumeur présente deux portions plus saillantes que les autres, sur lesquelles l'épiderme est soulevé ; la peau grisâtre et éraillée en laisse suinter un peu de pus ; du reste les téguments sont rouges, luisants, tendus, amincis ; une douleur assez vive se fait sentir ; la fluctuation est très manifeste ; tout le reste de la mamelle est dur, enflammé, empâté, rouge, douloureux, surtout à la partie inférieure et externe ; en même temps il y a de la fièvre, de la soif, de l'insomnie, une perte complète d'appétit, de la constipation.

Deux incisions : pus abondant, jaunâtre. (Cataplasmes, eau de Sedlitz.)

3 mai. — Suppuration abondante, la douleur a disparu ; le gonflement et la rougeur sont moins considérables, mais il reste toujours de l'empâtement et de l'induration.

7. — Encore un peu de rougeur et de gonflement ; l'induration persiste, la suppuration est abondante ; l'état général est bon.

10. — Il n'y a plus de rougeur ni de traces d'inflammation ; suppuration peu abondante.

15. — L'induration persistant et la suppuration n'étant pas encore tout à fait tarie, on pratique une injection de teinture d'iode pure.

18. — Dureté moins considérable.

23. — Le sein droit a le même volume que celui du côté opposé. La cicatrisation est parfaite ; il n'y a plus de suppuration. Encore un peu d'induration ; mais la malade se trouvant guérie, et l'étant en effet, demande son exeat, qui lui est accordé.

Obs. XLV. — *Abcès parenchymateux ; injection iodée. — Guérison.*

Crapet, vingt ans, culottière, d'un tempérament lymphatique, d'une constitution assez forte, n'a jamais été malade. Réglée à seize ans ; accouchée le

28 février, elle a nourri pendant huit jours ; comme elle avait des gerçures aux mamelons, et que d'ailleurs elle ne devait pas continuer, elle a cessé de présenter le sein. Tout alla bien pendant quinze jours ; alors elle sentit à droite une grosseur qui, s'étant ouverte, laissa sortir une assez grande quantité de pus. Quelques jours après, des accidents semblables se montrèrent du côté opposé ; souffrant beaucoup, elle se décide à entrer à l'hôpital le 2 avril 1852.

Le sein gauche, siége d'une inflammation assez intense, augmente de volume, et retombe sur le bas du thorax ; en dehors et au-dessous du mamelon est un point dur, fluctuant ; une incision faite sur ce point donne issue à beaucoup de pus. (Cataplasmes.)

14. — Point fluctuant au-dessous du précédent. Nouvelle incision : pus en plus grande abondance que la première fois ; la première incision est encore ouverte.

25. — Le sein laisse encore suinter un liquide purulent assez abondant ; l'état général est bon. (Cataplasmes.)

28. — La peau des environs de la plaie est rouge ; le sein reste tuméfié ; on agrandit l'incision qui ne donne issue qu'à du sang ; les douleurs sont assez vives. Même prescription. La malade s'est aperçue depuis quelque temps d'un suintement de lait par le mamelon.

4 mai. — L'ouverture donne passage à du pus mal lié et à un peu de lait. (Cataplasmes.)

9. — Injection de teinture iodée dans le trajet fistuleux.

10. — Le sein est un peu enflammé à gauche de l'ouverture fistuleuse ; la malade n'éprouve que des douleurs assez légères. (Cataplasmes.)

15. — L'inflammation a disparu ; encore un peu de pus séreux.

20. — La fistule rend encore un peu de liquide incolore et inodore, sans caractère bien déterminé.

22. — La malade est guérie et demande son exeat.

Les caustiques eux-mêmes sont quelquefois indiqués. En voici une preuve :

Obs. XLVI. — *Abcès multiples de la mamelle gauche.* — *Quarante-cinq ouvertures, compression, pâte de Vienne, bains de Baréges, pommade d'iodure de plomb.* — *Guérison.*

Dambout, trente-deux ans, bonne constitution ; accouchée d'un troisième enfant il y a vingt-huit mois ; jamais de mal au sein, a nourri pendant dix-huit mois. Alors un abcès s'est montré à la partie externe du sein gauche, elle sèvre quinze jours après. Depuis cette époque, abcès multiples dans tous les points de la mamelle. Tous se sont ouverts seuls, excepté le premier ; il en est survenu près de cinquante successivement.

État actuel. — Bon aspect, bonne santé générale. Sein gauche tuméfié, bosselé, dur, criblé d'ouvertures qui donnent un pus crémeux ; on peut en compter encore plus de quarante. Le sein est pendant ; deux bosselures douloureuses jusque dans l'aisselle. Le pli qui sépare la mamelle de la paroi thoracique est ulcéré ; dureté, suppuration abondante ; bosselure fluctuante en dedans ; en bas la peau est rouge et comme décollée par plaques. La mamelle ressemble à une grosse éponge imprégnée de pus, et à une pomme d'arrosoir. Bandage compressif.

29 juillet 1847. — Pas d'amélioration notable; ouvertures fistuleuses en dedans deux bosselures fluctuantes, une troisième moins grosse en dehors.

Sur ces trois points on applique de la potasse caustique.

7 août. — Les eschares sont un peu soulevées; pas de diminution du gonflement; la partie inférieure de l'organe est ulcérée et laisse suinter du pus mêlé d'un liquide blanchâtre qui ressemble à du lait.

15. — Caustique de Vienne à la partie externe et supérieure du sein.

22.—Depuis neuf jours, le bandage compressif a été enlevé chaque jour. (Bains de Baréges, eau de Sedlitz par intervalles, vin de quinquina.)

1er septembre. —Friction avec la pommade d'iodure de plomb.

12 novembre. — Le sein n'est plus tuméfié ; en le palpant dans tous les sens on trouve la mollesse, la résistance normale de l'organe, excepté en dehors, où l'on rencontre encore un point induré. Les plaies qui existaient à la base sont recouvertes d'une cicatrice fine, rouge ; en dehors, ulcération superficielle qui ne fournit qu'une très petite quantité de pus.

23 décembre. — Toutes les plaies sont fermées et le sein est recouvert d'une large cicatrice ; la malade sort guérie.

5° Si l'abcès sous-mammaire traverse la glande sur un ou plusieurs points, et vient se montrer en avant soit autour du mamelon, soit sur toute autre partie de la région, il y a lieu d'en modifier un peu la thérapeutique. Il en est de même quand l'abcès en bissac ou en bouton de chemise est parti du parenchyme et de la couche sous-cutanée. Alors, en effet, il n'est pas indispensable d'ouvrir la collection de bonne heure. Quand même on parviendrait à la vider en pratiquant une ouverture sur son pourtour, les fusées antérieures ne s'en maintiendraient pas moins, n'en parviendraient pas moins à ulcérer la peau, à exiger de nouvelles incisions. On ne peut que rarement se dispenser, en pareil cas, de porter le bistouri sur chaque bosselure purulente. L'ouverture de l'une ne suffirait point pour donner issue aux matières que contiennent les autres. Dans cet état, l'abcès peut être constitué par une grande caverne primitive, placée sous le sein, et par un nombre variable, quelquefois considérable, de cavernes secondaires, situées au-dessous de la peau et qui forment en avant autant de branches distinctes de l'abcès principal.

Sous cette forme, l'abcès de la mamelle est difficile à guérir. Qu'on ouvre ces bosselures antérieures ou qu'on les abandonne aux ressources de l'organisme, il n'en faut pas moins craindre de voir la suppuration durer longtemps. Il n'est pas, du reste, d'une grande importance de les ouvrir par de larges incisions plutôt que par de simples ponctions. Ce qu'il faudrait, c'est que la mamelle fût réellement fendue sur une grande partie du foyer et dans toute son épaisseur.

Nul doute, ici, que diverses cloisons n'aient souvent pris dans le foyer profond le principe de l'inflammation dont elles ont été atteintes, et qui leur a permis d'amener sous la peau les abcès sous-cutanés qui se sont établis successivement. Aussi l'ouverture première, aidée de la compression, n'a-t-elle point empêché la nécessité des incisions secondaires, et d'un long séjour des femmes à l'hôpital.

Ainsi que je l'ai dit, les abcès épanouis en arrière et en avant se trouvent alors étranglés, à la manière d'un bouton de chemise, par le tissu glanduleux ; en sorte que pour arriver du fond à l'extérieur, le pus est obligé de traverser un collet, un détroit, qu'après l'incision l'élasticité de la glande peut refermer presque aussitôt la plaie, et mettre ainsi obstacle à toute issue consécutive du pus. Cela fait aussi, dans d'autres cas, que les ouvertures se maintiennent indéfiniment à l'état d'ulcère fistuleux, dont il est souvent difficile d'obtenir la cicatrisation.

Les abcès profonds, avec fistule du sein, appartiennent aux abcès en bissac. Hey, qui, l'un des premiers, en a fait l'objet de remarques intéressantes (*Pract. obs. in surg.*, etc. ; édition de 1814), était si convaincu de leur ténacité, qu'il conseille, pour les guérir, de fendre, sans hésiter, la mamelle d'outre en outre, sur toute l'étendue du clapier. Ce procédé, que blâme A. Cooper, selon moi la plus sûre et quelquefois la seule qui puisse conduire à une guérison radicale, devrait être adoptée généralement, si elle paraissait moins cruelle aux yeux de la plupart des malades et de beaucoup de chirurgiens. En ayant constaté autrefois les bons effets dans la pratique de Roux, je l'ai mise en usage, de mon côté, sur un assez grand nombre de malades, et mon expérience confirme pleinement celle du chirurgien de Leeds.

Obs. XLVII. — *Abcès en bouton de chemise, fistule depuis près de huit mois;
grandes incisions. — Guérison.*

Une jeune femme âgée de vingt-deux ans, accouchée depuis plus de huit
mois, entre à l'hôpital de la Faculté le 6 novembre 1825. Des douleurs
sourdes, parfois lancinantes, existaient dans le sein droit, qui n'était ni rouge,
ni très sensible à la pression, mais qui avait un volume au moins double de
celui du côté opposé. Un petit ulcère, situé à 2 pouces au-dessus et en dehors du mamelon, donnait chaque jour plusieurs grammes de pus.

Une inflammation aiguë avait produit cette ouverture un mois après
couches, et depuis lors l'état du sein ne s'était point amélioré.

Ne pouvant faire pénétrer le stylet qu'à une petite distance, on est
d'abord porté à croire qu'un phlegmon profond tend à se former, d'autant
mieux que la mamelle bombée, rénitente, donne quelque idée de fluctuation
vague.

Des sangsues, au nombre de quarante, trente, vingt, quinze, dix, sont
appliquées tous les cinq à six jours sans succès. Les cataplasmes, les liniments émollients, anodins, résolutifs, ne soulagent pas davantage. Six semaines se passent ainsi et la malade est alors dans un état beaucoup moins
satisfaisant qu'au moment de son entrée. Par de nouvelles explorations, on
tombe enfin sur une sinuosité qui conduit, en traversant la mamelle, sur un
foyer profondément situé.

Pour mettre le fond de ce trajet à découvert, on est forcé de faire pénétrer le bistouri à près de 8 centimètres de profondeur; toutes les brides qui
se rencontrent sont divisées, et la glande finit par être complétement séparée en deux portions. Il en résulte une vaste plaie se continuant avec une
caverne sous-mammaire, tapissée partout d'une fausse membrane muqueuse.
De la fièvre, des douleurs assez vives surviennent bientôt et persistent pendant quatre jours. Ces accidents ne tardent pas à se calmer, et la suppuration, d'abord très abondante, diminue ensuite par degrés. Au bout d'un
mois, la cicatrice est complète et le sein a repris son volume avec sa souplesse de l'état normal.

Toutefois, ce n'est point au début, lorsqu'ils sont encore à
l'état aigu, que les abcès en bissac doivent être ainsi ouverts,
mais bien lorsque les issues qui leur ont été créées d'abord
restent à l'état d'ulcère fistuleux. Une sonde cannelée introduite jusqu'au fond du foyer, et, sur cette sonde, un bistouri
droit, suffisent pour trancher largement la mamelle sur la
caverne purulente. Le doigt sert ensuite de guide, pour inciser de la même façon les sinuosités, et la sonde cannelée
remplace de nouveau le doigt s'il ne reste que de simples trajets fistuleux; l'important est de ne ménager ni le nombre
ni la longueur des incisions. Toute la mamelle, en pareil cas,
doit être considérée comme la paroi cutanée d'un vaste abcès,

Il faut, de plus, que les lèvres de toutes ces incisions soient maintenues écartées, que toutes les cavités purulentes soient remplies de boulettes de charpie, pansées à plat; que le fond du foyer, en un mot, se mondifie, se cicatrise avant les plaies de la glande. De telles incisions sont, au surplus, beaucoup plus effrayantes que réellement redoutables; l'opération est prompte, aucun organe important ne court risque d'être atteint, elles permettent généralement une guérison rapide, et il n'en résulte en définitive que des cicatrices peu apparentes après la disparition de l'abcès.

Obs. XLVIII.—Une jeune dame d'Ermenonville, accouchée depuis un an, conservait au sein droit une suppuration que rien n'avait pu tarir et qui résultait d'un abcès sous-mammaire survenu bientôt après ses couches. Toute sa famille était dans la plus vive inquiétude, et la malade, ne sachant plus elle-même à quel traitement se confier, prit enfin le parti de venir s'établir à Paris. Le foyer existait sous la moitié externe de la glande. On l'avait ouvert sur un point, et il s'était ouvert par de petits orifices sur trois autres points différents, mais bien au-dessus du point déclive; plusieurs fois, l'un des trous s'était fermé et la suppuration avait paru sur le point de s'éteindre. Constamment ces apparences de mieux avaient été suivies d'une réaction, d'une suppuration nouvelle.

Après bien des difficultés, bien des larmes et bien des hésitations, la jeune dame, qui croyait que j'allais lui enlever le sein, se soumit à l'incision, à la fente complète du clapier. Je mis à découvert toute l'étendue du foyer, qui avait environ 8 centimètres de largeur. Deux petites artérioles exigèrent une compression à l'aide de boulettes de charpie, dont la plaie et le foyer du dépôt furent également remplis. Il ne survint ni fièvre, ni perturbation générale d'aucune sorte; la surface purulente se détergea petit à petit, et la guérison s'établit régulièrement, comme s'il se fût agi d'une large plaie plate que l'on cicatrise par seconde intention.

Si donc les malades y consentaient, la pratique précédente est celle que je conseillerais dans les abcès en boutons de chemise, lorsque, après quelques semaines de durée, après avoir essayé vainement la compression, la suppuration persistant, le pus stagne au fond du foyer. Pour résumer ma pensée à cet égard, je dirai : l'ouverture de chaque bosselure cutanée d'abord; des incisions profondes, étendues, nombreuses, plus tard, si les premières, aidées de la compression et des injections, n'ont pas suffi.

Se bornant à dire qu'il faut ouvrir les abcès profonds du sein, 1° quand ils sont accompagnés de fièvre et d'insomnie,

2° quand la fluctuation y est distincte, A. Cooper, qui ajoute qu'on doit les ouvrir sur plusieurs points, n'a pas fait attention qu'en les incisant largement et de bonne heure, à la circonférence et en dehors plutôt qu'en avant, on a des chances nombreuses de les guérir à la manière des abcès sous-cutanés des membres.

Mèche. — Au lieu d'incisions étendues, on a proposé de maintenir béante l'incision ordinaire des abcès en bissac et des abcès profonds, en y fixant une mèche de linge effilé ou de charpie enduite d'un corps gras.

Il importe, en se servant de ces mèches, d'éviter une faute où, soit par mégarde, soit par irréflexion, tombent fréquemment les médecins, c'est-à-dire qu'au lieu d'un simple filtre, il faut se garder de tenir dans la plaie un véritable bouchon; une anse de charpie ou de linge, poussée par son milieu dans le fond de l'abcès et renversée par ses branches vers les deux angles opposés de l'incision, est ce qu'il y a de mieux : on met ainsi obstacle au rapprochement des parties divisées, sans empêcher la sortie du pus. Avec un cône, une tente de charpie, les bords de l'incision ne manquent pas de se resserrer autour du corps étranger, d'un pansement à l'autre, et il est souvent impossible alors que le clapier purulent se vide.

Canule. — Quelques chirurgiens, M. J. Cloquet en particulier, se servent, en guise de mèches, d'un bout de *sonde élastique;* c'est effectivement une pratique à ne point négliger dans certains cas. Elle convient, par exemple, lorsque l'ouverture a dû être pratiquée ou s'est faite à travers le sein. Empêchant le parallélisme des diverses couches anatomiques de s'effacer, maintenant ouvert le trou de la glande, le bout de sonde permet au pus une issue plus régulière. Quoique l'ouverture des larges clapiers se trouve sur le point déclive, la sonde élastique convient encore; elle empêche alors le poids de la mamelle de fermer la plaie, d'emprisonner la suppuration au-dessus, et se prête on ne peut mieux à l'emploi des injections quand elles sont jugées nécessaires.

Il importe cependant de ne pas se faire illusion sur la valeur de ce moyen; à lui seul il n'est que d'un faible secours si l'abcès est anfractueux, ou lorsque la plaie n'en est pas le point déclive. Il ne convient guère non plus dans les abcès superficiels, ni dans les abcès purement glandulaires. Je l'ai souvent essayé; s'il a quelquefois semblé utile, c'est surtout quand je l'ai associé à la compression. Soit qu'on ait recours aux mèches, soit qu'on emploie les canules, soit qu'on s'en tienne à l'incision simple, toujours est-il qu'en l'absence des incisions larges et profondes, il est souvent utile, pour tarir les abcès en bissac et les abcès sous-mammaires, d'établir ensuite une compression bien faite sur le devant du sein, avec la précaution de laisser libres les orifices qui doivent livrer issue au pus.

En somme : 1° l'ouverture des abcès restés profonds doit être faite à peu près exclusivement sur un des points de la circonférence du sein, tant que la glande elle-même ne paraît pas envahie par la suppuration, et vers les régions déclives du foyer; 2° si l'abcès proémine sous forme de bosselure en avant, s'il est en bouton de chemise, les incisions doivent être pratiquées sur les points fluctuants, sans qu'il soit besoin de leur donner autant de longueur; 3° dans ce dernier cas on tient les lèvres de la plaie écartées à l'aide de mèches ou de canules; 4° si, au bout d'une semaine ou deux, le foyer n'est pas tari, on remplace les topiques émollients par la compression; 5° si la compression ne paraît pas réussir, on doit essayer les injections irritantes, la décoction de quinquina, le vin rouge, la teinture d'iode surtout, pure ou affaiblie, ou encore, comme le veut A. Cooper, un mélange de trois gouttes d'acide sulfurique pour 32 grammes d'eau de rose; 6° on peut essayer aussi, quand la résolution n'est pas considérée comme tout à fait impossible, les pommades fondantes, les compresses résolutives, ou un large vésicatoire volant sur la totalité du sein; 7° enfin il ne faut pas hésiter, tous ces essais ayant échoué, à en venir aux longues et profondes incisions, au débridement dont j'ai parlé plus haut.

ARTICLE III.

VÉSICATOIRE, COMPRESSION. — RÉSUMÉ.

Parmi les ressources thérapeutiques dont j'ai parlé aux articles *Phlegmon* et *Abcès*, il en est deux, le vésicatoire et la compression, sur lesquelles j'ai besoin de revenir un instant.

§ Iᵉʳ. — Vésicatoire.

Appliqués sur les tuméfactions et engorgements chroniques, les vésicatoires volants sont, de l'aveu de tous les chirurgiens, un excellent moyen résolutif; mais quand il s'agit d'inflammation ou d'abcès aigus, peu de praticiens auraient osé les appliquer à la mamelle il y a vingt-cinq ans. Là, comme ailleurs, ils constituent cependant une puissante ressource, un des résolutifs les plus énergiques.

Faisant un fréquent usage, depuis 1830, des vésicatoires à larges dimensions dans le traitement d'une infinité de maladies aiguës, je n'ai pas tardé à m'en servir aussi pour combattre certains phlegmons de la mamelle, et je vais dire ici quels sont les résultats que j'en ai obtenus.

Inflammations. — Il y a tant de manières de combattre les inflammations du sein, que personne n'aura la pensée de les attaquer dès le principe par de larges vésicatoires; non qu'ils ne soient capables d'en arrêter souvent le progrès, de les faire avorter, mais parce que c'est un remède d'une certaine violence, que les malades n'acceptent pas volontiers.

Je ne conseille point le vésicatoire non plus contre les engorgements laiteux, contre les phlegmons parenchymateux, avant la formation du pus. Contre le phlegmon sous-cutané, il réussirait assez fréquemment, ainsi que je m'en suis assuré un certain nombre de fois; mais c'est contre le phlegmon profond qu'il m'a paru le mieux indiqué. Alors, en effet, les autres médications ont si peu de prise sur le mal, qu'il est bien permis d'essayer celle-ci, malgré la douleur qu'elle peut occasionner.

Abcès. — Sur le sein, comme ailleurs, le vésicatoire volant a cela de rassurant, que, du pus fût-il déjà formé, un abcès établi, son action n'en conserverait pas moins une utilité notable. On peut dire de lui qu'il agit à la fois comme résolutif puissant quand le pus n'existe pas encore, et comme maturatif énergique quand la résolution n'est plus possible. Il empêche la suppuration et provoque la résolution si on l'applique de bonne heure. Un peu plus tard, il hâte la formation de l'abcès en ramollissant la tumeur, en diminuant la sensibilité, la tension, l'épaississement des tissus. Dans les abcès ouverts, si la guérison se fait trop attendre, le vésicatoire trouve encore sa place. Posé sur toute la région tuméfiée, y compris les ulcères ou les plaies, il tend à la fois à tarir les foyers, à déterger les fistules, à résoudre les engorgements concomitants.

Dans ces différents cas l'emploi du vésicatoire doit être soumis à certaines règles. Ainsi, dans la première période du phlegmon sous-cutané, on n'y a recours que chez les femmes qui redoutent par-dessus tout la nécessité de quelques incisions. On n'y songerait, dans le phlegmon profond, que si la phlegmasie, à la fois large et très intense, existait chez une personne qu'il ne serait pas prudent de soumettre à d'abondantes émissions sanguines. Dans ces deux sortes de phlegmons, c'est plutôt lorsque la marche de l'inflammation est en quelque sorte incertaine, que les vésicatoires volants conviennent. Le vésicatoire réussit encore quelquefois, même quand il y a déjà du pus de formé. J'ai vu, au sein comme dans une infinité d'autres régions, des collections de pus d'une certaine étendue, et dont l'existence était manifeste, disparaître complétement sous l'influence de ce moyen, sans aucune sorte d'inconvénient pour l'état général des malades. Plus tard, c'est-à-dire quand les dépôts sont nettement établis, on ne songe point à les couvrir de vésicatoires, à moins que leurs parois ne tardent trop à s'amincir, qu'ils ne tendent à rester stationnaires, à prendre la forme chronique. Une fois ouverts, les abcès du sein ne réclament l'intervention des vésicatoires que s'ils languissent, si la détersion s'en fait mal, si les tissus continuent d'être bosselés, indurés, semblent avoir besoin d'une secousse organique pour réagir convenablement.

Obs. XLIX. — *Abcès glanduleux; sein gauche; accouchée qui a commencé à nourrir. — Larges vésicatoires volants. — Guérison en dix-neuf jours.*

Fossard, vingt-cinq ans, cuisinière, bien constituée, n'ayant jamais fait de maladie grave, est accouchée il y a deux mois, et n'a nourri que pendant un mois. Il y a quinze jours, son sein gauche devint douloureux et s'enflamma vers sa partie interne et supérieure; cela tient sans doute à ce qu'il est volumineux et flasque, à ce qu'il pend en dehors, de sorte que le tiraillement qu'il exerce aura donné lieu à l'abcès que nous voyons aujourd'hui, 20 février 1847.

La malade n'a fait usage que de cataplasmes émollients.

On constate une tumeur ayant son siége dans le tissu de la glande elle-même ; la peau est rouge : à son sommet, on constate un point fluctuant.

21 février. — La suppuration paraissant difficile, on ordonne l'application d'un large vésicatoire volant sur la tumeur.

La malade se plaint de fièvre depuis deux jours. L'appétit s'est conservé.

22. — La douleur causée par le vésicatoire a effacé la douleur du mal; l'action des cantharides sur les organes génito-urinaires a été nulle. Cependant la fièvre a été plus forte que les jours précédents, mais ce matin il n'y en a plus. On fait sécher le vésicatoire.

25. — La fluctuation a disparu, mais tout le côté interne du sein est dur, engorgé; le noyau primitif surtout participe à ce changement. Nouveau vésicatoire plus grand que le premier.

26. — La malade se plaint de l'action du vésicatoire sur les organes génito-urinaires. On le fait sécher. Léger mouvement fébrile.

29. — La douleur du sein a disparu, l'engorgement a diminué; aucun signe de fluctuation. L'appétit, perdu pendant ces jours derniers, est revenu. Un quart d'aliments. Frictions mercurielles ; 6 grains de calomel en trois paquets.

3 mars. — Comme la malade a mal supporté le calomel la première fois, on y joint de l'extrait d'opium.

7. — On a continué le traitement mercuriel ; le noyau d'engorgement diminue ; il est survenu ce matin une stomatite.

9. — L'engorgement a disparu tout entier du foyer primitif. La salivation continue. On cesse l'emploi du calomel, mais on fait toujours les frictions avec l'onguent gris.

Enfin, le 12, le sein a recouvré toute sa souplesse. La malade sort malgré sa stomatite.

Ce n'est point au-dessous ou autour du sein, ni sur des régions éloignées, mais bien sur la partie malade elle-même que j'applique les vésicatoires en pareil cas. L'emplâtre doit avoir des dimensions telles, qu'il déborde les limites du mal par toute sa circonférence, dût-il avoir 2 et 3 décimètres de largeur. Il convient, quoiqu'on ait nié de nos jours l'efficacité de cette précaution, il convient, dis-je, d'y ajouter une assez grande quantité de camphre, afin de diminuer la réaction des cantharides sur la vessie. Au premier pansement, on enlève l'épiderme, si les phlyctènes se sont largement étalées; autrement on se borne à en évacuer le sérum par de simples sections. On panse ensuite avec une feuille de papier brouillard enduit de cérat, ou bien avec les cataplasmes émollients si les douleurs sont trop aiguës. Les souffrances que cause le vésicatoire sont, en général, beaucoup moindres qu'on ne s'y attendrait; la plupart des femmes en sont tout étonnées les premières; il n'est pas rare même que la douleur de l'inflammation s'éteigne en grande partie sous le vésicatoire. Si la résolution doit survenir, la tuméfaction diminue bientôt, et aucune bosselure ne surgit à la surface du sein ; si l'action maturative du vésicatoire prédomine, au contraire, on ne tarde pas à trouver quelques points de la mamelle plus mous, plus minces, plus saillants que les autres : dans le premier cas, la médication résolutive doit être continuée ; il faut songer, dans le second, à ouvrir, à traiter le dépôt purulent.

Quand on emploie les vésicatoires volants sur des mamelles en suppuration avec fistule ou ulcère, c'est toujours à titre de résolutifs. On doit, par conséquent, leur associer aussitôt qu'ils sont levés, soit des cataplasmes émollients, si l'inflammation profonde est encore aiguë, soit des onctions mercurielles ou iodurées, si l'induration, l'engorgement, sont devenus chroniques. J'ajouterai, d'ailleurs, qu'il est bon de revenir à l'emploi de ce remède une ou plusieurs fois, quand il a produit d'abord quelque bien ; comme l'utilité de son action ne se montre guère qu'au bout de deux ou trois jours, comme cette action peut se prolonger ensuite pendant plusieurs semaines, ce n'est, en général, que tous les dix à douze jours qu'il convient de le prescrire : j'en ai fait appliquer ainsi jusqu'à quatre et cinq successivement dans certains cas de maladies déjà anciennes.

§ II. — Compression.

Depuis 1823, depuis 1826 surtout, que j'ai publié mes premières recherches sur l'emploi de la compression dans le traitement des inflammations aiguës, cette ressource de la thérapeutique moderne a pris une très grande extension, et malgré sa position désavantageuse, la mamelle a dû en invoquer aussi le secours. Aujourd'hui je ne suis plus le seul à la mettre en usage contre les inflammations du sein, comme en 1830. Dans un excellent mémoire (1), mon collègue à la Faculté, le professeur Trousseau, et M. le docteur Contour, montrent tout le parti qu'on peut tirer en pareil cas d'une compression bien

____

(1) *Journal des connaiss. médic.-chirurg.*, février 1841, t. VII, p. 45.

faite. Il ressort de leurs observations, comme des miennes, comme de celles qui ont été publiées par M. Raimbert (1): 1° que, dans la première période des inflammations de la mamelle, la compression calme plutôt qu'elle n'augmente les douleurs ; 2° qu'elle arrête quelquefois, au point de les dissiper dans l'espace de quelques jours, les phlegmasies les plus aiguës; 3° qu'elle limite et restreint les dimensions des foyers purulents encore clos ; 4° qu'elle opère souvent la dessiccation des abcès libres, ouverts, et la résolution de l'engorgement qui entoure les collections purulentes ; 5° qu'elle tarit et cicatrise fréquemment des fistules, des trajets sinueux qui avaient résisté à tout autre moyen ; 6° que c'est, en un mot, une des meilleures ressources qu'on puisse opposer aux gonflements subaigus simples ou composés qui précèdent, accompagnent ou suivent les abcès de la mamelle.

Malgré son efficacité incontestable, la compression ne sera cependant guère employée contre les phlegmasies pures et simples du sein, non plus que contre les abcès encore clos. Elle est alors d'un emploi trop gênant, trop difficile ; son succès est trop rarement complet pour qu'on s'y décide, pour qu'on y assujettisse les femmes. C'est plus particulièrement quand une issue a été donnée au pus que la compression convient. Après l'ouverture des abcès, mieux que tout autre moyen, elle permet de mettre les parois du foyer en contact et d'en amener le recollement ; à son aide, on obtient parfois dans l'espace de deux ou trois jours la guérison des dépôts les plus larges.

Des fistules, des trajets sinueux existent-ils par suite d'abcès dans la mamelle, une compression méthodique les tarit souvent, en même temps qu'elle opère le dégorgement, l'assouplissement de tout l'organe.

Pour que la compression réussisse, il la faut complète, exacte, bien faite, et ce n'est pas toujours facile au sein. Avec sa forme hémisphérique et sa structure lobulée, la mamelle se prête difficilement à l'application des bandages en général, et surtout à l'emploi des bandages compressifs. Le bandage de corps, ne pouvant guère presser que d'avant en arrière, est incapable de

_____

(1) *Journal des connaissances médico-chirurg.*, septembre 1842, p. 96.

remplir le but. Avec une bande, on arrive à comprimer par devant, par-déssous et par-dessus, mais les extrémités du diamètre transversal de la mamelle échappent presque forcément, et le but alors n'est également atteint qu'incomplétement. Les bandages particuliers, le linge triangulaire, la plaque de fer-blanc imaginée par M. Raimbert, se dérangent avec trop de facilité sous l'influence des mouvements de la poitrine, de l'épaule et de la tête. Aussi les bandelettes de diachylon que j'ai préconisées dès longtemps (1), et que M. Trousseau a surtout mises en vogue, constituent-elles un des meilleurs moyens de comprimer le sein.

Même avec les bandelettes emplastiques, la compression des mamelles est encore difficile; si elle est mal faite, l'état de la femme peut en être aggravé. La forme, le volume, la position du sein varient tellement, qu'il est impossible d'établir des règles de détail pour l'application de semblables bandages; on peut dire cependant que la mamelle doit être comprimée de la circonférence au centre, ou des côtés vers le milieu, soit de haut en bas et de bas en haut, soit latéralement, plutôt que d'avant en arrière; dans presque tous les cas, surtout quand il s'agit d'abcès ouverts ou de fistules, des remplissages en forme de plaques, de compresses graduées, de pelotons ou de rouleaux, doivent être appliqués en même temps sur les points les plus creux ou qui ont le plus besoin d'être soutenus.

Quand on se sert de bandelettes, il est utile qu'elles prennent toute la circonférence du thorax, soit horizontalement, soit en passant sur l'une des épaules, à la manière d'une spirale, ou en forme de diagonale ou d'ellipse. Alors aussi les fistules, les plaies peuvent être emprisonnées dans le bandage, qu'on laisse en place une semaine, et même jusqu'à guérison complète. Si la pression semble se relâcher au bout de quelques jours, de nouvelles bandelettes, de nouvelles plaques de remplissage sont appliquées sur les premières et réussissent en général très bien.

Ces bandelettes, qui agissent par leur vertu emplastique, en même temps que comme instrument de compression, ont sur

____

(1) *Dictionnaire de médecine*, 1839, art. MAMELLE.

les bandages de linge l'avantage d'une grande fixité; mais elles ont l'inconvénient de provoquer facilement des érysipèles, d'occasionner une grande démangeaison, d'excorier aisément la peau des aisselles, et de former des cercles inextensibles autour de la poitrine. Au surplus, à la mamelle plus encore que sur les membres, la compression est un moyen dont l'efficacité dépend autant du chirurgien qui l'emploie que du remède en lui-même. Les descriptions qu'on en pourrait faire ne servent guère à celui qui n'en devine pas le manuel, et n'éclairent en rien celui qui en a bien saisi le but et les indications.

Chez certaines femmes, le sein est tellement détaché qu'on peut le comprimer à la manière d'un membre par des circulaires allant du thorax vers le mamelon. Avec des bandelettes, la compression se maintient assez bien en pareil cas. Il est difficile, au contraire, d'empêcher le glissement des doloires d'une bande de linge. Aussi est-il bon d'associer parfois les bandelettes emplastiques au bandage ordinaire. Après avoir comprimé le sein par des doloires verticales, on applique d'autres bandelettes d'avant en arrière pour croiser les premières dans toutes sortes de directions, puis on en fixe les extrémités au moyen de tours de bande sur le devant de la poitrine.

Il vaut encore mieux, ainsi que je l'ai dit (1), comprimer alors la mamelle comme s'il s'agissait du testicule. Des rubans emplastiques placés en cercle sur la racine de l'organe sont recouverts et fixés par d'autres qu'on dirige en travers ou de haut en bas, de telle façon que le tout ressemble à une capeline. On obtient de là sorte un bandage qui ne comprime nullement la poitrine, qui laisse la respiration tout à fait libre. Seulement il est rare qu'effectuée d'après ces principes, la compression soit assez solide, assez permanente pour remplir exactement le but qu'on se propose.

Avec les bandages spéciaux, avec les bandelettes emplastiques, la compression, je l'ai déjà dit, a presque toujours besoin de remplissage; la charpie, l'étoupe, le coton, se roulant sous le bandage, en noyaux, en bourrelets, en inégalités nuisibles, c'est aux compresses graduées ou à des plaques d'agaric

____

(1) *Dictionnaire de médecine*, art. MAMELLE.

qu'il faut avoir recours de préférence. On les place tantôt en haut, tantôt en bas, quelquefois en dedans, le plus souvent en dehors. Les points qui en réclament l'emploi, leur largeur, leur épaisseur, leur forme, doivent varier pour chaque cas, et il n'y a pas moyen de donner sur leur application générale des détails véritablement utiles. C'est près de chaque malade, et en quelque sorte chaque jour, que le chirurgien pourra en spécifier les nuances, en les adaptant aux conditions physiques de chaque mamelle.

Chez certaines femmes, la glande atteinte d'abcès ou de fistules est si molle ou si longue, qu'elle descend au-dessous de sa racine sur le devant ou le côté de la poitrine à la manière d'un tablier. Ici, la compression peut être effectuée d'une autre façon. Quelques pièces de linge, ou quelque autre corps protecteur, sont d'abord placés au-dessous entre la mamelle et la peau du thorax. Cela fait, on saisit le sein et on l'abaisse en l'aplatissant sur cette sorte de matelas; après quoi on le comprime par des circulaires de bande, qui entourent en même temps la poitrine, et qu'on établit de haut en bas jusqu'à ce qu'on soit arrivé au point le plus déclive de la mamelle. L'organe est ainsi compris dans un bandage à cercles réguliers, depuis les aisselles jusqu'au bas des hypochondres, bandage auquel il est d'ailleurs possible de donner la forme du kiastre ou du quadriga, et que l'on rend plus solide par quelques entre-croisements méthodiques. Quand il est possible de ne laisser aucune plaie, aucune fistule, aucun clapier vers la racine du sein, ce genre de compression est un des plus efficaces et des meilleurs que l'on possède.

Croire qu'à l'aide de la compression, même bien faite, on obtiendra constamment la guérison du phlegmon, des engorgements phlegmasiques, des trajets fistuleux ou purulents de la mamelle, serait une erreur. En montrant ce que l'on peut attendre d'un pareil moyen, l'analyse des observations indiquées dans le tableau fait aussi voir qu'il ne réussit pas toujours, qu'on est souvent obligé d'y renoncer, et que, du moins, il ne dispense pas absolument des autres ressources de la thérapeutique.

§ III. — Résumé des phlegmasies.

De ce qui précède, il résulte que les inflammations peuvent débuter par l'un ou par l'autre des éléments constitutifs de la région mammaire : 1.° par la peau, sous forme d'eczéma ou d'érysipèle; 2° par la couche sous-cutanée, sous forme de phlegmon ou d'angioleucite; 3° par le tissu sous-mammaire; 4° par le tissu glanduleux lui-même ou par les canaux lactés sous des formes variées; 5° d'une manière plus générale encore par le tissu sécréteur ou par le tissu cellulaire y compris le système lymphatique.

Ces diverses formes de phlegmasies, qui parcourent souvent toutes leurs périodes dans le tissu qui en a été le point de départ, passent fréquemment d'un élément anatomique à l'autre. S'il est vrai que l'inflammation aille parfois de la couche sous-cutanée ou de la couche profonde à la glande, il est également vrai qu'elle gagne plus souvent encore les enveloppes, la trame celluleuse, après s'être établie de prime abord soit dans le tissu glanduleux, soit dans les conduits lactés.

Pour justifier ces distinctions, il suffit de faire attention aux caractères spéciaux que présente l'inflammation, dans ses causes, dans ses symptômes, dans sa marche, dans son pronostic, dans la thérapeutique qui lui convient. Ainsi, l'inflammation sous-cutanée, idiopathique, naît au sein sous l'influence des mêmes causes que dans toute autre région. L'inflammation profonde peut bien résulter de violences extérieures, ou de certaines affections de la poitrine et de l'aisselle, mais elle n'en trouve pas moins sa cause la plus ordinaire dans les maladies de la mamelle elle-même. Quant aux phlegmasies de la glande proprement dite, il est de toute évidence que la lactation, que l'état de couche ou de grossesse en sont la source *presque* exclusive.

Au point de vue des *symptômes*, qui ne voit qu'une inflammation caractérisée par de la rougeur, une tuméfaction circonscrite ou diffuse, faisant relief, s'accompagnant bientôt d'une sorte d'œdème, d'empâtement, diffère essentiellement de celle qui, placée sous le sein, s'annonce, dès l'abord, par un soulèvement de toute la mamelle, et reste souvent jusqu'à la fin sans faire naître de rougeur prononcée, de bosselures notables au dehors? Puis, comment confondre avec des inflammations pareilles celle qui se développe dans le tissu glanduleux? En effet, dans le parenchyme, la phlegmasie se montre d'abord sous forme de bosselures plus ou moins profondes, plus ou moins nombreuses, et, précédée ou compliquée de suppression ou de rétention du lait, elle envahit souvent plusieurs régions de la mamelle à la fois.

L'inflammation sous-cutanée, comme le phlegmon ordinaire, ne tarde guère plus de huit jours à se terminer par un abcès; abcès qui, en général, reste unique, et dont la fluctuation échappe rarement à l'attention du praticien. Le phlegmon profond, au contraire, tout en se développant plus vite peut-être, a cela de remarquable que la suppuration, s'il s'en produit, ne peut y être reconnue que plus tard. Profondément situés, ces abcès n'ont point, comme ceux du phlegmon sous-cutané, l'avantage de se faire jour directement au dehors; aussi leur arrive-t-il souvent de traverser la mamelle d'arrière en avant, et de donner lieu ainsi secondairement au phlegmon sous-cutané, à l'abcès en bissac. Le phlegmon parenchymateux, à la différence des deux précédents, se compose presque toujours de plusieurs phlegmons successifs, ce qui lui permet de durer, chez certaines femmes, jusqu'à un, deux et trois mois.

Une différence aussi tranchée dans les symptômes et la marche des accidents entraîne naturellement des dissemblances dans la terminaison et le pronostic. Attaqués avec énergie, dès le début, le phlegmon superficiel et le phlegmon profond se laissent quelquefois éteindre ou se terminent par résolution. Dans la glande elle-même, l'inflammation, pour peu qu'elle offre d'acuïté, amène presque inévitablement un ou plusieurs abcès.

Quant à la *thérapeutique*, elle est toute-puissante, si on l'applique convenablement à chaque espèce d'inflammation. Des sangsues en grand nombre sur la région malade, les onctions mercurielles, la compression, les topiques émollients en général conviennent, réussissent dans le phlegmon sous-cutané. Ils restent insuffisants, au contraire, dans le phlegmon profond et aussi dans l'inflammation parenchymateuse. Le phlegmon profond, qui ne retirerait aucun profit, qui s'aggraverait par la compression, réclame plutôt la saignée générale ou des sangsues autour de la mamelle et de larges cataplasmes, que de la pommade mercurielle. C'est aux inflammations glanduleuses que les purgatifs, les tisanes altérantes, les topiques purement émollients, conviennent; les liniments ammoniacaux, camphrés, stupéfiants, s'adressent uniquement aux engorgements laiteux.

Quand on remarque à quel point, malgré toute l'énergie de la thérapeutique, l'adénite mammaire se prolonge souvent, en se multipliant, un assez grand nombre de semaines ou de mois, tandis que par une médication bien entendue le phlegmon sous-cutané et le phlegmon sous-mammaire ne durent guère plus de huit à quinze jours, l'importance des distinctions établies plus haut me semble être incontestable.

ARTICLE IV.

ABCÈS FROIDS OU CHRONIQUES.

Les abcès mentionnés jusqu'ici appartiennent à la catégorie des abcès chauds ou aigus, et ne sont en réalité que des abcès phlegmoneux modifiés par la contexture ou la disposition anatomique de la région. Il existe aussi des abcès du sein qui suivent la marche, qui offrent les caractères des abcès froids, des abcès symptomatiques, et qui méritent par cela même le titre d'abcès chroniques. A. Cooper, qui en parle, veut qu'on les ouvre après les avoir traités par l'emplâtre ammoniaco-mercuriel, ou une solution de sel ammoniac dans l'alcool, et qu'on ait recours ensuite aux toniques, aux fortifiants, aux injections stimulantes. Il ajoute que l'engorgement concomitant des ganglions de l'aisselle se dissipe d'ordinaire en même temps qu'eux, et ne doit point empêcher de les traiter comme des abcès ordinaires ; ceci ne suffit pas.

On observe dans la région mammaire des abcès froids proprement dits, des abcès symptomatiques de quelque altération des côtes ou des ganglions lymphatiques voisins, et des abcès ayant leur racine à l'intérieur même de la poitrine. Ils s'établissent soit dans l'épaisseur même du sein, soit dans la couche sous-cutanée, soit au-dessous de la mamelle, absolument comme les abcès aigus. J'en possède une infinité d'exemples, vus tantôt au pourtour de la mamelle, soit du côté de la rainure sous-pectorale, soit du côté du sternum, soit du côté de la clavicule, et quelquefois aussi dans quelques régions plus éloignées. On conçoit après tout que la région mammaire puisse être occupée comme les autres régions, plus même que certaines autres régions, par des foyers purulents de toutes les espèces connues : abcès tuberculeux, abcès purement chroniques et idiopathiques, abcès par fusée ganglionnaire, abcès par maladie des côtes, de la clavicule, de l'omoplate, de l'articulation scapulo-humérale, abcès venant du médiastin, ou du poumon, ou du sternum, etc., tous y ont été rencontrés.

§ I. — Abcès froids idiopathiques.

Ces sortes d'abcès sont d'espèces très variées. Les uns résultent d'anciennes tumeurs ramollies, d'autres contiennent du lait; j'en ai vu d'énormes. Voici quelques exemples de chaque espèce.

Obs. I. — *Abcès chronique succédant à une tumeur datant de quatre ans; deux incisions; nouvel abcès. — Guérison.*

Laplace, soixante-neuf ans, couturière, robuste, a eu dix enfants et cinq fausses couches. Jamais, à la suite de ses nombreux accouchements, elle n'a eu de mal aux seins. Il y a environ dix ans, elle s'aperçut, dit-elle, d'une petite tumeur, non douloureuse, qui roulait sous le doigt et changeait de place à volonté : cette grosseur, peu considérable, occupait une très petite portion de la glande, au-dessous et en dehors du mamelon.

Elle resta stationnaire pendant près de quatre ans. Depuis un an à peu près, elle a augmenté de volume sans devenir douloureuse; il y a trois semaines, il s'y est formé un abcès. Aussitôt après, des ulcères qui, depuis quelque temps, avaient envahi les deux jambes, se séchèrent comme par enchantement.

Aujourd'hui, le sein droit est tuméfié, rouge, la peau en est tendue, bosselée. Si l'on presse le centre de la tumeur perpendiculairement, on ne sent pas la résistance ligneuse et dure du squirrhe, mais bien une fluctuation évidente qui paraît profonde et étendue.

24 janvier. — On ouvre l'abcès sur deux points. Un premier coup de bistouri en dessous, de dehors en dedans et de droite à gauche, le second presque perpendiculaire et dirigé un peu de gauche à droite, don-

nent issue à un liquide rougeâtre, abondant, sanieux, demi-purulent, mêlé de flocons pâles et décomposés. Les parois du kyste sont épaisses, lardacées. (Cataplasmes.)

3 février. — État satisfaisant ; cependant un nouvel abcès, formé en dedans du premier, est incisé largement: il en sort un liquide entièrement analogue à celui de l'autre. Pansement simple ; charpie dans la plaie; cataplasmes.

Le kyste se déterge de jour en jour; on continue le même pansement jusqu'au 28 février.

1er mars. — A partir du 1er mars, on applique sur les plaies, qui se cicatrisent, une plaque d'onguent de la mère.

11. — La malade sort guérie.

Obs. LI. — *Abcès laiteux, depuis trois mois. — Ponction, un quart de verre de lait ; guérison quinze jours après.*

Gay, dix-huit ans, couturière, d'une bonne santé, quoique d'une constitution délicate, est mariée depuis dix-huit mois, et accouchée depuis six mois. L'accouchement n'a pas été laborieux; son enfant est bien portant.

Ses règles viennent bien, ses seins sont peu volumineux, un peu flasques. Elle a nourri pendant les trois mois qui ont suivi ses couches. Quinze jours avant de sevrer, elle remarque une grosseur au sein droit, avec un peu de rougeur, mais sans douleur notable, si ce n'est de légers élancements qui ont disparu sous l'influence de cataplasmes émollients.

23 juillet 1847. — La malade n'a pas maigri ; elle ne tousse pas, ne sent aucune douleur à la poitrine; n'a jamais reçu de coups sur le sein.

La tumeur est *bosselée, fluctuante;* la fluctuation, superficielle sur quelques points, est profonde dans d'autres.

26. — On fait une ponction avec un petit trocart; il en est sorti du pus dans lequel on reconnaît du lait, la valeur d'un quart de verre.

31. — On incise avec le bistouri, et l'on panse pendant quelques jours avec des mèches et des cataplasmes.

2 août. — On a supprimé les mèches; injections d'eau de guimauve, cataplasmes.

5. — La malade est guérie, elle sort le 8 ; il restait un noyau encore assez dur.

Obs. LII. — *Mamelle droite; volume de la tête d'un adulte. Trois incisions à quelques jours d'intervalle ; embarras gastrique.*

Jean, vingt-trois ans, sans profession, assez bonne constitution. Réglée à seize ans, elle n'a pas cessé de l'être parfaitement jusqu'à l'époque où elle devint enceinte. Il y a deux mois qu'elle est accouchée sans accident. Elle a nourri pendant une semaine ; alors le sein droit devint sensible, tendu. Jean continua de nourrir pendant quinze jours, sans que le sein parût augmenter ou diminuer. Étant près d'une fenêtre ouverte, elle se sentit glacée de froid, et remarqua qu'il existait autour du mamelon un bourrelet dur, douloureux à la pression; elle continua néanmoins à donner le sein. La dureté n'augmenta pas, mais son lait diminua sensiblement; elle cessa alors de nourrir. Le noyau dur qui existait autour du mamelon augmenta de consistance dès qu'elle eut sevré. La peau du sein droit, qui avait jusqu'à cette époque conservé sa coloration naturelle, devint rouge d'une manière diffuse. Vingt sangsues autour du mamelon ; le sein diminua de volume, la tension disparut. Ce mieux, après avoir subsisté huit jours, fit place à un état moins favorable. La rougeur reparut et s'accompagna de douleur et de chaleur. Huit jours après, seconde application de sangsues. (Point de soulagement marqué.)

A son entrée à la Charité, le 19 mai 1848, le sein droit, énormément gonflé, est presque aussi gros que la tête d'un adulte ; une rougeur diffuse se remarque à toute sa surface. Le mamelon rétracté est comme perdu dans la tumeur. On sent vaguement de la fluctuation. Quand on soulève le sein avec la main, on lui trouve un poids considérable ; la douleur est plutôt gravative que franchement aiguë. A la visite du 20 mai, on pratique une petite ponction qui ne pénètre guère qu'à 2 centimètres ; il ne sort de cette incision que quelques gouttelettes de sang.

La malade n'a pas de fièvre ; son appétit est modéré. Deux portions d'aliments. (Cataplasmes.)

23 mai. — Nouvelle ponction semblable à la première, à 3 centimètres du mamelon ; sortie de quelques gouttelettes ce sang. (Cataplasmes.)

24. — La malade n'a pas beaucoup dormi ; elle a éprouvé des élancements dans le sein, qui cependant a diminué d'un quart.

25. — Incision longue de 2 centimètres et demi et profonde de 3, au côté externe et près du mamelon ; un flot de pus s'écoule de cette ouverture ; il a la consistance et la couleur du pus phlegmoneux ; on pourrait facilement en remplir un grand verre. La malade est immédiatement soulagée.

26. — Ce matin, elle ne souffre pas du tout.

27. — Le sein est revenu à peu près à sa grosseur naturelle ; la rougeur a disparu en grande partie ; il n'existe plus sur toute la circonférence du sein qu'une couleur rosée. Le mamelon est effacé ; la suppuration est très abondante ; la malade a la bouche mauvaise ; une bouteille d'eau de Sedlitz.

28, 29. — Malaise, fièvre.

1er et 2 juin. — La malade est mieux.

22. — Guérison. Elle sort de l'hôpital.

Obs. LIII. — *Abcès froid au-dessus de la mamelle gauche. — Ouverture avec le bistouri.*

Lejeune, vingt-trois ans, coloriste, d'un tempérament sanguin et d'une constitution robuste, vient réclamer les secours de la chirurgie pour une tumeur considérable qu'elle porte depuis neuf mois au-dessus de la mamelle gauche.

Il y a plus d'un an qu'elle est accouchée de son premier enfant : ses couches ont été très heureuses, la délivrance aussi ; la montée du lait s'est bien faite ; les mamelles sont devenues énormes, et cependant la fièvre a été à peu près nulle.

La sécrétion laiteuse a cessé avec facilité au bout de cinq ou six semaines.

Cependant une douleur s'était manifestée dans un point très circonscrit au-dessus de la mamelle gauche, mais elle ne se développait que par la pression, et c'est en faisant sa toilette que la malade s'en était aperçue pour la première fois.

Pendant les trois derniers mois de sa grossesse, elle éprouvait une gêne considérable dans les mouvements de la poitrine. Ainsi l'éternument, la toux et les inspirations profondes étaient rendus presque impossibles tant était pénible le point de côté qui se manifestait.

La jeune femme ne crachait presque pas. Après l'accouchement cette gêne diminua notablement *sans cesser tout à fait*.

Le point douloureux dont il a été parlé tout à l'heure correspondait exactement à une côte, s'il faut en croire la malade.

Trois mois s'étaient à peine écoulés depuis la délivrance, qu'une petite bosse se montra dans le point indiqué.

Alors la pression ne développait plus aucune douleur; la malade pouvait éternuer avec facilité. La tumeur grossit d'abord très lentement ; mais sur ces entrefaites la jeune femme redevint enceinte, et depuis ce moment (cinq mois) la bosse a considérablement augmenté. Aujourd'hui elle se présente avec les caractères suivants :

Uniformément arrondie, elle peut avoir le volume de la tête d'un nouveau-né.

Mesurée dans le sens vertical, elle donne, en suivant la convexité, 14 centimètres.

Mesurée de la même façon dans le sens horizontal, elle a au moins 47 centim.

Elle confine en bas et en dedans à la mamelle gauche ; en haut elle arrive auprès de la clavicule, en dehors elle atteint le moignon de l'épaule et dépasse un peu le bord axillaire.

La fluctuation y est manifeste et donne l'idée d'une matière très liquide.

La peau, mobile sur la tumeur, est très mince ; en la déplaçant légèrement, on reconnaît que le kyste est développé dans l'épaisseur du tissu cellulaire sous-cutané.

Au reste la tumeur n'est pas rouge, elle n'est pas plus chaude que les parties voisines, et ne présente ni douleurs spontanées, ni douleurs provoquées par la pression.

Sa surface présente seulement quelques légères arborisations, quelques houppes veineuses qui ont leur siége dans le derme lui-même.

18 juin 1844. — Ouverture de ce kyste avec un bistouri droit de dedans en dehors, c'est-à-dire de l'intérieur à l'extérieur, dans une étendue de 3 centimètres environ.

Il s'en échappe un flot de matière puriforme, claire, d'un jaune légèrement verdâtre, entremêlée de grumeaux ou de caillots dont quelques-uns, très volumineux, présentent la teinte et qu'on peut prendre à leur aspect soit pour des fausses membranes molles, soit plutôt pour du caséum. Le doigt, promené dans la caverne, arrive non loin du sternum, mais il ne reconnaît pas de surface osseuse dénudée.

Le chirurgien rencontre une bride lardacée qu'il coupe et qui lui permet d'aller plus loin sans trouver autre chose qu'une surface rugueuse, mais non un os ou un cartilage à nu.

21. — La suppuration est de bonne nature et très abondante.

24. — La malade demande à retourner dans son ménage et revient annoncer sa guérison au bout d'un mois.

Les abcès de cette espèce que j'ai rencontrés étaient, pour la plupart, placés derrière la mamelle et avaient débuté avec quelques-uns des signes du phlegmon ordinaire; plusieurs d'entre eux cependant n'avaient été précédés d'aucune douleur; pour d'autres, la douleur s'était bientôt éteinte et le volume de l'organe avait continué de croître lentement : les malades, se trouvant mieux à partir de là, avaient cessé de se préoccuper de leur sein. Si la quantité de pus n'est pas considérable, les choses peuvent rester dans cet état pendant plusieurs semaines ou plusieurs mois; j'ai vu des femmes ainsi atteintes depuis vingt, quarante, soixante jours, et même davantage, se croire simplement affectées d'un engorgement laiteux.

Les abcès chroniques, qui prennent en partie la forme de kystes, ne sont pas seulement possibles sous la mamelle ou dans l'épaisseur de la mamelle, ils se voient aussi tout autour de la glande.

Au pourtour du sein, il n'est guère possible de les prendre pour des tumeurs de mauvaise nature, pour des tumeurs cancéreuses, par exemple ; mais au-dessous de la mamelle ou même dans l'épaisseur de cette glande, l'erreur n'est pas toujours facile à éviter. Une méprise de cette espèce a eu lieu il y a peu d'années encore dans l'un des grands hôpitaux de Paris, et c'est un des praticiens les plus haut placés, les plus habiles, qui l'a commise. A. Cooper cite un fait semblable, et je pourrais en indiquer d'autres puisés en dehors des hôpitaux. J'en ai recueilli un il y a près de trente ans, et dont les détails ne seront pas, je crois, dépourvus d'intérêt.

Obs. LIV. — La femme Collier, âgée de cinquante-deux ans, lingère, habituellement bien portante, reçut, en février 1823, un coup sur le sein droit. Au bout de six mois, elle remarqua dans cet endroit une bosselure du volume d'une noix. Des sangsues appliquées deux fois sur le mal parurent faire augmenter le volume de la tumeur; des frictions mercurielles, employées pendant quelques semaines, restèrent aussi sans succès. Entrée à l'hôpital de la Faculté le 8 avril 1824, cette femme avait le sein aussi volumineux que la tête d'un enfant à terme. La surface en était légèrement bosselée, sans que la peau parût avoir souffert. Il était globuleux ou légèrement pyramidal. Jamais il n'avait été le siège de douleurs vives; plusieurs de ses bosselures, cédant sous le doigt, donnaient l'idée d'une tumeur encéphaloïde.

L'amputation de la tumeur fut décidée pour le 10. Deux incisions courbes furent amenées du devant de l'aisselle près du sternum, en circonscrivant une ellipse assez large de téguments. La tumeur était déjà disséquée à plus de moitié, lorsque le chirurgien, la saisissant des doigts pour l'attirer à lui et la renverser de haut en bas, en déchira le fond. On en vit sortir alors près d'un demi-litre de matière purulente épaisse, grise ou rougeâtre, contenant un grand nombre de masses de grumeaux, qu'on put prendre un instant pour de la substance encéphaloïde, mais qui n'était en réalité que du pus concret ou de la matière caséeuse à des degrés variés de consistance et diversement colorés.

Cet incident rendit l'opération pénible et pour la femme et pour le chirurgien. Continuant de croire à une dégénérescence, on voulut enlever tous les tissus dont l'aspect parut douteux. Comme il était difficile de reconnaître la ligne de démarcation qui séparait le foyer pathologique des parties saines, comme ce foyer avait fusé du côté de l'aisselle, il fallut aller très loin et ouvrir un certain nombre de vaisseaux assez volumineux.

On rapprocha modérément les lèvres de la plaie; la fièvre traumatique et les douleurs restèrent vives pendant trois jours. La suppuration devint abondante à partir du 14, et ne commença à diminuer que le 22. Une contre-ouverture devint nécessaire en bas et en dehors, à cause de la stagnation du pus. Il en fallut une seconde quelques jours plus tard, et finalement la malade se trouva guérie vers le milieu de juillet, après avoir été tourmentée longtemps d'un engorgement du bras, qui ne s'est dissipé que dans le courant du mois d'août.

La malade, que je n'ai guère perdue de vue que depuis 1840, est restée parfaitement guérie.

Voici quelques autres exemples d'abcès chroniques de la mamelle tout à fait simples. L'un d'eux a été pris sur une femme enceinte, un autre existait hors de l'état de grossesse et de lactation.

Obs. LV. — Une nourrice d'une trentaine d'années, venue à l'hôpital de la Charité au bout de six semaines de maladie, avait le sein droit du double plus volumineux que l'autre. Cette femme qui souffrait peu, qui se portait bien, d'ailleurs, qui n'avait point eu de fièvre, et qui ne savait à quoi rapporter le gonflement de son sein, n'en avait pas moins un énorme abcès derrière la mamelle ; en ayant pratiqué l'incision en bas et en dehors, je pus en tirer sur-le-champ plus de deux verres d'un pus assez clair, mais de bonne nature.

Obs. LVI. — Une autre femme, âgée de vingt-six ans, forte, quoique un peu lymphatique, avait offert quelques symptômes d'inflammation du sein gauche dès le second mois de sa grossesse; la douleur, les accidents généraux étant restés obscurs, la malade, forcée d'ailleurs de voyager sans cesse, s'en était à peine occupée. Son sein était triplé de volume, et elle se trouvait au neuvième mois de la gestation ; l'absence de rougeur, d'empâtement, de douleur, n'empêcha point de croire à une suppuration sourde et profonde, indiquée au surplus par une fluctuation évidente. Cet abcès, que je crus devoir fendre largement, avait son siége dans la mamelle, et contenait près d'un litre de pus.

Dans les cas qui précèdent, l'existence d'une collection purulente sans dégénérescence fâcheuse était, au demeurant, facile à constater. Voici une observation où il n'en était point ainsi :

Obs. LVII. — Une femme, déjà avancée en âge, avait au sein droit une tumeur plus grosse que le poing, développée insensiblement, sans cause connue, et qui ressemblait tellement à une masse encéphaloïde, que je suis resté longtemps dans le doute à son sujet. Bosselée, rougeâtre, violacée, arborescente sur quelques points, siége de quelques douleurs sourdes et d'élancements, cette tumeur donnait au doigt la sensation d'une masse fongueuse plutôt que fluctuante ; cependant, comme l'une de ses bosselures contenait évidemment une assez grande quantité de liquide, je crus devoir la fendre et la vider avant de songer à l'extirpation du mal tout entier. Le liquide qu'elle contenait était très fluide, plutôt séreux que lactescent ou crémeux ; des grumeaux de matière grisâtre, de fibrine ou d'albumine, furent retirés en grande quantité du foyer, dont les parois étaient d'ailleurs très épaisses ; même alors la nature de la lésion parut si incertaine, que je continuai de craindre l'existence d'un kyste encéphaloïde, sans oser néanmoins renoncer à l'idée d'un abcès chronique. Après quelques jours d'hésitation, je pris le parti de mettre complétement à nu le fond du foyer par deux larges incisions et de le panser à plat. Des cataplasmes de farine de lin, ajoutés au pansement ordinaire, continués pendant trois semaines, amenèrent une détersion telle de toute la plaie, que la guérison définitive parut dès lors en être possible ; elle fut effectivement complète au bout de six semaines.

Une semblable terminaison ne laissera, je crois, d'incertitude dans l'esprit de personne. Une tumeur, qu'il suffit de fendre et de vider comme un abcès, ne peut point appartenir à la catégorie des cancers. Au surplus, la malade est restée sans récidive, et sa santé se maintient bonne.

J'ai rencontré de ces dépôts chez des femmes robustes, d'une bonne constitution, ni scrofuleuses, ni tuberculeuses. Alors la maladie s'est comportée à la manière des affections locales, et s'est complétement dissipée sous l'influence de traitements purement chirurgicaux. Le pronostic n'en est pas, par conséquent, très grave. La médication qui leur convient le mieux diffère à peine de celle que réclament les abcès chauds. Seulement, comme il s'agit ici de collections pour ainsi dire enkystées, ayant à leur intérieur une sorte de fausse membrane muqueuse, il peut être indiqué de les vider comme les abcès froids, en général, ou les abcès symptomatiques. Si donc le dépôt est large, et que les parois en soient très amincies, il convient de l'attaquer par des ponctions successives, plutôt que par de larges incisions ; s'il n'a, au contraire, que des dimensions médiocres, de larges fentes placées de manière à prévenir toute stagnation de liquide sont préférables. C'est également aux grandes incisions qu'il faudrait en venir si l'abcès passait à l'état aigu après une première ponction, ou s'il tardait à s'affaisser en entier, une fois réduit à un volume médiocre. Je me trouve bien encore de traiter la plupart de ces foyers par les injections de teinture d'iode pure, après les avoir fendus ou ponctionnés vers leur point déclive.

Obs. LVIII.— *Kyste purulent ; sein gauche.* — *Incision, contre-ouverture, séton.* — *Guérison.*

Jeune femme, vingt-deux ans, de tempérament lymphatique, assez robuste, se plaint de douleurs continuelles dans le ventre.

Elle entre le 28 juin 1854, pour une tumeur datant d'une époque assez éloignée. Elle a reçu un coup il y a sept ans, mais la douleur qui s'ensuivit ne la préoccupa point ; elle a même eu de la peine à se rappeler cet incident. Il n'y a que cinq mois que cette tumeur est un peu douloureuse ; de la grosseur d'une bille de billard, de forme ronde, située au-dessous et en dehors du sein gauche, cette tumeur soulève la peau sans l'altérer.

Mobile dans le tissu mammaire, dont elle paraît indépendante, elle est molle, fluctuante, dans toute son étendue, surtout en bas et en dehors, un peu plus ferme et élastique en haut ; sans phénomènes inflammatoires, elle est cependant un peu plus chaude que les tissus ambiants.

1er juillet. — Je plonge un trocart dans son centre ; il en sort un pus épais. Glissant alors le bistouri sur le trocart comme sur une sonde, j'incise le kyste dans l'étendue de 2 à 3 centimètres, puis je pratique en bas et en dehors une contre-ouverture qui sert à passer une mèche. — Cataplasmes, bouillons.

4. — Fièvre ; peau brûlante, sèche, âcre ; pouls petit, soif vive, langue blanche. La plaie suppure peu ; ses bords sont gonflés, œdématiés ; la rougeur en est vive, foncée. Ganglions de l'aisselle douloureux. — Frictions mercurielles autour de la plaie, cataplasmes, diète.

5. — L'érysipèle, né d'hier, a envahi tout le sein, et pourtant les symptômes généraux paraissent décroître : la malade se trouve en effet beaucoup mieux.

6. — La malade a dormi toute la nuit, la soif est presque nulle, le pouls est calme, régulier. Mèche dans la plaie, frictions mercurielles, cataplasmes. L'érysipèle s'arrête.

16. — Les frictions ont été suspendues le 9 ; les cataplasmes ont été supprimés le 12, et la plaie, pansée à plat, est cicatrisée presque en entier aujourd'hui.

Je ne ferai pas aux chirurgiens l'injure de croire qu'aucun d'eux puisse conseiller sciemment l'extirpation de tumeurs pareilles. La dissection, l'enlèvement du kyste en est absolument inutile. On substituerait ainsi une opération laborieuse, longue, délicate, à de simples ouvertures d'abcès, sans augmenter les chances de guérison, en s'exposant, au contraire, à une cicatrisation et moins rapide et moins certaine.

Il peut être utile de faire des injections détersives dans le foyer, de maintenir une mèche dans l'intérieur de chaque plaie; si toute la paroi de l'abcès a dû être fendue, sa cavité sera remplie chaque jour de boulettes de charpie ; dans les deux cas, les cataplasmes doivent être appliqués matin et soir sur toute la région malade.

§ II. — Abcès symptomatiques.

Les abcès froids *symptomatiques* sont également d'espèces diverses.

A. — Abcès tuberculeux.

Quoique possibles, là comme partout, les abcès tuberculeux de la mamelle sont cependant assez rares. Hors des poumons, le siége de prédilection des tubercules est le système ganglionnaire, et jusqu'ici l'anatomie n'a point trouvé de ganglions dans le sein; il est même permis de supposer que les chirurgiens qui ont cru le contraire, à cause de certaines tumeurs, s'en sont laissé imposer par quelques granulations de la glande, par quelque production anormale. La mamelle n'en est pas moins quelquefois le siége d'abcès qu'on peut appeler tuberculeux, soit primitifs, soit secondaires, par suite de leur marche et surtout des caractères matériels du pus qu'on y observe.

Les femmes lymphatiques, d'une constitution détériorée, depuis longtemps affaiblies, sont particulièrement sujettes à ce genre d'abcès, qu'on rencontre aussi cependant chez quelques personnes d'ailleurs bien constituées et bien portantes.

Obs. LIX. — Une femme de Provins, âgée de quarante et quelques années, d'une santé qui n'avait rien laissé à désirer jusque-là, entre à la Charité pour une tumeur du volume du poing qui s'était développée insensiblement dans le sein droit, à la suite d'un léger coup de coude. Cette tumeur, qui datait de dix-huit mois, qui n'avait jamais été accompagnée de douleurs manifestes, ni de symptômes évidents d'inflammation, occupait la partie interne et supérieure du sein.

Bosselée comme les tumeurs ganglionnaires, elle était molle, fluctuante sur certains points, et tellement dense sur d'autres, qu'on l'avait prise jusque-là pour une tumeur fibreuse, une masse encéphaloïde ou un squirrhe. L'ouverture que je crus devoir en faire donna issue à un pus moitié séreux, moitié grumeleux, ressemblant de tous points au pus des abcès appelés scrofuleux ou tuberculeux. Les parois du kyste, en partie formées par le tissu mammaire, n'avaient d'ailleurs subi aucune transformation de mauvaise nature. Un examen attentif permit de constater que la cavité purulente se prolongeait, par un trajet légèrement sinueux, jusque dans l'écartement antérieur du médiastin. Nulle altération des os ou des cartilages ni du poumon ne put être reconnue, et comme l'abcès finit par guérir, j'ai cru pouvoir en conclure qu'il n'était entretenu par aucune lésion organique.

J'ai rencontré un abcès à peu près pareil chez une jeune fille de dix-neuf ans, pâle et lymphatique, mais se portant d'ailleurs assez bien. Cet abcès, qui occupait également le côté interne de la mamelle droite, et qui se prolongeait par un trajet assez large jusque sur le devant de la plèvre, offrait encore, comme caractère particulier, que le pus en était très odorant, tout à fait infect.

Après s'être maintenue quelque temps, la suppuration s'amoindrit peu à peu et se tarit définitivement, dans l'espace de cinq semaines. Pas plus que chez l'autre femme, nous ne trouvâmes chez celle-ci l'indice d'une tuberculisation pulmonaire.

Il ne serait pas impossible cependant que dans l'un et l'autre cas quelques tubercules ramollis, soit du poumon, soit des ganglions sous-sternaux, eussent été le point de départ du mal; mais cette supposition n'est pas admissible chez une troisième femme dont la collection offrait les mêmes caractères anatomiques, et chez laquelle l'abcès, placé dans le parenchyme glandulaire, n'avait de communication avec aucune région voisine.

Une malade, évidemment atteinte de phthisie pulmonaire, a fini par avoir le sein gauche criblé d'abcès tuberculeux. Le mal a d'ailleurs existé longtemps chez elle sous forme d'adénite indolente ou d'hypertrophie à bosselures multiples.

Obs. LX. — *Hypertrophie (sein droit); abcès tuberculeux; phthisie pulmonaire.*

Morin, vingt-quatre ans, grêle, délicate, fut prise il y a six mois d'un point de côté, de toux fréquente, etc. Un vésicatoire à l'épaule gauche, de *l'huile de foie de morue*, des pilules calmantes, tel est le traitement qu'elle a suivi; c'est à la même époque que débutèrent les douleurs vives qu'elle éprouve au sein, et que sa tumeur a pris de l'accroissement. Depuis lors aussi les règles ne viennent plus, les signes de tuberculisation pulmonaire se manifestent chaque jour d'une manière plus évidente. Il y a un an, elle a eu un abcès à la gorge; très sujette aux esquinancies, elle est atteinte de laryngite chronique et d'un enrouement permanent.

Il y a quatre mois que la malade s'est aperçue de petites bosselures dans la mamelle droite; grosses alors comme un petit pois, elles ont acquis aujourd'hui, réunies, le volume d'une pomme. Élastiques, légèrement douloureuses à la pression, elles sont parfois le siége de douleurs lancinantes; la peau ne leur étant pas adhérente, elles sont mobiles sur le thorax; les ganglions de l'aisselle ne sont nullement engorgés; depuis un mois environ le mamelon est déprimé, comme ombiliqué; tous les lobules de la glande prennent part à cet accroissement de volume et sont isolés.

La malade, soumise à un traitement à la fois général et local (huile de foie de morue, trois cuillerées matin et soir; purgatifs, eau de Sedlitz, une fois par semaine; vésicatoire sur le sein; frictions iodurées, emplâtre de savon); sort le 5 juin de l'hôpital sans être guérie.

Il se forma bientôt vers la partie externe du sein une collection qui, ouverte par un médecin, donna issue à du pus qui, depuis cette époque, n'a point cessé de couler, et Morin rentre pour être débarrassée de ce qu'elle nomme sa fistule. Le sein est, du reste, absolument dans le même état qu'à sa sortie de l'hôpital. En haut et en dehors du mamelon, on sent des masses mal limitées, confondues avec le tissu même de la glande, qui n'adhèrent ni à la peau, ni aux plans sous-jacents, et qui sont le siége de douleurs profondes. Les ganglions de l'aisselle sont intacts, ainsi que ceux des parties voisines. Le mamelon ne donne passage à aucune espèce de liquide.

15. — Vers la partie supérieure du mamelon se voit un point fluctuant dont la peau est un peu rouge; une ponction donne issue à du pus bien lié et abondant. En examinant la poitrine, on constate en arrière, à gauche, et au sommet, de la matité manifeste, un prolongement de l'expiration en bas, en haut des craquements et quelques gargouillements coïncidant avec une résonnance marquée de la voix. Cette femme, profondément amaigrie, surtout depuis quelque temps, tousse habituellement; elle n'a jamais craché de sang, mais elle expectore des crachats nummulaires, purulents; elle a des sueurs nocturnes et parfois de la diarrhée. (Huile de foie de morue à l'intérieur; cataplasmes sur le sein.)

30. — Quelques douleurs se sont manifestées depuis huit jours à droite du mamelon; aujourd'hui on y constate de la fluctuation; incision donnant passage à du pus. (Cataplasmes.) Pas d'appétit, fièvre hectique tous les soirs.

19 octobre. — On conseille à cette femme un air moins altéré que celui de l'hôpital; elle demande à sortir. Deux trajets fistuleux donnent passage à du pus séreux assez abondant. (*Exeat.*)

Elle est revenue depuis plusieurs fois à la consultation; de nouvelles bosselures tuberculeuses se sont abcédées, et tout indique que la pauvre malade ne tardera pas à succomber avec tous les caractères d'une tuberculisation pulmonaire.

[. B. — Abcès avec carie.

Souvent, très souvent, les abcès froids du sein tiennent à une lésion des côtes; j'en pourrais donner ici plus de vingt exemples.

Obs. LXI. — *Abcès chronique.* — *Incisions, carie des côtes.* — *Mort.*

Rivailler, quarante-huit ans, ouvrière, bien conservée pour son âge, d'une constitution lymphatique, a toujours joui d'une bonne santé ; elle a eu sept enfants, et a nourri les trois premiers.

A trente-huit ans elle fit sa dernière couche; avant l'accouchement elle eut peur ; de là une hémorrhagie utérine; l'accouchement fut laborieux; la fièvre de lait se passa bien, mais l'accouchée resta faible, languissante. Il y a neuf mois, sans cause connue, sans coup, sans chute, apparut au-dessus et en dedans de la mamelle une douleur sourde avec des exacerbations.

Trois semaines après, cette région devint rouge, tendue, et pendant plusieurs mois les choses en restèrent là.

8 mars 1847, la malade entra dans le service de M. Cruveilhier.

15. — On constate l'existence d'un abcès qu'on incise et d'où s'échappe un pus séreux, floconneux.

9 avril. — Cette femme est transférée à la Clinique.

La suppuration n'a point cessé d'être abondante.

Depuis six jours on sent à la partie diamétralement opposée du sein, c'est-à-dire en bas et en dehors, des bosselures inégales recouvertes par des téguments empâtés et rouges.

Bandage ayant pour but de soulever la mamelle et d'en comprimer les parties déclives, cataplasme émollient. La marche lente de la maladie et son siége à l'union des cartilages costaux avec le sternum font penser que cet abcès tient à une altération des os.

Le bandage n'amène point de soulagement; les portions externes de la mamelle restent dures comme auparavant. Un pus mal lié s'écoule par l'incision. A partir de la fin du mois d'avril, la malade perd peu à peu l'appétit, la force et le courage.

En mai tout s'aggrave de plus en plus.

Les poignets, le reste des membres supérieurs, les membres abdominaux, s'infiltrent ; la respiration devient gênée, quoique la malade ne tousse pas; douleurs vives au sein. Le 13 mai, pouls insensible, coma profond. (Sinapismes aux jambes.)

Mort le 14 à minuit.

Autopsie le 16 mai.

Le foyer occupe l'espace compris entre le sternum et le tiers interne de la fosse axillaire, en arrière du grand pectoral, en avant du grand dentelé. Au voisinage de la fosse sous-scapulaire, les tissus sont indurés et offrent une grande épaisseur ; les cartilages des troisième et quatrième côtes sont dépouillés de périchondre ; l'extrémité antérieure des troisième, quatrième et cinquième côtes est noirâtre, spongieuse, ramollie, cariée.

Aucune perforation pleurale ou médiastine.

Les poumons sont sains, si ce n'est le gauche qui présentait un gros noyau tuberculeux non ramolli. Le cœur n'a rien, non plus que le rein, le foie, l'utérus, etc.

Obs. LXII. — *Kyste purulent, mamelle gauche, tenant aux cartilages de la dixième côte, datant de dix ans.*

Chevalier, cinquante-trois ans, journalière, bonne constitution, jamais rien du côté de la poitrine, plusieurs fois *les fièvres*, qui en dernier lieu ont duré onze mois.

Il y a dix ans, à la suite d'un rhume et d'un point de côté, il lui vint une petite tumeur indolente au-dessous du sein gauche; cette tumeur était là depuis huit ans, lorsqu'il y a deux ans elle commença à grossir. On appliqua deux fois des sangsues, puis des cataplasmes. La maladie persévérant et la gêne devenant de plus en plus grande, cette femme est venue à l'hôpital.

12 juin 1848. — On observe à la partie inférieure et externe de l'hypochondre gauche, au-dessous de la pointe du dixième cartilage, une tumeur globuleuse, du volume du poing, proéminente, sans changement de couleur à la peau, mobile et sans empâtement sous-cutané; il y a de la fluctuation. En haut et en dehors cette tumeur offre un cordon du volume du doigt, cordon dur et fibreux qui se continue avec le sommet du cartilage. On a là comme une poire fixée, par un long pédicule sous-cutané; l'ouverture du foyer permet de porter le doigt, puis le stylet, jusque sur le cartilage qui est dénudé et nécrosé.

De tels abcès exigent qu'on ne les méconnaisse point. S'ils tiennent à quelque lésion sous-sternale, le pronostic en est nécessairement grave ; quoique la guérison en soit quelquefois assez prompte, il est à craindre qu'ils ne résistent longtemps, qu'ils ne deviennent l'occasion de réactions sérieuses à l'intérieur du thorax, ou qu'ils ne restent fistuleux à la manière des abcès provoqués par les altérations des os sur toute autre région du corps. Au point de vue de la thérapeutique, ils réclament d'une manière toute spéciale le secours des grandes incisions, s'ils sont peu volumineux; de simples ponctions, au contraire, s'ils sont larges ; en supposant que la peau de leur bosselure fût dénaturée, fortement amincie, l'ouverture par le caustique devrait en être souvent préférée. Je n'ai pas besoin d'ajouter que la constitution des malades doit, en pareil cas, être prise en grande considération, et servir de base au pronostic final.

Il est inutile, au surplus, d'insister longuement sur les abcès du sein qui tiennent à une maladie des côtes, des cartilages ou de quelques os plus ou moins éloignés. En dehors du diagnostic, de tels abcès n'offrent rien là qu'ils ne puissent présenter partout ; il est vrai cependant, et les exemples que j'en relaterai ailleurs en sont la preuve, qu'ils donnent souvent l'idée de tumeurs toutes différentes.

Les *abcès qui communiquent avec une caverne tuberculeuse* du poumon méritent une mention à part. Chez la femme comme chez l'homme, chez l'adulte comme chez l'enfant, ils offrent des caractères spéciaux. S'ils peuvent se manifester sous forme d'abcès aigus, ils se développent parfois aussi avec assez de lenteur pour permettre de les classer parmi les abcès chroniques. On ne les voit guère, et il n'est guère possible qu'ils existent dans la région mammaire qu'en arrière ou autour de la glande. Quand les tissus qui leur servent d'enveloppe s'enflamment, c'est d'une manière vague, inégale ; la tumeur reste ordinairement molle, ne s'étend qu'incomplétement ; la rougeur des téguments est jaunâtre ou violacée. Ces abcès sont presque toujours accompagnés d'une crépitation, d'un gargouillement pathognomonique ; phénomènes purement extérieurs, appréciables au toucher et complétement distincts des signes thoraciques analogues auxquels ils viennent s'ajouter, ou même dont ils peuvent simuler l'existence.

Leur mécanisme est d'ailleurs facile à comprendre. Le poumon, envahi par des masses de tubercules, contracte des adhérences avec les plèvres ; la caverne s'ulcère et les matières, traversant l'espace intercostal, amènent bientôt sous la mamelle une inflammation de mauvaise nature, quand elles ne viennent pas elles-mêmes tout d'abord s'y accumuler ; communiquant d'autre part avec les bronches, il est tout simple que le foyer tuberculeux envoie de l'air aussi bien que du pus à l'extérieur, d'où la crépitation et le gargouillement. J'ai observé et signalé ce genre d'abcès un grand nombre de fois.

d'abord en 1829, à l'hôpital Saint-Antoine, dans les salles de M. Rayer; ensuite chez un enfant âgé de onze ans, dans la clientèle de M. Vasseur; puis chez deux malades de ma division, en 1831 et 1833, à l'hôpital de la Pitié; et enfin chez trois femmes accouchées dans le cours d'une phthisie très avancée. Je les ai si souvent rencontrés dans ma pratique, et leur existence m'a toujours paru un fait si simple, si naturel, que je n'ai pas entendu sans une sorte de surprise mon honorable collègue le professeur Forget (de Strasbourg) les annoncer comme rares quand il est venu, en 1846, en communiquer un exemple, qu'il croyait unique, à l'Académie de médecine.

Symptôme très secondaire d'une maladie incurable, ces abcès n'offrent d'ailleurs qu'un assez médiocre intérêt. Qu'on les ouvre soit avec le caustique, soit avec le bistouri, ou qu'on les abandonne aux ressources de l'organisme, peu importe ; la maladie générale ne sera guère plus modifiée d'une façon que de l'autre. S'ils restent peu volumineux et indolents, il est prudent de n'y rien faire, de les livrer à eux-mêmes, ou d'en contenir simplement l'expansion à l'aide d'une compression légère. Quand ils s'étendent rapidement ou quand l'inflammation s'en est emparée, il y a urgence, au contraire, de les ouvrir promptement. Une fois ouverts, ils ne tardent pas à se rétracter, à se transformer en une sorte de fistule, purulente plutôt qu'aérienne, qui se ferme quelquefois définitivement, et qui, dans d'autres cas, persiste jusqu'à la mort des malades.

C. — Abcès fétides ou gazeux idiopathiques.

On a vu plus haut que certains abcès contiennent du pus infect ou mêlé de gaz ; le fait m'a paru s'expliquer par la communication du foyer avec l'intérieur de la poitrine dans les abcès tuberculeux ; le clapier étant en rapport avec l'extérieur, par l'intermédiaire des bronches, peut contenir de l'air, des gaz ou un pus infect, sans qu'il y ait là rien de difficile à saisir; mais j'ai vu des abcès fétides, des abcès avec gargouillement dans le sein de femmes exemptes de toute maladie pulmonaire, de toute perforation du thorax, de toute altération des os.

Obs. LXIII.—Une femme âgée de trente ans, accouchée depuis trois semaines, entre à la Charité avec un de ces abcès, en 1845. D'une constitution ni excellente, ni absolument mauvaise, cette femme avait essayé de nourrir pendant une dizaine de jours. L'abcès avait tous les caractères d'un foyer sous-mammaire venu du parenchyme glanduleux ; du volume du poing environ, il proéminait en dehors et en bas de la mamelle. Au moment où j'en fis l'ouverture avec le bistouri, il en sortit à peu près un verre de pus, d'une odeur tellement infecte, que les élèves se retirèrent tous du lit de la malade. Cet abcès était évidemment idiopathique, sans aucune fusée, sans aucune communication avec la poitrine, et la guérison radicale ne s'en fit pas plus attendre que s'il se fût agi de tout autre abcès phlegmoneux sous-mammaire.

Un fait plus insolite encore a été observé depuis par M. Cazeaux. L'abcès dont cet auteur a publié l'observation existait aussi chez une nouvelle accouchée, et avait acquis un volume considérable ; non-seulement il contenait un pus très fétide, mais encore des gaz en grande proportion, de telle sorte qu'avant d'être ouvert il était le siége d'un véritable gargouillement ; et pourtant il n'y avait chez la malade ni caverne pulmonaire, ni communication d'aucune sorte de la poitrine avec le foyer purulent.

J'ai trouvé aussi des abcès fétides, dans l'épaisseur même du mamelon une fois, et dans le disque auréolaire une autre fois. Dans les deux cas, l'abcès ne dépassait pas le volume d'une petite noix ; les femmes, qui n'étaient ni enceintes, ni nourrices, jouissaient d'ailleurs d'une bonne santé sous tous les autres rapports.

La fétidité de certains abcès, clos de toutes parts, n'avait point fixé l'attention avant que j'en eusse parlé pour la première fois en 1825, mais tous les praticiens d'aujourd'hui l'admettent ; l'explication que j'en ai donnée, et que Dance a indiquée depuis, ne me paraît plus avoir besoin de nouvelles preuves.

Chaque fois qu'un dépôt s'établit près d'organes creux, communiquant de près ou de loin avec l'atmosphère, le pus est exposé à devenir fétide ; la proximité des conduits muqueux, et de l'air par conséquent, y détermine alors un travail chimique qui en modifie la nature ; soit que l'imbibition amène dans le foyer quelques-uns des matériaux contenus dans les cavités muqueuses, soit que, par l'excès de température qui le précède ou par la présence des liquides dont il est composé, l'abcès altère les fluides du voisinage, toujours est-il qu'il s'opère là une réaction spéciale : non-seulement le pus devient fétide, mais encore la fétidité varie selon que l'abcès se développe dans l'oreille, dans la bouche, sur le trajet du larynx ou de la trachée, au pourtour de l'anus, du vagin ou de l'urèthre, dans l'épaisseur des parois abdominales ou thoraciques, etc.

Ce mécanisme m'a paru s'appliquer aussi aux abcès dont il vient d'être question. Chez une jeune fille le fait ne me sembla point douteux, à cause du contact qui existait entre le bord antérieur du poumon et le point de départ du dépôt; dans le cas de M. Cazeaux, le pus, étant sous la mamelle, a pu être dénaturé par le voisinage du poumon, qui, en définitive, n'en était séparé que par une paroi thoracique amincie. La présence des gaz s'explique de la même façon; si le voisinage du poumon a pu donner une odeur fétide au pus, il a dû pouvoir aussi provoquer dans l'abcès une décomposition capable d'y faire naître des gaz. Quant aux petits dépôts du mamelon et de l'auréole, je ne sais s'il serait raisonnable de chercher la cause de leur fétidité dans la proximité des canaux galactophores distendus ou parcourus par le liquide lacté ; l'abcès lui-même n'aurait-il pas eu pour siége une ampoule lactifère, quelque point d'un conduit excréteur accidentellement dilaté ?

Sans être fétide et sans contenir de gaz, le pus des abcès du sein, des abcès profonds surtout, n'en est pas moins quelquefois d'un *vert* plus ou moins foncé ou noirâtre, comme dans les abcès stercoraux.

ARTICLE V.

FISTULES DU SEIN.

Il existe deux genres de fistules mammaires : les unes qui résultent de quelque suppuration ancienne; d'autres qui tiennent à une altération des conduits lactés.

Fistules purulentes. — Le nom de fistule donné à certains trajets, suite d'abcès du sein, me paraît mal choisi; car ce ne sont que des abcès restés ouverts et entretenus par la persistance de la suppuration; avec ce nom, quelques praticiens ont été conduits à une thérapeutique peu rationnelle. Comment en effet fermer de pareilles fistules, en oblitérer l'orifice, sans en avoir, au préalable, tari la source, c'est-à-dire, sans avoir cicatrisé le fond de l'abcès? Les traiter par des attouchements caustiques, le simple affrontement, l'avivement des bords de l'ulcère, n'est-ce pas s'attaquer à l'ombre en oubliant l'objet? n'est-ce pas agir contre toutes les règles de la chirurgie? Simples ouvertures d'abcès, d'abord profonds le plus souvent, d'abcès interlobulaires ou glanduleux quelquefois, et rarement d'abcès sous-cutanés, c'est donc un genre de maladie à discuter au chapitre des abcès, et non au chapitre des fistules.

Fistules galactophores. — Ce que je viens de dire n'a point pour but néanmoins de nier l'existence des fistules réelles du sein. Je sais, au contraire, qu'il y en a au moins deux variétés : ce sont des trajets en général assez courts, qui s'ouvrent d'un côté sur la peau, et de l'autre dans quelque conduit lacté. L'orifice externe de ces fistules est tantôt très étroit, tantôt assez large; le liquide qui s'en échappe est lactescent, séro-purulent, ou simplement séreux. C'est plus particulièrement autour du mamelon que de pareilles fistules s'établissent; je les ai vues deux fois occuper le mamelon lui-même.

Les engorgements laiteux, la rétention du lait dans ses propres conduits en sont la cause ordinaire; elles sont possibles aussi à la suite de plaies du sein, par le fait de tous les genres d'incision que réclament ou nécessitent les abcès. Si quelques-uns des conduits lactés s'engouent, s'oblitèrent, le lait les distend derrière l'obstacle, les transforme en kyste; une fois établie, l'ouverture du kyste peut alors rester fistuleuse; que, pendant la lactation, un des gros galactophores vienne à être ouvert, entretenue par le passage continuel du lait, la plaie restant béante, pourra également se transformer en fistule; il en est de même à la suite de certains abcès lorsque le foyer communique avec un ou plusieurs de ces conduits

Obs. LXIV. — *Abcès parenchymateux ; sein gauche ; fistule lactée. — Purgatifs, vésicatoires volants, compression. — Guérison.*

Une jeune femme, âgée de vingt ans, maigre, lymphatique, accouchée depuis trois mois, avait déjà eu un enfant ; mais nul accident n'avait suivi sa première couche, bien qu'elle eût allaité. Cette fois, au contraire, le sein droit a été pris d'une inflammation qu'on lui a guérie à l'hospice des Cliniques.

La malade ne peut donner aucun renseignement précis sur son affection ; il est probable qu'elle était de même espèce que celle qui l'amène aujourd'hui à la Charité.

Le sein gauche est dur, bosselé ; tout autour du mamelon se voit une rainure en arcade, par laquelle s'échappe un liquide blanc, abondant, mélange de pus et de lait.

Survenue il y a quelques semaines, cette maladie a été soumise au traitement ordinaire des abcès du sein ; mais elle a résisté avec opiniâtreté.

A mesure qu'une ouverture se tarissait et tendait à se fermer, une tumeur nouvelle s'élevait et finissait par s'ouvrir.

A ces ouvertures diverses, par où passe toujours le liquide déjà indiqué, ont succédé des fistules. C'est par ces fistules plutôt que par l'ouverture naturelle du mamelon que le lait s'épanche maintenant.

Des purgatifs à l'intérieur, un grand vésicatoire volant, puis la compression sur le sein, triomphent du mal en quinze jours, et la malade, entrée à l'hôpital le 5 août 1846, en sort guérie le 27.

Les fistules du sein sont du reste presque aussi variées sous le rapport de la situation, de la forme, et même un peu de la difficulté de les guérir, que celles de l'appareil salivaire. Des différences notables existent cependant entre ces deux ordres de fistules. Les glandes destinées à la salive agissent tous les jours, depuis la naissance jusqu'à la mort, tandis que les fonctions de la mamelle, passagères, intermittentes, ne se montrent que pendant une assez courte période de la vie. D'un autre côté, le liquide salivaire est extrêmement ténu, fluide, pénétrant ; celui que fournit le sein est, au contraire, d'une fluidité peu prononcée. Enfin, quelques-uns des conduits salivaires sont longs, volumineux, tout à fait isolés des lobules glanduleux, tandis que les canaux lactés, mêlés presque jusqu'au bout avec le tissu sécréteur sont toujours, ou tortueux, ou irréguliers, ou de dimension variable dans les différents points de leur longueur. De pareilles dissemblances font que la mamelle doit être moins souvent atteinte de fistules réelles que l'appareil parotidien ; que, toutes choses égales d'ailleurs, le pronostic de la maladie doit être moins grave au sein que dans les glandes salivaires.

Il n'en est pas moins vrai que les fistules mammaires résistent parfois d'une façon désespérante, surtout quand elles persistent en dehors de la lactation.

Traitement. — Le traitement des fistules lactées offre ainsi quelquefois de véritables difficultés. A l'aide du temps nécessaire pour compléter un allaitement commencé, la fistule peut disparaître d'elle-même; mais les moyens locaux échoueront, si l'on ne tarit pas en même temps et avant tout la sécrétion laiteuse par les médications générales. Il faut ne point perdre de vue alors ce que j'ai dit plus haut de la lactation chez les femmes atteintes d'abcès glandulaires. C'est, du reste, le même traitement, soit local, soit général, que pour les abcès ouverts qui convient ici, lorsque la malade ne veut pas s'en remettre au bénéfice du temps; la compression longtemps continuée est, en particulier, un des moyens qui réussissent le mieux contre les fistules galactophores, ainsi que je l'ai souvent constaté, et qu'il est toujours permis d'employer. Voici un bel exemple de succès obtenus de la sorte par M. Fano.

OBS. LXV. — *Fistule du sein guérie par la compression dans l'espace de dix jours.*

« Madame S..., rue de Malte, est accouchée il a quatre mois d'un enfant bien portant. Treize jours après l'accouchement, un abcès s'est développé au sein droit, à environ 8 centimètres du mamelon ; il a été ouvert par le médecin ordinaire de madame S...

» Un mois après, il se forme un nouvel abcès à 3 centimètres du mamelon, et qui est également ouvert par l'instrument tranchant; mais cette fois l'ouverture, au lieu de se cicatriser comme celle du premier abcès, dégénère en fistule par laquelle s'écoule continuellement une grande quantité de lait. La lactation a été interrompue depuis le début de la première phlegmasie et l'enfant confié à une nourrice. On soumet la malade à l'usage de purgatifs, de ventouses sèches dans la région dorsale, et on cautérise le trajet fistuleux avec un crayon de nitrate d'argent. Tous ces moyens échouent, et madame S..., impatiente de trouver la guérison d'une maladie qui l'éloigne du monde, me consulte pour la première fois le 13 septembre 1857.

» Les deux seins sont volumineux, engorgés. Le sein droit présente un pertuis par lequel s'écoule du lait en assez grande abondance pour que la patiente soit forcée de changer de linge plusieurs fois par jour. L'état général est d'ailleurs satisfaisant; la menstruation ne s'est pas rétablie.

» Je conseille un purgatif salin, des onctions avec un liniment camphré, l'usage journalier de quelques tasses d'infusion de sauge, dans le but de diminuer la sécrétion lactée. Au bout de trois jours je revois la malade, son état est absolument le même que la première fois ; l'écoulement du lait par la fistule n'a nullement diminué. Je comprends alors que le seul moyen de guérir cette fistule, en communication avec l'un des canaux galactophores, est de tarir complétement la sécrétion lactée et d'appliquer à ce cas le même traitement que celui qui a réussi à quelques chirurgiens pour les fistules du conduit de Sténon, je veux parler de la compression. Entourant le sein d'une série de bandelettes de diachylon gommé, imbriquées de telle façon que la mamelle disparaissait sous une sorte de cuirasse, j'eus seulement le soin de ménager une ouverture vis-à-vis de la fistule pour ne pas mettre obstacle à l'écoulement du lait. Trois jours après, c'est-à-dire le 19 septembre, l'appareil compressif était relâché. Ayant été renouvelé avec les mêmes précautions que la première fois, il devint évident après quatre autres jours que la mamelle avait déjà subi un retrait notable. Ce jour-là l'appareil fut encore renouvelé, et trois jours après, c'est-à-dire le 26 septembre, la fistule fut trouvée complétement cicatrisée. Le sein resta douloureux pendant quelques jours ; on pouvait encore faire suinter quelques gouttes de lait par le mamelon ; mais la fistule demeura définitivement guérie et aucune phlegmasie ne s'est montrée depuis dans la mamelle correspondante. »

On peut aussi quand la fistule est peu profonde, soit que la femme continue d'allaiter du côté malade, soit qu'elle s'en dispense, recourir d'abord à la cautérisation avec le nitrate d'argent, ou même avec les trochisques de minium ; des compresses imbibées de solution styptique, des poudres astringentes, l'alun, le sulfate de fer en particulier, peuvent être employées concurremment avec la cautérisation, qu'il convient de répéter quatre ou cinq fois à quelques jours d'intervalle. La compression rend la cautérisation plus efficace ; mais, empêchant de donner le sein à l'enfant, elle n'est applicable que chez les femmes qui cessent d'allaiter de ce côté.

Après ou avant la cautérisation, on peut essayer les injections, qu'on effectue au moyen d'une petite seringue chargée d'une solution plus ou moins forte d'azotate d'argent, de sulfate de zinc ou de cuivre, d'alun, de teinture d'iode ou de décoction vineuse de roses rouges ; il convient du reste que le médicament pénètre, s'introduise dans toute la longueur du trajet, se mette en contact avec la totalité des surfaces altérées. La teinture d'iode pure, poussée ainsi une fois par semaine, est un des meilleurs moyens que je connaisse ; une fois l'inflammation artificielle arrivée au point d'acuité désirée, on s'arrête pour invoquer de nouveau, quelques jours après, le secours de la compression. Plus encore que la compression, les injections doivent être mises de côté chez les femmes qui continuent d'allaiter avec le sein fistuleux ; pouvant se mêler au lait qui traverse les conduits malades, les médicaments employés de la sorte compromettraient sans aucun doute la santé du nourrisson.

En supposant que l'ensemble de ces moyens échouât, il y aurait lieu de fendre le trajet des fistules rebelles, d'en cautériser directement le fond pour panser à plat et laisser cicatriser le tout par seconde intention ; mais je n'en ai rencontré aucune depuis 1842 qui ait définitivement résisté aux médications que je viens d'indiquer.

Des fistules existent quelquefois au sein de femmes qui ne sont ni enceintes, ni nourrices, ni récemment accouchées, et même chez des femmes qui n'ont jamais eu d'enfants, ou qui n'en ont plus eu depuis longues années ; j'en ai rencontré une chez Madame C..., âgée de soixante-huit ans, et dont le plus jeune enfant avait trente-neuf ans. Étrangères à la sécrétion laiteuse, elles se montrent alors près de la racine du mamelon, et m'ont paru avoir pour point de départ un renflement, un petit kyste développé aux dépens de quelques conduits galactophores ; un liquide séreux, tantôt limpide, quelquefois jaunâtre ou roussâtre, légèrement poisseux, s'en échappe. Comme les fistules lactées, elles n'occasionnent d'ailleurs aucune souffrance, si ce n'est un prurit, une démangeaison incommodes ; c'est plutôt par le suintement qui en résulte, par l'imbibition continuelle des vêtements dont on les recouvre, que par de véritables douleurs qu'elles tourmentent les femmes. Il est vrai néanmoins qu'ainsi mouillée par le liquide de la fistule, la peau du voisinage est plus exposée à s'excorier, à se prendre d'érysipèle ou d'érythème que dans l'état normal.

Elles sont encore plus difficiles à guérir que les fistules lactées. Ne dépendant point d'un travail sécréteur, comme chez les nourrices, elles échappent aux modifications, à l'influence que la suppression, soit spontanée, soit artificielle, de la lactation exerce naturellement sur les autres ; entretenues par un changement ou une altération, en quelque sorte mécanique, de conduits qui n'ont plus de fonctions à remplir, elles ne se laissent point atteindre par les médications générales ; aussi ne convient-il de les attaquer que par les moyens locaux ; c'est ici que les injections, la cautérisation peuvent être conseillées sans crainte et de prime abord. Dépourvues d'engorgement concomitant, de trajets sinueux, de parois épaisses ; occupant, en général, quelques sinuosités, une toute petite rainure du pourtour du mamelon, elles sont difficiles à tarir par la compression. Chez la dame dont je viens de parler, tout ayant échoué, je fixai la fistule dans un pli de téguments au moyen d'une sorte d'agrafe qui en amena cependant l'oblitération ; d'ailleurs toutes celles que j'ai vues ayant fini par guérir, j'incline à croire qu'il ne doit pas y en avoir d'incurables.

Plus rebelles qu'on ne serait d'abord porté à le penser, les fistules lactées n'en constituent pas moins une maladie moins grave qu'on ne l'aurait supposé, d'après les travaux publiés sur elles par divers chirurgiens, il y a quelques années ; peut-être aussi le suintement séreux ou roussâtre qui se fait par le mamelon de quelques femmes atteintes de tumeurs bénignes ou malignes en a-t-il fait supposer parfois là ou il n'y en avait pas.

ABCÈS TRAITÉS PAR LA COMPRESSION.

1° Abcès sous-cutanés.

ANNÉES.	AGE.	PROFESSION.	ACCOUCHEMENTS.	SIÈGE.	CAUSES.	TRAITEMENT.	COMPLICATION.	TERMINAISON.	SÉJOUR.	OBSERVATIONS.
1834	21	couturière.....	nouvellement accouchée....	sein gauche.	suites de	spontanée, compression.	—	Amélioration....	—	Abcès s.-m., cons.; b. eff. de la comp.
1835	17	—	nouvell. acc., a nourri 13 jours.	les deux seins.	id.	compression.....	—	Guérison.......	99 jours	
»	19	domestique.....	nouvell. acc. n'a pas nourri.	sein droit...	id.	cataplasmes, compression.	Adénite axillaire....	id.........	22 jours	Engorg. consécutif, b. eff. de la comp.
1844	18	piqueuse de bottines.	1 enfant, a nourri......	les 2 seins.	—		Variole anormale...	id.........	53 jours	Cet abc. est à la fois s.-c., par., s.-m.

2° Abcès glandulaires.

ANNÉES.	AGE.	PROFESSION.	ACCOUCHEMENTS.	SIÈGE.	CAUSES.	TRAITEMENT.	COMPLICATION.	TERMINAISON.	SÉJOUR.	OBSERVATIONS.
1835	22	cultivateur......	nouvellem. accouchée, a nourri.	les 2 seins	suites de	cataplasmes, compression	—	Sortie avant la guéris.	22 jours	
»	24	lingère.	nouvellem. accouchée, a nourri.	id.	id.	…, iod., plomb, compres.	Multiples,....	En voie de guérison.	2 m. 16 j	
1837	20	couturière......	—	sein gauche.	boutons	compression.	—	Guérison	43 jours	
»	50	épicière....	—	sein droit.	coups	…on.	—	id........	18 jours	
»	29	femme de chambre..	—	—	allaitement.	purgatifs, compression.	—	id........	23 jours	
»	18	fleuriste......	acc. il y a 2 mois, allaitement.	les 2 seins.	refroidis.	compression	Ouvert. fistul., engorg.	Amélioration....	28 jours	
1839	18	domestique.....	nouvellement accouchée....	sein gauche.	suites de	lin. amm., incis., compr.	—	Guérison.......	30 jours	
»	25	id.	id.	sein droit.	id.	…quent merc., compress.	—	id........	3 mois	Cet abc. est à la fois gland. et s.-m.
1841	24	id.....	nouvellem. accouchée, a nourri.	id.	id.	…on	Pleurésie,.....	id........	15 jours	
»	28	id..	3 enfants, allaitement....	sein gauche.	id.	incision, catapl., rompr.	Pleurésie (saignée)..	id........	30 jours	
1843	19	passementière....	nouvellem. accouchée, a nourri.	les 2 seins.	id.	pl., compr., sel ammon.	—	Sortie avant la guéris.	30 jours	
»	30	chapelière....	nouvellement accouchée..	id.	id.	compression..	—	id........	34 jours	
»	23	couturière....	nouvell. accouchée, allaitement,	sein gauche.	id.	…	—	Guérison.......	31 jours	
»	21	domestique.....	id.	les 2 seins	id.	cataplasmes, compression	—	id........	2 m. 7 j.	Abcès multiples.
1845	22	lingère.......	accouchée, il y a 3 semaines.	sein droit.	id.	…	—	Sortie avant la guéris.	3 jours	Rentrée le lendem.
1846	20	—	2 enfants, allaitement....	sein gauche.	id.	vésicatoire volant, compr.	Fistules lactées....	Guérison......	—	24 jours de séj.
»	31	domestique.....	1 enfant, allaitement....	id.	id.	spontanée, compression.	—	id........	20 jours	De nouveau sor
»	19	lingère......	1 enfant, allaitement....	les 2 seins	id.	compression.	—	id........	23 jours	tie avant guérison
1847	24	id.	id.	sein gauche.	—	cataplasmes, compression	—	id........	15 jours	complète.
»	32	manouvrière....	3 enfants, a nourri 18 mois.	id.	—	…pâte de Vienne, comp., pl., iod. pot. à l'intérieur.	—	id........	6 mois	Sein criblé d'ouv. fistuleuses.
»	55	couturière.....	—	id.	suites de	iod. plomb, incis., compr.	—	id........	2 m. 20 j	
»	22	domestique.....	nouvellem. accouchée, a nourri.	sein droit.	id.	cataplasmes, compression	Devenu sous-cutané..	id........	10 jours	
»	32	couturière.	id.	id.	id.	t., incis., catapl., comp.	—	id........	3 jours	
»	25	domestique....	id.	sein gauche.	id.	cataplasmes, compression	Devenu sous-cutané..	id........	17 jours	
1842	27	id..	id.	les 2 seins	id.	spont., iod. plomb, compr.	Nouvel abcès....	id........	38 jours	
1837	29	femme de boutique.	id.	id.	id.	compression.....	id.	id........	35 jours	

3° Abcès sous-mammaires.

ANNÉES.	AGE.	PROFESSION.	ACCOUCHEMENTS.	SIÈGE.	CAUSES.	TRAITEMENT.	COMPLICATION.	TERMINAISON.	SÉJOUR.	OBSERVATIONS.
1836	21	couturière......	2 enfants.........	sein droit.	gerçures.	cat., incision, compress.	—	Guérison......	11 jours	
1837	22	cuisinière......	nouvellement accouchée....	—	suites de	…, ong. merc., compr., plomb	—	En voie de guérison.	27 jours	
»	24	chapelière.....	2 enfants, nouv. acc., a nourri.	sein droit.	id.	…ical, catapl., compress.	—	Guérison.......	3 mois	
»	18	fleuriste......	2 enfants, nouv. acc., a nourri.	les 2 seins	refroidis.	il., sein gauche, incis., droit, compression	—	id........	28 jours	
»	33	journalière.....	2 enfants.........	sein gauche.	contusions.	…comp., inc., cat.	—	id........	38 jours	
»	21	couturière.....	nouvellem. accouchée, a nourri.	—	suites de	…; incision	—	id........	7 jours	
1841	25	couturière.....	plusieurs enfants, nouvell. acc.	les 2 seins	id.	…on, cataplasmes, incis.	—	En voie de guérison.	19 jours	
»	22	lingère.......	nouvellem. accouchée, a nourri.	sein droit.	id.	spont., incis., compress.	Abc. du s. gauche, inc.	Guérison......	2 mois	
1842	25	id.	id.	id.	coup.	cataplasmes, compress.	—	En voie de guérison.	30 jours	Cet abc. est prof. et s.-c.; en bout. d. ch
»	23	id..	nouvellement accouchée....	id.	suites de	…pont., catapl. compress.	—	id........	46 jours	
1844	24	id.	allaitement.......	sein droit.	id.	cataplasmes, compression	—	Guérison......	54 jours	Multiples.
»	25	lingère.	accouchée, 3 mois......	sein gauche.	—	…	Gale.	id........	47 jours	
1845	22	passementière.....	2 enfants, n'a pas nourri....	id.	—	spontanée, compression.	—	id........	22 jours	
1847	48	ouvrière.....	7 enfants, a nourri.....	—	carie des	cataplasmes, compression	—	Mort (carie).....	35 jours	
1848	23	domestique.....	1 enfant, pas d'allaitement..	sein droit.	—	…, précipité blanc, comp.	2 nouv. abcès (incision), eczéma....	Guérison......	13 jours	
1850	20	cartonnière.....	nouvellem. accouchée, a nourri.	sein gauche.	suites de	cataplasmes, compression	Érysipèle......	id........	5 sem.	
1852	23	domestique.....	id.	id.	id.	iod. de pl., compression.	—	id........	5 sem.	

Le dépouillement de près de 200 observations recueillies [à] l'hôpital sous mes yeux par différents élèves a donné le résumé suivant, en ce qui concerne les inflammations et les abcès. Mo[n tableau] comprendrait d'ailleurs plus de 200 faits si j'y avais fait entrer tous les exemples d'abcès froids, d'abcès chroniques, [d']abcès symptomatiques que je possède.

ANNÉES.	ESPÈCE.	ÂGE.	PROFESSION.	ACCOUCHEMENTS.	SIÈGE.	CAUSES.	TRAITEMENT.	COMPLICATIONS.	TERMINAISON.	SÉJOUR.	OBSERVATIONS.
1834	sous-cutané	24	couturière	nouv. acc., a nourri 6 j.	sein gauche	suites de	cataplasmes	—	Amélioration		
»	glandulaire	21	id.	id.	id.	id.	spont. compress.	Multiples	id.		
»	profond	24	gantière	—	sein droit	engelur. à	cataplasmes	Abcès de l'aisselle	Guérison	2 mois	
1835	sous-cutané	19	domestique	nouv. acc. n'a pas nourri	id.	suites de	catapl., compression	Adénite axillaire	id.	22 jours	Engorgem. consécutif.
»	id.	26	femme de chambre	un enfant, a nourri	id.	chute	cat., iod. plomb, inc.	—	id.	1 mois	Bons effets de la
»	id.	20	domestique	enceinte	id.	contusion	spontanée, catapl.	—	id.	7 sem.	compression
»	glandulaire	24	lingère	nouv. accouch., a nourri	les 2 seins	suites de	iod. plomb, comp.	Multiples	En voie de guérison	2 m. 1/2	
»	id.	17	—	id.	id.		compression	—	Guérison	38 jours	Abcès sous-mam. con-
»	id.	22	cultivateur	id.	id.	id.	catapl. compression	—	Sortie avant la guéris.	22 jours	sécutif. Bons effet
»	gland. et s.-mam.	39	id.	id.	sein gauche	id.	catapl. iod. plomb	—	Guérison	16 jours	de la compression.
»	sous-mammaire	21	lingère	nouvellement accouchée	id.	id.	cataplasmes	—	id.	22 jours	
»	id.	21	—	id.	id.	contusion	[illegible]	—	id.	13 jours	
»	id.	39	couturière	id.	id.	suites de	[illegible]	Nouvel abcès, incision	id.	19 jours	
»	sous-cutané	38	journalière	—	id.	coup	[illegible]	—	id.	11 jours	
»	id.	26	femme de chambre	—	sein droit	id.	cataplasmes, sangsues	Nouvel abcès	id.	1 mois	
1836	glandulaire	33	couturière	id.	sein gauche	suites de	catapl. teinture d'iode	—	Guéris. presq. compl.	22 jours	
»	id.	33	chaussonnière	id.	id.	id.	cataplasmes, vésicat.	Multiples	Non guérie	56 jours	
»	id.	36	laitière	3 enfants, nouv. acc.	les 2 seins	id.	cataplasmes	—	Guérison	19 jours	
»	sous-mammaire	21	couturière	2 enfants	sein droit	gerçures	cat. incis., compress.	—	id.	11 jours	
»	id.	32	id.	—	sein gauche	—	spontanée, catapl.	—	id.	10 jours	
»	sous-cutané	19	couturière	nouv. accouch., a nourri	sein droit	suites de	cataplasmes	—	En voie de guérison	6 jours	
»	id.	25	cuisinière	id.	sein gauche	—	catap., ong. mercur.	—	id.	9 jours	
1837	id.	19	coloriste	enceinte	—	—	—	—	Même état	—	
»	auréolaire	24	couturière	2 enf., n. acc., a nourri	sein droit	suites de	cataplasmes	—	En voie de guérison	16 jours	
»	glandulaire	26	id.	nouvellement accouchée	id.	id.	[illegible]	Multiples	Guérison	25 jours	
»	id.	48	matelassière	10 enf. le dernier en 1828	id.	refroidi	[illegible]	—	id.	7 jours	
»	id.	20	couturière	—	sein gauche	érupt. de	compression	—	id.	43 jours	
»	id.	28	domestique	nouvellement accouchée	sein droit	suites de	plarée, incis., catapl.	Multiples	id.	11 jours	
»	id.	25	cuisinière	nouv. accouch., a nourri	sein gauche	id.	ong. merc., calomel.	—	id.	19 jours	
»	id.	20	femme de chambre	id.	les 2 seins	id.	spontanée, incision.	—	id.	17 jours	
»	id.	21	doreuse en bois	nouvellement accouchée	sein droit	refroidi	cataplasmes	—	id.	15 jours	
»	id.	29	femme de boutique	nouv. accouch., a nourri	les 2 seins	suites de	compression	Nouvel abcès, incision	id.	35 jours	
»	id.	50	épicière	id.	sein droit	conclusion :	or...	—	id.	18 jours	
»	sous-mammaire	26	couturière	nouv. accouch., a nourri	id.	suites de	spontanée, catapl.	—	En voie de guérison	6 jours	
»	id.	22	cuisinière	nouv. acc., n'a pas nourri	—	id.	cat., ong. merc., plomb., compression	—	id.	27 jours	
»	id.	32	—	nouv. accouch., a nourri	sein gauche	id.	cataplasmes	—	id.	5 jours	
»	id.	20	polisseuse	id.	id.	id.	[illegible]	—	Guérison	12 jours	
»	id.	24	ouvrière	id.	sein droit	id.	vésic., calomel, compr.	—	id.	3 mois	
»	id.	21	couturière	enceinte	—	—	cataplasmes	—	id.	13 jours	
»	id.	25	domestique	nouv. accouch., a nourri	sein gauche	suites de	[illegible]	Deux abcès, incision	Guérison prompte	—	
»	id.	33	journalière	2 enfants	id.	contusion	compression, catapl.	—	Guérison	33 jours	
»	id.	26	domestique	3 enf., n. acc., a nourri	sein droit	suites de	spontanée, catapl.	Deux abcès	id.	35 jours	
»	id.	18	blanchisseuse	nouv. accouch., a nourri	id.	contusion	cataplasmes	—	id.	13 jours	
»	id.	18	fleuriste	2 enf., n. acc., a nourri	les 2 seins	refroidiss	sein gauche, incis., iod., compression	—	id.	28 jours	
1839	sous-cutané	25	couturière	nouv. accouch., a nourri	sein droit	suites de	cataplasmes	—	id.	13 jours	
»	glandulaire	20	lingère	nouvellement accouchée	sein gauche	refroidi	ong. merc., inc., cat.	—	id.	30 jours	
»	id.	18	domestique	id.	id.	suites de	fom., compr., inc.	—	id.	3 mois	
»	gland. et s.-mam.	25	id.	id.	sein droit	id.	ong. mercuriel, catapl.	—	id.	3 jours	

ANNÉES.	ESPÈCE.	AGE	PROFESSION.	ACCOUCHEMENTS.	SIÈGE.	TRAITEMENT.	COMPLICATIONS.	TERMINAISON.	SÉJOUR.	OBSERVATIONS.
1840	sous-cutané	15	—	—	sein droit.	spontanée, catapl.	—	Guérison.	3 jours	
»	id.	24	polisseuse	nouv. accouch., a nourri.	sein gauche suites de	cataplasmes.	—	En voie de guérison.	5 jours	
»	id.	21	domestique	—	sein droit. eczém.	spontanée, catapl.	Multiples.	Guérison.	4 sem.	
»	glandulaire	21	couturière	—	sein gauche coup.	cataplasmes.	Nouvel abcès.	id.	21 jours	
»	id.	22	id.	2 enfants, nouv. accouch.	id. suites de	cat., enguent merc.	—	En voie de guérison.	5 sem.	
»	id.	22	repasseuse	nouvellement accouchée.	sein droit. id.	cataplasmes.	Fistules décollement du sein et le long du dos.	Mort.	18 jours	
»	auréolaire	15	couturière	—	sein gauche eczém.	au précipité blanc.	—	Même état.	—	
»	sous-mammaire	16	—	—	sein droit.	cataplasmes	—	Guérison.	7 jours	
1841	sous-cutané	24	femme de chambre	nouvell. acc., a nourri.	sein gauche suites de		—	id.	7 jours	
»	id.	20	capotière	id.	sein droit. id.	spontanée.	2 abcès du sein, et abcès de l'aisselle.	En voie de guérison.	19 jours	
»	id.	22	lingère	id.	id. id.		2 abcès (incision).	Guérison.	18 jours	
»	auréolaire	23	domestique	nouvellement accouchée.	sein gauche id.		—	id.	13 jours	
»	glandulaire	24	domestique	nouvell. acc., a nourri.	sein droit. id.	ios.	Symptômes de pleurésie	id.	15 jours	
»	id.	28	id.	3 enfants, a nourri.	sein gauche	incis., catapl., compr.	Pleurésie (saignées).	id.	30 jours	
»	sous-mammaire	25	couturière	plusieurs enf., nouv. acc.	les 2 seins suites de	ca, catapl., incision.	—	En voie de guérison.	19 jours	
»	id.	22	lingère	nouvell. acc., a nourri.	sein droit. id.	spont., incis., compr.	2 abcès (incision).	Guérison.	2 mois	
1842	s.-cutané et prof.	25	couturière	id.	sein droit, coup.	catapl., compression.	—	En voie de guérison.	30 jours	
»	glandulaire	23		id.	sein gauche	—	—	Même état.	—	
»	id.	27	domestique	id.	les 2 seins. suites de	at., iod. pl., compr.	Nouvel abcès.	Guérison.	38 jours	
»	sous-mammaire	23	couturière	nouvellement accouchée.	sein droit. suites de	at., catapl., compr.	—	En voie de guérison.	46 jours	
»	id.	22	domestique	nouvell. acc., a nourri.	id. id.	spontanée.	—	Guérison.	11 jours	
1843	sous-cutané	22	lingère	id.	sein gauche suites de		—	id.	11 jours	
»	id.	21	domestique	enceinte	sein droit. —		—	id.	28 jours	Accouch. prématuré.
»	id.	16	passementière	—	sein droit. coup.	cataplasmes.	—	id.	6 jours	
»	id.	21	femme de chambre	nouvell. acc., a nourri.	— suites de		—	id.	8 jours	
»	glandulaire	22	couturière	id.	sein gauche gerçure.	spontanée, incision	—	Guéris. presq. compl.	6 jours	
»	chronique	27	id.		id.	cataplasmes.	—	En voie de guérison.	25 jours	
»	glandulaire	23	domestique	nouvell. acc., a nourri.	sein droit. suites de	spontanée.	—	Non guérie.	—	
1844	s.-cutan., parench. et profond	18	piqueuse de bott.	a nourri.	les 2 seins.	cataplasmes, compr.	Variole anormale.	Guérison.	53 jours	
»	sous-cutané	24	gantière	—	sein droit. suit. d'un	incision.	Abcès de l'aisselle.	id.	75 jours	
»	glandulaire	19	passementière	nouvell. acc., a nourri.	les 2 seins. suites de	compr., sel amm.	—	Sortie avant la guéris.	30 jours	
»	id. (froid)	23	coloriste	accouchée il y a un an.	sein gauche	cataplasmes.	—	En voie de guérison.	8 jours	
»	id	30	chapelière	nouvellement accouchée.	les 2 seins. id.	compression	—	id.	34 jours	
»	id.	24	blanchisseuse	nouvell. acc., a nourri.	sein gauche id.	incision, compr.	Nouvel abcès	id.	38 jours	
»	id.	23	couturière	id.	sein gauche id.	compression	—	Guérison.	31 jours	
»	id. (multiple)	21	domestique	id.	les 2 seins. id.	catapl., compression.	—	id.	2 m. 7 j.	
»	sous-mammaire	24	couturière	a nourri.	sein droit.		—	id.	51 jours	
»	id.	23	id.	id.	sein gauche suites de	cataplasmes.	—	id.	2 jours	
»	id.	25	lingère	nouvellement accouchée.	sein gauche		—	id.	4 jours	
1845	sous-cutané	21	lingère	nouvell. acc., a nourri.	sein droit. suites de		—	id.	10 jours	
»	id.	19	blanchisseuse	id.	sein gauche id.		—	id.	13 jours	
»	glandulaire	16	domestique	—	sein droit.		—	id.	19 jours	
»	id.	26	blanchisseuse	acc. 3 mois, a nourri.	— suites de	incision, catapl.	2 abcès (incision).	id.	12 jours	
»	id.	22	domestique	—	sein gauche coup.	cataplasmes.	—	id.	9 jours	
»	sous-mammaire	22	passementière	2 enf., n'a pas nourri.	id. —	spontanée, compr.	—	id.	22 jours	
»	id.	23	couturière	nouvell. acc., a nourri.	sein droit. suites de	cataplasmes.	—	id.	12 jours	
»	id.	19	casquotière	nouvellement accouchée.	sein gauche id.		—	id.	26 jours	
1846	sous-cutané	27	domestique	2 enfants, a nourri.	sein droit. suites de		—	id.	8 jours	
»	glandulaire	20	—	id.	sein gauche id.	vésicat. volant, compr.	Fistules lactées	id.	—	
»	id.	31	domestique	nouvell. acc., a nourri.	id. id.	spont., catapl., compr.	—	id.	20 jours	
»	id.	20	id.	id.	id. id.	cataplasmes.	Érysipèle (2 abcès).	id.	57 jours	
»	id.	20	fleuriste	—	id.		Érysip., gangrène, abcès de l'aisselle.	id.	56 jours	
»	id.	19	lingère	nouvell. acc., a nourri.	les 2 seins. suites de	compression.	—	id.	23 jours	
»	id.	20	cuisinière	un enfant	sein gauche	spont., incision, catapl.	—	id.	10 jours	
»	sous-mammaire	23	journalière	nouvell. acc., a nourri.	sein droit. suites de	spontanée, catapl.	—	id.	10 jours	

ANNÉES.	ESPÈCE.	AGE.	PROFESSION.	ACCOUCHEMENTS.	SIÈGE.	CA.	TRAITEMENT.	COMPLICATIONS.	TERMINAISON.	SÉJOUR.	OBSERVATIONS.
1847	sous-mammaire..	19	giletière....	—	sein gauche		,cataplasmes.....	Abcès axillaire (incis.).	Guérison......	5 sem.	
»	id. (froid.)...	19	—	—	—		e.....*....	Abcès froid du cou, des lombes........	Mort.........	3 m.16 j	
1847	sous-cutané...	21	domestique...	enceinte........	sein drcit.		,cataplasmes....	—	Guérison.....	28 jours	
»	id......	43	cuisinière....	—	id....		—	—	id.......	8 jours	
»	id......	28	bijoutière....	plusieurs enf., a nourrl.	sein gauche		—	—	id........	5 jours	
»	id. (auréolaire).	19	relieuse.;....	—	id...		—	—	id........	4 jours	
»	id........	22	—	—	—		—	—	id........	9 jours	
»	glandulaire....	24	lingère.....	1 enfant........	sein gauche		,cataplasmes, compr...	—	id.......	9 jours	
1847	id......	32	manouvrière....	3 enfants, a nourri....	id....		caustique, pâte de Vienne, s., iodure de plomb..	—	id........	15 jours	
»	id......	55	couturière....	—	id....		id. pl. inc., cat., compr.	—	id........	6 mois	
»	id......	22	ouvrière.....	nouvellement accouchée.	sein drcit.	suites à	,cataplasmes.....	—	id........	2 m.20 j	
»	id......	22	domestique....	nouvell. acc., a nourri.	id....	id.	,cataplasmes, compression	—	id........	—	
»	id......	25	id........	id........	sein gauche	id.	—	—	id.......	10 jours	
»	id......	32	couturière....	id........	sein drcit.	id.	al., incis., cat., compr.	—	id.......	17 jours	
»	id......	20	giletière....	—	sein gauche		,cataplasmes.....	Erysipèle du thorax...	id........	3 sem.	
»	id......	25	domestique....	1 enfant, a nourri...	id.	suites de	—	—	id.......	7 sem.	
»	id......	25	—	nouvell. acc., a nourri.	id....	id.	en 15 jours.....	—	id.......	1 mois	
»	id. (laiteux)..	18	couturière....	1 enfant, a nourri....	sein drcit.	id.	,inject. guimauve, cat.	—	id.......	15 jours	
»	sous-mammaire..	22	giletière....	—	id....	cont	Trict. merc., vésic., cat.	—	id.......	3. sem.	
»	id......	33	modiste.....	1 enfant, a nourri....	les 2 seins	suites de	,incision, cataplasmes..	—	Guéris. presq. compl.	id.	
»	id......	48	ouvrière.....	7 enfants, a nourri....	—	carie des	,cataplasmes, compress.	—	Mort........	35 jours	
1848	sous-cutané...	18	blanchisseuse...	—	sein gauche	cont	spontanée, cataplasmes.	—	Guérison......	4 jours	
»	id......	16	id........	—	id....	id.	,cataplasmes.....	—	Guéris. presq. compl.	12 jours	
»	id......	33	domestique....	enceinte........	sein drcit.	id.	—	—	id.......	20 jours	
»	glandulaire...	23	—	nouvell. acc., a nourri..	id....	suites de	,cataplasmes.....	Embarras gastrique...	Guérison.....	31 jours	
»	id......	28	couturière....	id........	sein gauche	id.	spontanée, cataplasmes.	2 abcès (incision)...	id.......	12 jours	
»	id......	21	domestique....	nouv. acc., n'a pas nourri	id....	—	,cataplasmes.....	2 abcès (inc.), érysipèle.	id.......	2 mois	
»	id......	18	repasseuse....	id........	id....	refroi	—	—	id........	5 sem.	
»	id......	26	—	nouvellement accouchée.	sein drcit.	id.	—	—	id.......	25 jours	
»	id (chronique).	25	blanchisseuse...	—	sein gauche	coup...	,incision, cataplasmes.	—	id.......	31 jours	
»	sous-mammaire..	23	domestique....	nouvellement accouchée.	sein drcit.	—	spontanée, compression	2 abcès (incis.), eczéma.	id.......	13 jours	
»	id......	24	ouvrière en châles	id........	id....	suites de	,cataplasmes.....	—	id.......	10 jours	
1849	sous-cutané...	23	couturière....	nouvell. acc., a nourri.	sein drcit.	id.	—	—	id.......	7 jours	
»	glandulaire...	25	—	enceinte........	sein gauche	—	spontanée, cataplasmes.	—	id.......	6 jours	
»	id......	21	domestique....	nouvellement accouchée.	id....	refroi	,catapl., incis., saignée.	—	Guéris. presq. compl.	25 jours	
»	id......	39	—	nouvell. acc., a nourri.	id....	suites de	catapl., onguent mercuriel.	—	Guérison.....	20 jours	
»	id......	20	—	nouvell. acc., a nourri.	sein drcit.	—	,cataplasmes.....	—	id.......	3. sem.	
1850	sous-cutané...	21	journalière....	nouvellement accouchée.	—	suites de	—	—	En voie de guérison.	1 jour.	
»	id......	18	couturière....	pas d'enfants......	sein gauche	—	,cataplasmes	—	Guérison......	5 jours	
»	id. (multiple)..	25	cuisinière....	nouvell. acc., a nourri.	les 2 seins.	suites de	—	—	id.......	12 jours	
»	glandulaire...	25	blanchisseuse	nouvellement accouchée.	sein gauche	id.	spontanée, cataplasmes.	—	Guérison incomplète.	7 jours	
»	id......	19	couturière....	id........	id....	—	.inc. inj. iod., tan., purg.	Varioloïde.......	Non guérie....	2 m. 1/2	
»	id......	44	journalière....	2 enfants......	sein drct.	—	,cataplasmes.....	Phthisie........	Guérison.....	10 jours	
»	id. (chronique).	26	blanchisseuse..	plusieurs enfants.....	id....	—	—	Erysipèle, abcès....	id........	5 sem.	
»	ous-mammaire..	27	marchande....	nouvell. acc., a nourri.	sein gauche	suites de	ong. merc., incis., catapl.	Erythème vésiculeux..	id.......	20 jours	
»	id......	20	cartonnière....	id........	id....	id.	,cataplasmes, compress.	Erysipèle......	id.......	2 m. 1/2	
»	id......	29	domestique....	—	sein drcit.	chsle..	,cataplasmes, séton...	2 abcès (incision)....	id.......	65 jours	
1851	sous-cutané...	15	fleuriste.....	non réglée.......	sein gauche	—	spontanée, cataplasmes.	—	id.......	8 jours	
»	id......	50	blanchisseuse...	—	—	coup..	,cataplasmes	—	id.......	11 jours	
»	glandulaire...	33	couturière....	3 enfants......	sein drcit.	—	—	—	id.......	12 jours	
»	id......	30	ouvr. en dentelle.	3 enfants, nouv. accouch.	sein gauche	suites de	,incision, cataplasmes.	—	id.......	15 jours	
»	id......	26	blanchisseuse	nouvell. acc., a nourri.	id....	id.	spontanée, cataplasmes,	—	id.......	6 jours	
»	id......	27	couturière....	2 enf., n. acc., a nourri	id....	id.	,cataplasmes	—	id.......	6 jours	
»	parenchymateux.	25	cuisinière....	nouvell. acc. a nourri..	les 2 seins.	—	—	—	id.......	20 jours	
»	id......	29	femme de ménage.	id........	id....	suites de	spont., incis., catapl.	—	id.......	1 mois	
»	parench. et s.-m.	59	culottière....	id........	sein drcit.	aiguille	,cataplasmes.....	—	id.......	58 jours	
1852	—	25	journalière....	—	sein drcit.	—	—	—	—	11 jours	

ANNÉES.	ESPÈCE.	AGE.	PROFESSION.	ACCOUCHEMENTS.	SIÉGE.	CAU[SE]	TRAITEMENT.	COMPLICATIONS.	TERMINAISON.	SÉJOUR.	OBSERVATIONS.
1852	parenchymateux	22	couturière	nouvell. acc., a nourri	sein droit	sevrage	cataplasmes	—	Guérison	12 jours	
»	id.	23	fabr. de dentelles	n. acc., a nour. pend. 15 j	les 2 seins	suites de	incisions, cataplasmes	—	id.	23 jours	
»	sous-cutané	36	domestique	—	sein droit	—	cataplasmes	—	Guérison	33 jours	
»	parenchymateux	22	blanchisseuse	—	id.	—	incision, cataplasmes	—	Guérison	14 jours	
»	parenchymateux	29	ouvrière en cheveux	accouchée depuis 2 mois, a nourri pendant 15 j	sein gauche	suites de	cataplasmes	—	Guérison	15 jours	
»	parenchymateux	25	brocanteuse	—	sein droit	—	huile de foie de morue	2 trajets fistuleux	Non guério	37 jours	
»	auréolaire	18	lingère	nouvell. acc., a nourri	sein gauche	suites de	...s, cataplasmes	—	Guérison	12 jours	La malade est phthisique.
»	parenchymateux	23	domestique	id.	id.	sevrage	...l, frict. iod. pl., compr.	—	Guérison	33 jours	
»	parenchymateux	31	giletière	accouchée pour la 5e fois il y a un mois, a nourri	sein droit	suites de	cataplasmes	—	Guérison	8 jours	
»	sous-cutané	30	domestique	—	id.	—	es...	—	Guérison	6 jours	

L'examen de ces tableaux et de quelques observations [du] texte donne donc pour résultat final :

3 morts. — 137 guérisons. — 28 guérisons incomplètes. — 1[?]s guérisons au sortir de l'hôpital.

24 avec complication :

    d'érysipèle 5
    d'abcès de l'aisselle 6
    d'abcès au cou et au dos 2
    de variole 2
    de pleurésie 2
    de phthisie, eczéma, érythème, embarras gastrique. 4

Pour le côté, le mal s'est montré :

    A droite . . . . 75 fois.
    A gauche 75
    Sur les deux seins 23

Pour l'âge, les femmes avaient :

De 15 à 20 ans dans . . 30 cas. | De 40 à 50 ans dans . . 5
   20 à 30 ans . . . . 116 | 50 à 60 ans 3
   30 à 40 ans 23

Pour les espèces, il y en a eu de :

Sous-cutanés . . . . . 37 cas. | Parenchymateux 95
Sous-mammaires . . . . 38 | Non spécifiés 6

Pour la profession on a trouvé :

Couturières . . . . . 35 cas. | Lingères 11
Domestiques . . . . . 44 | Paysannes 4

et le reste sans nombre valable.

[P]our les causes on a pu invoquer :

    La contusion . . . . 20 fois.
    L'eczéma 3
    La grossesse 7
    Les suites de couches 110
    Les gerçures seules 2
    Une aiguille 1
    Un refroidissement 6

[P]our l'allaitement :

    Ont nourri 75
    Non ou peu de jours 36

[P]our l'année, les faits ont été observés en :

1834 . . .	3	1844 . . .	11
1835 . . .	10	1845 . . .	9
1836 . . .	7	1846 . . .	10
1837 . . .	24	1847 . . .	19
1839 (1) . . .	24	1848 . . .	11
1840 . . .	4	1849 . . .	5
1841 . . .	8	1850 . . .	10
1842 . . .	5	1851 . . .	9
1843 . . .	8	1852 . . .	15

(1) Mes observations de 1838 ont été égarées en grande partie, et je n'ai pas [pu] faire usage du reste.

[On] remarquera que les engorgements laiteux ont été résumés dans un autre [lieu], et que le texte contient des observations qui ne sont point entrées dans [le résumé] général. Il ne faut pas oublier non plus que, faute de date ou de notes [précises], j'ai mis de côté, pour cette statistique, les observations de ma pra-[tique] privée, et une partie de celles de l'hôpital, quoique j'aie pu m'en servir [dans le] corps de l'ouvrage.

11

ANNÉES	ESPÈCES	NOMS	AGE	PROFESSIONS	ACCOUCHEMENTS	SIÈGE	Ca	TRAITEMENT	COMPLICATIONS	TERMINAISONS	SÉJOUR	OBSERVATIONS
1853	glandulaire	Delantre	22	femme de ch.	0	s. dr.	Puberté	iode, iod. de potass.		améliorée	1 m. 1/2	
»	sous-cutané	Guillot	18	domestique	0	—		..., ouverture spontan.		guérie	14 jours	
»	id.	Vivien	23	lingère	—	s. dr.		...ong. de la mère		id.	10 jours	
»	id.	Magin	26	domestique	—	s. g.				id.	9 jours	
»	id.	Papin	20	id.	accouchée	s. g.	Lactat.			id.	21 jours	
»	id.	Laurent	20	id.	accouchée	s. dr.	Lactat.		Engorg. sein gauch.	id.	6 jours	
»	sous-cutané	Louis	22	brunisseuse	id.	s. dr.	id.			id.	12 jours	Induration à la sortie
»	id.	id.	22	id.	id.	H.	id.		Récidive	id.	5 jours	Même observat., suite
»	id.	Voriot	21	couturière	0	s. g.			Entér., eczém. du s. d.	id.	14 jours	de la précédente.
»	abcès aréolaires	Guillerot	28	blanchisseuse	accouchée	s. g.	Lactat.	...re de plomb	Abcès multiples	id.	14 jours	
»	glandulaire	Neveu	29	piq. de botines	accouchée	s. dr.	id.			id.	5 jours	
»	id.	Frichaut	25	couturière	id.	s. g.	id.	..., purgatifs		id.	11 jours	
»	id.	Bendengle	23	id.	id.	s. g.	id.			id.	8 jours	
»	id.	Adam	30	id.	id.	2 s.	id.	..., onguent mercur.	Érysipèle, abc. aréol.	améliorée	18 jours	
»	gland. multiples	Borie	27	id.	id.	s. g.	id.		Abcès aréolaire s. dr.	guérie	12 jours	
»	sous-mammaire	Armand	22	repasseuse	id.	s. dr.	suites	...inj. iodée		voie de guérison	1 mois	Pas de lactation.
»	id.	Pierret	26	domestique	id.	s. dr.	id.		Éclamps. puerp., hém.	guérison	11 jours	id.
»	sous-cutané	Audouin	21	id.	accouchée	s. g.	lactat. 6			id.	12 jours	
»	id.	Valois	23	journalière	—	s. dr.	lact. 7		Abc. multipl., diarrh.	en voie de guérison	16 jours	
»	id.	Filtan	22	id.	accouchée	s. g.	id. 8		id.	id.	21 jours	
»	id.	Leclerc	19	couturière	id.	s. g.	id. ?	...ouverture spontanée	id.	guérie	8 jours	
»	id.	Lemeunier	22	lingère	f.-c. il y a 18 mois	s. g.		...cataplasmes	Abc. axill., abc. double	guérison	8 jours	
»	aréolaire	Meyer	22	id.	0	s. dr.	coup.	...ouverture spontanée		id.	6 jours	Ulc. de la mam.
»	gland. et aréol.	Petit	26	id.	5 enfants	s. dr.	accouch	...incision		id.	16 jours	Pas de lactation.
»	id.	Gazen	22	id.	accouchée	2 s.	lactat.	...cataplasmes	Multiples	en voie de guérison	5 jours	
»	gland. et s.-cut.	Jeny	17	domestique	0	s. dr.		...cat., onct. iodurées	Fistule	id.	67 jours	
1854	gland. et s.-cut.	Norvan	20	piqueuse	2 grossesses	s. dr.	gross			guérison	1 mois	En bouton de chem.,
»	id.	Vivian	24	journalière	accouchée	s. g.	lactat	...cataplasmes		en voie de guérison	12 jours	guér. après l'accouch.
»	glandulaire	Savisky	30	cuisinière	avortement	s. dr.	coup.	...onguent de la mère		guérison	6 jours	
»	id.	Dily	29	nourrice	accouchements	s. g.	lactat	...multiples	Érysipèle, multiples	id.	1 m. 1/2	
»	id.	Monary	31	domestique	3 accouchements	2 s.	id.		Adénite axill., arthrit.	mort	9 sem.	Arthrites tibio-tars. et
»	id.	Devesin	22	blanchisseuse	accouch. il y a 2 mois	s. g.	id.			guérison	13 jours	scapulo-hum. gauc.
»	id.	Wilich	20	lingère	accouch. il y a 3 mois	s. dr.	id.	...onct. m., huil. de mor	Adénite axillaire	guérie	23 jours	Tubercules ? du sein ?
»	id.	Velu	19	blanchisseuse	0	s. g.	coup.	...incision		guérie	13 jours	
»	id.	Hunger	22	couturière	0	s. g.		...cataplasmes		guérison	9 jours	
»	id.	Foy	28	domestique	il y a six semaines	s. g.	ger		Abcès multiples	id.	28 jours	Lactation, 2 jours.
»	id.	Dreyfus	22	brunisseuse	id.	s. dr.		...spontanée, cataplasm.		en voie de guérison	8 jours	Pas de lactation.
»	tuberculeux		30	lingère		s. dr.	phthis	...huile de morue	Tubercules pulmonair.	guérison	39 jours	Amélioration de l'état
»	sous-mammaire	Sarclu	21	cuisinière			lact.	...collodion, incis., cat.	Accidents typhoïdes	passe en médecine	26 jours	général.
»	id.	Joubert	22	id.	accouch. il y a 21 jours	2 s.	lact. 8	...injection iodée		guérison	28 jours	
1855	sous-cutané	Faitz	18	id.	—	s. dr.	coup	...spontané, cataplasm.	Fistule, hystérie	améliorée	3 jours	
»	id.	Brésy	20	giletière	accouchée — 18 jours	2 s.	lact	...action mercurielle		en voie de guérison	24 jours	
»	id. multiples	Martin	23	papetière	id. 15 jours	2 s.	gro	...sein multiples	Diarr., engorg. gland.	id.	40 jours	Sein g. pris depuis la
»	aréolaire	Brehagnon	22	domestique	id. 1 mois	s. dr.	lact			guérison	28 jours	moitié de la gross.
»	id.	Moulard	29	blanchisseuse		s. dr.	gross				25 jours	
»	id.	Papin	20	domestique	récemment	s. g.	lactat		Crevasse	guérison	8 jours	Abcès il y a 18 mois
»	id.	Voisin	34	cuisinière	aes. 18 j. 5e accouch.	s. g.	lactat		Engorg. laiteux s. dr.	induration	9 jours	à la suite d'une pre
»	id.	Dallemann	24	domestique	id. 5 semaines	s. dr.	lactat	..., iodure de plomb	Engorg. mamm. (inc.)	amélioration	15 jours	mière couche.
»	glandulaire	Dubois	23	piqueuse	id. 3 semaines	s. g.		...ong. de la mère	Indur., engor. à droite	id.	7 sem.	
»	id.	Bougine	26	domestique	id. 2 mois	s. g.	lact. 10	...cont., compression	Mult., engor. à gauch.	en voie de guérison	7 sem.	Ouverture fistuleuse.
»	id.	Brodus	30	nourrice		s. g.	gross	...cont., compr., etc.	Multiples, fistules	fistules	six mois	
»	id.	Massia	21	couturière	accouch. — 8 mois 1/2	s. g.	lactat	...cataplasmes	Multip., fistule unique	guérie	7 jours	
»	id.	Foulogne	28	domestique	3 semaines	s. g.	id.	...sangsues (Follin)	Choléra	mort	21 jours	
»	id.	Johannes	27	couturière	2 mois 1/2	s. g.	id.	..., catapl., compr.	Crevasses	guérison	13 jours	
»	id.	Monchet	19	blanchisseuse	id. 3 semaines	2 s.	id.	...cataplasmes, purgatifs	Multiples, gerçures	en voie de guérison	24 jours	
»	glandulaire	Roche	24	fem. de ménage	accouch. d'un mois	s. g.	suites	...compr., purgatifs, iod. de plomb	Abcès aréolaire	guérison	15 jours	

ANNÉES.	ESPÈCES.	NOMS.	AGE.	PROFESSIONS.	ACCOUCHEMENTS.	SIÈGE.	CAUSE.
1855	glandulaire	Jamain	16	boutonnière	accouch. de 2 mois	id.	lactat. [illegible]
»	id.	Gilliotte	21	piq. de bottines	id.	id.	id. [illegible]j
»	id.	Duvalet	24	couturière	enceinte (1 fois)	s. dr.	grossesse
»	id.	Fajon	22	nourrice	accouch. 5 mois	id.	lact. quelq.
»	id.	Lambert	24	domestique	accouch. 2 mois 1/2	s. g.	lactat. 5
»	gland. et s.-cut.	Bouvard	22	couturière	accouch. 3 semaines	2 s.	id. 15
»	sous-mammaire	Debreuve	19	lingère	pas	s. g.	violence
»	id.	Henry	23	id.	acc. 5 sem.	s. dr.	lact. quelq.
»	id.	Lévêque	25	piq. de bottines	id. 6 sem.	s. g.	id. [illegible]j
»	s.-m. et s.-cut.	Fancheux	38	domestique	acc. 1 mois	s. dr.	lactat. 8j
1856	sous-cutanés	Dubois	16	brodeuse	nouv. accouch.	id.	id.
»	id.	Archer	26	domestique	acc. 3 mois	id.	id.
»	id. et glandul.	Mitané	26	id.	acc. 1 m.	s. g.	id. 5
»	id.	Marchand	20	couturière	acc. 6 sem.	s. dr.	id. 20
»	aréolaire	Boissey	28	domestique	nouv. acc.	id.	id. 8
»	gland. et s.-cut.	Emour	15	id.	pas	s. g.	[illegible]
»	id.	Pechon	23	passementière	acc. 20 j.	s. dr.	coup.
»	gland. s.-cut. et s.-mammaires	Giroux	25	lingère	enceinte de trois mois	id.	grossesse
»	glandulaire	Mathio	16	giletière	pas	id.	symptom.
»	glandulaire	Renard	18	couturière	pas	—	eczéma
»	id.	Post	22	id.	pas	s. dr.	—
»	id.	Puchon	27	domestique	pas	id.	coup.
»	id.	Viel	35	vernisseuse	acc. 1 mois	s. g.	lactat. 15
»	id.	Vaillant	20	lingère	acc. 6 sem.	2 s.	suites de [illegible]
»	id.	Absemette	21	couturière	id.	s. g.	lactat. 15
»	id.	Grade	21	repasseuse	acc. 4 mois	id.	id.
»	id.	Foucault	21	blanchisseuse	id. quelquef. 5 sem.	—	lact. quelq.
»	id.	Vernier	22	id.	id. 6 semaines	s. g.	lactat. 1
»	glandulaire	Bauvais	24	couturière	acc. 25 jours	2 s.	suites de [illegible]
»	id.	Delaveau	24	id.	acc. 5 semaines	s. g.	lactat. (ess[illegible])
»	id.	Agard	24	id.	acc. 1 mois	2 s.	lactat. 15
»	id.	Davesne	36	id.	acc. 25 j.	s. dr.	id. 3j
»	gland. et s.-m.	Lemonnier	22	piq. de bottines	acc. 6 semaines	id.	pas d'all.
»	id.	Bolle	25	domestique	acc. 6 semaines	id.	lactation 1
»	s.-m. et s.-cut.	Esterte	28	passementière	acc. 1 mois	id.	id. 1
»	id.	Budens	23	s. pr.	acc. récent	s. g.	suites de
»	s.-m. et gland.	Boissé	24	journalière	acc. récent	id.	lactat. 15
»	sous-mammaire	Opions	36	couturière	id.	s. dr.	lactation .[illegible]
»	id.	Boyer	19	domestique	acc. 5 semaines	s. g.	lactat.
1857	aréolaire	Esterte	29	dévideuse	pas d'acc. récent	id.	
»	id.	Robin	24	domestique	—	s. dr.	
»	id.	Delorme	16	modiste	pas	id.	mors. de
»	glandulaire	Muller	21	casquettière	acc. 1 mois	id.	—
»	id.	Portelette		piq. de bottines	acc. 2 mois 1/2	—	—
»	id.	Lefrançois	20	domestique	acc. 15 jours	2 s.	lactat. [illegible]j
»	id.	Tombal	25	id.	acc. 2 mois 1/2	id.	lactat. 15
»	id.	Breton	22	couturière	pas	s. g.	
»	id.	Grimaud	31	domestique	pas	2 s.	gross. de 1
»	id.	Louise	22	blanchisseuse	pas	s. dr.	contusion
»	gland. et s.-m.	Baudry	24	lingère	acc. 1 mois	id.	s. de c., lait
»	sous-mammaire	Étienne	38	cordonnière	acc. 2 mois	s. g.	—
»	id.	Gosle	36	domestique	acc. 5 semaines	id.	lactat. 1
»	id.	Fessot	27	cuisinière	pas d'acc. récent	—	

NOMS.	TRAITEMENT.	COMPLICATIONS.	TERMINAISONS.	SÉJOUR.	OBSERVATIONS.
Jamain	…spontanée, cataplasm.	Abc. auréol. (mult.)	guérison	8 jours	
Gilliotte	…, cataplasmes		id.	15 jours	Il reste un peu d'ind.
Duvalet	[illegible]	Abc. mult., pleurésie suraiguë	mort	11 jours	Pas de commun. entre les foy. pur. et la pl.
Fajon	[illegible]		guérison	12 jours	Récidive.
Lambert	[illegible]	Abcès aréolaire	il reste un peu d'indur.	18 jours	
Bouvard	…et ouvertures spontanées	Multiples	id.	13 jours	L'abcès a précédé le sevrage de 8 jours.
Debreuve	…inj. iod. et onct. mercur.		id.	39 jours	
Henry	[illegible]	Lésion osseuse	id.	12 jours	
Lévêque	…pont. près l'aréole, compr.	Précédé d'abc. auréol.	id.	18 jours	
Fancheux	…, cataplasmes	Érysipèle (abc. mult.)	mort	21 jours	
Dubois	…, cataplasmes		guérison	6 jours	
Archer	purgatif		id.	13 jours	
Mitané	[illegible]	De l'auréole	id.	17 jours	
Marchand	[illegible]		id.	24 jours	
Boissey	[illegible]		id.	5 jours	
Emour	[illegible]		id.	20 jours	
Pechon	…vésicatoire	Engorg. laiteux doubl.	il reste un peu d'indur.	18 jours	
Giroux	[illegible]	Multiples et successifs	non guérie	70 jours	Début à la 6e semaine de la grossesse.
Mathio	[illegible]		guérison	14 jours	Non réglée. Il y a 4 ans, abcès sympt. au-devant du tibia; abc. dans l'aisselle.
Renard	…spontanée	Gale	même état	2 jours	
Post	…, catapl., onct. mercur.		guér. avec un peu d'in.	24 jours	
Puchon	…t., cat., onct. mercur.		id.	id.	
Viel	…sect. m., iod. de plomb	Indur. lign. de la part. supér. de la mamell. et de la rég. s.-clav.	id.	1 mois	
Vaillant	…, cataplasmes	Multiples	id.	70 jours	Séjour prolongé pour cause de faiblesse.
Absemette	…vésicatoire	Empâtement inférieur	id.	33 jours	
Grade	…spontanée, cataplasm.	Adén. axill., ab. aur.	id.	20 jours	
Foucault	…t. (à l'aréole), catapl.		id.	6 jours	
Vernier	catapl., iodure de plomb	Multiples et successifs	id.	2 mois	
Bauvais	…, cataplasmes		guérison	20 jours	
Delaveau	…, cataplasmes, purgatif	Multiples et successifs	id.	45 jours	
Agard	…, cataplasmes		id.	32 jours	
Davesne	…t., onct. mercurielles		id.	24 jours	
Lemonnier	…t., catapl., compression	Aréol. et sous-mamm.	id.	21 jours	
Bolle	…, cataplasmes	Aréolaire	en voie de guérison	26 jours	Il sort du lait par l'une des incisions.
Esterte	[illegible]		guérison	18 jours	En bouton de chemise
Budens	…(multiples), cataplasmes		id.	36 jours	
Boissé	[illegible]	Multipl., adénite axill.	id.	1 mois	
Opions	[illegible]	Fistule de la plaie	id.	3 sem.	Il reste un peu d'induration.
Boyer	[illegible]	Ouv. restée longt. fist.	id.	15 jours	
Esterte	…, cataplasmes		guérison	20 jours	Voir la septième malade de ce tableau (1856).
Robin	…cat., pom. d'iod. de pl.		id.	9 jours	
Delorme	…mes		id.	11 jours	
Muller	…, cataplasmes		id.	13 jours	
Portelette	[illegible]		amélioration	4 jours	
Lefrançois	…(multiples), cataplasmes		guérison	2 mois	
Tombal	[illegible]	Multiples	id.	40 jours	
Breton	…t., incis., cataplasmes	id.	id.	10 jours	
Grimaud	[illegible]	Mult., indur. notable du sein gauche	id.	2 m. 1/2	
Louise	[illegible]		id.	10 jours	
Baudry	…, cataplasmes	(Hypertrophie pure)	id.	27 jours	
Étienne	[illegible]		id.	12 jours	
Gosle	compression		id.	2 mois	
Fessot	…(mèches), cataplasmes	Tumeur axillaire	en voie de guérison	2 jours	Dern. gros. il y a 4 ans

ANNÉES.	AGE.	NOMS.	PROFESSIONS.	ACCOUCHEMENTS.	SIÉGE.	CAUSES.	TRAITEMENT.	TERMINAISON.	SÉJOUR.	OBSERVATIONS.
1854	19	Leblanc.	couturière . . .	acc. il y a 8 jours, sevr. il y a 3 m.	s. droit.	sevrage .	Onctions mercurielles et vésicatoires.	Amélioration.	14 jours.	Début , 3 mois.
1854	20	Ourdin . .	id.	acc. il y a 1 mois. a nourri 8 jours.	s. droit.	id. (?).	Onct. mercur., compres-sion, purgatif. . . .	En voie de résolution. .	13 jours.	Début, 5 jours.
1855	23	Barbc. . .	domestique. . .	accouchement il y a 3 semaines; a nourri 12 jours.	s. droit.	sevrage. .	Onctions mercurielles , vésicatoire, incision, compression.	Suppuration , guérison temporaire puis dé-finitive	28 jours et 16 j. la 2ᵉ fois	Marche aiguë de-puis le vésica-toire. La malade rentre quelques jours après ; ré-cidive d'abcès. Guérison défini-tive par la com-pression.
1855	22	Avest . . .	couturière . . .	accouchement il y a 18 mois; n'a pas nourri. . .	s. gauch	inconnue	Onctions mercurielles puis indision et cata-plasmes	Suppuration , guérison.	25 jours.	
1856	39	Verstursl .	piqueuse de bot-tines.	pas.	s. droit.	inconnue	Pommade au précipité blanc, incision, cata-plasmes.	Suppuration et guérison.	68 jours.	Érysipèle.
1856	24	Celon. . .	domestique. . .	accouchement il y a 1 mois; a nourri 6 jours.	s. gauch	sevrage .	Onct. mercur., catapl., position élevée du sein (bandage).	Suppuration et guérison par résorption . . .	13 jours.	
1857	23	Varnier. .	id.	accouchement il y a 3 mois; a nourri 12 jours.	s. droit.		Onctions mercurielles , position élevée du sein (bandage), pur-gatif.	Guérison.	12 jours.	Début, 10 jours.

MALADIES.	NOMS.	AGE.	PROFESSIONS.	INVASION.	CAUSES.	SIÉGE.	TRAITEMENT.	COMPLICATIONS.	SÉJOUR.	RÉSULTAT.	OBSERVATIONS.
Phlegmon . .	Krouch. .	22	couturière . .	10 jours. .	olioc sur le sein ; n'a jamais eu d'enfants. . .	s. droit.	Frictions mercur., cataplasmes. . .		13 jours	Résolution, guérison. .	
Engorgement	Conrad . .	54	cuisinière . .	3 semaines	accouchement il y 1 mois. . .	s. gauch.	Frictions mercur., cataplasmes. . .		8 jours	id... . . .	
Abcès phleg- moneux uni- que	Doctrinal .	38	couturière. .	15 jours. .	accouchée il y a 6 semaines ; primipare ; a nourri pen- dant 6 jours.	s. droit.	Incisions , catapl.	Gerçures du ma- melon	14 jours	Guérison. . .	
Abcès paren- chymateux multiples .	Charton. .	19	fleuriste. . .	5 semaines	accouchée il y a 6 semaines ; primipare ; a nourri quel- ques jours. .	s. droit.	Cataplasmes opia- cés, mercuriaux, vésicatoires vo- lants sur l'abdo- men.	Fistules multiples, foyers séparés ; péritonite aiguë, pleurésie droite.	5 jours	Mort.. . . .	Autopsie. Péritonite généralisée ; mé- trite ; pleurésie purulente.
Abcès paren- chymateux multiples .	Thomas. .	32	lingère. . . .	8 jours. .	accouchée pour la troisième fois le 17 juin ; a nourri jus- qu'au 6 juil- let ; multipare	s. gauch	Cataplasmes, inci- sions multiples, injections iodées, compression. . .	Engorgement du sein droit ter- miné par réso- lution	4 m. 1/2	Guérison. . .	14 abcès en moins de 5 mois ; sein criblé de cica- trices.
Abcès paren- chymateux multiples .	Royer. . .	22	domestique..	2 mois 1/2	grossesse ; abcès depuis le 6e mois ; primi- pare.	s. gauch	Incisions , catapl., compression. . .	Pas de fièvre de lait.	68 jours	Guérison. . .	Accouchement à terme ; nouveaux abcès pendant les suites de couches.
Abcès sous- mammaire ; 2 abcès en bout. de ch.	Soleil. . .	19	domestique. .	8 jours . .	jamais d'enfants ; non enceinte ; coup.	s. droit.	Incisions multiples, cataplasmes. . .	Angine laryngée traitée par les vomitifs et les vésicatoires. . .	35 jours	Guérison. . .	

Ce dernier tableau, auquel s'appliquent les mêmes remarques qu'au premier, est relatif à 116 nouveaux cas d'abcès observés à l'hôpital.

En 1853...................... 26
    1854...................... 14
    1855...................... 26
    1856...................... 29
    1857...................... 21

A droite..................... 50
A gauche..................... 49
Aux deux seins............... 10
Indéterminés 6

Chez des femmes avant 20 ans.. 16
Agées de 20 à 30 ans.......... 84
    30 à 40.............. 15
    54 ans............... 1

Sous-cutanée 20
Sous-mammaire................ 21
Glandulaire 65
De l'auréole................. 13

Suite de couches............. 78
Étrangers à l'accouchement... 23
Avec grossesse............... 7

Après lactation.............. 64
Après la couche sans lactation.. 7
Suite de coups............... 8
Symptomatique 5
Sans cause connue............ 22

PROFESSIONS.

Domestiques.................. 31
Couturières.................. 20
Lingères..................... 12
Blanchisseuses............... 10
Piqueuses de bottines........ 7
Journalières................. 5
Passementières............... 4
Brunisseuses................. 3
Divers ou non................ 21

TRAITEMENT.

Incision 87
Ouverture spontanée.......... 16
Caustique.................... 2
Résolution complète.......... 5
Indéterminés 3

COMPLICATIONS.

Érysipèle.................... 3
Adénite axillaire............ 7
Choléra 1
Éclampsie 1
Typhus....................... 1
Diarrhée..................... 1
Fistule...................... 4
Tubercule pulmonaire......... 2

SÉJOUR A L'HÔPITAL.

1 à 10 jours................. 29
    20................... 26
    30................... 27
    40................... 9
    50................... 4
    60................... 3
    80................... 9
    6 mois 1
Oublié 1

Les sous-cutanées sont restées de 3 à 20 jours.

5 sont mortes : d'arthrite purulente.... 1 ; de choléra et érysipèle. 1 ; de pleurésie purulente.. 1 ; d'abcès multiple et érysipèle.............. 1 ; de péritonite......... 1

Guérisons.................... 87
En voie de guérison.......... 22
Non guéries.................. 4

CHAPITRE II.

AFFECTIONS BÉNIGNES NON INFLAMMATOIRES.

ARTICLE PREMIER.

CONTUSIONS.

Comme toute autre région du corps, plus même qu'une infinité d'autres organes, la mamelle est sujette aux violences extérieures, aux coups, aux froissements, aux pressions, à tous les genres de contusions, en un mot. Sa position, son volume, sa forme, le relief qu'elle fait sur le devant des parties les plus apparentes du thorax, expliquent assez ce fâcheux privilége. Il n'est pas de femme qui ne se soit heurtée le sein, soit contre un meuble, soit contre quelque ustensile de ménage; il en est également très peu qui restent toute la vie indemnes de quelque action contondante soit du busc et du corset, soit de toute autre pièce des vêtements qu'elles portent journellement; combien d'entre elles ont eu aussi la mamelle blessée, par un mouvement brusque, ou irréfléchi de leurs enfants ou de l'homme qui partage leur couche; dans leurs jeux, comme dans leurs devoirs maternels, dans presque toutes les actions de la vie enfin, les femmes sont exposées à recevoir sur le sein des violences propres à contusionner cet organe.

Le principal caractère de la contusion, l'*ecchymose*, s'observe d'ailleurs dans la mamelle sous deux formes, distinctes en apparence mais analogues au fond : je veux dire qu'il peut se manifester dans la région mammaire des ecchymoses étrangères à toute violence externe, des ecchymoses indépendantes de contusion, quoique semblables à celles qui résultent des actions physiques venues de l'extérieur.

§ I. — Ecchymose sans contusion ou spontanée.

Ce qu'un pareil titre peut avoir de paradoxal au premier abord disparaît bientôt, quand on se reporte à ce qui arrive fréquemment aux yeux. Les chirurgiens savent, en effet, que de larges ecchymoses, que de grandes taches rouges, violacées, livides, apparaissent quelquefois dans la conjonctive tout à coup, sans cause appréciable. Ces taches, qui surviennent en général pendant le sommeil, qui ne causent point de douleur, dont les malades ne s'aperçoivent qu'en se regardant dans une glace, arrivent sans qu'on puisse s'expliquer comment. Or, ce qui se passe dans la conjonctive se voit aussi dans les mamelles. Comme A. Cooper, qui a le premier fixé l'attention sur elles, j'ai vu de ces ecchymoses, de ces taches naître spontanément, sans pression, sans contusion aucune chez un assez grand nombre de femmes. C'est plus particulièrement aux approches des règles, vers l'âge de retour, chez les femmes à menstruation pénible ou irrégulière, qu'elles se rencontrent. Les jeunes filles de quatorze à dix-huit ans, les femmes chlorotiques, celles dont l'utérus est malade, m'en ont offert aussi plusieurs exemples.

Bien qu'indolente, en général, l'ecchymose spontanée du sein est cependant accompagnée quelquefois de douleurs assez vives. Aucun engorgement, aucune induration ne s'y ajoutent ordinairement, et les tissus qui en sont le siége conservent leur souplesse. Toutes les couches de la région peuvent en être le point de départ, mais elles se voient surtout dans le tissu glanduleux, et plus particulièrement dans le tissu cellulaire sous-cutané. Souvent assez larges, elles ont une teinte brune ou jaunâtre, moins vive et tirant un peu plus sur le gris que celle de l'ecchymose ordinaire ou par contusion.

Produites par une légère infiltration de sang, elles ne peuvent pas constituer une maladie grave; à l'état simple, elles persistent rarement au delà de quinze à trente jours. On les voit peu à peu s'étaler, s'éclaircir et disparaître sans laisser de traces, sans que les femmes s'en préoccupent. Tout ce qu'il serait permis de tenter en semblables cas, se réduirait à l'emploi de simples topiques résolutifs, à une saignée ou quelques sangsues, à quelques dérivatifs sur les intestins, à des emménagogues appropriés, comme médication préservatrice plutôt que comme traitement indispensable.

Même lorsque de telles ecchymoses se compliquent de douleurs, d'élancements, le praticien doit se préoccuper plutôt de l'état général que des taches du sein. J'ai vu, en effet, des femmes mal réglées, qui avaient le sein couvert d'ecchymoses spontanées et qui éprouvaient dans la mamelle des douleurs, des élancements avec un peu de gonflement, guérir cependant sans médication locale au bout de quinze à vingt jours. C'est aussi ce qui ressort d'une observation de ce genre qui m'a été communiquée par M. Deville.

Obs. — LXVI. La nommée Paillet, ouvrière, âgée de vingt-huit ans, accouchée depuis vingt-deux mois, entrée à l'hôpital de la Pitié (service de M. Gendrin) le 22 décembre 1843, est affectée d'une tumeur de l'ovaire droit; depuis quatre mois ses règles n'ont point paru.

4 janvier.—Les règles paraissent ; mais le lendemain la malade annonce qu'elles sont déjà arrêtées; sa poitrine ayant été découverte par hasard, on aperçoit une ecchymose d'un jaune verdâtre à la partie supérieure et interne du sein gauche.

6, — Cette ecchymose, qui ne peut être rapportée à aucune espèce de violence extérieure, s'étend en dehors du côté de l'aisselle, et occupe, le 7, toute la moitié supérieure du sein, qui est le siége d'élancements douloureux; l'ecchymose elle-même est très sensible à la pression.

Elle disparaît peu à peu, en suivant un ordre inverse de celui de son apparition ; pendant toute sa durée, elle s'accompagna de douleurs lancinantes et de sensibilité des téguments.

14.—Il ne reste plus qu'une petite tache en haut et en dedans du sein ; la douleur a disparu, elle est remplacée par du prurit.

Il ne serait pourtant pas impossible que ces ecchymoses devinssent le point de départ, l'origine de certaines maladies sérieuses. Comment affirmer que quelques-unes des tumeurs, que certains kystes, etc., n'ont pas eu pour cause première un peu de sang épanché ou infiltré dans le sein? Obligé de discuter cette question en traitant de l'étiologie des tumeurs, je me contente pour le moment de la signaler à l'attention du lecteur. Il suffit, d'un autre côté, de l'avoir posée, pour faire sentir la nécessité de ne pas négliger, de ne pas traiter trop légèrement les ecchymoses de la mamelle, pour peu qu'elles aient d'étendue, pour peu qu'elles menacent de laisser un noyau dans les tissus. Le traitement local, étant d'ailleurs le même pour les ecchymoses spontanées et pour les ecchymoses par violence extérieure, sera plus utilement exposé dans l'article qui va suivre.

§ II. — Contusion proprement dite.

Les contusions peuvent donner naissance à une infinité de lésions sur la peau et dans la couche sous-cutanée. Elles occasionnent des ecchymoses, des bosses sanguines comme sur toute autre partie du corps. Les inégalités de la mamelle et son défaut de solidité font que l'écrasement des cellules adi-

peuses qui la séparent des téguments y est moins à craindre
qu'ailleurs, et que le sang s'y infiltre plutôt qu'il ne s'y accumule en foyer. A part cette particularité, les contusions de la
peau et du *fascia* sous-cutané du sein, au premier, au deuxième
et au troisième degré, n'ont rien qui ne soit comparable à ce
que présentent les brûlures du même degré, qui ne soit conforme à ce que l'ecchymose et la contusion ont de plus général, quel qu'en soit le siége.

Plus profondément, les corps contondants peuvent écraser,
altérer de toutes façons les lobes de la mamelle, amener diverses
sortes de ruptures : chez une nourrice, la contusion du sein
gauche était compliquée d'une déchirure de quelques canaux
lactifères et d'une infiltration de lait assez considérable. Selon
que les vaisseaux sanguins rompus sont, ou plus nombreux,
ou plus gros, il en résulte des infiltrations et des ecchymoses
inégalement distribuées, des dépôts hématiques ou des dégénérescences variées dans l'épaisseur même de la glande ; ainsi
que nous le verrons ailleurs, c'est à ce genre de contusion que
certaines tumeurs semblent devoir être plus particulièrement
rapportées.

De pareilles blessures ne doivent point être négligées, surtout quand elles portent sur le tissu glandulaire ; en effet, toute
parcelle hétérogène laissée dans ce tissu peut y devenir le germe
de maladies dont il serait difficile plus tard de soupçonner, de
retrouver la cause ; la contexture du sein est si peu favorable
aux actions réparatrices utiles, qu'il n'est jamais prudent de le
laisser exposé à l'effet des causes morbifiques, quelques légères
qu'elles soient. C'est pour lui qu'il vaut mieux pécher par excès
que par défaut de précautions, qu'une médication superflue est
moins redoutable qu'un défaut de traitement opportun.

Pour peu donc que la contusion soit profonde, il convient de
pratiquer une saignée du bras, ou, si l'état général de la femme
semble contre-indiquer ce moyen, de faire une ou plusieurs
applications de sangsues autour de la mamelle ; en cas d'accidents inflammatoires, les émissions sanguines seront encore
moins ménagées ; on s'en tient du reste aux cataplasmes émollients pour topiques, à quelques purgatifs et à quelques
bains.

Si la contusion n'a produit aucun trouble général, et n'est que d'une étendue médiocre, on peut se dispenser de la saignée, les sangsues suffiront. Au lieu de cataplasmes émollients on se sert avec avantage de cataplasmes vineux, de cataplasmes saupoudrés de sel ammoniac, de cataplasmes arrosés d'extrait de Saturne, ou même de laudanum, s'il existe de la douleur ; des compresses imbibées d'une solution de sel ammoniac dans l'eau simple, ou dans l'oxycrat, sont alors un des meilleurs résolutifs. Les onctions avec l'onguent mercuriel ou avec la pommade d'iodure de plomb conviennent plus tard. La compression serait indiquée si la contusion avait occasionné un certain degré d'engorgement, ou la formation de quelque noyau induré. Si, comme je l'ai vu quelquefois, la douleur, un peu d'empâtement persistaient après la disparition de l'ecchymose et malgré l'usage des moyens dont il vient d'être question, ce serait le cas de couvrir le sein d'un large vésicatoire volant et de recourir ensuite soit aux pommades mercurielles ou iodurées, soit aux emplâtres de savon, de ciguë ou de Vigo. Enfin, si le foyer de la contusion venait à s'enflammer franchement, devenait en définitive le siége d'un dépôt, d'un abcès, soit malgré le traitement employé, soit parce que les conseils du chirurgien auraient été réclamés trop tard, il ne resterait plus qu'à lui appliquer la médication des abcès hématiques en général.

Dans la profondeur du sein, l'ecchymose reste souvent plusieurs jours avant de se laisser apercevoir. Infiltré sous la mamelle, le sang ne peut, en effet, arriver sous la peau et transmettre sa teinte noirâtre à l'extérieur qu'après un certain laps de temps ; d'un autre côté, comme toute l'épaisseur de la glande peut le séparer des téguments, c'est plutôt à la circonférence qu'à la région antérieure de la mamelle qu'il vient se montrer et qu'il faut chercher les taches sanguines. Le tissu cellulaire profond, souple, lamelleux, quelquefois disposé en bourse muqueuse, favorise bien plus l'établissement d'un dépôt sanguin entre la poitrine et le sein qu'entre la mamelle et les téguments.

On reconnaît du reste le dépôt hématique aux mêmes signes que les abcès profonds, sauf la douleur et l'inflammation. Une teinte jaunâtre ou livide, une ecchymose quelquefois assez large, représentant un disque plus ou moins complet, le soulèvement de la mamelle, signalent plus particuliérement cette conséquence de la contusion.

Comme sous la peau, comme dans toute autre région, la collection de sang sous-mammaire peut disparaître rapidement par résolution, se maintenir indolente et sans changement notable pendant plusieurs semaines, subir des transformations variées, perdre de sa liquidité primitive ou augmenter de fluidité, s'échauffer, s'enflammer, se transformer en abcès hématique. Une femme d'environ quarante ans, que j'eus à traiter, en 1837, s'était frappée violemment le sein droit contre l'angle d'une table six mois auparavant. Longtemps indolente et stationnaire, la tumeur était devenue douloureuse depuis plus d'un mois, quand la malade se fit admettre à l'hôpital. Chose singulière, le sein était encore entouré d'un reste d'ecchymose; la fluctuation, bien qu'obscure, était cependant appréciable au fond de la tumeur. Je plongeai un bistouri droit dans le foyer, et j'en tirai ainsi près d'un verre de sang à moitié coagulé, à moitié liquide et mêlé d'une assez grande proportion de pus. Traité ensuite comme un abcès hématique ordinaire, le dépôt se détergea lentement et ne guérit que dans l'espace de six semaines.

Chez une autre femme, le dépôt sanguin, survenu de la même manière, finit, en diminuant de volume, par se durcir, se concréter. Comme il n'était compliqué ni de douleur, ni d'inflammation, la compression en triompha dans l'espace de cinq semaines. D'autres fois le mal, quoique sérieux en apparence, guérit cependant très vite sous l'influence des mêmes médications.

Obs. LXVII. — En novembre 1837, une femme âgée de cinquante ans, épicière, bien constituée, entre à l'hôpital, et raconte avoir reçu, deux mois auparavant, un coup de coude dans le sein droit. La douleur, assez vive d'abord, s'amoindrit bientôt, au point de disparaître à peu près complétement. Cependant une tuméfaction ne tarda pas à se montrer à la partie externe un peu inférieure de la mamelle; aujourd'hui il existe là une tumeur indolente, sans rougeur à la peau, du volume d'un gros œuf de poule, et qui reste entourée d'une teinte ecchymotique.

Cette tumeur, évidemment hématique, n'est le siége d'aucune fluctuation apparente; comme elle est vaguement dessinée au milieu des tissus, et qu'elle a plutôt un peu diminué en s'élargissant qu'augmenté depuis quelques jours, je crois devoir l'attaquer d'emblée par la compression. La saignée, les sangsues, les purgatifs sont mis de côté; quelques compresses graduées sont aussitôt placées à nu sur le sein, et fixées par un bandage compressif qui enveloppe toute la région moyenne de la poitrine. Imbibé sur place trois fois le jour avec une solution de chlorhydrate d'ammoniaque, ce bandage est un peu resserré chaque matin, et définitivement enlevé au bout de huit jours. Alors on voit avec satisfaction que la résolution s'est emparée de la tumeur, et qu'il ne reste plus dans le sein qu'une large ecchymose qui s'éclaircit de plus en plus. Les compresses imbibées du liquide salin furent encore continuées pendant quelques jours; mais on cessa toute compression, et la malade, guérie après une nouvelle semaine de séjour à l'hôpital, ne s'est plus ressentie depuis de sa tumeur hématique.

Il n'est pas rare, d'un autre côté, de voir les contusions du sein donner naissance à des douleurs aiguës et aux symptômes d'une inflammation imminente; c'est en pareil cas, surtout, que la médication débilitante est indiquée.

Obs. LXVIII.—La femme Duval, âgée de quarante-trois ans, lymphatique, délicate, jouissant néanmoins d'une assez bonne santé, entre le 24 octobre 1838 dans les salles de clinique. Cette femme dit avoir reçu l'avant-veille un violent coup de coude sur le sein gauche, qui est devenu douloureux et s'est notablement tuméfié immédiatement après. Actuellement la mamelle est doublée de volume, douloureuse, rouge, et plus particulièrement tuméfiée dans sa moitié supérieure; aucune fluctuation ne peut y être reconnue. Quoiqu'il y ait un peu de fièvre et que les fonctions digestives soient déjà troublées, la constitution débile de la malade m'empêche de recourir à la saignée générale, et me porte à employer de préférence les sangsues. Cinquante de ces annélides sont aussitôt appliquées *loco dolenti*. Des cataplasmes de farine de lin posés à nu sont seuls prescrits comme topiques. Le lendemain un mieux manifeste est constaté. Le sein, moins rouge, moins douloureux, s'est notablement détuméfié. La résolution marche ensuite avec tant de rapidité, que la malade sort de l'hôpital six jours après y être entrée.

Les altérations physiques consécutives à la contusion de la mamelle sont quelquefois si mal dessinées, qu'on éprouve de l'embarras à les diagnostiquer, à les distinguer sûrement des dégénérescences de mauvaise nature, d'autant que les médications ordinaires, comme pour augmenter encore les incertitudes, échouent complétement.

Obs. LXIX. — *Induration de la mamelle, suite d'un coup. Insuccès des antiphlogistiques, des frictions mercurielles, de la compression employés successivement.*

Boulot, quarante ans, lingère, reçut, il y a plusieurs années, un coup violent sur le sein gauche; on ne fit point attention aux quelques douleurs qui s'ensuivirent ; seulement elle remarqua que, à partir de là, l'époque de ses règles était annoncée par des douleurs sourdes, douleurs qui disparaissaient avec le flux menstruel. Il y a six semaines, elle reçut de nouveau, sur le même point, un coup de coude assez fort pour lui causer une douleur violente. Dès lors elle s'aperçut qu'une grosseur qu'elle n'avait point encore sentie existait au sein gauche. La malade se présenta le 27 mai à l'hôpital avec un engorgement, une hypertrophie partielle vague située en dehors et en haut.

28. — Vingt-cinq sangsues à la base du sein, ou plutôt sur la glande indurée ; ces sangsues ont amené un dégorgement notable, et fait cesser les douleurs.

29. — Les douleurs reparaissent ; l'induration et l'engorgement sont les mêmes. (Cataplasmes résolutifs.)

30. — Frictions mercurielles. Relever le sein malade de manière à établir un peu de compression.

2 juin. — La glande reste hypertrophiée, bosselée ; l'induration persiste ; les douleurs sont passagères, mais lancinantes.

4. — Même état. (Sangsues, frictions mercurielles, cataplasmes.)

11. — La malade ressent des douleurs plus vives ; l'induration semble avoir un peu augmenté.

15. — Compression avec les bandelettes de diachylon.

16. — Sein moins douloureux.

18. — On enlève la compression ; la glande, toujours aussi grosse, aussi dure, bosselée, est douloureuse au toucher vers sa partie inférieure et externe. On réapplique la compression.

29. — Céphalalgie, fièvre ; douleurs plus vives. On maintient la compression cependant.

30. — La malade a moins mal à la tête ; pas de fièvre (saignée).

1er juillet. — Sortie ce matin. La glande, aussi volumineuse que le 28 mai, est un peu plus indurée et plus sensible, tout en conservant ses caractères d'hypertrophie inclinant vers le squirrhe.

Cette malade a été perdue de vue ; mais il me paraît évident que la tumeur, d'abord de nature bénigne, n'a pu guérir que par l'extirpation, et qu'elle a cependant été le résultat des deux contusions indiquées.

D'autres fois la tumeur disparaît avec une grande facilité et très promptement.

Obs. LXX. — *Contusion ; tumeur récente. Guérison rapide.*

Chevroteau, quarante ans, ouvrière, d'une santé ordinairement bonne, n'a jamais fait de maladie grave, et est encore parfaitement réglée. Il y a trois semaines elle a reçu un coup de poing sur le sein ; depuis cinq ou six jours seulement elle a ressenti là de la douleur. Aujourd'hui 15 août il existe à la partie externe et supérieure de la glande une bosselure un peu ferme et modérément douloureuse.

Bain, frictions sur le sein avec un liniment laudanisé et belladoné.

18 août.—Moins de douleur que les jours précédents. (Deux ventouses au-dessous du sein.)

23. — La tumeur a presque complétement disparu, et la malade sort des salles.

On rencontre aussi des femmes qui, ayant reçu un coup, continuent de souffrir et de se plaindre des mois entiers après la disparition de toute trace notable de contusion.

Obs. LXX. — Thion, quarante-cinq ans, couturière, entrée le 5 octobre 1842, dit avoir une tumeur au sein droit, et que cette tumeur, qui résulte d'un coup de coude, date de six mois. Déjà divers emplâtres, quelques pommades ont été employés sans succès par la malade, qui a l'air fort effrayée de son état, et qui dit souffrir beaucoup. Les douleurs irradient jusque dans l'épaule. Cependant la mamelle n'est pas sensiblement plus grosse que l'autre; l'examen le plus attentif ne permet d'y trouver aucune tumeur, aucune induration, aucune altération matérielle. Des onctions avec un liniment stupéfiant, et plus tard avec la pommade d'iodure de plomb, sont prescrites; il est convenu que le sein sera tenu mollement relevé en haut et en dedans. Revenue deux autres fois à la consultation publique dans l'espace de six mois, cette femme a fini par se rassurer, et sa mamelle n'est devenue le siége d'aucune dégénérescence.

Je ne saurais dire combien j'ai rencontré de malades semblables. A l'hôpital, on peut à la rigueur se demander si les souffrances que les femmes accusent ne sont pas quelquefois simulées; mais en ville, dans la clientèle privée, une pareille supposition est rarement admissible. En exagérant parfois leur mal, soit par excès de sensibilité, soit par excès de crainte, soit par tout autre motif, si elles n'éprouvaient rien, si aucune douleur n'était là pour les préoccuper, les femmes du monde ne feraient pas appeler, elles ne consulteraient point à chaque instant le chirurgien. Or, j'en ai vu un grand nombre, chez lesquelles toute trace de contusion avait disparu, et qui continuaient cependant de se plaindre, de s'inquiéter, d'éprouver de véritables douleurs dans la mamelle frappée.

Ainsi, quoiqu'il faille faire la part et quelquefois une part très grande à la poéoccupation, à la frayeur, à l'état moral des malades en semblable conjoncture, il n'en convient pas moins de surveiller avec attention la marche des symptômes, de combattre les souffrances de la femme par des topiques à la fois

résolutifs et calmants, par des bains émollients ou mucilagineux, par quelques purgatifs.

En somme, les contusions provoquent les mêmes désordres
dans le sein et peuvent y être la source des mêmes accidents
que partout ailleurs. Aussi convient-il de leur appliquer et le
même pronostic, et la même thérapeutique générale. La mamelle est même un des organes où les contusions ont le plus
besoin d'être observées de près, d'être traitées avec une certaine énergie à cause des tumeurs ou des altérations de tissus
dont elles pourraient devenir le point de départ dans la suite.
S'il en résulte des dépôts, des collections de sang, et que ces
dépôts résistent aux émissions sanguines, aux topiques, à la
compression, aux purgatifs et aux bains, il est prudent d'y
plonger de bonne heure l'instrument tranchant et de les vider.
On ne peut guère compter sur l'efficacité du massage ou de
l'écrasement en pareil cas, à cause du défaut de point d'appui
et des inégalités du plan sur lequel il faudrait exercer la pression. Les vésicatoires volants ne seraient point à dédaigner,
pas plus là qu'ailleurs, si, les autres moyens ayant échoué, la
malade répugnait trop à se soumettre à l'action du bistouri; on
trouvera (article *Kystes*) des exemples qui montrent ce que
deviennent parfois les contusions dans la mamelle et à quels
genres de complications elles peuvent exposer les malades.

ARTICLE II.

BRÛLURES. — PLAIES. — ULCÈRES.

§ I. — Brûlures.

Comme sur le reste du corps, les brûlures de la mamelle se
montrent, à l'instar des contusions, à divers degrés : 1° sous forme
de simple érythème ; 2° avec phlyctène ; 3° avec mortification
de la peau seule ; 4° allant jusqu'à l'aponévrose ; 5° comprenant
la glande ; 6° pénétrant jusqu'aux os.

Elles s'y comportent d'ailleurs comme partout, et doivent y
être traitées comme sur toute autre région.

Il faut savoir cependant qu'au sein les brûlures des cinquième
et sixième degré sont rares ; que celles du quatrième et même

celles du troisième s'y compliquent plus facilement de phlegmon diffus, d'érysipèle, que sur les membres ou au visage par exemple.

Leur traitement n'a rien non plus de spécial. Des topiques résolutifs pour le premier degré ; des onctions avec le liniment oléo-calcaire ou le pansement simple pour le deuxième ; du coton cardé d'abord, des cataplasmes émollients ensuite, dans le troisième et le quatrième, puis le pansement avec linge criblé, charpie, etc., avec les onguents détersifs, quand il ne reste plus qu'à cicatriser les plaies ; tels sont les moyens que réclament les diverses sortes de brûlures de la mamelle.

On devine cependant que la forme et la situation de l'organe ne permettent guère ici l'usage de certains remèdes, des bandelettes de diachylon et de la compression, entre autres, si efficaces pourtant sur les membres. Il en résulte que les brûlures de la région mammaire, toutes choses égales d'ailleurs, sont plus longtemps à guérir que sur les autres parties du corps, et aussi un peu plus difficiles à traiter.

§ II. — Plaies.

Assez rares, les plaies du sein méritent à peine une mention spéciale ; ce qui peut les concerner trouvera sa place, au surplus, au chapitre des opérations que peuvent nécessiter les tumeurs de la mamelle.

Si la peau seule est lésée, il convient d'en tenter la réunion immédiate afin d'éviter toute cicatrice difforme, et de s'en tenir, dans ce but, aux bandelettes emplastiques ou aux serre-fines plutôt que de se servir de la suture.

Il en est de même encore tant qu'elles ne dépassent pas le milieu de l'épaisseur de la glande, quoique alors il faille se mettre en garde contre le phlegmon simple ou diffus de la couche sous-cutanée ; mais les plaies un peu plus profondes exigent plus de précaution.

La densité du tissu de la mamelle fait que l'inflammation passe facilement de celle-ci à la couche cellulaire profonde, et que des abcès sous-mammaires simples ou en bouton de chemise, que des abcès multiples peuvent en être la suite.

Il faut donc avoir grand soin, en pareil cas, d'exercer en même temps une compression modérée autour du sein, de façon que les parois de la plaie soient en contact et immobiles en arrière, c'est-à-dire profondément, aussi bien qu'en avant ou vers la peau.

Pour peu que ces plaies menacent de suppurer, la prudence veut même qu'on renonce à en obtenir l'agglutination immédiate, et qu'on les panse de préférence avec les cataplasmes émollients, puis, plus tard, comme s'il s'agissait d'abcès ouverts.

§ III. — Ulcères.

Les ulcères indépendants de toute tumeur étant rares à la mamelle, je n'en dirai ici que quelques mots.

Les furoncles, les autres lésions, les pustules de toutes sortes que j'y ai rencontrés quelquefois ne réclament non plus dans cette région aucun soin particulier.

J'ai déjà dit ce que les chancres, les plaques ou pustules vénériennes, etc., exigent sur le sein; mais il est bon d'ajouter que la syphilis constitutionnelle s'y montre parfois sous forme de gerçures ou de tumeurs qu'il n'est pas toujours facile de distinguer des tumeurs, soit bénignes, soit malignes d'un autre ordre, et qui ne manquent guère de se terminer par des ulcères.

Avec un peu d'attention néanmoins on évitera l'erreur; et puis, pour peu qu'il y ait doute, un traitement mercuriel ou ioduré devra être d'abord institué. Sous ce rapport, je ne puis trop insister sur l'utilité d'un ou deux attouchements de toute la caverne purulente ou ulcéreuse avec le nitrate acide de mercure, et sur l'emploi concomitant des simples cataplasmes de farine de lin pour venir en aide à la médication générale.

Il serait superflu de traiter ici des ulcères dartreux, scorbutiques, scrofuleux, variqueux, etc., attendu que la région mammaire ne leur imprime aucun caractère spécial, et que les difficultés des pansements sont alors exactement les mêmes que pour les plaies ou les brûlures.

CHAPITRE III.

TUMÉFACTIONS ET TUMEURS DE NATURE BÉNIGNE.

Presque toutes les maladies] chroniques de nature bénigne dont il me reste à parler ont été et sont encore indiquées sous le titre de *tumeurs* par les écrivains et les praticiens. Quoique cette expression manque d'exactitude par plus d'un côté, je m'en servirai cependant, faute de mieux et parce qu'elle n'empêche point de s'entendre sur le fond des choses.

A ce point de vue, les tumeurs de la mamelle offrent une telle diversité de forme et de nature, qu'on a senti de bonne heure le besoin d'en faire des groupes distincts. Leur classification est d'ailleurs assez difficile. J'ai proposé en 1838 (1) un tableau qui comprend les tuméfactions, les intumescences chroniques, toutes les tumeurs qui, abandonnées à elles-mêmes, ne sont point exposées à la dégénérescence cancéreuse, ou qui ne subissent au moins que rarement cette malheureuse transformation. On a ainsi une grande classe qui embrasse les hypertrophies, les engorgements, un certain nombre de kystes et plusieurs variétés de tumeurs qu'il est permis de ranger ainsi qu'il suit:

1° Engorgements et subinflammations. . . . .
- indolents.
- physiologiques.
- simples.
- hypostatiques.
- consécutifs.
- avec tumeur.

2° Hypertrophie. . . . . .
- du tissus adipeux, lipome.
- de la glande
  - diffuse.
  - partielle.

3° Adénoïdes.

4°
- Indurations.
- Granulations.
- Tumeurs imaginaires.

5° Lymphatiques. . . . . .
- disséminés.
- multiples
- purulents.

6° Ostéides.

(1) *Dictionnaire de médecine* en 30 vol., art. MAMELLE

7° Galactocèles. . . . . { liquides.
          { concrets ou butyreux.

8° Kystes. . . . . { hydatiques.
        { séreux.
        { hématiques.
        { gélatineux.

Ces espèces, on le devine, se prêteraient volontiers à des sub-divisions; mais, outre qu'il sera possible d'en faire ressortir les variétés dans la description des nuances principales, il serait plus nuisible qu'utile de fatiguer ainsi la mémoire du lecteur par des noms dont la pratique ne peut tirer aucun parti.

ARTICLE PREMIER.

Subinflammations. — Engorgements indolents.

Pris à la lettre, le langage de quelques praticiens ferait croire que les engorgements *essentiels* du sein sont très fréquents; tandis qu'ils sont en réalité assez rares. Je m'explique : par lui-même, le mot *engorgement* est à peu près synonyme de *gonfle-ment*, d'*intumescence*. A ce point de vue, presque toutes les ma-ladies, soit aiguës, soit chroniques, pourraient être rangées dans la catégorie des engorgements. Cependant il ne peut venir à l'es-prit de personne de donner un sens aussi large à une expression qui ne devrait en définitive représenter qu'une maladie déter-minée. Aussi s'est-on plus particulièrement servi de ce terme pour désigner les gonflements chroniques; mais alors il exprime à peu près le même état que le mot *tumeur*; en le conservant, il faudrait au moins en établir des espèces assez nombreuses, comme on a établi des espèces diverses de tumeurs.

Avant que l'anatomie pathologique eût permis d'apprécier, d'analyser les changements, les altérations amenés par les ma-ladies dans les tissus, il fallait bien un mot indiquant au moins le caractère le plus évident, c'est-à-dire l'augmentation de vo-lume de la partie malade. Aujourd'hui, la science n'en est plus là; les lésions variées dont la mamelle peut être le siége sont assez connues pour qu'il soit presque toujours possible de les prendre une à une, de les isoler, d'en faire l'histoire en quelque sorte individuelle. Ce n'est donc qu'à titre de nom collectif qu'il est encore permis d'employer le mot *engorgement;* en ce qui concerne la mamelle, il dénoterait autant de pauvreté que celui de *tumeur blanche* dans la pathologie des articulations.

Que peut-il signifier, en effet? Une sorte d'épaississement avec défaut de souplesse, avec ou sans induration des tissus normaux, sans formation de produits nouveaux, sans transformation hétérogène. Or un état semblable ne peut être que de l'hypertrophie, que le résultat ou le signe d'un travail subinflammatoire, d'une subinflammation. Aussi la vogue du mot *engorgement* a-t-elle déjà eu plusieurs périodes. Avant le règne de l'anatomie pathologique, elle s'expliquait par l'ignorance où l'on était sur la nature des différentes tuméfactions du sein, par l'impossibilité où se trouvaient les chirurgiens de donner un titre à chacune des maladies qui composent le groupe des tumeurs de la mamelle. Cette vogue, notablement amoindrie par les travaux de Bayle et de Laënnec, s'est un moment ravivée sous l'influence des doctrines de Broussais. Soutenant que l'inflammation est le point de départ, l'origine ou la source de toutes les tumeurs, de toutes les tuméfactions du sein, ainsi que des autres organes, Broussais et ses élèves furent naturellement amenés à considérer l'engorgement comme la lésion initiale, fondamentale, dans presque toutes les maladies chroniques.

La subinflammation, étant susceptible, d'après cette doctrine, de produire tantôt un squirrhe, tantôt un encéphaloïde, tantôt des masses tuberculeuses ou fibreuses, tantôt une simple transformation lardacée, pouvait prendre sans inconvénient le nom d'*engorgement,* quand elle était dépourvue de réaction et de douleur manifestes. Aussi est-ce surtout parmi les partisans de ce système médical que se trouvent les praticiens qui croient encore dire quelque chose à l'aide du mot *engorgement.* Restés avec leurs notions théoriques de 1816, ils ne se sont pas aperçus que la science s'était échappée de leur cercle, que personne aujourd'hui n'oserait donner l'inflammation comme cause de la plupart des tumeurs, des produits dont je viens de parler. Au demeurant, le succès du mot *engorgement* appartient aux temps d'ignorance que l'anatomie pathologique a heureusement dissipés, ou aux périodes d'erreur enfantées par l'esprit de système. Maintenant il ne serait plus, aux yeux de la science rigoureuse, qu'un anachronisme sans application plausible. Est-ce à dire qu'en pratique usuelle, il faille absolument rejeter, quant à présent, ce mot du langage de la chirurgie? Non sans doute. Il existe encore des cas où le diagnostic est hérissé de tant de difficultés que le maintien de certaines expressions vagues est pardonnable, nécessaire ou d'un certain secours.

A la rigueur, il serait possible cependant de se passer du mot *engorgement* en traitant des maladies du sein. De deux choses l'une, en effet : les tuméfactions chroniques de la mamelle, prises en dehors des hypertrophies simples, tiennent à quelques tumeurs qui, toutes, ont leur dénomination propre, ou bien à un travail subinflammatoire plus ou moins lent. Dans le premier cas, c'est le nom de la tumeur dont on a besoin ; le mot *engorgement*, substitué à ce nom, ne servirait qu'à égarer le praticien. Dans le second cas, le nom générique, le mot *subinflammation*, ayant un sens plus précis, doit être évidemment préféré ; d'autant plus qu'à la rigueur, il peut exister dans le sein des subinflammations ou des tumeurs, sans qu'il y ait à proprement parler d'engorgement ou de gonflement.

Je me serais moins étendu sur une question oiseuse par elle-même, si, journellement, le mot *engorgement* n'était pas encore la source de graves erreurs eu égard au pronostic et à la thérapeutique des maladies du sein. Pour en sentir les inconvénients, il suffit de remarquer que les médecins qui se servent de cette qualification croient volontiers à la possibilité de guérir, sans l'intervention de la chirurgie, un grand nombre de maladies tout à fait insolubles de leur nature ; tandis qu'ils regardent comme incurables des lésions très susceptibles, au contraire, de se dissiper sans opération sérieuse. Qu'il y ait dans le sein un produit colloïde, mélanique, squirrheux, encéphaloïde, tuberculeux, ou un simple épaississement subinflammatoire, ce sera au fond la même chose à leurs yeux. Confondant tout, le praticien soutient alors de bonne foi qu'il prévient la naissance, qu'il arrête le développement, qu'il obtient la guérison des tumeurs cancéreuses ; ne distinguant rien au milieu d'objets de nature si opposée, convaincu qu'il a guéri des tumeurs de mauvaise nature, parce qu'il lui est arrivé de faire disparaître certains gonflements subinflammatoires, il se trouve conduit de la sorte à proposer, pour les diverses tumeurs du sein indistinctement, des médications qui ne conviennent qu'à un seul état pathologique. Avec des doctrines opposées, un autre chirurgien, qui s'en tient aussi au mot *engorgement*, voyant ses ressources échouer là où il y a tumeur véritablement hétérogène, en conclura que toutes les tuméfactions du sein exigent l'emploi du fer ou des caustiques.

En définitive, pour quiconque se tient au courant des faits sur cette question, il est démontré aujourd'hui : 1° que les tuméfactions subinflammatoires de la mamelle sont presque toutes susceptibles de guérir sans opération, soit que la résolution pure et simple s'en empare, soit qu'elles finissent par s'abcéder ; 2° que les productions ou transformations anormales ne cèdent presque jamais, au contraire, qu'à l'emploi des moyens chirurgicaux.

Ceci posé, voyons ce qu'il peut être utile de conserver sous le titre d'engorgement ou de subinflammation du sein.

Déjà, en traitant des abcès, j'ai dit un mot des inflammations chroniques en tant qu'elles se terminent par suppuration. J'ajouterai ici que, dans certains cas, la tuméfaction marche avec une telle lenteur, est accompagnée de réaction locale si obscure qu'il est difficile d'en faire une inflammation, ou plutôt de n'en pas faire le sujet d'un article distinct. Sous ce rapport, il existe même plusieurs variétés d'engorgements : 1° un engorgement qu'on pourrait à la rigueur appeler essentiel ; 2° un engorgement comme complication ou suite de suppuration prolongée ; 3° un engorgement comme complication de tumeurs mammaires ou comme suite d'opération pratiquée pour détruire ces tumeurs. Du reste, je n'entendrai par engorgement, dans ce qui va suivre, qu'une lésion caractérisée par un épaississement avec état lardacé, avec perte d'une partie de la souplesse, de l'état poreux, lamelleux, de l'extensibilité des tissus, et par l'absence de toute production hétérogène ainsi que de toute inflammation notable. Intermédiaires aux phlegmasies lentes et aux hypertrophies dont il serait difficile de les séparer nettement, ces engorgements ne sont, toutefois, qu'un état transitoire destiné à se perdre un jour dans les chapitres destinés aux autres classes de maladies sus-indiquées.

§ I. — Engorgement physiologique.

Toute douleur, tout changement de forme ou de volume du sein manque rarement d'inquiéter les femmes, même quand il ne s'agit que d'indisposition légère. L'engorgement dont je veux dire un mot appartient à ce dernier genre. Il se manifeste plus spécialement chez les femmes jeunes, et plus particulièrement encore chez les demoiselles. C'est aux approches des époques menstruelles, au commencement de la grossesse, ou à l'occasion de quelque perturbation utérine, qu'il se montre. La gorge prend un excès de volume, de densité, de sensibilité notable dans l'espace de quelques jours, et souvent de quelques heures. A cet excès de volume se joignent un peu plus de chaleur et de sensibilité qu'à l'ordinaire ; le mamelon proémine, se colore davantage, et la teinte brune de son auréole augmente en même proportion. Toute la mamelle en un mot éprouve un excès de tension.

Cet engorgement, que j'appelle *physiologique* parce qu'il se rattache aux fonctions même du système génital ou sexuel, et qu'il ne mérite pas en réalité le nom de maladie, se dissipe presque toujours au bout de quelques heures ou de quelques jours; indisposition très passagère, rarement il se prolonge au delà d'une semaine. Comme certaines femmes en sont cependant assez incommodées, il est bon de savoir qu'on le calme, qu'on l'éteint, à l'aide de topiques, soit résolutifs, soit stupéfiants ou narcotiques. Des linges imbibés d'eau de Saturne, des onctions avec les liniments ou les pommades chargées de préparations opiacées, de belladone ou de jusquiame, en triomphent d'ordinaire très rapidement; quelques bains mucilagineux, un peu de camphre en lavement et des boissons acidulées le calment également. On n'en viendrait à l'opium, à une saignée, à des sangsues autour du sein, que si les mamelles étaient assez sensibles pour causer de l'insomnie. Au demeurant, il est assez rare que les femmes demandent des conseils pour un semblable état.

§ II. — Engorgement simple.

Sous l'influence de causes variées de coups, de chutes, d'irritation de toute sorte, comme sous l'influence de la grossesse, de la lactation, d'une menstruation irrégulière ou de quelques autres causes internes, il survient quelquefois un gonflement tantôt limité à une petite portion de la région, tantôt étendu à presque toute la largeur du sein, quelquefois circonscrit, ordinairement diffus, gonflement indolent, à marche lente et sans changement de couleur ainsi que de température à la peau. Les malades n'en connaissent pas toujours la date; aussi se méprennent-elles souvent sur son origine et sur ses causes. À l'examen, on trouve que la forme de la mamelle a, comme son volume, subi de notables changements; mais ces changements diffèrent selon que la tuméfaction est circonscrite ou qu'elle est diffuse.

Engorgement partiel. —Causé par une violence, par quelque irritation extérieure, l'engorgement simple du sein est presque toujours circonscrit. Il se présente alors sous la forme d'une sorte de noyau ou de plaque vaguement établie soit sous les téguments, soit dans les téguments, soit dans le tissu même de la glande. La peau qui le recouvre, et qui parfois conserve ses caractères de l'état normal, est dans quelques cas plus ou moins épaissie elle-même, et comme gaufrée. A la pression, on constate une sorte d'empâtement, de confusion des masses engorgées avec les tissus voisins, que ne présentent point les tumeurs proprement dites. Quoique circonscrit et limité, l'engorgement ne s'en perd pas moins d'une manière vague et indéterminée dans le reste de la région. Il est d'ailleurs rare que le mal se restreigne à une très petite étendue de l'organe.

L'*engorgement diffus* se développe plus particulièrement sous l'influence de la lactation et des causes internes; comme l'engorgement limité, il occupe tantôt la glande, tantôt les autres couches de la région; sous cette forme, il n'est pas rare de le voir occuper tout le sein, et comprendre à la fois la mamelle, le tissu cellulo-graisseux et les téguments.

Obs. LXXI. — Engorgement du sein gauche. Sangsues, cataplasmes. Guérison.

17 mars 1847. — Thiéry, trente-deux ans, blanchisseuse, dit s'être donné un coup au sein gauche (partie supérieure et interne) il y a dix-huit mois. Un médecin ordonna des sangsues; elle s'est frottée ensuite avec une huile qu'elle ne peut indiquer.

Le sein n'est ni rouge, ni enflé. En le touchant à plat avec les doigts, le bras gauche de la malade étant abaissé, on n'y sent pas de tumeur; mais le bras étant élevé, on sent à sa partie supérieure une masse dure; si de plus on prend la glande avec les doigts dans sa moitié supérieure, on sent près de l'auréole un noyau dur de la grosseur d'une noix; autour on sent aussi rouler et fuir sous le doigt deux ou trois autres petits noyaux qui, inégaux à la surface, sont noueux dans la glande; on y reconnaît les caractères du tissu mammaire induré comme on peut en remarquer dans les seins de femmes qui viennent d'avoir des abcès, et qui conservent encore quelques lobules engorgés.

19. — Douze sangsues à la partie interne et inférieure du sein; cataplasmes.

21. — La malade ressent encore quelques élancements et de la douleur quand elle lève le bras.

22. — Les tumeurs du sein ont diminué. La malade sort avec une prescription, savoir : 12 sangsues tous les quinze jours au côté inférieur et externe du sein; des frictions avec la pommade d'iodure de plomb. Elle s'est trouvée guérie au bout de deux mois.

Obs. LXXII. — Coup sur le sein droit; tumeur mal circonscrite, douloureuse à la pression, paraissant formée par les lobules indurés de la glande.

1er juillet 1848 — Ragon, trente et un ans, blanchisseuse, d'une bonne constitution, bonne santé, bien réglée; a eu il y a neuf ans un enfant, et n'a pas essayé de nourrir. Il y a deux ans elle reçut un coup sur le sein droit, et n'y fit pas grande attention; depuis six mois, douleurs peu vives ordinairement, mais qui le deviennent davantage à l'époque des règles; en outre il s'est développé une tumeur que la malade veut se faire enlever, la croyant de nature cancéreuse.

En arrière et en bas du mamelon, on sent, en pressant de chaque côté une tumeur dure, mal circonscrite, douloureuse à la pression, qui date de six mois; en examinant avec attention, et en pressant d'avant en arrière, on reconnaît que cette tumeur est divisée en lobules et paraît essentiellement formée par des parties indurées de la glande.

Du reste, la mamelle droite n'est pas plus volumineuse que l'autre.

3 juillet. — Douze sangsues sur la tumeur.

4. — Les douleurs ont beaucoup diminué.

5. — Bain.

6. — Le mieux continue. Comme la malade désire s'en aller, on lui prescrit de se mettre sur le sein une douzaine de sangsues tous les mois. Elle revint se montrer guérie au bout de quatre mois.

Obs. LXXIII. — Une jeune dame espagnole, bien constituée, habitant Paris depuis quelques années, accouche pour la seconde fois vers le milieu de

1845. Les suites de couches sont simples, et tout semble d'abord se bien passer du côté des mamelles ; mais cette dame, que des circonstances particulières empêchèrent d'allaiter, et qui était d'ailleurs bien rétablie depuis deux mois, vit au bout de ce temps sa mamelle gauche acquérir un excès de volume notable, sans pouvoir s'en rendre compte. Dans l'espace de six semaines, le sein se gonfla en masse, devint trois fois plus gros que l'autre, prit une forme globuleuse ou hémisphérique très tranchée. Sa densité augmenta en même proportion, sans qu'il devînt le siége d'aucune douleur, sans que la santé générale en fût ébranlée. Plaquée solidement par une large base sur le devant de la poitrine, cette mamelle, dont la teinte devint à la fois grise et brunâtre, tirant un peu sur le jaune, m'offrit, quand je fus appelé pour l'examiner, les caractères d'une énorme masse lardacée. Aucune fluctuation n'y était appréciable ; ses inégalités étaient rares et peu considérables. Avec de l'attention on y découvrait néanmoins un peu d'empâtement, et sa surface conservait çà et là l'impression de la pulpe des doigts. Le mamelon était comme caché au fond d'une sorte d'excavation, et pourtant il n'y avait là aucune raison de croire à une tumeur de mauvaise nature.

Le pronostic que je portai dut être, et fut en effet, rassurant. Douze sangsues furent appliquées au-dessous de la tumeur, que l'on couvrit pendant quelques jours de cataplasmes de farine de lin arrosés d'extrait de Saturne. Des bains émollients et alcalins furent pris de deux jours l'un ; je prescrivis en même temps l'iodure de potassium à l'intérieur et un purgatif chaque semaine. Douze nouvelles sangsues furent appliquées au bout de dix jours, et l'emplâtre de savon prit la place des topiques émollients. Sous l'influence de cette médication, la mamelle, qui n'avait été soumise jusque-là à aucun traitement, commença bientôt à perdre de son volume et de sa consistance, à retrouver de la souplesse et de la mobilité. Le mamelon se dégagea peu à peu de l'espèce de capsule où il était d'abord comme emprisonné, et en moins de six semaines la guérison se trouva assurée.

J'ai vu en 1858 un fait en tout semblable chez une dame de la clientèle de M. Cazeaux.

Ces sortes d'engorgements sont rares ; ils sont rares parce qu'un degré de plus les dispose à se terminer par suppuration et parce qu'un degré de moins en fait une maladie assez légère pour que les malades y fassent à peine attention.

Le traitement qui convient à l'engorgement diffus du sein est d'ailleurs à peu près le même que pour l'engorgement circonscrit.

Il n'y a nulle nécessité de rendre ce traitement très énergique de prime abord : par elle-même la maladie n'est guère susceptible de conséquence grave ; abandonnée aux ressources de l'organisme, elle disparaîtrait au bout de quelques semaines ou de quelques mois chez un grand nombre de femmes ; autrement elle finit, en général, par produire un ou plusieurs foyers de suppuration ; dans quelques cas, enfin, elle se maintient presque indéfiniment ou amène la formation de quelques masses tuberculeuses. Avec ce pronostic, je sous-entends, on le devine, que la maladie est dépourvue de toute complication sérieuse du côté de la constitution et des organes centraux ou des cavités splanchniques.

OBS. LXXIV. — *Engorgement chronique, sein gauche, datant de six semaines ; survenu après la cessation d'un allaitement de vingt jours. Compression. Frictions mercurielles.*

Morel, vingt-cinq ans, culottière, a eu deux enfants, le premier il y a un an et demi : elle allaita pendant trente-six jours ; la cessation de l'allaitement ne fut suivie d'aucun accident. Accouchée pour la seconde fois il y a deux mois, elle allaita encore pendant vingt jours. Huit jours après, engorgement douloureux du sein, traité jusqu'à l'entrée à l'hôpital par des cataplasmes, des liniments huileux, et depuis quelques jours par des pommades résolutives.

6 janvier 1835. — Sein volumineux ; le tissu graisseux participe peu à l'engorgement. La glande, augmentée de volume, surtout dans sa partie externe, présente une surface inégale, est dure au toucher, peu douloureuse, si ce n'est en dehors, le long du bord externe du grand pectoral. (Pommade d'iodure de plomb en frictions et en applications sur de la charpie.) Frictions continuées jusqu'au 13 février sans amener de changement notable.

Le 14, rien de nouveau dans le sein ; compression ; sous l'influence de ce moyen, le volume du sein diminue d'une manière lente, mais progressive.

24, 25 et 26. — Sur le soir, frissons prolongés peu intenses, auxquels succède de la chaleur suivie de sueur.

27. — Saignée du bras de deux palettes.

28. — Mieux notable : point de frisson, sommeil la nuit ; la langue est encore légèrement blanche ; la mamelle a considérablement diminué ; mais, encore loin de son volume naturel, elle reste dure et inégale.

29. — On substitue à la compression des frictions avec l'onguent mercuriel ; la résolution fait de rapides progrès. Le 6 février, la salivation arrive ; néanmoins les frictions furent continuées jusqu'au 13, époque où la malade sortit, et où l'engorgement était presque entièrement disparu. La glande avait repris sa souplesse, son volume : seulement un point circonscrit en dehors conservait encore un peu de dureté et de rénitence : la salivation n'avait pas augmenté depuis le 10. On conseilla à la malade de continuer chez elle ses frictions.

Rentrée aujourd'hui, 26 mars, à la Charité, elle présente le même engorgement qui n'a fait aucun progrès vers la guérison. Douleurs à l'épigastre, coliques, bouche mauvaise, langue rouge, pouls naturel. (Quinze sangsues à l'épigastre ; tisane de gomme ; quart de portion.)

27. — Mieux du côté de l'estomac ; langue naturelle.

28. — Les mêmes accidents ayant reparu accompagnés de plus de coli-

ques et d'amertume de la bouche, on prescrit : scammonée, demi-gramme ; jalap, 1 gramme, dans émulsion, 125 grammes.

29. — Plus de douleur dans aucun point de l'abdomen : la langue est bonne, le pouls normal. Le sein présente une petite masse inégale, bosselée, située au côté externe du mamelon.

3 avril. — Quinze sangsues entre l'aisselle et le sein.

6. — Les parties se dégorgent, et la tumeur se ramollit. (Huile de ricin.)

9. — Le sein est presque entièrement dégorgé ; il n'existe plus aucune douleur à la pression.

15. — Craignant quelque dégénérescence fâcheuse, la malade demande sa sortie à cause du refus qu'on fait de lui amputer le sein. On lui donne le conseil d'user pendant quelque temps de pommade résolutive avant d'en venir à ce moyen. Un mois après elle était guérie.

La médication des engorgements se compose de moyens empruntés à diverses classes de ressources. Ce qu'on a dit, à leur occasion, des émissions sanguines, des purgatifs, des remèdes fondants, soit externes, soit internes, des bains généraux, des topiques résolutifs et de la compression, est exact. Si la femme n'est ni trop délicate, ni trop affaiblie, je prescris ordinairement une application de dix à quinze sangsues au-dessous du sein ou un peu en arrière du côté de l'aisselle, tous les dix à quinze jours, et même à des distances plus grandes, quand la maladie est ancienne. Je fais usage en même temps, tantôt de cataplasmes émollients, d'autres fois d'onctions mercurielles, ou d'onctions avec la pommade d'iodure de plomb. La malade prend chaque semaine, soit une eau magnésienne, soit de l'huile de ricin à doses purgatives. J'ajoute à ces moyens un bain à l'eau de son ou à la gélatine, rendu alcalin par l'addition de 150 ou de 200 grammes de sous-carbonate de soude ou de potasse. Un régime doux, quoique substantiel, est recommandé simultanément. Cette médication reste-t-elle insuffisante après un mois ou deux, j'en viens à l'usage de l'iodure de potassium à la dose de 1 ou 2 grammes par jour, tout en continuant les purgatifs et les bains. Aux premières sortes d'onctions, je substitue l'emploi de la pommade d'iodure de potassium ou bien les emplâtres soit de savon, soit de ciguë, soit de Vigo, topiques qu'il est d'ailleurs bon de faire alterner, et qui m'ont paru être alors d'une efficacité non douteuse.

En cas d'insuccès, il reste encore deux ressources importantes, les vésicatoires volants répétés et la compression. Un vésicatoire volant assez large pour recouvrir toute la région engorgée, renouvelé de quinze jours en quinze jours, est un des plus puissants résolutifs qu'on puisse essayer en pareil cas. Là comme ailleurs, il offre l'avantage de servir à deux fins, de remplir deux indications. Si la résolution est encore possible, avec le vésicatoire on a toute chance de l'obtenir ; si la suppuration est, au contraire inévitable, l'emplâtre vésicant est un maturatif qui hâtera certainement le terme ou l'apparition de ce phénomène.

Quant à la compression (page 124), je n'hésiterais pas à la conseiller avant toute chose, si la situation et la forme de la mamelle n'en rendaient pas le manuel si difficile et l'emploi si fatigant, quelquefois même si douloureux pour les femmes. Cependant il est bon d'y avoir recours, et c'est indubitablement dans les tuméfactions de ce genre qu'elle a eu de véritables succès, quand les autres moyens n'ont point réussi ou se sont trouvés contre-indiqués.

Obs. LXXV. — *Engorgement chronique. Compression avec les bandelettes, puis avec une bande sèche.*

1er août 1836.—Courché, trente-sept ans, bordeuse, mariée depuis un an, à Paris depuis quinze mois, bien constituée, habituellement bien portante, est entrée salle Sainte-Catherine, n° 29, le mois passé, pour un vaste abcès du sein droit, suite de couches, abcès mammaire et sous-mammaire. Elle est sortie au bout de quinze jours ; il existait encore un certain degré d'engorgement de toute la glande, et vers la partie externe un noyau considérable plus dur que le reste. La malade, ayant repris ses occupations, a remarqué que ce noyau induré grossissait sensiblement. Depuis quatre ou cinq jours elle se plaint de souffrir dans les parois de la poitrine, à la partie inférieure et externe du sein droit, et dans la partie postérieure de l'épaule du même côté. Aucun traitement.

19. — Les mamelles sont tuméfiées et sécrètent toujours du lait ; la droite, notablement plus volumineuse que la gauche, offre une masse indurée considérable à sa partie externe.

20. — Compression avec les bandelettes de diachylon.

21. — Diminution notable d'engorgement ; on surajoute des bandelettes nouvelles pour augmenter la compression.

22. — Le bord postérieur du bandage occasionnant un étranglement douloureux, on le débride avec des ciseaux.

23. — On ôte les bandelettes. A la base du sein est un cercle déprimé, superficiellement excorié. Dégorgement notable. (Compresses sur le sein et, par-dessus, un bandage modérément compressif.)

24. — Compression avec les bandelettes circulaires plus loin de la base du sein. (Bandage compressif ordinaire par-dessus.)

25. — La malade n'a pas souffert.

26. — On ôte les bandelettes qui ont produit un étranglement et une excoriation, comme l'autre fois. On les réapplique, leurs circulaires dépassant encore un peu plus la base du sein. (Bandage ordinaire par-dessus.)

31. — La glande a échappé aux bandelettes, et la *calotte* qu'elles forment est tombée (bandage modérément compressif). On renonce aux bandelettes.

5 septembre. — Le dégorgement a fait des progrès satisfaisants. La malade ne souffre pas. (Plaques d'agaric pour rendre la compression plus forte.)

22. — On a continué la compression. Le dégorgement est complet ; la malade ne souffre plus. (Exeat.)

De telles ressources méritent toute la confiance des praticiens ; elles peuvent être entremêlées, invoquées alternativement aussi bien que successivement. Essayée avec prudence, conduite avec le bon sens et l'entente convenables, cette médication, prise dans son ensemble, ne trouvera guère d'engorgement simple rebelle ou qui ne se dissipe pas sous son influence.

Obs. LXXVI. — *Engorgement subinflammatoire ; sein gauche ; suite de la suspension de l'allaitement ; coup de bistouri ; dégorgement rapide, sans la moindre suppuration ; trajet fistuleux ; sérosité laiteuse.*

Gobfert, vingt-cinq ans, domestique, constitution moyenne, tempérament lymphatique ; accouchée il y a un mois et demi ; fièvre assez forte : on cesse l'allaitement ; dès ce moment le sein gauche est devenu douloureux et tuméfié.

8 octobre 1845. — La mamelle est engorgée, bosselée ; si avec une main on en embrasse la base, et qu'avec le doigt indicateur de l'autre main on comprime la tumeur, la fluctuation est évidente. Incision avec le bistouri, qui ne donne issue qu'à une petite quantité de sang : pas de pus.

12. — Les douleurs sont calmées ; l'engorgement est en partie dissipé et la plaie ne suppure presque pas.

16. — Le dégorgement continue. Les bosselures de la glande sont encore manifestes cependant.

25. — L'amélioration est considérable ; les lèvres de l'incision se couvrent de bourgeons charnus.

28. — Le volume de la mamelle est à peu près celui de l'état normal.

3 novembre. — Suintement d'un liquide qui a beaucoup de ressemblance avec du lait très aqueux. Glande encore un peu dure, mais nullement douloureuse. Pommade d'iodure de plomb. La malade sort.

Obs. LXXVII. — *Engorgement considérable ; sein droit ; suite d'abcès ; adénite axillaire. Guérison par les antiphlogistiques locaux.*

Joséphine, vingt-six ans, bordeuse, d'un tempérament lymphatico-sanguin, a eu cinq couches toutes heureuses, dont la dernière date de deux ans. Elle est mal réglée, ce qui n'a pas paru jusqu'ici porter atteinte à sa santé. Il y a cinq ou six mois qu'elle a cessé d'allaiter. Trois mois après, sans cause appréciable, un vaste abcès s'est développé dans le sein droit et s'est ouvert spontanément au bout de six semaines à la partie inférieure de la mamelle. La tumeur, perdant de ses caractères inflammatoires, est devenue plus dure; les ganglions de l'aisselle se sont engorgés, et la malade, alarmée de son état, est venue réclamer des soins à l'hôpital.

6 février 1841. — La mamelle droite est trois fois plus grosse que l'autre; la tuméfaction porte principalement sur la moitié interne du sein, qui est partout dur et douloureux ; on n'y sent pas de bosselures distinctes, et cependant sa surface n'est pas parfaitement égale au toucher. Les ganglions de l'aisselle et ceux qui se trouvent compris entre cette région et le sein sont tuméfiés et indurés depuis cinq ou six jours. Quelques-unes ont le volume d'une noix, d'autres celui d'une noisette ou plus petits encore. L'état général est du reste satisfaisant. Le premier jour on s'en tient à des cataplasmes émollients.

8 février. — Quinze sangsues autour de la tumeur.

11. — Le dégorgement se fait rapidement. Douze sangsues. A partir de ce moment l'engorgement a diminué d'une manière remarquable: sa dureté est devenue moindre.

15. — La résolution s'est faite si rapidement, que le sein ne présente guère plus de volume que celui du côté gauche. Plusieurs des ganglions de l'aisselle sont également revenus à leur état normal: mais trois ou quatre conservent encore un volume considérable.

16. — Vingt-cinq sangsues autour de la tumeur vers sa moitié inférieure. Immédiatement après la chute des sangsues, le sein s'est gonflé sensiblement, surtout à sa partie externe et jusque sous l'aisselle, qui est devenue douloureuse.

18. — L'engorgement survenu à la suite des sangsues se résout graduellement sous l'influence des cataplasmes.

22. — Le volume du sein droit n'est guère plus considérable que celui du sein gauche; mais il est plus dur, et cette induration, noueuse au toucher, semble porter sur les cloisons fibro-celluleuses. Les ganglions sont toujours engorgés, mais à un moindre degré que les jours précédents.

25. — La malade, impatiente de rentrer chez elle, sort avant que la guérison soit parfaite. Le sein est encore un peu dur et engorgé, ainsi que quelques ganglions de l'aisselle; du reste il n'y a plus aucune douleur. Ayant continué l'usage des cataplasmes de farine de lin, après six semaines elle s'est trouvée guérie.

Incisions prématurées. — Comme de tels engorgements ne sont parfois que des phlegmasies sourdes, mal dessinées, leur diagnostic peut embarrasser sérieusement, s'il s'agit, par exemple, de les distinguer d'une inflammation purulente subaiguë. Des erreurs ont été commises à cette occasion; j'avoue y être tombé moi-même dans deux circonstances différentes. Du reste, la méprise est devenue le point de départ, pour moi, d'une thérapeutique toute spéciale, je veux parler des ponctions sur un ou plusieurs points de la masse engorgée.

Croyant à l'existence d'un abcès au fond d'une mamelle depuis longtemps engorgée, je pris le parti d'y plonger un bistouri à lame étroite : j'eus aussitôt la preuve que je m'étais trompé : l'instrument n'avait traversé que des parties solides ; il ne sortit pas de pus par la plaie. La crainte que l'action du bistouri n'aggravât l'état de la malade, me tourmenta jusqu'au lendemain ; mes alarmes toutefois ne furent pas de longue durée ; vingt-quatre heures après je remarquai avec surprise que le mal, loin d'avoir augmenté, était sensiblement amoindri. Aussi ai-je agi depuis de la même façon à dessein (voir l'avant-dernière observation), lorsque j'ai trouvé dans la tumeur des signes un peu tranchés d'inflammation. Un engorgement vague ou diffus comprenant un tiers, la moitié ou la totalité du sein, accompagné de douleur, de chaleur, d'une teinte un peu rosée des téguments chez une femme bien constituée, cède souvent à deux, trois ou quatre ponctions pratiquées en une même séance, mieux et plus vite qu'à aucun des autres remèdes connus.

Ce n'est point du reste un fait nouveau pour moi qu'un semblable moyen dans le traitement des engorgements. J'ai dit ailleurs les résultats que j'en ai obtenus dans la thérapeutique des inflammations aiguës en général. Je m'en suis également servi avec fruit contre les adénites subaiguës, et dans le traitement de certaines variétés de tumeurs, d'intumescences chroniques, d'hypertrophies de toutes sortes, d'engorgements du corps thyroïde en particulier.

Au sein, on choisit les points qui paraissent constituer le centre ou les noyaux les plus irrités ; on y enfonce perpendiculairement, profondément un bistouri à lame étroite ; la ponction étant instantanée, portée de suite sur trois ou quatre points, ne cause pas, à beaucoup près, autant de douleur qu'on se l'imaginerait et que les malades le craignent de prime abord. Il est rare que dès le lendemain le mieux ne se fasse pas déjà sentir ; la peau pâlit, s'assouplit ; un dégorgement manifeste s'observe bientôt, et l'on voit souvent ensuite la résolution marcher rapidement.

Cette action de l'instrument tranchant a quelque chose de

singulier, qui ne m'a pas paru s'expliquer d'une manière satisfaisante; le débridement, l'évacuation de liquide, sanguin ou
autre, qu'on obtient ainsi sont en général de trop peu d'importance pour rendre compte de l'efficacité du moyen employé.

C'est un genre de remède, néanmoins, qui n'obtiendra jamais
une grande vogue; les malades, d'un côté, ont trop de peine à
se résigner aux coups de bistouri quand il s'agit d'abcès véritable, pour les accepter à titre de moyens préventifs alors
qu'aucun dépôt ne s'est encore établi; d'un autre côté, les chirurgiens, craignant de paraître se tromper en portant l'instrument sur un foyer inflammatoire, n'oseront pas s'en servir avec
la conviction qu'il n'y a point dans la mamelle d'abcès à vider.

Il est cependant quelques cas où les incisions *résolutives* ou
anticipées pourraient trouver leur emploi, et rendre de véritables services: c'est lorsque, sans en être sûr, on a lieu de
croire que la suppuration existe dans la masse engorgée. Avec
les idées ordinaires, on hésite, on recule alors, crainte d'aggraver la maladie. Or, la certitude de l'efficacité de cette opération, même quand il n'y a pas de pus, rendra les chirurgiens
moins timides, ils s'exposeront moins volontiers à laisser le
travail de suppuration s'étendre en augmentant la gravité du
mal, dans le but unique de se ménager un diagnostic évident.

Une foule d'autres ressources ont encore été opposées aux
engorgements du sein. La ciguë, la baryte, la carotte, les jou-
barbes, les solanées, les préparations ferrugineuses, l'ammoniaque, la digitale, l'arsenic, le cuivre, le mercure, l'or, le
quinquina, etc., ont été vantés en pareil cas; mais, conseillés
en même temps contre les différentes sortes de tumeurs indistinctement, ces moyens seront étudiés dans un des chapitres
suivants.

§ III. — Engorgement hypostatique.

Des observations nombreuses m'ont appris que la mamelle
s'engorge souvent sous l'influence de son propre poids, de
sa position déclive; ce genre d'engorgement, dont j'ai signalé
l'existence, il y a longtemps déjà, se montre sous deux formes
principales.

1° Chez les femmes qui ont eu des enfants et dont la mamelle est à la fois molle, lourde et pendante ; alors on voit le sein soit tout entier, soit dans sa moitié externe et inférieure, se gonfler, donner lieu aux signes de l'engorgement essentiel, sans qu'il soit possible d'en accuser autre chose que la stase des liquides, que la déclivité de l'organe.

2° Chez les femmes dont la mamelle est volumineuse sans être molle ni pendante, chez les femmes grasses en particulier, c'est dans la région externe et inférieure ou axillaire, que ce genre d'engorgement s'observe ; il m'a paru dépendre ici du poids de l'organe, de ce que la mamelle, volumineuse ou pesante, exerce continuellement sur sa racine un tiraillement qui fatigue les tissus, qui gêne la circulation des fluides, quelle que soit la position qu'affectent les femmes.

J'ajoute que la construction, que la forme actuelle des corsets ou du busc favorisent plutôt qu'elles ne préviennent la maladie ; au lieu de relever mollement les mamelles un peu en dedans, vers la fossette sus-sternale, ces sortes de vêtement les étalent, les repoussent au contraire en dehors du côté de l'aisselle ; si bien que, dans ce dernier sens, le sein se trouve de nouveau abandonné à son propre poids, en même temps que sa racine tend à s'aplatir en dedans où elle reste tiraillée.

Point de départ d'un certain nombre d'inflammations véritables, l'engorgement hypostatique trouve donc sa cause dans l'excès de volume et de souplesse de la mamelle proprement dite, ou des tissus qui l'attachent au thorax, soit qu'il appartienne à l'organisation normale de la femme, soit qu'il dépende d'un état accidentel. La tuméfaction hypostatique du sein se manifeste du reste presque toujours sans autre cause appréciable, et tout aussi bien chez les femmes d'une constitution robuste que chez les autres.

Ce mécanisme de la maladie n'est pas une simple question de curiosité ou de théorie sans valeur ; il montre à quel genre de remède on doit s'adresser ; l'indication à remplir est toute mécanique : tenir la mamelle soulevée, empêcher toute traction sur sa racine, tel est le but aussi simple que facile à atteindre. Un suspensoir bien fait, un simple mouchoir en cravate, quelques tours de bande, un bandage quelconque, en un mot, suffisent, pourvu que, emboîtant la mamelle par sa partie déclive ou engorgée, ils puissent la relever mollement en haut et en dedans. Le corset lui-même, construit d'une certaine fa-çon, peut tenir lieu des meilleurs bandages. Que les goussets, bien excavés d'ailleurs, en soient fermés ou moins larges du côté de l'aisselle que du côté du sternum, que le busc soit notablement rétréci, et une aussi simple précaution amènera souvent en quelques jours un dégorgement complet des par-ties. Si le mal est ancien, il résiste ; mais rien n'empêche d'as-socier au bandage suspenseur les topiques soit résolutifs, soit narcotiques, invoqués pour hâter la résolution des engorge-ments en général.

On a rarement besoin, en réalité, de mettre à contribution des remèdes énergiques, et je ne me rappelle pas avoir vu une seule fois les engorgements hypostatiques du sein traités comme je viens de l'indiquer se terminer d'une manière fâ-cheuse, ni autrement que par résolution.

§ IV. — Engorgement symptomatique ou consécutif.

L'engorgement qui accompagne ou suit les suppurations du sein ne mériterait guère d'être étudié à part, si, dans quelques cas, il ne finissait pas par constituer une véritable maladie distincte. Après une longue suppuration, les tissus qui entourent la couche pyogénique se durcissent, s'épaississent, subissent une sorte de transformation lardacée. Aussi des femmes, guéries de leur abcès, conservent-elles des noyaux, des masses que l'on a prises plusieurs fois pour des tumeurs de mauvaise nature.

Le pronostic de semblables complications n'a rien d'inquié-tant, et se confond avec celui des abcès anciens dont j'ai traité précédemment.

Ce que je dis du pronostic doit s'entendre aussi de la théra-peutique. Les applications de sangsues renouvelées à de courtes périodes, les topiques résolutifs, la compression, les vésicatoires volants, les bains généraux, comme moyens externes, le calomel, l'iodure de potassium, les purgatifs à l'intérieur, toute la mé-dication des engorgements essentiels, en un mot, convient éga-lement ici ; les seules modifications dont elle pourrait avoir besoin seraient indiquées par la présence de restes d'abcès, de fistules ou de noyaux inflammatoires, toutes conditions qui ont été signalées à l'article *abcès*, et sur lesquelles il serait superflu de revenir en ce moment.

Les engorgements, conséquence d'abcès du sein, ne sont pas comme les engorgements primitifs de nature à réclamer les ponctions, les incisions dont j'ai parlé plus haut, excepté cependant lorsqu'ils se compliquent de quelques bosselures, de quelques noyaux véritablement inflammatoires.

§ V. — Engorgement avec tumeur.

Toutes les variétés de tumeurs du sein peuvent à la rigueur se compliquer d'engorgement. Il importe néanmoins de ne pas se faire illusion à ce sujet. Les tumeurs proprement dites et ce qu'on peut appeler engorgement du sein, constituent deux états pathologiques absolument distincts. La présence d'une tumeur de nature bénigne ou de nature maligne, n'entraîne nullement la nécessité d'un engorgement des tissus ambiants; des tumeurs de toute nature, grosses, petites, peuvent exister pendant plusieurs années, un grand nombre d'années même, sans que le moindre engorgement vienne s'y joindre, pas plus que l'engorgement n'amènera de son côté la formation de l'une ou de l'autre de ces tumeurs. Le seul fait réel est que dans quelques cas assez rares, la tumeur anormale joue en quelque sorte le rôle d'épine, et détermine ainsi autour d'elle un certain degré d'épaississement des éléments de la région.

Forcé de discuter les questions relatives à ce genre d'engorgement en traitant des tumeurs de mauvaise nature, je ne m'y arrêterai pas davantage ici; d'ailleurs, par lui-même, il ne comporte pas d'autres détails, soit sous le rapport de l'étiologie et du diagnostic, soit sous le rapport du pronostic et de la thérapeutique, que ceux qui appartiennent aux autres espèces d'engorgements étudiés plus haut.

ARTICLE II.

TUMEURS BÉNIGNES.

Les tumeurs de la mamelle, qu'elles soient de nature bénigne ou de nature maligne, sont susceptibles de revêtir des formes si variées, qu'il convient de les étudier successivement groupe par groupe, sans perdre de vue cependant les deux grandes classes dont je viens de rappeler le titre.

Les tumeurs bénignes se rapportent toutes à deux principales divisions : les unes sont constituées par des matières ou des tissus solides, les autres par des matières liquides ou pultacées ; ce sont, en d'autres termes, des tumeurs concrètes ou des kystes. Ce dernier mot ne doit pas être pris trop à la lettre, cependant, par la raison que certaines tumeurs concrètes sont tout aussi bien entourées d'un *sac*, que les collections de liquide qui caractérisent plus spécialement les kystes.

§ I. — Tumeurs concrètes ou solides.

Les tumeurs concrètes se subdivisent elles-mêmes en plusieurs espèces : les unes, constituées par des éléments naturels plus ou moins altérés de l'économie, offrent une sorte de texture, les apparences de certains tissus ; les autres, au contraire, se montrent, du moins à l'œil nu, comme des produits nouveaux, et il semble que le mal ait débuté par une exsudation sous l'influence d'actions anormales. Les lipomes, les hypertrophies, les adénoïdes, les granulations névromatiques, etc., appartenant aux éléments naturels ou aux exsudations de la mamelle, méritent à ce titre une étude sérieuse.

§ II. — Lipomes.

On aurait tort de croire que l'hypertrophie adipeuse puisse être confondue avec le lipome, que le lipome ne soit qu'une variété, une nuance de l'hypertrophie graisseuse du sein. Les lipomes que j'ai observés dans la mamelle offraient absolument les mêmes caractères que les lipomes de toute autre région du corps ; ils étaient constitués par des masses lobulées de graisse, de cellules adipeuses isolées, distinctes de tous les tissus ambiants, et chez des femmes qui ne présentaient pas la moindre apparence d'hypertrophie dans le reste de la couche adipeuse naturelle.

Assez rares pour n'avoir guère été mentionnés jusqu'ici, les lipomes du sein offrent cependant un intérêt assez grand au point de vue clinique, attendu que le diagnostic en est parfois fort difficile : dans certains cas, leur mollesse permet de les confondre avec des kystes, tandis que dans d'autres ils donnent l'idée de tumeurs, soit adénoïdes, soit fibreuses, soit encéphaloïdes.

Il est vrai qu'avec de l'attention et de l'expérience, on évite en général de telles méprises. Le lipome sous-cutané proémine plus que ne le ferait un kyste d'égal volume ; ses bosselures sont plus molles, moins tendues, recouvertes d'une peau plus naturelle encore que celle qui recouvre les véritables kystes ; dans la profondeur des tissus, il acquiert un grand volume avant d'être appréciable au dehors ; alors on ne peut guère y trouver les apparences d'une fluctuation réelle ; c'est un noyau sous forme de peloton mollasse qui ne ressemble que rarement à un kyste ou à une tumeur de toute autre nature, etc.; il n'en est pas moins vrai que l'erreur est possible, surtout quand l'attention du chirurgien n'a pas été éveillée sur ce point, et je n'hésite pas à convenir que je me suis trompé moi-même deux fois dans des cas de ce genre.

Obs. LXXVIII. — Barois, quarante-deux ans, couturière, mariée, entre à l'hôpital le 3 septembre 1839, pour une tumeur du sein gauche. Il y a treize ans, cette femme avait déjà ressenti par là quelques douleurs légères, sans qu'elle pût en attribuer la cause à quoi que ce soit. A cette époque, elle tomba de cheval ; un homme chercha à la retenir, et son sein fut rudement froissé ; la douleur fut très vive, mais le lendemain elle n'y pensait plus. Six mois après, en se déshabillant, elle sentit deux glandes grosses comme une petite aveline un peu plus bas que le mamelon, à 1 pouce à peu près. Jusqu'alors elle n'y avait fait aucune attention ; mais elle croit se souvenir qu'elle ressentait déjà de temps à autre de petites douleurs. Peu de mois (trois ou quatre) après, elle s'aperçut qu'il s'en était formé d'autres autour du mamelon, de manière que le bout du sein était comme enfoncé au milieu d'une couronne. Elle n'a pas nourri, mais elle s'est aperçue qu'après chaque couche (elle en a eu cinq) la tumeur avait augmenté, surtout après la dernière. Des douleurs sourdes, que la malade compare à un vent froid sur une plaie à vif, des élancements répétés, sont venus alarmer cette femme l'hiver dernier.

Le sein gauche est gros comme les deux poings (l'autre est peu apparent), et bosselé ; on y sent six bosselures ou tumeurs distinctes, grosses comme un œuf de cane chacune, les unes plus dures, les autres plus molles ; toutes se tiennent ; la peau qui les recouvre est rouge et amincie près du mamelon. Dans son ensemble, la tumeur a six pouces de long sur quatre de large.

Elle se porte un peu du côté de la clavicule, n'est pas sensible à la pression, et quelques-unes de ses parties sont comme fibreuses. (Le quart ; tisane de chicorée, eau de Sedlitz.)

7. —Opération de manière à circonscrire, à enlever toute la peau malade ou amincie avec la tumeur ; on lie cinq artères qui ont donné peu de sang ; les lèvres de la plaie sont tenues rapprochées avec des bandelettes de diachylon, et l'on panse avec linge troué et charpie.

L'examen montre une grosse tumeur formée de lobules de graisse accolés les uns aux autres ; la glande mammaire n'est plus reconnaissable ; au-dessous on trouve quelques traces de tissu fibreux entre des lobules graisseux. Le diagnostic avait été *tumeur butyreuse*, ou *encéphaloïde et fibreuse*. (Tilleul sucré, potion laudanisée, bouillon.)

10. —Premier pansement. La poitrine, les jambes et les bras sont envahis par une éruption miliaire. Démangeaison ; la plaie suppure bien.

11 et 12. — Pansement simple ; la plaie n'offre rien de particulier ; l'éruption pâlit ; mais les vésicules sont plus grosses et remplies de liquide.

14. —La rougeur a presque disparu ; les fils sont tombés ; la plaie se cicatrise ; laver avec l'eau de quinquina.

15. —On retire les bandelettes ; la plaie se cicatrise régulièrement ; limonade tartrique, tilleul, soupes, lait.

20. — La plaie est cicatrisée en haut, en bas ; il ne reste qu'un petit espace long de 18 lignes. (La demie.)

28. — La malade, qui marche depuis trois jours dans la salle, demande à sortir, promettant de revenir à la consultation ; elle est parfaitement guérie.

Avant l'opération, j'avais indiqué que cette tumeur contenait des éléments variés, tant il m'était difficile de la rapporter à une espèce distincte. Il est vrai aussi que plusieurs pelotons du lipome étaient dénaturés, en état de décomposition manifeste ; mais l'idée d'une tumeur *graisseuse*, comme base essentielle de la maladie, ne m'était point venue à l'esprit. Dans un autre cas, l'erreur a été moins excusable, attendu qu'au lit même de la malade, la tumeur avait été l'objet de discussions, d'examens répétés, et que la question du lipome avait été posée.

OBS. LXXIX.—Une femme âgée d'une trentaine d'années, habituellement bien portante, d'un embonpoint médiocre, d'une bonne constitution, n'ayant point eu d'enfants, se présente à l'hôpital en 1845, pour une tumeur du sein. Cette tumeur, qui offrait le volume d'un œuf de poule, qui occupait la région externe et inférieure de l'auréole, existait depuis plusieurs années. Légèrement saillante à l'extérieur, elle ne causait aucune souffrance, n'était compliquée d'aucun engorgement, d'aucune altération, soit des téguments, soit des autres tissus de la région. Souple, molle, vaguement bosselée, elle ne pouvait se rapporter à aucune des tumeurs concrètes du sein ; elle était évidemment située entre le tissu glanduleux et l'enveloppe tégumentaire. Reposant sur la mamelle même, elle cédait à la pression de manière à faire naître d'abord des doutes sur la nature des éléments qui la constituaient. Elle était survenue sans cause appréciable, d'une manière insensible. La malade, qui ne pouvait pas en indiquer la date précise, assurait seulement que depuis six mois sa tumeur avait pris un accroissement notable, et que parfois elle était assez sensible pour lui occasionner de la gêne et de l'embarras.

Après l'avoir examinée de toutes les manières, je restai convaincu qu'elle contenait un liquide, qu'il s'agissait d'un kyste, tant la fluctuation m'y avait paru certaine, réelle : j'en conclus qu'on pourrait en débarrasser la malade à l'aide d'une simple ponction suivie d'injection iodée. Cependant, comme je n'avais pas la certitude que le kyste contînt du sérum diaphane ou sanguinolent, plutôt qu'une matière gélatineuse ou glaireuse, il fut convenu que l'opération serait commencée comme pour l'injection iodée, c'est-à-dire par une ponction avec le trocart ; mais que si, au lieu de matière très fluide, la tumeur renfermait quelque autre chose, l'appareil serait prêt pour permettre de procéder sur-le-champ, soit à l'incision complète, soit à l'extirpation de la maladie.

Préparée comme pour l'extirpation de toute autre tumeur du sein, très désireuse d'ailleurs d'être opérée, la malade reçut d'abord un coup de trocart sec et net dans sa tumeur, préalablement tendue au moyen de la main gauche. Trouvant que l'extrémité de l'instrument jouait avec une entière liberté dans les parties, je restai plus convaincu que jamais qu'il s'agissait d'un kyste. Aussi éprouvai-je une véritable surprise en ne voyant rien sortir par la canule du trocart dès que j'en eus retiré le poinçon. Je me demandai alors si quelques grumeaux, quelques flocons concrets, ne s'opposaient pas à la sortie du liquide. Dans cette pensée, j'introduisis un stylet jusqu'au fond du prétendu kyste sans aucun obstacle ; j'en inclinai, j'en portai la tête dans toutes les directions, et cependant nous ne vîmes rien sortir. À cet instant, je me serais moins imaginé que jamais être entré dans un lipome. Je crus à l'existence d'un kyste ou sébacé ou hématique, et je procédai de suite à une opération plus complète. Les téguments furent incisés dans le sens du grand diamètre de la tumeur, qui se trouva bientôt à nu, et qui se montra dès lors avec tous les attributs d'une masse graisseuse, pure, molle, formée de trois pelotons principaux, que j'extirpai. Quelques artérioles furent liées, je rapprochai les lèvres de la plaie, et la malade guérit bien et rapidement.

Les lipomes purs du sein n'acquièrent que par exception un grand volume, et comme ils sont rares, il serait difficile aujourd'hui d'en tracer une histoire complète. Dans l'épaisseur de la glande, ils sont susceptibles d'un certain degré de transformation, d'une modification qui tend à en rapprocher la contexture de l'aspect du tissu mammaire lui-même. Presque partout, dans l'organisme, les tumeurs subissent ainsi l'influence des organes qui en sont le siége, se modifient de manière à prendre un peu de la vie ou de la structure des tissus ambiants (voy. *Adénoïdes*). Toujours est-il que dans deux ou trois cas différents, et spécialement chez la femme de l'avant-dernière observation, le lipome avait une trame fibreuse assez dense, et que, dans sa totalité il offrait en partie la consistance des adénoïdes ou des hypertrophies.

Obs. LXXX. — Une jeune femme d'une complexion un peu délicate, bien réglée, entre à l'hôpital pour une tumeur du sein droit plus volumineuse qu'une tête d'adulte.

Il y a trois ans et demi, au milieu d'une grossesse, le sein, normal auparavant, s'est développé en masse d'une façon égale sur tous les points.

A la fin de la grossesse, il avait déjà un très fort volume ; pendant la lactation il survint un abcès qui fut ouvert en trois ou quatre endroits à l'aide du bistouri.

Depuis cette époque, la tumeur s'est accrue lentement, sans douleur.

Une seconde grossesse s'est terminée il y a six semaines) ; depuis lors la tumeur a fait beaucoup de progrès.

Avec la forme d'une boule à peu près ronde, ayant 50 centimètres de circonférence, elle est très pesante, tombe au-devant de l'abdomen, et descend, lorsque la malade est debout, jusqu'au niveau de la crête de l'os des îles.

Son pédicule est formé par la peau que la pesanteur de cette masse énorme plisse dans le sens vertical ; il a près de 40 centimètres de circonférence.

La peau est mobile à sa surface, excepté en bas, au niveau de la cicatrice résultant d'incisions faites pour vider les anciens abcès.

Le mamelon, situé au-dessous et un peu en dehors, ne fait point saillie sous la peau ; l'auréole, très large, molle, non fluctuante, indolente, est formée de lobes élastiques, mobiles les uns sur les autres.

13 juin. — On cerne le pédicule de la tumeur par deux incisions transversales semi-lunaires empiétant de 3 à 4 centimètres sur la masse, à cause de la rétraction présumable des tissus après l'opération. Immédiatement après, le poids de la tumenr est de quatre livres et demie.

En la *disséquant* on constate cu'elle est lobulée ; avec un peu de soin, il devient facile de séparer ses lobules les uns des autres. Un peu en dehors et en bas, on retrouve d'une manière distincte des grains appartenant à la mamelle saine ; il n'existe pas d'adhérences entre cette portion saine, qui du reste est peu considérable, et la portion adipeuse.

Toute la masse représente un mélange de lobules adipeux et de tissu glanduleux hypertrophié, une des variétés du lipome fibreux.

Plusieurs coupes sont pratiquées selon le grand diamètre de la tumeur ; sur toutes, on voit distinctement les lobes réunis par du tissu fibreux assez abondant ; le tissu en est blanc, résistant, élastique ; il ne se laisse pas écraser par la pression cu doigt, et l'on n'en fait suinter qu'un liquide visqueux analogue à de la synovie. On rencontre, mêlées au tissu glandulaire, des masses blanchâtres dont quelques-unes atteignent le volume d'une petite noix ; molles, onctueuses, solubles dans l'eau, elles offrent tous les caractères physiques du caséum.

Le microscope n'y a point retrouvé les éléments de la glande mammaire, il n'a reconnu que l'élément graisseux (Follin).

La plaie a près de 20 centimètres de long ; ses bords sont réunis au moyen de onze serres-fines, et le tout est recouvert de compresses imbibées d'eau fraîche.

12 juin. — L'état général est bon, il n'y a pas de fièvre, la malade a bien dormi ; l'état local est aussi des meilleurs. Les bords de la plaie sont agglutinés, on retire six serres-fines.

3 juillet. — La malade sort de l'hôpital. Depuis le jour où toutes les

serres-fines ont été retirées, les lèvres de la plaie ne se sont point décollées, il ne s'est fait de suppuration que par les points où passaient les fils à ligature. — Aujourd'hui la malade est complétement guérie.

De nature bénigne, le lipome n'entraîne par lui-même aucun danger sérieux; les femmes qui en sont atteintes pourraient donc à la rigueur négliger tout traitement et ne pas s'en préoccuper; cependant, comme il leur est impossible de mettre de côté toute inquiétude, quand elles savent qu'elles ont une tumeur dans le sein, comme le volume de pareilles tumeurs peut s'accroître indéfiniment, il est rare que le médecin puisse s'en tenir à l'expectation; exposé, en outre, à subir des transformations, en même temps qu'il peut dénaturer les formes de la gorge, le lipome doit être attaqué toutes les fois que les femmes le désirent; quand même on aurait la preuve, et personne ne l'a donnée jusqu'ici, que l'iode ou ses composés pris à l'intérieur ou appliqués sur la peau, qu'un traitement général quelconque, peuvent en amener la résolution, la fonte, je ne voudrais point en conseiller l'emploi en pareil cas; de telles médications exposeraient certainement l'économie tout entière à de plus sérieuses perturbations que l'opération elle-même.

Je ne connais aucun topique, quoiqu'on en ait signalé, vanté en grand nombre, qui puisse guérir, qui guérisse véritablement les lipomes. Les pommades iodurées, les emplâtres fondants, de savon, de ciguë, de Vigo, appliqués sur des tumeurs de cette espèce ont toujours été parfaitement inefficaces. Dans les cas de succès réels, on s'était servi de caustiques sous le titre de pommades ou de liqueurs résolutives. On a cité des faits, et j'ai vu quelques malades atteints de lipomes, qui tendraient à faire croire cependant que des pommades, des solutions ayant le vinaigre pour base, ne seraient pas tout à fait incapables, sinon de guérir, au moins d'amoindrir, d'arrêter parfois les tumeurs graisseuses dans leur développement. J'ajoute que les lipomes pouvant, à la rigueur, disparaître spontanément des autres régions du corps, à l'occasion de quelque grande perturbation organique, la même possibilité doit être supposée pour les lipomes de la mamelle.

Ainsi, pour guérir les lipomes, on ne peut compter que sur l'extirpation; je mets de côté ici la ligature et la cautérisation, ces deux opérations devant être rejetées, à moins de raisons toutes spéciales, du traitement des tumeurs graisseuses de la mamelle.

Si l'extirpation exposait à de véritables dangers, il serait plus prudent de garder le mal; mais il n'y a rien de moins grave en médecine opératoire qu'une pareille opération appliquée au lipome en général, au lipome du sein en particulier. Quand la tumeur est peu volumineuse, c'est une des opérations les plus simples, les plus faciles, les plus inoffensives de la chirurgie. S'il s'agit, au contraire, d'un lipome profond ou volumineux, la mamelle finit par être tellement compromise, que l'opération ne tarde pas à être de rigueur, dût-elle entraîner des dangers. Le praticien ne doit point hésiter, l'indication ici est nette et précise. Je n'admets d'exception que pour les tumeurs petites ou de médiocre volume, qui restent depuis longtemps stationnaires ou qui se rencontrent, soit chez des femmes avancées en âge, soit chez des femmes valétudinaires ou de constitution très délicate. Aux approches de l'âge critique de telles tumeurs devraient peut-être encore être respectées, parce qu'il n'est pas sans exemple qu'après la cessation des menstrues, des tumeurs naturellement plus insolubles aient cessé de croître, se soient atrophiées, aient même fini par se résoudre complétement.

§ III. — Tumeurs hypertrophiques.

Sous le titre d'hypertrophie, je ne parlerai ici que des intumescences dépourvues d'altération notable dans la contexture du sein; dans l'hypertrophie, l'organe offre un excès de volume manifeste; ses mailles, ses lamelles, ses cellules, ses lobules, quelques-uns de ses éléments enfin, ont subi un développement anormal, qui peut être extrême, mais sans être compliqué de désorganisation; de telle façon que, mis à côté d'une tranche des tissus sains, la tumeur ne se distingue pas au premier coup d'œil de ces derniers; c'est dans leur masse ou dans leurs dimensions, et non dans leur constitution, que les éléments mammaires ont éprouvé des changements. J'insiste d'autant plus sur ce caractère que j'aurai à y revenir en traitant des adénoïdes.

L'hypertrophie, arrivée à de certaines limites, s'éloigne assez des formes naturelles, trouble assez les fonctions de l'organe néanmoins, pour qu'il y ait lieu de l'admettre dans les cadres nosologiques à titre de maladie réelle.

Elle offre deux variétés : l'hypertrophie diffuse ou générale et l'hypertrophie circonscrite ou partielle.

A. — Hypertrophie diffuse.

Chez certaines femmes les mamelles sont très volumineuses sans être malades : c'est un état qui leur est naturel, et qui n'a plus changé à partir de la puberté. Avec l'hypertrophie réelle, au contraire, le sein prend un accroissement qui ne semble point se rapporter à l'âge; tout l'organe se gonfle, sans que la femme y fasse d'abord attention, sans causer de souffrance, de gêne, ni le moindre changement qui puisse donner l'idée d'une maladie, tantôt d'un seul côté, tantôt des deux côtés à la fois.

Se portant bien d'ailleurs, la femme croit volontiers qu'elle engraisse, et ne remarque bientôt cet état de sa gorge, qu'à cause du défaut d'embonpoint proportionnel des autres régions de son corps.

Il serait, au surplus, difficile de dire au juste où l'hypertrophie doit s'arrêter pour conserver le titre d'état naturel, à quel degré il faut la prendre pour qu'elle mérite le nom de maladie. Cependant si, chez une femme dont l'embonpoint n'éprouve pas de changement ailleurs, chez une femme adulte, dont l'accroissement est terminé, qui n'est ni enceinte, ni nourrice, on voit une mamelle ou les deux mamelles augmenter de volume d'une manière notable et permanente, sans paraître malade d'ailleurs, on peut affirmer que cette femme est atteinte d'hypertrophie du sein.

Les mamelles peuvent acquérir ainsi un volume énorme; on les a signalées en pareil cas sous le titre : de *mamelles pendantes*, de *grosses mamelles*, de *mamelles éléphantiasiques*, aussi bien que sous le nom d'hypertrophie mammaire.

Il existe plusieurs sortes d'hypertrophie diffuse : l'épaississement peut ne porter que sur l'élément adipeux, ou bien sur l'élément glanduleux comme aussi sur la trame fibro-cellulaire de l'organe; j'ai vu pour le moins deux de ces nuances de l'hypertrophie; dans d'autres cas, l'hypertrophie comprend à la fois les trois tissus.

Si la graisse, la trame fibreuse et la glande s'hypertrophient ensemble, toute la tumeur reste hémisphérique, comme plaquée sur le devant de la poitrine, et le sein, qui semble se relever plutôt que pendre, devient plus ferme, sensiblement plus fixe que dans l'état naturel; on croirait de prime abord avoir sous les yeux un de ces délicieux hémisphères de modèles si souvent rêvés, figurés par les artistes ou par les poëtes.

Seulement au lieu de tendre à la forme conique, les mamelles ainsi développées prennent presque inévitablement l'aspect de globes fortement bombés.

J'ai vu un bel exemple de cette dernière espèce chez une jeune personne des environs de Beauvais, en 1850. Grande, bien constituée, jouissant d'une excellente santé, du reste, cette jeune fille, âgée de vingt-deux ans, s'est présentée à moi avec des mamelles qui avaient plus que doublé de volume, d'un côté surtout, dans l'espace de onze mois; elles étaient fermes, presque immobiles sur le thorax, et d'ailleurs parfaitement conformées; le mamelon, le disque auréolaire, ne se distinguaient point de l'état naturel; il était facile de constater que l'hypertrophie s'était emparée ici de tous les tissus à la fois, de la graisse profonde aussi bien que de la couche sous-cutanée, du tissu sécréteur aussi bien que des cloisons fibro-celluleuses.

Si le tissu glandulaire est seul affecté, la mamelle, entraînée par son poids, s'allonge, devient bientôt pendante; la peau qui l'enveloppe s'amincit, se laisse sillonner à la longue par de grosses veines, et la tumeur finit par être en quelque sorte pédiculée.

Quoi qu'il en soit, l'hypertrophie générale de la mamelle n'est point une maladie commune; elle a été signalée aux Indes, en Amérique, en Égypte, en Angleterre et en Allemagne bien plus souvent qu'en France. A. Cooper, qui en cite quelques cas, qui la rapporte principalement au célibat, croit qu'elle se développe de préférence entre trente et trente-cinq ans; il parle néanmoins d'une jeune fille âgée de quinze ans seulement, et dont la mamelle pyriforme, pédiculée, avait 23 pouces 1/2 de circonférence; MM. Chassaignac et Richelot indiquent une autre femme dont la mamelle, qui descendait jusqu'aux genoux, pesait 30 livres.

Renoud cite (1), au nom d'un praticien d'Égypte, M. Étienne, l'histoire d'une mamelle hypertrophiée qui descendait jusqu'au pubis, et qui avait 18 pouces d'épaisseur.

Une négresse, réglée à quatorze ans, et qui ne fut plus menstruée ensuite, vit ses mamelles acquérir un développement extrême dans l'espace de deux ans, sans que sa santé générale en fût altérée, au dire de M. Huston (2). Deux ans plus tard l'un des seins s'ulcéra à la suite d'un coup, puis se gangrena, et la malade ne tarda pas à mourir. La mamelle gauche, qui pesait 20 livres, avait 42 pouces de circonférence; le contour de l'autre ne donnait que 34 pouces, avec un poids de 12 livres. La tumeur, purement hypertrophique et glandulaire, ne contenait ni dégénérescence, ni tissu anormal.

Il résulte des observations publiées jusqu'ici ou rassemblées dans la traduction d'A. Cooper, de celles qui appartiennent à M. Fingerhuth (3) et des miennes, que l'hypertrophie de la mamelle survient plutôt à l'âge de puberté qu'à toute autre époque, quoique chez les femmes non mariées on l'observe aussi de trente à quarante ans. Je n'en ai point vu d'exemple avant l'âge de quinze ans, ni après quarante ans.

En voici un qui a été recueilli par M. Deville, alors un de mes internes, sur une jeune fille âgée de dix-sept ans.

Obs. LXXXI.—*Hypertrophie glandulaire générale; sein droit; amélioration notable par la compression et le traitement iodé à l'intérieur.*

Héloïse, dix-sept ans, fleuriste, assez bien portante, bien réglée depuis l'âge de douze ans; n'a jamais eu de maladies sérieuses: tempérament lymphatique; n'a jamais été enceinte, quoiqu'elle s'y soit exposée. Il y a un an, quatre mois après avoir reçu sur le sein droit un coup de coude, qui ne lui fit mal que sur l'instant, cette femme s'est aperçue que son sein devenait volumineux, sans être ni douloureux, ni dur; depuis lors de grosses veines se sont montrées à sa surface. C'est dans toute son épaisseur, mais surtout vers son côté externe, qu'il a surtout augmenté de volume. La malade ne s'est jamais traitée, elle a simplement augmenté peu à peu l'échancrure de son corset.

(1) *Archives générales de médecine*, 1839, t. IV, p. 377.
(2) *Journal des Connaissances médico-chirurgicales*, t. II, p. 89.
(3) *Gazette médicale*, 1837, p. 154.

14

28 août 1844. — Le sein, fortement tuméfié dans toute son épaisseur, offre une circonférence de 52 centimètres, une zone de 31 centimètres, une longueur de 13 centimètres, une largeur en travers de 16 centimètres et une épaisseur de 7 à 8 centimètres environ. Un peu molle, la mamelle est parsemée de lobules glanduleux durs, mais pas plus volumineux que normalement. La circonférence du sein gauche, parfaitement conformé, est de 37 centimètres, sa zone de 19 centimètres. Le nombre des lobules paraît donc s'être agrandi, puisqu'ils ne sont pas plus épars à droite qu'à gauche par suite de leur nombre. Tandis que le sein gauche reste ferme et bien posé, le sein droit est pendant et un peu flasque. La pression, du reste, n'y détermine aucune douleur, et jamais la malade n'en souffre. L'auréole à droite se trouve aplatie, tandis qu'à gauche elle offre un mamelon élevé au-dessus du reste du sein d'environ 12 à 13 millimètres. La peau, intacte, sans adhérence ni amincissement notable, est parcourue par de nombreuses veines dilatées, dont quelques-unes ont le volume de plumes de corbeau, et l'une, assez longue, le volume d'une plume ordinaire.

29. — Un gramme d'iodure de potassium par jour; compression avec l'amadou.

31. — Circonférence, 49 centimètres; zone, 30. Renouvellement de la compression.

2 septembre. — La malade tousse un peu. Son appareil compressif ne la fatigue pas du tout.

4. — On enlève l'appareil, diminution notable. Pourtour, 45; zone, 27,50. La malade veut s'en aller; elle continera chez elle le même traitement.

L'apparition de ce mal frappe peu d'abord : n'étant accompagnée ni de douleurs, ni de troubles dans les grandes fonctions, l'hypertrophie ne fait naître aucune inquiétude, et l'on se borne à dire que la femme qui en est atteinte *prend de la gorge*. N'étant que transitoire, celle qui survient à certaines femmes enceintes mérite à peine d'être mentionnée. M. C. Esterle (1) cite cependant un exemple d'hypertrophie énorme née pendant la grossesse et qui a persisté.

Les règles perdent en général de leur abondance, ne reviennent plus à des époques aussi exactes; souvent même elles se suppriment tout à fait. La voix éprouve aussi quelques changements; elle devient rauque par moments; plusieurs des malades se sont plaintes d'enrouement ou de difficulté de parler pendant un certain temps.

Assez souvent le sein se développe sans perdre de sa fermeté en augmentant même un peu de densité; en pareil cas, il conserve son aspect globuleux ou sphéroïde; au moment de la puberté il avait acquis chez certaines femmes un volume énorme

_____
(1) *Ann. univ. de méd.*, vol. CLXII, p. 153, octobre 1857.

sans descendre, sans être entraîné par son poids du côté de l'abdomen. On a vu plus haut que c'est là le caractère de l'hypertrophie fibro-glandulaire.

Le plus souvent néanmoins, c'est-à-dire dans l'hypertrophie purement mammaire, la tumeur s'abaisse par degrés, au point de descendre jusque sur le devant des cuisses, de pendre en besace ou sous forme de poire, de ne plus tenir à la poitrine que par une sorte de pédicule.

Pronostic. — Cet état mérite de n'être pas négligé ; outre la difformité qui en résulte, il finit quelquefois par déterminer, dans les tumeurs, des transformations de mauvaise nature, ou un amaigrissement général, un trouble profond des fonctions nutritives, puis enfin la mort au bout de quelques années.

L'hypertrophie est, en général, facile à distinguer des autres maladies de la mamelle. Ce que je viens d'en dire ne permettra point de la confondre avec les différents genres d'engorgements. Le squirrhe en masse ou l'encéphaloïde lardacé, qui lui ressemblent vaguement, s'en distinguent du reste à première vue, par la dureté, l'inextensibilité, l'aspect ridé ou gaufré des téguments, par la confusion de tous les tissus atteints, par la déformation du mamelon et tous les autres caractères propres au cancer. Au surplus, une seule remarque permet d'éloigner toute erreur, c'est qu'avec l'hypertrophie, excepté le volume, tout est dépourvu d'altération dans l'organe malade.

Les tumeurs de diverses espèces, kystes, dépôts, lipomes, etc., n'occupant qu'un point de la région, constituant toujours un *corps* particulier, n'ont, par cela seul, aucune analogie avec l'hypertrophie, dont le diagnostic est ainsi rendu facile.

Le *traitement* de l'hypertrophie diffuse laisse beaucoup à désirer ; il doit être le même que celui des hypertrophies en général. Aussi a-t-on fait usage en pareil cas, du calomel, des émétiques à dose fractionnée, des purgatifs répétés, des emménagogues, de toute sorte de topiques astringents.

Comme M. Fingerhuth, comme M. Huston, j'ai, à l'instar aussi d'A. Cooper et de quelques chirurgiens de l'Inde, essayé plusieurs fois cette thérapeutique sans succès ; de pareilles médications n'étant pas sans quelques inconvénients pour le reste de l'organisme, j'ai même fini par y renoncer chez la plupart de mes malades.

L'état des mamelles se lie d'une manière si intime à l'état de la matrice, qu'il était permis de penser que le coït et la gestation deviendraient un remède contre l'hypertrophie des seins. Par malheur il se rencontre à ce sujet, dans la pratique, deux difficultés : 1° toutes les femmes ne sont pas en position de recevoir de semblables conseils; 2° les femmes atteintes d'hypertrophie mammaire ne deviennent pas facilement enceintes.

Deux de celles que j'ai vues, et qui se sont mariées, n'ont point eu de grossesse. Une autre a été plus heureuse, à ce point de vue, mais sans qu'il en soit rien résulté d'avantageux pour sa maladie.

Quoique l'iode, l'huile de foie de morue, l'huile iodée, la ciguë, l'iodure de potassium, l'iodure de fer qui, *à priori*, semblent offrir ici tant de chances de succès, et que j'ai employés longtemps chez trois malades, ne m'aient rien fourni de concluant; c'est encore ce qu'il y a de mieux, de plus rationnel néanmoins à essayer. Il convient d'y ajouter des bains alcalins, des onctions avec les pommades d'iodure de plomb, de potassium ou de mercure, des boissons légèrement ferrugineuses ou gazeuses, quelques laxatifs et beaucoup d'exercice physique.

La compression méthodique, qui m'avait paru d'abord si bien indiquée, soit comme remède principal, soit comme moyen accessoire, a cependant échoué chez deux des malades que j'y ai soumises; pendant quelques semaines la tumeur s'est laissé un peu aplatir et amoindrir sous le bandage, chez deux autres, mais pour reprendre bientôt après ses dimensions premières; en sorte que je n'ai point par devers moi d'exemple authentique d'hypertrophie mammaire tout à fait guérie par la compression. Je n'ai point su ce qu'est devenue la jeune fille qui s'en était si bien trouvée et dont j'ai donné plus haut l'observation; j'ai fini par perdre de vue aussi, sans les avoir guéries, les femmes que j'ai soumises plus ou moins longtemps aux médications résolutives ordinaires; la guérison des autres n'a eu lieu que par le fait des moyens chirurgicaux.

L'hypertrophie des mamelles est, après tout, une affection peu commune en France. Aux deux exemples que j'en signalais en 1839, je n'en pourrais ajouter que dix aujourd'hui. Une de mes premières malades, âgée de dix-huit ans, avait une mamelle du volume d'une tête d'adulte, sans être autrement altérée, quoique l'autre sein fût de moitié moins gros.

Chez la deuxième, âgée de près de quarante ans, veuve depuis douze ans, qui avait eu plusieurs enfants, les deux seins avaient au moins le triple de leur volume naturel; cet excès de volume était survenu dans l'espace de vingt mois, bien que l'embonpoint général n'eût pas augmenté et que les mamelles ne fussent le siége d'aucune dégénérescence appréciable.

Ces deux femmes ne souffrant pas, ne voulurent se soumettre à aucun traitement; deux des autres ont été traitées de toutes les façons, par moi et par plusieurs de mes collègues, sans avantage aucun; une cinquième a paru se bien trouver des médications iodurées, mais j'ai cessé de la voir avant qu'elle fût réellement guérie.

Je n'ai pratiqué l'extirpation de la tumeur qu'une seule fois, encore est-il possible, comme le pense M. Birkett (1), que j'aie eu affaire ici à une adénoïde plutôt qu'à une hypertrophie simple. M. M. Henry (2) qui incline vers la même opinion, ajoute que le musée de l'hôpital Middlesex contient le modèle en cire d'une tumeur toute semblable enlevée par M. Douglas (de Hounlow). Voici le fait qui m'est propre :

Obs. LXXXII.— *Hypertrophie du sein gauche; extirpation; guérison radicale.*

Legruin, quarante-trois ans, bonne constitution, entre à la Charité le 15 décembre 1852, avec une tumeur du sein gauche volumineuse, pendante sur la poitrine, avec un pédicule assez large ; si on la soulève, on s'aperçoit que cette tumeur est *lourde.* La peau, sillonnée de veines en réseau, n'a pas changé de couleur ; violette quand elle reste quelques instants exposée à l'air, elle est mobile sur la glande, qui elle-même roule facilement sur les parties profondes. La tumeur, formée par la mamelle tout entière, et non pas seulement aux dépens d'une de ses parties, présente des bosselures de consistance très différente.

La malade, habituellement bien réglée, a vu grossir son sein il y a un an sans qu'elle puisse dire pourquoi. Elle a eu deux enfants qu'elle a nourris. Elle n'a jamais souffert ; il y a un mois que le volume de la tumeur n'a pas sensiblement augmenté.

(1) *British Review*, janvier 1855, p. 41.
(2) Traduction anglaise de ce livre, p. 183, 184.

24 décembre. — Eau de Sedlitz, qui donne trois selles.

22. — On procède à l'ablation de la tumeur. L'opération ne donne pas autant de sang qu'on l'aurait pu croire ; trois ligatures seulement furent nécessaires. A trois heures de l'après-midi l'interne de service monte pour réunir la plaie à l'aide de serres-fines.

Coupe de la tumeur. Peau amincie, sans adhérence, disparition complète du tissu graisseux entre la tumeur et la peau ; la coupe des lobules proémine à la surface. La masse de la tumeur qui n'est pas homogène, est divisée en plusieurs lobes parfaitement séparables, entre lesquels on trouve un tissu cellulaire très lâche. Chacun de ces lobes est constitué par deux éléments : l'un, faisant saillie à la surface, élastique, gris, granuleux, formant des pelotons variés ; l'autre ayant des nuances franchement irisées, mais en reflet seulement, et dont la teinte fondamentale était le blanc. Le tissu dur, étant très élastique, semblait rétracté entre les pelotons gris rosés. Les proportions de ces deux tissus ne sont pas les mêmes dans tous les endroits. A la partie superficielle du sein, les lobules très petits, ne semblent entourés que d'un liséré de tissu blanc, tandis qu'à la partie profonde, volumineux et rares, ils en sont entourés comme par de véritables bandes. A la face profonde, on trouve une bourse muqueuse distendue par de la sérosité.

Le microscope, comme l'œil nu, a démontré que tous les lobules appartenaient à l'hypertrophie et qu'ils contenaient tous des culs-de-sac glanduleux. (Pl. I, fig. 1 et 2.)

La malade est sortie de l'hôpital le 23 janvier, un mois après son opération ; il ne restait plus que quelques points incomplétement cicatrisés, et qu'on pansait avec l'onguent de la mère. On l'a revue tout à fait guérie au bout de quinze jours.

Ici la tumeur était mobile, comme pédiculée ; la femme avait un grand désir d'être opérée, et l'opération, d'ailleurs, ne paraissait offrir aucun danger.

Les deux énormes mamelles ou tumeurs mammaires, amputées chez une même femme, par M. Bouyer (de Saintes), et dont l'histoire a été communiquée à l'Académie de médecine (1852), étaient, selon toute apparence, des tumeurs hypertrophiques. Celle dont j'ai donné plus haut l'observation (page 204) sous le titre de lipome fibreux, appartient autant peut-être à l'hypertrophie qu'au lipome proprement dit. Il est établi, au reste, par la plupart des observations que l'extirpation peut en être utilement effectuée ; je ne la propose néanmoins que chez les malades où la tumeur, plus ou moins mobile, est pendante, et douée d'une sorte de racine, c'est-à-dire quand l'hypertrophie porte plutôt sur le tissu glanduleux que sur les autres éléments de la région, ou quand les téguments sont assez souples, assez sains pour permettre d'en conserver la quantité, l'étendue nécessaire au rapprochement des lèvres de la plaie.

Si l'hypertrophie est plutôt cellulo-fibreuse que glanduleuse, je m'en tiens aux médications générales, au début de la maladie ou quand elles n'ont point encore été employées.

Si l'hypertrophie n'est pas considérable, ou si elle marche avec lenteur, si la femme s'en inquiète peu, n'en éprouve pas grande gêne, le plus sage est souvent de ne point la traiter, de laisser la mamelle tranquille; il arrive quelquefois que l'hypertrophie, cessant de faire des progrès, finit ainsi par se réduire à une simple difformité compatible, d'ailleurs, avec une santé tolérable, avec une longue existence.

B. — Hypertrophie partielle.

Moins étudiée encore que l'hypertrophie générale, l'hypertrophie partielle du sein n'a été d'abord l'objet d'aucun travail spécial. Vidal (1) et les micrographes seuls en ont dit un mot depuis 1839, mais en la confondant avec les adénoïdes, qui font, en réalité, le sujet du travail important de M. Lebert (2) bien plus que les hypertrophies pures.

L'hypertrophie partielle n'est, à vrai dire, qu'une portion plus ou moins étendue de la mamelle augmentée de volume; on trouve alors dans le sein une sorte de noyau, de plaque ou de bosselure à la fois plus volumineuse, plus dense, moins élastique que le reste de l'organe. La tumeur, qui peut ne pas dépasser le volume d'une noisette ou d'un petit œuf d'abord, qui égale, dans d'autres cas, les dimensions du poing, s'est développée, en général, d'une manière insensible, sans occasionner ni gêne ni douleurs.

Ce genre de tumeurs ne contracte aucune adhérence avec les téguments, n'offre ni la dureté ligneuse, ni l'action rétractile du squirrhe, ni la physionomie globuleuse ou bombée de l'encéphaloïde; le palper démontre clairement que le tissu mammaire se continue avec elle, qu'il s'agit d'une partie de la glande naturelle, dont le volume, la consistance et l'élasticité ont éprouvé de sérieux changements.

<hr>

(1) *Pathol. chirurg.*, t. V, p. 787, 3ᵉ édit.

(2) *Physiologie pathologique*, etc., t. II, p. 189, et *Soc. de biologie*, etc.

Par la pression, on déplace librement, facilement, la tumeur ou les tumeurs entre la peau et les parois thoraciques; sa mobilité, qui peut être ainsi très grande, ne permet point cependant de la faire glisser à la manière des corps étrangers, dans l'épaisseur ou entre les différentes couches de la mamelle.

Le caractère particulier de l'hypertrophie partielle réside presque tout entier dans la continuité évidente, manifeste, de la partie indurée ou malade avec le tissu glandulaire proprement dit; en définitive, la tumeur fait alors partie intégrante, est une portion plus ou moins large, plus ou moins altérée u sein lui-même, au lieu de se présenter sous forme de production nouvelle, établie, développée au milieu des tissus normaux; on sépare facilement ainsi les tumeurs hypertrophiques des tumeurs adénoïdes.

Les causes de l'hypertrophie partielle sont encore moins connues que celles de l'hypertrophie générale. Je l'ai observée chez quelques femmes qui avaient eu longtemps auparavant, soit des abcès, soit de simples engorgements, soit des inflammations multiples de la mamelle. Dans d'autres cas, elle a semblé se rattacher soit à un coup, soit à des frottements du corset, ou à quelque autre violence extérieure; quelquefois aussi elle a coïncidé avec une menstruation difficile, incomplète ou irrégulière, plus souvent chez les femmes non mariées que dans des conditions opposées. Dans les années 1854, 1855, 1856 et 1857, j'ai pu en séparer nettement 121 exemples des adénoïdes, des encéphaloïdes et des squirrhes chez des femmes âgées :

De 20 à 30 ans.	24
30 à 40	22
40 à 50	37
50 à 80	22
00 00	16
Au sein droit	54
Au sein gauche.	60
Aux deux seins.	4
En 1854.	25
1855.	30
1856.	24
1857.	33

et sur lesquelles 5 sont restées suspectes,

Ces sortes de tumeurs acquièrent rarement un grand volume ; elles diffèrent en cela des encéphaloïdes, auxquels elles ressemblent un peu d'abord ; on ne pourrait les confondre qu'avec certains kystes à parois épaisses ou avec le début des tumeurs, soit colloïdes, soit fibro-plastiques, dont elles n'ont, toutefois, ni la densité, ni la fixité, et peut-être aussi avec les noyaux indurés de quelque ancienne subinflammation, de quelque engorgement chronique. Elles ne sont pas toujours faciles à séparer non plus des indurations squirrheuses ; mais j'aurai l'occasion de revenir sur ces difficultés en traitant des tumeurs cancéreuses.

En général, les hypertrophies partielles subissent à la longue des transformations, des changements qui ont souvent permis de les étudier sous un autre titre, d'en méconnaître la véritable nature. Avec le temps, leur tissu se raréfie ; il s'y creuse des vacuoles, des loges, de véritables kystes. Aussi une foule de kystes ont-ils pour base une tumeur hypertrophique. Le cystosarcome de M. Muller appartient souvent aux hypertrophies ainsi dégénérées. Deux exemples de ce genre recueillis à l'hôpital de la Charité, et dont j'ai confié l'examen anatomique à M. Lebért, après avoir disséqué moi-même les tumeurs, ont donné le résultat suivant. C'est M. Lebert qui parle.

Obs. LXXXIII. —'*Tumeurs fibro-cystiques de la mamelle.*

Chacune de ces tumeurs avait à peu près le volume du poing ; elle était entourée de beaucoup de graisse ; sa substance, d'un blanc mat tirant par places sur le gris, élastique, assez ferme, offrait cependant une certaine mollesse. Son tissu, qui, au premier aspect, offrait à l'œil nu l'apparence du tissu fibreux de la mamelle hypertrophiée, était parsemé de petits kystes offrant sur la coupe fraîche l'aspect de vésicules là où ils étaient intacts. Ces kystes incisés représentent des poches à surface interne lisse, comme séreuse, communiquant, au moins quelques-unes, par des cloisons trouées, avec celles qui les avoisinent. Le liquide renfermé dans ces kystes, dont le volume varie entre celui d'une lentille et celui d'une noisette, est transparent et limpide dans quelques-uns, visqueux, gluant, jaunâtre dans d'autres, brun et poisseux comme de la gelée de groseilles dans un petit nombre. Le microscope permet de reconnaître dans le tissu blanc, au milieu duquel se trouvent les kystes, des fibres fines, tortueuses, ondulées, distinctes, englobées dans une substance demi-transparente amorphe. Le liquide dont sont remplis les kystes est essentiellement formé de graisse, qui se montre sous forme de plaques et de grandes vésicules, dont quelques-unes renferment un très petit noyau; on y voit en outre des granules moléculaires en partie colorés en jaune brunâtre, et de nombreux cristaux de cholestérine.

La seconde tumeur renfermait dans son intérieur de nombreux kystes, dont le plus volumineux, capable de loger un œuf de dinde, était lui-même multiloculaire et renfermait un liquide gluant et jaunâtre parfaitement transparent. L'enveloppe de la tumeur était formée par du tissu cellulaire hypertrophié, vasculaire, et montrant quelques filets nerveux, dont plusieurs se perdaient vers les parties plus profondes. Ce tissu d'enveloppe envoyait partout des prolongements entre les lobules.

Le tissu propre de la tumeur, variant du blanc jaunâtre au gris rosé, lisse par places, finement grenu dans d'autres, ne laisse pas suinter à la pression de suc trouble. On y voit au microscope beaucoup de globules qui ressemblent à ceux de la glande mammaire, et qui, dans les endroits les plus fibreux, sont difficiles à reconnaître; on trouve dans leur intérieur des globules semblables à ceux de l'épithélium des conduits galactophores. Je n'ai point pu y trouver de cellules cancéreuses. Il m'a donc paru que cette tumeur était du nombre de celles que vous décrivez sous le nom d'hypertrophique, et que Müller a désignées sous celui de cystosarcomes de la mamelle.

La tumeur criblée de petits kystes que j'ai enlevée de la mamelle d'une demoiselle de Laon, en 1831, était une hypertrophie mammaire parsemée de simples vacuoles hématiques ou séreuses. Deux dames dont j'ai injecté les kystes avaient des hypertrophies partielles comme base et point de départ de leur maladie. Chez une dame D... la tumeur contenait environ deux cuillerées de sérum onctueux, et une masse hypertrophique du volume d'un œuf servait de base ou de racine aux parois d'abord épaisses, puis assez minces du kyste. Chez cette dame, opérée en 1843, il existe maintenant (1858) dans la même mamelle une tumeur nouvelle, ayant tous les caractères de la première, c'est-à-dire de l'hypertrophie partielle, sans qu'il soit possible d'y constater encore la moindre apparence de kyste ou de collection.

On voit de ces tumeurs dans le même sein ou chez les mêmes femmes, ici sous forme de kyste, là sous forme de tumeurs purement concrètes. Chez une dame L..., que j'ai opérée à la maison de santé du docteur Blanche, en 1850, il existait une tumeur fluctuante à base épaisse et dure se continuant avec le tissu mammaire, en même temps qu'une tumeur un peu moins volumineuse, absolument dépourvue de fluctuation, liée à la première par une sorte de pont ou de bride, se remarquait un peu au-dessus. J'ai même su qu'une tumeur pareille tout à fait concrête, également de nature bénigne, lui avait été enlevée quelques années auparavant par M. Laugier.

Ce que j'ai vu, sous ce rapport, me porte donc à croire que beaucoup de kystes de la mamelle n'ont été dans le principe que des hypertrophies partielles du tissu glandulaire.

On comprend que, dans l'hypertrophie partielle, le travail pathologique doit tout aussi bien que dans l'hypertrophie générale porter plus spécialement tantôt sur les *acini*, tantôt sur les canaux lactés, tantôt sur l'élément fibro-celluleux. Aussi y a-t-il lieu de se demander si les vacuoles, les kystes multiples que j'ai rencontrés plusieurs fois dans les tumeurs hypertrophiques, et dont M. Birkett (1) rapporte d'assez beaux exemples, ne seraient pas tout simplement, dans certains cas, des ampoules, des dilatations des canaux galactophores.

Le *pronostic* des hypertrophies partielles n'est point grave. La vie des femmes qui en sont atteintes n'est pas menacée ; c'est une difformité plutôt qu'une maladie réelle au point de vue de la santé générale. Comme leur accroissement va rarement très loin, elles sont d'ordinaire compatibles avec une longue existence, avec une excellente santé.

Il est rare, toutefois, que de telles tumeurs puissent être abandonnées à elles-mêmes. Les malades s'en préoccupent, s'en inquiètent, le plus souvent, au point de forcer le chirurgien à les en débarrasser. Il faut, du reste, convenir qu'elles constituent parfois une difformité notable, assez gênante pour justifier en partie les soucis de la malade et la sollicitude des praticiens, outre qu'elles sont assez souvent le point de départ de plusieurs autres affections, qu'il importe de prévenir ; j'aurai à y revenir en traitant des squirrhes.

Traitement. — A l'état concret, les hypertrophies partielles doivent être attaquées par les médications résolutives qui, bien conduites, en triomphent parfois dans l'espace de quelques mois. L'iodure de potassium, l'iodure d'amidon, l'iodure de fer, l'huile de foie de morue, aidés des purgatifs et des bains alcalins, des pommades d'iodure de plomb, de potassium ou de mercure, des emplâtres de savon, de Vigo, de ciguë en topiques et de sangsues appliquées sous l'aisselle tous les vingt ou

(1) Ouv. cit.

trente jours, réussissent souvent contre ces tumeurs; c'est aussi dans les tumeurs de ce genre qu'une compression bien faite peut être utile, permet de compter sur des résultats favorables.

Un autre moyen qu'il est bon de joindre aux précédents, et qui peut être d'un grand secours, c'est le vésicatoire volant, dont on recouvre toute la région malade, et auquel il convient de revenir plusieurs fois à quelques semaines d'intervalle.

Si la tumeur est compliquée de *kyste*, et si le kyste ou les kystes ont de certaines dimensions, la résolution n'en est guère possible, ce serait s'exposer à des déceptions pénibles que de compter alors sur cette terminaison du mal. On peut essayer cependant la médication fondante à l'intérieur, les pommades, les emplâtres à l'extérieur, les vésicatoires même, en mettant de côté, toutefois, la compression, qui serait plutôt nuisible qu'utile.

Alors que l'hypertrophie se combine avec des kystes mammaires, le *traitement devient tout à fait chirurgical*, et permet de songer à trois sortes d'opérations. Avec un kyste un peu large et dont les parois ne sont pas très épaisses, une injection iodée suffira pour amener la guérison. On réussirait également en traversant la tumeur avec un séton, ou bien en fendant de part en part toute la largeur du sac, afin d'en faire suppurer l'intérieur et de le panser comme un abcès.

Si les kystes sont multiples et peu volumineux; pour peu que la tumeur restée solide ait conservé de volume, il vaut mieux en pratiquer l'extirpation.

L'injection iodée d'un kyste mammaire étant en outre un puissant résolutif, devra être préférée aux autres moyens, à moins de contre-indication spéciale, parce qu'après avoir guéri le kyste, il lui arrive quelquefois de faire disparaître peu à peu l'engorgement, l'hypertrophie qui l'accompagne ou l'avait précédé; les autres médications externes et les moyens internes s'associent d'ailleurs parfaitement avec les injections iodées.

Quand l'extirpation est indiquée, on ne doit point oublier que les tumeurs hypertrophiques de la mamelle sont généralement mal limitées, et qu'il importe d'enlever une certaine quantité de tissus sains avec les parties malades; cette règle, toutefois, n'a pas la même importance ici que quand il s'agit de tumeurs malignes, de cancers; on doit même savoir que certaines parcelles de tissu hypertrophié laissées dans les parois de la plaie ne seraient point un obstacle absolu à la guérison définitive de la malade.

Ce que j'ai dit plus haut ou ce que je dirai dans un autre chapitre des kystes en général, et du traitement des kystes à parois épaisses en particulier, est d'ailleurs si exactement applicable aux tumeurs dont je parle, qu'il serait tout à fait superflu de le discuter en ce moment.

§ IV. — Tumeurs adénoïdes.

Généralement confondues, autrefois, dans les traités de chirurgie et dans la pratique avec le squirrhe, avec l'encéphaloïde, et plus spécialement avec le cancer occulte, avec le squirrhe bénin, les tumeurs dont je vais tracer l'histoire n'avaient pas été suffisamment étudiées parmi-nous. Après en avoir souvent montré des exemples, à ma clinique, dès 1833, je les ai décrites en 1838 (1) sous le nom de *tumeurs fibrineuses*, et plus généralement dans mes leçons sous celui de *tumeurs squirrhoïdes*, ou *adénoïdes*. M. Cruveilhier les a indiquées en 1844 sous le titre de *tumeurs fibreuses*. A. Cooper, qui leur a consacré un très bon chapitre, les appelle *tumeurs mammaires chroniques*, et Vidal, comme la plupart des micrographes actuels, préfère le nom de *tumeurs par hypertrophie partielle* de la mamelle. Développées dans le sein, elles y restent longtemps, si ce n'est toujours, distinctes des tumeurs dites cancéreuses, dont il importe de les séparer, avec lesquelles il est possible aujourd'hui de ne plus les confondre, et dont je cherchais déjà à les distinguer en 1824. Voici ce que j'en disais alors (2), en rendant compte des opérations pratiquées à l'hôpital de la Faculté.

« Une malade opérée d'une tumeur du sein, le 13 du mois d'août 1824, et qui était guérie le 1er septembre, est restée sans récidive au moins jusqu'au mois d'avril suivant, époque où

(1) *Dictionnaire de médecine*, t. XIX.
(2) *Archiv. gén. de méd.*, t. XIII, p. 526.

nous l'avons perdue de vue; mais il est vrai que la tumeur enlevée, quoique d'apparence indurée, était cependant loin de présenter les caractères du squirrhe. Il semble, disais-je alors, qu'il y ait ici dégénérescence ou transformation du tissu celluleux, et non une production nouvelle. En un mot, c'est un noyau fibro-celluleux endurci par le travail morbide; en sorte que si nous ne nous trompons pas sur l'utilité des distinctions que nous avons établies ailleurs, à l'occasion des tumeurs carcinomateuses, la malade dont il s'agit peut compter sur une guérison solide. »

Le fait suivant montre encore mieux comment je m'efforçais à cette époque de faire pénétrer l'analyse dans l'étude des cancers en général et des tumeurs de la mamelle en particulier.

Obs. LXXXIV. — La femme Dupuis, cuisinière, âgée de trente-cinq ans, grande, forte, ayant eu dans son enfance quelques glandes au cou, entre à l'hôpital des Cliniques le 17 janvier 1825, pour s'y faire traiter d'une tumeur qu'elle avait au sein droit depuis assez longtemps. Accouchée il y a vingt-deux mois, cette femme s'aperçut qu'elle avait dans la mamelle une tumeur du volume d'une amande, mobile et indolente. Un emplâtre de ciguë fut mis en usage, sans empêcher la tumeur d'augmenter de volume. Une nouvelle couche eut lieu il y a six mois, et à partir de là le sein augmenta rapidement de volume; quinze sangsues furent appliquées sans amener d'amélioration; on revint à l'emplâtre de ciguë, puis, dans l'espace de quinze jours, on appliqua de nouveau vingt-cinq sangsues à trois reprises différentes, ce qui, au dire de la malade, augmenta chaque fois les douleurs, ainsi que le volume de la tumeur. Arrondie, mobile, bosselée, d'apparence légère, cette tumeur *n'adhère point à la peau*, qui paraît saine partout. Elle offre le volume du poing et est quelquefois le siège de picotements ou de légers élancements. Les menstrues se sont maintenues à l'état régulier.

On procède à l'opération le 25; les bords de la plaie sont réunis par première intention; le 30, sans que la plaie se décolle, il se fait une abondante suppuration par l'angle externe de la division; le 31, il survient des frissons et de la fièvre. Le 1er février, un travail phlegmoneux s'est emparé de toute la région mammaire et continue jusqu'au 10. Alors les accidents tombent, l'inflammation s'éteint en grande partie pour reparaître le 15. Elle gagne le sein gauche, au milieu duquel finit par s'établir un abcès au voisinage du mamelon. A partir de là, tout rentre dans l'ordre, la plaie de l'opération se cicatrise rapidement, et la malade sort de l'hôpital guérie, le 25 février.

Je l'ai revue à plusieurs années de distance, et il n'y a point eu de récidives.

La tumeur formée de pelotons globuleux, était parfaitement indépendante des tissus naturels de la région. La plupart de ses bosselures *étaient élastiques*, comme *fibreuses*; d'autres étaient ramollies en forme de gelée ou de bouillie légèrement caséeuse; toutes étaient réunies par une trame fibro-celluleuse, et je qualifiais alors la nature du mal par l'épithète de *tumeur colloïde*.

A. — Généralités.

Ces tumeurs, qui ne sont point rares, puisque j'en résume ici plus de 150 observations tirées de ma pratique et nettement diagnostiquées, sans compter celles, en grand nombre, dont je n'ai pas gardé de notes exactes, se montrent plus particulièrement chez les femmes non mariées, ou chez les femmes mariées restées stériles. De jeunes personnes âgées de 16 ans, de 18 ans, de 20 ans, de 25 ans, m'en ont offert d'assez nombreux exemples. J'en ai rencontré chez des femmes restées demoiselles à l'âge de 30 ans, de 36 et de 40 ans, de 60 et même de 72 ans. Des religieuses âgées de 45 et même de 55 ans m'en ont aussi présenté plusieurs cas. J'en ai vu chez des dames mariées qui n'avaient point eu d'enfants. Il n'en est pas moins vrai qu'on les observe assez souvent aussi chez des femmes qui sont devenues mères, et même chez celles qui se sont vouées à l'allaitement.

Sur 55 cas, je les ai vues 8 fois de 15 à 20 ans, 18 fois de 20 à 30 ans, 12 fois de 30 à 40, 15 fois de 40 à 50, 4 fois de 50 à 60, 3 fois de 60 à 80 et 1 fois à 85 ans, contrairement à l'opinion générale, qui veut que de pareilles tumeurs soient l'apanage presque exclusif de la jeunesse. Vingt de mes malades, du reste, avaient eu des enfants. Ainsi les célibataires n'y sont pas seules sujettes.

Les 130 cas nouveaux que j'ai rencontrés depuis quatre ans sont distribués ainsi qu'il suit quant à l'âge, au côté, au volume, à l'état de demoiselle ou non, à l'opération, à la position sociale pour celles de l'hôpital, etc.

EN VILLE. — 108.

Sein gauche...............	59	Age.... 15 à 30 ans.........		35
Sein droit...............	46	40	....	32
Les deux seins............	3	50	....	30
		60	....	9
		70	....	2
Suspectes...............	20			
Demoiselles...............	20	Volume d'une noisette à un œuf.		49
		De la grosseur de la tête.......		34

A L'HOPITAL. — 22.

A droite...................	13	Ont eu des enfants..........	14
A gauche...................	11	Stériles	8
dont 2 douteuses.			
		Opérées	20
		Guéries..................	17
De 15 à 30 ans.............	10	En voie de guérison.........	3
30 à 40	6		
40 à 50	4	Érysipèle.................	3
50 à 60	3	Abcès....................	2
		Cholérine................	1
Volume d'une noisette à une noix.	8		
De la grosseur d'un œuf.........	8	Domestiques..............	5
Comme le poing.............	2	Couturières	5
Comme la tête d'un fœtus......	2	Lingères	5
Du poids de 1600 grammes.....	1	Ouvrières................	4
— 20 kilogrammes..	1	Profession inconnue.........	2

Dans les tableaux de M. Birkett, la tumeur, sur 62 cas, est née avant le mariage 45 fois et 17 fois après.

Parmi les femmes mariées 11 avaient eu des enfants et 5 sont restées stériles.

Les observations de M. Birkett sont d'ailleurs presque partout en concordance avec les miennes, si ce n'est que l'auteur ne paraît pas s'être efforcé de séparer les hypertrophies simples des adénoïdes réelles.

Quoiqu'il n'y en ait ordinairement qu'une, il n'est pas rare de rencontrer plusieurs adénoïdes chez la même femme, parfois même du même côté. Une dame qui me consulta en 1832 en avait les deux mamelles comme criblées, et les tumeurs, chez elle, égalaient cependant, pour la plupart, le volume d'un marron, d'une noix et même d'un œuf de poule. Un cas presque en tout semblable s'est offert à moi le 13 novembre 1857 chez une demoiselle âgée de 22 ans. Plus souvent encore il en vient dans les deux seins successivement. Une malade que j'ai opérée en 1840 s'en était fait extraire une de l'autre mamelle dix ans auparavant. Une jeune personne que j'en ai débarrassée en 1846 en a vu récemment une seconde, puis une troisième, s'établir dans son autre mamelle. Chez une femme âgée de 45 ans, et non mariée, j'en ai trouvé une du volume d'un petit melon dans chaque sein, et qui s'étaient montrées quatre ans l'une après l'autre. En voici l'observation rédigée par l'élève de service.

Obs. LXXXV. — L. H..., âgée de quarante-cinq ans, d'une assez bonne constitution, entre à l'hôpital le 4 février 1846, pour une tumeur du sein gauche.

Il y a quatre mois que la malade s'est aperçue de sa tumeur, qui avait probablement commencé depuis longtemps. En examinant l'autre sein, on y constate l'existence d'une tumeur semblable à celle du sein gauche, mais moins volumineuse, tumeur dont la malade ne s'était pas encore doutée. Voici les caractères que présente la tumeur du sein droit : On trouve au toucher des bosselures inégales ; dans l'intervalle des bosselures, il semble qu'il y ait de la fluctuation, des kystes remplis de liquide ; au contraire, à l'endroit des bosselures, on a la résistance de corps solides. Cette tumeur, sans adhérence avec les parties profondes, ni avec les téguments, est mobile, glisse sous la peau, est le siége de quelques douleurs, de quelques élancements, et offre quélques-uns des caractères du cancer ; mais des tumeurs encéphaloïdes ne seraient pas restées si longtemps sans adhérences, sans rougeur à leur sommet ; ce sont, en somme, des tumeurs élastiques, des tumeurs fibrineuses ou adénoïdes. L'opération des deux seins fut faite le même jour. La malade, guérie sans accident, est sortie au bout de six semaines.

A gauche, la tumeur, lobulée, dense, élastique, solide partout, était d'une texture grenue, d'un gris rosé, dépourvue de suc d'aucune sorte, et libre de confusion avec le tissu mammaire ; celle de droite, douée des mêmes caractères dans l'une de ses moitiés, était ramollie dans l'autre, au point de paraître formée d'un mélange de bosselures colloïdes, encéphaloïdes et même tuberculeuses ; au microscope, comme à l'œil nu, elle ne contenait cependant point de matière cancéreuse ; la guérison est d'ailleurs restée radicale jusqu'à présent.

Si l'évolution des adénoïdes est ordinairement insensible et très lent, le contraire aussi se voit quelquefois. Chez une des malades que j'en ai débarrassées, la tumeur avait acquis le volume d'un œuf d'autruche en moins d'une année. Tout en accordant qu'une fois arrivées à un certain développement, elles restent parfois stationnaires, il faut pourtant savoir qu'elles peuvent aussi continuer de croître, se ramollir sur certains points, finir même par s'ulcérer. A. Cooper croit qu'elles acquièrent rarement un grand volume ; mais il cite, en même temps que l'observation de Bond, un autre fait qui lui est propre, et d'où il résulte que, dans certains cas, elles peuvent arriver au poids de 500 à 600 grammes. A en juger par ma pratique, elles ne varient guère moins par les dimensions que les tumeurs de nature maligne. J'en ai observé qui sont restées longtemps ou indéfiniment au volume d'une noix, d'une noisette, d'un marron, d'un petit œuf ; j'en ai vu beaucoup aussi qui égalaient les dimensions d'un œuf de poule, d'un œuf d'autruche, d'un petit melon, et même d'une tête d'enfant ou d'adulte. Une femme morte à la Charité (voir la figure de la page 259) en 1853 en avait une du poids de 20 kilogrammes.

La *mobilité* des adénoïdes est un de leurs caractères les plus constants, les plus manifestes ; excepté quand la mamelle est entourée d'une couche adipeuse épaisse, elles se déplacent et glissent avec la plus grande facilité au milieu des tissus, sous la pression du doigt. Ce fait, que je signalais déjà en 1824, devient parfois si clair, qu'à lui seul il permet presque d'affirmer que le mal est une adénoïde, et non pas une tumeur par transformation des tissus primitifs. En les déplaçant, on sent que nulle partie de la glande ne les suit, dans quelque direction qu'on les fasse rouler. Elles se distinguent par là d'une foule d'autres tumeurs qui tiennent réellement à la mamelle et dont j'aurai à m'occuper plus tard, ou dont j'ai parlé plus haut. Si A. Cooper et Bérard, qui ont aussi remarqué ce caractère, n'en ont pas moins continué de croire à l'union de la tumeur avec la glande mammaire, c'est que les tumeurs partielles purement hypertrophiques ont été confondues par eux avec les véritables adénoïdes.

Bérard croit à tort, du reste, que ces tumeurs sont toujours ou presque toujours sous-cutanées ; j'ai pu me convaincre, nombre de fois, par la dissection, qu'elles peuvent occuper indistinctement toutes les profondeurs et toutes les régions du sein. J'en ai trouvé de très volumineuses au milieu même de la glande, de telle sorte qu'il fallait diviser une couche épaisse de celle-ci pour arriver à celle-là, qui n'en reposait pas moins en arrière sur une autre couche glandulaire. Dans les cas même où la face antérieure de la tumeur se montre à nu sous les téguments, son kyste n'en est pas moins par le fond comme creusé entre les lobules sécréteurs écartés. Il est vrai néanmoins que les adénoïdes existent quelquefois en entier entre la peau et la glande ; j'ajouterai que, quatre fois, je les ai trouvées dans le tissu sous-mammaire.

Je ne sais s'il serait possible de dire quelle est la région ou le point de la région du sein qui en est le plus souvent le siége. Chez les malades de mes tableaux la tumeur s'est montrée 56 fois à droite et 96 fois à gauche ; elle occupait les deux seins chez sept femmes, et le côté n'a pas été noté pour d'autres. Peut-être, mais je n'ai pas de notes précises à ce sujet, en ai-je trouvé un plus grand nombre au-dessus du mamelon qu'ailleurs, près de la demi-circonférence supérieure et interne qu'en bas et en dehors. Cependant j'en ai observé de très volumineuses dans ce dernier sens, et, chez une femme qui en avait une énorme de chaque côté, elles étaient ainsi situées toutes les deux. Il ne me semble d'ailleurs exister aucune règle à cet égard. Une femme qui en avait été débarrassée d'un côté, et qui vint à l'hôpital s'en faire extraire une seconde du côté opposé, les avait eues dans deux régions différentes. Chez une jeune personne que j'ai opérée deux fois, celle du sein droit était en dehors et en bas, et celle du sein gauche à la partie interne ou sternale.

M. Lebert se trompe en affirmant qu'elles ne se montrent guère qu'à la circonférence de l'organe ; le besoin de rapporter de telles tumeurs à l'hypertrophie pure de quelque lobule glandulaire a pu seul donner lieu à cette opinion que l'observation clinique dément tous les jours.

Quoique bosselées, inégales ou comme rugueuses à la surface, soit qu'on les explore en place, soit qu'on les examine après les avoir extraites, elles sont quelquefois assez régulières pour donner d'abord l'idée d'un kyste ou d'une tumeur de quelque autre nature. Il est vrai, d'un autre côté, que certains kystes sont entourés de bosselures assez manifestes pour faire croire à l'existence d'une adénoïde. J'avouerai même avoir commis deux ou trois fois cette méprise, qui est d'autant plus facile après tout que certaines saillies des adénoïdes sont susceptibles de se transformer en kystes d'aspect varié, ou de se ramollir à la manière des tumeurs encéphaloïdes.

B. — Anatomie pathologique.

Variables quant à leur limite, à leur consistance et à la manière dont elles sont unies aux tissus voisins, les adénoïdes ont pour caractère commun d'être comme logées entre les éléments normaux sans en faire partie, de se comporter au milieu des organes à la manière de corps étrangers, et de ne ressembler d'abord à aucun des systèmes anatomiques naturels.

Le volume de ces tumeurs varie en général entre celui d'une noisette et celui d'une tête d'adulte et au delà, puisque j'en cite une qui pesait 20 kilogrammes. Bosselées, irrégulières (pl. III, fig. 1), élastiques, elles donnent quelquefois l'idée d'un ganglion lymphatique raréfié, hypertrophié (pl. III, fig. 2). La coupe de quelques-unes d'entre elles est légèrement lobulée, friable (pl. IV, fig. 1). D'autres ressemblent à d'anciennes concrétions de fibrine organisée, revivifiée (pl. IV, fig. 3 et 4). La plupart, vues à l'œil nu, sont d'une texture assez ferme, assez homogène (pl. IV, fig. 3), pour rappeler à la pensée la constitution de la mamelle ou des tumeurs véritablement hypertrophiques ou fibreuses. A la coupe elles ont un aspect luisant, granulé (pl. IV, fig. 1 et 4) ou *grenu*. Il est impossible d'en faire suinter, par la pression, le liquide lactescent du squirrhe; elles n'ont ni l'homogénéité, ni la mollesse, ni l'aspect fongueux, filandreux ou vasculaire du tissu encéphaloïde. Si elles offrent l'élasticité, la ténacité ou la cohésion et la couleur grisâtre du tissu fibreux, elles en diffèrent en ce qu'elles sont, en apparence du moins, dépourvues de fibres régulières, de trame comparable à un tissu quelconque de l'organisme normal.

Elles étalent, aplatissent, compriment ou écartent les tissus, sans les dénaturer; il est le plus souvent facile de les énucléer, de les détacher sans rien détruire, de l'espèce de poche au sein de laquelle elles se sont développées. Sans cette particularité, on pourrait en effet les confondre avec un lobule mammaire hypertrophié. C'est au tissu granulé (pl. I, fig. 1) ou lobulé (pl. IV, fig. 1) de la mamelle que quelques-unes d'entre elles ressemblent le plus; mais leur indépendance entre les couches naturelles est trop manifeste pour qu'on puisse ne pas incliner à les admettre comme produit de nouvelle formation.

Les micrographes les plus expérimentés, M. Mandl, M. Lebert entre autres, auxquels j'en ai remis depuis 1840 un grand nombre, n'y ont comme moi rencontré ni cellules cancéreuses, ni cellules tuberculeuses, ni cellules purulentes. On n'y a vu d'abord que les éléments du sang ou du tissu fibro-plastique et de l'épithélium. Après 1839, époque où j'en ai donné la description (1), M. Lebert (2) n'a pas tardé à conclure que ces tumeurs ne sont que du tissu mammaire hypertrophié. Des culs-de-sac terminaux, isolés ou réunis en groupes, en forme de grappe ou de feuille de chêne, et une proportion considérable de cellules épithéliales, semblent en former la base; vues au microscope, enfin, l'adénoïde ne serait qu'une hypertrophie partielle des lobules ou des acini de la mamelle.

Au point de vue pratique, il importe peu sans doute que ces tumeurs soient de l'hypertrophie mammaire plutôt que la transformation d'une matière exsudée; mais il y a là une question d'anatomie pathologique délicate à traiter. Selon moi, l'évolution des tumeurs en général est influencée, souvent modifiée, par les milieux organiques voisins. Je l'ai dit il y a longtemps et je le répète, les formations accidentelles ont une tendance manifeste à revêtir quelques-uns des caractères de l'organe où elles se développent. Ainsi, dans la matrice, les tumeurs deviennent réellement fibreuses, au point de pouvoir être confondues quelquefois avec le tissu utérin. Dans la prostate, les productions morbides ont également beaucoup de ressemblance avec le tissu de l'organe qui entoure la racine de l'urèthre. Il y a là, je crois, une loi très générale, qu'il serait important d'étudier dans ses applications. On dirait qu'avec la matière plastique ou fibrineuse épanchée, qu'avec l'élément fibro-plastique, chaque organe s'efforce d'assimiler à sa propre nature, mais sans pouvoir y arriver complétement, les créations pathologiques de son voisinage. Il n'y aurait de la sorte de tumeurs absolument fibreuses nulle part, pas même dans l'utérus, et le mieux serait d'accepter un mot nouveau qui pût s'appliquer au genre de productions dont je parle, quel qu'en soit le siége. J'accorde volontiers que le terme *fibrineuses* n'est pas plus à l'abri d'objections que celui de *fibreuses*. Aussi celui d'*adénoïde*, ne se rapportant qu'à la forme, m'a-t-il paru préférable. On a ainsi le titre d'une classe entière de tumeurs. Des tumeurs presque en tout semblable aux adénoïdes du sein ont été rencontrées en effet par moi et par d'autres chirurgiens dans la

---

(1) *Dictionnaire de médecine.*
(2) *Maladies cancéreuses*, etc., p. 373.

parotide ou la région parotidienne, dans la bouche, au voile du palais, à la voûte palatine, dans l'épaisseur de la joue ; j'en ai même vu un bel exemple dans le creux de l'aisselle d'une femme qui en avait eu préalablement un énorme dans la mamelle. Je ne doute pas que les tumeurs du palais, qui ont été si bien décrites par M. Nélaton, n'appartiennent à la même catégorie.

On aurait de la sorte les adénoïdes du sein, les adénoïdes de la parotide, les adénoïdes du palais, etc., au lieu des tumeurs hétéradéniques dont l'histoire micrographique vient d'être donnée par M. Robin (1).

La loi des analogues, attribuée à M. Vogel et dont les micrographes modernes ont souvent parlé, diffère peu de celle que j'ai indiquée ici, et tend, il me semble, à la confirmer.

M. Birkett (2) et M. Mitch. Henry (3), qui attribuent une opinion semblable à M. Lawrence, se trompent évidemment. M. Lawrence, avec lequel du reste je serais heureux de me rencontrer sur ce point, dit que les lipomes se développent dans le tissu adipeux, que les tumeurs de nature celluleuse occupent le tissu cellulaire, etc. ; mais il ne me paraît point avoir eu la pensée qu'une matière *exsudée*, quelle qu'elle soit, fût susceptible de se modifier selon l'organe ou le tissu qui en est le siége.

Si les adénoïdes offraient toujours le même aspect, les mêmes caractères physiques, à quelque période qu'on les examine, l'embarras serait peut-être moindre. Mais outre que, selon la période de leur développement, elles offrent par place une densité, une coloration assez variable, il m'a paru que, dès le principe, plusieurs d'entre elles étaient également assez différentes les unes des autres. J'en ai rencontré, on l'a vu plus haut, dont l'aspect *grenu* rappelait assez bien la physionomie d'un chou-fleur à tissu serré ou d'une grenade, lorsqu'elles avaient macéré dans l'eau, ou lorsque la surface en avait été un peu éparpillée par le scalpel ou de simples pressions. Sous cette forme, elles conservent une densité, une cohésion qui ne permet que difficilement d'en écraser les grains. Dans quelques autres

(1) *Soc. anat. et Acad. des sciences*, 1856.
(2) *Bristish Review*, janv. 1835.
(3) *Trad. anglaise*, p. 287.

cas, les lobules, les lamelles de la tumeur, rappelaient le feuilleté du cervelet par l'adossement de leurs différentes couches, tout en conservant la résistance du tissu fibro-celluleux. J'en ai vu aussi qui étaient assez homogènes, quoique légèrement grenues, pour donner l'idée d'un lobe glandulaire, d'une sorte de glande artificielle. Il en est enfin qui sont assez friables, assez semblables à une ancienne concrétion fibrineuse, assez molles encore pour se laisser écraser sans trop de peine entre les doigts. Quand elles acquièrent un grand volume, en vieillissant, il s'y forme des kystes; leurs lobes ou lobules sont susceptibles de se ramollir, de subir des transformations notables, transformations et changements sur lesquels j'aurai à revenir bientôt.

J'en ai observé une forme singulière en 1854 chez une femme de trente ans, mariée, bien portante, n'ayant point eu d'enfants. Du volume d'un œuf, globuleuse, lisse, sans bosselure, mobile, cette tumeur était à la coupe d'un rouge jaunâtre, homogène, onctueuse, analogue aux ganglions hypertrophiques ou à la thyroïde. Après comme avant l'opération, elle me paraît d'un diagnostic fort obscur; elle n'offre la physionomie ni de l'encéphaloïde, ni du squirrhe, ni du tissu colloïde, malgré l'aspect gélatineux de son tissu ; elle ne ressemble pas absolument non plus au tissu des adénoïdes.

Après l'avoir examinée moi-même et l'avoir montrée à l'Académie de médecine, elle fut remise à MM. Robin, Verneuil, Houël et Rombaud.

Voici, dit M. Robin, qu'elle en est la structure : « 1° On y trouve une trame réduite, par places, à de minces fibres de tissu cellulaire limitant souvent des espaces arrondis, accompagnées de noyaux fibro-plastiques et de quelques fibres fusiformes. Ailleurs, sa trame est représentée par des faisceaux de tissu cellulaire bien limité, qui, traités par l'acide acétique, laissent voir des éléments fibro-plastiques en petite quantité, et quelques fibres élastiques.

» 2° Les aréoles, ou espaces circonscrits, sont remplies par de la matière amorphe, homogène, transparente, parsemée çà et là de gouttes d'huile isolées ou en amas, matière amorphe abondante, à laquelle le tissu doit son aspect gélatiniforme, et qui donne quelquefois cet aspect à des produits de natures très diverses.

» 3° Enfin les éléments *caractéristiques* de cette tumeur sont des culs-de-sac ou acini mammaires, dont le volume est de deux à trois fois plus grand qu'à l'état normal. Les conduits excréteurs ou galactophores qui font suite aux culs-de-sac, au lieu d'être hypertrophiés comme eux, sont au contraire atrophiés, comme on l'observe souvent dans certaines formes d'hypertrophie mammaire. Il en résulte que les culs-de-sac se présentent sous forme de corps cylindroïdes plus ou moins allongés, quelquefois presque sphériques, d'autres fois multilobés à leur extrémité terminale. Leur épithélium n'offre plus la forme dite nucléaire, qui s'observe à l'état normal : il a pris la forme pavimenteuse ou sphérique. Les granulations qui remplissent ces cellules empêchent, pour quelques-unes, de voir leur noyau; mais l'acide acétique le mit à découvert, et on lui trouva alors tous les caractères propres à l'épithélium nucléaire de la mamelle normale.

» Ainsi il s'agit là d'une des formes d'hypertrophie des culs-de-sac mammaires sécréteurs, avec atrophie des conduits excréteurs, maladie glandulaire accompagnée de production de matière amorphe, transparente, d'aspect colloïde. »

« Le tissu de cette tumeur, disent MM. Verneuil et Houël, est d'une couleur rose pâle, translucide, d'une apparence gélatiniforme, homogène, assez élastique, quoique mou. Il se déchire facilement à l'aide d'une forte traction : la déchirure en est grenue, inégale. La pression et le raclage ne donnent point de suc crémeux, lactescent, miscible à l'eau, c'est-à-dire de suc cancéreux, mais bien une matière visqueuse, transparente, insoluble dans l'eau et s'écrasant facilement entre deux verres.

» Examiné à divers grossissements, ce tissu présente :

» 1° Une grande proportion de matière colloïde, amorphe, dépourvue d'éléments anatomiques spéciaux.

» 2° Quelques faisceaux de tissu cellulaire délicat, et quelques éléments fibro-plastiques (noyaux libres et corps fusiformes).

» 3° L'absence presque complète de vaisseaux.

» 4° Des culs-de-sac de la glande mammaire de dimensions

variables, mais beaucoup plus grands que dans l'état normal. Les uns sont ovoïdes et complétement libres : d'autres sont allongés, presque lobuliformes et groupés deux à deux, trois à trois. Ils sont remplis les uns d'une substance amorphe finement granulée, les autres de cellules d'épithélium pavimenteux, régulièrement disposées en mosaïques, comme cela s'observe dans les autres variétés de tumeurs hypertrophiques du sein; ces cellules d'épithélium diffèrent de l'état normal en ce qu'au lieu d'appartenir à la variété dite nucléaire, elles sont devenues pavimenteuses et polygonales par pression réciproque, altération de forme qui n'est pas rare dans les hypertrophies glandulaires en général.

» 5° Le fragment que nous avons examiné en plusieurs points ne nous a nulle part offert de traces d'éléments cancéreux.

» M. Houël et moi, nous n'hésitons pas à rapporter cette tumeur, qui, à l'œil nu, n'offre nullement les caractères du cancer, à l'hypertrophie mammaire, dont elle constitue une variété assez rare. Le mélange des culs-de-sac glandulaires et de la matière colloïde, les changements survenus dans l'épithélium glandulaire, sont les points remarquables de cette lésion. »

L'examen de M. Rombaud n'a rien fait connaître de plus, si ce n'est un certain nombre de cellules nucléaires dites cancéreuses, que les trois autres observateurs n'ont point admises.

Je n'avais point encore rencontré et je n'ai point retrouvé de variété semblable depuis dans les adénoïdes.

Les détails que donnent A. Cooper, A. Bérard, Warren, montrent que les *tumeurs mammaires chroniques* comprennent celles dont je viens de parler. Ne pouvant rien signifier, si ce n'est un reste de phlegmasie, d'engorgement de la mamelle, le mot seul aurait pu faire illusion; mais il est évident que A. Cooper et les chirurgiens qui l'ont imité n'ont point entendu désigner une inflammation en décrivant la tumeur mammaire chronique. Un pareil nom ne peut pas être conservé, attendu que toutes les tumeurs indolores du sein mériteraient aussi bien l'une que l'autre le titre de tumeur mammaire chronique. M. Paget l'a bien senti, puisqu'il propose de le remplacer par celui de *tumeur glandulaire de la mamelle.* De son côté, M. Birkett préfère le titre d'*adénocèle*, qu'il applique aussi, comme je l'ai dit, aux hypertrophies, aux kystes multiples, etc., et qui ne me paraît pas avoir un sens aussi commode que le mot *adénoïde*.

La tumeur dont parlent ces auteurs ressemble en partie au tissu de la mamelle; elle en a la teinte, la consistance, l'aspect inégal et bosselé; ils ajoutent, mais à tort, et selon toute apparence parce qu'ils confondent, malgré leurs dénégations (1), comme on le fait encore aujourd'hui, les adénoïdes avec l'hypertrophie partielle véritable; ils ajoutent dis-je, qu'elle tient par un pédicule, à quelque lobule de la glande, dont elle serait alors la continuation. Si dans quelques cas l'analogie entre le tissu de la mamelle et celui des adénoïdes ne peut pas être rejetée, il faut avouer néanmoins que l'identité des deux genres de tissu n'est évidente qu'au microscope. D'ailleurs, s'il est vrai, comme je l'ai supposé plus haut, que l'organisme puisse approcher beaucoup, en fait de créations nouvelles, de ce qui existe à l'état normal, on ne voit pas pourquoi des produits pathologiques ne revêtiraient pas, dans la mamelle aussi bien qu'ailleurs, les caractères de l'organe qui en est le siége, sans avoir fait pour cela partie intégrante de la glande, même au début.

Je me suis assuré un grand nombre de fois, par la dissection, de l'indépendance complète des adénoïdes; il m'est arrivé si fréquemment de les isoler comme un lipome, comme un stéatome, comme un peloton fibreux de l'utérus, et de montrer qu'elles n'étaient unies aux tissus voisins que par simple juxtaposition, par agglutination ou par enchevêtrement des inégalités de leur surface, qu'il m'est difficile d'admettre comme un de leurs caractères essentiels le pédicule glandulaire dont on a parlé.

A cela près, tout, dans le tableau de A. Cooper, de Warren et de A. Bérard, se rapporte aux tumeurs adénoïdes; en supposant que les adénoïdes, les tumeurs fibreuses et les tumeurs mammaires chroniques fussent en effet trois espèces distinctes au point de vue anatomique, il n'en serait pas moins vrai,

(1) *On Tum.* — *Guy's Hosp. Rev.*, 3ᵉ sér., t. I. — M. Henry, trad. anglaise de ce traité, p. 281-285.

après tout, que, sous le rapport du diagnostic, de l'étiologie, du pronostic et de la thérapeutique, ce qui a été dit de l'une jusqu'à présent, par ces auteurs, s'applique tout aussi bien aux deux autres.

La *source* des adénoïdes est restée jusqu'ici fort obscure. Il en est à peu près de même de leur nature. Étudiant les transformations que peut subir le sang, arrêté ou épanché dans les organes, je me demandais, en 1833 (mémoire sur les contusions), si certaines tumeurs de la mamelle n'auraient pas quelquefois pour point de départ un grumeau, un noyau de fibrine ou de matière plastique. Aujourd'hui, il n'est plus douteux pour moi que de l'albumine, du lait, du pus, du sang puissent servir de point de départ à diverses sortes de tumeurs. J'ai vu dans une articulation fémoro-tibiale, des pelotons de pus concret en voie évidente d'organisation, de vascularisation, à la surface des cartilages. J'ai rencontré dans la mamelle même des grumeaux d'albumine en forme de foyers concrets, et déjà garnis de vaisseaux indépendants. Il m'a été si facile de suivre, dans le sein comme ailleurs, les différentes phases que peuvent subir les caillots sanguins ou les matières exsudées, dans leur transformation, que je n'hésite point à admettre l'existence de tumeurs ayant pour principe une concrétion hématique, albumineuse ou plastique. Sachant, d'un autre côté, que la plupart des malades s'en prennent à un coup, à une contusion, à une pression, à un refroidissement, je me suis laissé entraîner à l'idée que c'était là une des causes ordinaires des adénoïdes du sein. Sur 58 exemples, je vois **31** femmes attribuer leur mal à un coup, sans compter celles qui peuvent l'avoir oublié, ou qui n'y ont pas fait attention. Par sa forme, par sa position, par ses fonctions, par les vêtements qui l'avoisinent, la mamelle est exposée à des froissements, des pressions, des contusions, des violences d'espèces si variées, que l'impossibilité d'une pareille cause serait difficile à établir. Chez les femmes mal réglées, chez les femmes non mariées plus encore que chez les autres, les seins étant le siége, à de certaines époques, de congestions sanguines, de véritables ecchymoses, j'ai supposé que de petits épanchements hématiques ou autres pouvaient se former spontanément dans le parenchyme de la mamelle. Serait-ce donc aller trop loin que de trouver là une coïncidence favorable à mon hypothèse, en ajoutant que c'est en outre chez les femmes à menstruation pénible ou irrégulière, surtout, qu'on observe les adénoïdes?

Par l'analyse chimique on a trouvé, dans les tumeurs que j'appelle hématiques, les éléments du sang ou de la fibrine; plusieurs de ces tumeurs, examinées au microscope, ont offert comme base de leur structure les éléments de la fibrine, si bien que M. Lebert leur a consacré un article spécial (1). L'origine hématique ou albumineuse de quelques-unes des tumeurs du sein ne pouvant plus être révoquée en doute, il ne resterait plus qu'à voir si toutes les adénoïdes ou si quelques-unes d'entre elles seulement viennent de cette source.

La question ne laisse pas que d'offrir encore assez de difficultés.

Il serait démontré que le sang, l'albumine, le pus, le lait, etc., sont susceptibles, une fois épanchés, de subir des dégénérescences, des transformations diverses, qu'on n'en cesserait pas moins bientôt d'être d'accord, dès qu'il s'agit de savoir si telle ou telle tumeur, dont l'évolution est très avancée, vient réellement de cette altération plutôt que de toute autre. En soutenant dès 1833 que les grumeaux des kystes du poignet, de même que les corps mobiles des cavités articulaires, ne sont souvent que des concrétions hématiques ou de matière plastique, je ne suis parvenu à rendre mon opinion plausible qu'en faisant voir les phases diverses de chacune de ces productions morbides depuis sa naissance jusqu'à son état complet. Dans un dépôt hématique encore récent il existait un caillot morcelé, déjà réduit en fragments en partie décolorés; j'ai trouvé dans un autre cas, où le mal datait d'un peu plus loin, des fragments durs, plus lisses, offrant sur quelques points l'aspect de cartilages ou de corpuscules libres, en même temps que le reste de leur substance conservait les caractères du sang; ayant pu constater enfin, à une période plus avancée, des caillots très reconnaissables, en même temps que des corps ou des grains dits cartilagineux, il cessa d'être possible pour moi de conserver des doutes à ce sujet; ce qui n'empêche pas toutefois les corps

____

(1) *Physiologie pathologique*, tome II, p. 83-97.

libres des jointures d'appartenir dans certains cas à la synoviale ou à des fragments de cartilages réels.

Au surplus, la mamelle se prête moins que beaucoup d'autres organes à l'étude de pareilles productions. La densité de son tissu, ses propres fonctions, empêchent d'y suivre aisément l'évolution des diverses exsudations dont elle peut être le siége. J'ai vu nombre de fois, cependant, des dépôts sanguins, suite de contusions, présenter dans le sein, soit du sang liquide, soit du sang coagulé, soit des pelotons de fibrine isolés et friables, soit des concrétions solides, sèches ou humides ; j'y ai observé aussi des masses déjà vascularisées et vivantes se confondant par juxtaposition, par agglutination, avec les tissus naturels ; j'y ai trouvé enfin, longtemps après l'accident, des tumeurs fibrineuses dans certains points, avec les caractères non douteux d'une concrétion évidemment sanguine ailleurs. Quand on remarque, en outre, que beaucoup de tumeurs doivent résulter d'une exsudation quelconque, ne paraît-il pas tout simple que certaines d'entre elles soient primitivement de nature hématique? Il n'en est pas moins vrai qu'à leur état de développement complet, plusieurs de ces tumeurs ont une organisation et des caractères tels, que beaucoup de praticiens restent et peuvent rester dans le doute à cet égard.

Si les adénoïdes étaient de simples hypertrophies partielles, elles devraient, il me semble, se continuer dans tous les cas par un pédicule avec la mamelle proprement dite ; plus la tumeur a de volume, plus son pédicule devrait être gros, évident, solide ; une tumeur qui égale parfois les dimensions de deux têtes d'adulte, qui offre plus de masse qu'une mamelle à l'état de lactation, pourrait-elle exister, si elle n'était qu'un lobule glanduleux hypertrophié, sans avoir un énorme pédicule, sans une ou plusieurs racines formées de vaisseaux, de nerfs et surtout de conduits galactophores également hypertrophiés? Or il est certain que la dissection la plus attentive n'a point démontré de continuité pareille entre ces sortes de tumeurs et le tissu mammaire. M. Houël (1), qui dit y être parvenu, ne prouve pas que la continuité dont il parle fût primitive plutôt que le fait d'une

____

(1) *Manuel d'anatomie pathologique*, p. 579.

confusion secondaire; j'ai pu m'assurer au contraire, avant et après l'opération, de leur entière indépendance dans presque tous les cas.

Si l'on objectait que les lipomes, par exemple, qui ne sont que de simples hypertrophies, existent souvent aussi sans racine, sans pédicule manifeste, je répondrais que, sous ce rapport, la graisse, substance purement accessoire, presque inerte dans l'organisme, n'étant point un tissu, ne peut pas être comparée à la mamelle, organe essentiel, des plus complexes quant à sa texture, des plus élevés dans l'ordre fonctionnel. Cherchant à en faire une simple hypertrophie, une sorte de tumeur sessile, dans un kyste préexistant, et dont le pédicule a fini par se rompre, M. Houël (1) ne donne en réalité aucune preuve à l'appui de sa supposition. Admettant comme moi les adénoïdes à titre de produits de nouvelle formation, M. Paget leur donne, il est vrai, une espèce de racine, en les faisant naître dans un kyste à la manière de végétations ou de polypes; mais il prend aussi, je crois, l'effet pour la cause. Je puis en dire autant de M. Goyrand, qui croit résoudre la question en signalant un gros pédicule entre le tissu mammaire et une volumineuse adénoïde qu'il a enlevée (2).

En les prenant à la lettre, certaines observations prouvent, en somme, qu'une véritable continuité peut exister entre ces tumeurs et la mamelle; mais aucune ne démontre, il me semble, que cette continuité soit primitive au lieu d'être la conséquence du contact prolongé de la production morbide avec les tissus naturels.

L'analogie, si l'on veut même l'identité de composition, au microscope, ne me paraît pas de nature à détruire tous les doutes. Les corps fibreux de l'utérus sont semblables presque de tous points, à l'œil nu comme au microscope, au tissu de la matrice. Personne cependant n'avait songé, depuis Bayle, à en faire des hypertrophies partielles, à leur contester le titre de corps indépendants, de productions accidentelles. M. Lebert (3) soutient maintenant, il est vrai, comme Vogel, que ces

(1) Ibid., p. 579.
(2) *Bulletin de thérapeutique*, 1857.
(3) *Comptes rendus de la Société de biologie*, t. IV, p. 68.

corps ne sont que des hypertrophies partielles; mais pas plus que M. Bristowe (1), qui en fait des espèces de tumeurs musculaires, il ne fera prévaloir son opinion sur celle de Bayle.

L'hypertrophie partielle (page 215), donne naissance à des tumeurs très différentes des adénoïdes véritables; l'opinion que je combats tient cependant en grande partie, ainsi que je l'ai déjà fait remarquer, à ce que, comme A. Bérard, M. Lebert et la plupart des micrographes confondent encore sous le même titre ces tumeurs et les adénoïdes proprement dites; ce sont cependant deux classes de tumeurs tout aussi distinctes que peuvent l'être les corps fibreux et les polypes par hypertrophie du tissu utérin dans la matrice. Coupez une hypertrophie partielle, et vous verrez partout le tissu glandulaire se confondre avec la tumeur, qu'il vous sera absolument impossible d'en séparer nettement; mettez à côté une adénoïde, et il sera facile, au contraire, d'isoler la tumeur des tissus ambiants, de constater entre elle et la mamelle une différence manifeste.

Le sang, une fois épanché, est, dit-on, un corps étranger dans les tissus; soit: mais M. Broca (2) et d'autres n'ont-ils pas établi que, cessant de circuler, cet élément donne souvent lieu à deux sortes de caillots ou de concrétions, les uns inertes, les autres organisables. Or pourquoi, s'il en est ainsi, un fragment de fibrine *organisable* ne servirait-il pas de noyau à un certain nombre de tumeurs?

Il m'a été objecté, en outre, que la quantité de sang épanché n'était point, le plus souvent, en rapport avec le volume des tumeurs que j'appelle hématique. Il faut que j'aie été mal compris; car ce fait, que je n'ai jamais songé à nier, ne porte aucune atteinte à l'opinion en litige. La concrétion est une sorte d'épine qui attire d'autres matériaux ou des matériaux similaires autour d'elle, et qui se les approprie. Si elle s'organise soit *proprio motu*, soit par le contact des tissus vivants, il n'y a nulle raison pour que son accroissement ne soit pas en quelque sorte indéfini; il en est évidemment de même quand elle reste inerte. Inutile dès lors, on le voit, de chercher la moindre

(1) M. Henry, trad. angl., p. 293.
(2) *Traité des anévrysmes*, etc.

relation entre la quantité de l'épanchement primitif et le volume subséquent de la tumeur.

Il résulte, je crois, de ces détails, que les adénoïdes peuvent être rapportées, au moins dans certains cas, à un grumeau de matière plastique ou de fibrine, et que, la formation de ce premier noyau une fois admise, il est permis de croire à des nuances diverses dans leur forme et leur aspect, quoiqu'elles aient peut-être une origine semblable. En supposant que quelques-unes d'entre elles naissent autrement, toujours est-il qu'elles offrent toutes une extrême analogie au point de vue de leurs caractères généraux, de la séméiologie, du pronostic et de la thérapeutique. Cette dernière considération, et l'embarras des opinions variées sur la nature primitive du mal, m'ont surtout porté à proposer l'épithète d'adénoïde. Ainsi je comprends en même temps sous ce nom les tumeurs fibrineuses, les tumeurs fibreuses et une partie des tumeurs mammaires chroniques des auteurs, qui ont toutes, en effet, l'aspect glandulaire au premier coup d'œil; mais j'en éloigne les tumeurs hypertrophiques pures. On a de cette façon l'avantage de laisser intacte la question étiologique, et de n'exciter aucune discussion, relativement à la nature matérielle de la tumeur; celui d'adénocèle, proposé par M. Birkett, vaut évidemment moins sous ce rapport.

C. — Diagnostic.

En 1844, plusieurs praticiens soutinrent à l'Académie de médecine, comme quelques-uns le soutiennent encore, que les tumeurs bénignes du sein ne peuvent point être distinguées des tumeurs malignes : c'est une erreur qui a, je crois, été mise dans tout son jour au sein de la même Académie en 1854. En admettant, comme autrefois, comme M. Bennett (1) tend à le faire admettre de nouveau, que toute tumeur puisse devenir un cancer, cela n'empêcherait nullement de pouvoir les distinguer, et n'autoriserait point à les confondre; car on ne peut pas nier qu'à de certaines périodes au moins, les adénoïdes diffèrent notablement des tumeurs cancéreuses proprement dites.

Une tumeur dans le sein n'a d'abord rien qui porte à sup-

(1) *Mém. à l'Acad. impér. de médecine*, novembre 1857.

poser un squirrhe, un encéphaloïde, une masse colloïde, ou même un kyste et un lipome, plutôt qu'une adénoïde, et *vice versâ*. Toutes ces espèces de tumeurs, en effet, sont souvent attribuées par les femmes au même genre de causes, à un coup, à un froissement, à une violence extérieure quelconque. Nombre de malades ne s'en sont aperçues que par hasard, et ne peuvent, en aucune façon, préciser la date de leur mal. L'âge, la constitution, l'état social, les habitudes, le régime de vie, ne sont également que d'un faible secours dans la détermination à prendre en pareil cas. Si les adénoïdes ont plus souvent lieu chez les femmes non mariées ou stériles et jeunes que chez les autres, de telles conditions ne mettent point les mêmes femmes à l'abri des tumeurs cancéreuses ou des kystes.

Les caractères physiques de l'affection ne laissent pas à leur tour que de faire naître d'assez grandes difficultés dans quelques cas. La tumeur adénoïde, ordinairement bosselée, élastique, dure, indolente, ne diffère pas, à cet égard, de certains squirrhes, de certaines masses encéphaloïdes ou colloïdes, de certains kystes à parois épaisses, d'une manière assez tranchée pour mettre le praticien à l'abri de toute méprise. Mais il existe d'autres caractères que les adénoïdes présentent à peu près seules, et qui, soit par eux-mêmes, soit par leur association, permettent presque toujours de ne confondre cette classe de tumeurs avec aucune autre.

Ainsi, qu'elle soit superficielle ou profonde, petite ou volumineuse, récente ou ancienne, située au centre ou au pourtour de la région mammaire, l'adénoïde jouit d'une mobilité qui lui est propre. Qu'on la presse entre deux doigts sur un plan un peu solide, contre les parois de la poitrine en particulier, sur une côte, je suppose, et l'on s'assurera facilement qu'elle se déplace à la manière d'un noyau de fruit, d'un corps étranger, dans toutes sortes de directions, sans entraîner aucun des lobules de l'organe mammaire avec elle. Nulle autre espèce de tumeur ne m'a offert une mobilité semblable. Le squirrhe n'est jamais isolé dans le sein ; il se continue toujours par quelques branches, par quelque racine, par quelque traînée, avec le tissu mammaire, et il ne se déplace sous la pression qu'à la manière

16

d'une masse, d'une portion même de la glande. Le squirrhe semble en général comme fixé à la peau, tantôt par quelques filaments, tantôt d'une manière intime, tandis que les adénoïdes restent indépendantes de cette enveloppe jusqu'à la fin.

Les encéphaloïdes induiraient plus facilement en erreur ; seulement il est si rare qu'ils n'atteignent pas en peu de mois un certain volume, ils se développent avec tant de promptitude comparativement aux adénoïdes, ils revêtent si vite la forme globuleuse, ils tardent si peu à proéminer du côté de la peau et à compromettre l'état normal de cette membrane, comme aussi à se ramollir, à s'approprier les couches voisines, qu'il n'est guère possible de confondre ces deux classes de tumeurs ; puis, en s'amincissant sur l'encéphaloïde, la peau se confond toujours avec lui par quelques points, ce qui n'a que rarement lieu pour la tumeur adénoïde.

Ce que je viens de dire des encéphaloïdes s'applique aux tumeurs colloïdes. La confusion des masses tuberculeuses avec le tissu mammaire est trop facile à éviter pour que je m'y arrête ; dues à un travail phlegmasique incomplet, ou à l'exsudation de matières, soit tuberculeuses, soit purulentes, ces tumeurs semblent, aussi bien que le squirrhe, s'être approprié une portion de la mamelle qu'elles entraînent dans les mouvements qu'on leur imprime ; comme les encéphaloïdes, les tumeurs tuberculeuses du sein ont une marche, subissent des transformations, des ramollissements que ne présentent point aux mêmes périodes les adénoïdes. Avec les cancers, la constitution, la santé générale s'altèrent bientôt, et les ganglions du voisinage s'engorgent ; avec les adénoïdes, rien de semblable ne se voit.

Lorsque les kystes bénins ont acquis de certaines dimensions et que la fluctuation y est évidente, nulle méprise ne paraît possible. Comme ils sont ordinairement réguliers à l'extérieur, et que leurs parois font partie de la glande hypertrophiée, on ne voit pas d'abord en quoi ils pourraient donner l'idée d'une adénoïde. Il m'est arrivé cependant plusieurs fois, deux fois entre autres, de commettre une erreur de ce genre.

Madame D..., rue Bourtibourg, vint me consulter, en 1843, pour une tumeur du sein gauche, datant d'une dizaine d'années ; cette tumeur, du volume d'un œuf de poule, un peu aplatie, était bosselée, élastique, indolente, et située profondément dans le tissu mammaire, à quelques centimètres en dehors du mamelon. Je crus à une adénoïde ; l'opération fut commencée dans cette supposition, et l'erreur ne fut constatée qu'au moment où un sac contenant deux cuillerées environ de sérum jaunâtre vint à être fendu par l'instrument : il s'agissait d'une hypertrophie partielle avec kyste.

L'erreur ici tint à deux causes : 1° à ce que l'idée d'un kyste ne m'étant point venue, l'exploration de la tumeur n'avait pas été assez attentive ; 2° à ce qu'étant profondément situé, le kyste se trouvait entouré de parois épaisses, indurées, bosselées à l'extérieur, comme les tumeurs adénoïdes ; mais il est indubitable que si je m'étais mieux appliqué à rechercher la fluctuation d'une part, et la mobilité de la tumeur de l'autre, une telle méprise ne serait point arrivée ; j'ajouterai que madame D..., qui se porte assez bien aujourd'hui (1858), avait une gorge volumineuse, et se trouvait douée d'un certain embonpoint.

En 1847, je suis tombé dans la même faute à l'hôpital même.

Une femme âgée de trente-deux ans, non mariée, entre à la Clinique pour une tumeur qu'elle a dans le sein gauche depuis nombre d'années, et qu'elle rapporte à un coup. Cette tumeur, qui ne dépasse pas le volume d'un marron, qui a la forme d'une amande, est bosselée, mobile, inégale, comme les adénoïdes, et le diagnostic m'en paraît si facile, que je m'en tiens à une exploration assez légère. L'opération n'en prouva pas moins qu'il s'agissait d'un petit kyste contenant environ une cuillerée à café de sérum noirâtre, et dont les parois étaient, comme dans le cas précédent, épaisses, denses et inégales.

Je ne puis trop le redire, une seule affection peut embarrasser réellement le praticien exercé ; c'est l'hypertrophie partielle lobulée. Se continuant avec la mamelle, avec le tissu glanduleux, dont elle n'est en définitive qu'une portion épaissie et indurée, la tumeur hypertrophique se distingue encore assez bien néanmoins de l'adénoïde complétement établie. Ce n'est donc en résumé que dans la première période, ou quand il y a quelque complication, que la confusion de pareilles tumeurs est possible ou pardonnable.

La méprise n'aurait rien de fâcheux, il est vrai, puisque l'opération nécessaire n'est ni plus difficile, ni plus grave dans la seconde supposition que dans la première; mais quand on y tombe, elle doit certainement être attribuée à de l'inadvertance, au défaut d'un examen suffisant, bien plus qu'à la nature même des choses.

Au demeurant, quand on trouve chez une femme encore jeune, mariée ou non, ou bien chez une demoiselle, quel qu'en soit l'âge, chez une femme mariée qui n'est jamais devenue enceinte, chez des femmes qui jouissent d'ailleurs d'une bonne santé, ou dont la santé n'a été troublée que par quelque dérangement des fonctions utérines, une tumeur du volume d'une noisette à un œuf de poule, dure, élastique, un peu inégale, ordinairement indolente, mobile, nettement, complétement mobile, au point de pouvoir être facilement déplacée au milieu des tissus, on peut déjà dire qu'il s'agit d'une adénoïde.

Le doute ne sera plus guère permis, si l'on apprend, en outre, que cette tumeur date de loin, s'est développée soit à la suite d'un coup, soit sans cause appréciable; que son accroissement s'est fait avec lenteur, sans inflammation; qu'elle est restée une ou plusieurs années sans paraître augmenter de volume, et qu'elle n'est le siége d'aucun battement, d'aucun élancement. La conviction devra être entière, si à tous ces caractères on peut ajouter que la tumeur, quoique ancienne, conserve toute sa mobilité sans avoir contracté d'adhérence, soit avec la peau, soit avec la couche sous-cutanée, soit avec le tissu mammaire, et qu'elle ne se complique point d'engorgement des ganglions lymphatiques voisins.

Quelques cas, sans doute, laisseront encore l'esprit en suspens. Ainsi, certaines adénoïdes sont d'abord si petites et restent si longtemps petites, qu'on court risque de se tromper en voulant les caractériser d'abord d'une manière positive. D'autres, qui sont parfois le siége ou la source de douleurs, d'élancements, de rayonnements assez vifs, peuvent donner l'idée d'un névrome. A une période plus avancée, la tumeur adénoïde offre quelquefois un volume assez considérable, des bosselures assez notables, assez proéminentes pour que la peau qui les recouvre s'amincisse, rougisse, soit sillonnée de capillaires veineux, au point de leur donner la physionomie de certaines tumeurs encéphaloïdes. Il se peut aussi que des kystes de dimensions variables s'établissent dans une ou plusieurs des bosselures de la tumeur, de manière à rendre un diagnostic précis à peu près impossible.

Il n'en est pas moins vrai que, même dans ces cas exceptionnels, on peut encore, avec de l'habitude et de l'attention, distinguer la tumeur adénoïde, et des kystes proprement dits, et des tumeurs cancéreuses de la mamelle. Les toutes petites tumeurs qui durent depuis longtemps, qui ne sont pas le siége ordinaire de douleurs vives, qui sont parfaitement mobiles, appartiennent à la classe des adénoïdes, et non à celle des névromes, qui, sans compter leur douleur caractéristique, se continuent toujours avec quelques lamelles ou quelques filaments des tissus normaux, ni à celle des nodosités, des hypertrophies partielles ou des indurations, qui ont pour caractère de faire en quelque sorte partie des lobules glandulaires. Quant à ce qui est des tumeurs avec kystes, avec bosselures plus ou moins ramollies, on saura qu'elles sont de nature adénoïde, en remarquant que, malgré leur ancienneté, la santé générale n'en a nullement souffert, qu'elles conservent leur mobilité entière du côté de la glande, que les bosselures fluctuantes sont ordinairement multiples, que le tout n'en a pas moins pour base une masse élastique, concrète et inégale sous la peau.

Voici l'exemple d'une des plus petites que j'aie enlevées :

Obs. LXXXVI. — *Petite adénoïde. Extirpation. Guérison.*

Sophie, trente-six ans, couturière, entre le 20 septembre 1842 à la Charité pour une petite tumeur qu'elle porte au sein gauche.

Cette tumeur, dit la malade, date de douze ans. D'abord grosse comme un pois vert, elle est restée longtemps dans cet état ; ce n'est guère que depuis dix-huit mois qu'elle a commencé à croître.

Femme faible, maigre, à chairs flasques, à teint plombé, jaunâtre ; la tumeur, du volume d'une grosse noisette, située à la partie supérieure externe du sein, est dure dans toute son étendue et parfaitement mobile sous la peau ; les ganglions voisins sont dans leur état normal. On procède à l'opération le 23 septembre.

La tumeur est d'abord assujettie par des aides : une incision oblique est pratiquée dessus, puis elle est saisie avec une érigne, disséquée, et enlevée en totalité. C'est une petite tumeur à tissu homogène, à coupe grenue et luisante, dépourvue de suc lactescent, bien distincte du tissu mammaire.

24. — La nuit a été assez bonne ; la malade a éprouvé un peu de douleur dans le sein.

26. — L'appareil est levé : la plaie présente un bon aspect; la suppuration commence.

La malade n'éprouve rien de particulier pendant les jours suivants ; le 2 octobre, elle se plaint de maux de cœur, de bâillements répétés ; elle est agitée, elle dort peu. La plaie ne présente rien d'inquiétant, la suppuration est assez abondante.

Peu à peu la suppuration se ralentit ; la plaie, qui marche vers la cicatrisation assez lentement, est entièrement fermée au milieu d'octobre. La malade sort guérie le 3 novembre.

Si certaines adénoïdes donnent de prime abord l'idée d'une masse lisse, régulière, cela tient à ce que les tissus ambiants se sont en quelque sorte moulés sur elles et leurs anfractuosités, en s'étalant comme pour leur former un sac ; c'est alors que l'idée d'une fluctuation, qui manque en réalité, pourrait se présenter à la pensée ; mais que l'on tienne soigneusement la tumeur appliquée contre un point fixe de la paroi thoracique, qu'on l'explore à l'aide de pressions perpendiculaires attentives; qu'on la déplace, qu'on la saisisse par les différents points de son contour ou de sa surface, et l'on finira par se convaincre qu'elle n'est pas fluctuante, qu'elle est plus ou moins bosselée; et, quand même il en sortirait de la sérosité par le mamelon, comme dans le cas suivant, il se peut qu'elle soit solide, qu'elle ne contienne pas de kyste.

Si l'on ajoute qu'examinées hors du sein, à la dissection, à l'inspection purement anatomique, ces tumeurs ont des caractères tout différents de ceux des tumeurs cancéreuses ; qu'elles ont souvent l'aspect homogène du ganglion lymphatique hypertrophié, ou la physionomie granulée ou grenue du foie; que dans certains cas elles offrent la teinte et quelquefois la densité du tissu mammaire ; que leur extérieur, plus ou moins bosselé et non pas simplement anfractueux comme dans le squirrhe, est parfois lobulé, presque lacinié même à la manière du choufleur ; qu'elles ont d'autres fois les apparences d'un corps fibreux ou d'une concrétion organisée; si l'on réfléchit qu'examinées au microscope, elles ne présentent que des éléments homœorphes, que des globules, des cellules, des vésicules analogues aux éléments, aux globules, aux cellules, aux vésicules qui entrent dans la composition, soit de la glande, soit des exsudations venant du système vasculaire ou des tissus de la région mammaire; si l'on remarque enfin que ces tumeurs ne contiennent généralement ni cellules, ni noyaux cancéreux, ne sera-t-on pas forcé d'accorder qu'elles forment une classe tout aussi différentes des cancers que des kystes?

Obs. LXXXVII. — *Adénoïde du sein gauche; sérosité par le mamelon.*
Détails microscopiques.

Deldine, trente-quatre ans, entre le 20 janvier 1848 salle Sainte-Catherine, n° 15.

Cette malade, d'un tempérament sanguin, a toujours joui d'une bonne santé; bien réglée depuis l'âge de quatorze ans, elle a eu trois enfants dont un seul survit, et n'a jamais nourri.

Il y a trois ans, la malade reçut un coup sur le sein gauche. Dix-huit mois après elle s'aperçut qu'elle portait en cet endroit, en dehors et en bas, une tumeur grosse comme une noisette, qui, dans les premiers temps, occasionna quelques douleurs. Un médecin ordonna des frictions avec une pommade iodée; ce traitement fut discontinué au bout de six semaines, sans avoir amené de diminution dans la tumeur. Accouchée au mois de janvier dernier, la malade vit s'écouler par le mamelon une sérosité limpide et jaune roussâtre; depuis ce temps, la tumeur augmenta lentement de volume.

Aujourd'hui elle est grosse comme un petit œuf de poule, ferme, inégale, un peu bosselée; n'adhérant point à la peau, qui n'a pas changé de couleur, elle est mobile, et présente comme une traînée fibreuse qui s'étend vers l'aisselle. Le mamelon laisse encore suinter le liquide dont nous avons parlé.

23 janvier. — L'extirpation de la tumeur est pratiquée, au moyen d'une incision semi-lunaire; deux ou trois ligatures sont faites. (Pansement simple, un peu de charpie dans l'angle inférieur de la plaie. Deux bouillons, deux potages.)

26. — Hier à midi, fièvre qui s'est prolongée presque toute la nuit. Ce matin le pouls est encore large et plein, un peu fréquent; la face est colorée et les yeux sont animés; les pièces du pansement sont imbibées de sang. L'appareil n'est pas levé; on met seulement par-dessus des compresses pour l'absorption du sang. (Bouillons, potages, limonade tartrique, potion laudanisée.)

27. — La journée a été bonne et la nuit de même. L'appétit est revenu; on continue la même prescription.

28. — La plaie est vermeille; on introduit dans sa cavité un bourdonnet de charpie pour empêcher ses lèvres de se recoller avant le fond; pansement simple, compression modérée.

31. — La plaie va bien, la suppuration s'établit. (Eau de Sedlitz.)

2 février. — On cesse l'emploi des bourdonnets dans la plaie, qui ne suppure pas beaucoup; on continue la compression pour affronter les chairs, et la malade est mise à deux portions.

6. — Le peu de suppuration qui existait a cessé; la plaie tend à se réunir; la malade continue à offrir un état très satisfaisant.

Je trouve dans mes notes ce qui suit sur la tumeur de cette malade.

Tumeur dure, roulant sous la peau sans y adhérer, tenant à la mamelle par un mince pédicule celluleux.

La coupe de la tumeur montre un tissu qui ressemble au tissu du corps thyroïde hypertrophié ; il a un aspect glanduleux.

Une coupe mince du tissu, à un faible grossissement (30 diamètres), montre des lobules glandulaires bien distincts, couverts de granulations régulièrement disposées à leur surface.

A 500 diamètres, on ne trouve que des globules assez petits, munis d'une enveloppe et d'un noyau, de forme ronde, sans granules à l'intérieur. Les globules ont un diamètre de $0^{mm},02$; leur noyau n'a que $0^{mm},005$. Cette forme des lobules paraît être celle qu'on rencontre normalement dans la glande mammaire.

J'ai revu plusieurs fois depuis cette femme, qui n'a pas eu de récidive.

D. — Pronostic.

Beaucoup de chirurgiens, le plus grand nombre peut-être, se demandent encore si les adénoïdes ne sont pas des cancers à leur première période, à leur premier degré, des squirrhes bénins, des cancers occultes ou à l'état d'incubation. Il suffit, sans aucun doute, d'énoncer une pareille question pour en faire sentir toute la gravité. Examinons-la donc sous ses principaux points de vue.

L'observation est invoquée ici par tout le monde. Les partisans de la transformation soutiennent avoir vu maintes fois les tumeurs bénignes devenir de véritables cancers à la longue. Martin-Solon, appuyé par Blandin, fit mention en 1844 (1) d'une tumeur ainsi transformée en encéphaloïde, après vingt ans de durée, chez une femme de quarante-cinq ans ; des faits du même genre furent indiqués par plusieurs autres médecins ou chirurgiens, par Roux en particulier ; mais, on répond : 1° rien ne démontre la nature bénigne de la tumeur dans la première période de son histoire ; 2° rien ne prouve non plus absolument qu'elle fût de nature encéphaloïde, quand on en a fait l'extirpation. Dire que les femmes avancées en âge, que les femmes mariées et fécondes, sont plus souvent atteintes de cancers que de tumeurs bénignes, n'autorise pas à conclure que les tumeurs bénignes deviennent plus tard des cancers. Des adé-

____
(1) *Bulletin de l'Académie de médecine*, t. IX, p. 330.

noïdes sont d'ailleurs restées bénignes jusqu'au bout, mes observations le démontrent, chez une foule de femmes mariées, mères de plusieurs enfants. S'il est vrai que des tumeurs d'apparence bénigne aient pris les caractères du cancer à un âge plus avancé, après la cessation des règles, par exemple, il ne s'ensuit nullement que ces tumeurs fussent primitivement de nature adénoïde ; il se peut aussi que des tumeurs cancéreuses dès le principe ne se démasquent, ne montrent leur malignité, qu'après un laps de temps considérable.

Les partisans de la transformation n'ont pas toujours tenu compte des distinctions établies par l'anatomie pathologique. Guidés par les résultats thérapeutiques, ils considèrent, à l'instar de Boyer, comme simples les tumeurs qu'ils guérissent sans opération, et comme cancéreuses ou malignes celles qui résistent aux médications, soit locales, soit générales, étrangères à la chirurgie proprement dite.

Pour élucider la question, il faut se placer à un autre point de vue. Les tumeurs bénignes et les tumeurs malignes sont-elles susceptibles de changer de nature, de se substituer l'une à l'autre? n'ont-elles pas une composition telle, au contraire, qu'il faille les conserver à titre d'espèces distinctes, depuis leur naissance jusqu'à leur disparition?

Pourquoi, a-t-on dit, les tumeurs bénignes de la mamelle ne dégénéreraient-elles pas? Les tissus fibreux naturels, le périoste, la dure-mère, ne sont-ils pas souvent le siége de transformations, de véritables cancers? D'abord les adénoïdes ne sont pas du tissu fibreux ; ensuite, on est encore loin d'avoir démontré que les cancers du périoste, de la dure-mère, soient des transformations, des dégénérescences du tissu fibreux : là, comme ailleurs, le cancer semble être souvent une production hétéromorphe, et non point une transformation proprement dite des tissus normaux.

Un autre argument est tiré de la dégénérescence cancéreuse de certains polypes de l'utérus, signalée par Dupuytren et par d'autres chirurgiens; mais, en examinant les observations, en essayant de pénétrer la nature des faits, on ne tarde pas à se convaincre que les tumeurs dont on parle avaient subi une décomposition putrilagineuse ou gangréneuse et nullement une transformation cancéreuse. D'ailleurs où est la preuve que les tumeurs devenues cancéreuses dans la matrice avaient été d'abord des corps fibreux plutôt que des cancers véritables? Quand même des cancers auraient été observés sur des tumeurs de ce genre, il n'en résulterait en aucune façon que les corps fibroïdes proprement dits fussent susceptibles de dégénérer; coiffés d'une couche de tissu utérin, ils peuvent à la rigueur devenir le siége d'un véritable cancer dans leur enveloppe, tout en restant corps fibreux à l'intérieur du kyste qui les contient. N'est-il pas possible, en outre, qu'ayant établi son siége dans la couche utérine, le cancer envahisse en se développant le corps fibreux situé au-dessous? puis, qui pourrait affirmer *à priori*, que des tumeurs organisées, fibroïdes, adénoïdes, ou autres, soient incapables de devenir comme les tissus normaux le siége d'une exsudation, d'une accumulation de matière cancéreuse dans leur propre parenchyme?

D'autres tumeurs, susceptibles de se développer partout, forment évidemment des espèces, des êtres ayant leur origine, leur composition, leur développement, leur forme, leur vie, leurs terminaisons propres et distinctes. Personne n'oserait soutenir que les tannes ou le mélicéris puissent se transformer en lipomes, pas plus que le lipome ne peut devenir un mélicéris. Les tumeurs du crâne appelées stéatomes sont d'une fréquence extrême; les a-t-on jamais vues se transformer en une verrue, un corps fibreux, un kyste sébacé ou une masse tuberculeuse? Aucun chirurgien n'a prétendu que le mélicéris, le stéatome, le lipome, le tubercule, la verrue, fussent susceptibles de subir fréquemment la dégénérescence cancéreuse, et ne nie que chacune de ces tumeurs ne conserve sa nature propre à toutes les périodes de son évolution, du commencement à la fin. Qui ne sait, en outre, que le squirrhe, l'encéphaloïde, la mélanose, les tumeurs colloïdes ont une texture, une composition et des caractères tout spéciaux? Qui ne sait qu'une de ces quatre tumeurs étant donnée, quelque petite qu'elle soit, elle marche pour ainsi dire fatalement à la terminaison cancéreuse; que jusqu'ici aucune d'elles, une fois bien caractérisée, n'a jamais abandonné sa nature maligne pour rétrograder et revêtir les caractères des tumeurs bénignes?

Comment ne pas être frappé en outre de cette dissemblance si tranchée qui fait que, de l'aveu même des partisans de l'opinion opposée, les tumeurs fibroïdes, les lipomes et toutes les autres tumeurs de nature bénigne ne se transforment au moins que très rarement en cancer, tandis que cette transformation est un phénomène à peu près inévitable dans le squirrhe, l'encéphaloïde, etc. ?

Certaines tumeurs bénignes sont susceptibles de reparaître chez les femmes qui en ont subi l'extirpation. Sous ce point de vue, l'expérience ne me permet pas de donner, avec quelques autres praticiens, le défaut absolu de récidive comme un caractère distinctif des adénoïdes. J'ai déjà cité plus haut des femmes qui en ont été reprises un, deux, trois, quatre, et même dix ou douze ans après en avoir été débarrassées une première fois; mais une distinction fondamentale doit être rappelée à cette occasion.

La récidive se montre, dans la pratique, sous deux formes. Ainsi un malade qu'on opère d'un lipome n'est pas à l'abri pour cela de tumeurs graisseuses, dans quelque endroit que ce soit. Il en est de même des stéatomes de la tête : ôter une de ces tumeurs d'une région pariétale, je suppose, ne permet point d'affirmer qu'une tumeur semblable ne se montrera pas plus tard sur la région pariétale opposée ou ailleurs. Il faut en dire autant du méliceris et de presque toutes les tumeurs homœomorphes; en sorte qu'après avoir enlevé une adénoïde, on n'est pas plus en droit de dire que la femme n'en aura jamais d'autres que de promettre à un malade qu'on vient d'opérer d'une loupe qu'il est à tout jamais préservé de lipomes.

Ce n'est point ainsi que la récidive des tumeurs cancéreuses doit être entendue : après l'extirpation, une adénoïde ne répullule point sur place, à moins qu'il n'en soit resté des fragments sur le lieu qui en était d'abord le siége ; c'est au contraire dans ce point que reviennent souvent les tumeurs cancéreuses. Il est rare de voir une même femme atteinte plusieurs fois de tumeurs adénoïdes; il est rare au contraire de ne pas voir les véritables cancers répulluler. Quand les adénoïdes reviennent, c'est au bout d'un temps en général considérable; la plaie de l'opération finit toujours par se cicatriser; on ne l'a point encore vue se transformer en ulcère de mauvaise nature, devenir le siége de végétations cancéreuses, et former des cavernes squirrheuses; après l'enlèvement des cancers, au contraire, la récidive est ordinairement prompte; souvent elle ne donne pas à la plaie le temps de se cicatriser ; au lieu d'une plaie, d'un ulcère à simple purulence, on a bientôt, dans une foule de cas, une surface qui se couvre de pelotons, de végétations encéphaloïdes, qui se creuse, qui devient le siége d'une suppuration ichoreuse, dont le fond revêt, au bout d'un certain temps, les caractères de l'ulcère squirrheux. Les adénoïdes ne retentissent pas dans les ganglions lymphatiques du voisinage, ne répullulent point dans les viscères ni hors de la mamelle, ne détruisent point de proche en proche les organes, n'envahissent point les tissus pour les désorganiser, ne cessent jamais de pouvoir être enle-vées avec chances de guérison radicale ; personne n'ignore que les cancers font tout le contraire.

Les différences restent donc aussi tranchées au point de vue de la récidive que sous tous les autres points de vue, entre les adénoïdes et les tumeurs cancéreuses.

Quoique la dégénérescence cancéreuse des adénoïdes n'ait point encore été démontrée, je n'irai pas cependant jusqu'à en nier la possibilité d'une manière absolue; quelques faits me semblent exiger au moins des réserves à ce sujet. Si elles sont constituées dans quelques cas par des matières hétéromorphes, soit par rupture, soit par exsudation du système vasculaire ou de quelques canaux excréteurs; si ces tumeurs ont parfois pour noyau primitif un grumeau de fibrine, ou de sang, ou de lait, ou de quelques-uns des éléments que la glande mammaire travaille après les avoir puisés dans le torrent circulatoire, il reste à décider si de tels produits ne sont pas de nature à subir, en effet, des transformations diverses.

Comme tout naît du sang, les glandes chargées de fabriquer des produits nouveaux sont mieux placées que tout autre organe pour en extraire les éléments d'une foule de maladies. La raison comprend donc, à la rigueur, qu'un foyer, un grumeau, un peloton de matériaux échappés du tissu glandulaire, puissent donner lieu, dans de telles conditions, à une tumeur cancéreuse. En dehors du mouvement circulatoire, en contact par toute leur surface avec des lamelles organisées, ces premiers matériaux doivent devenir le siége d'un travail susceptible d'en faire en quelque sorte de nouveaux êtres, des corps parasites au sein des tissus normaux. Toute la question est de savoir si les matières fournies par la glande ou par les vaisseaux, soit lymphatiques, soit veineux, soit artériels, quoique homœomorphes dans le principe, ne peuvent, sous aucune influence organique ou chimique, revêtir les caractères de certains éléments hétéromorphes.

Quelques faits, ai-je dit, m'empêchent de nier absolument aujourd'hui cette possibilité comme je l'ai fait autrefois, comme le font actuellement un grand nombre de pathologistes français. En traitant des tumeurs butyreuses, je rapporterai l'observation d'une tumeur entièrement composée de matière caséeuse, qui n'en a pas moins fini par la transformation cancéreuse. Chez une autre malade atteinte de deux énormes adénoïdes, l'opération m'a permis de constater que l'une des tumeurs, la plus volumineuse et la plus ancienne, franchement adénoïde dans les deux tiers de sa masse, était transformée dans son autre tiers en lobules ramollis qu'il eût été difficile de ne ne pas confondre ici avec un peloton de matière encéphaloïde, ailleurs avec une masse gélatiniforme, et là avec des grumeaux tuberculeux ou du pus concret. Chez une autre malade, la tumeur, soumise au microscope, a été trouvée cancéreuse dans l'une de ses moitiés, et simplement adénoïde dans l'autre. J'ai vu d'un autre côté, chez une femme bien constituée d'ailleurs, la tumeur se reproduire cinq fois dans l'espace de dix ans, tantôt à droite, tantôt à gauche, mais jamais dans le même point. Or, franchement adénoïde les quatre premières fois, la tumeur m'a laissé des doutes à la cinquième opération, tant elle ressemblait à un encéphaloïde un peu dur ou à un squirrhe en masse. Un fait analogue s'est montré à la Charité en 1857 ; adénoïde les deux premières fois, la tumeur a pris les caractères cancéreux à l'œil nu et au microscope la troisième fois.

Rien de tout cela ne constitue, je le sais, une preuve sans réplique en faveur de la transformation d'une espèce en une autre. On peut supposer que chez la première femme l'élément encéphaloïde s'est joint après coup à l'élément butyreux ou caséeux. Il est possible que chez la seconde les bosselures ramollies d'une des tumeurs tendissent à la décomposition purulente ou putride, plutôt qu'à la transformation en cancer, et rien ne prouve que chez la troisième ou la quatrième, la dernière tumeur ait été primitivement adénoïde comme les premières. Il faut même dire que, chez l'une de ces deux femmes, les plaies de l'opération se sont régulièrement, nettement cicatrisées, et que la santé s'est maintenue bonne depuis sous tous les rapports. Il n'en est pas moins vrai que l'analogie entre de telles tumeurs et les tumeurs de mauvaise nature est assez frappante pour inspirer des craintes, pour autoriser quelques présomptions, pour justifier au moins des doutes sérieux.

Des faits plus probants en assez grand nombre sont d'ailleurs venus à l'appui de ces présomptions depuis 1853, présomptions que les diverses transformations établies par M. Bennett (1), d'après des recherches variées, sont de nature à confirmer. Une tumeur, que j'enlève au mois de mai 1857, ne présente, soit à l'œil nu, soit au microscope, que les caractères des tumeurs bénignes. Il y a récidive au bout de quatre mois; j'opère de nouveau en novembre, et, cette fois, aucun doute n'est possible. Pour le microscope, comme pour l'œil nu, la tumeur est un encéphaloïde complet. Elle contient des cellules nucléaires des plus grandes dimensions que j'aie vues.

Que les adénoïdes soient constituées par des éléments distincts de l'élément cancéreux, ou qu'elles soient susceptibles de subir la transformation encéphaloïde, d'engendrer le cancer, toujour est-il que, dans le sein des femmes, elles ont en général une marche, des caractères, une évolution, une terminaison propre; que, presque toujours, elles diffèrent du commencement à la fin, sous presque tous les rapports, des tumeurs malignes; en attendant que des recherches plus approfondies aient complétement élucidé leur nature intime, il convient, je crois, d'accepter dans la pratique ce grand fait d'observation, dont l'exactitude, s'il est bien compris, ne me paraît pas susceptible d'être contestée aujourd'hui.

En traitant de leur évolution, j'ai déjà dit que chez certaines

____
(1) *Mém. à l'Acad. de méd.*, novembre 1857.

femmes les adénoïdes restent des années à l'état stationnaire ; une fois parvenues à un certain volume qui n'a rien de fixe, on les voit cesser de croître et n'éprouver aucun changement appréciable pendant un, dix, quinze et même vingt ans, ainsi que je viens d'en voir un exemple (1857) chez une dame russe. D'autres fois, elles croissent en quelque sorte par saccades. J'en ai vu qui, ayant acquis les dimensions d'une noisette, sont restées dans cet état pendant trois et quatre ans, et dont le volume a doublé ensuite dans l'espace de quelques mois pour ne plus changer pendant une période de plusieurs années, et doubler une seconde fois en moins de six mois. Il en est aussi qui, après être restées un temps considérable sans éprouver de changement, se mettent à croître indéfiniment. Le plus grand nombre cependant continuent de grossir sans interruption manifeste depuis qu'elles se sont laissées apercevoir, jusqu'à ce qu'on se décide à y porter remède. Voici, entre autres, deux exemples remarquables de ce genre de tumeurs.

Obs. LXXXVIII.—*Adénoïde du volume d'un gros poing, chez une femme de quarante-deux ans. Extirpation; guérison.*

Madame D..., place Royale à Paris, maigre, chétive, d'une santé naturellement délicate, ayant l'épine déviée depuis son enfance, mère de plusieurs enfants qu'elle n'a point nourris, vint me consulter au printemps de 1851, pour une tumeur qu'elle portait au sein droit depuis sept à huit ans, mais dont l'accroissement ne l'avait inquiétée que depuis quelques mois. Sans dépasser de beaucoup le volume du poing, cette tumeur existant chez une femme maigre et de petite stature paraissait très grosse. Sans être rouge ni adhérente, la peau qui la recouvrait était très mince et comme dédoublée de son tissu cellulaire presque partout. Les bosselures, les pelotons qui la constituaient donnaient à toute la masse l'aspect d'une agglomération de truffes ou de pommes de terre fortement serrées les unes contre les autres. Libre au milieu des tissus, elle conservait une grande mobilité entre la poitrine et les téguments. Aucune traînée, aucune plaque dure ne se remarquait dans le voisinage, et les ganglions de l'aisselle étaient intacts. Rien n'indiquait qu'elle fût ramollie ou le siége de la moindre fluctuation ; dans quelque sens et de quelque manière qu'on la pressât, elle restait élastique, solide, concrète, sans se laisser écraser sur aucun point. Reconnaissant là une tumeur adénoïde, j'en proposai l'extirpation en promettant qu'il n'y aurait point de récidive; je procédai à cette opération quelques jours après, en présence de M. Legrand, médecin ordinaire de la famille, et qui depuis longtemps avait conseillé le même remède.

Au moyen de l'incision courbe, je pus détacher un lambeau de téguments assez large pour mettre la tumeur à découvert, et l'extirper tout entière sans enlever avec elle la moindre portion des tissus ambiants ;

rabattu sur le fond de la plaie, le lambeau ne s'y recolla qu'en partie, mais les lèvres de l'incision se réunirent par première intention. Les suites de l'opération n'entraînèrent aucun accident, à part deux petits foyers purulents, qui se formèrent au bout de trois semaines sous les points les plus amincis de la peau, et qui durent être ouverts, l'un avec le bistouri, l'autre avec la potasse caustique, pour mettre un terme à la suppuration. Au bout de six semaines tout fut cicatrisé, et madame D..., dont la menstruation n'était pas régulière, dont la digestion se faisait mal depuis longtemps, dont la poitrine avait toujours été assez délicate, à vu sa santé s'améliorer, sous tous les rapports, depuis l'opération.

Anatomie pathologique. — A la dissection comme au microscope, cette tumeur n'a rien présenté qui permette d'en faire une tumeur cancéreuse. Nulle trace de cellule cancéreuse, point de suc lactescent ou crémeux dans sa substance. Elle était partout ferme, élastique, organisée, difficile à écraser, résistante aux tractions et au couteau, à la manière des corps fibreux. Ses différents lobules n'étaient du reste que des embranchements les uns des autres, et tous indépendants des tissus naturels de la région. L'examen le plus attentif n'y fit découvrir aucune racine, aucun prolongement de son propre tissu n'ayant dû subir une solution de continuité pour être détaché des éléments normaux; de tout côté elle se présentait à la manière d'un corps étranger, qu'on a pu extraire de l'organisme au sein duquel il s'était développé sans s'y associer, sans en être une dépendance matérielle.

Obs. LXXXIX. — *Adénoïde du volume d'une tête de nouveau-né chez une femme de quarante-huit ans. Extirpation; guérison radicale.*

Madame A..., de la clientèle de M. Denis et de M. Cruveilhier, était atteinte depuis plusieurs années d'une tumeur au sein droit, dont l'origine n'avait point été aperçue par la malade. Survenue sans cause appréciable, chez une personne impressionnable, mais bien constituée et généralement bien portante du reste, cette tumeur était restée plusieurs années sans faire de progrès notables et sans causer la moindre douleur. Madame A..., douée de beaucoup d'esprit, d'une grande intelligence, femme du monde, aimant les voyages, quoique ayant eu plusieurs enfants, n'avait consulté personne sur l'état de son sein. A partir de 1844, voyant sa tumeur s'accroître, elle en conçut enfin quelque inquiétude, et demanda successivement des avis à plusieurs praticiens; diverses médications, fondantes ou résolutives, internes et externes, furent essayées tour à tour. Le développement du mal n'en fut nullement ralenti, et bientôt tout le monde fut d'accord pour conseiller à la malade de se faire amputer le sein. Reculant devant cette extrême ressource, madame A... s'en tint longtemps aux soins de M. Cruveilhier, qui me fit appeler près d'elle au printemps de 1847. La tumeur occupait alors toute la région mammaire droite, et offrait les dimensions d'un melon de moyen volume et un peu aplati. Bosselée, comme lobulée partout, et anfractueuse, elle n'adhérait nullement à la peau, et restait évidemment mobile entre les téguments et la poitrine. Indolente, dépourvue de toute apparence inflammatoire, elle n'offrait de fluctuation nulle part. Quoique plus souple ou plus molle sur certains points que sur d'autres, elle était cependant élastique et résistante partout. L'état des voies digestives laissait beaucoup à désirer, et madame A..., sans être très amaigrie, avait néanmoins perdu beaucoup de son embonpoint ; mais il n'y avait ni fièvre, ni toux, ni teinte cachectique, ni symptôme de lésion viscérale nulle part.

Mon opinion fut que, au lieu d'appartenir à la catégorie des tumeurs cancéreuses, des tumeurs encéphaloïdes en particulier, la tumeur de madame A... devait être de nature adénoïde, contrairement à ce que la plupart de mes confrères avaient pensé. Comme il n'y avait d'ailleurs aucune altération ganglionnaire ou autre sous le bord du grand pectoral et dans l'aisselle, je n'hésitai point à proposer l'opération, qui fut acceptée et que je pratiquai quatre jours après. Ayant éthérisé la malade, une incision en demi-lune me permit de mettre toute la tumeur à découvert, et de l'extirper en entier. De là une caverne, au fond et sur le côté de laquelle il fut facile de trouver le tissu mammaire déprimé, tassé et atrophié, et qui permettait de voir que le tissu nouveau seul avait été enlevé comme par énucléation. Un petit nombre d'artères eurent besoin d'être liées, le lambeau fut réappliqué contre le fond de la plaie, couvert de linge troué, d'un épais gâteau de charpie et d'un bandage modérément compressif. Une petite hémorrhagie, qui eut lieu le lendemain, obligea de rouvrir la moitié interne de la solution de continuité, et d'établir là un tamponnement assez étendu. Les suites de l'opération n'offrirent rien de particulier ; après quelques alternatives de mieux et de moins bien, d'abondance et de diminution dans la suppuration, la plaie se mondifia, se détergea, de manière que la cicatrisation se trouva complète au bout de deux mois.

Madame A..., que j'ai revue plusieurs fois depuis, et encore en janvier 1853, n'a rien éprouvé de nature à lui faire craindre une récidive, et sous le rapport de sa maladie du sein, sa santé est restée parfaite. Elle est morte en 1856 d'une affection pulmonaire aiguë.

Anatomie pathologique. — Au microscope, la tumeur a offert les éléments, les cellules du tissu mammaire hypertrophié ou du tissu fibreux, mêlé de globules adipeux. Présentée à une société savante, elle a donné lieu à quelque divergence d'opinions. Quelques-uns des membres de cette société ont admis, en effet, qu'elle était de nature cancéreuse, tandis que d'autres la rangeaient dans la catégorie des tumeurs bénignes. Pour moi, elle m'a offert alors, comme au lit de la malade, tous les caractères de la tumeur adénoïde, c'est-à-dire que je l'ai trouvée élastique, solide, difficile à écraser entre les doigts, d'un gris légèrement jaunâtre, distincte et facile à isoler du tissu cellulaire ou des autres éléments qui l'avaient enveloppée, formée de lobules ou de pelotons réunis par des lames, des cloisons ou des brides cellulo-fibreuses, qui semblaient lui avoir servi de gangue. La coupe en était d'ailleurs d'un blanc terne, un peu jaune bleuâtre, luisante, d'apparence grenue. La pression n'en faisait exsuder aucun suc, et, en la raclant avec le scalpel, on n'en retirait rien de liquide. Au milieu de deux des principales bosselures, il y avait quelques grumeaux de matière ramollie, jaunâtre, comme caséeuse ou tuberculeuse ; partout ailleurs son tissu était ferme et d'aspect organique très prononcé.

La disparition spontanée de ces tumeurs, quoique rare, n'est pourtant pas absolument impossible. Deux demoiselles qui en étaient affectées depuis longtemps, s'en sont trouvées guéries une fois mariées, l'une au bout de deux, l'autre au bout de trois années, à la suite d'une seconde couche. J'ai déjà rappelé l'histoire d'une dame qui en avait le sein criblé, et qui les a cependant vues disparaître toutes, sans que la chirurgie soit intervenue. Chez cette dame, qui est restée stérile, quoique mariée assez jeune, les adénoïdes apparurent d'abord d'un côté, puis du côté opposé, dès l'âge de vingt-cinq ans; à trente ans, quelques-unes d'entre elles égalaient le volume d'un œuf de poule, d'autres approchaient de celui de grosses noix ou de marrons. Mobiles l'une contre l'autre, elles donnaient à chaque mamelle l'aspect d'un groupe de pommes de terre enveloppées par les téguments. Tous les traitements, toutes les médications imaginables internes et externes, avaient été mis en usage sans le moindre succès. L'utérus était le siége de bosselures, de tumeurs ayant le même aspect. Depuis l'âge de trente ans jusqu'à trente-huit ans, madame C... n'employa plus aucune sorte de remède, et c'est à partir de cette dernière époque, c'est-à-dire vers quarante ans, que ses tumeurs se sont amoindries, aplaties, au point que depuis plusieurs années déjà, il n'en reste pas la moindre trace dans ses mamelles.

La guérison a été si rapide dans le cas suivant, qu'on se demande si la tumeur n'était pas plutôt hypertrophique qu'adénoïde.

Obs. XC. — *Adénoïde ou hypertrophie du sein droit.* — *Engorgement des ganglions de l'aisselle.* — *Vésicatoire volant.* — *Pommade d'iodure de plomb.*

Bardin, vingt-deux ans, domestique, malade depuis dix-huit mois, entre le 2 septembre 1852 à la Clinique. Cette jeune femme, courte et replète, forte, lymphatique, est réglée depuis l'âge de seize ans, n'a jamais eu d'enfants et nous assure qu'elle ne s'y est jamais exposée. Née de parents bien portants, elle n'a jamais eu d'autre maladie qu'un prolapsus de la matrice, pour lequel elle fut traitée, il y a trois ans, à la Salpêtrière. Il y a dix-huit mois environ, quelques élancements dans le sein droit appelèrent son attention de ce côté. Elle y découvrit une tumeur d'abord très petite et douloureuse au toucher; à l'hôpital, où elle avait été soignée pour son affection de matrice, étant journellement en contact avec de vieilles femmes affectées de cancers incurables, son imagination aidant, elle se crut, elle aussi, atteinte de cette cruelle maladie.

État actuel. — Le volume des deux seins est le même; les mamelons, peu développés, sont entourés d'une auréole rosée comme ceux des femmes qui n'ont jamais nourri. La malade se plaint de douleurs dans le sein droit, ayant le caractère rémittent. Ces douleurs augmentent sous la pression et s'irradient du côté de l'aisselle. En prenant la masse du sein droit dans la paume de la main, on voit que cette glande est libre sur les plans sous-jacents et que la peau qui la recouvre ne lui est point adhérente ; en palpant avec soin l'épaisseur des tissus, on sent à droite du mamelon et à sa partie supérieure une masse mal limitée, un peu plus résistante que le reste de la glande.

En explorant l'aisselle, on ne trouve que quelques ganglions dont l'engorgement semble provenir d'accidents dont on voit encore la trace sur la partie inférieure du bras. Situés sur la partie interne du creux de l'aisselle, ces ganglions sont bien limités et ne présentent aucun prolongement ni vers le bras ni vers la mamelle. Jamais la malade n'a vu suinter par le mamelon aucun liquide qui puisse faire songer à une altération organique réelle, jamais les douleurs du sein n'ont été très vives : quelques boutons à base un peu cuivrée sur le front et sur la poitrine ; quelques palpitations tenant à un état de chloro-anémie assez manifeste ; menstrues assez irrégulières et sang pâle.

3 septembre. — Frictions avec la pommade d'iodure de plomb. 4 cuillerées par jour d'huile de foie de morue. 3 portions.

13. — Même état. Vésicatoire volant sur le sein droit.

21. — Le vésicatoire est sec, nouvelles frictions avec la pommade.

30. — Cette femme sort de l'hôpital dans un parfait état de santé et complétement rassurée sur les suites de son engorgement par les observations qui lui ont été faites.

Lorsque les adénoïdes n'ont point été traitées et que les femmes sont à l'âge critique, la résolution s'en empare plus souvent qu'à toute autre période de la vie, de sorte que la guérison spontanée s'en opérerait sans doute assez souvent entre quarante-cinq et soixante ans, s'il était permis de les abandonner à elles-mêmes jusque-là.

Il arrive dans d'autres cas, que, au lieu de s'arrêter, de tendre à s'atrophier, à se résoudre, ou même de cesser de croître, ces tumeurs semblent redoubler d'activité aux approches de la cessation des menstrues, de même qu'après l'âge de retour. Des changements matériels notables s'opèrent alors quelquefois dans leurs caractères anatomiques. Quelques-unes de leurs bosselures changent d'aspect, se ramollissent, se transforment, les unes en kystes contenant soit du sérum roussâtre ou noirâtre, soit une matière glaireuse ou comme synoviale ; les autres en pelotons mollasses, fongueux, jaunâtres, un peu rosés, au point de donner l'idée de masses encéphaloïdes ; d'autres en grumeaux ayant l'aspect du caséum, du tubercule, du pus concret, ou de la matière colloïde : toutes transformations qui n'empêchent pas, du reste, les autres fragments de la tumeur de se maintenir avec leurs caractères primitifs. C'est alors aussi que l'inflammation peut survenir à la longue, que de la douleur et de la rougeur se montrent, que la peau se prend au point de s'ulcérer, qu'un

foyer purulent, putrilagineux, se creuse, se découvre à l'attention du praticien, et qu'une adénoïde peut donner l'idée d'un
vaste cancer ulcéré ou ramolli.

En voici un exemple remarquable.

Obs. XCI. — La femme André, entre à la Clinique, le 3 octobre 1853,
au numéro 28 de la salle Sainte-Catherine; âgée de 54 ans; mariée en
1832; elle est restée dans le service de M. Gerdy depuis le 5 juillet jusqu'au 11, déjà maigre et faible. — Apparition de la tumeur à la mamelle
gauche il y a quatre ans. Deux ans plus tard, cessation des règles. Volume

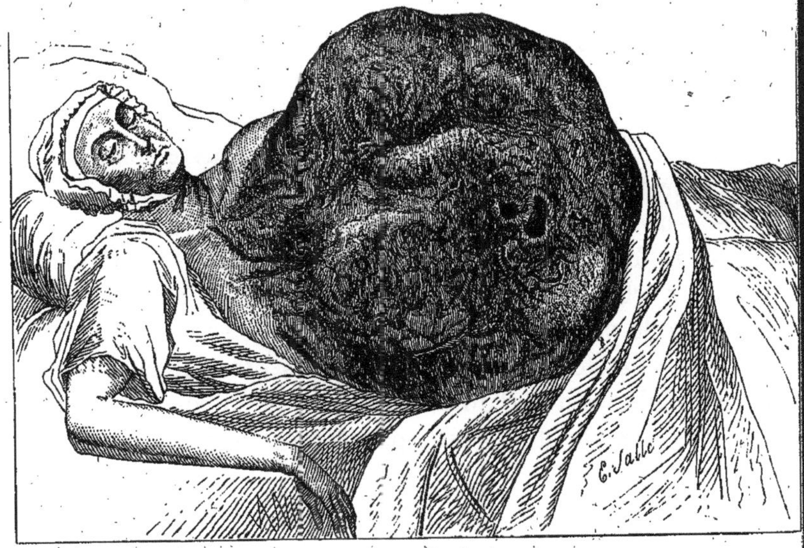

Fig. 2.

des deux poings l'année dernière; tumeur irrégulière à sa surface, indolente, sans rétraction du mamelon, mobile. — Adénoïde ou *hypertrophique*.
La malade refuse l'opération. Depuis, accroissement rapide. Sentiment de
pesanteur.

État actuel. — Tumeur à bosselures de volume et de consistance variables.
Collections partielles et bien circonscrites de liquide. Base solide. Peau amincie,
violacée, sillonnée de grosses veines. Petites exulcérations en bas et en dehors.

Grand diamètre vertical, 36 centimètres, grand diamètre transversal,
30 centimètres. Circonférence à la base, 75 à 80 centimètres; circonférence à 1 décimètre au-dessus de la base, 1 mètre 20 centimètres.
Pédicule s'étendant de la deuxième à la septième côte, de la partie latérale
gauche du sternum à l'angle postérieur des côtes. Saillie de 20 centimètres
sur le plan du thorax.

6 octobre. — L'état général s'aggrave. Quelques phénomènes locaux d'inflammation.

10. — Une ulcération plus étendue s'établit en haut et en dehors. Issue
de liquide séro-purulent.

11. — Deux ponctions. Par toutes les ouvertures, issue de trois litres environ de liquide. Sorte d'anfractuosités. Détritus. Portions sphacélées.

Mort le 22.

Au microscope, culs-de-sacs glandulaires à noyaux d'épithélium. La tumeur, montrée à l'Académie, pèse encore 12 kilog. 150 gr. En tout elle pesait 20 kilog. et offre d'ailleurs à l'œil nu tous les caractères des adénoïdes, d'une adénoïde creusée d'énormes cavernes, ou séreuses ou putrilagineuses.

Cette énorme tumeur, du poids de 40 livres, sur un être aussi chétif, réduit au marasme le plus complet, formait une telle masse qu'on pouvait se demander si c'était la tumeur qui faisait partie de la femme, ou bien si ce n'était pas plutôt la femme qui devait être prise comme dépendance de la tumeur.

Le mal était d'ailleurs si avancé qu'un souffle eût suffi pour achever d'éteindre la vie chez cette pauvre femme, et qu'une opération radicale n'était plus proposable.

Il se peut aussi qu'en augmentant de volume, sans se ramollir ou se fondre, la tumeur amincisse, ulcère les téguments, et qu'elle s'échappe au dehors sous forme d'un champignon, d'une sorte de polype sanieux, comme dans les deux cas suivants, remarquables encore à bien d'autres titres. Il est évident qu'avec de tels progrès et un tel travail, les adénoïdes finiraient, même sans changer de nature, par compromettre la vie, par devenir mortelles.

Obs. XCII. — *Énorme adénoïde dépouillée de son enveloppe tégumentaire. Destruction par les caustiques. Guérison apparente.* — *Récidive; extirpation en deux temps. Guérison radicale.*

Madame T..., de Soissons, âgée de quarante-six ans, bien réglée, ayant eu trois enfants, de constitution nerveuse, très impressionnable, d'une extrême pusillanimité, vint s'établir rue du Cherche-Midi, en 1844, pour s'y faire traiter d'une tumeur qu'elle portait au sein droit depuis quatre ans. Du volume des deux poings, globuleuse, légèrement bosselée, indolente, cette tumeur paraissait comprendre toute la mamelle. Sans être ni rouge, ni notablement amincie, la peau qui la recouvrait lui était pourtant adhérente sur quelques points. Sa consistance, élastique et comme fibreuse presque partout, était moindre cependant et comme fongueuse et ramollie sur trois ou quatre de ses bosselures. Elle s'était montrée à la suite d'un coup sous forme d'une petite masse roulante; quoique plaquée contre la poitrine, elle conservait une mobilité et des limites assez tranchées, pour qu'il fût possible de l'enlever en entier en ménageant la quantité de peau désirable. Toutes sortes de médications lui avaient été vainement opposées. La malade, ne voulant point entendre parler de l'instrument tranchant, ou plutôt se sentant absolument incapable, à cause de son excessive sensibilité, de supporter une opération sanglante (l'éthérisation n'existait pas alors), je me résignai à essayer la cautérisation. J'eus recours successivement à la potasse caustique, à la pâte de zinc, à l'acide sulfurique safrané. La tumeur fut ainsi détruite par portions et par couches, dans l'espace de trois mois; et madame T... retourna au sein de sa famille, ayant encore une plaie de plusieurs centimètres d'étendue en suppuration, mais sans conserver de tumeur manifeste, si ce n'est en haut et en dedans, où il restait un léger bourrelet élastique et dur.

Comme cette malade s'était éloignée de moi contre mon gré, avant que je la crusse complétement guérie, elle fut longtemps sans me donner de ses nouvelles, et je ne sus que très imparfaitement ce qu'elle était devenue pendant quelques années. En 1847, s'étant logée place Saint-Sulpice, elle me fit appeler, et je la trouvai dans un état étrange, d'abord au point de vue de la santé générale, puis à cause de sa tumeur. Madame T... avait littéralement la physionomie squelettique. Son extrême maigreur permettait de distinguer toutes les saillies osseuses de sa poitrine, comme si les téguments seuls eussent été attachés aux os. D'une extrême faiblesse, ne se nourrissant que de bouillies et de potages elle était presque réduite à ne plus sortir de son lit. Le pouls, resté à 85, était petit sans être fébrile cependant, et la langue n'était chargée d'aucun limon. Cet état avait été amené par la répullulation de l'ancienne tumeur, qui avait acquis des dimensions et des caractères que je n'avais jamais rencontrées au même degré chez aucune femme. Toute la moitié droite de la poitrine, depuis l'aisselle jusqu'au côté gauche du sternum, depuis la clavicule jusqu'au niveau des attaches du diaphragme, était couverte d'un immense champignon purulent, d'un gris légèrement rosé et salé, en forme de disque bosselé. L'épaisseur de cette sorte de placenta renversé était de 3 à 6 centimètres, aussi bien à sa circonférence que vers son centre : constitué par des lobules larges de 3 à 4 centimètres chacun, il était partout anfractueux ou granulé à la manière d'un vaste chou-fleur. Nulle part on ne retrouvait à la surface de cette tumeur la moindre trace de tégument; il en sortait une grande quantité de matière sanieuse ou ichoreuse plutôt que purulente, et il se faisait par là une énorme déperdition de liquide. La circonférence de cette tumeur était simplement appliquée au lieu d'être collée contre la poitrine, et de ce côté la peau se rétrécissait d'une manière évidente. En la soulevant, on arrivait à se convaincre qu'elle se continuait avec les tissus de la poitrine dans une étendue moitié moins grande que ne l'aurait indiqué de prime abord la surface externe ulcérée. Ce n'était en somme qu'un large champignon avec un pédicule d'environ 15 centimètres de largeur.

Comme le tissu de cette tumeur se maintenait élastique et ferme, ne se laissait point écraser par la pression, ne fournissait que rarement un suintement sanguin, je ne crus pas cependant à la nature encéphaloïde du mal. Seulement, madame T... était dans un état si déplorable sous tous les autres rapports, que je me refusai dès le premier moment à toute tentative chirurgicale. Toutefois, comme elle n'était venue à Paris qu'en désespoir de cause, les médecins qu'elle avait consultés l'ayant déclarée incurable ; comme une résolution bien arrêtée chez elle avait succédé à son ancienne timidité, comme elle et sa famille me prièrent avec une grande insistance de tenter tout ce qui était possible ; comme il était évident d'ailleurs que la mort ne tarderait pas à survenir, si la chirurgie ne voulait rien tenter, j'eus pitié de cette malheureuse, et j'eus recours à l'extirpation de la tumeur, après avoir prévenu très formellement l'entourage de la malade qu'il y avait très peu de chose à espérer, et que nous courions grand risque en agissant ainsi de hâter une terminaison fatale. Les tissus à enlever étaient peu vasculaires ; mais comme il était important que la malade perdît peu de sang, comme je craignais d'établir là une surface traumatique très étendue, je pris le parti de scinder la tumeur en deux et de n'en enlever d'abord que la moitié gauche. L'opération ne présenta aucune difficulté, et sans dépasser notablement les limites du champignon pathologique, il me fut aisé de laisser à sa place une plaie régulière ayant un fond parfaitement sain. La malade supporta d'ailleurs l'opération infiniment mieux que je ne m'y étais attendu ; elle souffrit peu et il n'y eut point de syncope. Deux artérioles durent être liées, des boulettes de charpie et un pansement simple suffirent pour éviter tout écoulement de sang et absorber le suintement du voisinage.

Débarrassée pour une moitié de l'abondante suppuration qui l'épuisait et de l'odeur infecte qui l'empoisonnait depuis si longtemps, madame T... se trouva mieux et plus forte dès le lendemain. Aussi me décidai-je quatre jours après à terminer l'ablation de la tumeur. Il n'y eut pas cette fois plus de difficultés ni d'accidents que la première, et nous eûmes dès lors une plaie simple, large de 12 à 15 centimètres, à peu près circulaire, occupant toute la place et au delà de la région mammaire. Loin d'être énervée et affaiblie par cette double opération, madame T... reprit à vue d'œil des forces, de la coloration, de l'embonpoint et de la santé.

Aucun incident n'est survenu. La plaie se cicatrisa régulièrement de la circonférence au centre dans l'espace de moins de deux mois. La malade rentra chez elle au grand étonnement de ceux qui l'avaient connue, et qui en la voyant partir pour Paris étaient bien persuadés qu'elle n'en reviendrait pas. Depuis cette époque elle est restée bien portante, est devenue fraîche et grasse comme avant l'apparition de sa première tumeur ; et (1858) il n'y a jamais eu chez elle la moindre apparence de nouvelle récidive.

Anatomie pathologique. — Examinée au microscope, d'abord par M. Follin, l'un de mes internes d'alors qui me servit d'aide pendant l'opération et qui a corrigé les épreuves de cette observation, puis par M. Lebert, qui parle de ce fait, page 389 de son *Traité du cancer*, la tumeur a paru formée de divers éléments, parmi lesquels dominait surtout le tissu fibro-plastique. On n'y a trouvé nulle part quoi que ce soit qui pût donner l'idée de la cellule cancéreuse ; sous le scalpel comme à l'œil nu, on s'est assuré qu'elle était en réalité formée de tissu adénoïde, le plus franc, le plus complet qu'il soit possible de voir.

Je n'ai jamais rencontré de malade plus épuisée que ne l'était madame T..., ni de tumeur plus large et de nature bénigne fournissant une aussi énorme quantité d'exsudation journalière. Aussi me serais-je absolument opposé à toute opération chirurgicale, si j'eusse pu penser un instant que cette tumeur contînt de la matière cancéreuse ; si j'avais trouvé, du côté de l'aisselle ou de quelques autres régions, la moindre tumeur ou quelque engorgement de nature douteuse ; c'est, sans contredit, l'observation la plus concluante que je connaisse en faveur de la distinction à établir entre les tumeurs du sein d'après leur nature intime.

Croyant y trouver un exemple de récidive, M. Verneuil (1) a invoqué cette observation pour prouver que, à l'inverse de ce que je soutiens, les tumeurs adénoïdes répullulent après avoir été enlevées, ou que je puis prendre pour cancer des tumeurs de nature bénigne; mais il suffira je pense de faire remarquer que la tumeur nouvelle était une simple évolution des restes de la tumeur ancienne incomplétement détruite d'abord, pour montrer qu'il n'y a point eu de récidive analogue à celle des cancers chez madame T...

Obs. XCIII. — *Champignon en forme de chou-fleur, sein droit.* — *Extirpation. Guérison radicale.*

Une dame des environs de Pontoise me fut présentée, en 1838, pour une tumeur qu'elle avait au sein depuis dix ans. Agée de soixante-cinq ans, d'une constitution sèche et impressionnable, d'une santé généralement assez bonne néanmoins, cette dame, qui avait eu deux enfants sans les nourrir, attribuait l'origine de sa tumeur à un coup de coude. Tant que la tumeur était restée petite et indolente, elle n'en avait prévenu personne; depuis trois ans seulement la peau s'était ulcérée sur un point, et insensiblement, ensuite sur toute la surface libre de la glande. Un écoulement ichoreux, grisâtre, d'un liquide couleur de chair et d'une odeur nauséeuse, avait été la suite de ce travail de destruction des téguments. Au demeurant, la tumeur avait le volume du poing et représentait assez exactement un gros chou-fleur, par son aspect granulé et anfractueux. La densité, l'élasticité de ses bosselures, le peu de disposition à fournir du sang sous l'influence des actions mécaniques, des frottements; l'absence de ganglions engorgés dans l'aisselle et de toute autre tumeur dans le voisinage; le bon état de santé de la malade, me firent croire qu'il s'agissait là d'une de ces tumeurs que j'appelais encore fibreuses à cette époque, que j'ai décrites depuis sous le titre de fibrineuses, et que j'indique actuellement sous le nom d'adénoïdes. Aussi en proposai-je l'extirpation en promettant à la famille de la malade que la récidive n'était point à redouter.

La tumeur, étant à un certain degré pédiculée, fut facile à détacher, et il n'en résulta qu'une plaie de 4 centimètres de largeur. Cette plaie fut pansée à plat, simplement, et aucune complication ne vint en entraver la guérison, qui se trouva complète au bout de cinq semaines. Aucune récidive n'a eu lieu, et cette dame, qui a encore vécu dix ans, est morte d'une pneumonie aiguë.

Anatomie pathologique. — L'examen de la tumeur montre un tissu d'apparence fibreuse ou granulée, d'une coupe luisante, difficile à écraser ou à érailler, dépourvu de suc lactescent et de toute matière crémeuse dans ses vacuoles; je restai convaincu, en un mot, qu'elle était de nature bénigne, qu'elle n'avait rien de cancéreux dans sa texture. Le secours du microscope n'était point encore admis dans la détermination des produits pathologiques.

(1) *Gaz. hebd. de méd.*, t. II, p. 69.

E. — Traitement.

Sans traitement, les adénoïdes sont souvent compatibles avec l'exercice de toutes les fonctions, avec une santé parfaite pendant d'assez longues années, et ne deviennent, en général, dangereuses que par suite de transformations rares. Quoique susceptibles de disparaître spontanément, elles n'en résistent pas moins presque constamment à toutes les réactions de l'organisme jusqu'à la fin de la vie. Si, le plus souvent, elles ne sont le siége d'aucune douleur notable, on ne peut disconvenir qu'elles ne soient, d'un autre côté, une cause incessante de gêne, d'inquiétude, de tourments; que, par leur poids, leur volume, elles ne donnent lieu, mécaniquement, à de la difformité, à de l'embarras, à des inconvénients qui justifient la sollicitude dont elles ont de tout temps été l'objet, et de la part des malades, et de la part des chirurgiens.

Toutes les questions relatives à la thérapeutique des tumeurs du sein, que dis-je, à la thérapeutique des tumeurs en général, se laissent entrevoir, dès qu'on veut s'attaquer aux adénoïdes. Qu'elles appartiennent à la première période des cancers ou qu'elles soient essentiellement bénignes, on n'en a pas moins à juger s'il est possible d'en débarrasser les femmes par de simples traitements pharmaceutiques ou si, pour les détruire, les moyens chirurgicaux sont seuls efficaces. Obligé de discuter cette double question à l'occasion des tumeurs cancéreuses, je ne m'y arrêterai que très peu en ce moment; acceptant les adénoïdes comme étrangères au cancer, j'en étudierai la thérapeutique au simple point de vue des tumeurs bénignes.

Après le pronostic que j'en ai porté, ces tumeurs méritent-elles en réalité qu'on les soumette à un traitement quelconque? Susceptibles de disparaître d'elles-mêmes à la longue, ne causant pas de souffrances notables, déformant à peine le sein, tant que leur volume n'est pas considérable, ne nuisant en rien à la santé générale, peuvent-elles justifier l'emploi d'une médication sérieuse? Pour moi, je n'hésite pas à répondre par l'affirmative, toutes les fois du moins que l'adénoïde, déjà d'un certain volume, continue à croître, qu'elle occasionne de la gêne, qu'elle est le siége de la moindre douleur, toutes les fois enfin qu'elle inquiète, qu'elle préoccupe la femme. Comme sa disparition spontanée n'est, après tout, qu'un fait très exceptionnel, sur lequel il n'est guère permis de compter ; comme cette disparition n'arrive ordinairement qu'à un âge avancé ; comme, au lieu de se résoudre, la tumeur peut atteindre un grand volume ; comme elle peut dégénérer, si ce n'est en cancer du moins en foyer morbide qui repousserait toute expectation, je ne crois pas qu'il soit prudent de renoncer à traiter les adénoïdes, à invoquer contre elles les ressources d'une thérapeutique bien entendue.

Ce point étant admis, quel doit être le traitement des adénoïdes mammaires ? Il suffit de les avoir étudiées le scalpel à la main, d'en connaître la densité, la structure, d'avoir vu comment elles sont enchâssées, englobées au milieu des tissus normaux, pour comprendre qu'elles doivent être difficiles à résoudre, et l'observation ne confirme que trop une pareille induction. J'ai pu observer un grand nombre d'adénoïdes de la mamelle ; j'en ai vu quelques-unes disparaître sans traitement ou lorsqu'on ne les traitait plus depuis longtemps ; mais il me serait difficile d'en citer ayant dépassé le volume d'un petit marron, qui aient paru céder aux moyens médicamenteux dirigés contre elles.

Voici, du reste, dans quels cas il serait permis d'espérer un succès complet :

Obs. XCIV. — *Petite adénoïde ; demoiselle de vingt-six ans. — Médication générale ; topiques résolutifs. Guérison.*

Une jeune personne, maigre, délicate, impressionnable, mal réglée, dont les digestions étaient depuis longtemps pénibles, me fut amenée par un artiste d'un des théâtres de Paris en 1847. Cette jeune personne était tourmentée par une tumeur toute petite, du volume d'une noisette, qu'elle portait au sein droit depuis six mois, sans qu'elle pût en deviner la cause. Comme l'état général de la malade indiquait un peu de chlorose et de gastralgie, comme la tumeur, qui était roulante, globuleuse, libre dans l'épaisseur du tissu mammaire, n'avait jusque-là occasionné que très peu de douleur, et qu'elle ne paraissait pas prendre un développement rapide, je n'en conseillai pas l'extirpation ; je prescrivis des ferrugineux à l'intérieur, des bains alcalins, de l'exercice corporel, et succcessivement comme topiques résolutifs, l'emplâtre de savon, les pommades d'iodure de plomb et mercurielle. J'ai obtenu de la sorte un état de santé générale beaucoup meilleur, et la disparition complète de la petite tumeur dans l'espace d'une année. J'ai revu depuis la malade, qui était retombée dans son état nerveux et chlorotique ;

mais la tumeur du sein n'a pas reparu, quoiqu'il se fût établi dans la rainure du mamelon une petite gerçure qui a duré longtemps, et qui a fini par se dissiper sous l'influence de la pommade au précipité blanc.

Obs. XCV. — *Adénoïde du volume d'une noix chez une dame de vingt-cinq ans. Guérison sans opération.*

Une dame du monde, madame J..., épouse d'un avocat de Paris, femme délicate, nerveuse, impressionnable, bien réglée du reste et jouissant d'une assez bonne santé générale, me fit voir, en 1847, une tumeur qu'elle avait au sein gauche, un peu au-dessus et en dehors du mamelon, depuis quatre ou cinq ans. Cette tumeur, dont madame J... s'était aperçue par hasard, ne lui parut pas d'abord plus grosse qu'un petit pois. Son développement fut si lent et si insensible, que la malade l'avait oubliée, lorsque, trois mois avant de m'en parler, elle reconnut avec surprise que sa glande avait acquis le volume d'une grosse noisette. Au moment où je l'examinai, elle ressemblait à une noix ou à un marron, à un petit globe dur, élastique, un peu rugueux à la surface, roulant et formant un léger relief sous les téguments, mais tout à fait indolent. Nulle part cette tumeur ne semblait tenir ni à la mamelle, ni à la peau, ni aux autres tissus naturels de la région ; elle glissait sous le doigt comme un corps étranger venu du dehors sans entraîner aucune partie de la mamelle, et cela dans l'étendue de plusieurs centimètres. Madame J... fut mise à l'usage de l'iodure de potassium qu'elle a continué pendant deux mois, de quelques purgatifs, de bains alcalins, et d'emplâtres de savon tenus continuellement sur la glande, avec invitation de ne pas se préoccuper d'un mal qui était léger, et de ne rien changer aux habitudes de sa vie ordinaire de ménage et de société. Plusieurs mois se sont écoulés sans que la tumeur ait subi de changement notable ni en bien ni en mal ; elle s'est ensuite amoindrie insensiblement, et au bout de dix-huit mois elle s'est trouvée réduite à un noyau presque imperceptible, qui n'existait plus vers le milieu de 1850. Madame J... est mère de de deux enfants qu'elle n'a pas nourris, et qui sont nés avant qu'elle songeât à sa tumeur. Comme elle avait une peur extrême de l'opération qu'on lui avait présentée en perspective si la tumeur continuait de croître, comme elle était en outre très effrayée de la maladie elle-même, elle suivit avec une grande exactitude le traitement indiqué et s'y soumit avec une résignation complète.

Obs. XCVI. — *Petite adénoïde chez une dame de trente-six ans, guérie sans opération et sans traitement régulier.*

Madame de B..., grande, bien constituée sans être très forte, impressionnable et un peu lymphatique, mère de deux enfants et bien réglée, était depuis longtemps tourmentée par des flueurs blanches qui tenaient à un état granuleux du col, pour lequel je lui donnai des soins en 1845. Une fois guérie de son affection de l'utérus, elle pensa à me montrer une petite tumeur qu'elle avait dans le sein depuis trois ans, et dont elle n'avait voulu se plaindre à personne, dans la crainte, me dit-elle, qu'on ne l'obligeât à la faire enlever. Du volume et de la forme d'une balle de gros calibre, cette tumeur existait juste au-dessus du mamelon gauche, était dure, inégale, à peu près indolente, très mobile et parfaitement libre au milieu des tissus. Depuis quelques mois seulement elle avait sensiblement augmenté de dimensions sans que cependant cette augmentation eût paru se faire vite et eût produit la moindre altération dans les éléments anatomiques voisins.

Madame de B... supposait que sa tumeur était née à l'occasion d'un coup porté sur le sein, mais elle n'avait point de certitude à ce sujet. Jusque-là elle ne lui avait opposé que quelques pommades sans vouloir consulter personne. Après l'avoir prévenue qu'il faudrait probablement en venir à l'extirpation de sa petite *bosse*, si elle en voulait guérir radicalement, je lui avouai cependant que, vu la bénignité du mal, il n'y avait pas urgence pour l'opération, et qu'elle pouvait sans crainte pour l'avenir essayer un traitement résolutif externe et interne. Je lui conseillai donc la médication iodée à l'intérieur, des bains alcalins, des onctions avec la pommade d'iodure de plomb, et alternativement les emplâtres de ciguë, de savon et de Vigo. Tout cela fut fait d'une façon très irrégulière pendant trois ou quatre mois; mais bientôt ennuyée de ces soins, remarquant d'ailleurs que sa tumeur n'éprouvait aucun changement notable, madame de B... mit de côté tout traitement. Un an après, cette dame me consulta de nouveau, et il me sembla que sa petite glande avait bien perdu un tiers de son volume. Dix-huit mois après cette dernière époque, elle avait disparu tout à fait.

Je possède un certain nombre de faits analogues, mais qui m'ont paru se rapporter à l'hypertrophie partielle autant peut-être qu'aux adénoïdes véritables, comme dans le fait suivant.

Obs. XCVII. — *Adénoïde ; sein droit ; morcellement spontané et successif de la tumeur en plusieurs fragments qui se résolvent tour à tour dans l'espace de quinze jours.*

Tempérament robuste, bonne santé, bien réglée, mère de quatre enfants dont deux ont été nourris par elle-même, le dernier il y a vingt-deux ans.

Dans le centre de la mamelle droite de cette femme, au niveau et en arrière de l'auréole, on trouve une tumeur de la grosseur d'un œuf, indolente, dure, élastique, inégale, paraissant libre au milieu des tissus, sans altération de la peau qui, comme la mamelle elle-même, en est tout à fait indépendante. Toutefois ses mouvements sont assez limités, attendu qu'elle est comme enchevêtrée entre les canaux galactophores. Est-ce une adénoïde? est-ce une hypertrophie partielle? Toujours est-il que la nature bénigne de l'affection ne saurait être contestée. Il n'existe pas de ganglions dans l'aisselle.

La malade prétend ne s'être aperçue de sa tumeur que depuis quinze jours; mais elle ne sait à quoi l'attribuer. Elle ajoute que son sein droit a toujours été plus volumineux que l'autre : c'est celui qu'elle donnait habituellement quand elle nourrissait ses enfants. — En somme, elle n'est pas sûre de n'avoir pas cette tumeur depuis longtemps; seulement elle n'y a fait attention que depuis quinze jours.

Cette femme était entrée dans l'intention formelle de se faire opérer; mais ses règles étant survenu le surlendemain de son arrivée, l'opération a dû être remise jusqu'après leur cessation complète.

19 février. — A l'issue des règles, l'examen de la tumeur fait reconnaître une diminution légère dans son volume. — La malade n'a été soumise à aucun traitement. On juge convenable de différer encore l'opération. Frictions avec la pommade d'iodure de plomb.

Les jours suivants, la tumeur diminue d'une manière plus notable et paraît se morceler en plusieurs fragments ou lobules, qui disparaissent bientôt l'une après l'autre ; en sorte que le 4 mars, quand la malade demande à retourner chez elle, il ne lui reste plus dans le sein qu'un petit noyau à peine perceptible. — Le tissu de la mamelle paraît seulement un peu plus ferme dans le point qu'occupait la tumeur.

Des tumeurs de cet ordre, beaucoup plus volumineuses, ont cessé de croître, ont même perdu de leur volume sous l'influence de certaines médications, et ont fini par rester stationnaires. L'évolution des autres a continué comme si les secours de la médecine leur étaient restés étrangers. On parvient quelquefois à éteindre les douleurs, à faire disparaître la gêne qu'éprouvent les femmes ainsi affectées, à calmer leur inquiétude ; mais la tumeur ne se fond presque jamais, et la cure en reste constamment incomplète. Il importe donc que le chirurgien ne se fasse pas illusion, qu'il sache que, pour obtenir avec certitude une guérison radicale, on ne possède jusqu'ici aucun autre moyen que les opérations chirurgicales.

Les médications, du reste, sont nombreuses et variées ; mais, en définitive, les mêmes que pour les hypertrophies, les engorgements mammaires, les indurations glandulaires chroniques, ou les granulations névralgiques. S'agit-il d'une demoiselle, le mariage peut-être conseillé ; s'il y a quelque dérangement menstruel, quelque perturbation utérine, il faut y veiller et s'en occuper d'abord. Comme traitement général, on doit essayer l'iodure de potassium continué pendant plusieurs mois, à la dose d'un gramme ou deux par jour. Un purgatif salin chaque semaine et des bains généraux alcalins sont employés simultanément. S'il n'y a pas de contre-indication, on applique de six à douze sangsues au-dessous et en dehors du sein tous les dix à quinze jours. La région malade est enduite chaque jour de pommade iodurée ou de pommade hydrargyrique, qui peuvent être remplacées par les emplâtres de savon, de ciguë ou de Vigo, et même par des vésicatoires volants répétés de quinze en quinze jours.

Une compression bien faite est quelquefois utile et peut être tentée sans inconvénient grave. Si la tumeur est volumineuse et gênante par son poids, il faut la soutenir, la relever mollement à l'aide d'un bandage léger ou d'un corset bien fabriqué. Une peau de cygne ou de lièvre est également utile pour maintenir sur le sein une bonne et douce température. En cas de douleur, il faut employer des topiques sédatifs, calmants ou stupéfiants. Les liniments avec le camphre, avec l'opium, avec la belladone ou la jusquiame, sont alors indiqués. Il se peut que des cataplasmes simplement émollients ou résolutifs, comme ceux de graine de lin, de pulpe de carotte, etc., méritent d'être préférés aux liniments, aux pommades, aux emplâtres.

Avec toutes ces ressources, il est possible, je le répète, que la maladie s'arrête, mais il ne faut pas s'en laisser imposer par les apparences ; il ne faut pas être dupe du semblant d'amélioration qui se manifeste assez fréquemment dans les premiers temps de la médication. Ainsi il n'est pas rare, lorsqu'on essaye la compression, de voir la tumeur s'aplatir un peu, au point de donner l'idée d'un amoindrissement notable dans son volume. Comme elle devient en même temps plus mobile, mieux isolée, les malades et le médecin croient volontiers qu'elle va disparaître, qu'elle est en voie de résolution. L'erreur tient ici à deux causes : 1° pressée d'avant en arrière, la tumeur amincit, déprime les plans sous-jacents, se laisse refouler vers les espaces vides qui existent au-dessous, et tend naturellement à se loger sur le point le plus profond ou le plus dépressible de l'espace intercostal correspondant ; si bien que, sans avoir rien perdu de son volume, elle paraît cependant moins grosse qu'elle ne l'était auparavant ; 2° l'enveloppe de ces tumeurs, plus molle, plus vasculaire, doublée elle-même de couches plus ou moins épaisses, s'amincit, s'étale ou s'atrophie jusqu'à un certain point sous la compression, de telle manière que, bientôt réduite à ses propres éléments au fond de la mamelle, la tumeur paraît avoir subi un amoindrissement qu'en réalité elle n'a point éprouvé.

Sous l'influence des médications internes, des préparations iodurées en particulier ou de l'huile de foie de morue, les adénoïdes éprouvent quelquefois une diminution de volume dont il ne faut pas être dupe non plus. Je veux dire que, soumises à ce traitement, les femmes subissent un amaigrissement notable. La tumeur diminue alors en proportion du reste du corps ; elle *maigrit* comme tout l'organisme, mais sans avoir de tendance sérieuse à disparaître. Bien plus, ces diminutions dont on s'était d'abord fort applaudi, sont parfois suivies d'une augmentation plus rapide que jamais de la tumeur, aussitôt que la malade, débarrassée de ses remèdes, reprend son état normal, son embonpoint primitif.

Si ces remèdes ne pouvaient être la source d'aucun inconvénient, d'aucune indisposition, il serait permis peut-être de s'en contenter dans le plus grand nombre des cas; on pourrait au moins les essayer sans scrupule. Mais, comme il n'en est rien, je conclus que, d'une manière absolue, il vaudrait mieux, si l'on était libre, mettre ces médications de côté, et que, pour les femmes qui ne consentent pas à garder leurs tumeurs, c'est à l'opération qu'il faudrait s'adresser de prime abord. Toutefois, comme il n'est guère possible de rester en pratique avec la rigueur des lois purement scientifiques de la thérapeutique; comme certaines femmes seraient trop malheureuses si on ne les soumettait à aucun traitement; comme la plupart d'entre elles ne veulent enfin se soumettre à l'opération qu'après avoir essayé toute autre chose, on est autorisé à mettre en usage les différentes ressources sus-indiquées, qui sont, en définitive, ce que l'on possède jusqu'à présent de plus efficace et de plus inoffensif.

Quant à l'opération, elle ne doit s'entendre ni des caustiques ni de la ligature, qui, sous aucun rapport, ne méritent la préférence. C'est donc de l'opération par l'instrument tranchant qu'il s'agit.

Dès qu'on en vient à cette proposition, les hommes de l'art cessent d'être d'accord. Plusieurs d'entre eux prétendent que les tumeurs bénignes du sein ne doivent jamais être combattues par le bistouri. En faveur de cette opinion, soutenue en dernier lieu par M. Cruveilhier (1), on invoque d'une part l'innocuité de la maladie, de l'autre la gravité du remède. « Tant que la tumeur reste bénigne, respectez-la, dit M. Moreau (2) ; il sera toujours temps de l'extirper si elle vient à dégénérer, à subir une mauvaise transformation. On ne doit recourir à l'instrument tranchant qu'autant que tous les autres moyens connus

(1) Bullet. de l'Acad., t. IX, p. 330.
(2) Ibid., p. 367.

ont été inutilement essayés, et quand la maladie est de nature à compromettre la vie par elle-même. »

Cette doctrine, très répandue parmi les médecins et qui s'applique aux autres maladies chirurgicales comme aux adénoïdes du sein, semble cependant n'avoir été adoptée que par inadvertance, que faute d'y avoir suffisamment réfléchi. A ce point de vue, il n'y aurait pas de raison pour opérer jamais les lipomes, les mélicéris, les stéatomes, etc., car de pareilles tumeurs sont aussi bénignes que les adénoïdes, et par elles-mêmes on ne les voit guère compromettre la vie de personne. Il en est de même de la plupart des difformités, de la tumeur et de la fistule lacrymales, des tumeurs et des kystes des paupières, de l'hydrocèle, des kystes en général, etc. C'est qu'en effet, il ne suffit pas qu'une maladie ne menace qu'exceptionnellement la vie pour exiger qu'on en débarrasse les malades, c'est aussi et le plus souvent encore parce qu'elle occasionne de la gêne, parce qu'elle trouble certaines fonctions, parce qu'elle rend difforme, parce qu'elle est un objet d'inquiétude pour les individus qui en sont affectés. La vérité de ce que j'avance ici est tellement évidente, que ce serait faire injure aux praticiens de chercher à la faire ressortir davantage.

Si l'opération n'était jamais dangereuse, peut-être serait-il permis d'y avoir recours, dit-on, aussi bien qu'aux moyens pharmaceutiques. Là encore la question n'a pas été, je crois, envisagée sous son véritable point de vue. Dire que mieux vaut apprendre à guérir les maladies chirurgicales sans opération que d'imaginer les plus brillants procédés opératoires, ainsi qu'on l'a souvent écrit, me paraît, à moi, un non-sens. En présence d'une tumeur ou d'une maladie quelconque, la question n'est pas de savoir s'il est *possible* d'en obtenir la guérison sans l'intervention des opérations sanglantes, mais bien de décider ce qui est le plus utile, le plus sûr et le moins dangereux en même temps pour le malade. Or, n'est-il pas clair que certaines opérations chirurgicales offrent à la fois moins de danger, plus de sécurité que toute autre ressource, pour remédier à nombre de maladies qu'il serait cependant possible à la rigueur de guérir aussi au moyen de médications internes ou générales et de certains topiques?

Il semblerait, à entendre les contempteurs de la chirurgie, que les traitements purement médicaux et topiques n'exposent jamais par eux-mêmes au moindre inconvénient, au moindre risque. Est-ce que, par exemple, un malade qu'on se croit obligé de purger une ou deux fois la semaine pendant plusieurs mois n'a absolument rien à craindre pour son estomac ou pour ses entrailles? Celui qu'on imbibe d'iodure de potassium ou de préparations mercurielles, de ciguë, de tannin, de camphre, de sels ferrugineux, d'arsenic, ne court-il pas quelques risques aussi de voir sa santé générale s'altérer? Ceux qu'on affaiblit par des émissions sanguines locales ou générales répétées, par une alimentation végétale, n'ont-ils rien à redouter non plus d'un pareil traitement? Si l'on y joint les irritations, les inflammations, les éruptions, les érysipèles, que l'emploi des topiques de toute sorte peut déterminer, n'aura-on pas déjà une somme d'inconvénients susceptible de faire contre-poids à ceux de l'opération? Puis, compte-t-on pour rien les angoisses, les tourments incessants des malades et de leurs familles, qui, ne voyant pas la tumeur diminuer, s'apercevant même qu'elle augmente, ont sans cesse devant les yeux l'image d'une dégénérescence cancéreuse, qui ne sortent de leurs transes mortelles qu'à partir du moment où la tumeur n'existe plus, et qui, sans l'opération, auraient pour plusieurs années d'aussi cruelles inquiétudes?

Est-il vrai, d'un autre côté, que l'opération soit réellement grave? Je ne chercherai point à nier que toute opération chirurgicale, comme toute espèce de blessure, quelque petite qu'elle soit, n'entraîne quelquefois des accidents sérieux, ne soit même en définitive une porte ouverte à la mort; mais il en est de même de tout ce qui touche le corps de l'homme : une piqûre d'épingle, d'aiguille, une morsure de sangsue, une saignée, une application de ventouses scarifiées, une extraction de dents, un vésicatoire, un cautère, un séton, un sinapisme, un emplâtre quelconque, un simple pédiluve, ont plus d'une fois été le point de départ de maladies mortelles, sans qu'aucun praticien se soit jamais avisé d'en conclure que de telles blessures fussent graves, ou que de tels moyens dussent être rejetés de la thérapeutique.

Par elle-même, l'extirpation des adénoïdes se réduit presque toujours à une plaie simple ; ni longue, ni difficile, il est rare qu'elle soit inquiétante par ses suites. Enveloppées d'éléments normaux, dont elles restent presque complétement indépendantes, ces tumeurs peuvent être énucléées à la manière des corps étrangers. Il est inutile en tous cas d'enlever avec elles une grande portion des tissus environnants. Quand il n'est pas possible d'obtenir la réunion de la plaie par première intention, on peut au moins la panser comme une plaie ordinaire, comme une simple blessure de la région mammaire. N'ayant à redouter ni la récidive de la tumeur, soit au voisinage, soit au loin, ni des végétations de mauvaise nature au fond de la division, on n'a besoin ni d'un régime sévère, ni d'un traitement interne ou externe actif comme complément de l'opération. L'économie est, en général, si peu ébranlée en pareil cas, qu'il n'en résulte assez souvent ni fièvre, ni perte d'appétit, et que les malades peuvent se lever sans inconvénient au bout de quelques jours. Voici un spécimen de ce qui arrive en pareil cas.

Obs. XCVIII. — *Adénoïde de la mamelle droite. Extirpation ; pansement simple. Guérison.*

Augustine Potron, dix-huit ans, polisseuse, entre le 14 septembre 1844 salle Sainte-Catherine, n° 19. Haute stature, tempérament lymphatico-sanguin, bonne santé habituelle ; menstruée à quinze ans et toujours régulièrement ; jamais de grossesse.

La malade s'aperçut, il y a quatre mois, d'une grosseur dans la mamelle droite ; elle en fut avertie par des douleurs lancinantes et des picotements ; à cette époque, la tumeur était petite, mais aussi dure qu'aujourd'hui. D'ailleurs, pas de rougeur de la peau, aucun signe d'inflammation.

Le métier de cette jeune fille l'oblige à tenir constamment l'avant-bras droit appuyé contre la poitrine et en particulier contre le sein malade, sur lequel il exerce des frottements continuels.

Grosse comme deux noix réunies, dure, lobulée, sensible à la pression, bien limitée de toutes parts, mobile, la tumeur, située au bas du sein, offre une résistance élastique ; sa scissure principale, située en dehors, paraît remplie par un tissu cellulaire fibreux assez dense.

En dedans, on trouve une série de lobules glanduleux plus durs qu'à l'état normal, mais non douloureux, et ne fournissant pas d'ailleurs la sensation de corps élastiques que présente la tumeur.

Rien de particulier dans le reste de la glande.

Extirpation de la tumeur le 20 septembre.

Son enveloppe cellulo-fibreuse est lisse, presque semblable à un kyste, et rend compte de la mobilité, de l'isolement parfait que l'on pouvait constater avant l'opération. Quand on presse des tranches de cette tumeur entre les doigts, elles présentent des grains jaunâtres, durs, réunis et isolés à la fois par un tissu cellulaire dense, résistant, analogue à celui des tumeurs éléphantiasiques.

21 septembre. — Peu de douleur; pouls légèrement agité; trois heures de sommeil cette nuit.

24. — Fièvre légère, avec céphalalgie assez intense hier; le bandage, un peu dérangé, avait causé quelques souffrances.

On procède au premier pansement. La plaie est rouge dans le fond; vers son bord inférieur il y a des taches brunes dues à du sang coagulé entre les lobules graisseux. Le linge troué est imbibé d'une petite quantité de pus, et la charpie est durcie par une sérosité sanguinolente desséchée. Boulettes de charpie à nu dans la plaie, linge troué, gâteau de charpie, compresse et bande pour pansement.

27. — La matière sécrétée a les caractères du pus; les granulations donnent une couleur rose au foyer.

5 octobre. — Jusqu'ici les granulations n'ont fait que se développer; la caverne traumatique diminue d'étendue; on veut en hâter la cicatrisation par l'emploi de l'onguent de la mère mêlé avec égale quantité d'huile d'olive.

21. — La cicatrisation a marché régulièrement; les bourgeons charnus affleurent la peau; la cicatrisation se rapproche de la forme linéaire.

28. — La malade sort guérie.

Même quand la tumeur est volumineuse, cette opération est ordinairement facile, prompte et suivie d'une guérison rapide.

Obs. XCIX. — *Tumeur fibrineuse énorme : sein droit. — Sans coup.*

Marc, vingt ans, blanchisseuse, malade depuis un an, entre le 10 avril 1845. Cette jeune fille, d'une excellente constitution, au teint frais et rose, vit paraître, sans cause appréciable, il y a à peu près un an, une tumeur dure et indolente à la partie supérieure et interne de la mamelle droite. Elle ne se rappelle pas d'une manière positive y avoir jamais reçu de coup, cependant elle n'ose pas affirmer le contraire. Quoi qu'il en soit, depuis cette époque, elle a vu sa tumeur augmenter de volume peu à peu, sans devenir douloureuse; aujourd'hui, elle réclame les secours de l'art à cause de la gêne causée par le volume du sein. Presque toute la série des médicaments résolutifs a été mise en usage, il n'en est résulté aucune amélioration, aucune diminution dans le volume de la tumeur.

En ce moment, le sein droit offre un volume double, au moins, de celui du côté gauche; la palpation fait reconnaître à sa partie supérieure et interne une tumeur de la grosseur des deux poings, dure, indolente, sans changement de couleur à la peau, n'ayant jamais été le siége d'aucun signe d'inflammation, bosselée, mobile, élastique. Le mamelon et une partie de la mamelle sont rejetés en dehors, du côté de l'aisselle. Si, prenant cette tumeur entre les deux mains, on la presse alternativement avec les pouces, on croit d'abord y reconnaître de la fluctuation, mais si on l'applique soigneusement contre la poitrine, on s'aperçoit bientôt que la tumeur est concrète.

16. — On pratique l'ablation de la tumeur : une incision curviligne dont la convexité est tournée vers le sternum circonscrit la moitié interne de la base de la mamelle. On dissèque les tissus, et un aide relève le lambeau ainsi formé; on procède ensuite à la dénudation de la tumeur, ce qui permet

de l'énucléer sans difficulté. L'opération est promptement terminée et la malade perd fort peu de sang.

Après avoir lié quelques artères et réappliqué le lambeau, on recouvre le tout d'une compresse pliée en quatre afin d'adosser exactement les parois de la plaie. Cette compresse est maintenue avec des bandelettes agglutinatives et recouverte d'un linge troué enduit de cérat, de charpie, de compresses maintenues par un bandage approprié.

La tumeur a 11 centimètres de longueur sur 9 d'épaisseur. Elle est dure, résistante, d'une couleur grisâtre, lisse à sa surface; son intérieur offre une structure parfaitement uniforme. On y remarque un certain nombre de séparations, de cloisons fibreuses, et entre ces cloisons, un tissu d'apparence glandulaire, grisâtre, granulé, ressemblant assez bien à celui d'une parotide légèrement indurée.

19. — On lève le pansement pour la première fois. On laisse les bandelettes agglutinatives en place.

20. — On renouvelle tout l'appareil ; le fond de la plaie est réuni par première intention ; ses bords suppurent.

21 avril au 4 mai. — La malade a été prise plusieurs fois de frissons de courte durée.

4. — On découvre un petit clapier auprès des bords de la plaie. On le vide et on en tient les parois rapprochées au moyen de compresses graduées.

5. — Le foyer purulent n'est pas encore tout à fait détergé. Quelques troubles dans l'état de la malade qui accuse un malaise général, des douleurs dans les membres inférieurs ; elle se plaint d'avoir la bouche amère. La langue est recouverte d'un enduit légèrement jaunâtre. Il y a de la fièvre.

30 grammes d'huile de ricin.

6. — Le laxatif a produit trois selles ; ce matin il n'existe plus de fièvre. La malade se trouve bien et a de l'appétit.

Le clapier fournit encore un peu de pus. Les bords de la plaie suppurent encore un peu.

21. — La suppuration est complétement tarie, la cicatrisation de la plaie est achevée, il en résulte une cicatrice linéaire de 5 millimètres de largeur; la malade sort aujourd'hui de l'hôpital.

Dans l'observation suivante l'étendue de la plaie, l'inflammation et les petits abcès intervenus après l'opération, n'ont point empêché la malade de sortir de l'hôpital complétement guérie au bout de six semaines.

Obs. C. — *Vaste tumeur adénoïde : sein gauche. — Opération. — Réunion au moyen de serres-fines. — Légère inflammation consécutive. — Cataplasmes. — Guérison.*

Florent (Virginie), quarante-huit ans, blanchisseuse, malade depuis trois ans, entre à la Clinique, le 12 juillet 1853, pour se faire enlever une vaste tumeur qu'elle porte au sein gauche. Cette femme, forte, fraîche, colorée, est accouchée il y a vingt-six ans d'une fille qui reste bien portante; elle a fait une fausse couche il y a dix ans; c'est à cette époque qu'elle se découvrit une glande dans la mamelle; elle n'y fit point attention et continua de travailler; mais il y a trois ans environ, elle se donna un coup violent dans cette région, y ressentit quelque douleur et vit sa glande grossir de jour en jour. Avec des seins très développés, elle jouit d'un embonpoint notable. Sa tumeur la gênait beaucoup par son poids, et les tiraillements continuels qu'elle exerçait sur les téguments voisins. Un chirurgien ayant été consulté envoya la malade à la Charité.

La mamelle gauche, grosse comme une tête d'adulte, est presque toute formée par la tumeur, car la glande est refoulée en bas et en dehors. Cette tumeur est bosselée, dure dans quelques points, molle ailleurs ; la peau qui la recouvre, sans changement de couleur, glisse facilement sur toutes ses bosselures ; ce n'est donc point un squirrhe ou un encéphaloïde, c'est une tumeur adénoïde, une tumeur bénigne. On décide que l'opération aura lieu le 19 juillet ; jusque-là la malade mange deux portions. Une bouteille d'eau de Sedlitz est donnée le 18.

Le 19, la malade vient à l'amphithéâtre, demande à être endormie. On lui fait respirer du chloroforme pendant quelques minutes, elle s'endort tranquillement et reste parfaitement calme pendant tout le cours de l'opération. On commence par faire une incision du bord antérieur du creux axillaire jusqu'au sternum, en décrivant un arc dont la convexité est tournée en bas ; puis un lambeau en forme de croissant au milieu duquel était placé le mamelon, est circonscrit et relevé. On dissèque la tumeur avec précaution ; on fait la ligature des quelques artères, et on laisse à la plaie le temps de se sécher, avant d'en réunir les bords au moyen d'une trentaine de serre-fines. Il est recommandé à la malade de se coucher sur le côté gauche.

La tumeur, du poids de deux kilogr. avant l'opération, pèse encore seize cents grammes ; lobulée, elle est bien distincte de la glande mammaire qu'on retrouve à sa partie inférieure, et qui ne lui tient par aucune trace de pédicule.

20 juillet. — L'état général de la malade est très satisfaisant, pas de fièvre ; on enlève quatre serre-fines à chaque extrémité de la plaie ; compresses imbibées d'eau fraîche, bouillons, limonade.

21. — Même état. Potages ; l'on enlève quelques serre-fines.

22. — La malade a peu de fièvre ; la nuit, elle a beaucoup transpiré ; la langue est blanche. La plaie commence à suppurer ; on enlève toutes les autres serre-fines, et l'on recommande de soutenir le sein au moyen d'un coussin de charpie.

23. — La nuit a été bonne, plus de fièvre, pus bien lié ; bouillons, potages ; plaie réunie aux extrémités ; mais, vers le milieu, il reste une ouverture béante par où sort le pus quand on presse le sein.

Même état les jours suivants ; la malade demande à manger ; deux portions.

27. — La plaie paraît vouloir s'enflammer, les bords en sont un peu rouges, tuméfiés, et deviennent le siége de picotements ; cataplasme à nu matin et soir. L'état général est toujours bon, mais la suppuration devient plus abondante. Il en est ainsi jusqu'au 12 août. On cesse les cataplasmes, on cautérise quelques bourgeons charnus venant faire saillie entre les bords de la plaie qui sont du reste parfaitement réunis. Plus de pus, que lorsqu'on presse assez fortement à la partie supérieure. La malade peut dès ce moment être regardée comme guérie. Elle se lève, se promène, mange de bon appétit, et demande à retourner chez elle ; ce qui lui est accordé le 25 août.

Après de telles opérations, des érysipèles peuvent survenir sans doute, comme après toute autre, comme à l'occasion de toute irritation de la peau, de toute espèce de suppuration. Il est possible aussi que, du fond de la plaie, l'inflammation ou le pus s'étende aux couches sous-mammaires ou aux tissus interposés, de manière à amener un phlegmon diffus, ou un phlegmon circonscrit, une infiltration purulente, ou un abcès plus ou moins large sur quelque autre point de la région. Il se peut, enfin, que la stagnation du pus réclame dans quelques cas une ou plusieurs contre-ouvertures, quelques incisions secondaires; mais outre que ces accidents sont rares, que de telles conséquences de l'opération sont absolument exceptionnelles, il est incontestable que les moindres blessures y exposent aussi bien, sans que les malades et les chirurgiens songent à s'en effrayer. Je puis du moins affirmer que l'enlèvement des adénoïdes n'a que très rarement été suivi sous mes yeux de dangers réels. Je ne sais pas même s'il me serait possible de citer plus de deux cas de mort occasionnée par cette opération.

Sur plus plus de soixante et dix malades opérées par moi, dix ont été prises d'érysipèle, deux de pourriture d'hôpital, deux d'abcès, une de choléra, une d'hémorrhagie, une de tétanos; mais aucune, excepté cette dernière, n'a succombé.

Si beaucoup de médecins regardent l'opération comme grave, c'est qu'ils confondent deux faits qu'il faut distinguer soigneusement, c'est-à-dire l'opération que nécessitent les tumeurs malignes avec l'opération qu'on applique aux tumeurs bénignes. Avec un peu d'attention, en effet, il est facile de voir que les dangers, les malheurs dont on parle, se rapportent à des tumeurs cancéreuses et non à des adénoïdes. Les enlèvements de la mamelle tout entière, les larges dissections si longues, si pénibles, si douloureuses, les dépouillements du creux de l'aisselle, les vastes suppurations dont on a tant de fois tracé l'horrible tableau et qui ont si souvent amené la mort, n'appartiennent point aux adénoïdes, et je suis convaincu qu'au point de vue du pronostic l'extirpation de ces tumeurs cessera de paraître dangereuse, rentrera dans la catégorie des opérations simples, dès qu'on voudra bien l'isoler des opérations qu'on pratique pour remédier aux cancers.

Une jeune dame anglaise que j'ai vue en 1855 avec M. Trousseau, et qui avait dans le sein une adénoïde grosse comme une noix, est morte des suites de l'opération, il est vrai, mais aussi le chirurgien qui l'a opérée ne tenant point compte des distinctions sus-indiquées enleva toute la mamelle au lieu d'extirper la tumeur seule, et laissa sur la poitrine une immense plaie pansée à plat au lieu d'une simple incision !

Quoique ces tumeurs restent en général bénignes jusqu'au bout, qu'elles ne soient guère susceptibles de subir la transformation maligne ou cancéreuse, je n'en pense pas moins qu'il vaut mieux les extirper que de les abandonner à elles-mêmes, que de les traiter par les moyens médicaux et de simples topiques.

Voici, en somme, la conduite que j'ai adoptée et que je conseille depuis longtemps en pareil cas :

1° La femme est-elle tranquille sur son état, peu disposée à se tourmenter, avec une tumeur déjà ancienne ou stationnaire, je l'engage à ne point s'en occuper, à ne se traiter d'aucune façon, à n'examiner son mal qu'à de longs intervalles.

2° A celles qui sont naturellement inquiètes, j'essaye de démontrer que, par elle-même, leur tumeur n'entraîne aucun danger, qu'elle n'est pas susceptible de prendre un mauvais caractère ; je leur conseille, en outre, autant pour calmer leur imagination que dans l'espoir de les guérir, une des médications signalées plus haut.

3° J'insiste sur ces médications, quand il s'agit de femmes timorées qui redoutent à l'excès tout ce qui ressemble de près ou de loin à l'opération.

4° Lorsque la malade est par trop préoccupée de sa tumeur et que les dangers qu'elle lui attribue l'effrayent plus qu'une opération chirurgicale, je l'engage à se soumettre au bistouri.

5° Je dis, en définitive, à ces malades, qu'il n'y a pas de risque à garder leur tumeur, mais que si elles veulent en guérir, les moyens médicaux offrent peu de chances, outre qu'ils exigent un temps considérable, tandis que l'opération les en débarrassera certainement sans les exposer à des suites graves, et j'ajoute qu'une fois enlevée, cette espèce de tumeur ne répullule pas.

Si se comporter de la sorte est conforme à la prudence, alors que l'on doute encore de la malignité finale de ces tumeurs, il faudrait évidemment être tout à fait affirmatif avec la supposition qu'elles ne sont que des tumeurs cancéreuses à leur première période, que des cancers occultes. Il est certain qu'avec cette dernière doctrine vers laquelle j'incline, l'opération ne devrait point être facultative, qu'elle serait obligatoire pour tout praticien honnête.

Personne ne peut effectivement contester qu'un grand nombre de femmes ne soient restées radicalement guéries après l'enlèvement de tumeurs adénoïdes. Si donc de telles tumeurs étaient destinées à subir un jour la transformation cancéreuse, il est clair que les femmes ainsi débarrassées ont été préservées, guéries du cancer. Comme, d'autre part, l'enlèvement des tumeurs manifestement cancéreuses est à la fois dangereux par lui-même et rarement suivi de guérison radicale, on se trouve naturellement amené à conclure qu'il est prudent, sinon indispensable, d'extirper les tumeurs même bénignes du sein, plutôt que de les soumettre aux médications incertaines empruntées à la médecine et à la pharmacie.

Une fois détruites, les adénoïdes ont dans certains cas, ai-je dit, reparu, soit dans la même mamelle, soit dans le sein du côté opposé. En voici un exemple, remarquable à plus d'un titre.

Obs. CI. — *Adénoïde grosse comme les deux poings ; demoiselle de vingt ans. Petite tumeur à une certaine distance de la première. Extirpation, guérison. Au bout de dix-huit mois, tumeur de même nature, du volume d'un œuf, dans le sein du côté opposé. Nouvelle extirpation, guérison radicale.*

Mademoiselle A. D..., habitant la Bourgogne, de constitution nerveuse, un peu lymphatique, assez bien portante du reste et bien réglée, d'un embonpoint médiocre, grande, ayant beaucoup de gorge, me fut conduite par sa mère en 1843. Elle avait au sein gauche une tumeur du volume des deux poings qui datait de trois ans au moins, qui n'avait jamais causé de douleur, et qui ne tourmentait la malade qu'à titre de difformité. Cette tumeur, de consistance fibreuse, très élastique, légèrement bosselée, proéminait plus particulièrement au-dessus et en dehors du mamelon, de manière que la mamelle, dans l'épaisseur de laquelle elle paraissait s'être développée, était soulevée et comme refoulée en haut et en dedans. Très mobile, parfaitement libre au milieu des tissus normaux dont elle restait visiblement indépendante sous la pression des doigts, elle n'offrait de fluctuation sur aucun de ses points. Rien d'altéré ne se remarquait du côté de l'aisselle ; la poitrine et l'abdomen n'offraient aucun signe de lésion viscérale,

Trouvant là tous les signes d'une tumeur adénoïde, je conseillai l'opération, qui fut acceptée, et que je pratiquai quelques jours après. Voulant conserver au sein sa forme naturelle, je fis une incision courbe, dont la convexité regardait en bas et en dehors : je relevai en sens opposé un large lambeau composé de téguments, de la couche sous-cutanée, et d'une lame assez épaisse du tissu mammaire dans l'épaisseur duquel je trouvai la tumeur, que je pus ainsi dégager par énucléation autant que par dissection, et qui ne se continuait réellement par aucun de ses points avec le tissu glandulaire. Après l'avoir enlevée, je reconnus, à l'aide du doigt, qu'il existait plus profondément en haut et en dedans, dans l'épaisseur du parenchyme mammaire, tout près de la paroi thoracique, une seconde tumeur également mobile, lisse, régulière, du volume d'une grosse amande, et comme enkystée à une certaine distance de la plaie. J'incisai sur elle les tissus, je l'accrochai au moyen d'une érigne, et j'en fis l'extraction comme de la première, en m'assurant qu'elle ne tenait par aucun pédicule dans la petite loge qu'elle s'était creusée.

La réunion, le recollement du lambeau se fit presque partout par première intention, et la mamelle reprit, à quelque chose près, sa forme et son volume naturels.

La suppuration augmenta et diminua plusieurs fois avant de se tarir, mais en somme l'opération ne fut suivie d'aucun accident sérieux, et au bout de six semaines la guérison était complète.

Anatomie pathologique. — La tumeur, qu'on voit planche II, figure 2, était partout composée de tissu solide, élastique, blanchâtre, aussi difficile à déchirer qu'à écraser, dépourvu de cellules et de suc cancéreux. Soit dans ses bosselures, soit dans son centre, soit dans sa périphérie, elle était complétement indépendante et facile à isoler sans dissection, et du tissu mammaire et du tissu cellulo-fibreux de la région. La petite tumeur était d'ailleurs exactement semblable à la grosse par sa texture intime comme par ses caractères extérieurs.

Comme j'avais promis qu'il n'y aurait point de récidive, les parents s'aperçurent avec autant de surprise que d'inquiétude, l'année suivante, qu'une nouvelle tumeur se manifestait dans le sein de leur demoiselle. Ils me la ramenèrent au bout de dix-huit mois, et je trouvai, dans le sein droit, une tumeur parfaitement semblable, à part le volume, à celle que j'avais retirée du sein gauche l'année précédente. Cette deuxième tumeur en effet s'était développée comme la première, insensiblement, sans souffrance, sans altération de la santé générale, restée assez bonne, et sans cause appréciable. Elle était d'ailleurs roulante et très mobile au milieu des tissus, assez profondément située, indépendante de la peau et des parois de la poitrine, régulière, très peu bosselée, très élastique, et du volume d'un œuf de poule. Tous ces caractères, loin d'ébranler ma première conviction, ne firent que la confirmer. Ce n'était pas dans le même sein. Profondément située, elle avait pu échapper à mes premières explorations, quoiqu'elle existât peut-être déjà. L'opération en fut résolue et pratiquée au bout de quelques jours. J'y procédai comme je l'avais fait pour l'autre. Il fallut traverser le tissu glanduleux dans l'épaisseur de 1 centimètre, pour arriver à la tumeur située plus près de la poitrine que de la peau, un peu en dehors de la base du mamelon. Je la trouvai là dans une sorte de kyste dont il fut possible de l'extraire par énucléation. Une exploration très attentive de toute la région, et des deux côtés, m'ayant donné la certitude qu'aucune autre tumeur n'existait dans les seins de mademoiselle A. D..., je refermai la plaie en assurant de nouveau que cette tumeur ne repullulerait pas, et que la guérison serait radicale. Tout se passa bien du reste, et les suites de l'opération furent les mêmes que celles de l'opération pratiquée dix-huit mois auparavant.

Examinée au microscope et à l'œil nu, cette tumeur s'est montrée exactement sous le même aspect, avec les mêmes caractères anatomiques et microscopiques que la première.

Depuis lors, la jeune personne s'est mariée et nulle inquiétude n'a eu lieu sur l'état de ses seins.

De semblables faits portent à se demander s'il ne conviendrait pas de conseiller quelques précautions, quelques médications préventives aux femmes. Il paraît certain que le mariage, que la grossesse sont plutôt utiles que nuisibles en pareil cas. Il y a lieu aussi de surveiller la régularité de la menstruation, et des fonctions utérines en général; mais outre qu'en dehors de ces ressources purement hygiéniques, on ne sait rien de positif sur ce qui peut empêcher la formation des adénoïdes, il faut bien ajouter que la repullulation de ces tumeurs, même à longues distances, étant exceptionnelle, elle justifierait à peine les moindres précautions un peu gênantes, et qu'il vaut mieux, comme dans le cas suivant ou dans celui qui précède, recourir de nouveau à l'opération.

Obs. CII. — *Adénoïde du sein droit, chez une femme qui avait été opérée douze ans auparavant d'une tumeur pareille au sein gauche.*

En 1836, je fus appelé au Gros-Caillou pour voir une dame de la clientèle du docteur Masson, et qui avait dans le sein droit une tumeur du volume d'un petit œuf de poule. Cette dame, âgée de trente-sept ans, d'une stature, d'un embonpoint médiocres, d'une assez bonne santé en général, bien réglée, mère de trois enfants, me dit que douze ans auparavant Roux lui avait enlevé une glande semblable du sein gauche, où je remarquai en effet une cicatrice linéaire un peu au-dessous et en dehors du mamelon. La tumeur nouvelle était née sans cause appréciable, et la malade s'en était aperçue cinq ans après sa première opération; mais comme elle était petite et indolente, elle s'en était à peine préoccupée. Ayant le volume d'une grosse noix un peu allongée, cette tumeur, devenue le siége de quelques élancements, surtout aux approches de l'époque menstruelle, était roulante et sans adhérence appréciable au milieu du tissu mammaire. Située en dedans et au-dessous du mamelon, elle paraissait enveloppée de toute part, excepté sur un point, par le tissu glanduleux. Sa densité, son élasticité, son indépendance matérielle de tous les autres éléments organiques de la région, l'absence de ganglions axillaires et le souvenir de la tumeur enlevée autrefois par Roux, me semblèrent indiquer clairement qu'il s'agissait là d'une tumeur bénigne, d'une tumeur adénoïde, et non d'une tumeur cancéreuse.

La malade ayant essayé sans succès depuis un an toute espèce de pommades, onguents et emplâtres, aussi bien que les fondants intérieurs, demanda d'elle-même à subir une nouvelle opération. Une incision simple, en ligne droite, longue de 5 centimètres dans le sens du grand axe de la glande, et qui dut comprendre la peau, la couche sous-cutanée avec une assez grande épaisseur du tissu mammaire, permit de mettre la tumeur à nu dans toute sa longueur. L'ayant accrochée avec une érigne, un aide fut chargé de la tendre et de l'attirer à lui ; je la dégageai facilement avec l'indicateur gauche et la pointe du bistouri d'une espèce de kyste légèrement adhérent qui la contenait. La plaie fut pansée à l'aide de boulettes de charpie et à nu, parce qu'il ne me parut pas prudent d'en laisser le fond libre. Au bout de trois semaines la guérison était complète, et la malade, qui n'a plus rien ressenti depuis, jouit encore d'une bonne santé.

Anatomie pathologique. — La tumeur, examinée sur-le-champ, d'un tissu dense, serré, gris, difficile à érailler, à déchirer, ne contenait aucun suc susceptible d'être exprimé par la pression, ou recueilli par le frottement de la lame du scalpel. La coupe en était luisante, d'aspect grenu, quoique homogène ; elle n'était ni bosselée ni lobulée ; sa surface ne présentait aucune trace de rupture, et rien ne permettait de croire qu'elle se continuât dans le sein avec aucun tissu normal. Régulière, comme enveloppé d'une couche fine de tissu cellulaire lamelleux, elle s'était d'ailleurs laissé extraire par éradication bien plus que par dissection et sans qu'aucun pédicule eût eu besoin d'être coupé.

Les faits de ce genre n'étant pas absolument rares ainsi que le constatent mes propres observations, ils ont paru, aux yeux de quelques chirurgiens, impliquer contradiction avec ce que j'ai dit de la bénignité naturelle des adénoïdes. Une explication est donc ici nécessaire.

Quand je soutiens qu'après leur ablation les adénoïdes, les tumeurs bénignes du sein ne repullulent pas, cela veut dire, non que la même femme ne puisse pas en avoir successivement plusieurs, ayant donné moi-même la preuve du contraire, mais simplement que les adénoïdes bien enlevées ne reviennent point *à la même place*, et que quand elles repullulent, c'est toujours dans le même ordre de tissu ou avec le même caractère de bénignité.

Même dans ces termes, je ne voudrais pas être trop absolu. J'ai vu, en effet, cette année même (1858), une malade opérée par M. Jarjavay d'une adénoïde qui en est à sa cinquième récidive en moins de quatre ans, et toujours sur place, sans avoir jamais cessé de présenter les caractères des tumeurs bénignes. J'ai vu, d'un autre côté, une adénoïde naître par récidive dans l'aisselle d'une femme qui en avait eu une dans le sein quelques années auparavant.

Pour ne pas allonger démesurément ce chapitre, je ne donnerai maintenant qu'un abrégé très concis des observations d'adénoïdes qui n'ont pas trouvé place plus haut, et qu'on retrouvera, en partie, avec la plupart des autres, dans le tableau général.

I. — *Sein droit; pas d'opération.* — Femme âgée de trente-neuf ans, mère de plusieurs enfants, bien réglée.

Tumeur trilobée d'un volume peu considérable, bosselée, indolente..

La compression a été employée sans aucun résultat satisfaisant, et la malade sort de l'hôpital sans avoir voulu se soumettre à une opération.

II. — *Sein droit. Extirpation; guérison.* — Cinquante-cinq ans, blanchisseuse, mère de plusieurs enfants, non réglée, entre à l'hôpital le 19 septembre 1837.

Il y a dix ans, deux mois après avoir reçu sur le sein un coup assez violent, la malade vit apparaître une tumeur d'abord de la grosseur d'une noisette, mais qui a continué à augmenter de volume, et présente aujourd'hui l'état suivant :

Située à la partie inférieure du sein, elle est aplatie, large d'environ un pouce, mobile, bosselée, ayant la forme d'un champignon, globuleuse; la peau ne présente aucune altération ; la douleur consiste seulement dans un sentiment de constriction, mais elle est peu vive.

27 septembre. — Extirpation.

12 novembre. — La suppuration a été longue ; la cicatrisation se fait lentement, et n'est pas tout à fait terminée au départ de la malade, dont la guérison peut cependant être considérée comme complète.

Anatomie pathologique. — La tumeur a l'aspect d'un chou-fleur à grains cohérents et très serrés ; sa coupe est d'un gris mat, grenue, luisante. Il n'a été possible d'en faire exsuder aucun suc, soit en la pressant, soit en la raclant avec le scalpel.

III. — *Sein gauche. Extirpation ; guérison.* — Vingt-deux ans, sans enfants ; entre à l'hôpital le 20 mai 1837.

Depuis dix mois la malade s'est aperçue de l'existence d'une tumeur au sein gauche. Cette tumeur, est aujourd'hui du volume d'un œuf de pigeon, assez dure, indolente, très mobile, sans bosselures, sans adhérence avec les tissus subjacents ou avec la peau, qui a sa coloration normale.

27 mai. — Extirpation.

22 juin. — Sortie de la malade complétement guérie.

Anatomie pathologique. — Cette tumeur, dépourvue de toute continuité avec le tissu de la mamelle qui paraissait en être absolument indépendante, n'avait ni l'aspect lardacé du squirrhe, ni la physionomie napiforme ou fongueuse de l'encéphaloïde. Son tissu, homogène et gris, était élastique et solide, sans être nulle part imbibé de suc lactescent.

IV. — *Sein droit. Extirpation; guérison prompte.* — Quarante-huit ans, deux enfants, bien réglée, d'une bonne constitution ; entre le 6 juillet 1838.

La tumeur qui date de six mois est survenue sans cause appréciable; du volume d'un œuf, dure, mobile, elle est parfaitement isolée du tissu mammaire, et indolente.

13 juillet. — Extirpation.

14 août. — Il ne s'est rien passé de remarquable pendant la durée de la cicatrisation, qui est complète. La malade sort guérie en septembre.

Anatomie pathologique. — La tumeur est homogène, élastique, d'un tissu grisâtre, grenu, sans suc, difficile à écraser sous les doigts, comme enveloppée d'une kyste. Elle ne se continuait par aucun lien appréciable avec le tissu mammaire.

V. — *Trois tumeurs ; sein droit. Extirpation, érysipèle ; guérison.* — Quarante-huit ans, un enfant, bien réglée ; entrée le 5 janvier 1838.

Les tumeurs datent de quinze ans. Située en dedans du mamelon gauche, la plus grosse est bien isolée, dure dans presque toute son étendue, présentant cependant à la partie externe un point moins résistant. En dehors, il en existe deux autres plus petites qui offrent la même consistance ; elles sont peu douloureuses.

13 janvier. — Extirpation.

19. — Un érysipèle se déclare, s'étend à la poitrine, aux membres supérieurs, et retarde un peu la fermeture de la plaie.

13 février. — Sortie de la malade en bonne voie de guérison. La cicatrisation est presque complète.

Anatomie pathologique. — A la dissection, les tumeurs ont offert une texture homogène un peu rosée, solide, dépourvue de suc lactescent ; lobulées, en chou-fleur, élastiques, très denses, sans continuité avec le tissu mammaire ni avec la peau.

VI. — *Sein droit, forme de chou-fleur. Extirpation ; guérison.* — Soixante-cinq ans ; deux enfants, 1838.

La tumeur date de dix ans, et serait le résultat, d'après la malade, d'un coup sur la mamelle. Elle a le volume du poing, et représente assez exactement un gros chou-fleur par son aspect granulé et anfractueux. La densité, l'élasticité de ses bosselures, leur peu de disposition à fournir du sang sous l'influence des actions mécaniques, des frottements, l'absence de ganglions engorgés dans l'aisselle et de toute autre tumeur dans le voisinage, le bon état de santé de la malade, donnent lieu de penser qu'on a affaire à une tumeur adénoïde. Cette tumeur est ulcérée, et il s'écoule de la plaie un liquide ichoreux, grisâtre, fétide.

L'extirpation en est pratiquée, et la guérison est complète au bout de cinq semaines.

Aucune récidive n'a eu lieu, et la malade, qui a survécu dix ans, est morte d'une affection aiguë.

Anatomie pathologique. — La tumeur, d'apparence fibreuse ou granulée, d'une coupe luisante, difficile à écraser, est dépourvue de suc lactescent et de toute matière crémeuse dans ses mailles.

VII. — *Sein gauche. Extirpation, érysipèle. Sortie avant la cicatrisation complète de la plaie.* — Quarante ans, bien constituée, un enfant ; entrée le 24 octobre 1839.

Il y a cinq mois, la malade reçut un coup sur le sein gauche, et une tumeur ne tarda pas à se montrer. Située à la partie supérieure du sein, cette tumeur est du volume d'un petit œuf de poule, dure, très mobile, un peu douloureuse à la pression.

29 octobre. — Extirpation.

1er-10 novembre. — Un érysipèle a envahi une grande partie de la poitrine et les membres supérieurs. (Frictions avec la pommade au sulfate de fer.)

12 novembre. — L'érysipèle a tout à fait disparu ; un petit abcès s'est formé sous le sein, et a été ouvert. La cicatrisation qui s'est faite lentement est presque complète à la sortie de la malade, qui a lieu le 2 décembre.

VIII. — *Sein droit. Extirpation, érysipèle, abcès nombreux.* — Vingt-huit ans, deux enfants, bien réglée ; entrée le 12 février 1840.

La tumeur date de cinq ou six ans : située à la partie supérieure et interne de la mamelle droite, elle est du volume d'un œuf, régulière, mobile, ronde, sans adhérence avec la peau ou avec le tissu mammaire, à peu près indolente.

15 février. — Extirpation.

18 février-30 mars. — Erysipèle et abcès nombreux. La cicatrisation ne se fait que bien lentement.

7 avril. — Sortie de la malade. La cicatrisation n'est pas complétement terminée, mais la plaie est plate et simple.

Anatomie pathologique. — Caractères des tumeurs adénoïdes.

IX. — *Sein droit.* — Vingt-sept ans, un enfant, bien réglée ; entrée le 18 août 1840.

La tumeur date de dix-huit mois ; survenue à la suite de plusieurs contusions, elle est du volume d'un gros marron, très mobile, non adhérente à la peau ni au tissu mammaire, lisse en certains endroits, bosselée en d'autres, d'une consistance élastique.

21 août. — Extirpation.

22 août-30 septembre. — La cicatrisation se fait peu à peu et est presque complète à la sortie de la malade.

Anatomie pathologique. — Tumeur bosselée, irrégulière, renfermée dans un kyste formé par du tissu cellulaire condensé, cloisons cellulo-fibreuses, tissu lobulé, dur, parfaitement sécable, mais ne s'écrasant pas sous la pression.

X. — *Sein droit. Extirpation ; guérison.* — Vingt ans ; bonne constitution ; entrée le 5 octobre 1840.

Tumeurs datant de trois ans, à la suite d'un coup ; au nombre de deux, elles sont bien circonscrites, séparées l'une de l'autre par une portion saine de la glande, chacune d'un volume à peu près égal à celui d'un œuf de pigeon ; très mobiles, arrondies, sans bosselures à la surface, non fluctuantes, indolentes, élastiques, elles se distinguent par leur consistance, leur densité plus grande de la substance même de la glande ; la peau qui les recouvre est tout à fait normale.

12 octobre. — Extirpation.

15 octobre-10 novembre. — La cicatrisation de la plaie suit une marche régulière. La guérison est complète à la sortie de la malade.

XI. — *Sein gauche. Extirpation ; guérison.* — Vingt-quatre ans ; bien réglée ; entrée le 30 juillet 1841.

La tumeur, survenue il y a quelques mois à la suite d'un coup, est du volume d'un œuf, irrégulière, bien circonscrite, bosselée, élastique, très mobile, sans adhérence, indolente.

3 août. — Extirpation.

3 septembre. — Guérison complète et sortie de la malade.

Anatomie pathologique. — Tissu grisâtre, élastique, luisant, sans suc lactescent, ne s'écrasant pas sous la pression des doigts.

XII. — *Sein droit. Extirpation, érysipèle ; guérison.* — Trente-six ans, bien réglée ; entrée le 15 février 1842.

Il existe en dehors et au-dessus du sein droit une tumeur venue il y a huit ans à la suite d'un coup. Cette tumeur, du volume d'un œuf, globuleuse, bosselée, très mobile, semble formée par de petits kystes mobiles, les uns solides, les autres liquides, et paraît confondue avec les lobules de la glande.

24 février. — Extirpation.

26. — Quelques plaques érysipélateuses apparaissent çà et là. (Frictions avec la pommade de sulfate de fer.)

28. — Les plaques ont disparu. La plaie, en bon état, marche vers la cicatrisation, qui est achevée le 10 mars.

17 mars. — Sortie de la malade parfaitement guérie.

XIII. — *Sein gauche. Extirpation ; guérison.* — Trente-quatre ans, trois enfants, bien réglée ; entrée le 20 janvier 1842.

La tumeur s'est montrée, il y a dix-huit mois, à la suite d'un coup. Située en dehors et en bas du sein gauche, elle est du volume d'un petit œuf, d'une forme irrégulière, un peu bosselée ; n'adhérant point à la peau, qui n'a pas changé de couleur, elle est très mobile et il en suinte par le mamelon une sérosité jaune roussâtre.

25 janvier. — Extirpation. (Pansement simple.)

6 février. — La malade sort guérie.

Anatomie pathologique. — Tumeur dure, sous forme de plaques, sous-cutanée, roulant sous la peau, sans y adhérer, tenant à la mamelle par un mince pédicule celluleux. La coupe de la tumeur montre un tissu qui ressemble au tissu du corps thyroïde hypertrophié ; il a un aspect glanduleux.

A un faible grossissement (30 diamètres), ce tissu montre des lobules glandulaires bien distincts, couverts de granulations régulièrement disposées à la surface.

A 500 diamètres, on ne trouve que des globules assez petits, munis d'une enveloppe et d'un noyau ; de forme ronde, sans granules à l'intérieur, les globules ont un diamètre de $0^{mm},02$; leur noyau n'a que $0^{mm},005$. Cette forme de globules paraît être celle qu'on rencontre normalement dans la glande mammaire.

J'ai revu plusieurs fois cette femme depuis sa sortie de l'hôpital, elle n'a pas eu de récidive.

XIV. — *Sein gauche. Extirpation ; guérison.* — Trente-six ans ; entrée le 20 septembre 1842. La tumeur date de douze ans ; située à la partie supérieure externe du sein gauche, elle est dure dans toute son étendue, très mobile sous la peau ; les ganglions voisins sont dans leur état normal.

23 septembre. — Extirpation.

3 novembre. — La suppuration a été d'abord très abondante, puis s'est

peu à peu ralentie ; la cicatrisation s'est faite lentement. La guérison est complète le 8 novembre.

Anatomie pathologique. — Tumeur à tissu homogène, à coupe grenue et luisante, dépourvue de suc lactescent.

XV. — *Sein gauche. Extirpation; guérison.* — Vingt-quatre ans, mariée, deux enfants, bien réglée ; entrée le 21 octobre 1844.

La tumeur, datant de six ans, survenue à la suite d'un coup assez violent sur le sein gauche, est située à la partie inférieure de la glande ; de la grosseur du poing, bosselée, dure, élastique, un peu fluctuante en certains endroits, elle est à peu près indolente, mobile sous la peau, qui est normale, et paraît adhérer au tissu mammaire.

30 octobre. — L'opération est résolue. On fait d'abord une ponction exploratrice, qui ne donne aucun résultat satisfaisant. L'extirpation est pratiquée

La malade sort guérie le 1er décembre.

Anatomie pathologique. — Tumeur lobulée, élastique, présentant un tissu blanchâtre, grenu, friable, s'écrasant sous le doigt. Au microscope, caractères des tumeurs adénoïdes.

XVI. — *Trois tumeurs aux deux seins. Extirpation; guérison.* — Vingt-sept ans ; entrée le 8 décembre 1847.

Dans le sein gauche, à la partie externe et supérieure, on trouve une masse du volume d'un œuf de poule, lobulée, inégale. A la partie inférieure de la même glande, il existe une autre tumeur du volume d'une noisette, mobile, bosselée, inégale.

Dans le sein droit, on voit une tumeur de la grosseur d'une noix, bosselée, dure, roulant sous les doigts comme les autres.

Ces tumeurs sont survenues sans que la malade en sache la cause ; elles sont indolentes. La peau qui les recouvre a conservé sa coloration normale et ne leur adhère pas.

15 décembre. — Extirpation des trois tumeurs.

30. — Les plaies sont en partie cicatrisées.

17 janvier. — La malade sort complétement guérie.

Anatomie pathologique. — Ces tumeurs offrent les caractères des adénoïdes ; leur tissu est ferme, élastique, grisâtre, homogène, grenu et un peu luisant dans sa coupe ; aucune d'elles ne se continue avec le tissu, soit parenchymateux, soit fibreux de la mamelle ; un kyste séparé paraissait avoir été creusé dans la glande par chacune des trois.

XVII. — *Sein droit.* — Quarante et un ans, bonne constitution ; entrée le 27 mai 1847.

Depuis sept ou huit mois, la malade porte dans le sein droit une tumeur du volume d'un œuf de poule, qui s'est développée sans cause appréciable. Elle est bosselée, mobile, assez dure et indolente.

1er juin. — Extirpation.

28. — La malade sort de l'hôpital dans un état très satisfaisant. La plaie ne tardera pas à être complétement cicatrisée.

Anatomie pathologique. — La tumeur a l'aspect fibreux ; elle est élastique, composée de lobules réguliers.

XVIII. — *Sein gauche. Ablation; guérison.* — Quarante-huit ans, mariée, trois enfants, mal réglée ; entrée le 13 novembre 1850.

Tumeur datant de cinq ans, du volume d'une tête de fœtus, globuleuse, présentant des bosselures, les unes dures, les autres ramollies, élastique dans son ensemble, adhérente à la peau, mobile sur les tissus subjacents, semblant renfermée dans un kyste. Pas de ganglions engorgés. Douleur peu intense.

Santé générale parfaite.

20 novembre. — Extirpation. Réunion par première intention.

23. — Érysipèle.

15 décembre. — Sortie de la malade complétement guérie.

Anatomie pathologique. — Plusieurs éléments constituent la tumeur : grumeaux jaunâtres renfermés, quelques-uns dans de petits kystes à parois fibreuses, d'aspect normal, lisses ; d'autres mêlés à des masses de tissu fibro-celluleux gris rosé, fort dur, criant sous le scalpel, formant comme la trame de la tumeur. Dans d'autres points, se remarque un tissu jaunâtre disposé par grappes, par petites masses, ne se laissant pas écraser entre les doigts, et présentant au toucher une surface granulée. Ces grappes ou masses sont, pour la plupart, renfermées dans de véritables loges dont elles s'énucléent très facilement.

Le microscope n'y a pas trouvé de cellules cancéreuses.

XIX. — *Sein droit. Extirpation, érysipèle ; guérison.* — Trente-cinq ans, mariée, un enfant, bien réglée ; entrée le 3 mai 1850.

L'origine de la tumeur n'est expliquée par aucune circonstance. Pas de violence extérieure, pas de maladie antécédente du sein. L'existence d'un noyau dur, non douloureux, date de quinze mois. L'accroissement en a été lent ; la tumeur n'a jamais été douloureuse. Le sein gauche est parfaitement intact.

La tumeur, de la grosseur d'une noix, est lobulée, bosselée, de consistance médiocre, élastique, parfaitement indolente, située au-dessus du mamelon et dans l'épaisseur du sein, très mobile, ne faisant sur la peau qu'une légère saillie.

Aucune induration, aucun empâtement des tissus voisins.

7 mai. — Extirpation.

9. — Érysipèle intense qui dure jusqu'au 24 mai, après avoir envahi la plus grande partie de la poitrine, les deux seins, les bras, le cou. Les cataplasmes, les onctions mercurielles et les purgatifs ont été employés.

2 juin. — La malade sort complétement guérie.

Anatomie pathologique. — La tumeur présente à l'extérieur un aspect lobulé, de consistance médiocre, élastique ; son volume est celui d'une grosse noix. A la coupe on voit une surface d'une couleur blanc grisâtre, mamelonnée, ne criant pas sous le scalpel, ne laissant pas suinter à la pression le suc caractéristique du cancer. Pas de cellules cancéreuses.

XX. — *Sein droit, ablation, érysipèle, abcès ; guérison.* — Vingt-six ans, deux enfants, bien réglée ; entrée le 11 mai 1850.

La malade a dans le sein droit une tumeur qu'elle rattache à un coup reçu il y a quatre ans. Des cataplasmes calmèrent les douleurs, mais il resta un petit noyau indolent qui continua à grossir. Un autre noyau se développa dans le même sein.

Aujourd'hui on trouve au-dessus et un peu en dehors du mamelon une tumeur du volume d'un petit œuf, dure, bosselée, mobile dans tous les sens, non fluctuante, indolente, assez bien circonscrite, rénitente, élastique. En dehors il s'en rencontre une deuxième, occupant le bord axillaire du grand pectoral, ne présentant aucune connexion avec la première, très mobile, douloureuse, concrète.

17 mai. — Extirpation des deux tumeurs.

18 mai-19 juin. — Les plaies marchent vers une complète cicatrisation, lorsqu'un érysipèle assez intense se déclare. (Frictions avec la pommade martiale.)

1er juillet. — L'érysipèle a disparu; un abcès sous-cutané s'est montré et a été ouvert avec le bistouri. (Cataplasmes.)

4. — La malade sort de l'hôpital tout à fait guérie.

Anatomie pathologique. — La principale tumeur est ovoïde; élastique, granulée à sa surface, elle présente un tissu blanchâtre, dense, rénitent, ne laissant pas suinter de liquide par la pression. Le microscope y reconnaît les éléments de l'hypertrophie de la mamelle. La deuxième tumeur est semblable à la précédente.

XXI. — *Sein gauche. Extirpation; guérison.* — Quarante-huit ans, pas d'enfants, bien réglée; entrée le 28 novembre 1850.

Il existe à la partie supérieure du sein gauche une tumeur datant d'un mois? globuleuse, bosselée, d'une consistance ferme et élastique; présentant dans certains endroits la sensation de grains de riz; cette tumeur est très mobile, roulante et libre; peau saine, non adhérente. Douleurs nulles.

7 décembre. — Extirpation; ouverture d'un kyste pendant l'opération; réunion par deuxième intention.

19 janvier. — La cicatrisation n'a rien offert de particulier, et la guérison est complète le 19, jour de la sortie de la malade.

XXII. — *Sein gauche. Extirpation.* — Trente ans, trois enfants, bien réglée; entrée le 8 novembre 1850.

Depuis deux ans la malade s'est aperçue du développement d'une tumeur dans le sein gauche, et ne peut lui assigner aucune cause appréciable. Aujourd'hui cette tumeur a le volume et la forme d'une noix; elle est sous-cutanée, très mobile, dure, indolente; la peau qui la recouvre est parfaitement saine.

13 novembre. — Extirpation,

28. — La malade sort en voie de guérison; il ne reste plus que très peu de suppuration.

XXIII. — *Sein gauche. Extirpation; guérison.* — Vingt-neuf ans, un enfant, bien réglée; entrée le 17 février 1851.

Il existe depuis quatre ans, au-dessus du mamelon gauche, une tumeur qui, d'abord très petite, est maintenant du volume d'une grosse noisette; elle est indolente, très mobile, sans aucune adhérence; la peau est saine et libre; il n'y a rien dans l'aisselle.

21 février. — Extirpation.

13 mars. — La circulation est complète, à l'exception d'une toute petite surface qui fournit à peine du pus.

Anatomie pathologique. — Masse homogène, dure, d'un blanc grisâtre à la coupe. Pas de cellules cancéreuses au microscope.

XXIV. — *Sein droit. Extirpation, pourriture d'hôpital; guérison.* — Quarante-neuf ans, pas d'enfant, non réglée; entrée le 16 mai 1851.

La tumeur date de dix-huit mois; survenue à la suite d'un coup, elle est du volume du poing, bosselée, inégale, de la dureté d'une pomme de terre crue, avec quelques points mous, élastiques; elle est mobile, sans adhérence à la peau, qui est saine; pas de ganglions engorgés dans l'aisselle.

20 mai. — Extirpation; pansement par deuxième intention.

27. — Pourriture d'hôpital (1) qui disparaît complétement le 10 juin sous l'influence de pansements avec la décoction de quinquina, avec de la charpie imbibée de teinture d'iode, de vin aromatique, etc.

21 juillet. — Il ne se passe rien de nouveau jusqu'à la sortie de la malade, qui est complétement guérie.

XXV. — *Sein gauche. Extirpation, pourriture d'hôpital; guérison.* — Cinquante-trois ans, mariée, pas d'enfant; entrée le 19 février 1851.

La tumeur, qui existe dans le sein gauche, s'est développée depuis deux ans; elle est dure, globuleuse, bosselée, du volume d'une orange, paraissant isolée du tissu mammaire, sans adhérence avec la peau, qui est mobile et normale; à peu près indolente, bien limitée; quelques ganglions engorgés dans l'aisselle.

26 février. — Extirpation; réunion par première intention.

23 mars. — La plaie marchait parfaitement vers la cicatrisation, lorsque la malade a été prise de pourriture d'hôpital. On saupoudre la plaie avec la poudre d'alun, on la lotionne avec la décoction de quinquina.

14 avril. — Il n'y a plus de traces de pourriture d'hôpital; la plaie est rosée, vermeille, en bonne voie de cicatrisation.

27. — La malade sort complétement guérie.

Anatomie pathologique. — Tumeur dure au centre, plus molle vers la circonférence, bien isolée du tissu mammaire; tissu criant sous le scalpel, pas de suc cancéreux quand on en racle la coupe avec le bistouri. M. Lebert n'y a point trouvé la cellule cancéreuse; il n'a rencontré que les éléments du tissu glandulaire.

XXVI. — *Sein droit. Extirpation; guérison.* — Vingt-trois ans, pas d'enfant; entrée le 26 février 1852.

La tumeur, qui existe en haut et en dehors de la mamelle droite, est survenue à la suite d'un coup reçu dans cette région il y a cinq mois; elle est du volume d'une grosse noix, très mobile, roulante, inégale, dure, sans adhérence avec les tissus voisins. La peau est intacte; les douleurs sont peu vives; il y a quelques ganglions légèrement engorgés dans l'aisselle.

1er mars. — Extirpation; réunion par deuxième intention.

22. — Sortie de la malade complétement guérie.

Anatomie pathologique. — L'examen de la tumeur révèle une tumeur adénoïde; quoique dure, elle se laisse trancher sans faire crier le bistouri; elle a une teinte rouge blanchâtre assez uniforme; pas de cellules cancéreuses au microscope, qui ne reconnaît qu'une simple hypertrophie glandulaire.

XXVII. — *Sein droit. Extirpation; guérison.* — Trente-huit ans, plusieurs enfants, bien réglée; entrée le 18 mars 1852.

____
(1) Accident qui régnait alors dans les salles.

La tumeur s'est développée à la suite d'une chute ; située dans le sein droit à la partie externe, elle est du volume d'une noix, sans adhérence à la glande, au thorax ou à la peau ; très mobile, élastique, bosselée, peu douloureuse ; pas d'engorgement axillaire.

25 mars. — Extirpation ; réunion au moyen de serres-fines.

10 avril. — Guérison complète.

Anatomie pathologique. — Caractères des tumeurs adénoïdes.

XXVIII. — *Sein droit. Extirpation ; guérison.* — Dix-sept ans, mal réglée ; entrée le 27 décembre 1851.

Le sein droit est le siége d'une tumeur qui semble avoir pour origine une chute qu'aurait faite la malade il y a onze mois. Cette tumeur est de la grosseur d'un œuf de poule, dure, isolée sur tous ses points, mobile, indolente, sans adhérence avec la peau, qui est normale. Pas d'engorgement axillaire.

13 janvier. — Extirpation ; réunion par première intention.

12 février. — Rien de remarquable pendant le travail de cicatrisation. La malade sort guérie.

Quelques jours après, un abcès qui se forme dans l'aisselle est ouvert et se cicatrise rapidement.

XXIX. — *Sein droit. Extirpation ; guérison.* — Dix-neuf ans, bien réglée ; entrée le 8 juin 1852.

La malade a reçu un coup sur le sein droit il y a sept ou huit ans ; quelques mois après elle a vu survenir à cet endroit une petite tumeur. Cette tumeur, d'abord de la grosseur d'une noisette, a continué de croître ; elle est située à droite et en haut du mamelon ; du volume d'un œuf de dinde ; très mobile, bosselée, bien isolée des lobules glandulaires, rénitente, élastique, à peu près indolente.

14 juin. — Extirpation : réunion par deuxième intention.

22. — La plaie a un bon aspect, mais elle est loin d'être cicatrisée. La malade sort de l'hôpital malgré toutes les instances qu'on fait pour la faire rester.

Revue quelque temps après, cette femme était complétement guérie.

Anatomie pathologique. — Caractères des tumeurs adénoïdes ; au microscope, hypertrophie mammaire.

XXX. — *Sein gauche. Extirpation ; guérison.* — Cinquante-deux ans, plusieurs enfants ; entrée le 2 avril 1852.

La tumeur date de vingt-quatre ans ; elle est globuleuse, inégale, bosselée, élastique, très molle. La peau, malgré son amincissement, ne lui adhère aucunement. Il n'y a pas de douleur. Les ganglions de l'aisselle ne paraissent pas engorgés.

6 avril. — Extirpation ; réunion avec les serres-fines.

10. — Érysipèle. (Frictions mercurielles, cataplasmes.)

15. — L'érysipèle a disparu.

17 mai. — La malade sort complétement guérie.

Anatomie pathologique. — Tumeur bosselée, inégale, formée de lobules ; tissu blanchâtre ; suc peu abondant et clair.

XXXI. — *Sein gauche. Extirpation ; guérison.* — Vingt-six ans, bien réglée ; entrée le 11 septembre 1852.

On voit à gauche, au-dessus et un peu en dedans du sein, une tumeur de la grosseur d'un œuf, bosselée, lobulée, sans adhérence, très mobile, élastique, indolente. La peau a conservé sa texture et sa coloration normales.

14 septembre. — Extirpation ; réunion par deuxième intention.

13 octobre. — Guérison complète de la malade.

Anatomie pathologique. — Caractères des tumeurs adénoïdes.

XXXII. — *Sein gauche. Extirpation ; guérison.* — Quarante-cinq ans, trois enfants. Tumeur du volume du poing, bosselée, élastique, mobile, indolente, peau normale ; opération (1848) ; guérison en trente-cinq jours.

XXXIII. — *Sein droit.* — Vingt-trois ans, 1848, un enfant, bonne santé. Tumeur du volume d'un œuf de pigeon datant de trois ans, mobile comme un corps étranger, en dehors et au-dessous du mamelon. Opération ; un fragment de la tumeur échappe au bistouri et reste dans la plaie ; fragment qui grossit à son tour et que j'extirpe au bout d'un mois. Guérison radicale.

Aucune de ces malades n'a eu de récidive, ni même de nouvelle tumeur, et toutes celles que j'ai pu revoir se portent encore bien quant à leur ancienne maladie du sein.

Les faits de ce genre sont si communs, au surplus, que, dans le courant du mois d'août 1853 seul, j'en ai rencontré trois nouveaux exemples chez des malades de la ville. Je donne plus loin dans un nouveau tableau l'indication de ceux qui se sont offerts à mon observation, soit à l'hôpital, soit dans ma pratique privée, depuis cette époque, et qui sont d'ailleurs complétement d'accord avec les anciens.

ANNÉES.	AGE.	PROFESSIONS.	SIÉGE.	DATE d'apparition.	CAUSES.	TRAITEMENT.	COMPLICATIONS après le traitement.	SÉJOUR. [illegible]ppel / depuis le traitement.	TERMINAISONS.	ANATOMIE PATHOLOGIQUE	ACCOUCHEMENTS.	OBSERVATIONS.
1836	39	ouvrière. . . .	s. dr.	—	—	Compression . . .	—	[illegible] jours 45 jours.	même état.	—	plus. enf.	
»	37	—	id.	7 ans.	—	Extirpation . . .	—	3 semaines.	guérison.	Texture des tum. adénoïd.	—	Opérée d'une tum. sembl. au s. gauche 12 ans auparav.
»	85	officier de santé.	s. g.	15 ans.	—	Ligature	—	id.	id.	—	—	Mort 4 ans après sans traces de récidive.
1837	55	blanchisseuse. .	s. dr.	10 ans.	coup.	Extirpation . . .	—	[illegible] jours 45 jours.	en voie de guérison.	Coupe d'un gris mat, grenu, luisant, sans suc.	—	
»	22	couturière . . .	s. g.	10 mois. . . .	id.	id.	—	[illegible] jours 25 jours.	guérison.	Séparat. compl. du tissu mamm., tissu grisâtre, hom., élast., sans suc.	—	
1838	48	blanchisseuse. .	s. dr.	6 mois. . . .	—	id.	—	[illegible] jours 32 jours.	id.	id.	2 enfants.	
»	48	journalière . . .	id.	15 ans.	—	id.	Érysipèle. .	[illegible] jours 30 jours.	sortie av. cicat. comp.	id.	1 enfant.	Ces tumeurs étaient au nombre de 2 ou de 3.
»	65	—	id.	10 ans.	coup.	id.	—	5 semaines.	guérison.	id.	2 enfants.	Mort 10 ans après sans récid.
1839	40	march. de fruits.	s. g.	5 mois. . . .	id.	id.	Érysipèle. .	[illegible] jours 34 jours.	sortie av. cicat. comp.	—	1 enfant.	Du volume d'un œuf.
1840	28	—	s. dr.	5 ou 6 ans . .	—	id.	Abcès, ér[illegible]	[illegible] jours 50 jours.	id.	Text. des tum. adénoïdes	id. . .	id.
»	27	couturière. . . .	id.	18 mois. . . .	plusieurs contus.	id.	—	[illegible] jours 13 jours.	id.	id.	2 enfants.	Du volume d'un gros marron.
»	20	ouvrière	id.	3 ans.	coup.	id.	—	[illegible] jours 29 jours.	guérison.	id.	1 enfant.	Du vol. d'un œuf de pigeon.
1841	24	revendeuse. . .	s. g.	quelques mois. .	id.	id.	Érysipèle. .	[illegible] jours 31 jours.	id.	id.	—	Du volume d'un œuf.
1842	32	fabr. de dentelles	s. dr.	8 ans.	id.	id.	id. . .	[illegible] jours 23 jours.	id.	Pas d'anatomie patholog.	—	id.
»	36	—	id.	8 ans.	coup.	Extirpation . . .	id. . .	[illegible] jours 24 jours.	id.	forme : petits kystes mob.		Du volume d'un œuf.
»	34	fabr. de châles.	s. g.	18 mois. . . .	id.	id.	—	[illegible] jours 16 jours.	id.	Text. des tum. adénoïdes	3 enfants.	id. . . . .
»	36	couturière. . . .	id.	12 ans.	—	id.	—	— 43 jours.	id.	—	—	—
1843	20	—	id.	3 ans.	—	id.	—	— —	id.	Text. des tum. adénoïdes	—	18 mois après, tum. adénoïde dans le s. droit. Extirpat. Guérison radicale.
1844	24	—	id.	6 ans.	coup.	id.	—	[illegible] jours 32 jours.	id.	id.	2 enfants.	Du volume du poing.
»	46	—	—	4 ans.	—	Caustiques	Guér. appar[illegible] récid.; [illegible] en 2 temps.		guérison radicale. . .	—	3 enfants.	Text. du tis. adén.; pas de cel. cancér. (Lebert et Follin).
1845	23	—	—	plusieurs années	—	Extirpation. . . .	—	— 1 mois. .	guérison.	Au micr., t. adén. renf. des cellules encéphal.	2 enfants.	Pas de traces de récidive.
»	36	—	s. g.	3 ans.	coup.	Trait. résolutif ext. et interne . . .	—	— —	id.	—	—	Pas d'opération.
1846	45	—	2 s.	4 mois. . . .	—	Extirpation. . . .	—	— 3 semaines	id.	Au micr., tum. adén. avec bossel. encéph. coll. et même tuberculeuses.	—	—
1847	27	dévideuse. . . .	id.	—	—	id.	—	— 35 jours.	id.	—	3 enfants.	Du volume du poing.
1848	45	—	s. g.	—	—	id.	—		id.		1 enfant.	Un fragment échappé au bistouri est extirpé un mois après la prem. opér. Guér.
»	23	—	s. dr.	3 ans.	—	id.	—	[illegible] jours 33 jours.	id.	Text. des tum. adénoïdes	—	—
»	26	—	id.	6 mois. . . .	—	Méd. gén., top. ré[illegible]	—	— 1 an. . .	id.	—	—	—
»	41	mercière. . . .	id.	7 à 8 mois. .	—	Extirpation	—	[illegible] jours 28 jours.	sortie av. cicat. comp.	—	—	Du volume d'un œuf.
»	48	—	id.	quelques années.	—	id.	—	— 2 mois . .	guérison.	Text. des tum. adén.; au micr., hypertr. mam.	2 enfants.	De la grosseur d'un melon de moyen volume.
»	25	orfèvre.	id.	id.	coup.	id.	Réc. sur pla[illegible]	— —	id.	—	1 enfant.	—
»	25	—	s. g.	4 ou 5 ans. .	—	Iod. pot., bains al[illegible] emplâtres. . .	—	— —	id.	—	2 enfants.	Pas d'opération.
»	34	lingère.	id.	—	coup.	Extirpation	—	— 20 jours.	—	—	—	—
»	56	journalière. . .	id.	—	—	id.	—	— 3 mois. .	guérison.	—	—	—
»	37	lingère.	—	—	chute.	id.	Choléra. .	— 1 mois. .	id.	—	—	—
1849	25	—	s. g.	4 ou 5 ans. .	—	Résolutifs. . . .	—	— 1 an. . .	id.	—	2 enfants.	C'était une réc. après 3 ans.
1850	48	—	id.	5 ans.	—	Extirpation	Érysip., abc[illegible]	[illegible] jours 35 jours.	id.		—	Du volume d'un œuf.
»	35	cuisinière. . . .	s. dr.	15 mois. . . .	—	id.	Érysipèle. .	[illegible] jours 30 jours.	id.	Au mic., pas de cel. canc.	—	Du vol. d'une tête de fœtus.
»	26	couturière . . .	id.	4 ans.	contusion. . . .	id.	Érysip., abc[illegible]	[illegible] jours 48 jours.	id.	Au micr., hypertr. mam.	1 enfant.	Ces tum. sont au nomb. de 2.

ANNÉES.	AGE.	PROFESSIONS.	SIÉGE.	DATE d'apparition.	CAUSES.	TRAITEMENT.	COMPLICATIONS après le traitement.	SÉJOUR. [illegible]plet	SÉJOUR. depuis le traitement.	TERMINAISON.	ANATOMIE PATHOLOGIQUE	ACCOUCHEMENTS.	OBSERVATIONS.
1850	48	fabr. de dentelles	s. g.	1 mois.	—	Extirpation.	—	[illegible] jours	42 jours.	guérison.	—	—	Kyste ouvert pendant l'opér.
»	30	marchande.	id.	2 ans.	—	id.	—	[illegible] jours	15 jours.	en voie de cicatrisat.	—	3 enfants.	Du volume et de la forme d'une grosse noix.
»	43	—	id.	2 ans.	—								
1851	29	tailleuse	id.	—	—	id.	—	[illegible] jours	20 jours.	id.	—	1 enfant.	Du volume d'une noix.
»	49	religieuse.	s. dr.	18 mois.	coup.	id.	Pourrit. d'h[illegible]	[illegible] jours	63 jours.	guérison.	A la v., t. ad.; au m., h. m.	—	Du volume du poing.
»	47	femm. de chamb.	—	—	—	id.	Érysipèle.	[illegible] jours	24 jours.	id.	Au mic., hypert. mamm.	—	Tumeur enkystée.
»	53	journalière.	s. g.	—	—	id.	Pourrit. d'h[illegible]	[illegible] jours	—	id.	—	—	—
»	42	—	s. dr.	7 à 8 ans.	—	id.	Abcès (in[illegible]	—	6 semaines	id.	Text. t. ad.; pas de cell. c.	—	Du volume du poing.
»	48	rentière	s. g.	—	—	id.	—	[illegible] jours	—	id.	—	—	—
1852	23	blanchisseuse.	s. dr.	5 mois.	contusion.	id.	—	[illegible] jours	22 jours.	id.	Text. tum. ad.; au micr., hypertr. mammaire.	—	—
»	26	—	s. g.	—	—	id.	—	[illegible] jours	—	id.	Au micr., tum. adénoïde	—	Du volume d'un œuf.
»		id.	s. dr.	8 ans.	id.	id.	Érysipèle.	—	30 jours.	id.	—	—	Foyer hématiq. dans la tum.
»	38	couturière	id.	2 ans.	coup.	id.	Hémorrhagie	[illegible] jours	16. jours.	id.	Text. tum. ad.; au micr., hypertrophie mamm.	—	—
»	17	id.	id.	11 mois.	chute.	id.	—	[illegible] jours	28 jours.	id.	—	—	—
»	19	id.	id.	8 ans.	coup.	id.	—	[illegible] jours	7 jours.	sortie av. cicat. comp.	Text. tum. ad.; au micr., hypertrophie mamm.	—	Cette malade a été revue complétement guérie.
»	52	—	s. g.	24 ans.	—	id.	Érys. amb[illegible]	[illegible] jours	41 jours.	guérison.	id.	—	—
»	46	frangeuse.	s. dr.	—	—	id.	—	—	46 jours.	id.	—		Récidive. Un œuf en dedans et au-dessus de la cicatr. Une noisette sous la cicat. en dehors. En 1857. Opérée le 27 juin. Même nature nature fibreuse (Robin).
»	36	marchande.	s. g.	10 ans.	—	id.	Hémorrhagie	—	32 jours.	id.	—	—	—
1853	48	blanchisseuse.	id.	15 ans.	id.	id.	—	—	30 jours.	id.	Lobulée	2 enfants.	Grosse comme la tête.
»	60	couturière	id.	20 ans.	—	id.	—	—	40 jours.	id.	Pelotonnée.	demoiselle	Grosse comme le poing.
»	28	fermière.	id.	3 ans.	id.	id.	—	—	27 jours.	id.	Homogène.	pas d'enf.	Kéloïde dans la cicatrice.

TUMEURS ADÉNOÏDES NON OPÉRÉES.

ANNÉES.	AGE.	PROFESSIONS.	SIÉGE.	DATE d'apparition.	COMPLICATIONS.	TRAITEMENT.	SÉJOUR.	TERMINAISON.	OBSERVATIONS.
1836	39	ouvrière.	sein droit.	—	—	[illegible]mpression.	—	Même état.	Observation incomplète.
1836	85	officier de santé.	sein gauche.	15 ans.	Ulcéré depuis 3 [illegible]	[illegible]gature.	3 semaines.	Guérison.	Mort 4 ans après sans récidive.
1845	36	—	id.	3 ans.	—	[illegible]il. résol., ext. et int.	—	id.	Traitement irrégulier.
1847	26	—	sein droit.	6 mois	—	[illegible]dic. gén., top. résol.	1 an.	id.	Pas de récidive.
1849	25	—	sein gauche.	4 ou 5 ans.	—	[illegible] pot., bain salc., empl.		id.	Traitement parfaitement suivi.
1850	43	—	id.	2 ans	—	id.	18 mois.	id.	id.
					Caust[illegible]ques.				
1845	46	—	—	4 ans.	—	[illegible]ustiques.	—	Guérison, mais récidive et extirp.; guér. rad.	

Ce tableau n'est relatif, on le voit, à quelques exceptions près, qu'aux malades traitées à l'hôpital. Il ne m'a pas paru convenable d'y faire entrer l'observation de celles qui m'ont consulté chez moi ou près desquelles j'ai été appelé en ville ; je n'aurais pas pu d'ailleurs en préciser le nombre, ayant perdu de vue presque toutes celles que je n'ai point opérées.

Quelques faits ajoutés à ceux qui précèdent, me donnent, jusqu'en 1853, un total de soixante observations recueillies en :

1836.	3 observ.
1837.	2
1838.	3
1839.	4
1840.	3
1841.	4
1842.	3
1843.	4
1844.	2
1845.	2
1846.	4
1847.	6
1848.	3
1849.	4
1850.	6
1851.	6
1852.	8
1853.	8

Les suites de l'opération ont été compliquées : d'érysipèle, dix fois ; de pourriture d'hôpital, deux fois ; d'abcès, deux fois ; d'hémorrhagie, une fois ; de choléra, une fois.

Aucune des opérées n'est morte, toutes ont fini par guérir.

Si j'avais pu compter et rassembler tous les autres exemples qui m'en sont passés sous les yeux jusqu'en 1853, dans ma pratique privée comme à l'hôpital, il m'eût certainement été permis d'élever de plus de moitié le chiffre sus-indiqué.

Dans mes tables nouvelles, ayant noté toutes celles que j'ai rencontrées, il me sera possible d'en faire l'énumération ; mais dans deux séries distinctes, une pour l'hôpital, l'autre pour les adénoïdes de la ville.

Ces derniers tableaux en contiennent 127 exemples, savoir :

$$33 \text{ en.} \dots \dots \dots \dots \dots 1854$$
$$39 \dots \dots \dots \dots \dots \dots 1855$$
$$28 \dots \dots \dots \dots \dots \dots 1856$$
$$27 \dots \dots \dots \dots \dots \dots 1857$$

En ville, 105 ; à l'hôpital, 22.

Dans un mémoire intéressant sur le même sujet, M. Birkett (1) établit, d'après 62 observations qui lui sont propres, que les adénoïdes (qu'il nomme adénocèles et avec lesquelles il confond, je crois, les hypertrophies bénignes, simples ou compliquées de kystes) sont beaucoup plus fréquentes avant 30 ans qu'après ; il en a vu 46 entre 12 ans et 30 ans, tandis que de 30 à 50 ans il n'y en a eu que 16.

J'ai d'ailleurs indiqué, page 224, la distribution des faits qui me sont propres sous ce rapport. Il ne me reste plus qu'à en donner ici la statistique un peu détaillée.

(1) Guy's *Hospit. Reports*, vol. 1, 3ᵉ série, 1855, p. 132.

ANNÉES.	NOMS.	ÂGE.	PROFESSIONS.	SIÉGE.	DATE d'apparition.	TRAITEMENT.	COMPLICATIONS après le traitement.	SÉJOUR depuis le complet traitement.	TERMINAISON.	ANATOMIE PATHOLOGIQUE.	ACCOUCHEMENTS.	OBSERVATIONS.
1853	André (Em.).	51	sans profess.	s. gauch	4 ans.	Ponction palliative (sérosité sanguinolente. Chocolat).		[illegible] jours.	Mort.	Ulcères; foyers gangréneux; culs-de-sac; décomposition glandulaire de la tumeur; hypertrophie; accident d'infection; éléments fibro-plastiques abondants.	2 enfants.	Diamètre transversal, 0m,30; diamètre vertical, 0m,36; grande circonférence, 1m,00; circonfér. du pédicule, 0m,80; poids, 20 kilogr.
»	Laforce.	34	domestique.	id.	2 mois.	Opération.	—	33 jours.	Guérison.	—	3 enfants.	—
»	Florent (Virg.).	48	blanchisseuse	id.	10 ans.	id.	—	37 jours.	id.	—	plusieurs.	Poids : 1000 grammes. Augmente depuis 3 ans; reste stationnaire pendant 7 ans.
»	Veilleaut.	60	lingère.	id.	1 an.	Extirpation.	Léger épi[illegible]	16 jours.	id.	3 ou 4 petits kystes; cellules d'épithélium et de tissu fibro-plastique; pas de noyaux cancéreux (Follin et Rombeau).	pas.	Ressemblance avec le tissu encéphaloïde.
1854	Dabon.	21	couturière.	s. droit.	2 ans (1°),-1 an (2°).	Ablation.	—	15 jours.	id.	—	Id.	Deux petites tumeurs. Volume : noix et noisette.
»	Moreau.	42	brocheuse.	id.	1 an.	id.	Accidents [illegible]	47 jours.	En voie de guérison; cicatrisation lente.	—	2 enfants.	Très volumineuse (tête de fœtus).
»	Culeron.	35	marchande de vin.	id.	4 ans.	id.	—	27 jours.	Guérison.	Au micr., éléments de l'hypertr. mammaire.	3 enfants.	Accroissement lent. Volume d'une noix.
»	Basile.	53	couturière.	id.	3 ans.	id.	—	8 semaines	id.	Kyste culs-de-sac glandulaires. Au micr., sans cellules cancér.	6 enfants.	Accroissement graduel. Volume du poing.
»	Culot.	31	cuisinière.	s. gauch	2-3 ans.	id.	—	31 jours.	id.	—	1 enfant.	Stationnaire pendant deux ans. Vol. d'une grosse noix.
»	Leproust.	48	ouvr. en tabac	id.	3 mois.	id.	—	40 jours.	id.	Kystes multipl. Coupe homogène d'aspect fibreuse.	pas.	Volume d'un œuf. Accroissement graduel.
1855	Vincent.	35	lingère	id.	4 mois.	Ablation (par énucléation).	—	11 jours.	En voie de cicatrisation	Coupe grenue d'un blanc grisâtre, élastique.	7 enfants.	Volume d'une grosse noix.
»	D'Auteuil.	44	sans profess.	s. droit.	? (5 jours).	Pomm. iod. plomb.	—	[illegible] sem.	Résolution graduelle.	—	4 enfants.	Hypertrophie? ou adénoïde? Nature douteuse. Volume d'un œuf.
»	Lenoir.	33	couturière.	s. gauch	3 ans.	Ablation.	Lég. infl. bords déch.	19 jours.	Cicatrisation.	Hypert. partielle (Robin).	—	Volume d'un œuf.
»	Gellock.	30	journalière.	id.	2 ans.	id.	Érysipèle.	53 jours.		—	pas.	Absence d'utérus. Volume d'une pomme.
1856	Laar (Vict.).	26	sans profess.	s. gauch	4 ans.	id.	—	17 jours.	id.	La tum. semble indépendante de la glande mamm. Aspect gland. pourtant; cloisons fibr. Conduits galactophor. dans la tumeur.	1 fausse couche.	Accroissement graduel. Volume d'un œuf.
1857	Bergeron.	22	journalière.	s. droit.	15 mois.	id.		6 semaines	id.	—	—	Volume d'un œuf.
»	Weinsteins.	19	blanchisseuse	id.	6 mois.	id.		16 jours.	id.	—	pas.	Volume d'une petite pomme.
»	Dieudonné.	41	poasseuse.	id.	id.	id.		[illegible]	id.	—	id.	Volume d'une noix. Accroissement graduel.
»	Prudhomme.	25	sans profess.	s. gauch	2 ans.	id.		7 semaines	id.	—	id.	Volume d'une noisette. Id.
»	Rentier.	18	journalière.	s. droit.	18 mois.	id.	Abc.sous la [illegible]	8 semaines	id.	—	id.	—
»	Digny.	26	ouv. en dentel.	—	4 ans.	id.		26 jours.	En voie de cicatrisat.	Petits kyst. Asp. grenu.	—	—
»	Corbin.	25	couturière.	s. droit.	3 ans.	id.		3 semaines	Guérison.	—	—	—

ANNÉES.	MALADIES.	SIÉGE.	AGE.	ACCOUCHE-MENTS.	TRAITEMENT.	OBSERVATIONS.
1854	Adénoïdes.	sein gauche	22	Mariée	Opérée février 1854	Volume d'un œuf.
»	id.	id.	49	id.	Opérée mars.	
»	id.	id.	26	id.	id.	Au-dessous du sein.
»	Ad. squirrheuse.	id.	46	id.	Vue en avril 1854.	En bas.
»	Adénoïde.	id.	34	fille.	Opérable	Vol. du poing, en haut et en
»	id.	id.	25	enfants	id.	Petit marron.
»	Ad. hypertroph.	id.	35	id.	Op. avr.; guér. 8 mai	Petit œuf.
»	Adénoïde	sein droit.	30	mariée	Opérable	
»	Ad. hypertroph.	id.	40	1 enfant.	Résolutifs, à opérer	
»	Ad. hyp. inflam.	id.	25	enfants	id., iode	
»	Adénoïde	id.	39	id.	Opérable mai	
»	id.	id.	23	mariée		
»	id.	sein gauche	20	enfant.	id., juin	Au-dessous et en dedans.
»	id.	sein droit.	28	mariée	Opérable	Comme deux œufs.
»	Adénoïde double.	id.	28	enfant.		Au-dessus, au-dehors.
»	Adénoïde	id.	24	2 enfants.	id.	Œuf, au-dessous.
»	id.	les 2 seins.	19	fille.		Marron.
»	id.	sein droit.	52	enfant.		id.
»	id.	sein gauche	35	id.	id.	Gros marron de chaque côté
»	id.	les 2 seins.	28	3 enfants.	id.	
»	Ad.? hypert. glob.	sein gauche	57	mariée	id.	Marron.
»	Adénoïde	id.	32	id.	id.	id.
»	id.	sein droit.	42	enfant.	Résolutifs.	Noix.
»	id.	id.	30	2 enfants.	id.	Marron.
»	id.	les 2 seins	30	fille.	Attendre	Gros œuf à dr., marr. àg.
1855	Ad.? hypertroph.?	sein droit.	40	id.		Moitié d'œuf.
»	id.	sein gauche	28	3 enfants.	Résolutif	Grosse fève, au-dessus.
»	id.	id.	30	1 enfant.	Opérable	Gros marr. au-dessus du
»	id.	id.	40	enfant.	id.	Œuf, au-dessus.
»	id.	sein droit.	17	fille.	id.	Noix, en dedans.
»	Ad.? encéph. lard?	sein gauche	40	3 enfants.	id.	Deux poings.
»	Adénoïde	id.	48	7 enfants.	Résolutifs.	Noix.
»	id.	id.	22	fille.	id.	Petit œuf, au-dessus.
»	id.	sein droit.	40	id.	id.	Noix.
»	id.	sein gauche	26	2 enfants.	Opérable	Œuf, en dedans.
»	id.	sein droit.	19	fille.		Petit œuf.
»	Ad.? encéph. lard?	sein gauche	40		Résolutifs.	Poing.
»	Ad. bilob encéph?	sein droit.	50	enfant.	Opérable	
»	Adén. multiple 3.	id.	36	mariée	Résolutifs.	
»	Adénoïde	id.	47	fille.	Extirper ou rien.	Œuf, petit marron.
»	id.	sein gauche	43	mariée	Opérable	Poing.
»	id.	id.	21	enfant.	id.	Gros œuf, au-dessus.
»	id.	id.	19		Attendre	Grosse aveline, au-dessus.
»	Ad.? tuberc. mult?	id.	40	id.	Résolutifs.	
»	Adénoïde	id.	30	id.		Petite noix, au-dessous.
»	id.	sein droit.	43	id.	Opérable	Deux poings.
»	id.	sein gauche	34	id.	Rien faire.	Noisette, au-dessus.
»	id.	id.	30		Résolutifs.	
»	id.	sein droit.	22		Opérable	Petit œuf, en haut.
»	id.	sein gauche	48	3 enfants.	Attendre	Marrons.
»	id.	id.	38	9 enfants.	Résolutifs.	Petite noix.
»	id.	id.	69	enfant.	Résolutifs, opérable	Volume de la tête.
»	id.	id.	20	fille.	Résolutifs.	Noisette, en bas.
»	Ad.? encéph. lard?	sein droit.	57	3 enfants.	Opérable	Œuf, en dehors.
»	Adén.? squirrhe ?	id.	42	enfant.	Résolutifs.	Œuf.
»	Adénoïde	id.	40		id.	Grosse amande, en dedans.
»	Ad. hypertroph.	sein gauche	39	2 enfants.	id.	Noisette, au-dessus.
»	id.	id.	28	fille.	id.	Noisette, en haut.
»	id.	les 2 seins.	38	6 enfants.	id.	
»	id.	sein droit.	25	1 enfant.	Opérable	Petit œuf.

ANNÉES.	VARIÉTÉS.	AGE.	SIÈGE.	TRAITEMENT.	ACCOUCHEMENTS.	TEMPÉRAMENT.	OBSERVATIONS.
1856	Adénoïde (suspecte)	44	s. gauche (en haut).	A opérer	3 enf., a nourri.	Bien réglée, forte.	Profonde, volume d'un œuf.
»	id.	40	s. droit (en dedans).	Résolutifs, attendre.	Demoiselle.	Bien réglée, bonne santé.	id., vol. d'un marron.
»	id. (double).	28	id.	A opérer	Pas nourri.		Vol. 1° d'un œuf; 2° d'une noix.
»	id.	34	id. (en dehors).	Essayer les fondants	id.	Nerveuse, mal réglée.	Volume d'une moitié d'œuf.
»	id. (petite).	34	s. gauch. (en dehors)	Attendre	A nourri	id., petite, bonne santé.	Début (10 ans).
»	id. (?).	50	s. droit (en dehors).	A opérer	9 gross., a nourri.	Bien portante, encore réglée.	Abcès, vol. d'un petit œuf.
»'	id.	24	s. gauche (en haut).	Opérée (guérie)	Demoiselle.	id., bien réglée.	Volume d'un marron.
»	id.	45	id.	A opérer	4 enf., a nourri.		Profonde. vol. paume de la main.
»	id.	24	id. (en dehors).	Id. (?)	Veuve, pas d'enf.	Chétive, bien réglée.	Volume d'un petit œuf.
»	id.	65	sein droit.	id.	2 enf., pas nourri.	Forte.	Une tum. enlevée de l'aute sein il y a 14 ans, vol. d'un marron.
»	id. (hypert. doubl.)	46	s. g. (moitié s. et ext.)	id.	id., a nourri.	Bien réglée.	Deux tumeurs se tenant.
»	id.	27	id.	id.	id., pas nourri.	Bien portante.	Volume d'une noix.
»	id. ou hypertroph.	18	id.	id.	Demoiselle.	Bien réglée.	Depuis deux ans, vol. d'un marron.
»	id.	33	id	Résolutifs.	enf., pas nourri.		
»	id.	30	id.	A opérer	1. enf., a nourri.	Forte, bien réglée.	Volume d'un petit marron.
»	id.	42	sein droit (en haut).	Résolutifs.	A nourri	Bien portante.	Depuis 10 ans, vol. d'une noisette.
»	id. (suspecte?).	54	s. g. en deh. de la cic.	A réopérer	2 enf., pas nourri.		Depuis 1 an, vol. du poing.
»	id. (suspecte).	35	sein droit (en haut).	A opérer	Demoiselle.	Assez forte et bien portante, mal régl.	Volume d'un œuf.
»	id.	30	id. (en h. et en deh.)	N'y rien faire.	Mariée, pas d'enf.	Grande, maigre, névropathe.	Depuis 8 ans, vol. d'un marron.
»	id.	40	id. (en haut).	A opérer	1 enf., pas nourri.	Bien réglée, assez forte, impression.	Volume d'une noix.
»	id. (suspecte)	38	s. gauche (en haut).	id.	Enf., a nourri	Assez forte, crachant parfois du sang.	
x	2 id. (petites).	34	sein droit	Résolutifs.	Mariée, pas d'enf.	Nerveuse, forte	Une en dedans du mam. (amande); une en dedans (noisette).
»	id. (double).	41	sein gauche	id.	2 enf., pas nourri.	Bonne santé.	En bas et en dedans (marron); en haut et en dedans (amande).
»	id.	28	les 2 seins.	id.	2 enf., a nourri.	Bien portante.	A gauche (marron), au-dessus du mamelon; à droite (une noisette) allongée en dehors.

SECONDE SÉRIE. — ADÉNOÏDES OBSERVÉES EN VILLE.

ANNÉES.	VARIÉTÉS.	AGE.	SIÉGE.	TRAITEMENT.	ACCOUCHEMENTS.	TEMPÉRAMENT.	OBSERVATIONS.
1857	Adénoïde	40	s. gauche (en bas et en dehors).	A enlever.	Pas d'enfants.	Bien réglée, gibbeuse.	Volume d'une noix.
»	id.	26	id.	id.	1 enf., pas nourri.	id , forte.	Volume d'un petit œuf.
»	id. (squirrheuse?)	47	sein droit	Résolutifs.	Pas d'enf. (mariée)	Encore réglée, petite, bien portante.	Volume d'une noix.
»	id.	32	sein gauche (en dedans)	A opérer.	id.	Bien réglée, courte, bonne santé.	id.
»	id.	24	sein droit	Résolutifs.	id.	id.	Volume d'un marron.
»	id.	26	id.	id.	1 enf., a nourri.	Courte, forte.	id.
»	id.	32	id. (au-dessus).	A opérer.	id., pas nourri.	Mal réglée, fleurs blanches, mal portante.	id.
»	id. (hypertroph.).	31	id. id.	id.	pas d'enf. (mariée)	Grande, maigre, bonne santé.	Volume d'une noix, aplatie.
»	id. (hypertr. partielle suspecte).	47	id.	id.	Pas nourri.		Volume d'un marron.
»	id.	54	id.	id.	4 enf.,a nour.,abc. à cette époque.	Maigre, bien portante.	Volume des deux poings.
»	id.	20	id. id.	—	Demoiselle.	Bien réglée, id.	Volume d'une noisette.
»	id. (hypertroph.).	44	sein gauche	—	4 enf., a nourri.	Non réglée.	Vol. moitié d'œuf ; tum. sembl. au sein droit, opérée il y a 8 ans.
»	id.	38	id. (en bas)	Résolutifs.	Enfant, id.	Bonne santé.	Volume d'un marron, quelques grains en dehors.
»	id.	27	id. (sous le mam.)	id.	2 enfants, id.	id.	Volume d'une noisette.
»	id.	40	id. (en haut).	A opérer.	id.	Maigre, grande, impressionnable.	Volume d'un gros œuf.
»	id.	50	s. droit (en dehors).	On peut attendre.	id., pas nourri.	Bonne santé, id.	Volume d'un marron.
»	id.	31	sein gauche	A enlev., ou attend.	3 enf.; id.	Maigre, névropathe, id.	id.
»	id. (suspecte)	32	sein droit au-dessus du mamelon.	A opérer.	2 enf., id.	Grande, bonne santé, bien réglée.	Volume d'un œuf.
»	id. (hypertroph.).	49	s. gauche (profonde).	Résolutifs.	Religieuse.	Forte, id.	id.
»	id.	41	id.	id.	4 enf., nourri 1.	Nerveuse, bonne santé.	Volume d'un petit œuf.
»	id.	20	sein droit	id., attendre.	Mariée dep. 4 mois	Petite, id.	Vol. d'une noix, date de 1 an.

On voit que 27 de ces tumeurs étaient de nature douteuse ou suspecte, et que, dans certains cas, il peut être difficile de distinguer avec certitude les adénoïdes des hypertrophies ou des encéphaloïdes et des squirrhes.

§ V. — Tumeurs par altération du tissu mammaire.

On observe encore dans le sein d'autres tumeurs évidemment formées par le tissu glandulaire, et dont la masse ne contient rien qui puisse être comparé aux éléments des tumeurs cancéreuses ; elles offrent d'ailleurs plusieurs nuances qui ne sont peut-être au fond que des degrés, que des variétés de l'hypertrophie partielle au début. Tantôt petites, uniques ou multiples, elles simulent de simples nodosités ; d'autres fois elles acquièrent un certain volume, assez de mobilité pour donner l'idée de tumeurs distinctes ; il en est enfin de si petites, de si peu appréciables qu'on a droit de se demander si elles existent réellement à titre de tumeur, si les accidents qu'on leur attribue n'appartiendraient pas à de simples névralgies.

A. — Indurations simples.

En dehors des hypertrophies, les indurations sans dégénérescence de la mamelle m'ont paru former deux variétés, l'une avec tuméfaction, l'autre sans gonflement notable ; l'une subaiguë, l'autre essentiellement chronique.

B. — Induration avec gonflement subaigu.

L'espèce d'induration que je signale en ce moment, diffère des engorgements dont j'ai parlé plus haut, en ce que tous les tissus qui avoisinent ou entourent le point malade de la glande conservent leur souplesse et les autres caractères apparents de l'état normal. Les femmes qui en sont affectées se plaignent de douleurs gravatives plutôt que lancinantes, d'un peu de chaleur et de pesanteur dans le sein. Quoique plus volumineuse que celle du côté opposé, la mamelle ne change pas sensiblement de forme. En l'explorant, on trouve qu'une partie de sa masse s'est épaissie, légèrement endurcie, tout en conservant beaucoup d'élasticité, une certaine souplesse, toute sa mobilité naturelle ; bien que sur un point, d'ailleurs inégal et un peu bosselé, une sorte de tumeur soit facile à trouver, il n'en est pas moins à peu près impossible d'établir une limite précise entre les lobules malades et ceux qui ne le sont pas ; en d'autres termes, l'induration se continue avec les tissus naturels d'une manière tellement insensible, qu'on ne peut dire exactement ni où la maladie commence, ni où elle finit.

Même à la pression, ce genre de tumeurs n'est que peu douloureux, et ce n'est pas par la sensibilité qu'elles se distinguent sérieusement des lobules sains ; toutes les régions de la glande peuvent être prises de la sorte, quoique le mal ait une certaine prédilection pour la région externe et inférieure de la mamelle.

L'induration subaiguë reconnaît à peu près les mêmes causes, et se développe au milieu des mêmes conditions que l'engorgement glandulaire dont j'ai traité dans un autre article. Ainsi, c'est peu de temps après la puberté, aux approches des époques menstruelles, quelques années avant l'âge critique, ou bien encore à l'occasion de troubles des fonctions utérines, qu'elle se manifeste plus particulièrement.

La marche de la maladie n'a rien de fixe ; les périodes en sont parfois assez rapides pour que tout soit rentré dans l'ordre au bout de dix à vingt jours. Dans d'autres cas, au contraire, si une médication convenable n'est pas mise en pratique, l'état chronique succède à l'état aigu ; l'induration augmente pendant que l'intumescence diminue, et il en résulte un état dont la durée n'a plus de limites prévues. D'une façon comme de l'autre, il est rare cependant que la tumeur acquière un volume considérable, qu'elle s'isole positivement dans le sein et qu'elle subisse de sérieuses transformations.

Abandonnées à elles-mêmes ou mal traitées, de telles tumeurs sont-elles susceptibles de revêtir le caractère des tumeurs malignes, d'en venir à la transformation cancéreuse ? Sans l'admettre absolument je n'oserais plus cependant répondre comme autrefois nettement par la négative ; mais comme il sera nécessaire d'agiter ailleurs la question, je ne m'en occuperai pas davantage ici.

Le traitement des indurations avec gonflement de la mamelle

est nécessairement complexe. Si la menstruation est difficile ou irrégulière, on y remédie à l'aide des moyens appropriés. S'il existe de la chlorose, par exemple, ou de l'anémie, les ferrugineux sont donnés à l'intérieur ; en cas de pléthore ou de prédominance sanguine, le secours de la saignée doit être invoqué avant tout ; de même qu'on a recours aux évacuants, aux purgatifs, si les voies digestives paraissent empâtées, saburrales ; avec des règles peu abondantes, surtout aux approches de l'âge critique, on se trouve bien de quelques sangsues appliquées de temps en temps sur les côtés de la vulve. Les bains généraux, presque toujours indiqués alors, devront être émollients, mucilagineux, alcalins ou aromatiques, selon que la peau semble avoir besoin d'être adoucie ou excitée.

A titre de moyens locaux, il convient de recourir aux sangsues, puis à l'usage des cataplasmes de farine de lin d'abord, soit simples, soit arrosés d'extrait de Saturne, soit saupoudrés de sel ammoniaque, puis aux cataplasmes de fécule de riz, de pulpe de carotte ; plus tard, on se sert des pommades mercurielles, iodurées, absolument comme s'il s'agissait d'un engorgement pur et simple. En définitive, il est rare que, sous cette forme, la maladie résiste, ne se dissipe pas dans l'espace de quinze jours à un mois ; elle a d'ailleurs tant d'analogie avec les engorgements proprement dits, qu'il est parfaitement inutile d'en traiter plus longuement à part.

C. — Induration chronique.

J'ai décrit en 1838 (1), sous le titre d'*Induration en masses*, une maladie restée jusque-là confondue avec des tumeurs de toute autre nature. Cette maladie, d'un diagnostic difficile, même au lit des malades, est caractérisée, comme la précédente, qui en est parfois le point de départ ou la première période, par l'induration manifeste d'une partie ou de la totalité de la glande. On ne l'apprécie, en général, on n'en constate la réalité que par la comparaison de la mamelle saine avec la mamelle malade, et par les inégalités de densité des divers

(1) *Dictionnaire de médecine*, art. MAMELLE

lobules glanduleux. Quelquefois accompagnée de douleurs lancinantes, profondes, sourdes, elle survient d'une manière lente et insensible : la glande alors paraît bosselée, sans avoir sensiblement augmenté de volume ; rien n'indique qu'elle soit le siége du moindre engorgement, de la moindre inflammation ; seulement, si l'on en presse successivement les différents lobules perpendiculairement contre la poitrine, si l'on reprend ensuite ces lobules par les côtés en les écartant du thorax, on finit par constater que quelques-uns d'entre eux sont manifestement plus durs, plus inégaux que les autres. De pareils caractères ne sont pas cependant assez tranchés pour éviter toutes difficultés, d'autant plus qu'à l'état normal les lobules de la mamelle sont loin d'offrir toujours la même forme et la même densité partout.

C'est de vingt-cinq à quarante ans que les femmes sont le plus exposées à l'induration mammaire, dépourvue de gonflement. Je l'ai observée quelquefois néanmoins aux deux périodes extrêmes de la vie menstruelle. Ses causes m'ont paru difficiles à saisir. Le célibat, les troubles de la ménopause et des fonctions utérines en sont, je crois, l'occasion habituelle. Je l'ai vue s'établir d'une manière insensible dans des mamelles, dont le mamelon et son auréole avaient été longtemps le siége d'affections eczémateuses ou porrigineuses.

Cette affection, qu'il ne serait pas impossible de confondre d'abord avec la dégénérescence ligneuse ou squirrheuse, mérite toute l'attention des praticiens. Abandonnée à elle-même, elle finit souvent par disparaître sans laisser de traces. Il ne m'est pas démontré qu'elle se soit jamais terminée par l'établissement d'un squirrhe ou d'une tumeur encéphaloïde ; il ne m'est pas démontré non plus qu'elle soit absolument à l'abri de pareilles terminaisons. On conçoit, dès lors, que le pronostic doive en être porté avec une extrême réserve. A la différence du squirrhe, la tumeur occupe, dès le principe, un ou plusieurs fragments de la mamelle tout entière. Au lieu de constituer une masse d'abord petite, qui gagne de proche en proche les parties voisines, comme le font le squirrhe et les autres tumeurs malignes, l'induration dont je parle procède en quelque sorte par masses, par secousses, au point d'envahir souvent une grande partie de la glande à la fois. Si le squirrhe est déja volumineux, il forme tumeur, ou bien il se complique d'altérations, soit de la peau, soit du mamelon, quand même il ne ferait pas un relief notable. L'induration, au contraire, peut occuper une grande partie de la glande, sans que le sein soit augmenté de volume, sans que les téguments et les éléments accessoires de la région mammaire présentent d'altération appréciable.

On en triomphe à l'aide de moyens simples qui resteraient impuissants, s'il s'agissait de tumeurs malignes. Abstraction faite des indications qui ressortent de l'état des fonctions utérines et de la santé générale, on peut s'en tenir d'abord à des applications d'eau-de-vie camphrée ou de solution de chlorhydrate d'ammoniaque. Les compresses imbibées d'eau de Saturne, les cataplasmes émollients, conviennent aussi; les pommades opiacées, le baume tranquille, les liniments laudanisés, belladonés, suffisent presque toujours, même quand la maladie est ancienne. Quelques sangsues autour ou au-dessous du sein sont indiquées et nécessaires quand la femme n'est ni anémique, ni affaiblie, soit par l'âge, soit par d'autres maladies. Les vésicatoires volants, les purgatifs et les bains ne doivent pas être négligés non plus. Je n'ai pas vu que l'iodure de potassium et les fondants à l'intérieur fussent d'une véritable utilité. Il en a été de même de la plupart des pommades iodurées ou hydrargyriques. La compression, que l'absence de gonflement paraîtrait rendre inutile, si ce n'est nuisible, m'a pourtant procuré quelques bons résultats chez des malades que rien n'avait pu guérir. Sous l'influence de ce moyen, la glande s'est graduellement ramollie et n'a pas tardé à retrouver une grande partie de sa souplesse naturelle.

Est-il ordinairement utile, d'extirper de pareilles tumeurs? J'ai déjà laissé entrevoir, à l'occasion du pronostic, que, selon toute apparence, l'induration bénigne du sein n'avait nulle tendance à dégénérer en tumeur maligne; à mon sens donc, les opérations sanglantes ne sont point indispensables en pareil cas. Bien plus, l'induration eût-elle résisté à tout, dût-on raisonnablement craindre sa dégénérescence, que l'extirpation ne m'en paraîtrait pas mériter davantage d'être conseillée. Le mal, en effet, n'ayant pas de limites précises, exigerait qu'on enlevât une énorme quantité de tissu, n'occupât-il qu'une partie très

restreinte de la glande, sans quoi on s'exposerait à ne le détruire qu'incomplétement.

Il est, on le voit, d'une haute importance pratique de ne pas
confondre ce genre d'induration avec le squirrhe : l'une guérit
presque toujours sans opération, n'expose que très rarement à
des accidents graves ; l'autre ne trouve de remèdes efficaces que
dans l'instrument tranchant ou les caustiques ; quand il s'agit
de l'une, il y a tout lieu de rassurer complétement les familles ;
l'autre comporte au contraire le pronostic le plus grave.

D.— Tumeurs névromatiques et nodosités.

Une autre nuance d'induration ou de tumeur du sein, étrangère à toute production de nature maligne, se présente sous
forme de nodosités, de granulations. Quelquefois uniques, souvent multiples, ces sortes de grains, de petites tumeurs, sont
ordinairement disséminés au pourtour de la glande, notamment du côté de l'aisselle, sous le bord du muscle grand pectoral.
Celles qu'A. Cooper et M. Rufz ont observées dans le corps de la
mamelle appartiennent-elles à la même espèce ? Chez la malade
opérée par M. Rufz (1), la dissection montra qu'il n'existait
aucune tumeur distincte dans le sein. J'ai cependant constaté, chez certaines femmes qui se plaignaient de douleurs
assez vives, de petites bosselures mal circonscrites, semblant
faire partie des lobules glanduleux et qui occupaient le corps
même de la mamelle. Comme je n'ai pratiqué chez ces femmes
aucune opération, comme je n'ai jamais vu le mal se terminer
d'une manière fâcheuse, il ne m'a point été donné de constater
anatomiquement s'il est constitué en réalité par des tumeurs distinctes plutôt que par de simples bosselures naturelles plus ou
moins indurées de la glande.

Obs. CIII.— *Induration lobulée avec douleur du sein gauche, datant de dix
ans, chez une hypochondriaque, qui en rapporte l'origine à une contusion.*

Le 19 juillet 1837 est entrée à l'hôpital une fille âgée de vingt-trois ans,
couturière, nommée Smith, d'une constitution nerveuse, ressentant des
douleurs dans presque tout le corps.
Il y a sept ans qu'elle est en France : son état n'a pas paru s'améliorer.

(1) *Archives générales de médecine*, 1843, t. III, p. 79.

Depuis deux ans un dérangement est survenu du côté des organes génitaux ; les règles reviennent deux fois par mois, surtout pendant l'été.

Dans le mois de mai dernier, il lui est venu à la vulve une grosseur du volume d'un œuf, et qui s'est abcédée; depuis cette époque, les douleurs ont été accompagnées de pertes en blanc. Par le toucher, on ne constate rien.

Vers la fin du mois de juin dernier, elle a été prise d'une scarlatine qui a duré huit ou neuf jours. Ses garderobes sont souvent accompagnées de sang.

Elle se présente aujourd'hui pour une douleur sous le sein gauche, datant d'environ dix ans. A peu près vers cette époque une personne lui marcha sur la poitrine et lui causa une vive douleur, à laquelle elle attribue ses souffrances. Le sein, sans changement de couleur, paraît dans son état normal ; vers le mamelon, on rencontre quelques lobules durs et inégaux, peu volumineux, donnant assez bien l'idée de petits grains engorgés. On ne trouve rien qui puisse faire soupçonner la présence de tumeurs appartenant à des dégénérescences de tissu.

Prescription. — Un bain, frictions avec un liniment composé de 4 onces d'huile, 4 gros de laudanum, 2 gros d'extrait de belladone.

26 juillet. — Cette femme est assez bien : son moral est un peu remonté. Comme sa maladie n'a rien de franchement chirurgical, elle se décide à retourner dans sa chambre.

En ce qui concerne les nodosités périphériques elles-mêmes, la science a besoin encore d'observations et de recherches pour en déterminer la nature. Les rares occasions que j'ai eues d'en pratiquer l'extirpation me portent à penser que, sous le point de vue des tissus qui en sont le siége, ces petites tumeurs n'ont rien d'absolument constant : d'accord avec ce qu'indique l'exploration clinique, le scalpel m'a fait voir, dans un cas, de petits grains glanduleux hypertrophiés, lardacés. M. Houel (1), qui paraît en avoir disséqué plusieurs, et qui les indique sous le nom d'hypertrophie périphérique de la mamelle, confirme pleinement ma manière de voir sous ce rapport. J'y ai trouvé la trame dense, élastique, du tissu mammaire rendu plus homogène et plus dur par un travail morbide difficile, d'ailleurs, à spécifier. La coupe, qui en est légèrement jaunâtre, pointillée de blanc, diffère de celle du squirrhe en ce que la pression n'en fait sortir aucun liquide, rien de crémeux; en ce que, une autre fois, le centre de la petite tumeur, qui se continuait par ses deux extrémités avec le reste de la mamelle, était un peu ramolli à la manière de certains ganglions lymphatiques détériorés.

Chez deux autres femmes, la tumeur, du volume d'un petit pois pour l'une, d'un haricot pour l'autre, était parfaitement

____

(1) *Manuel d'anatomie pathologique,* p. 168.

isolée dans la couche sous-cutanée, et dépourvue de toute continuité manifeste avec le tissu glandulaire. Dans ces deux cas, le tissu morbide était plus homogène encore, d'une teinte jaune plus foncée, mais d'une élasticité beaucoup moindre que dans ceux dont je viens de parler. L'une des tumeurs existait du côté de l'aisselle, l'autre à quelque distance du mamelon. Je ne puis en donner une idée plus exacte qu'en les comparant à de petits névromes sous-cutanés.

Je me suis demandé à cette occasion si les nodosités de la mamelle ne seraient pas, en effet, quelquefois de véritables névromes, tandis que, dans d'autres cas, elles appartiendraient soit au tissu glandulaire, soit à de petits ganglions lymphatiques restés inaperçus jusqu'ici.

Quoi qu'il en soit, ces tumeurs sont plutôt indiquées par les douleurs qu'elles causent que par leur volume ; rarement elles acquièrent les dimensions d'une petite noix : c'est le volume d'une lentille, d'un grain de chènevis ou d'un haricot qu'elles égalent ordinairement, et dont elles ont aussi la forme ; situées le plus souvent sous la peau, elles occupent cependant quelquefois les couches plus profondes de la mamelle. La dernière que j'aie enlevée (19 avril 1856), située dans l'épaisseur même de la glande, avait le volume d'une aveline, se continuait avec les tissus voisins, était douloureuse comme un névrome, et ressemblait à un petit ganglion tuberculeux très dur. La malade, grosse fille un peu lymphatique mais forte, âgée de trente-trois ans, n'a jamais eu d'enfants et se porte bien depuis.

Les femmes qui en sont affectées se plaignent de douleurs vives, lancinantes, qui rayonnent parfois dans toutes sortes de directions. Ces souffrances, qui ont quelque chose de la douleur névralgique, reviennent par saccades ou par accès à différentes périodes du jour ou de la nuit et naissent en général spontanément. La moindre pression, le plus léger attouchement, les exaspère d'une manière notable chez presque toutes les femmes. Elles ont ceci de particulier, néanmoins, dans quelques cas, qu'au moment de la pression, loin d'être augmentées, elles semblent au contraire s'adoucir, mais pour renaître avec plus d'intensité bientôt après. Des femmes en sont tourmentées au point de perdre le sommeil, de ne pas oser remuer le bras, de redouter jusqu'au plus léger contact de leur vêtement. Du reste, rien n'est changé dans l'aspect de la mamelle, et la santé générale paraît tout à fait étrangère à ce genre de maladie. Il convient d'ajouter pourtant que les douleurs sont si aiguës, ou si énervantes pour les femmes impressionnables ou craintives surtout, qu'il en résulte parfois à la longue un amaigrissement notable, une véritable détérioration des fonctions digestives ou nerveuses.

J'ai observé les nodosités du sein chez de jeunes filles ou des femmes de dix-huit à vingt-cinq ou trente ans; mais j'en ai rencontré un plus grand nombre d'exemples encore aux approches du temps critique. M. Rufz, qui paraît en avoir recueilli une dizaine de cas depuis que je les ai signalées, remarque que ses malades étaient âgées l'une de dix-sept ans, l'autre de trente-cinq ans, une autre de trente-trois ans, une autre de quarante-huit ans, une cinquième de trente ans, etc. ; d'où il suit que de pareilles tumeurs sont évidemment possibles à toutes les périodes de la vie. M. Rufz a vu, comme moi, que leur durée est indéfinie, qu'elles peuvent se maintenir dix, quinze et vingt ans, sans compromettre sérieusement la santé. Quoiqu'elles aient coïncidé avec des irrégularités de la menstruation, ou quelque autre perturbation des fonctions utérines, il n'en faut pas moins convenir que la cause en est encore mal connue. J'ai vu des malades les attribuer à un coup, à un froissement, soit de leur vêtement, soit de quelque corps extérieur, à une violence externe en un mot; mais cette circonstance manque si souvent, se trouve d'ailleurs relatée avant tant d'incertitude ou de vague par la plupart des femmes qui l'invoquent, qu'elle n'a pas, je crois, une grande valeur.

Le pronostic des nodosités ou des tumeurs névromatiques du sein n'est pas grave. L'expérience me permet d'affirmer qu'elles ne sont susceptibles d'aucune dégénérescence, d'aucune transformation maligne, à part quelques exceptions qui doivent être excessivement rares. Les douleurs qui les accompagnent, en général assez vives pour tracasser, pour inquiéter les malades, sont parfois aussi très légères et dans certains cas même presque nulles; si bien que certaines malades s'en plaignent à peine et refusent d'y prêter la moindre attention. Après l'âge menstruel, ces tumeurs finissent souvent par s'atrophier. Conservant leur volume primitif, elles cessent au moins alors d'être douloureuses. On peut dire d'elles qu'elles s'usent avec le temps, et que de la patience ou de la résignation suffiraient pour en amener la guérison chez la plupart des femmes.

Les nodosités du sein causent cependant trop de souffrances dans quelques cas pour qu'il n'y ait pas lieu de les soumettre à un traitement quelconque. Les remèdes vantés contre les névralgies, les préparations d'opium, de belladone, de jusquiame, de ciguë, de bismuth, de zinc, les antispasmodiques sous toutes les formes, les huiles, les liniments, les pommades, les onguents narcotiques, les bains mucilagineux, ont été essayés souvent, et presque toujours en vain, comme moyens curatifs.

A moins que les douleurs ne soient vives, je me borne à calmer les inquiétudes de la malade. En cas de souffrances réelles, j'essaye successivement différents topiques, tels que la belladone, la jusquiame, la carotte, les cataplasmes, ou des compresses imbibées d'eau de Goulard. Les huiles, les pommades laudanisées ou opiacées, ou simplement camphrées, réussissent quelquefois mieux que tout autre remède à titre de palliatif. L'emplâtre de savon m'a procuré quelques bons effets dans certains cas rebelles; des bains gélatineux ou sulfureux conviennent en même temps. Il est à peine nécessaire de dire que s'il existe des dérangements dans quelques fonctions importantes, il faut s'en occuper avant tout. Des sangsues appliquées en petit nombre, tous les huit ou dix jours pendant quelques mois, au-dessous du sein, forment une ressource précieuse lorsque les femmes ne sont ni très nerveuses, ni anémiques, ni lymphatiques.

Sans accepter ni repousser la doctrine de Valleix, eu égard aux névralgies, sans donner aux observations de M. Rufz plus de portée qu'elles n'en peuvent avoir, je n'en conseille pas moins l'emploi des petits vésicatoires volants sur la tumeur, lorsqu'elle est très douloureuse, et que les remèdes plus simples sont restés inefficaces. Le vésicatoire m'a paru utile en semblables circonstances à trois titres : 1° il permet, en dénudant le derme, de déposer chaque jour sur le centre des souffrances un sel de morphine et de calmer ainsi, au moins pour quelque temps, l'acuïté des douleurs; 2° c'est un résolutif puissant qui peut ébranler la tumeur elle-même, et en provoquer la disparition; 3° enfin, il produit une révulsion qui, répétée un certain nombre de fois, peut user, fatiguer, éteindre la douleur.

On s'abuserait cependant si l'on s'imaginait que le vésicatoire aura toujours raison de ces petites tumeurs. La plupart d'entre elles lui résistent, au contraire, comme à toute autre médication. Il ne reste plus alors qu'à s'en remettre au temps, qu'à négliger tout traitement, à moins d'invoquer le secours de l'instrument tranchant. Je ne dis rien des caustiques, parce qu'aucun chirurgien raisonnable n'aura la pensée, je crois, de les préférer ici, à moins que ce ne soit comme substitutif ou comme exutoire.

Certaines malades souffrent tellement qu'elles sont les premières à demander une opération, quelque sérieuse qu'elle puisse être. Quoique je me refuse généralement à les satisfaire sous ce rapport, je n'en ai pas moins cru devoir céder quelquefois à leur désir. Par elle-même, l'opération est d'une extrême simplicité, se réduit à une toute petite incision et n'expose réellement à aucun danger. Toutefois je ne m'y décide qu'autant que le mal est ancien et qu'il a résisté aux différents topiques indiqués plus haut. Il faut, en outre, que la tumeur soit isolée, mobile, appréciable, unique, ou que, s'il en existe plusieurs simultanément, elles puissent toutes être enlevées dans la même séance.

Obs. CIV. — Une jeune dame, madame P..., que je voyais avec mon collègue, M. Rostan, boulevard Montparnasse, éprouvait dans le sein droit, depuis plusieurs années, des douleurs si violentes, qu'il en résultait presque journellement des convulsions, des espèces d'attaques d'épilepsie. Après avoir tout essayé vainement chez cette jeune femme qui était bien constituée et jouissait d'ailleurs d'une excellente santé, il fut décidé, sur ses instances, qu'une petite tumeur qu'elle avait en dehors de la mamelle serait extirpée. Cette tumeur, du volume d'une lentille, roulante sous le doigt, ayant son siége dans la couche sous-cutanée, à quelques centimètres en dehors du sein et au-dessous du muscle grand pectoral, était survenue sans cause appréciable à une époque qu'il ne fut pas possible de préciser.

Après avoir fendu les téguments dans l'étendue de 2 centimètres, j'éprouvai quelques difficultés à retrouver la petite tumeur au fond de la plaie; je finis cependant par l'accrocher au moyen d'une érigne qui me permit de l'exciser ensuite d'un coup de ciseaux. L'opération n'eut aucune suite fâcheuse ; les douleurs cessèrent aussitôt et la malade ne tarda pas à être guérie de la plaie aussi bien que de son affection névralgique. Elle se plaignit cependant un peu plus tard de quelques rayonnements douloureux dans les régions voisines ; une exploration attentive nous permit, à M. Rostan et à moi, de constater là l'existence d'une autre tumeur encore plus petite que la première, et dont le volume égalait à peine celui d'un grain de chènevis. Ayant, du reste, quelque raison de ne pas prendre à la lettre tout ce que cette dame nous disait de ses souffrances, je me refusai à lui pratiquer une nouvelle opération, et elle finit par ne plus se plaindre de ce côté. Quant à la nodosité que je lui ai enlevée, elle nous parut tout à fait indépendante du tissu mammaire, et elle nous offrit à la dissection les caractères que j'ai attribués précédemment aux bosselures névromatiques.

Je dois dire en passant qu'on éprouve parfois un véritable embarras, la peau étant incisée, à trouver la petite tumeur que pourtant on avait facilement et distinctement sentie avant de commencer l'opération. Une fois qu'elle a perdu l'appui de la couche sous-cutanée, son peu de volume et sa mobilité font que le doigt et l'œil la confondent aisément avec les granulations adipeuses. Il me paraît d'autant plus nécessaire de signaler cette difficulté, qu'on est généralement loin de s'y attendre, et qu'elle se montre même dans certains cas où la tumeur offre déjà un volume assez notable. Un exemple de ce dernier fait montre en même temps que l'opération peut être pratiquée utilement, quoique la maladie ne cause pas de bien vives douleurs.

Obs. CV. — *Grains glanduleux hypertrophiés ; mamelle gauche.*
Extirpation ; cataplasmes. Guérison.

Lardon, trente-cinq ans, blanchisseuse, bonne constitution, excellente santé, a encore son père ; sa mère a succombé à une hémorrhagie cérébrale. Depuis longtemps elle a ressenti des douleurs lancinantes, et s'est aperçue qu'il existait un peu au-dessus du mamelon gauche une petite tumeur de la grosseur d'un poids. A l'approche des règles, les douleurs devenaient plus vives, et la tumeur ou plutôt les parties environnantes augmentaient de volume, se tuméfiaient ; mais la malade ne peut dire si c'était à l'époque des menstrues ou à la fin de l'écoulement que la tumeur et les douleurs diminuaient. Ces douleurs irradiaient dans le sein et jusque dans l'épaule ; depuis quinze jours il était survenu un peu de gonflement que la malade fit disparaître par l'application de quelques cataplasmes.

22 août 1841. — Le sein gauche ne paraît ni augmenté, ni diminué de volume, et sans changement de couleur à la peau, ni déformé. Il existe à 2 ou 3 centimètres au-dessous et en dehors de l'auréole, une tumeur globuleuse de la grosseur d'un pois, mobile, dure, résistante, d'une consistance fibreuse, indolore à la pression, qui paraît avoir son siège immédiatement sous la peau et tenir à la glande par un pédicule. La malade y éprouve

encore quelquefois des élancements, cependant ils sont moindres depuis qu'elle garde le repos.

24. — Une incision est pratiquée au niveau de cette tumeur, qui, saisie avec une érigne, est extirpée d'un coup de bistouri. Une fois l'incision de la peau pratiquée, on a quelque peine à retrouver et à saisir la petite tumeur, qui était comme perdue dans la couche adipeuse.

26. — L'appareil est levé, la plaie a un bon aspect ; la malade n'a pas souffert.

28. — Une sanie roussâtre et fétide baigne la plaie, cependant la malade n'y a ressenti aucune douleur ; les ganglions de l'aisselle ne sont pas engorgés ; il n'y a pas de rougeur autour de la plaie.

1er septembre. — Sous l'influence des cataplasmes, la suppuration est devenue louable ; la plaie diminue de profondeur ; des bourgeons charnus existent au fond.

5. — La suppuration a beaucoup diminué, la plaie devient presque plate.

9. — Elle est presque complétement cicatrisée.

11. — La malade sort guérie.

Voici, du reste, un des exemples les plus intéressants de tumeurs névralgiques que j'aie rencontrées dans la mamelle.

Obs. CVI. — *Douleurs vives, rien de notable à la vue, un peu de dureté, apparence vague de bosselures, surtout au sein gauche, trainée de ganglions. Opération du côté gauche : guérison. Le sein droit reste un peu malade.*

Campagnet, vingt-sept ans, sans profession, bonne constitution, n'ayant jamais été mariée, avait toujours joui d'une excellente santé, que la régularité de ses mœurs dut contribuer à entretenir. Naturellement vive, et boiteuse de naissance, elle était exposée à se donner des coups contre les meubles et les portes : il y a quatre ans, elle s'en donna plusieurs, en quelques semaines ; elle n'observa ni tumeur ni rougeur à la suite, et ressentit seulement de légères douleurs, puis quatre à cinq mois après des élancement plus prononcés surtout à l'époque des règles. Ces douleurs avaient lieu dans le point touché, c'est-à-dire au côté externe du sein. Un an après, il se montra une petite grosseur du volume d'une noisette, suivie dix à douze mois plus tard de l'apparition d'autres tumeurs du même volume dans l'aisselle. La malade mit des cataplasmes de graine de lin, prit des bains de rivière en été, et se borna, dans les autres temps, à tenir chaude la partie douloureuse. Il y a un an elle reçut au milieu des embarras d'une rue un violent coup de coude au sein droit. Elle employa alors force sangsues, des emplâtres, des cataplasmes de ciguë, mais aucune amélioration ne s'ensuivit : depuis un an les douleurs sont devenues plus vives. Ennuyée de l'inefficacité de son traitement, fatiguée de la longueur de ses souffrances, elle quitta Condom, son pays, et vint à la Charité, où elle entra le 11 avril 1837.

Les seins ne sont pas plus volumineux que dans l'état ordinaire, et il n'y a point de tumeur évidente à la vue ; mais ils sont extrêmement sensibles au toucher et à la pression ; la malade s'en plaint vivement : à gauche, en haut et en dedans, le tissu glanduleux est souple, élastique ; en bas et en dehors il est plus dur, bosselé, et c'est dans ce point que la malade souffre. Dans l'aisselle existent trois tumeurs placées une à côté de l'autre, chacune du volume d'une noix à peu près ; elles sont très douloureuses. Il n'y en a point dans l'aisselle du côté droit. Sans l'engorgement des glandes axillaires, on eût pu ranger cette maladie parmi les névralgies du sein sans dégénérescence ; mais la présence des ganglions engage à pratiquer une opération que réclame la malade, et que l'insuccès des traitements employés commande, opération complexe, car elle doit porter et sur les glandes et sur la mamelle. Celle-ci est enlevée tout entière, parce que les douleurs sont trop irrégulières dans les tissus environnants, et que les parties dures ne sont pas assez circonscrites pour permettre de ne point redouter l'extension de la maladie.

Charpie dans la plaie de l'aisselle, bandelettes de diachylon pour fermer celle du sein ; linge troué par-dessus.

La glande, coupée tranche par tranche, présente en dehors quatre ou cinq noyaux bien distincts par leur dureté, leur aspect rougeâtre ; le tissu qui les enveloppe ressemble assez à celui de la glande même, mais il est plus dur, plus homogène, et d'un blanc de lait. Les tumeurs de l'aisselle ne semblent pas de même nature ; ce sont de gros ganglions lymphatiques remplis de matière tuberculeuse ou caséeuse, rassemblés en petits foyers solides.

Une hémorrhagie abondante eut lieu dans la journée, mais fut arrêtée au moyen des liquides styptiques et réfrigérants.

22. — On lève l'appareil : la plaie de l'aisselle est vermeille, sans tuméfaction ni rougeur aux environs ; il n'y en a pas non plus au sein, où les bords de la plaie sont écartés de trois lignes environ.

28. — Toutes les ligatures sont enlevées ; là plaie de l'aisselle est saignante ; au sein il s'est formé sous une bandelette, vers le milieu, un petit foyer que la pression vide ; la réunion persiste dans les autres points ; des granulations celluleuses en remplissent les intervalles.

24 mars. — Les plaies sont complétement cicatrisées.

La malade, quoique guérie, ne quitte l'hôpital que le 14 juin, n'ayant plus d'élancements du côté opéré, mais se plaignant toujours du sein droit où se trouvent, immédiatement en dehors du mamelon, deux ou trois petites bosselures profondes et mobiles.

Au lieu de les enlever, on a pensé à faire disparaître les nodosités douloureuses par des incisions sous-cutanées. Deux des malades de M. Rufz, traitées de la sorte, s'en sont bien trouvées. C'est une méthode que Tanchou (1) dit également avoir mise en pratique, mais, je crois, dans des cas différents. Appliquée aux simples bosselures du tissu mammaire, ou aux douleurs qui n'ont pas pour point de départ une nodosité, une ou plusieurs tumeurs roulantes, mobiles, assez isolées pour pouvoir être extraites, l'incision sous-cutanée peut être proposée en désespoir de cause.

Un bon ténotome porté à travers une piqûre de lancette, entre le centre de la douleur et la racine des vaisseaux ou des nerfs,

____

(1) *Tumeurs cancéreuses du sein*, p. 126.

servira à trancher les tissus entre les téguments et les côtes.
Comme il est difficile de savoir quel est le filet nerveux qui ali-
mente les souffrances, il vaut mieux alors en couper plus que
moins. En cas d'incertitude sur le rayon malade, il me paraît
indiqué aussi d'agir successivement sur plusieurs points, plutôt
que de s'exposer à laisser intact le véritable. Enfin, si, après
avoir éteint la douleur dans quelque rayons, on la voyait renaître sur d'autres, il serait également permis d'attaquer ceux-
ci de la même façon. M. Rufz, en se comportant ainsi, a vu
non-seulement la douleur s'éteindre, mais encore les petites
bosselures morbides se résoudre et les malades guérir complétement.

Lorsqu'il s'agit de nodosités distinctes, susceptibles d'être extraites facilement, je n'en regarde pas moins l'enlèvement de
la tumeur comme préférable; l'opération alors n'étant guère
plus sérieuse que les simples incisions sous-cutanées.

La compression, qui ne m'avait point séduit et qui ne pro-
curera, je crois, que de rares succès, a cependant été employée
par M. Rufz. De quelque façon qu'on l'effectue, la compression
du sein est difficile à maintenir exacte; elle est, en outre, si
fatigante pour les malades, elle a besoin d'être si longtemps
continuée, que son utilité dans le traitement de tumeurs aussi
petites me paraît fort contestable. Comme il n'a par lui-même
rien qui effraye, comme il est toujours facile d'y renoncer, c'est
un remède que l'on peut tenter néanmoins avant d'en venir à
l'opération : si les tumeurs occupent le corps de la mamelle,
la compression peut offrir quelque chance sérieuse de réus-
site; dans les autres cas, il n'est pas impossible qu'elle calme,
au moins momentanément, les douleurs.

§ VI. — Douleurs névralgiques.

Il est un autre état douloureux du sein dans lequel les tumeurs, les nodosités, s'il en existe, sont si petites, qu'il est
à peu près impossible de les reconnaître, d'en constater positivement l'existence. La maladie n'est indiquée alors que par
des douleurs et quelquefois de la chaleur ou de l'engourdissement.

Les tumeurs, les nodosités mammaires, sus-indiquées sont, je l'ai déjà dit, accompagnées du même cortége d'accidents ou de symptômes que les névralgies. Il en est de même des indurations lobulées ou en masse du corps de la glande; tout indique que les observations d'A. Cooper, de Coles, de M. Rufz, de Valleix, de M. Robert, rentrent aussi dans cette catégorie d'affections. Là, comme ici, la maladie est en effet constituée par des tumeurs accompagnées de douleurs vives; mais comme les tumeurs de cet ordre existent quelquefois, assez souvent même sans douleurs notables, et que d'un autre côté les douleurs se rencontrent sans qu'il y ait tumeur, il m'a semblé convenable d'envisager ces deux états comme deux lésions distinctes, ou, au moins comme deux degrés de la même lésion, et de les étudier séparément.

Le diagnostic des douleurs névralgiques du sein n'offre aucune difficulté. Il ne s'y joint aucun changement matériel des tissus, ni gonflement, ni rougeur, ni tension. La douleur procède en général par irradiation; partant de la mamelle, elle se porte en rayonnant, tantôt du côté du cou et de la tête, tantôt vers l'épaule, tantôt sur un point ou dans toute la longueur du membre thoracique, tantôt en arrière jusqu'à l'épine vertébrale, d'autres fois, enfin, par en bas, vers la hanche et le membre abdominal; il n'est même pas sans exemple de la voir occuper toutes les régions d'une moitié du corps à la fois. Chez quelques femmes, elle est permanente et simplement sujette à des exacerbations ou des rémittences. Fréquemment elle n'apparaît qu'à de certaines heures de la journée ou de la nuit, à des époques quelquefois fixes, le plus souvent irrégulières ou variables.

Je me suis demandé bien des fois où en était la source. Est-ce dans les nerfs intercostaux? J'ai exploré avec soin, mais en pure perte, la direction de ces nerfs, en tenant compte des recherches de Valleix; il en a été de même pour les filets venant du plexus cervical : si bien qu'il me reste des doutes relativement à la nature, au point de départ exact de ces douleurs, que l'espèce de turgescence, de chaleur âcre, d'engourdissement qui s'y joignent, rapprochent tant des névralgies. L'examen le plus attentif, les explorations les plus multipliées, me permettent en outre d'affirmer que, dans certains cas au moins, le sein qui en est le siége ne renferme aucune sorte de tumeur, aucune altération matérielle appréciable. Il est d'ailleurs rare qu'elles partent d'un point précis, qu'elles aient un siége fixe. Les femmes ne peuvent le plus souvent en indiquer que vaguement la place ; c'est de toute la mamelle et parfois aussi de toutes les régions voisines qu'elles souffrent.

Sourdes et très supportables dans quelques cas, elles sont d'autres fois si vives, si faciles à exaspérer, que les malades osent à peine remuer, se croient obligées de rester au lit, immobiles, des journées entières, que le moindre frottement, le moindre attouchement des robes, de la chemise, d'un vêtement quelconque, leur arrache des cris ; cependant, une fois les premières appréhensions vaincues, l'exploration de la mamelle avec la main, y employât-on des pressions assez fortes, cesse bientôt d'être notablement douloureuse.

Rien n'est variable comme la marche et l'intensité de pareilles douleurs. En partie soumises aux influences électriques, hygrométriques et barométriques de l'atmosphère, elles sont également modifiées, en général, par les époques menstruelles qui en augmentent d'ordinaire l'acuité. J'en ai vu qui, après avoir duré quinze jours ou un mois, se dissipaient pour un temps semblable, et revenaient sous la même forme sans cause notable, d'autres fois elles vont, reviennent, augmentent, diminuent alternativement de semaine en semaine ou de mois en mois, mais à des distances extrêmement inégales. C'est presque toujours chez des femmes nerveuses, impressionnables, dont l'imagination s'exalte facilement, qu'on les observe. Aucune période de la vie n'en est absolument à l'abri, excepté l'enfance proprement dite et l'extrême vieillesse. De jeunes filles de douze et de quinze ans, des femmes de cinquante et de soixante ans m'en ont offert des exemples. Il n'en est pas moins vrai qu'on les rencontre plus particulièrement vers l'âge de retour, et chez les femmes de trente à quarante ans. Personne en France n'avait, je crois, traité de cet état avant que je lui eusse consacré quelques lignes en 1838 (1).

Sous le titre de *tumeurs irritables du sein*, maladie qui est

____
(1) *Dict. de méd.*, art. MAMELLE.

accompagnée de douleurs rayonnantes partant des lobes même de la glande, A. Cooper décrit une affection qui appartient évidemment à celle qui fait le sujet de l'un des articles précédents ; mais il me paraît avoir confondu les douleurs névralgiques avec les tumeurs de même nature, quoiqu'il ait soin de faire remarquer que la mamelle peut devenir irritable sans la présence d'aucune tumeur appréciable (1). En signalant des tumeurs dures ayant leur siége dans le tissu de la glande ou du côté de l'aisselle, et dont le volume excède rarement celui d'une noix, qui sont accompagnées de quelques douleurs, que les femmes rapportent à des chagrins, au frottement de leur robe, à la constipation, A. Coles (2) a devancé A. Cooper, et décrit la même maladie, après avoir entrevu aussi les tumeurs névralgiques indiquées plus haut ; seulement ils n'ont cherché ni l'un ni l'autre à isoler l'état névralgique pur et simple de la tumeur douloureuse. Ainsi que le fait remarquer M. M. Henry (3), Cooper dit bien avoir trouvé quelquefois des nodosités, de petites tumeurs au milieu des parties douloureuses ; mais il ne s'attache point à distinguer les deux genres de maladies.

Sur 40 cas de névropathies observées en 1854, 1855, 1856, 1857,

21 à droite, 17 à gauche, 2 sur les deux seins,

chez des femmes âgées de moins de

30 ans.	15
30 à 40 ans.	7
40 à 50.	8
50 à 70.	7
00 00.	3

j'en compte 10 avec léger empâtement ou quelques nodosités, et 30 sans lésion reconnaissable.

Je n'ai jamais vu, et je ne sache pas que personne ait vu les douleurs névralgiques de la mamelle se terminer d'une manière fâcheuse. Par leur durée, par leur intensité, elles fatiguent et amaigrissent les femmes ; des vomissements, des troubles digestifs peuvent s'y joindre, mais il n'en résulte point de dégé-

(1) Traduction de Richelot et Chassaignac, p. 532.
(2) *On Surgic. Anatomy*, p. 128.
(3) Traduction anglaise de ce traité, p. 210.

nérescence, d'altération sérieuse dans le sein. Chez une dame, souffrante depuis dix-huit mois, une maigreur extrême en était résultée; et les digestions avaient fini par se troubler profondément; la vie ne tarda pas à être véritablement compromise ; mais, en y regardant de près, je reconnus que les douleurs, d'apparence névralgique, qui avaient fixé l'attention jusquelà, partaient d'une large plaque cancéreuse établie derrière la mamelle et qui semblait adhérer aux côtes.

On a ici à invoquer les mêmes secours que pour toute autre névralgie : les bains généraux, gélatineux, alcalins sulfureux, les narcotiques à l'intérieur, le bismuth, le zinc, les antipériodiques, le sulfate de quinine en particulier, les eaux, les préparations ferrugineuses, tout ce qui peut régulariser la menstruation quand elle est troublée, le mariage, les distractions, les voyages, les changements d'habitude ou de régime, conviennent et doivent être tentés.

Presque toutes les femmes atteintes de cette maladie se désolent, se lamentent, moins encore à cause des douleurs qu'elles endurent, que par l'idée où elles sont que leur mal est ou deviendra grave, qu'elles ont ou qu'elles auront un cancer. Il faut donc avant tout les rassurer sur ce point, calmer leur imagination effrayée. Pour peu qu'on sache leur inspirer de confiance, on détruit ainsi la moitié du mal dès l'abord avec de simples paroles. Je pourrais en citer une infinité qui ont été ainsi tirées d'angoisses insupportables par deux ou trois conversations. C'est qu'en effet, la plupart des malades tourmentées de douleurs du sein s'en plaindraient à peine, n'y feraient que très peu d'attention, si ces douleurs ne ramenaient pas sans cesse chez elles la pensée de cancer, de tumeurs de mauvaise nature.

Comme moyens locaux, on essaye successivement tous les topiques indiqués contre les indurations douloureuses. Coles se servait d'acétate d'ammoniaque étendu d'eau ou de lotions avec l'eau-de-vie camphrée. J'emploie plus particulièrement les huiles laudanisées ou belladonées, quelquefois aussi l'eau de Saturne, l'eau de laurier-cerise, la pommade d'iodure de plomb. Pour peu que la femme ait les mamelles volumineuses, je me suis généralement bien trouvé d'une précaution dont j'ai déjà dit un mot plus haut. Ayant remarqué que, mal soutenu, abandonné à son propre poids, ou que, dévié de sa situation anormale par les vêtements, le sein éprouve ou cause une certaine fatigue, une certaine gêne, j'en ai conclu que les douleurs névralgiques pouvaient bien naître de là dans quelques cas. Entraînée par sa masse, la mamelle exerce alors sur quelques-uns des tissus qui la composent ou qui l'avoisinent des tiraillements évidemment susceptibles de provoquer des douleurs névralgiques. Un corset qui comprime d'une manière inégale, qui refoule le sein du côté de l'aisselle, par exemple, comme les ouvrières le font volontiers dans le but d'agrandir le diamètre transversal de la poitrine, et de donner plus de grâce à la gorge, ne peut-il pas en faire autant? Qui ne sait combien un faux pli de la peau ou la position fausse du plus petit organe peuvent amener, causer d'ennui, de douleur. Il faut donc que, soit au moyen d'un bandage, d'une espèce de bandoulière, par exemple, soit à l'aide de corsets à poches ou goussets construits dans ce but, les malades se tiennent le sein douloureux mollement relevé, comme si on voulait le remonter vers la fossette sus-sternale. On s'imagine à peine combien une précaution si simple procure de soulagement. Il ne m'en a pas fallu davantage pour guérir un certain nombre de femmes qui souffraient depuis plusieurs mois. Du reste, rien n'empêche de se servir en même temps des topiques dont je viens de parler, ni de mettre en usage les moyens généraux appropriés.

Quant aux moyens plus énergiques, je n'en ai jamais vu ni l'indication, ni la nécessité. Les vésicatoires volants promenés sur les régions douloureuses, soit pour dénuder le derme et permettre l'emploi des narcotiques par la méthode endermique, soit pour détruire directement la névralgie, peuvent être essayés sans doute, ils réussissent même quelquefois ; mais j'engage les praticiens à ne pas fonder de trop grandes espérances sur une telle ressource. J'ajoute que le peu de mots consacrés par Valleix aux douleurs de la mamelle, ainsi que les faits qu'il semble emprunter à M. Robert, pourraient bien se rapporter aux tumeurs compliquées de névralgie, plutôt qu'à la névralgie dépourvue de tumeur, et ne pas prouver beaucoup en faveur des petits vésicatoires volants.

Quoique la compression ne soit point en pareil cas un moyen

rationnel, le mal est quelquefois si rebelle et sa marche si bizarre, si insolite, qu'il n'y aurait nul inconvénient à l'essayer, après avoir vainement tenté les autres ressources connues.

§ VII. — Douleurs, tumeurs imaginaires.

Entre les douleurs, entre les tumeurs que je viens d'examiner, et les douleurs ou les tumeurs qu'enfante l'imagination exaltée de quelques femmes, il n'y a pas de limites certaines. La douleur pouvant exister, en effet, sans aucune sorte de lésion matérielle appréciable, il est à peu près impossible de savoir absolument si telle femme qui s'en plaint en est réellement affectée ou non. Certaines femmes se frappent tellement l'esprit à ce sujet, qu'elles restent convaincues, au point d'en perdre le sommeil et toute espèce de repos, qu'elles ont de vives douleurs dans le sein, que ces douleurs sont le début ou le signe d'une maladie grave; d'autres, allant plus loin, supposent qu'elles y ont des tumeurs; ceci peut paraître étrange, incroyable, mais les praticiens ne manqueront pas d'occasions de se convaincre de l'exactitude de mes assertions à ce sujet; il est même vrai que ces douleurs ou ces tumeurs supposées se rencontrent très souvent dans la pratique.

Qu'une femme nerveuse, craintive, à imagination vive, se heurte, se froisse le sein, ou que, par suite d'une circonstance quelconque, elle vienne à y éprouver quelque gêne, quelque fatigue, quelque souffrance, et bientôt, l'esprit aidant, elle aura devant les yeux le tableau de ce que les maladies de la mamelle ont de plus effrayant. L'âme, nourrie de pareilles idées, y rapporte toutes les sensations, et la crainte, qui va vite aux extrêmes, ne laisse plus dès lors un instant de calme à la femme. On voit ces malheureuses, questionnant, consultant tout le monde, s'emparer de tout ce qu'on leur dit pour assombrir encore les tristes images dont elles sont incessamment préoccupées. C'est une de leurs connaissances, une amie, une parente qui est morte d'un cancer, et dont le sort leur est réservé; c'est telle ou telle personne qui est affectée d'ulcère, et dont la maladie a commencé par les symptômes qu'elles éprouvent elles-mêmes. Les amis, les parents, effrayés à leur tour, finissent par partager les inquiétudes de la malade, et, ce qui paraîtra plus invraisemblable, c'est que, influencé par ces terreurs de tous les instants, le médecin s'y laisse lui-même prendre quelquefois, et craint bientôt de rassurer avec trop de fermeté la famille.

Entre autres exemples, que je pourrais citer, en voici quelques-uns des plus remarquables.

Obs. CVII. — Madame V..., femme du monde, jeune alors, grande, belle, intelligente, d'un esprit très recherché, un peu maigre, d'une constitution nerveuse et un peu lymphatique, eut un abcès dans le sein gauche à sa troisième couche. Cet abcès, qu'il fallut ouvrir et qui s'accompagna de douleurs, de réaction nerveuse vive, guérit du reste très bien et ne laissa aucune trace de maladie. Cependant quelques mois plus tard madame V..., se tâtant le sein de ce côté, mit le doigt sur un lobe de la mamelle qui lui parut plus dur et plus gros que de raison ; puis elle rencontra le noyau cicatriciel de l'incision de son ancien abcès. Effrayée de cette découverte, elle en perdit aussitôt le sommeil. Appelé bien vite, j'examinai et pus me convaincre que tout était absolument dans l'état normal. Mon assurance, mes explications calmèrent la malade pour quelque temps ; mais la moindre apparence de douleur, de gêne ou de fatigue ne permirent pas à madame V... de rester longtemps sans inquiétudes. Les craintes revinrent donc bientôt, de telle sorte que, malgré mes raisonnements et tous les remèdes que je pus employer, cette dame m'a tourmenté pendant trois années consécutives pour que je lui enlevasse le sein, elle qui redoute à l'extrême toute idée d'opération, qui tomba dans des convulsions effrayantes lorsque je fus obligé de plonger la pointe du bistouri dans son abcès ! Son idée là-dessus était fixe ; elle avait une tumeur : cette tumeur était le siége d'élancements ; son sein était augmenté de volume : tout cela indiquait un cancer ; nous lui cachions à dessein la nature de sa maladie ; et comme elle ne voulait à aucun prix courir le risque de mourir d'un cancer au sein, mort affreuse dont elle avait été témoin près de quelques-unes de ses amies, l'opération ne lui faisait plus peur, et elle ne demandait pas mieux que de la subir ! A la longue, néanmoins, elle a fini par comprendre que sa prétendue tumeur, ne changeant ni de forme, ni de volume, ni de densité, ne devait pas en définitive être aussi dangereuse qu'elle l'avait d'abord supposé. Le calme est rentré peu à peu dans son esprit, et depuis plus de dix ans il n'est plus question chez elle de maladie du sein.

Obs. CVIII. — Je vois encore de temps à autre, dans mon cabinet, une dame âgée d'environ quarante ans, forte, très grasse et très impressionnable, qui se trouve dans le même cas que madame V... Ayant reçu un léger coup sur le sein gauche, elle vint tout effrayée au bout de quelques jours, en 1851, me montrer l'organe blessé et me demander si elle n'aurait point là un cancer, si elle ne serait point obligée de subir une opération. La contusion avait été si légère, qu'aucune ecchymose n'en était résultée. La mamelle n'était ni enflée, ni rouge, ni indurée : elle était en tout semblable à celle du côté opposé. Les terreurs de la malade étaient uniquement fondées sur un sentiment de fatigue ou de pesanteur qu'elle éprouvait par moments dans le sein, et auquel elle n'avait pas fait attention avant le coup qui lui avait frappé l'imagination. Après avoir essayé de lui démontrer que sa blessure était insignifiante, qu'elle n'avait et qu'elle n'aurait aucune tumeur dans la mamelle, je lui prescrivis des topiques résolutifs et calmants : je crus qu'elle était rassurée et que ses craintes ne reparaîtraient point. C'était une erreur. Pendant trois mois, elle est revenue me voir tous les huit ou quinze jours, les larmes aux yeux, et me disant chaque fois qu'elle aimait mieux en finir, qu'elle était toute décidée à l'opération, puisqu'elle voyait bien, ajoutait-elle, que ce remède était inévitable. Chaque fois aussi je la renvoyais, croyant l'avoir convaincue du contraire, et l'avoir persuadée que toutes ses transes étaient complétement chimériques. Ses visites sont devenues plus rares, sa tristesse est moins grande : elle commence à concevoir qu'une opération pourrait bien ne pas être indispensable chez elle, mais il lui revient encore de temps à autre des alarmes, des accès de frayeur semblables à ceux qui l'ont conduite chez moi dès le principe. Du reste, actuellement, comme l'année dernière, le sein de cette dame n'offre aucune altération, conserve tous ses attributs de l'état normal, et je m'en suis tenu, pour guérir la prétendue tumeur dont il aurait été le siége, à de simples compresses imbibées de solutions salines et à des onctions avec l'huile laudanisée.

Dans certains cas, comme chez les dames dont je viens de parler, il y a au moins un motif, tel qu'un coup, un frottement, une violence extérieure, qui sert de point de départ à ces lésions imaginaires ; mais on en trouve d'autres où il est impossible d'assigner une cause matérielle quelconque aux idées malheureuses qui s'emparent des femmes. Tantôt c'est à l'occasion d'un battement de cœur, d'une douleur passagère dans le côté, d'une démangeaison du mamelon ou de tout autre dérangement insignifiant de la santé, qu'elles se mettent de pareilles terreurs dans l'esprit.

Obs. CIX. — Une dame, âgée de quarante et quelques années, bien constituée, quoique impressionnable à l'excès et naturellement très craintive, n'ayant jamais eu de maladie grave et continuant d'être bien réglée, vint me voir pour la première fois, de la province qu'elle habite, en 1843. Elle avait déjà consulté dans son pays, pour une tumeur qu'elle croyait avoir au sein gauche ; les médecins appelés avaient d'abord considéré le mal comme de peu d'importance, et s'en étaient tenus à des prescriptions fort simples. A la longue, c'est-à-dire au bout de six mois, voyant qu'elle continuait de se plaindre, et ne sachant trop comment caractériser l'affection dont elle se plaignait, ils l'engagèrent eux-mêmes à faire le voyage de Paris, où elle s'attendait à subir une opération. Son mal avait, disait-elle, débuté par un battement de cœur, puis par une douleur, une sorte de point de côté un peu au-dessous et en dehors de la mamelle : à partir de là elle avait ressenti de temps à autre quelques élancements sous le mamelon, de la fatigue, une douleur sourde derrière le sein. Dominée par la pensée qu'elle avait une tumeur, que cette tumeur deviendrait un cancer, qu'il faudrait lui amputer la mamelle, elle était en proie à la plus vive inquiétude : elle ne dormait plus que d'un sommeil sans cesse agité par ces tristes pressentiments. Ses digestions avaient fini par se troubler, et elle avait sensiblement maigri : toutes circonstances qu'elle attribuait à la tumeur supposée de son sein. Je l'examinai avec soin, et ce n'est pas sans quelque surprise, je l'avoue, que je constatai l'absence totale de lésion, de quelque nature que ce soit, dans l'organe que cette malade supposait si profondément altéré. Après l'avoir rassurée de mon mieux, je la renvoyai chez elle avec la prescription d'un simple topique. Son intention en venant à Paris étant d'y rester, de s'y faire opérer par moi, elle finit par comprendre que sa maladie ne devait pas être très grave, puisque je ne lui parlais point d'opération, et que, au lieu de l'engager à rester, je lui proposais de s'en retourner. Elle eut soin d'ajouter cependant que ma décision tenait peut-être à ce que je la croyais trop malade pour tenter l'opération, à ce que je trouvais qu'il était trop tard !

Néanmoins elle a fini par accorder quelque confiance à mes paroles et par se calmer à peu près complétement. Seulement elle revient me voir une ou deux fois l'an, afin d'avoir de nouveau la certitude qu'il ne lui pousse point de cancer, qu'il n'est pas nécessaire de lui amputer la mamelle. J'ai pu l'examiner encore au mois de mai 1850, puis en 1852, et alors, comme en 1843, son sein gauche était souple, régulier, élastique, dépourvu de toute tumeur, de toute saillie anormale. Les règles se sont supprimées sans faire naître d'accident, et tout indique que l'âge critique a été définitivement franchi sans encombre par cette dame.

Il me serait difficile de dire combien j'ai vu de faits de cette espèce ; il ne se passe guère de semaines que je n'en reçoive dans mon cabinet ou que je n'en voie dans la ville, chez des dames de Paris ou de la province. Quoique les femmes adultes m'en aient offert le plus d'exemples, il faut cependant savoir que le jeune âge et la vieillesse ne mettent pas complétement à l'abri d'idées, de suppositions pareilles. Ce n'est pas non plus le volume ou la forme du sein qui y conduisent exclusivement ; si quelques-unes des personnes qui m'ont consulté avaient la gorge, soit volumineuse et pendante, soit volumineuse et ferme, soit très lourde à cause d'une énorme glande mammaire, soit très grosse par excès d'embonpoint, j'en ai vu d'autres aussi dont le sein était régulier, hémisphérique et peu volumineux.

Obs. CX. — Une jeune dame de Laon, grande, svelte et bien proportionnée, souffrait et se faisait traiter depuis trois ans d'une tumeur au sein gauche, lorsqu'elle vint me consulter en 1841. Cette dame, d'une intelligence fort développée, qui n'avait point eu d'enfants, quoiqu'elle fût mariée depuis cinq ans, s'était plainte au début d'un léger engourdissement dans la mamelle gauche ; aucune cause ne pouvait lui donner raison de ce mal, si ce n'est qu'elle s'était trouvé le sein appuyée sur le bras gauche en s'éveillant un matin. Les médecins consultés ne constatèrent ni rougeur, ni gonflement, ni tumeur dans l'organe accusé. Des liniments laudanisés, belladonés, des pommades iodurées, l'onguent napolitain, divers emplâtres furent successivement employés ; l'engourdissement et quelques rayons douloureux continuèrent à se faire sentir de temps en temps, mais le sein ne changea point de volume.

L'inquiétude croissant avec le nombre des remèdes essayés, la malade finit par trouver un médecin qui annonça l'existence d'une tumeur. Une médication fondante, les préparations d'iode à l'intérieur, la compression, des rubéfiants appliqués sur le sein furent aussitôt mis en usage. Mais la prétendue tumeur ne se dissipant point, on en vint au bout de quelques mois à parler d'opération : c'est alors que la malade vint à Paris. La première fois que je la vis, elle avait toute la mamelle couverte de squames humides provoquées par les topiques irritants ou rubéfiants essayés en dernier lieu. N'ayant rien trouvé d'anormal dans le sein, je craignis d'avoir été gêné dans mon exploration par l'affection eczémateuse dont je viens de parler. Aussi employai-je immédiatement la pommade au précipité blanc et quelques bains simples pour faire disparaître cette cause d'erreur. Le second examen, qui eut lieu au bout de huit jours, ne fit que confirmer l'opinion que m'avait suggérée le premier. La mamelle, parfaitement saine, n'offrait pas la moindre trace de tumeur anormale. La souplesse, l'élasticité, la régularité, la forme, l'état indolent sous la pression, tout y était exactement comme du côté opposé, comme chez les femmes les mieux portantes.

On se figure à peine l'étonnement, l'espèce de stupéfaction où parut tomber cette dame quand je lui affirmai qu'elle n'avait pas de tumeur dans la mamelle, qu'il n'y en avait jamais eu, et que selon toute apparence il n'y en aurait jamais ; que non-seulement aucune opération n'était nécessaire, mais encore qu'elle pouvait se dispenser de toute espèce de traitement, puisqu'en réalité elle n'était pas et n'avait jamais été malade de ce côté. Jeune, active, d'un caractère naturellement enjoué, appartenant à une famille très répandue et qui a de très nombreuses connaissances à Paris, elle en prit bravement son parti, alla dans le monde, et se livra aux plaisirs de la société sans scrupules à partir de ce moment. Au bout de six semaines, elle est retournée dans son pays, et je sais que depuis elle ne s'est plus occupée de son sein, qu'elle a continué de se bien porter.

Ce n'est pas seulement chez les femmes de la classe aisée ou des classes riches de la société que de semblables bizarreries se rencontrent ; il m'en est venu aussi un grand nombre, soit à la consultation publique de l'hôpital, soit dans les salles de clinique. J'en aurais bien recueilli une dizaine d'observations chaque année, si j'eusse voulu admettre dans ma division toutes celles qui se sont présentées. Voici l'indication de quelques-unes d'entre elles :

Obs. CXI. — Sappey, vingt ans, cotonnière, entre à la Charité le 3 mars 1839, se plaignant d'un peu de douleur dans le sein gauche, douleur sourde qui revient de temps à autre depuis deux ans, et qui lui fait craindre d'être obligée de subir une opération. Sa constitution est d'ailleurs excellente ; elle n'est point mariée, n'a jamais eu d'enfant, et ne sait pas d'où lui vient son mal de sein, qui du reste l'occuperait moins, dit-elle, si on ne lui eût pas fait craindre une tumeur, et que cette tumeur pouvait devenir dangereuse. L'examen le plus attentif ne permit pas de constater la plus légère apparence de lésion dans la mamelle. Tout y était à l'état normal ; forme, souplesse, volume, rien de ce côté qui ne fût semblable à la mamelle droite. Quand j'eus manifesté mon opinion, la malade convint d'ailleurs que ces douleurs étaient fort supportables, et que sans les craintes dont elle était tourmentée par suite de ce qu'on lui avait dit, elle n'y aurait pas fait attention. Je la gardai quelques jours à l'hôpital, et quand elle me parut complétement rassurée, je la renvoyai à ses occupations. Depuis elle est revenue plusieurs fois à la consultation publique, et rien, absolument rien, ne lui est survenu au sein.

D'autres femmes non mariées, également jeunes, sont entrées dans le même état que la précédente.

Obs. CXII. — Garsoned, dix-neuf ans, blanchisseuse, entre le 5 juillet 1837. D'une constitution assez bonne, sans être robuste, s'étant toujours bien portée, cette jeune fille croit avoir dans la mamelle gauche une tumeur qu'il faudra enlever. Il y a dix-huit mois, dit-elle, que le mal a commencé. C'est un coup de coude qui en aurait été la cause. Jamais cependant elle n'a éprouvé là de douleurs bien vives. Elle est allée déjà à plusieurs consultations publiques, et comme les remèdes qu'on lui a prescrits ne la guérissaient pas, elle vient à la clinique pour qu'on lui pratique l'opération. La vérité est qu'il n'y a chez cette malade aucune tumeur, aucune dureté, aucun gonflement qui puisse justifier ses appréhensions. La mamelle n'étant pas même le siége d'une sensibilité anormale digne d'être mentionnée, je l'engageai à ne plus s'occuper d'un mal qui n'existait que dans son imagination.

D'autres étaient plus âgées.

Obs. CXIII. — Julie Schentvchmann, trente-quatre ans, est entrée le 22 janvier 1838. Cette femme, grande et forte, un peu grasse, mariée, ayant eu des enfants, servant comme domestique rue de Ponthieu, se croyait atteinte d'un cancer au sein gauche depuis un an. Elle était bien sûre d'avoir senti là une petite tumeur qu'elle avait vainement attaquée à l'aide d'une infinité de pommades et d'emplâtres. Très inquiète aujourd'hui, elle veut en finir, et vient à l'hôpital pour qu'on lui enlève sa tumeur. Sa conviction paraît si profonde, qu'elle reste sourde à mes premières protestations, et que pour la dissuader je me crois obligé de l'examiner attentivement plusieurs jours de suite. Sa mamelle était, du reste, tout aussi souple, tout aussi régulière, tout aussi saine que celle du côté opposé ; la tumeur, en un mot, était parfaitement imaginaire.

Le retour d'âge ne met pas complétement à l'abri de pareilles craintes, ainsi que je l'ai déjà dit, et je vais en donner une preuve :

Obs. CXIV. — Marie Mapauleau, cinquante-deux ans, blanchisseuse, entrée à l'hôpital en 1838, d'une bonne constitution, se portant d'ailleurs très bien, s'est imaginé, depuis cinq mois, qu'elle a une tumeur dans le sein. Ayant consulté plusieurs chirurgiens qui ne l'ont point guérie, dit-elle, qui lui ont même fait craindre que son mal ne devînt grave, elle vient à l'hôpital afin de s'y faire opérer, si on le juge nécessaire. C'est également à gauche qu'elle croit souffrir ; mais ses deux mamelles sont aussi complètement exemptes de maladie l'une que l'autre. Le peu de gêne ou de douleur qui sert de prétexte aux inquiétudes de cette femme n'a point eu de cause qu'elle puisse indiquer. Il se peut que le sein, mal soutenu d'ailleurs, en donne l'explication par son volume et son poids, qui ne laisse pas que d'être considérable. Une fois convaincu que tout est imaginaire, qu'il n'existe ni tumeur, ni maladie d'aucune sorte dans sa mamelle, j'engage cette femme à rentrer chez elle, à reprendre ses habitudes et à rester parfaitement tranquille relativement à la maladie dont elle se croyait atteinte.

Chez quelques femmes, cependant, l'idée d'une tumeur peut être entretenue par quelque apparence de gonflement d'empâtement ou de douleur.

Il est inutile, je pense, de multiplier les observations de ce genre ; elles se ressemblent toutes, et le nombre pourrait en être considérable ; en voici une des plus singulières :

Une pauvre fille d'Auvergne, que j'ai gardée quelques semaines à l'hôpital, était si convaincue d'avoir des tumeurs dans le sein qu'il n'a jamais été possible de lui persuader le contraire. Ses plaintes, ses instances, ses prières, étaient telles que plusieurs chirurgiens avaient fini ou ont fini par la croire ou par lui céder. En six ans, elle a ainsi obtenue d'être opérée quinze fois, soit dans son pays, soit même à Paris, et elle s'est jetée vingt fois à mes genoux, toute en larmes, pour que je l'opérasse à mon tour. Sa mamelle, criblée de cicatrices, ne contenait cependant aucune tumeur !

Une remarque n'aura pas manqué d'être faite par le lecteur, c'est que, si les femmes, et même des chirurgiens peuvent croire à la présence dans le sein de tumeurs qui n'existent pas, il faut que la mamelle renfermé à ce sujet quelque cause d'erreur.

Particularités qui peuvent faire croire à des tumeurs dans une mamelle qui n'en contient réellement pas.

De prime abord, on comprend qu'une femme impressionnable, craintive, dont l'imagination s'exalte facilement, puisse se persuader qu'elle a dans le sein une maladie, des tumeurs de mauvaise nature, quoiqu'il n'en soit absolument rien. De pareilles idées ne sont pas plus étranges que celles de la plupart des hypochondriaques ; elles s'expliquent même infiniment mieux. En effet, qu'une femme à sensations vives éprouve quelque gêne, quelque douleur dans le sein ; que, par des propos, quelque discours, on vienne à fixer son attention sur les suites fâcheuses des maladies de cet organe, et bientôt, grossissant les objets, rassemblant dans son esprit tout ce qui se rapporte à ce qu'elle redoute, il ne lui sera pas difficile de se supposer atteinte d'un mal grave.

Tous les praticiens savent combien les femmes sont ingénieuses à se créer des motifs de tourments, avec quelle facilité elles réalisent les suppositions de leur esprit, combien elles sont disposées à pousser à l'extrême les chimères ou les fantômes, dont leur âme s'est une fois frappée; mais on a quelque peine à comprendre que des médecins aillent jusqu'à commettre de semblables méprises. Quand il ne s'agit que de douleurs ou de bosselures disséminées, l'erreur n'a rien encore de surprenant, car la mamelle n'a pas toujours la même consistance; la densité de ses divers points n'est pas toujours semblable; ses lobules peuvent être ou plus gros, ou plus petits, ou plus saillants d'un côté que de l'autre; leur degré de sensibilité, d'adhérence ou de mobilité, peut ne pas être le même partout; de telle façon que chez une femme qui se croit malade depuis longtemps, il est à la rigueur possible de supposer des tumeurs là où il n'existe en réalité rien de pathologique. Sous ce rapport il n'y a que l'expérience, de l'attention et une grande réserve à recommander aux praticiens; ce n'est donc pas de ce fait en particulier que je veux entretenir le lecteur.

La source d'erreur que j'ai en vue se trouve dans la manière dont on explore la glande supposée malade. Si, pour apprécier ce qu'elle contient, on saisit la mamelle par l'un de ses diamètres transverses, si l'on cherche à en embrasser une portion entre les doigts pour en apprécier soit la forme, soit le volume, soit la consistance, la première idée qui frappe, c'est qu'une masse squirrheuse ou une tumeur quelconque existe là. Ainsi prise entre deux points solides, c'est-à-dire, entre deux doigts qui ne lui permettent pas de fuir d'un côté ni de s'étaler, pendant qu'on la presse de l'autre, la mamelle semble douée d'une consistance considérable, et à laquelle on ne s'attendait pas; d'un autre côté, des lobules plus gros, ou enveloppés de tissus plus serrés que quelques autres, donnent tout d'abord la pensée d'une tumeur distincte, surtout chez une femme qui dit en souffrir depuis longtemps, et que l'on examine avec une idée préconçue.

On échappe à la méprise, en pareil cas, au moyen d'une manœuvre très simple: il suffit d'abandonner la mamelle et de l'explorer en place sur la paroi thoracique. Pendant que les doigts d'une main en soutiennent à peine la circonférence, on en presse doucement les différentes régions en appuyant les doigts de l'autre main sur sa face antérieure ou cutanée : de cette façon, c'est-à-dire par une pression perpendiculaire au plan de la poitrine, si la mamelle est saine, on n'y perçoit rien que de naturel ; la souplesse, l'élasticité s'y retrouvent comme du côté opposé. On sent aussi bien une tumeur réelle, au contraire, par ce mode de pression que par l'autre. Aussi ai-je depuis lontemps montré aux élèves à ne jamais se dispenser de ces deux modes successifs d'exploration, quand il s'agit de décider, en cas de doute, s'il existe ou non une tumeur dans le sein.

La forme, le relief que font certaines côtes peut aussi tromper. Il n'est pas rare de trouver sous la mamelle ou au voisinage, une ou deux côtes plus convexes, plus épaisses ou plus larges que l'état normal ne semble le comporter. Souvent aussi le bord ou la surface des côtes est simplement inégal, rugueux, bosselé. Chez une personne qui se croit atteinte de tumeur et qui souffre, une pareille disposition ne doit point être oubliée, parce qu'elle pourrait être prise pour un état anormal, pour une tumeur adhérente du sein, ainsi que je l'ai vu bien des fois.

D'autres femmes ont la région sous-claviculaire tellement bombée, que, en cas de douleurs réelles ou enfantées par la peur, le praticien s'y laisse facilement prendre, au point de partager bientôt les craintes de la malade qui le consulte.

Obs. CXV. — La veuve d'un médecin dont le nom jouit de quelque estime dans la science, est dans ce cas. On lui a enlevé de la mamelle gauche une tumeur probablement de nature bénigne en 1833. Après la mort de son mari, étant en proie à de vifs chagrins, elle s'imagina qu'il lui revenait un cancer. Divers avis lui furent donnés, et personne n'avait osé la rassurer complétement. Quand elle vint me consulter, en 1845, j'éprouvai moi-même, je l'avoue, quelque crainte. Toute la région comprise entre la cicatrice et le voisinage de la clavicule d'une part, entre le creux de l'aisselle et le sternum de l'autre, me parut si dure, si bombée, si homogène, que l'idée d'une dégénérescence lardacée ou squirrheuse de toute cette région me vint à l'esprit, d'autant plus que la malade disait en souffrir beaucoup, y éprouver de la roideur et des élancements. Toutefois, comme il n'existait pas de tumeur ganglionnaire dans l'aisselle, comme la peau était d'ailleurs saine, comme la mamelle proprement dite n'était en aucune façon altérée, comme la santé générale se maintenait bonne, je restai dans le doute, et me demandai s'il n'y avait pas là un simple travail subinflammatoire. Mes prescriptions furent basées sur cette dernière supposition ; madame M... les suivit, et revint me voir au bout de deux mois, plus effrayée que jamais. Son état ne changeant point, connaissant d'ailleurs beaucoup de médecins, elle en avait consulté plusieurs, dont un lui avait dit nettement que sa tumeur était *repoussée*. Je l'examinai de nouveau avec toute l'attention possible ; ne trouvant rien de plus que la première fois, je crus pouvoir la rassurer davantage.

Deux mois plus tard j'acquis la conviction, par une exploration nouvelle, qu'elle n'avait absolument rien de malade dans la mamelle ; ce qui m'avait tenu en suspens d'abord s'expliqua par l'extrême voussure des premières côtes d'un côté, et par la dépression que l'extraction de la tumeur a occasionnée dans la moitié supérieure du sein de l'autre. Lorsque madame M... éprouve quelque tristesse, quelque inquiétude de ce côté, elle revient me voir ; mais depuis 1849, il n'est plus question chez elle de maladie cancéreuse, de tumeur quelconque, sans qu'il y ait pour cela rien de changé dans sa région sous-claviculaire gauche.

Les remarques qui concernent ce dernier fait s'appliquent d'ailleurs à quelques autres femmes chez lesquelles on peut craindre la récidive après l'ablation de tumeurs véritablement cancéreuses. J'aurai donc à les rappeler un peu plus tard.

ARTICLE III.

TUMEURS PAR MATIÈRES EXHALÉES OU ÉPANCHÉES.

Les tumeurs étudiées plus haut ont toutes pour trames quelques *tissus* de la région mammaire ; celles dont il me reste à parler semblent avoir pour origine, au contraire, certaines substances épanchées dans les mailles ou entre les lames naturelles des organes. Quatre variétés de tumeurs peuvent être rattachées à ce groupe. L'une est constituée par de la lymphe, de la matière tuberculeuse ou du pus plus ou moins solidifié ; une autre a pour base du lait en nature ou quelques-uns de ses matériaux ; la troisième serait d'abord constituée par du sang, de la fibrine ou de l'albumine ; la quatrième enfin se rapprocherait des productions osseuses. Comme, avec des causes diverses, chacune de ces tumeurs subit des transformations, entraîne des conséquences, réclame ou peut réclamer une thérapeutique différente, il m'a paru convenable de les examiner au point de vue pratique dans autant d'articles particuliers.

§ I. — Tumeurs lymphatiques, froides ou tuberculeuses.

Les productions tuberculeuses idiopathiques du sein n'ont jamais été décrites d'une manière précise, soit parce qu'elles sont rares, soit parce qu'elles se combinent le plus souvent avec d'autres altérations. A. Cooper, qui traite en moins d'une page (1) des tumeurs scrofuleuses de la mamelle sans en donner d'observation, a-t-il entendu parler de tumeurs tuberculeuses réelles plutôt que de tumeurs fibreuses? C'est ce que je n'oserais pas affirmer, d'après le peu de détails qu'il leur a consacrés.

Une première difficulté se présente. Que faut-il entendre par tumeur tuberculeuse? S'il s'agit de masses tuberculeuses idiopathiques, elles doivent être d'une rareté extrême. Veut-on que ce soient des pelotons lymphatiques ou scrofuleux? Leur rareté ne sera guère moindre, puisque les anatomistes, malgré les belles préparations de M. Sappey, ne sont point encore parvenus à démontrer sans réplique l'existence des ganglions dans la mamelle. Sont-ce des variétés de l'abcès froid avec concrétion d'une forte proportion de la matière épanchée? Alors la tumeur ne serait guère que le symptôme de quelque autre lésion, ou l'indice d'une constitution détériorée. Si l'on s'en tenait au sens littéral du mot, les tumeurs tuberculeuses seraient, au contraire, assez fréquentes, par la raison que le squirrhe, l'encéphaloïde, etc., se présentent souvent sous la forme de tubercule; mais il est évident que la forme n'est pas ici l'essentiel, et que l'étude des diverses variétés de squirrhe devra se trouver ailleurs.

Quoi qu'il en soit, je n'ai guère rencontré dans le sein de tumeurs tuberculeuses franches, essentielles, ou qui puissent être comparées aux tumeurs ganglionnaires. Celles que j'y ai observées appartiennent à trois variétés, d'aspect tout différent, comme on va voir.

A. — Tubercules disséminés.

J'ai vu des tumeurs en certain nombre, du volume d'une noisette à une noix ordinaire, constituées par autant de lobules, tissu sécréteur et tissu fibro-cellulaire compris, dans la même mamelle de quelques femmes. Chez plusieurs d'entre elles, presque tous les lobules, ramollis au centre, étaient infiltrés, remplis de matière caséeuse, c'est-à-dire d'une matière grumeleuse, blanche, gypseuse, roussâtre, mêlée çà et là à de pe-

(1) Traduction de Richelot et Chassaignac, p. 527.

tits foyers de pus séreux, grisâtre et floconneux. La maladie datait de quatre ans dans un cas, et avait été déterminée, au dire de la femme, par un coup de coude. Un des ganglions de l'aisselle, qui avait acquis le volume d'une grosse noix, était lui-même criblé de grumeaux tuberculeux ou caséeux. Quoique les poumons parussent sains, et qu'il n'y eût d'engorgement ganglionnaire nulle part ailleurs, la malade avait cependant toujours été d'une santé délicate et d'une constitution manifestement lymphatique.

B. — Tumeurs lymphatiques multiples.

Si certaines nuances d'induration névralgique et les tubercules disséminés portent déjà à supposer, sans la démontrer, l'existence de quelques ganglions dans la mamelle, le fait suivant me semble donner beaucoup plus de poids à une pareille supposition :

Obs. CXVI.—Une femme de quarante à cinquante ans, restée longtemps à l'hospice des Cliniques où elle a succombé, et que j'ai vue plusieurs fois, avait dans les deux seins de nombreuses tumeurs qui offraient à peu près tous les caractères de ganglions lymphatiques largement hypertrophiés ou dégénérés. Ces tumeurs, globuleuses, d'un rouge pâle, isolées les unes des autres, d'une densité presque fibreuse, étaient criblées de points, de grumeaux jaunes ou grisâtres, à la manière des ganglions tuberculeux. Des tumeurs semblables existaient au nombre de plusieurs centaines au cou, dans les aisselles, aux aines, partout enfin où l'anatomie a mis hors de doute l'existence des ganglions lymphatiques. Il y en avait en outre dans une foule de points et de régions où le système ganglionnaire n'a jamais été rencontré. Les tumeurs de cette femme ont été disséquées avec soin par M. Lenoir, qui me les a montrées, et je les ai trouvées tellement semblables à des ganglions dégénérés, que je n'hésite pas à les classer parmi les tumeurs scrofuleuses ou tuberculeuses de la mamelle.

Obs. CXVII.—Un fait ayant beaucoup d'analogie avec celui-ci s'est présenté depuis dans mon service. La malade, qui n'était âgée que de trente et quelques années et mal réglée, avait également tout le corps lardé de tumeurs. Sur tous les points du cou, de l'aisselle, du jarret, de l'aine, de la région iliaque, etc., on apercevait des groupes, des chapelets de tumeurs innombrables, mobiles, élastiques, indolentes, et dont le volume variait depuis celui d'un petit pois jusqu'à celui d'un gros œuf. Ces tumeurs, qui ressemblaient de tous points à des ganglions lymphatiques dégénérés, se voyaient également dans les deux mamelles comme sur différents autres points du corps et de la longueur des membres. Le mésentère en était rempli ; tout indiquait que les bronches en étaient également entourées, aucune n'était enflammée, ni ramollie ; elles s'étaient insensiblement développées sans cause appréciable depuis quatre à cinq ans. L'iodure de potassium, puis l'iodure de fer, essayés pendant deux mois, ont été suivis d'une diminution marquée dans la masse des tumeurs pendant quelques semaines ; puis le mal est resté stationnaire, et la pauvre femme est rentrée chez elle dans le même état qu'avant de venir dans les salles.

C. — Tumeurs lymphatiques purulentes.

Il se peut cependant que des tumeurs tuberculeuses se montrent dans le sein. Ordinairement uniques, elle n'ont rien de fixe ni pour le volume ni pour la forme. Inégales, pouvant s'établir dans le centre de la glande comme sous la peau, elles se développent plus souvent encore sous la mamelle. Survenant à la suite d'un coup ou sans cause reconnaissable, elles ont une marche tantôt lente et indolente, tantôt rapide et accompagnée de quelques phénomènes subinflammatoires. Composées de tissus hypertrophiés, lardacés, grisâtres, d'une sorte de kyste, épais dans certains points, à parois amincies dans d'autres, dont les locules ou les vacuoles contiennent soit du pus grisâtre et floconneux, soit des grumeaux albumineux libres, soit de la matière caséeuse ou tuberculeuse concrète, adhérente aux tissus voisins, ces tumeurs sont quelquefois représentées par de véritables pelotons homogènes, solides, quoique friables, et qui, par leur forme, simulent assez bien des masses encéphaloïdes ou colloïdes.

Obs. CXVIII. — En 1836, je fus appelé par M. J. Pelletan, faubourg Poissonnière, près d'une femme d'environ trente ans, qui depuis deux ans était affectée d'une tumeur au sein. Cette tumeur, du volume d'un œuf de poule, bosselée, mobile, indolente, située entre les lobules de la mamelle, était survenue sans violence extérieure, sans cause appréciable. Aucune fluctuation ne pouvait y être constatée ; elle était élastique et assez dure ; un certain degré d'empâtement s'y laissait cependant apercevoir. Entourée de tissus pâles et amincis, elle existait d'ailleurs chez une malade très amaigrie et dont la santé générale était depuis longtemps chancelante.

Un examen attentif des principaux viscères n'ayant pas donné la preuve qu'il existât chez cette femme de lésion organique intérieure, la maladie du sein ayant résisté aux différentes ressources qui lui avaient été opposées jusque-là, il fut décidé, dans une consultation, que l'on procéderait à l'enlèvement de la tumeur.

L'opération, qui n'offrit rien de particulier, fut simple, facile et prompte ; la plaie se cicatrisa en moins de cinq semaines. La dissection montra dans la masse enlevée : 1° le tissu fibro-glanduleux distendu, aminci, représentant une sorte de kyste incomplétement cloisonné ; 2° des pelotons du volume du pouce, d'une noisette, d'une noix, agglomérés, fixés les uns contre les autres, puis séparés sur quelques points de leur circonférence par des brides ou des lamelles de tissus naturels. Tout indique que ces pelotons appartiennent à une exsudation ; ils ne contiennent rien de vasculaire, d'organisé ; leur substance est homogène, d'un blanc légèrement jaunâtre ; en les pressant, on parvient à les écraser, à les transformer en matière friable; ils n'ont pas la contexture du tissu encéphaloïde, dont ils diffèrent par l'absence de toute trame organique : ils ne ressemblent pas non plus au tissu colloïde, qui est, lui, transparent ou bleuâtre, cassant ou gélatiniforme ; ce sont, en un mot, des noyaux analogues aux tubercules crus, qui ne se distinguent des tubercules que par un excès de volume.

Je n'avais point encore vu de tumeurs semblables : comme il n'y avait chez la malade ni ganglions engorgés, soit au cou, soit à l'aisselle, ni symptômes manifestes de phthisie pulmonaire, je restai incertain, eu égard à la nature de la tumeur; mais trois mois ne s'étaient pas encore écoulés que déjà la poitrine était évidemment prise ; il ne tarda pas à se développer au cou, des deux côtés, des tumeurs ganglionnaires. La mort ayant eu lieu quelques mois plus tard, on put constater que le poumon était rempli de tubercules et de cavernes, que la plupart des ganglions contenaient des tubercules ramollis, et que deux masses semblables à la première, étant revenues dans la mamelle, commençaient aussi à se ramollir sur quelques points. Il est, on le voit, difficile de ne pas accepter ce fait comme un exemple de tubercules du sein chez une phthisique.

A part les cas où la tumeur coexiste en réalité avec un état tuberculeux général, patent ou obscur, il n'en est pas moins rare que de pareilles tumeurs se voient dans la mamelle. Il y existe presque toujours en même temps, soit quelque altération des côtes ou des cartilages, soit quelque lésion plus profonde, qui servent de racine à la maladie du dehors. Alors aussi, ces tumeurs, en général plutôt molles et purulentes que concrètes, offrent pour le moins autant d'analogie avec les abcès froids ou symptomatiques qu'avec des tumeurs solides proprement dites.

Obs. CXIX. — Une jeune fille, âgée de dix-neuf ans, avait sur le côté sternal du sein droit une tumeur globuleuse du volume d'une moitié d'œuf, fluctuante sur l'une de ses bosselures, solide sur les autres; pâle, indolente, incomplétement mobile par sa base, cette tumeur existait chez une femme courte, quoique bien proportionnée, et d'une santé générale ordinairement bonne. La cause n'en était point connue ; le développement en avait été lent ; aucune hémoptysie n'avait précédé ; il n'existait pas de toux ;

à la percussion et à l'auscultation l'état des poumons était satisfaisant. Ayant incisé la bosselure fluctuante, j'en vis sortir deux cuillerées d'un pus fluide, grisâtre, infect. Le reste de la tumeur n'en persista pas moins, et me parut formé de tissus naturels épaissis combinés avec la matière tuberculeuse. Le foyer communiquait par un trajet et un cordon fibreux avec l'écartement antérieur du médiastin. Des boulettes de charpie et des cataplasmes émollients par-dessus constituèrent tout le pansement d'abord. J'eus recours plus tard à des topiques détersifs dont l'action me parut devoir être soutenue à l'aide d'un régime tonique et d'un traitement ioduré. Contre mon attente (je supposais qu'une lésion organique existait dans la poitrine), la plaie finit par se cicatriser, et la malade put sortir guérie de l'hôpital au bout de deux mois.

Qu'il y eût une carie très circonscrite à la face médiastine du sternum ou d'un cartilage, ou bien un ganglion altéré dans le médiastin, ou qu'il se soit simplement agi d'une exudation sourde, latente et idiopathique de lymphe plastique ou de pus, toujours est-il que la tumeur de cette jeune fille ne peut guère être classée ailleurs que parmi les tumeurs tuberculeuses.

Dans un autre cas le mal, tout aussi local en apparence, a pourtant résisté opiniâtrément à un traitement beaucoup plus varié.

Obs. CXX. — *Kystes tuberculeux; sein droit. Extirpation.*

Sorden, vingt-neuf ans, de constitution assez forte, d'un tempérament sanguin, fit, il y a six ans, une chute qui détermina une fausse couche; depuis elle a eu une ascite. Elle sentit dans le sein droit, il y a deux ans, quelques points endurcis, et depuis six mois une douleur continue, devenue depuis trois semaines un peu plus vive. La tumeur, située en dedans du sein, est mobile, dure, avec des points plus mous que d'autres, une consistance qui n'est pas partout egale; en avant elle est bosselée, en arrière ses bosselures ne se retrouvent plus. La peau, mobile, est sans changement de couleur.

3 août 1836. — La malade se plaint de douleurs vives dans le sein et d'insomnie. (Pommade de proto-iodure de mercure.)

5. — Aux sollicitations pressantes de la malade, on pratique l'extirpation de la tumeur.

L'opération a consisté en une incision elliptique dont la branche externe était à un pouce du mamelon; on a disséqué la tumeur, qui n'a point été enlevée tout entière, car elle se prolonge, par un pédicule, entre les cartilages costaux jusque dans le médiastin antérieur. C'est un kyste tuberculeux et purulent; les tubercules y sont à l'état cru. (Infus. de tilleul, pot. laud.)

6. — Agitation, inquiétude, malaise, un peu de céphalalgie, pouls petit, fréquent, nerveux; douleur dans le sein, insomnie.

9. — On lève l'appareil; la plaie, qui avait été pansée par seconde

intention, ne présente rien de remarquable. (Bouillon, soupe, tisane de lin nitrée.)

15. — Pas de fièvre, la suppuration a beaucoup diminué; la plaie se couvre de bourgeons charnus; on met en contact ses bords qui étaient écartés, et on les fixe à l'aide de bandelettes de diachylon.

20. — On défait aujourd'hui l'appareil; la plaie a un bon aspect; on en fixe mieux les bords.

22. — On applique des compresses graduées pour que la plaie soit comprimée en dehors.

23. — La malade se plaint de la poitrine; elle tousse; la plaie reste dans le même état. (Looch diacodé, potage.)

24. — Moins de fièvre, faiblesse générale; plaie un peu blafarde. (Lotions avec la décoction de quinquina.) On aperçoit vers son bord externe la continuation d'un tubercule avec les parois thoraciques. (On supprime la bandelette.)

26. — Tremblements, langue chargée, point de fièvre; la plaie va mieux; faiblesse, insomnie, inappétence, amertume de la bouche.

27. — Un peu de fièvre; plaques rouges près du mamelon; un peu de fluctuation; prodromes d'un érysipèle phlegmoneux. Cette pauvre femme sort aujourd'hui sans être guérie; on lui a ordonné des compresses d'eau de sureau et des cataplasmes émollients, s'il se forme quelques collections purulentes, on leur donnera issue au moyen du bistouri. La plaie présente un bon aspect.

Ici encore la tumeur n'était que le symptôme ou la dépendance d'une affection plus profonde. Il arrive si souvent, du reste, qu'une altération peu étendue, soit du poumon, soit des ganglions thoraciques, soit du sternum, soit des côtes, soit des cartilages, amène sous le sein ou autour du sein des tumeurs semi-purulentes, des espèces de kystes, de bosselures remplies de pus ou de matière demi-concrète, qu'il sera toujours assez difficile d'isoler nettement les tumeurs tuberculeuses de certains abcès symptomatiques. J'ai vu de ces derniers sur presque tous les points du contour de la mamelle.

Une jeune femme, bien constituée d'ailleurs, venue à la consultation publique en octobre 1846, avait une de ces tumeurs en dedans et en bas, sur le point le plus convexe de l'arc sternocostal correspondant.

Quelques semaines auparavant j'en avais observé une autre directement au-dessous de la même région. J'en ai rencontré tout à fait en dehors ou un peu plus vers l'aisselle. Celles que j'ai vues au-dessus ainsi qu'en dedans et en haut m'ont toujours offert plus de volume que les précédentes. Dans tous ces cas, la tumeur était si bien plaquée, collée contre les os de la paroi pectorale, qu'il n'était guère possible de s'y méprendre, de songer à autre chose qu'à des foyers purulents ou tuberculeux symptomatiques. J'en ai cependant vu d'assez mobiles et d'assez bien isolées pour donner l'idée de véritables tumeurs solides, ou de kystes indépendants, idiopathiques. Une jeune femme âgée de dix-sept ans, de petite taille, forte, en apparence bien constituée, m'en a offert un bel exemple à l'hôpital en 1852. Chez une autre, l'erreur était si facile, que la malade m'avait été adressée par un savant collègue comme étant atteinte d'une tumeur cancéreuse à extirper. Une fille de vingt-trois ans reçue à la Charité en décembre 1857, présente dans le sein droit, au centre du tissu mammaire, un abcès de ce genre gros comme un œuf et mobile comme un encéphaloïde.

Le pronostic des tumeurs tuberculeuses ou lymphatiques est, en général, difficile à préciser. D'abord il est indispensable de faire la part de l'état constitutionnel. Si l'état du sein n'est que la manifestation extérieure d'une lésion plus profonde, le pronostic doit évidemment se rattacher à la maladie fondamentale et non à la tumeur. Que dire, par exemple, des tubercules de la mamelle chez une femme atteinte de phthisie? Que dire aussi des tumeurs d'apparence ganglionnaire du sein, quand il en existe simultanément par tout le corps? Que dire enfin des diverses nuances de tumeurs symptomatiques quand on sait qu'elles ont pour cause, pour point de départ, une maladie du squelette ou de quelque organe de la poitrine?

En supposant qu'elles soient idiopathiques, ces tumeurs, dont le développement est presque toujours très lent, qui atteignent rarement un grand volume, qui se montrent tantôt à l'occasion de quelque irritation extérieure, tantôt sans cause connue, n'en sont pas moins d'un pronostic peu favorable si on le compare, au pronostic des autres tumeurs bénignes.

Elles ne se voient guère que chez les femmes délicates, pâles, à chairs molles ou maladives, qui y soient sujettes. Les ganglions du voisinage, qui s'engorgent ou dégénèrent en même temps chez la plupart des malades, indiquent assez qu'un des grands systèmes de l'économie souffre; sous ce point de vue, le pronostic est donc toujours sérieux.

Les bosselures disséminées, les tubercules qui semblent faire partie des lobules glandulaires, sont peut-être, au fond, d'une autre espèce que les tumeurs franchement tuberculeuses ; les douleurs, quelquefois lancinantes, revenant comme par accès, variant de vivacité ou d'acuïté, selon une infinité de circonstances, les distinguent déjà des tumeurs purement lymphatiques.

Au lieu de former des masses isolées, c'est à peine si l'on peut dire d'abord ce qui les distingue des lobules de la glande. Elles conservent si longtemps de l'élasticité et de la souplesse, qu'elles ne manquent pas d'analogie avec les tumeurs hypertrophiques multiples, et que leur pronostic est un peu plus indépendant de l'état intérieur ou général que celui des deux autres nuances de tumeurs lymphatiques.

Traitement. — La thérapeutique des tumeurs lymphatiques doit nécessairement varier en raison de leur espère. C'est le traitement de la phthisie qu'il faut invoquer quand il y a tuberculisation pulmonaire. En pareil cas, la tumeur du sein est un élément trop secondaire pour mériter qu'on s'en occupe sérieusement. L'anémie, la chlorose, une santé détériorée, exigeraient avant tout qu'on remédiât à l'état général, et la médication de la tumeur ne viendrait qu'en seconde ligne. S'agit-il d'abcès tenant à une maladie des os, c'est alors le traitement des abcès symptomatiques, de la carie ou de la nécrose, bien plus que le traitement des tumeurs de la mamelle, qui convient.

Si des tumeurs idiopathiques de cette espèce se rencontraient, il faudrait les attaquer par l'iodure de potassium, l'huile de foie de morue à l'intérieur, un bon régime alimentaire, des boissons toniques, ferrugineuses, et à l'aide de topiques iodurés, des emplâtres de savon, de ciguë, de Vigo, des vésicatoires volants répétés. Autrefois je conseillais d'en pratiquer l'extirpation. Si elles tiennent à un état général, il est inutile de les soumettre à l'instrument tranchant ; si elles sont idiopathiques, et que les moyens dont je viens de parler restent sans succès, il suffit de les fendre, de les énucléer ou de les vider comme un abcès, pour en obtenir la guérison. L'extirpation n'est donc préférable que pour les cas, d'ailleurs rares, où la tumeur est à la fois mobile, bien isolée et entièrement concrète. Ce sont en résumé des tumeurs à traiter comme les abcès froids, quand elles contiennent du liquide, ou comme toute autre tumeur solide et bien circonscrite, dans les cas contraires.

Quant aux tumeurs lobulées multiples, pour les enlever en entier, pour être sûr de n'en point laisser une partie, il serait impossible de conserver la moindre portion de la mamelle. C'en est assez pour que le praticien n'en vienne à une pareille extrémité qu'après avoir tout essayé, qu'après avoir acquis la conviction que le mal abandonné à lui-même expose à de véritables dangers. Au surplus l'embarras est le même ici que pour les indurations névralgique; aussi ne m'y arrêterai-je pas davantage.

J'ajouterai que les tumeurs qui semblent plus particulièrement mériter le titre de tuberculeuses finissent souvent par s'échauffer, par s'enflammer, par se transformer enfin en un abcès qui en entraîne ordinairement la guérison. Il en résulte qu'on peut être obligé de les attaquer par des sangsues et des topiques émollients, comme s'il s'agissait d'un phlegmon. Warren (1) raconte en détail l'observation d'une jeune personne de dix-sept ans, chez laquelle une tumeur tuberculeuse du sein gauche guérit de la sorte, et qui n'en eut pas moins l'année suivante une tumeur de même nature au sein droit. Le même auteur, qui rapporte deux autres observations de tumeurs scrofuleuses, affirme d'ailleurs comme moi que ces tumeurs finissent presque toujours par guérir quand elles sont purement locales, sans qu'il soit besoin d'en pratiquer l'extirpation, et qu'elles réclament plutôt l'emploi des médications générales que l'usage des moyens topiques. Il ne faut pas ignorer enfin que certaines tumeurs dites scrofuleuses ou tuberculeuses de la mamelle résultent plutôt d'une des formes de l'inflammation chronique chez les femmes lymphatiques, que d'un travail morbifique particulier.

____

(1) *Surgic. Observ. on Tumours*, p. 215.

§ II. — Ostéides, tumeurs osseuses ou calculeuses.

La région mammaire peut être le siége de productions ostéi-formes ou pétrées fort diverses. Je rappellerai à l'occasion des galactocèles certains exemples de concrétions ou de calculs trouvés dans la mamelle, soit des animaux, soit de la femme. Sans parler des observations de Rufus, de Levinius, de Lemnius, cités par plusieurs auteurs, je dirai que Bassius, dont parle Morgagni, prétend avoir observé une veuve ayant dans la mamelle plusieurs pierres qui, par leur frottement, produisaient une espèce de bruit de grelot quand cette femme marchait ou imprimait quelques secousses à son sein.

Outre ces concrétions, analogues à celles qui se développent dans les organes salivaires, on a rencontré, et j'ai observé moi-même plusieurs fois dans le sein des concrétions crétacées, calcaires, ou ostéo-calcaires à la suite d'abcès ou de longues phlegmasies. Toutefois, de tels produits succédant à des foyers purulents, laiteux ou sanguins, ne constituent pas précisément ce que l'on entend en chirurgie par ostéides ou tumeurs osseuses; celles-ci n'ont que rarement été observées; la science en possède cependant un certain nombre de cas remarquables.

A. Cooper cite une tumeur de ce genre qui existait depuis quatorze ans, qui était le siége d'une douleur vive, surtout à l'époque des règles, et qui entretenait une chaleur si incommode, que la malade, jeune fille jouissant d'ailleurs d'une bonne santé, était souvent obligée d'avoir recours aux topiques réfrigérants. L'auteur dit bien qu'une partie de la tumeur était cartilagineuse, tandis que l'autre était osseuse, mais il n'entre pas dans des détails assez précis pour qu'on sache au juste s'il s'agissait d'une ostéide véritable plutôt que d'une concrétion calcaire. Du reste, la tumeur fut enlevée, et la jeune personne se rétablit très bien; seulement on ne sait pas si la nature du mal avait été reconnue avant l'opération.

Chez une femme dont parle Morgagni (1), la tumeur existait depuis trente ans, sous forme de bosselures ou de tubercules disséminés; elle formait, vers la partie inférieure du sein, une

_____
(1) Epître I, § 157, t. VIII, trad. française.

masse inégale donnant lieu à des douleurs qui firent croire à un cancer ; l'une des bosselures s'étant ouverte, le chirurgien put en extraire un fragment osseux, irrégulier, du volume d'une noix ; mais cette observation étant encore plus incomplète que celle d'A. Cooper, il est permis de se demander si ce corps était réellement de nature osseuse.

Des faits bien plus étranges ont été racontés par Bonet, Morgagni et Wolf. A en croire ces auteurs, l'ossification se serait emparée de la mamelle tout entière. A. Bérard a consigné dans sa thèse une observation qui n'est pas moins extraordinaire. Voici le fait :

Obs. CXXI.—Une religieuse, d'une extrême tristesse, menait une existence des plus pénibles à cause de la difficulté qu'elle avait à respirer. Elle était sans cesse tourmentée par la crainte d'un cancer au sein. Les mamelles s'étaient indurées chez elle de telle façon, qu'au toucher elles offraient la dureté de la pierre. Les téguments de la poitrine étaient tendus au point d'imiter les cercles d'un tonneau. Aucun traitement ne put modifier cet état, qui amena la mort de la malade. A l'ouverture du corps, on commença par fendre la peau parallèlement au sternum, des clavicules vers l'appendice xiphoïde. Cette membrane se rétracta comme la corde d'un arc détendu, et le sternum se découvrit ainsi tout à coup. Séparée du corps, la tumeur représentait un hémisphère entièrement osseux, et si dur, qu'il résista à l'action d'un bon scalpel. Elle adhérait si intimement à la peau, qu'on ne put l'en séparer par aucun moyen (1).

Cette observation, qui manque de certains détails essentiels dont on est étonné de la voir privée, s'il est bien vrai qu'elle appartienne à Bérard, et que ce ne soit point un fait ancien dont il aurait omis d'indiquer l'auteur, serait ainsi la plus intéressante de toutes celles qui ont été publiées jusqu'ici. Mais on ne dit pas même si c'était une des deux mamelles ou les deux à la fois qui étaient prises ; puis où est la preuve que la tumeur était réellement osseuse ? Quelle transformation la peau avait-elle subie pour étrangler ainsi la poitrine ? etc. En admettant un peu d'exagération, d'hyperbole, dans le langage, ce tableau s'applique au squirrhe en masse, au squirrhe en cuirasse et ligneux dont j'aurai à traiter plus loin, bien plus qu'à la transformation osseuse.

Quoi qu'il en soit, j'ai vu plusieurs variétés d'ostéides dans la mamelle, sans parler bien entendu des enchondromes ni

(1) A. Bérard, *Diagnostic différentiel des tumeurs du sein*, p. 87. Paris, 1842.

des ostéophytes étudiés par M. Muller. J'aurai l'occasion de décrire un kyste dont les parois étaient transformées en une coque osseuse ou ostéiforme très évidente. Dans d'autres cas le sein était comme sillonné par des lames, des sortes de cloisons ou d'aiguillés ostéo-calcaires. Chez deux de mes malades, les productions ostéiformes, fragiles comme du verre, semblaient occuper l'intérieur des conduits lactés. Le plus souvent elles m'ont paru avoir pour siége les cloisons interlobulaires de la mamelle. J'en ai trouvé aussi dans l'épaisseur de quelques variétés du squirrhe.

L'origine, les causes des ostéides du sein, sont à la fois très diverses et très obscures. Qu'à la suite d'un foyer purulent ou tuberculeux, qu'au fond d'un kyste laiteux ou sanguin, il se forme un calcul, une concrétion pierreuse, calcaire ou ossiforme, rien de plus simple; mais quel est le mécanisme qui préside à la formation de ces masses osseuses dont parle Bidloo, de cette coque, de ces lames, de ces cloisons, de ces aiguilles, que j'ai signalées? En pareil cas la tumeur n'a été précédée d'aucune lésion, d'aucune altération appréciable; il est bien probable cependant que de telles tumeurs doivent leur origine à quelque autre maladie, qu'elles ne sont qu'un effet, une terminaison, d'une ancienne altération de nature différente. Je ne parle point ici, bien entendu, des tumeurs qui résultent de la transformation calcaire, crétacée de quelques adénoïdes ou des tumeurs fibreusesde la mamelle.

Seules, les tumeurs osseuses, les ostéides constituent à peine une maladie sérieuse. Leur développement s'arrête, en général, avant qu'elles aient acquis un grand volume. Pouvant irriter sans cesse les tissus voisins, elles deviennent, néanmoins, une cause perpétuelle de douleurs, de maladies nouvelles, ainsi qu'on l'a vu dans l'observation d'A. Cooper. Combinées avec d'autres produits morbides, elles ne changent rien au pronostic ni au traitement de la maladie principale. Dépourvues de complications, leur thérapeutique est simple et se réduit à une seule indication : il faut les extirper ou n'y rien faire du tout. A quoi serviraient, en effet, les médicaments, les remèdes, soit internes, soit externes, en pareil cas?

L'extirpation en est généralement facile et sûre, lorsqu'elles sont arrondies, mobiles, bien limitées. On ne doit s'y décider qu'après de mûres réflexions, au contraire, s'il s'agit de rayons, de cloisons ou de plaques irrégulières, mal circonscrites. Dans cette dernière espèce, il vaut mieux s'abstenir de toute opération, à moins que la tumeur ne soit accompagnée de douleurs vives et permanentes. L'opération ne serait pas alors sans gravité, puisqu'il faudrait extirper à la fois et les ostéides et la portion de mamelle qui en est envahie.

On a du reste l'avantage, en enlevant ces sortes de tumeurs, de ne point en craindre la récidive, à la condition, toutefois, que la totalité des parties dégénérées et des tissus atteints par l'ossification soit emportée.

§ III. — Tumeurs laiteuses ou galactocèles.

Le nom de *tumeurs laiteuses* s'applique aux tumeurs formées par du lait ou par quelques-unes des parties constituantes du lait, soit dans les conduits naturels de la glande, soit entre les couches organiques de la région mammaire. Ce genre de tuméurs, dont il n'a été publié que de rares exemples, n'avait été l'objet d'aucune description spéciale, lorsque j'en fis le sujet d'un court chapitre en 1838. Depuis, cette époque une seule observation paraît en avoir été recueillie dans les hôpitaux de Paris. Elle a été publiée par M. A. Forget, qui en a fait le sujet d'un mémoire intéressant, et qui sans paraître avoir eu connaissance de ce qué j'en avais dit moi-même, n'en est pas moins arrivé aux mêmes conclusions que moi sur plusieurs points.

Le galactocèle mammaire est, en somme, une tumeur moins rare qu'ón ne le penserait d'après le peu d'exemples qui en ont été relatés. On l'a plusieurs fois confondue avec des tumeurs d'une tout autre nature. Elle se présente sous plusieurs formes; il y en a d'aiguës, de chroniques, de liquides et de concrètes, d'inflammatoires et d'indolentes, de passagères et de permanentes. Le lait, très altérable de sa nature, susceptible de diverses transformations, doit, plus qu'aucun autre produit de sécrétion peut-être, donner lieu à des maladies locales variées. Ayant traité de l'engorgement laiteux et de l'inflammation laiteuse chez les femmes nouvellement accouchées ou en état de lactation dans un autre chapitre, je n'ai à m'occuper ici que des tumeurs dépourvues d'inflammation. Les observations parvenues à ma connaissance démontrent que dans le sein ces tumeurs peuvent exister à l'état d'infiltration, à l'état de kystes simples ou multiples, et à l'état de masses solides, soit caséeuses, soit butyreuses.

A. — Galactocèle par infiltration.

Je n'ai observé qu'une fois le galactocèle par infiltration longtemps après l'accouchement; c'était en 1838, chez une femme âgée de trente-quatre ans, accouchée depuis quinze mois, et qui avait cessé d'allaiter depuis six semaines. La mamelle droite de cette femme, à péu près doublée de volume, donnait l'idée d'un demi-globe spongieux, sensible, douloureux depuis quelques jours. La peau, un peu plus luisante que de l'autre côté, n'était point rouge, et toute la région était le siége d'un empâtement notable. Une ponction exploratrice avec le bistouri donna issue à une quantité notable de lait qui sortait évidemment des mailles du tissu cellulaire; une saignée du bras, deux purgatifs, quelques bains généraux et de simples topiques émollients dissipèrent cet engorgement dans l'espace de quinze jours. Mais les observations de ce genre rentrent de tous points dans la catégorie des engorgements laiteux dont il a été traité ailleurs.

B. — Galactocèle liquide, ou kyste laiteux.

Les kystes remplis de lait forment l'espèce de galactocèle le plus souvent observée à la mamelle; ce sont même, à peu près, les seuls qui aient fixé l'attention. Ils sont caractérisés par une tumeur dont le volume varie extrêmement, tumeur molle, indolente, fluctuante, donnant l'idée d'une poche un peu flasque, pendante ou légèrement bosselée, établie sans phénomènes inflammatoires précurseurs. Le plus ancien exemple qu'on en connaisse appartient à Scarpa; c'est le seul dont ait parlé Boyer.

Obs. CXXII. — Une paysanne, âgée de vingt ans, s'aperçut, dix jours après un second accouchement, d'un gonflement dans l'aisselle gauche, dit Scarpa. Peu à peu la tuméfaction gagna, envahit toute la mamelle, qui s'allongea au point d'appuyer sur la cuisse gauche. Une ponction pratiquée du côté de l'aisselle avec un trocart donna issue à dix livres de lait pur. Une incision de 3 centimètres de longueur fut aussitôt substituée à la ponction dans le but de passer à travers le kyste un séton. La malade finit par guérir.

Dans cet exemple la tumeur était, comme on le voit, énorme, et Scarpa prit toutes les précautions chimiques et autres pour s'assurer que le liquide dont il s'agit était bien du lait. La seconde observation de kystes laiteux qui ait été publiée se trouve dans les œuvres d'A. Cooper (1).

Obs. CXXIII. — Trente-huit ans, sein droit, tumeur qui paraît un mois après l'accouchement. Un coup de lancette fait sortir du kyste six onces d'un coagulum blanchâtre, mêlé à une certaine quantité de sérosité citrine. L'écoulement du liquide cessa au bout de quelques jours, et la malade attribuait la formation de cette tumeur à un coup qu'elle avait reçu sur la mamelle.

Dupuytren semble avoir de son côté rencontré quelques cas de kystes laiteux, et M. South (2) en a consigné un autre dans sa traduction de Chelius.

Obs. CXXIV. — Une jeune femme, nourrice depuis quinze mois, s'aperçut qu'une tumeur lui venait au sein droit six ou sept mois après son accouchement. L'allaitement étant terminé, elle vint à l'Hôtel-Dieu pour se faire enlever cette tumeur qui lui causait beaucoup d'inquiétude. Du volume d'un petit œuf de poule, dure, rénitente, mobile, sans changement de couleur à la peau, elle était située au-dessous du mamelon. Dupuytren y pratiqua une incision longue de deux pouces et demi, et en fit sortir ainsi une matière semblable à de la crème jaunâtre et inodore, matière qui, d'après l'analyse chimique, contenait du caséum et de la substance butyreuse; le kyste, inégal, granuleux à son intérieur, adhérait intimement aux tissus voisins. On en sollicita la suppuration au moyen de pansements avec la charpie.

L'observation ne va plus loin dans le compte rendu de Paillard (3).

Il s'agit, dans le fait publié par M. Forget (4), d'un kyste laiteux développé chez une femme âgée de vingt-neuf ans, et dont la dernière couche datait de deux mois. La tumeur, composée d'un grand kyste et de quelques bosselures secondaires, s'était établie insensiblement et sans causer de douleurs. M. Jobert en

(1) *Op. cit.*, p. 500.
(2) Birkett, p. 201, 203.
(3) *Journal hebdomadaire*, 1829, t. IV, p. 227.
(4) *Bull. gén. de thérap.*, novembre 1844.

pratiqua l'incision à l'hôpital Saint-Louis : une quantité considérable de liquide tout à fait semblable à du lait en fut extraite; on procéda immédiatement à l'enlèvement du kyste ; une suppuration abondante eut lieu, et la femme finit par guérir.

Dans ces différents cas, le lait accumulé dans un sac constituait une tumeur permanente. Il en est d'autres où le galactocèle ne semble avoir été qu'une tumeur passagère. Ainsi chez une femme dont Siebold a raconté l'observation, deux kystes laiteux s'étaient établis près de l'aisselle, un de chaque côté, pendant la grossesse. Recouvertes d'une peau rugueuse, ayant l'aspect de chair de poule, ces tumeurs, étant comprimées, laissaient suinter du véritable lait. Après l'accouchement l'exsudation du lait cessa petit à petit et elles ne tardèrent pas à disparaître d'elles-mêmes (1). Dans un autre cas, emprunté à M. Moor, dans un troisième qu'a rencontré M. Lee, et dans un quatrième qui appartient à M. Stanley, le galactocèle, soit qu'il appartînt à une glande surnuméraire, soit qu'il se fût établi de toute autre façon, existait aussi dans l'aisselle et disparut également sans médication active (2).

On voit déjà, par ce peu de faits, que le liquide contenu dans le galactocèle n'est pas toujours de la même consistance. C'était du lait pur chez la malade de Scarpa ; il était caillebotté et séreux dans le cas d'A. Cooper ; chez la malade de Dupuytren il ressemblait à de la crème, et c'était aussi du lait pur dans le kyste opéré par M. Jobert. Quant aux tumeurs axillaires qui n'ont point été ouvertes, tout indique qu'elles contenaient du lait à l'état physiologique.

Quelle sorte de transformation ce liquide peut-il éprouver? Dupuytren, qui dit avoir rencontré des concrétions pétrées, des pierres laiteuses dans des kystes semblables, et posséder une collection de pierres laiteuses recueillies sur des femelles d'animaux (3), cite en outre un cas où le kyste contenait une matière analogue à de l'adipocire.

(1) *L'Expérience*, t. I, p. 614.
(2) *L'Expérience*, t. II, p. 224 et 336.
(3) *Journal hebdomadaire*, 1829, t. IV, p. 229.

C. — Galactocèle solide ou concret.

Outre les kystes remplis de lait, il existe des tumeurs solides dont les matériaux constituants appartiennent à ce liquide, ainsi qu'on va le voir.

Obs. CXXV. — Une femme d'environ quarante ans, de petite stature, se portant assez bien d'ailleurs, ayant nourri plusieurs enfants, se fit admettre à l'hôpital de la Charité, au mois de décembre 1837. Cette femme, qui habite la campagne, présente au sein droit une tumeur du volume des deux poings. Bosselée, saillante, indolente, dure, d'une consistance qui tient le milieu entre celle des tumeurs fibreuses et celle des tumeurs encéphaloïdes non ramollies, mobile, sans rougeur, dépourvue de tout travail inflammatoire, quoique enveloppée d'une peau très amincie, cette tumeur était née huit mois auparavant à la suite d'une dernière lactation et d'un léger engorgement du sein.

Ne trouvant dans une pareille masse les caractères ni du squirrhe, ni du tissu cérébriforme, ni des kystes, ni des autres tumeurs ou dégénérescences connues de la mamelle, je me demandai si du lait, concret ou endurci, n'en avait pas été le point de départ. L'espèce d'empâtement dont elle donnait l'idée, quand on pressait quelques-unes des principales bosselures entre les doigts, me fortifiait encore dans cette opinion.

Les médications générales et topiques qui avaient déjà été essayées vainement pour la fondre m'ôtèrent la pensée de les mettre de nouveau en usage, d'autant mieux que la malade était venue à l'hôpital, en désespoir de cause, réclamer l'enlèvement de sa tumeur.

Après l'opération, il fut aisé de constater par la dissection que cette tumeur était formée de deux ordres de matières : 1° de pelotons, de grumeaux, d'un jaune homogène, fermes, dépourvus de toute trame organique, se laissant écraser sous le doigt, ayant absolument l'aspect de fromage ou de beurre en grande partie desséché ; 2° d'une enveloppe dans laquelle on retrouvait le tissu de la mamelle étalé, aplati, mécaniquement dénaturé, et du tissu fibro-cellulaire représentant un large kyste, dont l'intérieur, subdivisé par des brides ou des lamelles de même nature, simulait une poche à larges vacuoles où se trouvaient des pelotons de matière butyreuse.

Frappé de cet aspect, je priai M. Donné, qui appliquait déjà avec succès le microscope à l'étude des produits pathologiques, d'examiner la tumeur. Voici la note que je dois à son obligeance.

« La matière qui m'a été remise se présente sous l'aspect d'une espèce de caséum coagulé. Sous le microscope, cette matière paraît formée d'une multitude de globules analogues à ceux du lait, solubles comme eux dans l'éther et l'alcool et insolubles dans l'ammoniaque. Ils sont entremêlés de globules muqueux et des corpuscules granuleux caractéristiques du colostrum. La glande elle-même, exprimée, fournit des globules semblables ; l'eau, agitée avec cette matière, devient blanche comme du lait et contient les mêmes globules. »

L'opération, qui n'offrit rien de particulier, eut d'ailleurs des suites immédiates aussi simples que satisfaisantes. La plaie ne suppura que médiocrement d'abord, et se rétrécit des quatre cinquièmes dans l'espace de vingt jours. Rassuré par les caractères mentionnés plus haut, je comptais sur une guérison prompte et radicale ; malheureusement il n'en fut point ainsi. Quoique la tumeur enlevée fût entourée partout de tissus naturels, non altérés, elle commença à repulluler au bout d'un mois, alors même que la plaie de l'opération n'était pas encore complétement cicatrisée. Un peloton analogue à ceux qui avaient été enlevés se montra le premier au-dessus de la cicatrice ; un peu plus tard, il s'en manifesta d'autres en dehors du côté de l'aisselle. Les restes de la glande mammaire en furent bientôt envahis à leur tour ; il en survint aussi sous la cicatrice et sur toute la circonférence de l'ancienne plaie. Le développement des nouvelles tumeurs fut si rapide, qu'en moins de quatre mois elles formèrent une masse du volume d'une tête d'enfant. Leurs bosselures, entières dans certaines régions, largement ulcérées sur d'autres, ayant l'aspect de champignons encéphaloïdes pour quelques-unes, et de pelotons caséeux pour d'autres, eussent été difficiles du reste à distinguer des tumeurs cérébriformes, si elles n'avaient offert çà et là des masses composées de véritable fromage, très reconnaissables et faciles à extraire.

N'était-ce pas là un fait des plus étranges ? Voyant que le mal se reproduisait à la manière des cancers, sans perdre les caractères les plus évidents de matière caséeuse ou butyreuse, je me trouvai dans une extrême perplexité à cette occasion. Détachant quelques-uns des pelotons d'apparence fongueuse qui proéminaient le plus au dehors, je pus enlever ainsi de volumineux grumeaux, ressemblant les uns à du fromage de Hollande, les autres à du beurre un peu ferme, sans l'intervention des instruments et sans donner lieu à aucun écoulement de sang. Ces grumeaux ou fragments, en tout semblables à ceux de la première tumeur, furent envoyés à M. Donné, auquel on ne dit pas plus cette fois que la première d'où venait la substance qui lui était soumise ni l'opinion que j'en avais ; il y trouva non-seulement les globules et les corpuscules granuleux, mais encore le caséum et tous les autres éléments du lait. Il suffisait, au surplus, de jeter un coup d'œil sur les pelotons extraits de la tumeur, pour être convaincu qu'il s'agissait réellement de concrétions laiteuses, de lait coagulé depuis longtemps.

La malade n'en a pas moins continué de s'affaiblir. Une vaste suppuration de mauvaise nature, ichoreuse, l'a peu à peu épuisée. La plupart des bosselures de sa tumeur se sont ulcérées, puis détachées spontanément; les fonctions digestives n'ont pas tardé à se troubler; une diarrhée colliquative est survenue, et la mort a terminé ce travail de destruction six mois après l'opération.

Le cas que je viens de relater est le seul de son espèce que j'eusse observé en 1838; il s'en est présenté un second à la Clinique depuis. Peut-être Dupuytren avait-il quelque fait analogue en vue, lorsqu'il parle de tumeurs du sein formées par du lait et transformées en adipocire.

Obs. CXXVI. — Il y a sept ou huit ans que ce professeur (Dupuytren) fut appelé, dit Paillard, auprès d'une femme âgée de quarante ans environ, et qui portait une tumeur assez volumineuse dans le sein. En comprimant cette tumeur, elle conservait l'impression du doigt. Le diagnostic devint des plus embarrassants ; néanmoins une incision fut faite, et la tumeur ouverte. C'était un kyste contenant une matière tout à fait semblable à de l'adipocire ; elle en avait tous les caractères physiques et chimiques (1).

L'observation n'en dit pas davantage. Le mot *adipocire* rend encore le fait plus obscur, attendu que les tumeurs ou les matières ainsi qualifiées, et qu'on a rencontrées dans d'autres régions, sont d'une nature tout à fait étrangère à celle du lait.

Obs. CXXVII. — *Tumeur butyreuse, sein gauche; volume d'une noix, en bissac. Extirpation; lobules à parois épaisses. Au microscope, éléments laiteux et butyreux, cristaux de margarine. Un des conduits galactophores s'ouvrait dans un lobule.*

Maria Thuillier, vingt-cinq ans, passementière, est blonde et lymphatique; ses membres sont grêles, ses chairs peu fermes; son père est mort du choléra en 1832 ; sa mère est phthisique, du moins elle crache le sang et tousse beaucoup; enfin le frère a des glandes sous la mâchoire. Dans son enfance la malade a eu des abcès au cou; réglée à quatorze ans, elle l'a toujours été abondamment. Vers dix-huit ans, il y eut une interruption d'un an, parce qu'ayant eu le tænia, elle suivit un traitement énergique. Il y a deux ans qu'elle est mariée. Son seul enfant a neuf mois. Il y a

(1) *Journal hebdomadaire*, 1829, t. IV, p. 229.

quatorze mois elle reçut d'un passant un coup de coude dans le sein gauche ; bientôt elle n'y pensa plus, tant l'accident lui parut léger ; mais quatre ou cinq mois après être accouchée, c'est-à-dire il y a quatre ou cinq mois, une petite glande apparut au-dessus du mamelon. La tumeur grossit lentement, en causant parfois des douleurs vives, une sorte de névralgie mammaire.

28 juillet 1848. — Située à la partie supérieure et interne du mamelon gauche, cette tumeur offre aujourd'hui le volume d'une noix. Son grand diamètre est transversal ; elle n'est pas adhérente à la peau, et donne l'idée d'une tumeur en bissac ou en calebasse. Sa dureté est assez considérable, on la dirait fibreuse. Sa surface n'est pas bosselée, et la peau qui la recouvre n'est ni vascularisée, ni colorée d'une manière anormale. Il y a des douleurs dans les deux seins, mais ailleurs que dans la tumeur.

1er août. — L'opération a lieu aujourd'hui. On a soumis la malade à l'inhalation du chloroforme. À son réveil, on a lié quelques vaisseaux et appliqué un pansement simple, sans bandelettes agglutinatives. Au bout d'un mois elle était guérie.

Anatomie pathologique. — La tumeur est formée de lobules à parois épaisses ; incisés, ils laissent échapper une matière blanche, molle, ayant l'aspect du fromage à la crème ou du fromage blanc. Au microscope, on y trouve des éléments laiteux et butyreux, des cristaux de margarine et un conduit galactophore s'ouvrant dans un des lobules. Par l'analyse chimique, M. Quévenne y reconnaît, de son côté, des principes laiteux et butyreux, mais il ne pousse pas assez loin ses recherches pour les énumérer tous.

En somme, cette tumeur est une de celles qu'on peut appeler butyreuses, qui, se développant chez les nouvelles accouchées, sont produites par du lait extravasé, puis plus ou moins modifié ou altéré dans les tissus.

M. Lebert, auquel j'ai confié l'examen microscopique de la pièce, m'a remis la note ci-jointe.

« Cette tumeur, du volume d'un œuf de pigeon, se compose de tissu mammaire et de kystes fluctuants, dont le plus volumineux, capable de loger une noisette, est d'un jaune terne, légèrement brunâtre à sa suface. Des lames de tissu adipeux recouvrent en plusieurs endroits la superficie de la tumeur.

» Le kyste principal est rempli d'une substance demi-liquide, ayant exactement la consistance du fromage à la crème, d'un blanc grisâtre et d'une parfaite homogénéité, se laissant étendre d'une manière uniforme sur une surface plane. Au microscope, on y reconnaît comme principal élément de la graisse sous diverses formes, sous celle de granules, de petites vésicules, de plaques et d'agminations granuleuses irrégulières. On y voit, en outre, un grand nombre de petits bâtonnets cristalloïdes, soit isolés, soit groupés en faisceaux, et qui ressemblent aux aiguilles des cristaux de margarine, avec cette différence cependant, que leurs extrémités sont tronquées, tandis qu'elles sont finement pointues dans la margarine.

» Lorsqu'on débarrasse le kyste de la majeure partie de son contenu, on voit qu'il a plusieurs petites loges collatérales. Sa surface interne est d'un jaune rosé, peu vasculaire, formée de tissu fibro-cellulaire. On n'y reconnaît pas plus que dans le contenu de la tumeur des lamelles épithéliales ; il n'y existe pas non plus de feuillets de cholestérine, éléments si constants dans les tumeurs athéromateuses, avec lesquelles le kyste principal présentait à l'aspect extérieur la plus grande ressemblance.

» En dépouillant la surface extérieure de la tumeur du tissu cellulaire et adipeux qui la recouvre, on voit à la limite du kyste principal quatre ou cinq saillies arrondies offrant un aspect lobulaire, et ressemblant un peu aux bords d'une feuille de chêne. Chacune de ces saillies a à peu près le volume d'un pois ; leur fond est élargi, tandis que leur extrémité antérieure est rétrécie, et pour l'un de ces corps nous avons pu suivre son passage à un conduit galactophore d'environ 1 millimètre de largeur. En ouvrant un de ces lobes, d'un jaune pâle, on en retire une substance de la même couleur, présentant tous les caractères physiques et microscopiques du beurre. Les autres lobes renferment une substance en tout semblable, mais plutôt sous l'état d'infiltration que comme moule interne d'une cavité.

» Nous ferons enfin remarquer que le tissu qui entoure les kystes et les lobules remplis de substance butyreuse est le tissu mammaire normal avec prédominance de la substance fibreuse ; les lobules glandulaires primitifs que l'on y trouve, en faisant des coupes très minces, ont en moyenne $1/20^e$ de millimètre dans leurs vésicules primitives, et l'on reconnaît dans leur intérieur le même épithélium que nous avons souvent rencontré dans l'hypertrophie mammaire. »

D. — Formation des tumeurs laiteuses.

Ainsi que je l'ai déjà dit, l'établissement de tumeurs laiteuses dans le sein n'a rien de surprenant. Certaines irritations peuvent forcer le lait, sortant de ses voies naturelles, à former des collections anormales. Un obstacle mécanique peut, d'un autre côté, en amener la rétention dans ses propres canaux. D'une façon comme de l'autre, il y a lieu d'appliquer au galactocèle la plupart des considérations dont j'ai fait usage ailleurs en traitant des hématocèles. Il est impossible, en effet, d'après les observations précédentes, de nier que le lait puisse s'infiltrer hors de ses conduits, soit par transsudation, soit à l'occasion de quelque rupture, et se disséminer ensuite dans le tissu cellulo-fibreux ou cellulo-graisseux. Sous cette dernière forme de l'affection, la mamelle est comme imbibée de lait ou de sérum lactescent ; la résolution n'en serait sans doute ni plus difficile ni plus longue que s'il s'agissait d'une infiltration de sang.

Quoique le lait soit d'une absorption facile, ses infiltrations offrent cependant moins de simplicité que celles du sang. La glande, continuant d'agir, fournit incessamment de nouveaux matériaux à l'infiltration, et fait que le mal se reproduit d'un côté à mesure qu'il tend à se tarir de l'autre. Aussi ne parvient-on à dissiper ce genre de galactocèle qu'en attaquant d'abord la sécrétion laiteuse; mais comme le travail mammaire ne se laisse pas entraver facilement, il en résulte qu'une collection laiteuse, qu'un véritable kyste succède parfois à une simple infiltration.

A l'état aigu, on a déjà vu (engorgement laiteux des nourrices) que, retenu dans ses propres canaux, le lait peut les dilater çà et là et donner à la mamelle un aspect bosselé très manifeste; à l'état chronique, la dilatation peut être portée au point de transformer de simples conduits galactophores en kystes de dimensions considérables. Voyant sourdre le lait sous forme de gouttelettes, par un ou plusieurs orifices du fond des kystes laiteux, les observateurs n'ont-ils pas dû penser qu'ils avaient sous les yeux des poches formées aux dépens de quelques canaux de la mamelle. La formation du sac en pareil cas est comparable à celle des tumeurs salivaires et ne me paraît pas plus difficile à admettre. La dissection soignée à laquelle M. Forget s'est livré ne permet pas, je crois, de conserver le moindre doute sur la réalité de ce genre de dilatation.

Dans un sac formé aux dépens des tissus voisins ou dans une dilatation de ses propres canaux, le lait épanché, accumulé, n'en devra pas moins subir certaines transformations, à peu près comme le sang placé dans les mêmes conditions. Ainsi il peut :

1° Rester à l'état de foyer indolent, sans s'altérer notablement, ainsi que cela existait chez la malade de Scarpa, par exemple, ou chez celle de M. Forget.

2° Se décomposer, être remplacé par un liquide purement séreux, ou par un mélange de sérum et de caséum, comme chez la malade d'A. Cooper, ou bien, si la partie séreuse est reprise, devenir plus épais et crémeux, comme chez une des malades de Dupuytren.

3° Enflammer et transformer la tumeur en un véritable abcès laiteux qui, après avoir été longtemps indolent, revêt dès lors la marche et les caractères d'un dépôt aigu.

4° Donner lieu à des concrétions, à des grumeaux susceptibles de prendre toutes sortes de formes et d'apparences, au point de faire naître l'idée d'adipocire ou de pierres laiteuses.

5° Se durcir de plus en plus, comme le fait le coagulum ou la fibrine du sang dans les hématocèles, et servir d'origine aux tumeurs franchement butyreuses ou caséeuses, ainsi qu'on l'a vu dans les observations qui me sont propres.

Associez, par la pensée, quelques-unes de ces nuances au galactocèle, unissez-en plusieurs ensemble dans des proportions variées, et vous vous rendrez facilement compte de toutes les espèces qui peuvent se présenter dans la pratique, chez la femme, chez les enfants des deux sexes, voir même chez l'homme et le vieillard, ainsi que j'en relaterai des exemples à la fin de ce volume.

E. — Diagnostic différentiel des tumeurs laiteuses.

Les caractères séméiotiques qui permettent de distinguer l'engorgement laiteux à l'état aigu des inflammations ou des abcès chauds ayant été indiqués dans un autre chapitre, n'ont pas besoin d'être rappelés ici.

Les tumeurs laiteuses proprement dites, faciles à confondre avec des tumeurs de nature différente, offrent des nuances qu'il n'est pas même toujours aisé de distinguer entre elles.

A l'état d'infiltration chronique, le galactocèle est une maladie rare, qu'on pourrait, à la rigueur, confondre avec un simple état œdémateux : mais comme il ne peut s'établir que chez les femmes dont la lactation n'est pas terminée ; comme il peut exister sans maladie préalable, sans lésion matérielle appréciable ; comme il survient sans travail inflammatoire, tandis que l'œdème n'est en définitive que l'ombre ou le symptôme de quelque autre affection plus grave, un chirurgien exercé ne trouvera pas le diagnostic différentiel du galactocèle et de l'infiltration laiteuse extrêmement difficile.

Les kystes laiteux diffèrent des abcès chroniques en ce que ceux-ci conservent une large base indurée ou empâtée, et se montrent rarement sans avoir été annoncés par un peu de douleur ; qu'ils viennent de la poitrine, de l'aisselle ou du cou, qu'ils tiennent à une lésion des cartilages ou des côtes, les abcès symptomatiques coïncident en général avec quelque disposition spéciale, qui en éloigne sans peine l'idée de tumeur laiteuse. Restent donc les kystes séreux, sanguins, mucilagineux, etc.; mais le galactocèle, ordinairement mollasse, un peu flasque, est renfermé dans un sac bosselé, inégal, et dont la peau paraît éraillée ou flétrie; quelquefois il en suinte, soit par transsudation, soit [par de petits points fistuleux, un fluide qui lève bien vite tous les doutes. Certains foyers hématiques ou séreux, suite de violence extérieure, pourraient embarrasser; mais le point de départ du mal, la circonstance d'une violence externe dans un cas, l'état de lactation dans l'autre, mettent à même d'éviter la méprise. Il faut dire encore que les différentes sortes de tumeurs laiteuses, que le galactocèle par infiltration surtout, offrent souvent sur quelques-uns de leurs points un empâtement qui en devient presque le signe pathognomonique.

Le plus difficile est, sans contredit, de séparer de prime abord les tumeurs butyreuses un peu anciennes de toute autre tumeur du sein. Les exemples de cette espèce ne sont pas assez nombreux pour qu'on puisse en indiquer maintenant les signes avec précision. Celui que l'on doit à Dupuytren avait laissé l'esprit de ce grand praticien en suspens. Chez la femme que j'ai observée tout indiquait un encéphaloïde; la forme, la teinte rougeâtre ou violacée, la mollesse de quelques-uns de ses points, la distinguaient aussitôt du squirrhe et des indurations mammaires, ainsi que des tumeurs colloïdes. Cependant son indolence, son développement rapide à la suite d'une lactation prolongée, le défaut absolu d'élasticité et de fluctuation dans ses différents lobes, une sorte d'empâtement à peu près indéfinissable de toute la masse ou de ses pelotons principaux, me portèrent à dire qu'il s'agissait alors de concrétions lactées avec transformation caséeuse ou butyreuse.

Toutefois le diagnostic que j'ai porté ici peut laisser quelque incertitude dans l'esprit des hommes réservés. La répullulation du mal, les caractères à peu près incontestables du cancer qu'il a pris à la fin, sont là pour arrêter la conclusion, pour empêcher de se prononcer résolûment. En somme, si cette tumeur était de nature cérébriforme, il faut admettre que les concrétions caséeuses, butyreuses, sont susceptibles de subir la transformation cancéreuse ; mais cette conclusion touche à des questions trop délicates d'anatomie pathologique pour que je me permette de l'accepter légèrement : c'est à l'occasion des tumeurs malignes qu'il conviendra de la discuter avec soin.

Traitement. — La thérapeutique des tumeurs laiteuses doit nécessairement varier, selon qu'elles sont aiguës ou chroniques, récentes ou anciennes, liquides ou concrètes. N'ayant point à revenir sur le traitement des engorgements laiteux, des tumeurs laiteuses aiguës, il ne sera question que des moyens qu'on peut opposer au galactocèle chronique.

Ces tumeurs dérivant des fonctions mêmes de la glande, de la lactation, il faut avant tout essayer de tarir la sécrétion laiteuse ; il saute aux yeux qu'un traitement purement local, que des médicaments portés sur la tumeur seule, resteraient inefficaces. C'est par les moyens antilaiteux, c'est-à-dire par les purgatifs, par les bains alcalins, par les émissions sanguines, par les préparations iodées, par un régime végétal, qu'il convient de commencer. Si c'est une simple infiltration, les topiques astringents, les liniments ammoniacaux, les cataplasmes vinaigrés ou saupoudrés, soit de sel ammoniac, soit de sel marin, ajoutés au traitement général, suffiront presque constamment.

Avec les kystes, on évitera rarement la nécessité de quelque opération chirurgicale. J'ignore jusqu'à quel point il serait permis de compter en pareil cas sur l'efficacité des emplâtres de savon, de ciguë, de Vigo, des pommades d'iodure de plomb, de mercure ou de potassium, non plus que sur la vertu des vésicatoires volants répétés. La nature du liquide et des kystes eux-mêmes me porte à penser que de telles ressources ne réussiront que rarement. L'idée de traiter le galactocèle comme les hydrocèles a dû se présenter de bonne heure à la pensée. Il semble même qu'avec le traitement général, qu'après avoir tari la sécrétion mammaire, il doit suffire de vider le kyste par une simple ponction pour en obtenir la guérison radicale. Jusqu'ici cependant il en a été tout autrement ; les galactocèles ainsi attaqués se sont bientôt remplis de nouveau, et nulle guérison n'a été obtenue de la sorte. Il ne faudrait donc pas se faire illusion sur la valeur d'un pareil moyen.

La ponction suivie d'injection irritante vaudrait-elle mieux? Tout en l'espérant, tout en conseillant de la tenter, je n'oserais pas affirmer néanmoins qu'elle réussira, comme s'il s'agissait d'une hydrocèle. Les recherches auxquelles je me suis livré sur les effets des injections médicamenteuses dans les cavités closes ont démontré que les injections irritantes ne jouissent de toute leur efficacité que quand on les applique aux cavités franchement séreuses. Or l'intérieur des galactocèles se rapproche plus des surfaces muqueuses que des surfaces séreuses. En outre, le lait est un produit onctueux, gras, très différent du sérum ou de la sérosité qui constitue les hydrocèles. Les injections iodées, par exemple (et il en serait de même, selon toute apparence, des injections vineuses), étant loin de réussir avec la même constance dans les kystes à cavité tomenteuse ou muqueuse que dans les kystes lisses ou à cavités séreuses, je ne serais point étonné que, dans le galactocèle, elles restassent quelquefois sans succès; comme je ne serais pas surpris, non plus, de les voir réussir, je n'hésiterais pas cependant à les essayer.

En supposant que les orifices de quelques conduits lactés s'ouvrissent dans le galactocèle, et que le liquide médicamenteux vînt à pénétrer par ces orifices, je ne vois pas qu'il y eût lieu de s'en effrayer. L'inflammation que cause l'eau iodée est d'ordinaire si modérée, provoque si difficilement la suppuration, qu'une pareille possibilité n'est pas de nature à retenir le praticien. Voici d'ailleurs un fait qui semble justifier les remarques précédentes.

Obs. CXXVIII. — *Galactocèle pédiculé, survenu pendant la grossesse.*

Une femme âgée de trente-trois ans entre à l'Hôtel-Dieu de Lyon avec un kyste laiteux pédiculé du volume d'une tête de nouveau-né. Survenu pendant la grossesse, ce kyste, soumis deux fois à l'injection iodée et une fois à l'injection d'une solution de nitrate d'argent, ne guérit pas. On n'en triomphe qu'au moyen du séton et d'une sorte de cautérisation (1).

Si les injections restaient impuissantes, ou si, pour tout autre motif, on ne voulait pas les mettre en usage, le chi-

(1) *Gazette médicale de Lyon*, 15 janvier 1850, page 9.

rurgien aurait le choix encore entre les caustiques, une large incision, le séton ou l'extirpation.

Les caustiques ont une action trop lente ou trop incertaine. Ils n'auraient de succès qu'en ouvrant et en faisant suppurer la tumeur. Or l'incision ou le séton, qui remplissent la même indication, sont d'un emploi trop facile et trop peu dangereux pour qu'on ne leur accorde pas la préférence. Un séton un peu large convient mieux pour les grands kystes, et une incision de quelques centimètres devrait être préférée pour les kystes de médiocre volume. D'une façon comme de l'autre, il faut que l'intérieur du galactocèle entré en suppuration, et que sa cavité, n'étant plus distendue par le liquide, se rétracte, se réduise à une sorte de trajet ou de fistule. A partir de là, il suffit d'en tenir l'ouverture inférieure ouverte au moyen d'une mèche, afin qu'il ne se ferme définitivement que de l'intérieur vers l'extérieur.

J'ai peine à admettre par conséquent qu'il soit indispensable d'extirper le galactocèle en entier. Ce serait une opération grave, difficile, longue, douloureuse, qui n'aurait pas d'autre résultat final que celui du séton ou des simples incisions. Avec des tissus relâchés, allongés, il y aurait lieu, néanmoins, d'exciser la portion flottante du kyste, pour débarrasser la région d'une trop grande quantité de téguments.

Les incisions, même assez larges, sont de rigueur lorsque, outre du lait liquide et du sérum, le galactocèle contient, soit des flocons caséeux, soit des concrétions pierreuses, soit des pelotons d'adipocire, attendu que tous les produits morbides, tous les corps étrangers, doivent être soigneusement retirés de la tumeur.

Avec les tumeurs solides, les moyens dont il vient d'être question ne suffisent évidemment plus. S'il n'y avait qu'une seule bosselure, on pourrait l'énucléer par une simple fente, et en débarrasser les malades à l'aide d'une opération légère. S'il ne s'agissait que de deux, trois ou quatre pelotons isolés par autant de cloisons, on aurait encore chance de réussir en ouvrant largement chacune des bosselures ; mais quand une grande partie de la mamelle est envahie, comme chez la malade dont j'ai parlé, lorsque les différents pelotons caséeux se sont en quelque sorte approprié le tissu glandulaire, lorsque la production morbide s'est en même temps infiltrée dans la trame des tissus, l'enlèvement par énucléation ne convient plus : c'est l'extirpation qui est alors indiquée, l'extirpation par les procédés qu'on applique aux tumeurs malignes et qui seront examinés plus tard.

Supposant que les tumeurs butyreuses devaient être de nature bénigne, j'ai cru qu'il serait inutile de porter les incisions beaucoup au delà des limites de la tumeur. La récidive dont j'ai été témoin, quoiqu'il ne fût resté aucune apparence de tissu malade chez la femme opérée par moi, m'a mis sous ce rapport dans une grande perplexité. Je me demande aujourd'hui s'il ne serait pas préférable, au contraire, de procéder, en semblable circonstance, à l'ablation de la glande entière, plutôt qu'au simple enlèvement de la tumeur. Si l'un est beaucoup moins pénible et moins douloureux, l'autre est évidemment plus prudent et plus sûr. C'est d'ailleurs une question que l'expérience et l'avenir seuls pourront résoudre définitivement.

J'aurais pu, j'aurais dû peut-être, ne traiter du galactocèle liquide qu'au chapitre des kystes du sein. Ce genre de tumeurs, en effet, forme une des espèces les plus distinctes qu'il soit possible d'établir parmi les kystes. Cependant comme les matières qui constituent les tumeurs laiteuses sont évidemment de même nature, qu'elles soient liquides ou concrètes, il m'a semblé que de simples différences dans la fluidité ne suffisaient pas pour les faire classer dans des chapitres distincts. Je ne pense pas, au surplus, que le lecteur puisse me savoir mauvais gré d'une aussi faible infraction à l'ordre logique de la classification ; il lui sera facile de se reporter à ce que j'ai dit du galactocèle, lorsqu'il en sera au chapitre des différents kystes.

§ IV. — Kystes de la région mammaire.

On n'a guère décrit de tumeurs liquides en dehors de celles qu'A. Cooper et Warren mentionnent sous le titre d'*hydatides du sein*. J'ai cependant observé dans la mamelle des variétés assez nombreuses de kystes très différents des hydatides. Sans parler des galactocèles dont il vient d'être question, j'aurai à signaler des kystes séro-sanguins, des kystes mucilagineux ou séro-muqueux. Il est vrai, comme le fait remarquer M. M. Henry (1), qu'à l'époque où écrivait Cooper, on appelait volontiers tumeur hydatique toute tumeur aqueuse, et que l'auteur a pu englober sous ce titre collectif les différentes espèces de kystes dont j'ai à parler ici.

Le point de départ des kystes du sein est d'ailleurs variable. Une granulation, une simple cellule un *acinus*, quelques points des conduits lactés, une des loges de la capsule, en sont, je crois, souvent le siége (2). Outre que, comme dans le reste du corps, il peut se développer là toutes les variétés de kystes celluleux, soit sous-cutanés, soit profonds.

A. — Kystes sébacés.

Les kystes sébacés eux-mêmes n'y sont pas impossibles, si bien qu'ils peuvent en imposer pour des tumeurs d'une autre nature. En voici un exemple remarquable.

Obs. CXXIX. — *Kyste mélicérique de la mamelle.*

Valois, quarante-trois ans, mariée. Rien d'intéressant à noter dans les antécédents de la famille de cette femme. Elle-même paraît assez forte, assez bien constituée ; brune, elle se porte habituellement bien, n'a pas eu de maladies antérieures, est bien réglée, a eu quatre enfants, dont le deuxième est mort, et en a nourri deux.

La tumeur qu'elle porte date de quinze ans. Cette tumeur, grosse au début comme une noisette, apparut quatre ans après le premier enfant. La malade n'a nourri ni le premier ni le quatrième. Depuis qu'elle a nourri, c'est-à-dire depuis sa deuxième et sa troisième grossesse, la tumeur a pris beaucoup de développement. Jusqu'alors aplatie, cette tumeur se serait surtout développée dans les dix-huit derniers mois, au dire de la malade.

État actuel. — La mamelle gauche est un peu plus grosse que la droite ; sans changement de coloration à la peau, elle présente une saillie à la partie inférieure et externe. Cette dernière portion de la mamelle s'est ramollie depuis six mois. Au toucher, on perçoit une tumeur bien circonscrite, qui offre des inégalités à l'endroit où elle se continue avec le tissu de la glande. Mobile sur le grand pectoral, elle est molle, fluctuante. Son volume égale celui d'un œuf de poule. Depuis six mois seulement elle est le siége de quelques élancements que la malade compare à des coups d'épingle. Il n'y a pas d'engorgements ganglionnaires dans l'aisselle.

(1) Trad. anglaise de ce volume, p. 276.
(2) Birkett, *On Diseases of the Breast.*

30 janvier 1850. — On ponctionne la tumeur avec un trocart aplati très fin. Il en sort avec difficulté une sérosité blanche, peu abondante, et quelques grumeaux.

31. — Légère inflammation au pourtour de la ponction.

3 février. — Gerdy pratique l'ablation de la tumeur.

Anatomie pathologique. — Autour de la pièce, et surtout vers la partie supérieure, on trouve quelques portions de tissu adipeux. Le kyste, car la tumeur est un kyste sébacé, présente une enveloppe fibreuse blanche. Celle-ci offre à l'extérieur des tractus de tissu cellulaire qui la réunissent aux parties environnantes. On rencontre aussi quelques arborisations vasculaires, mais on peut les enlever complétement. A l'intérieur on trouve : 1° superficiellement, de petites lamelles blanchâtres, molles, imbriquées, placées les unes à côté des autres, et paraissant ainsi former une seconde couche, une seconde enveloppe ; 2° après cela, on ne trouve plus qu'une matière moins blanche, bleu grisâtre, ressemblant à une sorte de pulpe, de bouillie, dégageant une odeur fade, nauséeuse, des plus désagréables, paraissant offrir, en un mot, la plus grande analogie avec la matière des mélicéris.

Examen au microscope. — L'enveloppe extérieure ne présente que du tissu fibreux. Les petites lamelles blanchâtres ne sont composées que de cellules d'épithélium.

La matière contenue à l'intérieur du kyste présente, sous le champ du microscope, des cristaux de cholestérine, des cellules d'épithélium pavimenteux, et des globules de graisse.

Cette observation (1) est insérée aussi dans la thèse de M. Guyot (2). En 1853, je n'en connaissais pas d'autre exemple, et je doutais que la science en possédât. J'ajoute aujourd'hui qu'il en existe un cas au muséum de l'hôpital Saint-Barthélemy, et que M. Arnott en a communiqué un deuxième à M. M. Henry (3). Le premier appartient à M. Lawrence. Bien que la tumeur fût, dit-on, située sous la mamelle, comme elle a été examinée au microscope par M. Paget, il est difficile d'en révoquer la nature en doute.

Inutile de dire qu'au sein comme ailleurs l'extirpation est la seule médication radicale des kystes sébacés ou tégumentaires.

B. — Hydatides.

Je l'ai déjà dit, beaucoup de tumeurs décrites sous ce titre ne sont pas constituées par des hydatides. Le tableau qu'en tracent les auteurs le prouve suffisamment.

(1) Communiquée par M. Rombeau, interne du service.
(2) Paris, 1853, n° 119, p. 22.
(3) Trad. anglaise de ce volume, etc., p. 249.

Les hydatides du sein sont, dit A. Cooper, des tumeurs non cancéreuses susceptibles d'acquérir un volume énorme, quelquefois solides, mobiles, pendantes, contenant de la sérosité un peu *gluante* ; leur intérieur offre un aspect celluleux, et renferme parfois de véritables hydatides. L'auteur joint à cette description l'observation d'une tumeur qui pesait 9 livres. Warren (1) en cite une autre du poids de 12 à 13 livres, et qui contenait une infinité de petits globules hydatiques.

A en croire le chirurgien anglais, ces kystes, une fois vidés, ne se remplissent plus ou ne se remplissent qu'avec lenteur. Dans d'autres cas, leur ouverture se transforme en fistule difficile à cicatriser; en sorte que si elles offrent un certain volume, l'extirpation en est le meilleur et presque le seul remède. Pour moi, cette description est applicable à plusieurs espèces de kystes dont on n'aura pas saisi ou dont on ne s'est pas attaché à faire ressortir les différences, l'auteur lui-même l'avoue.

S'il est possible, à peu près sûr même, qu'A. Cooper et Warren aient réellement observé des tumeurs hydatiques, rien ne prouve qu'ils n'aient pas pris plus d'une fois pour telles de simples kystes séreux. Cette supposition, que le vague des descriptions autorise déjà, est en outre fortifiée par une remarque que les praticiens n'auront pas manqué de faire. Comment se peut-il, en effet, que deux chirurgiens d'une pratique aussi étendue, d'une si longue expérience, n'aient point rencontré dans le sein de kystes proprement dits, quand pour eux les tumeurs hydatiques ne constituent pas une maladie rare; tandis que moi, qui n'ai jamais rencontré de tumeurs hydatiques véritables dans la mamelle, j'y ai observé un nombre assez considérable de différentes sortes de kystes?

Il ne faudrait pas toutefois inférer des restrictions précédentes que je nie l'existence des tumeurs hydatiques dans le sein. J'ai rencontré de ces tumeurs dans le bras, derrière l'épaule, dans la région lombaire, dans la fesse, et, récemment encore, dans le bord dorsal de l'aisselle (2) et ailleurs, chez des personnes qui jouissaient d'ailleurs d'une excellente santé, et il n'y a pas de

(1) *On Tumours*, etc., p. 206.

(2) *Moniteur des hôpitaux*, 1853.

raison pour qu'il ne puisse pas s'en développer aussi dans la région mammaire. Le fait n'est pas douteux, par exemple, dans l'observation de Saucerotte (1), ni dans celle que M. Malgaigne (2) m'a communiquée, pas plus que dans celle de B. Cooper (3). Je veux seulement dire qu'elles y sont moins fréquentes qu'on ne le croirait d'après le titre des observations publiées.

Au surplus, envisagées au point de vue de la thérapeutique, ces tumeurs, dont le diagnostic est assez difficile, pourraient être confondues sans de graves inconvénients avec les kystes séreux, excepté pourtant lorsqu'on veut traiter ces derniers par de simples ponctions ou par les injections irritantes. Je me hâte d'ajouter que les hydatides, pouvant atteindre un volume considérable, sont souvent constituées par une coque très épaisse, et que leur extraction exigerait une large ouverture. Pour en établir le diagnostic clinique, il faudrait y avoir constaté le bruit, le frémissement hydatique, mais c'est un signe qui paraît avoir manqué jusqu'ici dans les hydatides du sein. La simple ponction et les injections, insuffisantes tant que l'hydatide n'a pas été enlevée, seraient inutiles après.

C. — Kystes séreux.

Les hydrocèles et les hématocèles du sein, les tumeurs constituées par du sérum pur ou sanguinolent accumulé dans une cavité close, ne sont point rares. Je suis persuadé que quelques-unes des observations que A. Cooper et Warren rapportent à des tumeurs hydatiques appartiennent, au contraire, à des kystes séreux, d'autant plus que ces kystes peuvent acquérir un volume énorme. J'ai même eu tort, ainsi que me le reproche M. M. Henry (4), de ne pas avoir vu que, dans ses leçons de chirurgie surtout, Cooper distingue effectivement plusieurs espèces de kystes hydatiques, et que dans son opinion plusieurs de ces espèces sont étrangères aux hydatides réelles.

M. Marini a publié l'exemple d'une tumeur qui avait donné d'abord l'idée d'un galactocèle, et dont on tira environ 9 livres

(1) *Mélanges de chirurgie*, etc.
(2) *Revue médico-chirurgicale*, t. XIV, p. 55.
(3) Birkett, *op. cit.*, p. 183.
(4) Traduction anglaise de ce volume.

de sérosité très liquide et inodore. La tumeur ayant été ouverte avec une lancette, et s'étant complétement dissipée sans retour sous l'influence d'un séton ordinaire ou d'une tente de charpie maintenue dans la plaie pendant quelque temps, il n'y a évidemment pas lieu à faire intervenir ici l'existence des hydatides (1).

Les observations de kystes séreux des mamelles que j'ai pu rassembler sont loin de se rapporter à des tumeurs d'aussi vastes dimensions. La plus grosse que j'aie vue égalait à peine le volume d'une tête de nouveau-né ; les autres ne dépassaient guère les dimensions d'un œuf de poule, d'une noix ou d'un gros marron ; j'en ai même observé d'infiniment plus petites. Dans le cas suivant, par exemple, la tumeur, portant un pertuis fistuleux, semblait être une simple vacuole galactophore chez une jeune fille.

Obs. CXXX. — *Kyste de la mamelle droite ; petit trajet fistuleux. Pas d'opération.*

Entrée à l'hôpital le 19 septembre 1837, Adèle Basquin, quinze ans, sans profession, d'une bonne constitution, pas encore réglée, n'a jamais été malade. Il y a un an, elle fit une chute : le sein droit fut atteint ; le lendemain il y eut une ecchymose, mais sans douleur, et qui se dissipa en peu de jours. Cependant il resta une tumeur du volume d'une très petite noisette, sans changement de couleur à la peau. Il y a quinze jours, ayant ressenti des élancements dans le sein, elle le pressa et en vit sortir une goutte de liquide roussâtre ; elle le pressa de nouveau, et en fit sortir une plus grande quantité. Deux ou trois jours après, elle vint à la consultation où la pression en fit couler davantage. Ce liquide s'échappait en jet et subitement. Le pertuis, presque imperceptible, était situé, à deux lignes au-dessous du mamelon. Cataplasmes, frictions avec la pommade d'iodure de plomb, que la malade suspendit dès la seconde fois en voyant survenir de petits boutons. Le 20, à la visite, elle n'offre plus rien. La veille au soir elle comprime sa mamelle, et l'écoulement du liquide est plus abondant que d'ordinaire. On la laisse en repos pour voir si le kyste se remplira. En effet, le 23, il commence à reparaître ; on attend jusqu'au 27. Le kyste est très petit et difficile à trouver. On cherche le pertuis avec un stylet ; on parvient bien à en faire sortir une gouttelette de liquide, mais on ne peut pas faire entrer le stylet. Comme il n'est pas sûr que ce ne soit pas un des canaux galactophores très distendu, on conseille à cette jeune fille de garder sa grosseur sans s'en occuper. Elle sort le 29.

Quelquefois uniques, les kystes séreux sont souvent multiples dans la même mamelle ; plusieurs des tumeurs de cette espèce

(1) *Gazette des hôpitaux*, 1838, p. 282.

que j'ai rencontrées étaient constituées par des loges ou des vacuoles de dimensions très diverses. Dans un cas, le kyste principal, qui contenait environ 40 grammes de sérum, était entouré de six autres kystes secondaires, dont le plus petit aurait à peine contenu un pois, et dont d'autres égalaient à peine le volume d'une noisette ; le tout représentait une sorte de grappe ou d'éponge à cloisons épaisses qui en eût facilement imposé pour une tumeur hydatique aux yeux d'un esprit prévenu.

Une femme d'environ cinquante ans, morte à la Clinique, d'une affection étrangère, m'a offert un des exemples les plus remarquables de ces kystes en grappe, qui sont évidemment de simples dilatations ou des renflements des conduits lactés.

La pièce a été injectée par M. Jarjavay, et j'en donne ici la description telle que M. Marcé, alors mon interne, me l'a remise.

Obs. CXXXI. — *Glande mammaire offrant des dilatations kystiques, injectée et préparée par M. Jarjavay.*

La glande fut d'abord comprimée afin de donner issue au liquide contenu dans les kystes. Par la compression, presque tous les kystes se vidèrent ; deux ou trois conservèrent cependant leur rénitence et leur fluctuation.

M. Jarjavay injecta ensuite successivement chaque conduit galactophore avec une substance colorée par du vermillon. Ainsi injectée, puis préparée, la glande se présente sous l'aspect de lobules tellement groupés et superposés, que leur ensemble forme une pyramide dont le sommet correspond au mamelon, et dont une des faces, la plus externe, serait plus considérable que les autres. Ces lobules sont tantôt régulièrement arrondis, tantôt de forme ovalaire ; quelques-uns offrent des renflements à leur surface. Leur volume varie depuis celui d'une forte tête d'épingle jusqu'à celui d'une noisette ou d'une amande. Leur nombre est de 20 à 25. Dans la plupart de ces lobules la matière à injection a parfaitement pénétré et les a colorés en rouge, indice certain d'une communication entre les kystes et les conduits galactophores. De plus, sur trois de ces kystes qui ont été ouverts et vidés, on voit de la manière la plus distincte les orifices encore remplis de matière rouge, qui établissent la communication entre les kystes et les conduits galactophores.

Il est toutefois trois ou quatre lobules que la matière colorante n'a pas pénétrés. Seulement, sous l'influence de la chaleur, le liquide albumineux contenu dans leur intérieur s'est coagulé, en sorte qu'ils se trouvent ainsi distendus par une matière solide ; mais en somme ceux-là n'offrent pas de communication avec les conduits galactophores.

Sur la même pièce, on voit encore parfaitement, à la circonférence de la glande, surtout en haut, en dehors et en bas, des conduits qui s'échappent de la glande pour aboutir à des acini égarés au milieu du tissu cellulaire ; à la partie supérieure, quelques-uns de ces acini offrent déjà des dilatations rudimentaires parfaitement injectées. En dehors et en bas, ces réseaux, répandus dans le tissu cellulaire, remplissent une étendue d'au moins 2 centimètres carrés.

Les kystes séreux du sein forment d'ailleurs deux classes : les uns sont simples ou essentiels, les autres font partie de quelque autre maladie, de quelque autre tumeur. Les hypertrophies partielles, les adénoïdes, les cancers eux-mêmes en présentent souvent ; mais alors, le kyste ou les kystes n'étant qu'un accessoire, il est convenable de ne s'en occuper qu'à l'occasion de la maladie principale. M. Schuh (1) émet la même opinion dans son dernier ouvrage.

« Dans la glande mammaire ou dans les tissus environnants, on trouve souvent des kystes parenchymateux, dit-il. Le diagnostic en est différent suivant la nature du parenchyme, l'âge de la maladie et le volume du kyste. Lorsque la tumeur est petite, il est difficile de déterminer non-seulement la maladie, mais encore la nature du parenchyme, et de ne pas la confondre avec des fibroïdes, de l'encéphaloïde, de l'enchondrome ou du squirrhe. A cette classe se rattachent le cystosarcome bénin et le cystocarcinome. »

Les *kystes essentiels*, comme creusés dans le tissu mammaire, sont plus souvent situés entre les lobules ou dans l'épaisseur du parenchyme qu'entre les téguments et la glande ; du reste, il s'en forme là de plusieurs espèces. Dans quelques cas leur point de départ paraît être, ainsi que je l'ai dit plus haut, une vacuole, une dilatation de quelque canal galactophore ; d'autres fois ils ne diffèrent des kystes séreux ordinaires qu'en ce qu'ils se sont développés aux dépens d'un tissu très serré plutôt que cellulaire. Il m'a semblé enfin, dans un cas, que la collection séreuse s'était établie entre la mamelle et le thorax, dans la synoviale incomplète qui existe parfois à l'état normal sous la face profonde du sein.

Oʙs. CXXXII. — *Kyste séreux ; mamelle gauche. Ponction. Sortie sans opération radicale.*

Boisvin, vingt-huit ans, entrée le 7 novembre 1842, est affectée d'une tumeur du sein gauche depuis neuf mois, tumeur grosse comme un œuf,

(1) *Pseudoplasmen*, etc. Wien, 1854.

dure et résistante. Bien réglée, cette femme a fait une maladie, que le médecin, dit-elle, n'aurait pas pu reconnaître, et qui a duré trois semaines. Elle a une bonne santé du reste. Sur la tumeur, pommade d'iodure de plomb, dont la malade avait usé avant son entrée à l'hôpital.

Le 12, une ponction explorative a été faite, et il en est sorti du sérum. L'opération radicale fut proposée à la malade, qui s'y refusa et préféra s'en aller. (Voy. Obs. CXXXVI.)

Obs. CXXXIII. — *Mamelle droite ; kyste séreux, du volume d'un œuf de pigeon. Extirpation de la poche. Guérison en un mois.*

Caroline, quarante ans, cuisinière, entre à l'hôpital le 9 octobre 1846 ; bien constituée, n'a jamais eu de maladie sérieuse ; plusieurs enfants ; aucun accident à la suite de ses couches. Il y a un an elle reconnut dans son sein droit une petite tumeur à laquelle elle fit d'abord peu d'attention.

10 octobre. — Située en haut et en dehors du mamelon, du volume d'un œuf de pigeon environ, bosselée, dure, cette tumeur ne présente aucune fluctuation, n'est point douloureuse, et aucune violence extérieure ne peut être invoquée pour en expliquer le point de départ.

15. — Croyant à une tumeur solide, on pratique une incision comme pour un masse cancéreuse ; le bistouri ayant perforé la coque de la tumeur, il en sort un liquide séreux assez abondant ; il reste là une poche à paroi fibreuse, que l'on dissèque et enlève avec soin. Pansement comme pour les tumeurs ordinaires du sein.

16. — La malade se trouve assez bien ; un peu de douleur.

18. — On enlève l'appareil ; la plaie a un très bon aspect.

20. — Il y a peu de suppuration.

25. — La plaie, qui n'a plus que 2 ou 3 centimètres, se ferme avec rapidité.

29. — Il n'y a plus qu'une ouverture de la largeur d'une pièce de cinquante centimes.

1er novembre. — La malade, qui a grande hâte de sortir, terminera chez elle le traitement.

Les kystes séreux de la mamelle ont été observés chez des femmes de tout âge et de toute constitution. Si la cause en reste si souvent ignorée, c'est que, naturellement indolentes, de pareilles tumeurs n'étant guère appréciables qu'à une période avancée de leur évolution, les malades sont souvent dans l'impossibilité d'en indiquer le point de départ. Leur accroissement se fait parfois avec rapidité, puisque quelques-unes acquièrent une capacité de plusieurs litres dans l'espace de moins d'une année ; néanmoins la plupart d'entre elles se développent avec tant de lenteur, qu'elles restent un temps infini avant de dépasser le volume d'une noix ou d'un petit œuf.

Les kystes simples du sein seraient compatibles avec une santé parfaite, s'il était possible d'en arrêter le progrès, et si leur existence n'était pas une cause incessante d'inquiétude pour les femmes. Comme ils ne sont susceptibles d'aucune dégénérescence maligne, leur pronostic n'est ni plus ni moins grave que celui d'une hydrocèle ordinaire. Par son volume ou par son poids, la tumeur peut gêner la malade, altérer mécaniquement les régions ou les organes voisins; mais, par sa nature propre, elle n'expose à aucun danger réel.

Il serait, en conséquence, permis de l'abandonner à elle-même si la femme n'en éprouvait aucun trouble, était assez calme pour ne point s'en inquiéter, ou si elle redoutait à l'extrême les moyens capables de la guérir. Il ne faut pas oublier cependant que la tumeur, continuant de croître, n'est pas susceptible de guérir sans traitement.

Les médications qu'il est permis d'opposer aux kystes séreux du sein peuvent être divisées en deux ordres : de simples topiques, ou de véritables opérations. Il est rare que les moyens généraux soient d'une utilité réelle.

Les topiques offrant peu de chances de succès, à moins que ce ne soit tout à fait au commencement, ne méritent d'être conseillés que chez les femmes qui redoutent à l'excès tout ce qui, de près ou de loin, ressemble à une opération chirurgicale. Parmi eux on distingue les pommades iodurées en général, les pommades d'iodure de plomb, d'iodure de potassium, d'iodure de mercure en particulier. Après avoir usé pendant quelques semaines de ces pommades, on leur substitue avec avantage les emplâtres de savon, de ciguë ou de Vigo, successivement ou alternativement.

Une solution de chlorhydrate d'ammoniaque dans de l'eau simple ou de l'oxycrat, et dont on imbibe des linges destinés à rester sur la tumeur, n'est pas non plus sans valeur; les cataplasmes de farine de lin saupoudrés de sel ammoniac jouissent de la même efficacité, et devraient être préférés, s'ils étaient d'un usage moins incommode. Pour épuiser toutes les chances du traitement résolutif, il faudrait recourir aussi aux vésicatoires. Un emplâtre épispastique, assez large pour couvrir toute la tumeur, renouvelé de quinze jours en quinze jours, sous forme de vésicatoire volant, est certainement un des plus puissants moyens à tenter en pareil cas. D'un vésicatoire à l'autre, on n'en aurait pas moins recours aux pommades, aux liquides ou aux emplâtres mentionnés tout à l'heure. La compression, ressource déjà puissante par elle-même, viendrait utilement au secours de chacun des moyens précédents, soit qu'on l'employât seule par moments, soit qu'on la mît en pratique concurremment avec le vésicatoire ou avec les emplâtres. Néanmoins, comme il ne faut point se faire illusion, il importe, pour peu que la tumeur soit ancienne ou volumineuse, d'informer les familles que les moyens chirurgicaux méritent seuls quelque confiance, si la malade tient à guérir.

Les kystes purement séreux, ayant une certaine analogie avec l'hydrocèle, peuvent évidemment être soumis au même genre d'opération que cette dernière maladie. Nul doute, en effet, que l'incision simple, que l'emploi de la tente, du séton, ou des canules, que les caustiques, que l'excision, que les injections irritantes, ne soient de nature, aussi bien que l'extirpation de la tumeur, à en débarrasser les malades. Cependant il y a ici quelques distinctions à faire.

Les kystes séreux de la mamelle offrent des variétés qui doivent influer sur la nature de l'opération. Ainsi il en est qui ne sont constitués que par une seule loge, et dont les parois, presque aussi souples que les tissus normaux, ne présentent ni épaississement, ni induration, ni dégénérescence d'aucune sorte. A ceux-là on peut appliquer sans crainte le même genre d'opération qu'à l'hydrocèle. D'autres, également uniloculaires, ont des parois tellement épaisses ou d'une densité si grande, que la fluctuation y est toujours douteuse, que le volume de la tumeur appartient plutôt au tissu du kyste qu'au liquide qui en remplit la cavité. Le diagnostic est assez difficile alors pour que, avant l'opération, le chirurgien soit souvent incertain sur la question de savoir s'il s'agit d'un kyste véritable plutôt que d'une tumeur concrète. Le plus rationnel donc, en ce cas, est d'agir comme si l'on était sûr que la femme est atteinte d'une tumeur solide,

D'autres fois enfin la tumeur est constituée par une réunion de cellules tantôt très rapprochées, ou agglomérées en forme de grappes, tantôt disséminées et sans limites précises (pl. II, fig. 1); de sorte que de simples *incisions*, des sétons, des excisions distinctes, des injections, etc., ne leur seraient poin applicables.

Ainsi il faut avant tout établir le diagnostic spécial de la variété de kystes qu'on veut traiter. Qu'il s'agisse, je suppose, d'un kyste purement séreux, uniloculaire, à cavité régulière ou inégale; l'on aura toutes chances de réussir à l'aide d'une incision de toute l'étendue de sa paroi cutanée; pansée ensuite à nu, au moyen de boulettes de charpie, la plaie s'enflamme, suppure, se déterge, se comble et finit par se cicatriser comme le ferait un abcès; mais, pratiquée ainsi, l'opération ne laisse pas que d'être douloureuse, et le foyer morbide qu'on enflamme, qu'on fait suppurer à dessein, ne se cicatrise chez certaines malades qu'après un temps considérable, six semaines à deux mois, par exemple; la nécessité d'un pansement journalier, et d'une plaie aussi large, pendant plusieurs semaines, fait en outre de l'incision une opération à ne proposer que faute de mieux.

En traversant de part en part, sur un ou plusieurs de ses diamètres toute la tumeur avec un *séton* ou des sétons, on arriverait au même but, au moins dans quelques cas; mais tout ce qui a été objecté contre le traitement de l'hydrocèle par le séton se représente en pareil cas à l'esprit. A la mamelle tout aussi bien qu'aux bourses, on s'exposerait à faire du kyste un véritable abcès dont l'ouverture par de larges incisions deviendrait bientôt indispensable, ou bien à ne pas en enflammer assez complétement les parois pour être sûr d'arriver à une guérison radicale.

Une opération plus simple que les précédentes consisterait à n'inciser le kyste que sur un de ses points, puis à se servir d'une *tente* et d'injections irritantes pour en amener l'inflammation adhésive ou purulente; mais rien n'est plus incertain qu'une pareille méthode; quant à se servir de l'incision, autant choisir de prime abord celle qui peut mettre toutes les parois du sac à découvert.

Les *caustiques* appliqués sur la partie la plus mince ou la plus déclive, et de manière à pénétrer jusque dans la cavité du kyste, amèneraient en définitive le même résultat que l'incision; mais comme leur action est moins sûre et surtout beaucoup moins prompte, comme il n'y a là aucune modification importante de tissu à provoquer, les caustiques ne méritent par eux-mêmes en aucun cas d'être préférés. Ils ne seraient indiqués que si quelques bosselures de la tumeur se trouvaient trop amincies, ou bien encore chez les femmes qu'il est impossible d'accoutumer à l'idée d'une opération par l'instrument tranchant.

Du reste, il est, pour ce genre de kystes, une opération si simple, si facile, si bénigne, que le chirurgien aurait tort, avant de l'avoir tentée, d'en proposer ou d'en essayer aucune autre; je veux parler des injections irritantes. Vider la tumeur au moyen d'un petit trocart, injecter aussitôt dans le sac de l'eau iodée (un tiers de teinture d'iode sur deux tiers d'eau ordinaire), et tout est fini. Une injection vineuse, une injection d'eau-de-vie simple, une injection irritante quelconque en ferait autant peut-être, mais je parle de l'eau iodée parce que c'est la seule dont je me sois servi jusqu'ici dans le traitement des kystes séreux du sein. En la proposant, dès 1837, je ne me fondais guère que sur des analogies; aujourd'hui il m'a été donné de l'appliquer plusieurs fois, et les résultats qu'elle m'a fournis ont mis son efficacité hors de toute contestation. Outre le jeune homme que j'y avais déjà soumis, et que j'ai cité en 1838, je m'en suis maintenant servi un assez grand nombre de fois chez la femme.

Obs. CXXXIV. — Madame B..., parente d'un médecin des environs de Paris, avait au sein gauche un kyste séreux, gros comme un œuf de poule environ, qui la tourmentait depuis plusieurs années, et qu'elle avait traité par tous les topiques, par tous les remèdes internes imaginables. La tumeur, siége de rares douleurs, était cependant un sujet de tourments continuels pour la malade. Des avis, d'ailleurs fort divers, avaient été émis sur la nature de cette tumeur; plusieurs praticiens très exercés en avaient conseillé l'extirpation.

D'un caractère craintif, d'une extrême impressionnabilité, madame B..., convaincue qu'elle était atteinte d'un cancer, et n'ayant pas le courage de se soumettre à l'enlèvement de sa tumeur, accepta sans trop de répugnance la proposition que je lui fis de traiter son mal par une simple piqûre suivie d'une injection médicamenteuse. Il sortit par la canule du trocart environ deux cuillerées de sérum jaune-paille. Quelques grammes d'eau iodée furent aussitôt injectés à la place du sérum. J'en laissai ressortir à peu près la moitié avant de retirer la canule, et l'opération se trouva ainsi terminée. Il n'en résulta que peu de douleur ; le sein se gonfla modérément, sans réaction fébrile pendant deux jours. Aucun topique ne fut appliqué. A partir du quatrième jour la résolution commença ; la tumeur diminua graduellement, de manière à ne plus être reconnaissable au bout de quinze jours. Depuis lors, c'est-à-dire depuis 1840, il n'en a plus été question, et madame B... reste définitivement guérie.

Dans la même année, j'opérai de la même façon une autre dame, madame C..., épouse d'un médecin de la Bourgogne, qui était absolument dans le même cas que madame B... Venue à Paris dans l'intention de se faire enlever, comme on le lui avait conseillé, la tumeur qu'elle portait au sein gauche depuis longtemps, cette dame me fut conduite par M. le docteur Faivre, son compatriote. Convaincu, après l'avoir examinée, que sa tumeur était un kyste, et non un squirrhe, je proposai l'injection iodée, qui fut acceptée avec joie. L'opération eut lieu le surlendemain, et la malade fut fort étonnée, elle si pusillanime, du peu de souffrance qu'elle en éprouva. Point de réaction fébrile ; inflammation modérée du sein ; maintien de l'appétit et du sommeil ; liberté de ne point se tenir au lit ; permission de sortir et de se promener au bout de quelques jours ; nul besoin de se maintenir à la diète, de se priver d'aliments ; disparition de la tumeur dans l'espace de trois semaines sans autre traitement : telles furent les conséquences de cette petite opération.

Bien plus, madame C..., qui deux ans auparavant s'était déjà aperçue de bosselures secondaires à quelque distance de sa tumeur, est revenue à Paris en 1843 avec un nouveau kyste dans chaque sein ; ces deux kystes ont été opérés dans la même séance par l'injection iodée et se sont dissipés avec la même simplicité, sans plus de troubles que la première fois.

OBS. CXXXV. — *Tumeur du sein avec kyste. Ponction du kyste ; injection iodée.*

Entrée à l'hôpital le 21 avril 1847, Eckert, soixante-six ans, couturière, malade depuis cinq ans, porte au sein droit une tumeur qui date de 1842. Au retour d'âge, cette femme eut le corps couvert de boutons, de clous, qui disparurent sans traitement, mais dont la disparition fut bientôt suivie d'un dépôt dans le sein droit Il se forma, dit la malade, deux grosseurs aux seins ; celle du sein gauche disparut au moyen d'emplâtres fondants.

La tumeur, qui offrait à peu près le volume d'un œuf de pigeon lorsque la malade s'en aperçut, paraît faire corps avec la glande ; elle proémine plus au-dessus du mamelon qu'au-dessous ; la peau qui la cache conserve sa couleur normale ; son volume est un peu plus considérable que celui de la moitié du poing ; elle est bosselée, mollasse. Sa bosselure la plus élevée donne la sensation du fongus hématode. Au-dessous du mamelon on constate une autre bosselure, une sorte de kyste. Cependant l'âge de la malade ferait plutôt croire à l'existence d'un cancer qu'à celle d'un kyste. L'insensibilité, la dureté de quelques-unes de ces bosselures, son volume, indiquent un kyste à parois fongueuses.

24 avril. — Une ponction a été faite au moyen du trocart ; une assez grande quantité d'un liquide noirâtre, séreux, mêlé de paillettes de cholestérine, s'en est échappée. Le devant du sein est resté dur. Une injection de teinture d'iode, pratiquée immédiatement, n'a produit que peu de réaction. A partir du cinquième jour la résolution a commencé : aucun accident ne s'est manifesté. La malade sort guérie de l'hôpital le 10 mai.

Plus simple encore que pour l'hydrocèle, puisque à la mamelle rien d'important ne peut être atteint par l'instrument, puisque la densité, la confusion des tissus mettent en garde contre le déplacement de la canule, contre l'infiltration du médicament, l'opération est ici d'une extrême bénignité ; c'est à tel point que les malades pourraient à la rigueur ne rien changer à leur régime habituel, et, s'il le fallait absolument, continuer même une partie de leurs occupations. La seule difficulté de l'opération se trouve dans le peu de volume du kyste, ou dans l'épaisseur trop grande de ses parois.

Je n'hésite donc pas à dire que l'injection doit être préférée à toutes les autres méthodes ; elle en possède l'efficacité sans en offrir les inconvénients, et rien ne peut lui être comparé, soit comme sécurité, comme facilité, soit comme bénignité. Il ne s'ensuit pas néanmoins que toutes les femmes se décident à la subir au premier conseil qui leur en est donné. Certaines malades ont tant de peine à comprendre qu'une opération chirurgicale quelconque puisse n'être ni grave, ni douloureuse, que leur esprit n'admet pas volontiers dans le sujet de véritables différences ; d'autres, une fois décidées, mais croyant se mettre mieux en mesure de guérir avec certitude, d'en finir sans retour, comme elles le disent, vont jusqu'à préférer d'elles-mêmes, soit le traitement par les caustiques, soit l'extirpation, ou au moins le traitement par l'incision complète du kyste, si quelqu'un leur en donne le conseil, contrairement à l'avis du chirurgien qui aurait promis de les guérir par une simple injection irritante. Je veux donner ici le résumé de deux observations à l'appui de ces remarques.

Obs. CXXXVI. — *Kyste séreux; mamelle gauche. Ponction simple; pas d'injection. Retour de la collection.*

Boisvin, vingt-huit ans, domestique, malade depuis neuf mois, entre à l'hôpital le 7 novembre 1842, et en sort le 18 du même mois.

Cette femme, bien réglée, jouit habituellement d'une bonne santé, n'a jamais eu de maladie du sein, et n'a jamais été enceinte. Le mal dont elle est affectée, et qui occupe la mamelle gauche, date d'environ neuf mois. Ni les occupations habituelles de la malade, ni aucune violence extérieure ne paraissent pouvoir être indiquées comme cause de la tumeur, qui égale à peu près le volume d'un œuf de poule, et qui est tendue, régulière, globuleuse, assez rénitente. Le développement s'en est opéré d'une manière insensible, sans qu'il s'y soit joint de douleur ni la moindre apparence de travail inflammatoire. Située en dehors et un peu au-dessous du mamelon, elle fait à peine relief sur le plan de la mamelle. La fluctuation y est d'ailleurs facilement constatée: aucune médication sérieuse ne lui a été opposée. De simples onctions avec la pommade d'iodure de plomb ont été employées pendant environ quinze jours. Si la malade entre à l'hôpital, c'est moins parce qu'elle souffre ou s'inquiète, que pour empêcher le volume du sein gauche d'augmenter, et parce que ce volume lui paraît constituer une difformité désagréable.

Ayant la certitude que cette tumeur était un kyste séreux, j'en prévins la malade, espérant la rendre heureuse. Je fus donc fort étonné de la trouver en larmes et très contrariée, lorsque je lui eus dit que sa tumeur avait besoin pour guérir d'une ponction et d'une injection médicamenteuse. C'est avec une peine extrême que je parvins à lui faire accepter la ponction seule, et à la condition expresse que je m'en tiendrais là, qu'aucune injection ne serait faite. Voulant au moins ne conserver aucun doute sur la nature du mal, et montrer ce qui en était aux élèves, je souscrivis à ces conditions, et la ponction fut pratiquée le 12 novembre. Trois cuillerées environ d'un sérum citrin et légèrement onctueux s'échappèrent par la canule, et la tumeur, s'affaissant, disparut aussitôt. Les parois en restèrent souples et indolentes, sa cavité sembla régulière, et la quantité de liquide extrait était assez exactement en rapport avec les dimensions de la tumeur extérieure. Quand, au bout de quelques jours, voyant l'épanchement se reproduire, je rappelai à la malade que pour guérir définitivement elle serait obligée de se soumettre à l'injection que je lui avais d'abord proposée, elle s'y refusa de nouveau, et demanda, pour éviter sans doute toute sollicitation, à quitter l'hôpital immédiatement.

Obs. CXXXVII. — *Kyste séreux; mamelle gauche. Quelques années auparavant, une tumeur adénoïde. Injection proposée; traitement par les caustiques préféré.*

Madame M..., de la province, et qui m'avait été conduite quelques années auparavant pour une tumeur adénoïde dont je l'ai guérie par l'extirpation, s'est représentée à moi en 1843 pour une nouvelle tumeur dans le même sein. La tumeur adénoïde, qui n'avait jamais dépassé le volume d'une noix, occupait la région externe et un peu inférieure du sein gauche. La guérison en avait été obtenue sans incident remarquable, et la santé de la malade était restée intacte depuis. C'est au bout de deux ans qu'une tumeur nouvelle fut aperçue en dedans et un peu au-dessous de l'auréole. Lorsque madame M... vint me consulter, la tumeur avait le volume d'un petit œuf de poule, la forme d'un petit globe, et faisait un relief de plus de la moitié de ses dimensions à la surface de la mamelle. Aucun empâtement, aucun épaississement de tissu ne se remarquait au voisinage ; ses parois étaient fort amincies, et la fluctuation y était évidente.

La malade, d'une constitution délicate et d'une grande impressionnabilité, était extrêmement inquiète ; redoutant à l'excès toute opération nouvelle, elle était en outre frappée des dangers dont elle se croyait entourée pour l'avenir. Persuadée que sa première tumeur était un cancer, rien ne pût lui ôter de l'esprit que la tumeur nouvelle en était un second. Elle en concluait qu'après cette seconde tumeur il en viendrait une troisième, et qu'elle était ainsi vouée à une mort inévitable, précédée de souffrances inouïes. Parfaitement convaincu qu'elle n'était atteinte que d'un kyste, j'espérais bien qu'elle accepterait avec bonheur mon diagnostic, et qu'elle serait très heureuse d'apprendre qu'on pouvait la guérir radicalement presque sans douleur, sans lui faire de plaie, en un mot, à l'aide d'une simple piqûre suivie d'injection médicamenteuse. Il n'en fut rien; elle invoqua raisons sur raisons pour me prouver qu'elle était atteinte d'un cancer, qu'une opération nouvelle ne serait propre qu'à favoriser le développement de quelque autre tumeur semblable, et qu'il fallait essayer de la guérir sans opération. J'appris bientôt après qu'elle s'était confiée à un guérisseur, et que des caustiques avaient été appliqués sur sa tumeur.

Il est juste de dire, toutefois, que de tels caractères sont exceptionnels, et que la plupart des femmes acceptent avec joie une simple injection médicamenteuse plutôt que de se soumettre à une opération sanglante.

L'extirpation de la tumeur n'en est pas moins quelquefois un dernier remède à tenter, la seule opération capable de guérir sûrement les malades. Il est des cas, en effet, où le liquide n'entre que pour une petite part dans la composition du kyste, qui est, en définitive, plutôt constitué par des tissus transformés, altérés, que par une poche servant de réservoir à une collection.

Obs. CXXXVIII. — Une dame âgée de quarante-cinq ans, et qui n'avait pas eu d'enfants, vint me consulter en 1838 pour une tumeur du sein dont elle était affectée depuis deux ou trois ans, et qui commençait à la préoccuper vivement. Cette tumeur, placée dans la moitié externe et inférieure du sein gauche, avait le volume d'un gros œuf aplati. Elle était du reste légèrement bosselée, assez bien circonscrite, rénitente et mobile. La cause en était inconnue; elle n'était le siége d'aucune douleur, mais elle occasionnait quelque tiraillement, et son développement avait été assez rapide depuis quelques mois. J'en commençai l'opération avec l'idée qu'il s'agissait d'une adénoïde. La dissection en était aux trois quarts effectuée et aucune autre pensée ne m'était encore venue à l'esprit. Ce fut au moment où je voulus en soulever et en isoler la face profonde, que la pointe du bistouri fit jaillir du centre de la tumeur une demi-cuillerée environ d'un liquide légèrement jaunâtre. L'opération terminée, je disséquai la pièce pathologique, et je trouvai dans son milieu, ou plutôt très près de sa face pectorale, une petite cavité à parois lisses, légèrement anfractueuse, et qui aurait pu contenir une petite noix. Le reste de la tumeur et les parois du kyste étaient représentés par un tissu lardacé, fibreux, dense, élastique, ressemblant au tissu mammaire, dont les couches auraient été tassées ou comprimées pendant longtemps. L'épaisseur de ses parois étant à peu près partout de 2 à 3 centimètres, on conçoit que la petite collection qui en occupait le milieu devait échapper à toute exploration extérieure; on admettra en outre sans doute que, même avec un diagnostic exact, il n'eût pas suffi de détruire ce kyste pour guérir la tumeur, et que, quant à tenter une opération l'extirpation devait être préférée à toute autre. La malade, d'ailleurs très bien rétablie, ne s'est aperçue jusqu'à présent d'aucune tendance à la récidive.

Dans le courant de l'année 1854, j'ai rencontré un fait presque de tous points semblable. En voici les détails.

Obs. CXXXIX. — *Kyste à parois fibreuses; sein droit. Opération; léger érysipèle. Guérison en trois semaines.*

Rabé, quarante-sept ans, femme de chambre, grande, maigre, nerveuse, menstruée à douze ans, et toujours régulièrement depuis. Il y a un an ses règles persistèrent pendant deux mois. Cette femme, qui paraît s'écouter un peu, prétend être d'une santé délicate. Du reste, elle n'a jamais eu d'écoulement en blanc. C'est par goût qu'elle ne s'est pas mariée. Il y a deux mois que, sollicitée par une vive démangeaison de porter la main au sein droit, elle fut étonnée d'y sentir vers le milieu une petite bosse de la grosseur d'une noisette. Cette tumeur ne fit que s'accroître, sans revêtir aucun des caractères de l'abcès.

Questionnée sur l'origine probable de sa tumeur, la malade, qui entre à la Charité le 29 janvier 1851, raconte avoir reçu un coup de coude dans le sein, il y a deux ans.

Du volume d'un gros œuf de dinde, ayant la forme d'un gâteau aplati, qui aurait 3 centimètres d'épaisseur sur 4 à 5 de largeur; régulière, indolente, la tumeur occupe la moitié supérieure externe du sein droit, et ne paraît pas isolée dans le tissu de la glande mammaire. A sa partie superficielle, elle présente des nodosités, des reliefs globuleux au nombre de trois, qui lui donnent un aspect mamelonné. Il n'y a nul changement de couleur à la peau, qui glisse aussi facilement sur la tumeur que la tumeur sur les muscles du thorax. Nul prolongement ne se remarque vers l'aisselle. Le mamelon n'est pas rétracté vers la tumeur ; la peau n'est nullement ridée ; le sein enfin a parfaitement conservé sa forme et son volume habituels. Si l'on presse cette tumeur par les côtés, elle paraît dure et concrète, sans doute à cause de la densité de ses parois. Si l'on promène le doigt à sa surface, on sent en certains endroits de la rénitence et un peu de fluctuation. Ajoutons que le sein laisse parfois suinter par le mamelon quelques gouttes d'un liquide d'apparence lactescente. Tous ces caractères sont ceux d'une tumeur bénigne.

Abandonnée à elle-même, elle continuera de croître ; on en décide l'ablation. Découverte par une incision semi-circulaire, à convexité regardant en haut, elle ne fut pas difficile à séparer des parties environnantes. Un coup de bistouri l'ayant atteinte, il s'échappa d'une de ses cavités un flot de liquide séreux, incolore. L'extirpation n'en fut pas moins complète. On réunit la plaie par des bandelettes agglutinatives. (Pansement simple.)

Le 2, lendemain de l'opération, la malade est parfaitement tranquille ; il n'y a pas eu de fièvre ni d'agitation.

La malade est sortie guérie de l'hôpital le 24 février, moins d'un mois après l'opération. Sa tumeur était un kyste multiloculaire à parois très épaisses, lardacées, fibreuses. Quatre de ses loges, petites, globuleuses, ne communiquaient point entre elles ; une cinquième, très large, était inégale et comme dilatée sur plusieurs points de sa cavité ; toutes étaient réellement creusées dans le tissu même de la mamelle.

En résumé, si le kyste dépasse le volume d'une noix, et que ses parois n'aient que quelques millimètres ou tout au plus 1 centimètre d'épaisseur, c'est l'injection iodée qui en est le premier, le meilleur remède ; s'il est petit ou doué de parois plus épaisses, sans que cependant la fluctuation puisse y être constatée, l'incision de toute sa paroi antérieure convient mieux ; on en fait suppurer ainsi l'intérieur, et on le traite ensuite comme s'il s'agissait d'un abcès ouvert ; mais si la tumeur, en grande partie constituée par des tissus solides, épais, lardacés, ne contient qu'une petite proportion de liquide, l'extirpation doit en être conseillée sans scrupules.

Au surplus, et ce que je vais dire s'applique aux autres espèces tout aussi bien qu'aux kystes séreux, les tumeurs de la mamelle appelées kystes ne justifient qu'imparfaitement ce nom. Toutes les fois que j'ai pu les étudier par la dissection, il m'a été facile de voir qu'elles ne représentent point un sac, une poche, susceptible d'être isolée, détachée des tissus ambiants ; ce sont plutôt des cavernes, des vacuoles, des alvéoles creusées dans les tissus normaux ou morbides ; leur cavité est bien une cavité close, comparable à celle

des kystes ou des membranes séreuses, mais on voit qu'il
n'existe à l'extérieur aucune ligne de démarcation entre elle et
les tissus naturels ; ce sont enfin des cavités analogues aux cellules de l'éponge, aux alvéoles des abeilles, des vacuoles établies dans un parenchyme, et non des poches, des sacs isola-
bles, ayant une existence indépendante. Aussi ne faut-il pas
s'attendre, quand on prend le parti de les extirper, à pouvoir
les énucléer ; il faut trancher en plein tissu, emporter du même
coup une portion de l'organe qui leur a servi de gangue, en
même temps que les kystes, qui me paraissent être très souvent
une dépendance des canaux lactés ou des acini (obs. CXXX).

D. — Kystes séro-sanguins.

Au lieu de contenir du sérum, c'est-à-dire un liquide incolore ou jaunâtre et légèrement onctueux, les kystes du sein
renferment souvent une matière aussi fluide que le sérum, mais
d'une couleur tout autre ; c'est une substance d'un brun roussâtre, ressemblant assez à du café, ayant parfois aussi la teinte
du liquide menstruel.

Ce genre de kyste est aussi commun que le précédent ; l'anatomie pathologique en est d'ailleurs la même. Ses cavités sont
alvéolaires ou, en forme de vacuoles, plutôt qu'entourées de
parois distinctes.

La tumeur ne présente quelquefois, comme les kystes
séreux, qu'une seule cavité dont l'étendue peut égaler celle
d'un œuf. Souvent il y a, au contraire, plusieurs cavités dans
une seule tumeur, et il est rare alors que chaque collection
atteigne des dimensions considérables. Ce sont en général de
petites bosselures d'aspect veineux, du volume d'une lentille ou
d'un pois, d'une noisette ou d'un marron, disséminées sur les
différents points de la masse. Une fois vidées, ces alvéoles
donnent l'idée de cellules établies dans le tissu glandulaire,
cellules qui ont parfois l'air de se continuer soit avec un conduit lacté, soit avec quelques veines, et qui souvent aussi constituent de véritables cavités ou cellules closes.

Obs. CXL. — Une demoiselle de trente-six ans, douée d'ailleurs d'une
excellente santé, avait dans l'épaisseur du sein gauche treize petits kystes,

dont la fluctuation ne put point être reconnue d'abord. Avant l'extirpation, ces tumeurs donnaient au sein l'aspect bosselé, et jusqu'à un certain point la consistance fongueuse du cancer encéphaloïde. L'absence de toute douleur, la lenteur que le mal avait mise à se développer (dix ans), l'aspect naturel des téguments et de la couche sous-cutanée, l'état de la santé, me parurent cependant de nature à empêcher toute méprise. De ces kystes, qui avaient leur siége, ou dans le parenchyme du tissu glandulaire, ou dans le tissu cellulo-fibreux interlobulaire, et dont les parois étaient légèrement endurcies ou comme lardacées, deux offraient le volume d'un petit œuf de poule, d'autres égalaient celui d'une noix, quelques-uns n'étaient pas plus gros qu'une noisette, il y en avait même de notablement plus petits; tous étaient séparés par une certaine épaisseur de tissus sains ou lardacés. Il était du reste facile de distinguer entre eux le tissu sécréteur et les autres éléments naturels du sein, de se convaincre, en un mot, qu'il n'y avait là ni dégénérescence, ni transformation, mais bien de simples collections anormales entre les couches ou les éléments primitifs de la glande.

Depuis 1830, époque à laquelle j'ai recueilli cette observation, mademoiselle F..., qui en est le sujet, que j'ai revue plusieurs fois, qui habite Laon, et dont j'ai eu souvent des nouvelles, n'a jamais rien ressenti de nouveau dans le sein. Je n'ai, du reste, observé que huit à dix faits semblables, encore les tumeurs étaient-elles notablement moins volumineuses et moins multipliées chez les dernières malades que chez la première. Les caractères physiques, la composition anatomique étaient semblables dans les différents cas ; les différences n'étaient du moins en réalité que de peu de valeur. Dans toutes, le fluide, presque aussi liquide que du sérum, avait la même teinte brunâtre pour toutes les tumeurs ; s'il était ou plus roux ou plus noir, ou d'une teinte moins foncée dans quelques-unes, c'était tantôt dans les plus larges, tantôt dans les plus petites. Jamais je n'ai rencontré de grumeaux, de concrétions dans ces cavités, dont j'ai toujours trouvé les parois lisses comme lavées, sans dépôt fibrineux.

Chez une de mes malades, il n'existait que trois cellules, dont deux, séparées par une sorte de cloison épaisse, offraient le volume d'une petite noix chacune ; la troisième, distante de 2 centimètres des autres, ne dépassait pas les dimensions d'une noisette. Dans un autre cas, toute la tumeur ressemblait à une éponge, à une plaque alvéolaire ; les inégalités dont elle était criblée donnaient l'idée d'un semis de grains noirâtres ou jaunâtres, dont le volume variait depuis celui d'une tête d'épingle jusqu'à celui d'une aveline, ce qui ne les empêchait pas d'être toutes remplies d'un liquide brunâtre. Chez une troisième femme enfin, la seule tumeur qu'on eût aperçue avant l'opération, et qui était grosse comme un petit œuf, occupait le milieu d'une plaque contenant elle-même une infinité de petites tumeurs secondaires.

Les cellules, les cavités morbides avaient partout pour gangue ou pour siége un ou plusieurs lobules de la glande et de son tissu fibro-celluleux. Exempts de toute dégénérescence, de toute transformation appréciable, ces tissus étaient simplement épaissis, tassés et un peu lardacés. Il n'y avait rien nulle part qui eût l'apparence de kystes distincts, de productions nouvelles; nulle part non plus il ne m'a été possible de trouver une communication entre les cavités de la tumeur et les canaux lactés ou les veines, quoique deux points noirâtres, qui se remarquaient au fond de certaines cellules, permissent de soupçonner à *priori* quelques communications de ce genre.

Des détails précédents il résulte que, dans certains cas au moins, les kystes séro-sanguins peuvent être reconnus au lit des malades. Souvent multiples, ils se montrent sous l'aspect d'une tumeur bosselée. Leurs bosselures, de dimensions très inégales, fluctuantes quand elles dépassent le volume d'un marron, paraissent ordinairement dures et concrètes quand elles sont plus petites. Ces kystes sont presque toujours situés dans la profondeur de l'organe; à leur niveau la peau reste naturelle, épaisse et souple. Les tissus qui en entourent la base se confondent avec le reste de la glande d'une manière si intime qu'on se demande où est la racine du mal. Loin de prendre une teinte rougeâtre, rosée ou plus pâle, comme dans certains cas de kystes séreux, les téguments qui recouvrent les kystes séro-sanguins offrent plutôt, surtout au moment où le doigt qui les comprime s'en sépare, une teinte livide ou bleuâtre. Moins tendus, moins remplis peut-être, entourés de tissus moins épaissis et moins denses que les tumeurs séreuses, presque toujours indolents, ils feraient volontiers naître la pensée d'une masse encéphaloïde par leur forme globuleuse, par leur élasticité et par leur aspect fongueux ou demi-fluctuant; mais l'absence de toute perturbation générale de la santé, l'extrême lenteur de leur développement, et les autres caractères de bénignité dont ils sont accompagnés détruisent aussitôt tout soupçon de ce genre.

Au demeurant, les kystes séro-sanguins de la mamelle m'ont paru se rapporter à deux ordres de causes.

1° A des violences extérieures.

2° A quelque perturbation dans les fonctions utérines.

Toutes les femmes que j'ai observées en accusaient quelque coup, quelque pression brusque. Chez l'une c'était un coup de coude; l'autre s'était heurtée contre l'angle d'un meuble; un paquet était tombé sur la poitrine d'une troisième au moment où elle le détachait de son magasin.

Les femmes non mariées sont à peu près les seules jusqu'ici qui m'en aient offert des exemples, et comme les kystes séreux, ils ont, je crois, le plus souvent, leur siége dans les acini ou dans les galactophores.

Obs. CLXI. — *Kystes contenant de la fibrine décomposée. Extirpation.*

Camus, vingt-sept ans, domestique, non mariée, entrée à la Clinique le 24 novembre 1836, d'un tempérament nerveux et d'une constitution assez forte, dit n'avoir jamais eu de maladie grave; sa menstruation n'est pas très régulière.

Il y a trois ans, étant au service d'une dame sujette à des attaques nerveuses, elle reçut un violent coup de poing sur le sein gauche. Il y eut une ecchymose qui disparut au bout de quelques semaines, ainsi que la douleur qui l'avait accompagnée. La malade avait oublié cette contusion, lorsqu'environ six semaines après elle s'aperçut qu'il se formait à la partie supérieure du sein une grosseur qui n'avait alors que le volume d'une petite noisette. Ne se développant d'abord qu'avec une extrême lenteur, la tumeur a acquis depuis cinq mois un volume assez considérable.

Aujourd'hui cette tumeur, qui occupe la moitié supérieure de la glande, est du volume d'un gros œuf de poule et jouit d'une grande mobilité; on sent que sa face profonde n'est pas adhérente aux parois thoraciques; la peau est mobile, n'a presque pas changé de couleur.

Comme perdue en haut au milieu du tissu cellulaire, cette masse paraît être confondue par en bas avec le tissu de la glande; examinée avec soin, elle présente une consistance inégale; dans certains points, en effet, elle offre une dureté assez prononcée, dans d'autres elle est molle et fluctuante. Elle est bosselée, mais les inégalités qui existent à sa superficie ne sont pas très apparentes.

Elle a l'apparence d'un encéphaloïde, mais les inégalités n'en sont pas assez prononcées, et la fluctuation y est trop manifeste dans certains points pour qu'on s'arrête à l'idée d'une dégénérescence de cette espèce. Il est plus probable qu'elle consiste en un ou plusieurs kystes.

La femme est dans de bonnes conditions, sa santé générale est excellente, le mal semble tout à fait local ; les ganglions de l'aisselle sont intacts.

Le 29, on pratique l'opération, de telle sorte que le mamelon puisse être conservé ; la peau étant amincie, on en enlève un ellipsoïde d'un pouce de diamètre transversal et de deux pouces dans l'autre sens. Quelques troncs artériels donnent d'assez forts jets de sang. On pose quatre ligatures, et l'on réunit immédiatement les lèvres de la plaie.

La tumeur, une fois extirpée, examinée avec soin, est formée par des kystes contenant une matière ramollie, gélatiniforme, noirâtre dans certains points, qui a quelque analogie avec la matière encéphaloïde, mais qui est évidemment de la fibrine décomposée. Les kystes, de volume variable, se laissent facilement vider de cette matière ; leurs parois sont saines, faciles à nettoyer, et font positivement partie du tissu mammaire. Un érysipèle et quelques troubles intérieurs sont venus contrarier les suites de l'opération ; mais la malade, sortie de l'hôpital le 29 janvier 1837, n'en est pas moins restée guérie depuis cette époque.

Dans la plupart des cas qui me sont propres, les malades avaient éprouvé à plusieurs reprises une suppression de menstrues, ou étaient restées demoiselles jusqu'à un âge assez avancé ; chez aucune d'elles la menstruation n'avait été constamment régulière. Je me hâte d'ajouter néanmoins que cette liaison entre la cause que j'indique et la maladie n'est pas toujours évidente ; car l'existence de kystes hématiques dans le sein de femmes mères, dont les règles n'avaient jamais subi de perturbations notables, et chez lesquelles il a été impossible de prouver que des violences extérieures eussent été exercées sur la mamelle, n'est pas sans exemple.

Ayant constaté d'un autre côté qu'aux époques menstruelles il se manifeste parfois des ecchymoses dans le sein (obs. LXVI), surtout chez les femmes qui gardent le célibat, et que le même fait peut s'effectuer sous l'influence de troubles dans les fonctions utérines, je me suis demandé s'il n'y aurait pas lieu d'attribuer certains kystes à un épanchement spontané de sang dans les canaux ou entre les éléments de la mamelle. On s'expliquerait ainsi comment le nombre des kystes est essentiellement variable ; comment leur développement se fait avec tant de lenteur, peut même s'arrêter pendant quelques mois ou quelques années pour reprendre ensuite avec plus ou moins de rapidité ; comment la santé générale se maintient bonne ; comment la matière qui remplit la tumeur est tantôt plus, tantôt moins fluide, tantôt roussâtre ou jaunâtre, et tantôt d'un noir très prononcé; comment enfin les tissus naturels du sein ne semblent avoir souffert que mécaniquement, et restent des années sans dégénérer, sans subir d'altérations notables, au voisinage des kystes.

Quoi qu'il en soit, les tumeurs séro-sanguines de la mamelle ne comportent pas un pronostic grave; je les ai vues rester plusieurs années sans subir de changements, et se dissiper ensuite spontanément: le mariage amène quelquefois ce résultat; l'âge de retour en fait autant chez certaines femmes. Il n'en est pas moins vrai que le plus souvent la tumeur persiste indéfiniment, et qu'elle peut acquérir de grandes dimensions quand on ne lui oppose aucun remède. Comme les kystes séreux, les kystes séro-sanguins ne paraissent se rattacher à aucun vice général de la constitution; tout au plus pourrait-on en accuser un état particulier du sang chez les femmes dont l'utérus ne fonctionne pas régulièrement. C'est donc une maladie locale, n'ayant rien de malin et une fois qu'on en a débarrassé les malades, on est affranchi de toute crainte pour l'avenir.

Cependant, voici un exemple qui montre comment les kystes hématiques de la mamelle se compliquent quelquefois, et comment ils peuvent à la rigueur devenir graves.

Obs. CLXII. — *Kyste de la mamelle droite, du volume des deux poings. Extirpation; érysipèle intense. Mort.*

Richard, vingt-quatre ans, domestique, bonne constitution, tempérament sanguin, bien réglée, a reçu il y a un an un coup de loquet de porte sur le sein droit. Elle n'y a d'abord fait aucune attention ; mais depuis trois mois l'endroit heurté a beaucoup augmenté de volume.

Au mois de juillet, elle s'aperçut qu'elle avait dans le sein une tumeur du volume d'un gros œuf de poule, et qui depuis a rapidement acquis le volume des deux poings.

Au mois d'octobre dernier, elle consulta à Saint-Denis le docteur Leroy des Barres; une ponction donna issue à 243 grammes d'un liquide brunâtre, ressemblant à du café. Le volume de la tumeur diminua des trois quarts. Peu de jours après, elle avait recouvré son volume primitif. C'est alors que la malade est entrée à la Charité.

6 novembre 1847. — Tumeur grosse comme les deux poings, à la partie interne et supérieure de la mamelle, dure, résistante dans son pourtour qui ne semble pas indépendant des autres tissus; elle est fluctuante, au contraire, dans l'étendue d'une pièce de 5 francs en dedans du mamelon. Les parois de la poche sont formées par le tissu mammaire induré, inégal,

lobulé, surtout en dedans ; la masse de la tumeur est mobile ; la peau qui la recouvre, libre d'adhérences, est sillonnée de veines dilatées ; les légères douleurs que la malade accuse augmentent, suivant elle, à l'époque des règles.

Au-dessous et en dehors, la mamelle, avec ses caractères normaux, embrasse comme dans un croissant la moitié externe de la tumeur. L'aisselle correspondante n'offre rien d'anormal.

Le père est mort de vieillesse, et la mère d'une ascite à l'âge de cinquante-deux ans. La malade eut à la suite de couches un abcès qui s'était bien guéri.

3 décembre. — Extirpation de la tumeur. Réunion de la plaie par la suture entortillée. Une mèche de charpie est introduite dans la partie la plus déclive de l'incision. (Pansement simple ; bouillon, infusion de tilleul.)

4. — Quelques douleurs dans le sein.

8. — Pansement. Le sein n'est pas rouge ; pas de suppuration.

Anatomie pathologique. — Tumeur sphéroïdale, dure, tendue, rénitente, lisse, recouverte çà et là de pelotons graisseux ; son poids est de 4 kilogramme ; elle est bosselée, de consistance élastique dans quelques points, liquide dans d'autres. Une incision donne issue à environ un verre de liquide roussâtre, couleur café à l'eau, un peu clair. Inodore, offrant à sa surface des paillettes brillantes, ce liquide est semblable à celui retiré par le docteur Leroy, et laisse déposer au fond du vase une poussière brunâtre peu abondante. Une fois ouverte et vidée, la poche peut être retournée facilement, de façon à permettre l'examen de sa face interne, excepté dans une étendue de 4 à 5 centimètres. En ce point, en effet, la paroi se continue avec une masse solide, qui, par de nombreux prolongements, forme des cloisons plus ou moins larges. Constituées par un tissu mince, blanc, nacré, lisse, comme fibreux, ces cloisons se continuent sans ligne de démarcation avec les parois du kyste ; la face interne de ce dernier, blanchâtre, lisse, est parsemée de petits îlots bruns, saillants, rugueux au toucher, dont la surface, comme ulcérée, rappelle l'aspect des follicules de l'intestin grêle. Entre ces îlots l'intérieur du kyste présente un réseau vasculaire injecté de sang. Sa cavité offre du reste le poli et le luisant des membranes séreuses, et ses parois ont une épaisseur assez considérable ; de consistance analogue à celle d'un péricarde très épais, elles sont formées de tissu fibreux.

La masse solide de l'intérieur, qui forme à elle seule les quatre cinquièmes de la tumeur, a l'aspect d'un chou-fleur ; les mamelons nombreux dont elle est formée sont séparés les uns des autres par des sillons de profondeur variable. Ces mamelons sont eux-mêmes formés de lobules, les lobules de granulations, les granulations de granules très fins. Réunis, ils forment des lobes ; d'autres, encore assez nombreux, sont flottants, isolés, supportés par un pédicule fibreux, rétréci à sa base, qui s'épanouit en forme de coiffe à leur face libre. La couleur de ces lobules, varie dans les divers points de la masse. Les uns sont blanchâtres, d'autres d'un jaune d'ambre ; quelques-uns sont d'un gris foncé ; enfin il en est un grand nombre qui, fixés et serrés les uns contre les autres, ont une teinte rouge et livide analogue à celle de la chair lavée. Les petits fragments isolés qui forment les granulations de ce dernier ordre ressemblent aux granulations mûriformes des valvules du cœur.

La densité de la concrétion, prise en totalité, est assez considérable. Sa fragilité varie ; ses parties les moins foncées en couleur sont les plus résistantes, et réciproquement. Quand on opère des tractions sur la tumeur, on la divise en lobes et en lobules plutôt qu'on ne la déchire. Quelques lobules réunis en une masse de la grosseur d'une noix constituent une partie dont le tissu ressemble complétement à celui de la mamelle, seulement la teinte blanche, au lieu d'être mate comme à l'état normal, est opaline. On n'y aperçoit ni vaisseaux, ni nerfs.

Examen microscopique de M. Lebert. — Une hypertrophie notable des tissus cache à l'œil nu les lobules primitifs ; cependant, en disséquant avec soin et en taillant des tranches verticales très minces de la tumeur, on arrive à en voir un assez grand nombre qui présentent exactement les mêmes caractères que dans l'hypertrophie partielle ordinaire de la mamelle, savoir: lobules allongés, dont les uns sont arrondis, les autres pointus à leur extrémité, à contour externe nettement dessiné, ayant en moyenne $1/10^e$ de millimètre de large sur $1/8^e$ ou $1/6^e$ de longueur. On y trouve des noyaux isolés de $3/400^e$ de millimètres de long sur $1/200^e$ de large, avec deux nucléoles punctiformes dans leur intérieur, ou des cellules complètes ayant alors $1/100^e$ ou $1/80^e$ de millimètre, une paroi pâle, ronde, ovale ou irrégulière.

À l'œil nu cette tumeur n'offre pas les caractères de cancer, elle n'en donne pas l'idée. Au microscope les globules qu'on y trouve diffèrent de ceux du cancer :

A. Par leurs dimensions beaucoup plus petites ;

B. Par leur aplatissement bien plus grand ;

C. Par les nucléoles très petits, punctiformes ;

D. Par leur disposition pavimenteuse ;

E. Par l'absence d'éléments graisseux et granuleux à leur intérieur ;

F. Par leur disposition régulière sur la paroi interne des lobules glandulaires primitifs.

16 décembre. — Fièvre, malaise général, quelques nausées dans la journée d'hier. Le sein est rouge et douloureux ; le pus qui s'en écoule est très fétide. Il y a rougeur très prononcée du bras droit.

17. — Le soir, pouls à 120. Même état que le matin.

20. — Un érysipèle parcourt le devant de la poitrine, une partie du dos, tout le bras et une partie de l'avant-bras droit. L'épaule gauche est envahie ce matin. La plaie est en assez bon état ; ses bords, ne s'étant pas réunis, en laissent apercevoir le fond ; la suppuration, de bonne nature, est abondante.

21. — L'érysipèle a envahi la nuque.

22. — La plaie a toujours un bon aspect. La malade se plaint beaucoup du ventre. Il y a du délire ; pouls à 120. Diarrhée.

26, à trois heures du soir. — La malade est toujours de même ; envie de dormir. À trois heures quelques minutes elle prend un bouillon ; à trois heures dix minutes elle rend le dernier soupir.

28. — *Autopsie.* — L'autopsie n'a rien présenté de remarquable, on a seulement trouvé l'intestin grêle criblé de rougeurs et d'arborisations.

Le *traitement* des kystes sanguins du sein doit être envisagé : 1° au point de vue général ; 2° eu égard aux topiques ; 3° relativement aux opérations chirurgicales.

Hygiène et topiques. — Si la tumeur est petite et récente, on peut la faire disparaître en plaçant la femme dans d'autres conditions hygiéniques ou sociales. Une alimentation réparatrice, les ferrugineux à l'intérieur sont indiqués s'il il y a chlorose ou anémie. Vivre à la campagne, prendre de l'exercice, se donner des distractions, réussit mieux aux femmes qui ont des habitudes sédentaires ou l'âme triste. Le mariage convient à celles qui jouissent d'ailleurs d'une bonne santé, et dont les règles ne sont pas assez abondantes.

L'application de quelques sangsues, soit à la vulve, soit au-dessous de la mamelle, ne doit point être oubliée dans les cas d'aménorrhée ou de pléthore, et lorsque la chlorose n'est pas à craindre. Des compresses imbibées d'une solution de chlorhydrate d'ammoniaque dans l'eau, le vin ou le vinaigre, des cataplasmes de farine de lin et de vin saupoudrés de sel ammoniac, sont également indiqués. Dans d'autres cas, il convient d'essayer les pommades iodurées et même la compression. Le topique le plus énergique et le plus efficace en pareil cas, c'est le vésicatoire volant, auquel on peut d'ailleurs associer les autres moyens.

Lorsque cette médication échoue, ou lorsque la tumeur date déjà de loin, il n'y a plus que les moyens chirurgicaux qui puissent en triompher. Si la tumeur est peu volumineuse ou stationnaire, si la malade est avancée en âge et d'un caractère calme, il est permis de n'y pas toucher. Incapables, selon toute apparence, de subir une transformation maligne, pouvant rester toute la vie sans acquérir un volume considérable, n'occasionnant presque jamais de souffrance, ne pouvant gêner que mécaniquement et inquiéter qu'à titre de difformité, de pareilles tumeurs, on le conçoit, peuvent être respectées sans inconvénient chez une infinité de femmes. Si la tumeur inspire des craintes, soit à cause de son accroissement continuel, soit parce qu'elle manifeste quelque tendance à dégénérer, soit parce que la malade, y trouvant la source de tracas incessants, veut absolument en être débarrassée, il n'y a que l'incision, le séton, l'injection ou l'extirpation qui puissent être sérieusement proposées.

L'injection, ici comme pour les kystes séreux, doit être pré-

férée contre les tumeurs volumineuses, uniques et dont le diagnostic est clairement établi ; mais comme ces conditions manquent souvent, le séton ou l'incision peuvent trouver aussi leur
indication. Par exemple, quand on est sûr qu'il n'existe que
deux ou trois kystes, et que ces kystes ont au moins le volume
d'une noisette, le séton, et mieux encore l'incision, suffisent.
Par malheur, le diagnostic est rarement assez précis pour donner
la certitude qu'à côté des bosselures les plus saillantes, il n'y
en ait pas d'autres infiniment plus petites. L'anatomie pathologique montre que ce dernier cas est de beaucoup le plus fréquent. Comme le séton ou l'incision, de même que l'injection,
exposeraient à une guérison incomplète, à des récidives presque
inévitables, il est à la fois plus prompt et plus sûr alors d'en
venir immédiatement à l'extirpation. Sur des tissus sains, et chez
des personnes dont la santé générale n'a éprouvé aucune
atteinte, l'opération, qui est d'ailleurs facile et simple, ne
laisse dans la région mammaire qu'une plaie régulière, dont
la guérison se fait presque toujours rapidement et sans complication.

E. — Kystes séro-muqueux.

J'ai rencontré dans le sein des kystes qui se distinguent des
précédents par la matière qu'ils contiennent, bien plus encore
que par l'aspect de leurs parois. Au lieu d'un liquide roussâtre
ou presque séreux, on y trouve une substance grise ou jaunâtre, ayant quelque analogie avec du mucilage, et dont la consistance varie depuis celle d'une crème un peu épaisse jusqu'à
celle d'un mucilage demi-concret. J'en avais recueilli trois
exemples en 1838 ; depuis lors je n'en ai trouvé que deux; les
caractères en étaient du reste tellement tranchés, que j'ai pu
en étudier l'origine et la nature avec soin.

Chez une des femmes, la tumeur, du volume d'une noix, était
située en dedans et au-dessous du mamelon; chez l'autre, elle
existait en bas, tandis que chez une troisième elle occupait la
partie supérieure du sein; dans ce dernier cas, la tumeur datait
de trois ans : un coup de coude paraissait en avoir été la cause.
Appliqué sur la partie inférieure de la mamelle, ce coup fut

suivi d'une large ecchymose, qui persista longtemps au-dessous du mamelon. On ne s'aperçut de l'existence de la tumeur qu'au bout de quelques mois. Indolente, ne troublant ni la santé générale, ni aucune fonction, elle acquit dans l'espace d'un an le volume d'un œuf de poule.

La malade, jeune fille de vingt-deux ans, croyant ressentir de temps à autre quelques élancements dans la mamelle, vint d'elle-même à l'hôpital prier de l'opérer ; située dans la couche sous-cutanée, la tumeur avait son point de départ dans l'un des lobules les plus élevés de la glande. Dépourvue de complication inflammatoire, entourée de tissus sains, douée d'ailleurs d'une élasticité comparable à celle des adénoïdes ou des fongus, cette tumeur me laissa un instant dans le doute sur sa véritable nature, et l'opération seule m'apprit que c'était un kyste rempli d'un fluide onctueux, grenu, pointillé de grumeaux blanchâtres, d'un aspect oléagineux.

Rien de semblable n'avait encore été signalé dans la mamelle, et je sens qu'une description plus détaillée serait nécessaire pour faire comprendre exactement ce que la matière dont je viens de parler offrait de particulier. En disant qu'elle ne ressemblait ni à du sérum, ni à du sang, ni à du pus, ni à de la matière sébacée, qu'elle faisait naître l'idée d'un mucilage un peu gras, qu'elle ressemblait, sous certains rapports, à de la moutarde très liquide, je conviens que c'est en donner une idée très incomplète. Il aurait fallu l'examiner au microscope ou la soumettre à l'analyse chimique ; mais à cette époque de tels moyens étaient encore peu employés, et les nécessités de l'opération en eussent d'ailleurs rendu l'usage fort difficile.

Le kyste était remarquable sous un autre rapport ; ses parois étaient ossifiées à la façon des artères de quelques vieillards. On les aurait prises pour une lame ostéo-calcaire confondue par sa face externe avec les tissus sains du voisinage ; mince, flexible, craquant sous le doigt comme une feuille de parchemin, cette coque ressemblait un peu à celle de certaines tumeurs maxillaires que Ronge d'abord, puis Dupuytren, ont décrites avec soin. Le reste de la région mammaire conservait son état naturel, et la jeune fille jouissait d'ailleurs d'une parfaite santé.

Ces kystes ne doivent point être confondus avec les tumeurs osseuses, avec les productions ostéiformes dont il a été question dans un autre chapitre (page 293). Ici, en effet, il s'agit d'une simple coque fragile, mince, fendillée, d'une cavité close à parois calcaires, remplie d'un liquide particulier, tandis que les tumeurs et productions osseuses forment des masses qui n'ont point pour but de circonscrire une collection de liquide.

Dans les autres kystes oléagineux, le liquide se présentait avec les mêmes caractères que dans le cas qui précède; même coloration, même consistance, même aspect, tout était semblable, excepté l'enveloppe, qui était souple, vasculaire, absolument dépourvue d'ossification. La tumeur était, dans tous, globuleuse, uniloculaire, entourée de tissus sains. L'une de ces tumeurs ne dépassait guère le volume d'une grosse noisette. Aucune douleur ne les accompagnait, aucun travail pathologique n'en compliquait l'existence.

Leur étiologie est restée jusqu'ici couverte d'un voile épais, et n'a été, il faut en convenir, l'objet d'aucune recherche spéciale. On peut supposer que plusieurs d'entre elles ne sont, comme les kystes séreux ou les kystes hématiques, que des ampoules galactophores; mais il est difficile de les rapporter toutes à cette source.

Comme la plupart des femmes en accusent un coup, une violence extérieure, je me suis demandé si le mal n'aurait pas, au moins quelquefois, un épanchement de sang ou de lymphe pour point de départ. Une semblable hypothèse rendrait facilement compte de presque toutes les variétés de kystes qui s'établissent ou peuvent s'établir à l'intérieur ou en dehors des conduits de la mamelle. Qu'à la suite d'un coup, d'un froissement, d'une pression ou de quelque travail intérieur, une certaine quantité de sang s'épanche, ou s'arrête et cesse de circuler aux confins du système capillaire, ne devra-t-on pas s'attendre alors à tous les genres de transformations que le sang épanché subit, à toutes les maladies qu'il détermine dans d'autres régions? Ainsi que je l'ai dit plusieurs fois déjà, si le sang est simplement infiltré, la résorption s'en empare, et les tissus rentrent dans l'état normal. Il se peut pourtant que quelques parcelles de la matière hématique échappent à l'absorption, et servent de point de départ à une tumeur qui deviendra un kyste. Si le sang, au lieu de s'infiltrer, se rassemble en foyer, il est bien plus capable encore d'exciter une exhalation surabondante, de produire une tumeur dont le volume et la constitution précise ne peuvent rien avoir de fixe. Plusieurs noyaux ou foyers s'établissant à la fois ou successivement engendreront, on le conçoit, des kystes multiples comme ceux que j'ai décrits plus haut sous le titre de *Kystes séro-sanguins*.

Par les transformations dont elle est susceptible, la matière épanchée, envisagée de la sorte, peut donner lieu :

1° A une tumeur solide, lorsque les parties concrescibles de la lymphe ou du sang prédominent et restent seules dans le foyer.

2° A une tumeur qui devient ou reste liquide, si c'est la partie séreuse du sang qui est épanchée, ou si les parois du kyste sont devenues le siége d'une exhalation notable, en même temps que la fibrine a disparu d'une manière quelconque.

3° A une tumeur de consistance molle ou demi-liquide, quand le sang coagulé se mêle d'une manière intime en se dissociant, soit avec son propre sérum, soit au fluide qui s'exhale des tissus environnants.

Je n'ai point rencontré dans les kystes du sein de ces corps mobiles, dont les bourses synoviales sont si souvent le siége.

Lorsque la matière concrescible disparaît, si l'hématine n'abandonne pas le sérum, le liquide resté noirâtre et constitue le kyste séro-sanguin. S'il arrive, comme je l'ai vu dans d'autres régions, que l'hématine disparaisse à son tour, on a les kystes séreux proprement dits. Quand le sérum est mêlé à la substance concrescible au point de donner lieu à une bouillie, on a une masse mucilagineuse plus ou moins colorée suivant la proportion d'hématine conservée, ou bien une matière pultacée brune, roussâtre et plus ou moins homogène si la proportion de coagulum est restée considérable. J'ai observé tant de fois ces transformations successives des collections sanguines dans d'autres régions, que j'aurais de la peine à ne pas les admettre comme probables ou au moins comme possibles ici. La malade de M. Leroy (obs. CLXI) et un fait de M. Morel-Lavallée, entre autres (1), montrent au surplus que de telles transformations ne sont guère contestables dans le sein.

Les kystes oléagineux qui datent de plusieurs mois sont encore moins susceptibles que les kystes séreux et les kystes séro-sanguins de se dissiper spontanément. Ce que j'ai dit du pronostic de ces derniers leur est également applicable. J'ajouterai même que les kystes mucilagineux sont en outre plus rebelles à l'action des topiques que les autres espèces. On se ferait donc illusion en comptant sur la facilité de leur guérison sans l'intervention de la chirurgie. Comme ils n'ont par eux-mêmes rien de grave, il n'en est pas moins permis, lorsque les malades le désirent, de les attaquer par les moyens locaux, tels que les pommades iodurées, les emplâtres fondants, les vésicatoires, après avoir prévenu, du reste, que de tels remèdes échouent presque toujours. Dès qu'on a vainement essayé les topiques pendant quelques mois, il convient d'engager la femme à laisser sa tumeur tranquille; car si elle continue de croître, s'il s'agit de guérir réellement, il n'y a qu'une opération chirurgicale qui puisse être raisonnablement conseillée.

L'incision de tout le kyste suffit lorsque les parois en sont souples et vasculaires; on s'y prend ensuite de manière que toute la cavité morbide entre en suppuration. De là un travail et une cicatrisation analogues à ce que présente un large abcès ouvert et pansé à plat. Le séton serait à la fois moins sûr, moins commode et tout aussi douloureux. Les caustiques n'auraient de leur côté aucune sorte d'avantage.

L'aspect oléagineux du liquide et l'état légèrement tomenteux des surfaces font que les injections irritantes provoqueraient peut-être la suppuration plutôt qu'une phlegmasie franchement adhésive. Moins propres que les kystes séreux à subir le bourgeonnement nécessaire à la cicatrisation des surfaces puru-

______

(1) *Bulletin de l'Académie impériale de médecine*, t. XX, p. 125.

lentes, les kystes mucilagineux semblent justifier mieux que les autres l'extirpation de préférence à l'incision. On n'hésiterait pas du moins à choisir l'extirpation, si les parois de la tumeur étaient épaisses, lardacées ou ossifiées; la plaie alors est infiniment plus favorable à une agglutination, soit immédiate, soit secondaire, qu'à la suite d'une fente pure et simple de toute la tumeur. Dans le premier cas, en effet, il s'agit de tissus sains, d'une plaie simple, tandis que dans l'autre, on a une cavité ou séreuse, ou pseudo-muqueuse, dont les parois sont loin de se prêter aussi bien à une adhésion complète et immédiate, ou au travail inflammatoire que nécessite l'agglutination des plaies en général. L'extirpation des kystes est en définitive une opération prompte, moins douloureuse que les femmes ne se l'imaginent, qui n'expose par elle-même à aucun danger sérieux, et qui offre, sans contredit, le plus de sécurité.

Ce qui précède et tout ce que j'ai dit jusqu'ici des kystes, des kystes purulents, des kystes laiteux, des kystes séreux, des kystes mucilagineux, des kystes hématiques, etc.; ne concerne que ceux qui sont essentiels, c'est-à-dire ceux qui se sont montrés sous forme de kystes dès le début. A l'occasion des abcès, des hypertrophies partielles, des adénoïdes et de certains cancers, il en a déjà été parlé ou j'aurai à en parler de nouveau, mais alors c'est ou ce sera à titre de complication, de kystes symptomatiques ou de dépendance de la maladie principale.

Ceux que j'ai observés dans les années 1854-55-56-57, au nombre de 16, 10 à droite, 6 à gauche, chez des femmes âgées de moins de :

30 ans	4
30 à 40	4
40 à 50	5
50 à 60	3

étaient séreux ou hématiques chez 9 malades, purulents dans 3 cas, et avec hypertrophie dans les autres.

Au demeurant, les adénoïdes, les hypertrophies, les kystes, les nodosités, etc., que j'ai notés depuis 1853, forment un total de 281 cas, chez des femmes âgées de moins de :

30 ans.	76
30 à 40	64
40 à 50	80
50 à 60	19
60 à 80	31
Pas notée.	11

130 du côté droit, et 141 du côté gauche.

§ V. — Corps étrangers.

La mamelle contient parfois des corps étrangers comme il peut s'en rencontrer partout. Ainsi j'y ai observé des aiguilles ou des épingles. Il se peut alors que ces objets deviennent la source d'accidents inflammatoires à différents degrés (obs. XXXVIII), ou de tuméfactions chroniques et de tumeurs. Le plus souvent néanmoins aucune réaction ne survient, et l'aiguille ne provoque, n'entretient pas de douleur notable !

En voici un exemple très simple.

Obs. CLXIII. — *Aiguilles dans le sein. Extraction. Guérison.*

Bazelot, vingt ans, giletière, 4 juillet 1856, jeune fille qui a déjà été dans nos salles il y a environ un mois, rentre à l'hôpital pour se faire retirer des aiguilles situées dans le sein gauche.

Voici ce qu'elle raconte : Il y a dix jours, elle rangeait des aiguilles à broder ; en ayant placé une trentaine sur sa robe, elle est tombée sur le bord de la table, et plusieurs de ces petits corps lui sont entrés dans la mamelle.

Est-ce la vérité ?

L'interne en a retiré deux chez elle il y a huit jours.

Elle entre aujourd'hui à l'hôpital pour se faire retirer les autres.

Le jour de son entrée on lui en a retiré deux ; l'une d'elles est extraite sans avoir besoin d'incision ; pour l'autre on a recours au bistouri.

Au bout de trois ou quatre jours, on lui en retire deux autres.

Enfin, le jour de sa sortie, le 16 juillet, on lui en a retiré une septième ; il ne paraît plus en rester, et la malade sort.

Il n'est rien survenu pendant son séjour à l'hôpital.

Une autre jeune femme, restée quelque temps à la Clinique pour une affection des yeux, a conservé dans le sein gauche une longue et forte aiguille pendant deux mois, sans en souffrir notablement. Après l'avoir extraite, j'en ai retrouvé une autre un peu au-dessus de la première sans pouvoir deviner comment elles étaient entrées ni l'une ni l'autre.

Dans les deux cas les petites incisions se sont refermées dès le lendemain, et nulle trace du passage de ces petits corps étrangers n'est restée.

Les fragments de verre, de bois, de divers métaux, de petits cailloux, des balles, des grains de plomb, ne pouvant exiger dans la mamelle aucune précaution spéciale, ils y seraient soumis aux mêmes moyens de thérapeutique que partout ailleurs.

TABLEAUX DE KYSTES DIVERS.

ANNÉES.	ESPÈCE.	AGE.	PROFESSION.	SIÉGE.	CAUSES.	TRAITEMENT.	COMPLICATIONS.	TERMINAISON.	SÉJOUR	OBSERVATIONS.
1830	séro-sang.	36	—	s. g.	—	Extirpation......	—	Guérison...	—	Kystes nombreux, datant de dix ans.
1836	hématique	27	domestique...	id.	c. violent	id.........	Érysipèle...	id.....	41 j.	
1837	—	15	—	s. dr.	chute . .	—	—	Même état..	10 j.	Léger écoulement par un petit trajet fistuleux.
1838	séreux...	45	—	id.	—	id.........	—	Guérison...	—	
»	séro-muq.	22	ouvrière....	—	—	id.........	—	id.....	—	Le kyste était rempli d'un fluide onctueux, grenu, avec petits grumeaux blanchâtres, d'un aspect oléagineux. Les parois du kyste étaient ossifiées.
1840	séreux...	—	—	s. g.	—	Ponction, inject. iodée.	—	id.....	15 j.	
»	id....	—	—	id.	—	id.........	—	id.....	—	Nouveaux kystes en 1843. Même traitem. Guérison.
1842	id....	28	domestique...	id.	—	Pom. iod. pl.,ponct. expl.	—	Même état..	10 j.	Refus du se faire opérer.
1843	id....	—	—	id.	—	Ponct. et inj. proposées. Refus ; caustiques . .	—	id.....	—	Opérée déjà de tumeurs adénoïdes au même sein.
1844	—	53	journalière...	id.	—	—	Tenant au cartil.	id.....	2 j.	Refus de se faire opérer.
1846	séreux...	40	cuisinière....	s. dr.	—	Ponction, extirpation. .	—	Guérison...	1 mois	
»	id....	44	domestique...	—	—	—	—	id.....	31 j.	
»	hématique.	30	lingère....	—	coup...	—	—	id.....	47 j.	
1847	séreux...	66	couturière...	s. dr.	—	Ponct., injection iodée.	—	id.....	20 j.	
»	hématique.	24	domestique...	id.	coup...	Extirpation......	Érysipèle interne	Mort.....	50 j.	Tumeur du poids de 1 kil., bosselée, élastique dans quelq. points, liquide dans d'autres. Se décompose en mamelons, lobules, granulations, granules.
1851	séreux...	47	femme de chambre....	id.	—	id.........	—	Guérison...	25 j.	Quelq. lobules ressembl. au tissu mam. Au micros., M. Lebert trouve une hypertrophie mammaire.
1852	mélicériq.	43	—	s. dr.	—	Ponction, extirpation. .	—	id.....	12 j.	Enveloppe fibreuse, mat. grisâtre, semblable à de la bouillie, d'une odeur fade, nauséeuse. Au micr., cristaux de cholestérine, cellules d'épithélium pavimenteux et globules de graisse.
1854	purulent..	22	relieuse....	s. g.	coup il y a 7 ans, déb. 5 m.	Incision, contre-ouverture, séton.....	Érysipèle...	Guérison...	18 j.	Volume d'une bille de billard.
1855	ou laiteux?	45	professeur d'anglais....	s. g	coupily a 6 mois	Ponction......		id.....	20 j.	Mariée, pas d'enf.; bien réglée, excepté depuis 2 mois. Accr. rapide de la tum. depuis 2 mois. Vol. actuel. Petit œuf de poule, 3 bossel. Il sort par la ponction un liquide laiteux (petit-lait). Cholestérine à la surf.

KYSTES LAITEUX. — 20 ans, 2 enfants, nouvellement accouchée ; ponction, sortie de 10 livres de lait pur ; incision, guérison (obs. Scarpa).
38 ans, accouchée depuis un mois, sein droit ; ponction, sortie de 6 onces d'un congulum blanchâtre mêlé à de la sérosité citrine : guérison (A. Cooper).
Jeune femme, nourrice depuis 15 mois, sein droit du volume d'un œuf : incision, sortie d'une matière jaunâtre (Dupuytren). Observation incomplète.

SECTION DEUXIÈME.

Le cancer ne diffère sensiblement à la mamelle ni par sa nature ni par sa forme du cancer des autres parties du corps. Ce qui concerne le cancer en général lui est par conséquent applicable de tous points. Étant sans contredit le plus fréquent de tous, il a naturellement servi de base à toutes les descriptions, à toutes les discussions. C'est pourquoi j'ai cru nécessaire d'entrer ici dans quelques détails eu égard à l'ensemble des cancers.

CHAPITRE PREMIER.

FORMES DIVERSES DU CANCER.

En supposant que l'anatomie pathologique parvienne jamais à démontrer que le cancer est toujours et partout une même maladie au fond, il n'en restera pas moins évident qu'il se présente à l'observateur sous des formes assez variées.

Avec son caractère général de malignité, avec sa tendance à détruire les organes en les envahissant, à se multiplier soit au voisinage, soit au loin, soit par continuité, soit par infection, *sans distinction* de tissu; de nature à ne jamais se dissiper spontanément, ni à céder aux moyens pharmaceutique connus jusqu'ici; ayant pour but de ruiner incessamment l'organisme, d'éteindre inévitablement la vie, si la chirurgie n'intervient pas à temps, le cancer représente un groupe de lésions fort distinctes quoique complexes par leurs attributs extérieurs; de lésions dont le pronostic n'est que trop inévitablement identique et malheureux.

Des formes que j'ai indiquées (introduction) comme admissibles en principe, il en est plusieurs qui, jusqu'à nouvel ordre, peuvent cependant ne point être étudiées à part au point de vue purement clinique. Le cancer myéloïde, qui a pour base les cellules primordiales de la moelle épinière du fœtus, au dire de M. Paget (1), ou les cellules de la moelle des os, comme d'autres croient l'avoir établi, ne s'en confond pas moins volontiers avec l'encéphaloïde. Les cancers fibroïdes, chondroïdes, ostéoïdes et même colloïdes, se confondent souvent à leur tour, soit entre eux, soit avec le squirrhe, au lit des malades, sans inconvénients sérieux pour la pratique, et ainsi de quelques autres.

A la mamelle le cancer se montre sous trois formes principales : le squirrhe, l'encéphaloïde, le chondroïde, qui semblent quelquefois s'associer, mais qui, le plus souvent, conservent du commencement à la fin des caractères cliniques assez dissemblables ; la mélanose, les kéloïdes, les épithéliomes pures y sont rares ; en admettre treize espèces comme Wedel ou 8 seulement à l'instar de M. Rokitansky, se servir des noms allemands ou anglais, à la place des précédents, ce serait jeter de la confusion, je crois, plutôt que de la lumière dans les descriptions.

ARTICLE PREMIER.

SQUIRRHE.

Le squirrhe se présente sous différents aspects. On observe dans le sein le squirrhe proprement dit, ou squirrhe ligneux avec ses rameaux ou ses racines, le squirrhe lardacé, le squirrhe disséminé, le squirrhe pustuleux, le squirrhe en plaques, etc.; susceptibles de se réunir dans la même mamelle, ces diverses variétés se rencontrent aussi séparément chez un certain nombre de femmes. Pour beaucoup de savants étrangers, pour Abernethy et Scarpa entre autres, le squirrhe à peu près seul d'ailleurs est cancer (2), et c'est sans doute au squirrhe que se rapporte le cancer fibreux de Wedel ou de M. Rokitansky (3).

§ 1. — Squirrhe ligneux.

Je nomme ainsi un genre de tumeurs dont le caractère dominant est de présenter la densité, l'inextensibilité du bois, de ne

(1) M. Henry, trad. angl. de ce vol., p. 371.
(2) A. Bérard, *Dict. de médecine*, t. VI, p. 286.
(3) Michel, ouvr. cité, p. 335.

point avoir de limites fixes, de se continuer avec les tissus ambiants. J'en ai rencontré quatre nuances principales: 1° sous forme de demi-globes, dans la profondeur des tissus, c'est le *squirrhe proprement dit;* 2° sous forme de *plaques* ou de *cuirasse,* c'est le *squirrhe tégumentaire;* 3° sous forme de *tubercules* ou de *boutons,* c'est le *squirrhe disséminé* ou *pustuleux,* et 4° sous forme d'ulcère sec et rétracté, c'est le *squirrhe rétractile* ou *atrophique.*

A. — Squirrhe proprement dit ou globuleux.

Tumeur rugueuse, inégale, légèrement bosselée, au lieu d'être *roulante sous la peau,* comme on le croit généralement, comme le dit encore A. Bérard (1), ce genre de cancer donne la pensée d'une portion de glande indurée, et non d'une tumeur indépendante.

Très dure, franchement ligneuse au centre, la tumeur perd par degrés cette consistance à mesure qu'on s'éloigne de son noyau principal; c'est une sorte de foyer d'où partent sous forme de rayons, de lamelles ou de traînées, soit la trame fibro-cellulaire, soit les lobules adjacents de la mamelle.

Mobile avec le tissu glanduleux entre la poitrine et les téguments, le squirrhe finit souvent par gagner en profondeur, et par contracter des adhérences avec les côtes ou avec les muscles intercostaux; mais avant d'en venir là, il s'empare de la peau, qu'il semble attirer à lui, et qu'il n'est bientôt plus possible d'en séparer ni même d'en distinguer.

Il est rare que le squirrhe atteigne un certain volume, sans que les téguments qui le recouvrent se rident ou se dépriment, prennent une teinte grise ou revêtent l'aspect pointillé des plaques gaufrées de l'intestin. Ce dernier caractère est tellement significatif, qu'il suffit à lui seul pour permettre d'affirmer qu'on a un squirrhe sous les yeux; en l'apercevant simplement de l'œil, un chirurgien exercé peut hardiment diagnostiquer un cancer.

Le squirrhe globuleux ne présente presque jamais de grosses bosselures; il est rare, du reste, que son volume devienne con-

_____
(1) Thèse, 1842, p. 91.

sidérable ; en général il a le diamètre d'un œuf de poule ou d'une noix ; au delà de ces dimensions, il s'élargit, il envoie des expansions, des *racines*, dans différents sens, ou bien il s'ulcère.

Au début, il ne se distingue que par une consistance un peu exagérée du tissu mammaire. Une exploration attentive avec le doigt fait découvrir un noyau qui donne l'idée d'un lobule induré et inflexible. La glande paraît un peu moins souple, moins extensible autour que sur les points semblables du côté sain ou que sur le reste de son étendue. A cette première période, il peut être impossible néanmoins de distinguer nettement le squirrhe d'une simple induration phlegmasique, d'une hypertrophie partielle entres autres. Seulement, comme même alors, il est souvent accompagné d'élancements, de douleurs lancinantes, d'un sentiment de constriction dans la mamelle, on arrive à ne pas s'y tromper dès que son développement a pris quelque extension.

Ce genre de squirrhe conserve jusqu'à la fin sa dureté, son caractère ligneux ; presque jamais il ne se ramollit par le centre ; c'est du côté de la peau qu'il finit par s'ulcérer. L'ulcère qui en creuse la masse est ordinairement sec, d'un gris rougeâtre, quelquefois violacé, comme ecchymosé ; les bords en sont souvent minces, comme taillés à pic ; assez fréquemment aussi sa bordure est bosselée, entourée de tubercules qui font relief sur le plan de la peau et qui ne tardent pas, chez certaines femmes, à se laisser creuser en dessous. A partir de là, le squirrhe globuleux diffère à peine des nuances qui me restent à indiquer.

B. — Squirrhe rayonné ou rameux.

Une variété que j'ai souvent observée, simple dépendance du squirrhe globuleux, est celle que j'indiquais en 1826 sous le titre de *squirrhe rameux*. Cette forme, sur laquelle on n'a pas suffisamment insisté, tient évidemment à un endurcissement spécial du tissu fibro-cellulaire.

OBS. CLXIV. — *Quarante-huit ans, squirrhe à rayons fibro-celluleux.— Extirpation, insuccès.*

Femme très robuste, n'ayant jamais été malade ; opérée, le 3 juin 1824, d'une énorme tumeur du sein datant de deux ans. Il fallut emporter une forte partie du grand pectoral et racler les côtes, encore n'était-il pas certain que toutes les parties malades eussent été enlevées. Plaie circulaire ayant plus de 9 pouces de diamètre. Réaction modérée. Le 1er juillet, la plaie est réduite à la largeur de la paume de la main. Les membres n'ont pas tardé à s'infiltrer ; la poitrine a paru se rétrécir insensiblement du côté malade, de manière à rendre la respiration courte et douloureuse. La plaie prend une teinte blafarde. Suppuration séreuse. Aucune végétation nouvelle ne se manifeste. Quoique cette femme doive succomber bientôt, il paraît douteux que des tumeurs cancéreuses se soient développées dans ses viscères. Morte au bout de quelques mois, après de longues angoisses. A l'autopsie, dans la cavité pleurale, environ deux litres de sérosité rougeâtre ; il n'a été possible de trouver aucun tubercule squirrheux ou cérébriforme, aucune autre production accidentelle sur aucun autre point de son cadavre.

La masse amputée pesait deux livres ; elle comprenait la mamelle tout entière ; une couche épaisse de tissu adipeux, et, au centre, un noyau fibreux, lardacé, jaunâtre, très dur, très élastique, criant sous le scalpel, se continuant comme par autant de *rayons* avec les cloisons cellulaires qui traversent la mamelle, pour s'aller perdre en divergeant dans le tissu cellulaire ou lamelleux des environs ; à mesure qu'on s'éloigne du centre, ces *rayons*, devenant de plus en plus souples, reprennent peu à peu leur caractère de tissu cellulaire naturel (1).

J'ajoutais : « Il est démontré pour moi, qu'ici ce n'est point une production accidentelle, mais bien une dégénérescence, et cette opinion je l'appuie de nombreuses observations.

» Forme toute spéciale de squirrhe, le *squirrhe rayonné* expose à ce genre de terminaison, et j'aurai à en tracer l'histoire d'après beaucoup d'autres faits recueillis depuis 1824. »

Dans l'espèce précédente, la tumeur conserve souvent un aspect globuleux ; on voit, sans trop de difficulté, jusqu'où elle s'étend, là où elle s'arrête ; la peau qui lui adhère ne se déprime, ne dégénère, ou ne s'ulcère que sur un point et sous forme de plaques. Le squirrhe rayonné, au contraire, prolonge ses racines dans la profondeur même des organes voisins. Les cloisons, les lames de l'aponévrose, servant de trame à la glande, indurées et raccourcies, ont subi la transformation ligneuse. De là une tumeur inégale, dure, mal circonscrite, qui se perd d'une manière insensible du côté de la peau ou vers la circonférence de la mamelle, sous forme de rayons, de brides, de traînées irrégulières ou de cordons entremêlés de rainures.

(1) *Arch. gén. de méd.*, 1826, t. XII, p. 516.

Cependant ce squirrhe a un noyau central, une sorte de foyer vers lequel convergent, ou dans lequel viennent se confondre toutes les brides de la périphérie. Les téguments, qui se comportent vis-à-vis de ce noyau comme avec les squirrhes globuleux, se dépriment souvent dans la direction d'une ou de plusieurs de ses branches. Il se forme alors sur le sein malade des plis, des rigoles manifestes, qui deviennent parfois le siége d'un suintement ichoreux, d'excoriations, de véritables ulcérations.

C'est à cette espèce qu'on faisait allusion en comparant autrefois le cancer à un crabe, et c'est elle sans doute aussi qui a servi d'origine au nom que la maladie porte depuis tant de siècles : il semble, en effet, dans certains cas, que la mamelle ait été envahie par un animal, dont le centre de la tumeur représente le corps, et dont les pattes seraient figurées par les rayons dont je viens de parler. Toujours est-il qu'il est alors impossible de dire exactement où se termine le squirrhe, où commencent les tissus sains. En coupant la mamelle, on la trouve comme cloisonnée par des plaques dures, lardacées, criant sous le scalpel, d'un gris tantôt mat, tantôt bleuâtre. J'ai vu souvent les branches de ce squirrhe se prolonger fort loin du côté de l'aisselle, se recourber sous le bord du grand pectoral, ou s'éparpiller dans les autres directions ; aussi est-il difficile de l'extirper en entier, et d'être certain de n'en avoir laissé aucune trace, quand on en a pratiqué l'ablation.

Une remarque à ne point perdre de vue dans l'examen de cette forme de cancer, c'est que rien n'indique qu'elle soit le résultat d'une exsudation, d'une création hétérologue ; il est presque impossible, au contraire, de ne pas admettre qu'elle résulte d'une transformation ou d'une dégénérescence des éléments normaux de la région.

C. — Squirrhe en cuirasse ou tégumentaire.

Une espèce de cancer que les pathologistes ont peu étudiée, et qui m'a paru cependant mériter un examen spécial, est celle que je désigne sous le titre de *squirrhe en plaques* ou *diffus* des téguments. Je l'ai si fréquemment rencontrée, et avec des caractères si tranchés, que je m'explique mal pourquoi elle n'a pas fixé plutôt l'attention. C'est la peau qui en est le siége de prédilection ; mais à son début, comme à son extrême développement, elle peut s'établir dans les autres éléments de la région. Chez quelques malades, elle n'est qu'une complication des autres formes de l'affection cancéreuse ; ailleurs, c'est elle-même qui revêt de prime abord les caractères du squirrhe, soit ligneux, soit lardacé, au milieu des tissus profonds ; cependant, dans un petit nombre de cas, elle s'en tient aux téguments depuis le commencement jusqu'à la fin.

Elle occupe tantôt un seul, et tantôt plusieurs points isolés de la couche sous-cutanée et de la peau. Dans le premier cas, les téguments, durs au toucher, rugueux, coriaces, épaissis, sont d'un pointillé rougeâtre, anormal : il semble qu'ils aient été tannés, et qu'il y ait une portion de cuir ferme à la place de la peau naturelle. Dans le deuxième cas, les plaques sont plus petites, comme disséminées, tout en offrant les mêmes caractères et l'aspect de taches violacées.

Du reste, ces deux variétés existent presque toujours ensemble ou ne tardent pas à se confondre ; en général, de larges plaques, existent sur certains points, en même temps qu'une foule de petites taches se voient çà et là dans le voisinage. J'ai vu des malades qui en avaient le sein complétement couvert, et chez lesquelles la transformation ligneuse s'étendait jusqu'au creux de l'aisselle d'un côté, vers la clavicule et au-devant du sternum de l'autre ; j'en ai vu qui, outre la plaque principale, avaient encore le devant de la poitrine criblé de petites plaques secondaires. J'ai vu (pl. VIII, fig. 1) des femmes, enfin, dont tous les téguments de la poitrine étaient transformés en une cuirasse inextensible, ayant quelque analogie avec la peau d'un cadavre congelé. Tantôt ces plaques font un léger relief à l'extérieur ; tantôt elles paraissent déprimées, rétractées vers les couches profondes. J'en ai vu qui offraient une teinte légèrement cuivrée, qui aurait pu faire naître l'idée d'une affection syphilitique. Par la dissection, il est facile de voir que la peau et sa doublure celluleuse sont le siége exclusif du mal, et que, en s'épaississant, en dégénérant, ces tissus ont acquis une densité comparable au cuir tanné des grands animaux ou à la couenne du porc.

Au début, le squirrhe primitif des téguments ne fixe point l'attention des femmes, il ne cause aucune douleur ; comme il n'en exsude rien, comme la peau seule en est le siége, il passe généralement inaperçu, tant qu'il n'a pas atteint un certain développement. Le praticien ne s'y laissera point prendre néanmoins, et je ne puis trop l'engager à se tenir sur ses gardes, quand il voit sur la poitrine des marbrures d'un rouge jaunâtre, des plaques grises, pointillées, disséminées çà et là, surtout si ces taches sont permanentes (pl. VIII, fig. 1), et si, au lieu d'être souples, de disparaître momentanément sous la pression, elles reposent sur autant de plaques dures, épaisses, inextensibles ou ligneuses.

Avec leur bénignité apparente, ces taches sont en effet de véritables cancers, et des cancers de la plus détestable espèce. Éparpillées d'abord, elles finissent par se confondre, par former des plaques de plus en plus grandes, une véritable cuirasse. Pendant que les premières venues se confondent ainsi, il s'en produit d'autres dans des régions restées saines jusque-là, de telle sorte que toute la poitrine peut être à la fois envahie par elles. Après un certain temps, leur caractère change ; des douleurs surviennent ; les femmes y éprouvent de la chaleur, de la brûlure, des élancements ; de l'insomnie, des angoisses, de l'agitation, de l'inappétence, s'y joignent bientôt ; plus tard, la respiration devient difficile, la poitrine s'embarrasse, semble être comme doublée d'un cercle de fer, qui se rétrécit de plus en plus, et tend à étouffer les malheureuses malades. La cuirasse est effectivement si dure, si complète dans certains cas, si inextensible, elle tend si fortement à se resserrer, à diminuer la capacité du thorax, que le jeu des muscles intercostaux et les mouvements d'inspiration et d'expiration cessent d'être possibles.

Souvent, il est vrai, avant d'en venir là, le squirrhe ligneux s'ulcère sur différents points, ou se propage aux tissus sous-jacents : alors des bosselures se développent, s'établissent autour des ulcères, et c'est par la suppuration, ou par la douleur, qui peut revêtir en pareil cas une extrême acuité, autant que par la constriction du thorax, que les femmes sont emportées.

Parmi les malheureuses que j'ai vues dans cet état, je signalerai une dame anglaise, dont les téguments, depuis les flancs jusqu'au cou, depuis l'ombilic jusqu'au larynx, depuis les lombes jusqu'à l'occiput, avaient subi la transformation ligneuse, et qui était en outre criblée d'ulcères squirrheux, unis à une foule de bosselures cancéreuses, jusque dans les aisselles et sur les épaules. Cette pauvre femme, dont les deux bras étaient triplés de volume et durs comme du marbre, avait la respiration si *petite*, si courte, qu'elle ressemblait à une personne qu'on étrangle ou dont la poitrine est violemment prise dans un étau ; ne pouvant remuer ni les bras ni la tête, éprouvant des douleurs atroces à tout instant, elle offrait, quand je la vis avec le docteur Skiers, son médecin, le spectacle le plus navrant : jetant des cris perçants, appelant la mort sans pouvoir se la donner, et priant incessamment qu'on lui administrât une dose d'opium suffisante pour l'endormir à jamais !

Dans l'observation qui suit, on voit que la malade, arrivée pleine de santé et de gaieté, exempte de douleurs, quoique déjà les deux mamelles et tout le devant de la poitrine fussent envahis, ne resta pas un mois à l'hôpital sans qu'une foule [de plaques nouvelles se fussent manifestées sur les côtés du thorax, au-dessous des aisselles, en arrière même et au-dessus des épaules. Les douleurs arrivèrent ensuite avec leur caractère de brûlure et d'élancements, au point de troubler fortement le sommeil, et de rendre déjà la respiration difficile. Étouffée par l'étreinte de sa cuirasse cancéreuse, cette femme succomba deux mois après être sortie de l'hôpital.

Obs. CLXV. — *Squirrhe en plaques ou en cuirasse des deux seins.*
(Pl. VIII.)

Baillet, trente-six ans, couturière, malade depuis dix-huit mois, entrée à la Charité le 26 janvier 1852.

Les parents de cette femme ont toujours joui d'une bonne santé. Sa mère est morte à la suite de couches. Elle-même s'est toujours bien portée. Elle a l'apparence d'une bonne et forte constitution ; elle est gaie, riante et ne semble pas préoccupée de la gravité de sa maladie.

Accouchée il y a vingt mois, elle a allaité pendant deux mois.

A cette époque son corset la gênait considérablement, surtout au-dessous de la mamelle gauche : elle ne tarda pas à sentir à cet endroit un bourrelet très dur, non douloureux; l'induration s'étendit autour de la glande, gagna le sein lui-même, puis tout le côté gauche, jusque vers la huitième côte.. Il y a quatre mois, le sein droit, jusqu'alors intact, a été pris de la même induration, qui s'empara aussi de tout l'espace compris entre les deux seins, atteignant par en haut la fourchette sternale, allant par en bas jusqu'au-dessous de l'appendice xiphoïde.

27 janvier. — Les deux seins sont un peu plus volumineux qu'à l'état normal; le gauche a sa forme habituelle : il est plus gros, plus arrondi que le droit, qui est un peu aplati et comme collé aux tissus subjacents.

Le mamelon est volumineux, bosselé, pédiculé, épanoui en forme de chou-fleur, surtout le mamelon gauche, qui est entouré d'un sillon noirâtre, presque circulaire, d'où ne s'écoule aucun liquide. Les tubercules qui couvrent l'auréole sont gros et nombreux.

La peau a une teinte érysipélateuse, rougeâtre çà et là, surtout à droite : cette rougeur comprend le sein droit, la partie intermédiaire aux deux seins, le dessous du sein gauche, et disparaît sous la pression pour reparaître aussitôt. La peau, tendue, luisante, présente, dans certains endroits, un aspect chagriné, comme *grillé*, avec de petites élévations dures, coniques, du volume d'un grain de millet.

En raison de la tension, de la couleur de la peau, du volume des organes, on peut déjà dire hardiment que les tissus subjacents sont très denses et très durs. La mobilité normale des téguments n'existe plus; ils semblent faire masse commune avec les autres tissus. Les seins sont fixes et polis comme du marbre. Par la pression, on trouve dans les parties affectées une dureté comme ligneuse.

L'induration comprend les deux seins, et la partie située entre eux depuis la fourchette du sternum jusqu'au-dessous de l'appendice xiphoïde; le côté gauche est envahi depuis l'aisselle jusqu'à l'angle des côtes en arrière, et à la huitième côte en bas. A droite, la dureté, moins uniforme, moins exactement circonscrite, s'étend moins loin et se termine presque insensiblement vers la partie moyenne des côtes. Si l'on plonge les doigts dans l'aisselle, les tissus, au lieu de se laisser déprimer comme d'habitude, résistent et forment à la place d'un creux un ou deux bourrelets de dureté ligneuse.

La malade ne souffre pas, n'est point gênée, respire à son aise. Les mouvements de ses bras sont libres : elle peut se lever, marcher sans difficulté, les jambes ne sont pas enflées.

2 février. — La rougeur s'étend; le squirrhe gagne en arrière et en bas; on aperçoit, surtout à gauche, quelques traînées transversales, rougeâtres, dures, faisant saillie au-dessus des téguments.

Le mamelon gauche semble détaché du reste de la mamelle par une ulcération presque circulaire, étroite, assez profonde, grisâtre ou noirâtre, taillée à pic, d'où s'écoule un liquide sanieux, jaunâtre, ichoreux, d'une fétidité caractéristique.

6. — La rougeur et l'induration s'étendent à gauche, en avant et en bas. La malade éprouve des douleurs vives dans le milieu du dos, sous le bras droit et dans le côté gauche. Étouffement, suppuration abondante.

8. — L'affection gagne de tous côtés, mais surtout à gauche.

Douleurs vives que la moindre pression exaspère. Il semble à la malade qu'elle est serrée dans un collier de fer, qu'un corps venant de l'estomac lui monte à la gorge et l'étouffe, que ses os sont brisés quand elle veut faire le moindre mouvement. Elle peut à peine respirer. Elle n'a pu rester levée la veille, et ne remue plus qu'au prix de beaucoup de souffrances. La fièvre a paru pour la première fois. Pas de sommeil. Pas d'appétit. Peau chaude.

11. — On sent sur la partie latérale et un peu antérieure du cou de nombreuses plaques dures, rougeâtres. Les deux bras sont le siége de vives souffrances, ainsi que le côté gauche de la poitrine et le dos. La malade tourne la tête avec difficulté, et ne peut plus lever les bras. Accès de suffocation fréquents. Pas de sommeil.

13. — Les plaques sont agrandies, et forment maintenant un tout continu. Le cou est roide, ne peut être soulevé de dessus l'oreiller. Les bras sont douloureux ; le bras gauche peut à peine être remué. Les étouffements sont de plus en plus fréquents. La malade éprouve une sensation de brûlure, de déchirement dans les seins, le dos, les bras ; il lui semble qu'elle est serrée dans un étau.

16. — Même état ; la malade souffre beaucoup, mais ses instances pour sortir sont si pressantes, qu'on la laisse partir de l'hôpital le 16 février 1852. Elle est morte en avril.

De prime abord on dirait que la peau de ces malades a été brûlée, grillée ou rôtie ; il semble que sa densité, que son état ligneux réagisse sur les couches scus-jacentes de manière à leur faire subir bientôt une transformation pareille. Aussi chez la femme dont je viens de parler, les deux mamelles et tous les tissus qui enveloppent la poitrine étaient-ils confondus au point de ne former qu'une seule masse, qu'un seul corps, comme une statue de marbre, un cadavre congelé. Inutile d'ajouter, quoi qu'en disent certaines malades, que ce genre de squirrhe est indépendant de toute violence extérieure, de toute cause mécanique appréciable. Une sorte d'érysipèle ou de dartre eczémateuse en a toutefois marqué le point de départ chez plusieurs des femmes que j'ai observées. Nous verrons plus tard qu'il serait parfaitement inutile d'en tenter la destruction par les moyens chirurgicaux.

Comme je l'ai dit, le cancer en cuirasse n'est pas toujours primitif. Il succède souvent aux autres espèces, quel qu'en soit le point de départ. La transformation squirrheuse des ganglions lymphatiques du cou s'en complique volontiers, et envahit ainsi la poitrine d'un certain nombre de femmes. Sous cette forme, les jeunes filles elles-mêmes n'en sont point exemptes. Une forte paysanne de dix-neuf ans, que j'ai vue en 1856 avec M. Bretonneau et M. Nélaton, en a été prise de la tête aux pieds en moins d'une année. Le cou, les aisselles, le dos, la poitrine étaient criblés de squirrhes globuleux et de pustules encéphaloïdes, en même temps que la peau, les tissus intermédiaires, et les seins de cette pauvre enfant offraient l'aspect d'une épaisse cuirasse inflexible et inextensible.

D. — Squirrhe en masse.

Souvent aussi, et j'en ai rencontré une infinité de cas, le squirrhe semble envahir d'abord une grande partie et même la totalité de la mamelle. Si la maladie date déjà de quelques mois elle se présente sous forme d'un demi-globe, d'une sorte d'hémisphère mal limité, mais dépourvu de rayons ou de racines à sa périphérie. Au début ce genre de cancer, que l'on devine dans la description que donne Boyer (1) du cancer des mamelles en général, n'occupe parfois que quelques lobules du sein ; mais ses bosselures finissent bientôt par se rapprocher, par se confondre. Le tissu sécréteur en est le siége primitif; les cloisons ou les lames fibro-celluleuses ne se laissent envahir que secondairement. En général, cependant, la totalité du sein semble se prendre d'emblée. J'ai vu fréquemment la mamelle acquérir dans l'espace de moins de deux mois une dureté cartilagineuse sans se déformer notablement. Chez une malade le sein gauche, qui n'avait pas doublé de volume, représentait une masse hémisphérique de la consistance du bois, comme plaquée sur le devant de la poitrine.

Mes idées étant alors (1835) moins arrêtées qu'aujourd'hui sur la nature de ce genre de tumeurs, je me décidai à opérer. Il fallut enlever les téguments avec la mamelle. La plaie de l'opération était réduite des quatre cinquièmes, et tout indiquait une guérison prochaine, lorsqu'au bout de six semaines je m'aperçus que le sein droit se laissait envahir à son tour, comme l'avait fait le sein gauche quelques mois auparavant. Nous fûmes ainsi témoins à l'hôpital d'une transformation qui donna en moins de deux mois la dureté du cartilage à toute l'étendue de la mamelle, sans que la malheureuse femme éprouvât la moindre douleur, sans qu'il nous fût possible d'enrayer le progrès incessant de cette singulière dégénérescence,

(1) Tome VII, p. 223, édit. de 1821.

et de noter un point de l'organe qui en eût été affecté avant
les autres.

A l'inverse de ce qui arrive dans les variétés sus-indiquées,
le squirrhe en masse naît et se développe rapidement; la peau
en est presque aussitôt affectée que le tissu glandulaire. Cette
membrane, qui perd vite alors son extensibilité et sa mobilité,
se confond avec la glande de manière à ne plus pouvoir en être
isolée. Souvent elle se ride ou se pointille en se durcissant, et
semble se ratatiner, même quand la mamelle augmente de
volume au lieu de s'atrophier. On a bientôt, en pareil cas, l'association du squirrhe tégumentaire et du squirrhe glandulaire
diffus ou en masse dans une seule tumeur. Le sein se durcit
plutôt qu'il ne se gonfle, se transforme plutôt qu'il ne se
déforme, quoique cependant il augmente notablement de volume dans certains cas. Tous les éléments de la région se confondent en une bosse dont les limites ne sont jamais bien tranchées; après un temps variable, ces tumeurs finissent comme
les autres squirrhes par se déprimer ou proéminer, par se
ramollir ou s'ulcérer. A partir de là, ils s'excavent ou se creusent, et les ulcères qui s'établissent ainsi, tout en restant en
général sanieux, grisâtres, secs ou rugueux, s'entourent souvent
de reliefs à bords durs, festonnés ou irréguliers.

Le squirrhe en masse, diffus ou général, de la mamelle, n'est
pas toujours une forme primitive du cancer. Je l'ai souvent observé à titre de forme secondaire; ainsi que je l'ai dit plus
haut, il succède ou s'associe souvent au squirrhe en cuirasse.
A la différence du squirrhe proprement dit, il s'attaque volontiers aux deux mamelles à la fois. Comme il n'est d'abord accompagné d'aucune douleur, comme il ne déforme point la
gorge, qui paraît alors simplement plus ferme ou plus arrondie
qu'à l'état normal, les malades ne s'en aperçoivent point au
début. Si, plus tard, la mamelle paraît solidement fixée contre
la poitrine, c'est moins par le fait d'adhérences profondes, que
par suite de la dureté, de l'inextensibilité, de la rétraction des
tissus qu'elle s'est appropriés; on dirait que tous les éléments
constitutifs de la région ainsi envahie sont gelés, ou qu'ils ont
été transformés en un demi-globe de bois, de cartilage, ou de
marbre !

E. — Squirrhe atrophique ou rétractile.

Il existe aussi une variété de squirrhe dont le caractère spécifique semble être de ratatiner les tissus ou les organes. Une rétraction quelquefois rapide, d'autres fois lente et insensible, du mamelon, qui paraît s'enfoncer de plus en plus dans la glande, et donner naissance plus tard à des rainures, à des rigoles, en est souvent le premier symptôme. La tumeur tantôt aplatie, assez bien limitée, tantôt un peu bosselée ou armée de racines, présente du côté de la peau une dépression qui va en augmentant jusqu'à ce qu'elle s'ulcère ou s'excorie. Les téguments se pointillent bientôt sur d'autres endroits, et semblent alors s'enfoncer dans la tumeur.

En pareil cas la glande, y compris le squirrhe, perd plutôt de son volume qu'elle ne s'épaissit. On dirait que ses cloisons, que sa trame fibro-celluleuse, indurées, transformées, dégénérées, sont le siége d'un travail qui tend à les raccourcir, à les resserrer sans cesse; si bien qu'en se rétractant à la façon du tissu inodulaire, elles étranglent ou compriment les molécules du squirrhe dans leurs aréoles, entre leurs dernières lamelles. Alors, en effet, toute la mamelle tend à s'atrophier, à se réduire; c'est au point que des pathologistes ont supposé que cette rétraction bizarre était une ressource de la nature pour opérer la résolution, la guérison de certains cancers occultes.

Par malheur, ce n'est là qu'un beau rêve. Si la mamelle se *ratatine*, se flétrit sous l'influence d'un pareil travail, le peu qui en reste n'en conserve pas moins les caractères du squirrhe; si les cloisons, les brides rétractiles, finissent par se continuer avec la peau qu'elles entraînent avec tant de force en arrière, c'est qu'elles ont elles-mêmes subi la transformation squirrheuse, c'est que, téguments, brides ou cloisons fibro-celluleuses, ne se distinguent plus ni entre eux, ni du tissu glanduleux, et que le tout finit par former une masse ou des plaques homogènes, comme dans le squirrhe ligneux ordinaire.

Il est vrai pourtant que ce genre de squirrhe a souvent une marche lente, que les femmes peuvent le conserver des années entières sans que leur santé générale en souffre beaucoup: c'est avec le squirrhe atrophique qu'on a vu des malades vivre dix, douze, quinze et jusqu'à vingt ans. Des faits de ce genre ont été cités en foule, et j'en ai relevé pour mon compte un certain nombre. J'ai vu entre autres une dame russe qui en était atteinte depuis dix ans, qui avait déjà consulté les premiers chirurgiens de sa patrie, puis en Allemagne, puis en Angleterre, et aussi en Italie. Son cancer, représenté par un ulcère raboteux, d'un rouge jaunâtre et par une tumeur aplatie de 6 à 7 centimètres de large, occupait la partie inférieure du sein derrière la base du mamelon. Cette dame, que Marjolin avait également vue, et à laquelle nous ne conseillâmes, l'un et l'autre, qu'un traitement palliatif, quoique son cancer fût facile à enlever, est restée encore trois ans sous nos yeux, son mal n'ayant guère augmenté que d'un quart ; nous l'avons alors perdue de vue (1843), et je ne sais point ce qui lui est arrivé depuis.

Une dame polonaise, que j'ai visitée avec M. Lebert, a un cancer du sein gauche qui date de près de vingt ans, et il me serait facile d'indiquer une dizaine de faits semblables. Il n'en est pas moins vrai que ce sont des cas exceptionnels, sur lesquels il serait imprudent de compter.

Le cancer atrophique ne se manifeste guère qu'à une époque avancée de la vie ; c'est, pour ainsi dire, le squirrhe des vieilles femmes. J'en ai pourtant vu trois ou quatre exemples chez des malades qui n'avaient pas atteint l'âge de quarante-cinq ans. Quand il s'ulcère, on le voit se creuser peu à peu et fournir un suintement séreux ou ichoreux en général peu abondant. La surface en est ordinairement sèche, quelquefois un peu veloutée. Il n'est pas très rare de voir de tels ulcères se couvrir d'une pellicule cicatricielle, de les voir même se cicatriser tout à fait dans une partie de leur étendue ; mais, qu'ils se cicatrisent ou non, que des ulcères nouveaux s'établissent ou que ce soit le premier qui persiste, la maladie n'en continue pas moins de marcher, et elle finit tôt ou tard, comme dans les autres espèces de cancer, par envahir les organes voisins et par amener la mort des malades.

C'est au squirrhe rétractile surtout que se rapportent évidemment les transformations décrites par MM. Lorain et Robin (1) sous le titre d'altération du tissu propre de la mamelle ;

(1) *Arch. gén. de méd.*, avril et juin, 1855.

mais sans me prononcer sur le fond de leurs recherches, je suis obligé d'affirmer qu'ils se trompent en supposant que ce genre de lésion est étranger au cancer; rien n'est au contraire plus conforme à la véritable définition du cancer que le squirrhe atrophique (1).

Il en est de même de l'atrophie douloureuse ou cirrhose de la mamelle, et du sarcome atrophique de M. Virchow (2).

F. — Squirrhe pustuleux ou disséminé.

Sous forme de boutons, de petites masses arrondies ou irrégulières, de pustules, dont le volume présente une infinité de degrés, depuis celui d'une tête d'épingle jusqu'à celui d'une noisette, le squirrhe pustuleux se montre quelquefois à titre de maladie primitive, quoique le plus souvent il ne se manifeste que secondairement, à titre de conséquence ou d'extension d'une maladie cancéreuse antérieure. Presque toujours multiple, il n'en existe cependant parfois qu'un seul d'abord. Le nombre des pustules n'est guère moins variable que leur volume; j'en ai trouvé sur la même malade depuis quatre ou cinq jusqu'à plusieurs centaines. Leur siége de prédilection paraît être la peau; tantôt elles proéminent à la face libre, d'autres fois elles semblent partir de la face interne des téguments; souvent aussi elles existent dans le parenchyme même de la peau. Dans le premier cas, le squirrhe pustuleux se présente sous forme de grains d'un rouge pâle, durs, indolents, ayant quelque analogie avec les pustules d'ecthyma, si ce n'est qu'ils ne tendent point à se ramollir ou à s'ulcérer. Ils se distinguent même par ce caractère, aussi bien que par leur dureté, des follicules pileux altérés et de toutes les autres tumeurs tégumentaires. J'ai vu des femmes qui en avaient les régions mammaires comme criblées.

Dans l'épaisseur de la peau, c'est le toucher seul qui les découvre. Pour les trouver, il faut promener avec précaution la pulpe du doigt, d'abord au voisinage du mamelon, ensuite plus loin, vers les confins de la mamelle; et en définitive sur tout le

(1) *Acad. des sc.*, 20 août, 1855.
(2) *Gaz. hebd.*, 1855, p. 543.

devant de la poitrine; on arrive de la sorte sur de petites indurations bien limitées, de forme globuleuse, immobiles dans le tissu cutané, qui ne se laisse point déprimer sur elles comme dans le reste de son étendue.

Au-dessous des téguments les pustules se reconnaissent par le même procédé, et ne se distinguent des précédentes que par plus de mobilité ou de profondeur. J'avais cru d'abord qu'elles ne s'attaquaient qu'au derme ou à la couche sous-cutanée; des observations nombreuses m'ont fait voir depuis qu'il en est autrement, que le squirrhe pustuleux se développe aussi bien dans le tissu cellulaire et dans le parenchyme glandulaire que dans la peau.

Madame Du... avait au sein gauche un squirrhe lardacé du volume d'un œuf de poule, en apparence bien limité. La tumeur étant enlevée, je reconnus avec effroi qu'un semis de tubercules de même nature, sortes de têtes d'épingle, de grains de chènevis, de petites lentilles, étaient disséminés dans le reste de la mamelle, ainsi que dans le tissu celluleux ou fibro-celluleux du voisinage. La plaie de l'opération finit par se cicatriser néanmoins; mais il n'y avait pas quinze jours qu'elle était fermée, que des tubercules purent être sentis à travers la peau, et que des pustules pareilles commencèrent à se montrer à l'extérieur, dans l'épaisseur même des téguments. Il s'en développa ainsi successivement un nombre infini ; je n'ai pas besoin d'ajouter que la malheureuse dame, dont toute la région mammaire ne tarda pas à être ainsi envahie, fut emportée au bout de quelques mois par les suites de cette affreuse récidive.

Il semble, en vérité, que la puissance destructive dissémine alors à plaisir et à pleines mains dans les tissus des grains cancéreux, ou que l'économie, qui en est imbibée, cherche à s'en débarrasser en les rejetant sous forme de molécules ou de germes dans l'atmosphère de la mamelle!

Bien que dures ou d'apparence ligneuse, les pustules du squirrhe disséminé ne sont pourtant pas toujours homogènes. Elles sont en général moins condensées que le squirrhe en masse ou en plaques, et leur consistance, souvent égale partout, est quelquefois moindre cependant vers le centre que dans leurs couches extérieures. Il en est qui subissent une sorte de ramollissement, dont le centre finit par contenir une matière blanche, mate, pulpeuse ou semi-purulente; le travail de destruction qui s'y fait alors ressemble un peu à celui de certains tubercules ou des petits dépôts concrets des ganglions lymphatiques malades.

Comme récidive, ces tubercules occupent souvent le voisinage de la cicatrice, puis il s'en forme plus loin, en haut, en bas, en dehors, en dedans, de tous côtés enfin. J'ai vu plusieurs fois des piqûres de sangsues en devenir le siége, la moindre petite irritation ou altération de la peau en être le point de départ.

Madame de V..., que j'avais opérée une première fois d'un squirrhe lardacé au sein gauche, fut reprise du même mal au côté interne de la cicatrice, au bout de dix mois. La tumeur se présentait comme la première fois, sans complication, sans retentissement du côté de l'aisselle, sans la moindre apparence de tumeur accessoire, chez une femme d'ailleurs robuste, jeune et d'un caractère résolu. L'extirpation du cancer fut pratiquée de nouveau au bout de six semaines. Alors que la cicatrisation était à peu près complète, je remarquai au-dessus, et bientôt après au-dessous, et, en moins de dix jours, aussi en dedans de la plaie, trois petites élevures hémisphériques, rougeâtres, du volume d'une tête d'épingle, faisant relief sur la peau à la manière d'une pustule variolique au troisième jour, et que la malade prenait pour des piqûres de sangsues un peu indurées.

Ces boutons, qui n'empêchèrent point la plaie de se fermer définitivement, augmentèrent peu à peu en nombre, sans dépasser le volume d'un grain de chènevis ou d'un petit pois. Dans l'espace de trois mois, les piqûres de sangsues, suite d'applications faites autrefois pour obtenir la résolution du squirrhe, se transformèrent sous mes yeux en autant de petits boutons squirrheux, et trois pustules de ce genre s'établirent sur trois points différents de la cicatrice, sans qu'il se soit formé de squirrhe sous les téguments; les tubercules cancéreux se sont d'ailleurs comportés là comme sur toutes les autres régions de la peau.

La famille de cette dame, alarmée de mon pronostic fâcheux,

finit par s'adresser à d'autres praticiens, et j'ai su qu'elle avait succombé au printemps de 1853, après s'être soumise à toutes sortes de médications qui, disait-on, l'avaient guérie.

G. — Squirrhe des conduits lactés.

Une forme de cancer qui n'a été décrite nulle part, que je sache, et que j'ai observée six ou sept fois, semble avoir pour point de départ les canaux galactophores. La première tumeur de ce genre que j'aie enlevée existait chez une femme opérée par moi en 1833, à l'hôpital de la Pitié. La malade succomba à la récidive du squirrhe. La pièce pathologique, coupée en travers, offrait l'aspect d'une tête d'arrosoir; la pression en faisait sortir en abondance le suc cancéreux sous forme de gouttelettes, et elle était mêlée de tiges dures, lardacées, creuses, occupant la place des galactophores. La plaie, aux deux tiers cicatrisée, devint brusquement le siége d'un suintement ichoreux. Trois orifices béants, d'une ligne environ de diamètre, avec l'aspect grisâtre des chancres vénériens, aperçus vers son angle axillaire et paraissant se continuer avec des tubes, me firent conclure que le mal allait récidiver. Perdus au centre de masses indurées, ces petits ulcères se laissèrent pénétrer à la profondeur de 3 ou 4 lignes par la tête d'un stylet fin. Comme ils étaient douloureux, et que les ganglions voisins commençaient à s'engorger, je les saisis avec une érigne, et n'hésitai pas à en faire l'extirpation. Le tout se cicatrisa; un abcès qui s'établit bientôt dans le creux de l'aisselle fut ouvert et disparut; mais de nouvelles masses cancéreuses revinrent au bout de quelques mois et la malade ne tarda pas à mourir.

Chez une femme opérée à la Charité, la tumeur, qui datait de dix-huit mois, avait été précédée d'une lactation d'ailleurs assez régulière, et ne reconnaissait pour cause aucune violence extérieure. Un peu aplatie, à peine douloureuse, elle avait le volume d'une moitié d'œuf d'autruche, et occupait tout le sein droit. Légèrement bosselée, sans adhérence avec la peau, sans traînée périphérique, elle offrit à la dissection une disposition toute particulière. Sa consistance ne différait pas sensiblement de celle du squirrhe, mais sa coupe, au lieu d'être homogène était pointillée, sablée de taches grises, comme granitiques, couverte d'une infinité d'orifices béants, qui lui donnaient l'aspect d'un crible ou d'une écumoire. Ces orifices, que l'on retrouvait dans quelque sens que la tumeur fût divisée, et qui étaient au nombre de 15 à 20, avaient de 1 à 3 millimètres de diamètre. En partie remplis, comme tapissés à l'intérieur de matière caséeuse ou de concrétion tuberculeuse, ils étaient confondus en dehors avec le tissu de la mamelle, et suivaient partout la direction des conduits lactés. Il était, du reste, facile d'y introduire un stylet, et de les parcourir ainsi dans l'étendue de plusieurs centimètres ; on put même arriver par plusieurs d'entre eux jusqu'à la racine du mamelon, et se convaincre qu'il s'agissait bien de canaux excréteurs ; tous les autres éléments constitutifs de la région étaient indurés, transformés comme dans le squirrhe, et il était absolument impossible de distinguer les lobules glandulaires des cloisons cellulo-fibreuses.

Les témoins du fait furent particulièrement frappés de la teinte grise, cendrée, un peu rougeâtre, de l'aspect d'*œil de perdrix*, de petits chancres des orifices de ces divers canaux. La malade, qui était jeune, s'est complétement rétablie. Opérée en 1835, je l'ai revue en 1836, et rien n'annonçait que l'on dût craindre chez elle une récidive.

A cette époque, le microscope n'était point encore appliqué à la détermination des tumeurs ; à cela près, tout indiquait l'existence du squirrhe ou du cancer. On conçoit qu'au milieu d'une masse ligneuse, de tumeurs qui offrent d'ailleurs les caractères du tissu squirrheux, il soit difficile de décider si de pareils canalicules sont plutôt des caneaux excréteurs que des veinules, des artérioles ou des lymphatiques. Avec le dernier fait dont je viens de parler, on peut ne point hésiter, et admettre qu'il s'agissait bien là de conduits lactés ; mais chez la première malade, comment attribuer aux galactophores ce que j'ai rencontré du côté de l'aisselle, région si nettement séparée, déjà si éloignée de la glande ? Si M. Giraldès (1),

____

(1) *Anat. chir. de la région mammaire.*

et surtout M. Sappey (1), n'avaient pas démontré que la mamelle renferme un grand nombre de vaisseaux lymphatiques, mes observations devraient certainement être rattachées à une dégénérescence cancéreuse du système excréteur du sein ; mais en présence des résultats auxquels sont arrivés les anatomistes modernes, il me paraît prudent de suspendre toute conclusion absolue sous ce rapport.

De quelque façon qu'on l'envisage, au surplus, cette forme de cancer n'en doit pas moins constituer une variété à part. Sa physionomie diffère tellement de celle des autres, qu'elle étonne tout d'abord, et qu'elle fixe naturellement l'attention. A l'extérieur, à travers les téguments, la tumeur ne se distingue pas du squirrhe ordinaire. Chez deux femmes, elle n'occupait qu'un quart de la mamelle ; chez deux autres, elle semblait avoir envahi la glande tout entière ; et deux fois la tumeur n'était ainsi pointillée que sur quelques parties de sa substance.

L'une des tumeurs était si dure, qu'en la coupant, le scalpel produisait un bruit analogue à celui de la section de plaques crétacées au milieu des tissus. C'est qu'en effet, dans les cas dont je parle, quelques-uns des tubes, à bouche béante, étaient comme pétrifiés ou ossifiés. La masse principale ne pouvait point du reste en être séparée, et elle paraissait composée de squirrhe bien caractérisé. Le suc cancéreux n'a pas toujours pu y être distingué nettement, attendu que, fût-il présent, il n'eût point été possible de l'isoler de la matière concrète renfermée dans les tubes squirrheux, excepté toutefois chez la malade de la Pitié. Ne l'ayant point reconnu avant l'opération, ne sachant pas au juste ce que sont devenues les malades depuis que je les ai opérées, n'ayant d'ailleurs examiné ce genre de squirrhe qu'un certain nombre de fois, l'histoire générale que j'en donnerais serait évidemment prématurée ; je n'ai donc d'autre intention pour le moment que d'appeler sur lui l'attention des pathologistes, et d'engager les praticiens à ne plus le confondre avec les autres variétés du cancer.

(1) Communication personnelle, 1857.

H.—*Squirrhe gélatineux, alvéolaire.*

Chez une femme âgée de cinquante ans, grande, maigre, mariée, sans enfants, d'une bonne santé habituelle, dont la mère est morte d'un cancer du sein, j'ai trouvé, le 25 novembre 1857, un genre de tumeur que je n'avais point encore vue.

Avant l'opération, cette tumeur, survenue lentement, indolente, des dimensions d'un œuf aplati, rugueuse sous la peau qu'elle avait légèrement pointillée, confondue avec le tissu glandulaire, eût été facilement prise pour une hypertrophie partielle ou une adénoïde, sans une espèce de cordon ou de racine ligneuse qui la rattachait au mamelon.

A la dissection après l'opération, elle a offert dans sa masse essentielle une coupe excavée, une teinte grise, une densité comme celle du squirrhe; mais point de suc cancéreux. Tout son tissu était criblé de vacuoles remplies d'une sorte de mucilage, d'une matière gluante, bleuâtre, presque diaphane, qu'on en faisait sortir par la pression, et qui semblait s'être accumulée dans les galactophores un peu renflés d'espace en espace. Au microscope, cette tumeur n'a point offert à M. Robin les éléments du cancer, quoique je la soupçonne d'appartenir à la catégorie des tumeurs malignes.

§ II. — Squirrhe lardacé.

Une variété de cancer qui semble appartenir encore au squirrhe, mais qui n'est plus le squirrhe ligneux, et qui occupe presque exclusivement la glande, se montre en général sous forme de masse d'abord assez profonde. Il est probable qu'au début ce genre de cancer n'envahit que quelques lobules ou quelques lames de la région; je ne l'ai guère observé qu'à l'état de tumeur déjà volumineuse; il faut dire aussi que dans le principe il doit être difficile de le distinguer de certaines indurations subinflammatoires ou hypertrophiques.

Quoi qu'il en soit, on rencontre le squirrhe lardacé sous la forme de tumeurs hémisphériques, un peu inégales ou légèrement bosselées à la surface. Longtemps il reste indépendant de la peau, de la couche sous-cutanée même ; une grande partie de la mamelle est généralement prise en même temps, et la tumeur se continue sans ligne de démarcation aucune avec le parenchyme glanduleux. Aucune branche, aucune racine ne semble en émerger pour se perdre dans les tissus voisins, à la manière du squirrhe rameux. La glande qui en est le siége est plus épaisse, plus dure dans le point malade qu'ailleurs, et, comme dans l'hypertrophie partielle, la tumeur n'a d'abord aucune tendance à se déprimer, à se rétracter, soit dans un sens soit dans l'autre. Sa densité, moindre que celle du squirrhe ligneux, est assez considérable cependant pour ne pas être confondue avec la mollesse de l'encéphaloïde. Ce n'est pas non plus la consistance élastique des fibromes qu'elle offre ; on lui trouverait plutôt une certaine analogie, sous ce rapport, avec la densité un peu veloutée des adénoïdes, dont elle diffère essentiellement du reste par sa continuité évidente avec les tissus normaux de la région, par son défaut de reliefs globuleux, de mobilité entre les éléments qui l'entourent.

J'ai rencontré deux nuances de ce cancer, l'une qui envahit d'emblée toute la mamelle, comme le squirrhe ligneux en masse, dont elle n'est guère après tout qu'une variété. La mamelle, prise de cette façon, augmente de volume, se durcit. A la différence du squirrhe ligneux en masse, le cancer lardacé, sous cette forme comme sous l'autre, est susceptible d'un accroissement considérable, et n'offre point la consistance du bois. L'épithète de lardacé m'a paru caractériser assez bien sa dureté. Dans l'autre variété, que j'ai principalement rencontrée chez les femmes grasses, la tumeur, profondément située, comme perdue au milieu de la glande ; s'accroît ensuite, tantôt avec une certaine lenteur, ordinairement très vite, dans tous les sens à la fois. A la différence du squirrhe ligneux, elle ne gagne les téguments que plus tard.

Chez une malade du docteur Denis, madame L..., ce genre de cancer resta dans la profondeur du sein pendant plus de six mois avant d'être nettement appréciable sous la peau. La tumeur, qui dépassait le volume du poing lorsque j'en fis l'extirpation en 1848, était encore tout à fait indépendante des téguments.

Elle ne devient, en général, douloureuse qu'à une période avancée de son développement. En vieillissant, elle se raréfie, et se ramollit plutôt qu'elle ne se durcit. Si on lui donne le temps de parcourir toutes ses phases, la tumeur gagne enfin du côté de la peau qu'elle s'approprie, qui s'enflamme ou s'ulcère; de là une caverne, une excavation putrilagineuse, tantôt profonde et anfractueuse, tantôt superficielle et assez régulière.

Beaucoup de malades conservent ce genre de squirrhe sans en avoir le moindre soupçon pendant plusieurs mois, et ne s'en aperçoivent qu'à une époque où la tumeur dépasse déjà le volume d'un gros œuf. Une femme de la province, qui me fut adressée par M. Béhier, femme forte d'ailleurs, âgée de trente-deux ans seulement, non mariée, d'une superbe apparence, avait, sans y croire, une tumeur de ce genre presque aussi grosse que le poing.

Une dame, qui est venue souvent me consulter, avait la totalité du sein gauche transformée en une masse lardacée; les téguments, le tissu cellulo-adipeux, le tissu fibro-cellulaire et le tissu glanduleux étaient confondus dans la tumeur de manière à constituer un demi-globe homogène du volume des deux poings. Cette dame néanmoins ne se croyait pas malade, et elle parut surprise en me voyant attacher de l'importance à l'état de son sein. J'ai vu depuis comme auparavant une infinité de cas semblables.

À la dissection, le cancer lardacé paraît moins dur, moins *ligneux* que le squirrhe ordinaire; il se laisse couper plus facilement, et crie moins sous le scalpel; sa densité est à peu près homogène et non concentrique, c'est-à-dire que sa consistance n'est pas toujours plus grande, comme dans le squirrhe ligneux, vers le centre qu'à la circonférence. La périphérie de la tumeur se perd dans les tissus voisins, mais sans qu'il s'en détache de traînées ou de lames appréciables. Au lieu de la teinte gris bleuâtre ou brunâtre, pointillé de blanc, du squirrhe ligneux, la coupe du squirrhe lardacé, un peu marbrée, offre des taches brun fauve, jaunâtres, blanches ou d'un blanc rougeâtre: on dirait un mélange de tissu encéphaloïde et de squirrhe encore incomplets associés aux éléments indurés ou transformés de la glandé; on n'en exprime qu'avec peine, et ordinairement en petite quantité, le suc crémeux du cancer. Je n'ai du reste rencontré jusqu'ici ce genre de cancer que d'un seul côté sur la même femme au début; tandis que le squirrhe ligneux en masse envahit souvent les deux mamelles, soit du même coup, soit successivement. Dans les formes variées du cancer, le squirrhe lardacé tient en quelque sorte le milieu entre le squirrhe véritable et l'encéphaloïde; en somme il indiqué, il semble marquer dans la nature le passage de l'une à l'autre de ces deux espèces.

Peu de tumeurs malignes marchent plus vite que celle-ci; il en est peu d'un autre côté qui paraissent porter d'abord une aussi faible atteinte à la santé. C'est avec ce genre de cancer que j'ai le plus souvent rencontré les pustules disséminées sous la peau ou dans le parenchyme soit de la mamelle, soit de son enveloppe cellulo-graisseuse, et il est, ainsi que je le ferai remarquer plus tard, une des variétés les plus redoutables de la maladie cancéreuse, une de celles qui abrégent le plus la vie des femmes, qui, une fois enlevées, répullulent avec le plus d'opiniâtreté.

§ III. — Variétés réelles de squirrhes.

Par ce qui précède, il est aisé de voir que le cancer squirrheux offre, au lit des malades, un assez grand nombre de variétés; on pourrait à la rigueur les résumer de la manière suivante:

A. — Squirrhe ligneux.

1° *Partiel* ou *globuleux*;
2° *Diffus* ou *en masse*;
3° *Rameux* ou *rayonné*;
4° En *nappe*, en *plaque* ou en *cuirasse*;
5° *Pustuleux* ou *disséminé*;
6° *Atrophique*;
7° Des *conduits lactés*.

B. — Squirrhe lardacé.

1° *Partiel*;
2° *Diffus* ou *en masse*.

Il ne faudrait pas sans doute accepter ces différentes formes comme des espèces absolument distinctes au fond. Elles ont toutes la même base, la même nature; il n'en est aucune qui ne soit comme confondue avec les tissus naturels, qui ne paraisse une dégénérescence ou une transformation des éléments primitifs, plutôt qu'un dépôt de matières étrangères.

Quoique combiné avec les tissus normaux, au point d'en rendre toute distinction impossible, le squirrhe ne s'en montre pas moins dans ses nuances diverses avec les caractères qui lui sont propres; c'est-à-dire sous l'aspect de tumeurs ou de plaques dures, ridées, bosselées ou inégales, souvent adhérentes à la peau, et qui sont parfois le siége de douleurs lancinantes, tantôt vives, tantôt légères; tumeurs qui, quand elles s'ulcèrent, semblent se creuser, s'endurcir, se dessécher davantage; qui ne sont enveloppées d'aucune apparence de kyste; qui se raréfient et se perdent par degrés dans les tissus voisins; dont il est ordinairement possible de faire suinter par la pression une matière crémeuse, d'aspect caséeux ou semi-purulent.

Les squirrhes ont, à la dissection, une coupe qui s'excave au lieu de *bomber*, de proéminer comme dans l'encéphaloïde et les adénoïdes. Joint au suc crémeux, ce caractère est pathognomonique, ne trompe à peu près jamais. Le squirrhe ligneux le présente au plus haut degré; il est rare qu'avec de l'attention on ne le trouve pas aussi dans quelque coin du squirrhe lardacé; il importe donc de ne point l'oublier dans le diagnostic différentiel des tumeurs du sein.

Au début et à la fin, comme dans leur nature intime, les différentes variétés de squirrhe dont j'ai parlé n'en sont pas moins assez semblables pour qu'il soit souvent difficile de ne pas les confondre entre elles; c'est donc dans leur période moyenne seule qu'elles peuvent être bien saisies; mais aussi elles sont alors tellement tranchées, qu'elles frappent l'œil de l'observateur le moins attentif, voire même des gens étrangers à la médecine.

ARTICLE II.

ENCÉPHALOÏDE.

Le cancer encéphaloïde ou fongueux de Laënnec, le cancer médullaire, qui comprend la *spongoid inflammation* de Burns

(1800), le *fungus hématode* de Hey (1803) et de Wardrop (1809), le *pulpy medullary sarcoma* d'Abernethy (1804), est une des formes du cancer qui s'observe le plus souvent dans la région mammaire ; c'est là que la nature en a pour ainsi dire placé le siége de prédilection. D'une manière absolue, il y a plus d'encéphaloïdes du sein que de toute autre région ou de tout autre organe, y compris les testicules, l'œil, la langue, où ils ne sont pourtant pas rares ; mais, d'une manière relative, ils sont plus fréquents dans ces derniers organes que dans le sein. Sur 250 cancers du sein dont j'ai pris note pour mes premiers tableaux, il n'y a que 60 encéphaloïdes contre 190 squirrhes, tandis que sur les 320 cas que j'ai rencontrés depuis 1853 les encéphaloïdes se sont montrés 144 fois, contre 176 squirrhes; d'où 204 encéphaloïdes contre 366 squirrhes, sur un ensemble de 570 cas.

Les cancers *hématodes*, *à franges* de Wedel (1), les cancers villeux, mélanodes de M. Rokitansky, ne sont je crois que des encéphaloïdes.

Les productions de cette nature offrent au moins deux variétés, l'une qu'on peut appeler fongueuse, l'autre qui est assez ferme et comme lardacée.

Dans les deux cas, la tumeur se montre au début sous forme d'une petite boule, ordinairement située à une certaine profondeur; bien que roulante et mobile, elle ne paraît pas indépendante des tissus qui l'entourent; en grossissant, elle s'étale sans perdre sa forme arrondie; bientôt elle proémine et soulève la peau, qui s'atténue en se confondant avec elle, et devient rouge sans être enflammée d'abord.

L'encéphaloïde lardacé ne présente souvent qu'une bosselure, bosselure qui donnerait volontiers l'idée d'une tumeur surajoutée, d'une *tête de brioche*, qui se perd dans la masse principale, et qui conserve longtemps sa densité primitive.

A l'aide des doigts, on constate une base plus large, faisant corps avec le tissu mammaire ; avec des limites assez bien dessinées, cette portion profonde, régulière sans être parfaitement lisse, dont la consistance rappelle celle des engorgements subin-

(1) Michel, *op. cit.*, p. 335.

flammatoires, reste en général mobile sur le plan de la poitrine tout en faisant partie de la glande.

La tumeur n'est jamais absolument libre ; par la pression on ne la déplace qu'avec la portion de mamelle qui la recèle, et qui, en définitive, se continue avec elle ; son développement est d'ailleurs assez rapide : il est rare qu'au bout de quelques mois elle ne fasse pas relief au dehors.

Loin de l'attirer, de lui donner un aspect pointillé, ridé ou ratatiné, comme dans le squirrhe ordinaire, elle repousse au contraire la peau et l'amincit, en même temps qu'elle lui donne plus de poli et un aspect luisant ; en vieillissant le relief de la tumeur devient de plus en plus rouge, d'un rouge jaunâtre, violacé ou foncé, s'entoure de varicosités, de gros cordons veineux, sans faire naître l'idée d'une rougeur inflammatoire ; avec sa consistance de pomme de terre, un peu moindre cependant et plus élastique, elle contracte des adhérences telles qu'il n'y a plus de délimitation possible, même à la dissection, entre elle et les téguments.

Hors des organes, ces tumeurs offrent un tissu concret, solide comme celui du navet, incapable de se laisser écraser entre les doigts, d'autant plus homogène, plus étranger en apparence aux tissus normaux, qu'on l'étudie plus près de ses couches extérieures. Du côté profond, leur coupe est plus *lardacée;* on y reconnaît encore la trame primitive des éléments mammaires, ou une masse napiforme plus ou moins dense, confondue avec les tissus naturels. Cette coupe, sans s'excaver autant que celle du squirrhe, du squirrhe ligneux en particulier, est généralement d'un blanc rougeâtre ou d'un gris homogène ; la teinte brune y domine quelquefois, mais on n'y rencontre ni le pointillé, ni l'aspect bleuâtre ou demi-diaphane, ni le cri de l'étain, que présente si souvent le squirrhe, même le squirrhe lardacé : c'est à ce genre de cancer qu'il faut rattacher nombre de tumeurs décrites sous le titre d'enchondrome ou de fibro-plastique depuis Müller et M. Lebert.

La *variété fongueuse* et *pelotonnée* de l'encéphaloïde débute souvent aussi par une tumeur arrondie ou globuleuse, située tantôt profondément, tantôt sous la peau, avec les apparences d'une tumeur bénigne ; comme elle ne cause d'abord aucune géné, aucune douleur, les malades et le médecin n'ont guère occasion de s'en occuper qu'à une époque avancée du mal ; c'est le genre de cancer qui se développe avec le plus de rapidité ; je l'ai vu plusieurs fois atteindre le volume du poing en moins de trois mois, et il n'est pas rare de lui voir égaler à la longue les dimensions d'une tête d'enfant, d'une tête d'adulte même ; c'est presque toujours au cancer encéphaloïde que se rapportent les très grosses tumeurs malignes du sein.

La tumeur, quelquefois molle, élastique, souple dès le début, se bosselle presque toujours en grossissant ; bientôt elle semble constituée par une série de pelotons, de lobules, ou de petits globes confondus en une même masse, et enchevêtrés dans les tissus naturels. Tendant à proéminer plutôt qu'à gagner en profondeur, elle ne tarde point à envahir la peau, qui lui adhère promptement, mais sans s'amincir, sans se colorer aussi vite sur elle que dans la forme précédente.

Il est rare néanmoins qu'à une période un peu avancée de la maladie, toutes ses bosselures aient la même consistance. Il m'est souvent arrivé de constater ce fait dans la même tumeur. Les unes étaient d'une densité lardacée, d'autres élastiques et fongueuses, en même temps qu'il y en avait aussi de molles et de fluctuantes. Avec cette espèce de cancer il peut être difficile de ne pas croire à une collection, soit de sang, soit de sérum, soit de pus, quoiqu'il n'y ait en réalité que de la pulpe ou du tissu encéphaloïde proprement dit dans la tumeur.

A la dissection, l'encéphaloïde fongueux se montre sous forme de pelotons presque toujours multiples, quelquefois nombreux, réunis par des cloisons lardacées. D'une teinte brunâtre, assez homogène avant d'être ramollies, ses bosselures donnent l'idée, dans d'autres cas, de la matière grise du cerveau, et se laissent facilement écraser sous les doigts. Outre la matière pulpeuse qu'on en fait aisément sortir, elles contiennent une trame fibro-cellulaire mêlée à un chevelu vasculaire en général assez riche, sur lesquelles MM. Bérard, Cruveilhier et Barth (1) ont surtout insisté depuis Laënnec.

____

(1) *Bulletin de l'Acad.*, t. XX, p. 10.

Une fois ramollies, les bosselures de la tumeur se réduisent parfois en une pulpe rougeâtre, en une espèce de bouillie. L'encéphaloïde médullaire se continue d'ailleurs comme l'encéphaloïde lardacé, avec les tissus préexistants de la région, et avec les téguments, sans qu'il soit possible d'indiquer nettement leurs limites réciproques, la moindre ligne de démarcation entre eux.

Les encéphaloïdes subissent en se développant des transformations, des changements que le praticien ne doit point ignorer.

Kystes. — J'ai vu dans le cancer encéphaloïde des kystes hématiques, des kystes séreux ou hydro-hématiques, des kystes muqueux chez beaucoup de femmes.

Madame L..., épouse d'un médecin de Paris, m'a offert un de ces cas. La tumeur, située au sein gauche, n'avait d'abord que les dimensions d'un œuf aplati surmonté d'une bosselure grosse comme une noix. Petit à petit on vit la partie proéminente de sa tumeur se ramollir et quadrupler de volume. Par une ponction au commencement de 1851, j'en ai retiré environ 40 grammes de liquide séreux légèrement teint de rouge. Depuis cette époque, la base solide de la tumeur a continué de croître, le suintement séreux ne s'est point tari, et aujourd'hui la nature encéphaloïde du mal n'est plus douteuse. Les *cystosarcomes* des pathologistes allemands et de quelques praticiens anglais ne sont guère, il me semble, que des encéphaloïdes avec kystes, quand il ne rentrent pas dans la catégorie des adénoïdes, ou des hypertrophies partielles.

C'est du reste dans le cancer cérébriforme ou fongueux que ces sortes de kystes se rencontrent le plus volontiers; avec le cancer lardacé il n'y en a ordinairement qu'un, qui occupe presque toujours la bosselure principale; dans le cancer fongueux, au contraire, la tumeur en offre souvent plusieurs à la fois, qui existent aussi bien alors dans des masses profondes que sous les téguments. Il faut ajouter qu'avec le cancer fongueux la matière du kyste, souvent séreuse ou simplement hématique, est quelquefois constituée par un mélange de matière médullaire, de sang, de sérum, etc.

Des *dépôts purulents* sont possibles dans les deux variétés du cancer encéphaloïde; je les ai plus souvent observés cependant avec la forme lardacée que dans la forme médullaire; ils tiennent à ce qu'une des bosselures de la tumeur étant devenue le siége d'un véritable travail inflammatoire, il s'y établit une collection de pus comme il s'en ferait dans un parenchyme naturel. Il est rare pourtant qu'en pareil cas le pus soit complet, homogène, crémeux, bien lié; le plus souvent ce n'est qu'un liquide ichoreux, lactescent, grumeleux, rougeâtre; la formation en est annoncée par de la douleur, de la chaleur, une rougeur inflammatoire réelle, parfois mêlée de gangrène, dans la portion de tumeur où va s'établir l'abcès.

Ulcération. — Lorsqu'il ne se forme ni kyste, ni abcès dans l'encéphaloïde, il finit par *s'ulcérer*. A partir de là, les deux formes de la maladie suivent une marche ordinairement assez différente.

Dans le cancer *lardacé*, la tumeur se *creuse*, s'*excave*, par la chute ou la *putrescence* de quelques-unes de ses bosselures; son tissu se ramollit, se décompose; les bords de l'ulcère font relief, s'arrondissent, se bossellent eux-mêmes, deviennent rouges ou livides; les adhérences, la confusion de la peau avec la tumeur fondamentale, s'étendent de jour en jour vers la circonférence; des espèces d'excavations, d'anfractuosités, se forment peu à peu sous les bords renversés de l'ulcère, dont il s'échappe chaque jour un ichor abondant et infect.

Fongosités. — Avec le cancer fongueux, le travail de destruction se fait autrement: la peau, une fois ulcérée, laisse bientôt s'épanouir au dehors des végétations, des *champignons* mollasses, *médullaires*, rougeâtres, saignants; à mesure que ces champignons grossissent, et leur végétation est d'ordinaire très active, ils se renversent sur les téguments qu'ils excorient, de dehors en dedans, en même temps que d'autres bosselures agrandissent l'ouverture. Comme le tissu fongueux, libre alors de toute entrave, se ramollit en même temps qu'il se raréfie, on en voit souvent d'énormes pelotons se détacher d'eux-mêmes, soit sous l'influence des moindres tractions, soit après s'être mortifiés par défaut de circulation.

Il peut s'en séparer ainsi des masses considérables, des champignons gros comme le poing, sans empêcher la tumeur de conserver au fond de la mamelle une base assez large, toujours fongueuse ou un peu lardacée.

Avec ces végétations des hémorrhagies successives, souvent abondantes, surviennent souvent au point de compromettre la vie des malades : elles se laissent du reste écraser avec plus de facilité que ne le ferait la matière cérébrale elle-même; attendu que la trame vasculaire, fibrillaire, ou cellulo-fibreuse du tissu encéphaloïde ainsi raréfiée ou épaissie, est moins serrée que dans les pelotons encore retenus sous la peau.

Il est en outre facile de les broyer avec le doigt, de vider la tumeur comme une caverne remplie de matière pulpeuse, particularité qui est loin d'ailleurs d'appartenir exclusivement aux cancers fongueux du sein. Je l'ai fréquemment observée aussi à l'utérus. Combien de fois n'ai-je pas trouvé le vagin rempli de masses encéphaloïdes ou épithéliales, égalant le volume d'une tête de fœtus, et qu'il m'a été possible de broyer sur place, d'extraire avec la main sans faire naître d'hémorrhagie sérieuse! Combien de fois n'ai-je pas vu la cavité utérine elle-même largement distendue, occupée tout entière par des tumeurs pareilles, tumeurs assez molles pour que j'aie pu l'en nettoyer comme un vase, soit avec les doigts, soit avec une curette, sans provoquer d'écoulement de sang notable !

Qui n'a vu, comme moi, les narines, le sinus maxillaire, l'orbite, et quelquefois toutes ces cavités ensemble remplies, distendues par des masses fongueuses ou médullaires, faciles à écraser, à chasser, soit par le pharynx, soit par le nez, à enlever enfin au moyen du doigt seul, sans le secours d'aucun instrument tranchant? Qui ne sait enfin que dans ces différents cas l'hémorrhagie s'arrête d'elle-même, malgré tant de déchirures apparentes?

L'encéphaloïde parvenu à un certain degré tend naturellement à se ramollir, et même à se liquéfier. Aussi est-il arrivé, quoique rarement, que toute la tumeur, s'échappant peu à peu à travers l'ulcération de la peau, se soit en quelque sorte *étranglée* elle-même *dans sa racine*, après s'être épanouie largement au dehors, sous forme d'un vaste champignon, et que la gangrène, s'en emparant, ait fini par en débarrasser pour quelque temps la malade.

Ichor. — Un autre accessoire du cancer cérébriforme ulcéré, c'est l'écoulement d'une matière ordinairement séreuse, d'une sorte de lavure de chair ou d'ichor rougeâtre, d'une odeur nauséeuse souvent insupportable et facile à reconnaître. Cette matière, qui s'échappe parfois en quantité considérable, donne aux vêtements une teinte jaune rougeâtre, suinte sans cesse du champignon, de toute la tumeur ulcérée, au point d'imbiber chaque jour des linges épais et que les pièces de l'appareil, que les tissus voisins, semblent y avoir macéré. Une dame que j'ai vue avec M. Cruveilhier en novembre 1850 imbibait ainsi jusqu'à dix et douze serviettes par vingt-quatre heures ! Jamais cette matière ne ressemble à du pus : c'est une eau, un sérum roussâtre, toujours très fluide et d'une odeur pénétrante.

ARTICLE III.

MÉLANOSE.

Quelques travaux modernes (1) tendent à faire admettre que le cancer mélanique n'est point une espèce particulière, que les tumeurs ainsi désignées sont des cancers ordinaires imprégnés de carbone, d'hématine, de matière pigmentaire. Appuyée en partie aujourd'hui par M. Lebert (2), qui admet cependant la mélanose au moins comme forme indépendante, et surtout par M. Broca (3), cette doctrine n'empêche point M. Maisonneuve (4), non plus que MM. Wedel et Rokitansky (5), de conserver la mélanose à titre de cancer spécial.

Sans nier ce qu'il y a de fondé dans les objections de M. Bérard, je ne puis méconnaître néanmoins ce qu'il y a de distinct dans certains cancers noirs. Sous forme de plaques, de bosselures ou de tubercules, tantôt d'un noir jaunâtre ou roussâtre, tantôt d'un noir d'ébène, avec une consistance mollasse, lardacée ou

(1) Bérard, *Dictionnaire de médecine*, t. VI. p. 297.
(2) *Traité du cancer*, pages 11-12.
(3) *Mémoires de l'Académie impér. de Médecine*, t. XVI.
(4) *Leçons*, etc., pages 90-93.
(5) Michel, *Mémoires de l'Académie de Médecine*, t. XXI, p. 335.

demi-fongueuse, ces tumeurs, qui restent indépendantes, dont le développement est généralement rapide, qui sont souvent multiples dès le début, qui retentissent promptement dans le système lymphatique, qui, une fois ulcérées, végètent, se comportent à la manière du cancer encéphaloïde, présentent du commencement à la fin une texture d'un brun roussâtre, contiennent souvent une bouillie ou un putrilage noir comme du cirage, et ne renferment en général qu'une trame organique très pauvre : il est difficile de ne voir dans de pareilles productions qu'un accident, qu'un passage, qu'une phase des autres tumeurs cancéreuses. Des plaques, quelques grumeaux, quelques lobules charbonnés, de la matière noire comme infiltrée, se rencontrent sans doute assez souvent dans le cancer encéphaloïde, de même qu'on y voit aussi parfois du sang à l'état d'infiltration ou de caillot ; mais ces complications de la texture encéphaloïde ne ressemblent guère à la combinaison intime, à la texture réelle des tumeurs noires proprement dites, de ce qu'il faut, je crois, continuer d'appeler *cancer mélanique*.

De ce que, à l'œil nu ou au microscope, on ne constate dans ces sortes de tumeurs qu'un mélange de matière pigmentaire et de substance encéphaloïde, il ne s'ensuit point que la nature n'y ait pas mis autre chose. N'y eût-il rien de plus, que la mélanose n'en constituerait pas moins après tout un cancer particulier, ayant il est vrai, comme le veut M. Paget (1), la plus grande analogie avec le cancer encéphaloïde, avec le fongus hématode.

Je n'ai vu, au surplus, dans la mamelle, que deux cas de cancer mélané, et encore les deux femmes en avaient-elles en même temps sur plusieurs autres régions du corps. Chez l'une, c'est le sein droit qui était malade. La tumeur, large comme une pièce de 5 francs, occupant presque exclusivement la peau, épaisse d'un centimètre seulement, était ulcérée sur deux points, et fournissait un ichor noirâtre assez abondant ; chez l'autre, le cancer, du volume d'une noix, situé en dehors du mamelon, à gauche, était en même temps bosselé et encore concret partout. Les deux femmes sont mortes sans avoir subi d'opération,

(1) Mitchell Henry, trad. angl. de ce vol , p. 367.

avec une foule de petites tumeurs mélaniques sur la peau, dans les ganglions du cou et dans les viscères, tumeurs qui offraient toutes les mêmes caractères anatomiques, qui avaient toutes la coupe homogène et la teinte noire du cancer mélanique le mieux conditionné.

Si, comme quelques personnes l'ont avancé, la teinte noire du cancer devait être rapportée à la richesse du tissu vasculaire des organes, les tumeurs qui succèdent à la tumeur primitive, mais dans des organes différents, perdraient ce caractère. Or il n'en est pas ainsi. Un cancer mélanique du gros orteil fut suivi d'un cancer de même aspect sur le côté interne de la cuisse, et les ganglions de l'aine devinrent bientôt le siége de cancers semblables. Une tumeur mélanique de l'orbite fut suivie, après avoir été enlevée, de récidive dans la poitrine, dans le ventre, et même dans l'épaisseur des muscles ; toutes ces tumeurs, sans exception, et il en existait plusieurs centaines, étaient noires, complétement mélaniques, à la surface du péritoine, soit intestinal, soit pariétal, comme sur la vessie, comme dans l'épaisseur des parois du ventre, à l'état concret, comme à l'état de matière pultacée.

Un malade atteint d'une plaque mélanique au pied, opéré, guéri de cette plaque, eut dans l'aine correspondante un cancer aussi volumineux que le poing. Enlevée en ma présence par M. Follin, la tumeur inguinale présenta les caractères de la mélanose, comme nous l'avions vue moins d'un an auparavant dans la petite tumeur du talon. Chez un homme de quarante-sept ans, robuste et bien portant du reste, le cancer débute par une petite tache noire sur le dos d'un orteil ; d'autres taches se montrent bientôt à la plante et sur le dos du pied, sans se confondre ; après l'amputation, je trouve toute l'épaisseur de la peau criblée de plaques ou de pelotons noirs semblables à des truffes, et il en est de même des autres tissus, d'ailleurs tout à fait sains !

Le cancer mélanique contient à côté d'une grande proportion de cellules, de noyaux ou de nucléoles, des granulations noirâtres, fines et très abondantes, ainsi que d'autres cellules arrondies, régulières, également pourvues d'un noyau avec des granulations semblables à leur intérieur.

ARTICLE IV.

CANCERS FIBROPLASTIQUES.

Les micrographes, M. Lebert en particulier, ont donné le nom de *fibroplastiques* à une classe de tumeurs encore assez mal définies, et qui me paraissent, à moi, faire partie de la famille des cancers, du moins pour un certain nombre d'entre elles. Ce nom, qui ne doit être accepté que provisoirement, comprend en effet des tumeurs d'aspect, et, je crois aussi, d'éléments très différents. C'est sous ce titre, il me semble, que viennent se ranger, en partie, les cancers *colloïde, aréolaire, réticulaire, ostéoïde, hyalin*, de Wedel, comme les cancers *gélatiniforme* et *fasciculé* de Rokitansky, de même encore que plusieurs des tumeurs *myéloïdes* de M. Paget (1). Les tumeurs *napiformes*, les tumeurs *chondroïdes*, les tumeurs *colloïdes*, les *ostéophytes*, les *kéloïdes*, sont chargées, il est vrai, d'éléments fibroplastiques ; mais que de différences entre ces diverses tumeurs, quand on les suit jusqu'à la fin, au lit des malades ! J'en ferai donc une classe vague à dénomination provisoire.

§ I. — Cancers napiformes, chondroïdes.

Variété de tumeurs que j'ai rencontrée quelquefois dans la mamelle, mais beaucoup plus souvent ailleurs, l'enchondrome ou le chondroïde constitue une forme réelle du cancer. Durs, comme fibreuses, plus compactes cependant que les fibromes, que les adénoïdes, ces sortes de tumeurs sont plus fibrillaires, quoique aussi fermes et aussi solides que le tissu de la pomme de terre. Débutant quelquefois par les couches profondes de la région, elles restent indépendantes de la peau pendant long-temps. Soit qu'elles envahissent cette membrane, ce qui leur arrive fréquemment, soit qu'elles s'y développent primitivement, elles ne la colorent que modérément ; indolentes d'abord, elles conservent l'aspect squirrheux jusqu'à une période avancée de leur développement, et ne se ramollissent, ne deviennent fongueuses que par exception en vieillissant. L'ulcération, qui

(1) Mit. Henry, trad. angl. de ce vol., p. 371.

s'en empare à la fin, les détruit, les creuse plutôt à la façon du squirrhe ou de l'encéphaloïde lardacé auquel elles ressemblent beaucoup, qu'à la manière des encéphaloïdes fongueux; si leurs bosselures se dessinent nettement à l'extérieur, elles n'en forment pas moins dans leur ensemble une masse homogène ordinairement dépourvue de cloisons, et dont la coupe ne présente aucune exsudation, aucune apparence de suc cancéreux.

Celles qui se ramollissent peuvent devenir spongieuses pour la main qui les explore, au point de donner l'idée d'une sorte de fluctuation, et de rendre assez difficile leur distinction d'avec l'encéphaloïde ; les plus volumineuses sont composées de pelotons colloïdes, de brides, de cloisons, de détritus des tissus naturels, de matières putrilagineuses, de quelques masses encore fermes sur certains points, ramollies, à demi liquéfiées sur d'autres.

Il m'est arrivé, en suivant l'évolution de ces tumeurs, de constater leur passage graduel de la forme fibreuse ou dure à la forme colloïde ou fongueuse la plus manifeste ; aussi suis-je tenté d'admettre qu'elles ne sont avec les tumeurs dites colloïdes que deux phases diverses d'une même espèce de cancer. C'est à la cuisse et à l'épaule (1) que je les ai surtout observées. J'en ai vu à la mamelle, qui se sont tellement généralisées, que tous les organes en étaient criblés.

En se généralisant, elles conservent néanmoins quelquefois leurs caractères physiques primitifs jusqu'à la fin, quel que soit l'organe ou le tissu qui en devienne le siége.

Voici des observations qui permettent de voir comment de tels cancers se comportent dans les parenchymes, dans les cavités séreuses, et particulièrement dans les plèvres.

Obs. CLXVI. — *Chondroïde du sein.* — *Extirpation.* — *Récidive.* — *Tumeurs multiples de même nature dans les cavités splanchniques.*

La femme Poirée, âgée de cinquante et un ans, d'une forte constitution, eut au sein gauche, à l'âge de trente-quatre ans, une petite tumeur inégale et dure. Cette tumeur, qui se développait rapidement, devint bientôt le siége de quelques élancements, et fut enlevée quelque temps après par A. Dubois. Huit ans plus tard, le sein droit devint à son tour le siége d'une tumeur semblable. En octobre 1823, lorsque la malade se fit admettre à

______

(1) *Arch. gén. de méd.* 1826, t. II, p. 573.

l'hôpital Saint-Côme, la tumeur, du volume du poing, dure, douloureuse, adhérait par le sommet de quelques-unes de ses bosselures aux téguments qui étaient comme confondus avec elle ; l'extirpation en fut pratiquée le 12 octobre, par Bougon, qui enleva du même coup presque tous les tissus de la région mammaire ; aussi la pièce pathologique pesait-elle plus de deux livres.

La tumeur, d'un blanc bleuâtre, très dure, homogène, criant sous le scalpel, lobulée, n'était ramollie sur aucun de ses points et se trouvait enveloppée partout de tissus sains.

Tout alla bien d'abord, et la plaie était réduite des trois quarts, lorsque des douleurs lancinantes survinrent, et que la surface traumatique prit un aspect violacé ou livide. De petites tumeurs se montrèrent bientôt dans le voisinage ; quelques-unes d'entre elles furent extirpées ; on en détruisit d'autres avec la pâte arsenicale ; mais il s'en forma de nouvelles du côté de l'aisselle. L'état général s'altéra rapidement : plusieurs points des membres se gonflèrent et devinrent douloureux ; la diarrhée ne tarda pas à survenir ; il s'y joignit de la toux, puis de l'aphonie, puis l'insensibilité du bras droit ; la respiration se raccourcit de plus en plus, et la pauvre malade mourut trois mois après l'opération.

A l'autopsie, les tumeurs extérieures, bien isolées partout, entourées de tissu sain, dont elles ont écarté les lamelles sans en altérer la texture, étaient là comme autant de corps étrangers.

Leur substance est dure, lardacée, homogène. Plusieurs d'entre elles adhèrent aux côtes, contre lesquelles on en voit une traînée qui pénètre dans le thorax. La plèvre droite contient un nombre infini de tumeurs semblables à celle du dehors, et dont le volume varie entre celui d'une lentille et celui d'un œuf de poule. Pédiculées, elles sont suspendues à la face interne de la plèvre comme par autant de racines ou de fils ; la surface séreuse semble d'ailleurs tout à fait saine dans l intervalle, et sa cavité contient en outre une matière filandreuse, espèce de feutre rougeâtre dans lequel plongent plusieurs des tumeurs sus-indiquées. Le côté gauche de la poitrine offre les mêmes désordres et contient des tumeurs pareilles à celles de la plèvre droite ; il en est de même de l'écartement du médiastin et du parenchyme pulmonaire. Aucune de ces tumeurs n'était ramollie, soit dans son centre, soit à sa périphérie. Elles avaient toutes l'aspect du tissu napiforme, ou des tumeurs chondroïdes à l'état de crudité.

Cette observation, que j'ai publiée en 1825 (1), se rapporte à ce que les micrographes modernes décrivent sous le titre de tumeurs fibroplastiques ou d'enchondromes, et prouve que de pareils tissus n'excluent point la nature du cancer, qu'ils sont susceptibles comme le squirrhe et l'encéphaloïde, de se reproduire non-seulement sur place, mais au sein des viscères et des cavités splanchniques.

(1) *Revue médicale.* 1825, t. II, p. 177.

Obs. CLXVII. — *Tumeur fibroplastique ou chondroïde du sein.* — *Extirpation.* — *Récidive.* — *Nombreuses tumeurs de même nature à l'intérieur des plèvres.*

Une femme âgée de cinquante ans entre à l'hôpital de Tours en 1816, pour s'y faire traiter d'une tumeur qu'elle avait au sein droit depuis dix mois. Cette tumeur, dont la malade ignorait la cause, offrait le volume d'une tête d'enfant, et n'était point ulcérée. Couchée au n° 10 de la salle des femmes, elle fut examinée soigneusement par Gouraud, alors chirurgien en chef de l'hôpital ; l'aisselle était saine, la santé générale paraissait bonne, rien ne put faire soupçonner la moindre lésion dans les viscères. Avec la tumeur, Gouraud enleva une couche épaisse de tissu sain. Au bout de trois semaines il ne restait plus qu'un tiers de la plaie, au milieu de laquelle on vit alors apparaître une végétation piriforme d'un rouge livide. Cette petite tumeur fut excisée, puis elle revint plus large. On lui opposa le caustique ; elle reparut encore. La cachexie cancéreuse se manifesta bientôt ; il survint de la toux, de la suffocation, des nausées, et la pauvre femme mourut deux mois après l'opération. A l'ouverture du cadavre, nous trouvâmes plus de deux cents tumeurs dures, distinctes, pédiculées pour la plupart, dans la plèvre, qui était pâle et sans autre altération notable. Les poumons renfermaient aussi quelques tumeurs semblables, et le foie en était comme farci ; la plèvre gauche en contenait également quelques-unes. Aucune d'elles n'était ramollie ; leur tissu était homogène, d'un blanc bleuâtre, et leur surface raboteuse ; leur volume variait depuis celui d'une noisette jusqu'à celui d'un gros marron.

Il est difficile de ne pas voir dans ces innombrables tumeurs, toutes de même consistance, soit dans la plèvre, soit dans le foie ou le poumon, l'espèce appelée aujourd'hui fibroplastique, ou le cancer chondroïde. C'est, du reste, un des faits qui m'ont le plus frappé au début de mes études médicales, et qui m'ont porté depuis à soutenir que la tumeur cancéreuse est une espèce propre qui conserve, assez souvent, ses caractères intimes depuis le commencement jusqu'à la fin, dans quelque organe qu'elle se développe (1).

§ II. — Cancer colloïde.

J'ai décrit autrefois, sous le titre de *cancer colloïde*, un genre qui me paraît comme les précédents avoir été englobé dans la classe des enchondromes de Muller, et des ostéophytes par quelques autres pathologistes.

Aux membres, où ce genre de production s'observe surtout, il constitue d'énormes masses qui donnent à l'épaule l'apect

(1) *Revue médicale.* 1825, t. III, p. 257.

d'un gigot, qui acquièrent à la hanche des dimensions gigan-
tesques, et qui ont souvent pour point de départ le tissu des os
ou le périoste. Dures, de la densité du cartilage dans leur première période, inégales, bosselées, adhérentes au squelette,
étrangères aux téguments, les tumeurs colloïdes se développent
ordinairement avec une grande lenteur, et parfois au contraire
avec beaucoup de rapidité ; globuleuses ou piriformes d'abord,
elles ne tardent pas, dès que leur volume est un peu considérable, à changer de consistance sur certains points. Dans le sein,
où je ne les ai guère vues à l'état de crudité complète, qu'elles
m'ont offert un mélange singulier : ici des pelotons *chondroïdes*,
là des bosselures entremêlées de lames ou de cloisons calcaires,
de tissus comme pétrifiés ; à côté des lobes homogènes d'un
blanc brunâtre ou bleuâtre, ayant à l'œil l'aspect et la consistance
d'une gelée ; ailleurs leur tissu était d'un blanc jaunâtre, gluant
au toucher, ou comme caséeux. D'autres bosselures donnent
l'idée du tissu encéphaloïde ; une trame fibro-celluleuse facile
à reconnaître réunit le tout par des cloisons variées, assez vasculaires dans certains points, lardacées, purement fibreuses dans
d'autres. En le disant très rare à la mamelle, il faut que
M. Schuh (1) ait confondu l'encéphaloïde avec les tumeurs
colloïdes. En voici un exemple fort ancien, puisque je l'ai publié
en 1826.

OBS. CLXVIII. — *Tumeur colloïde* (2) *ou hydatiforme.*

Une femme de la campagne, âgée de trente-six ans, entrée à l'hôpital de
la Faculté le 10 mai 1826, était atteinte, depuis deux ans, au sein gauche,
d'une tumeur grosse comme le poing. Dure, légèrement bosselée, exactement circonscrite, cette tumeur, soumise à toute espèce de médication résolutive, n'était fluctuante nulle part, et continuait encore de s'accroître chaque jour. L'aisselle était dépourvue de ganglions engorgés, et la
malade jouissait d'ailleurs d'une excellente santé. L'extirpation de la tumeur
fut pratiquée quatre jours après par Roux, qui réunit la plaie par première
intention, de manière que cette femme se trouva guérie le 10 juin. J'eus
occasion de la revoir le 10 novembre, époque à laquelle elle continuait à
jouir d'une excellente santé.

La pièce pathologique représente un demi-globe, et contient une partie de
la glande mammaire non altérée. Sa face antérieure ou convexe peut être facilement isolée de la peau ; son autre face est plane et tapissée d'une couche

(1) *Pseudoplasmen*, etc. Wien, p. 132.
(2) *Arch. gén. de médecine*, t. XII, p. 513.

épaisse de tissu cellulaire lamelleux et de graisse. Aucune racine, aucun rayon ne s'en détache pour se continuer dans les couches environnantes ; elle est formée de lobules ou de pelotons de volume varié, séparés ou confondus par des cloisons cellulaires, plus ou moins distinctes plus ou moins solides. Chacune de ces bosselures est constituée par une matière demi-transparente et bleuâtre, homogène, analogue à de la gelée de fruits ou de viande, blanchâtre, très consistante encore et non ramollie dans quelques points, en bouillie et décomposée dans quelques autres.

Aujourd'hui, je crois, comme alors, que cette tumeur appartenait à la catégorie des tumeurs colloïdes, et que la forme gélatineuse de quelques-unes de ses bosselures était l'indice d'une période avancée de la maladie, d'une tumeur primitivement adénoïde ; j'en avais du reste entrevu la nature bénigne, puisque j'ajoutais en terminant :

« Cette forme de la maladie nous paraît susceptible d'être distinguée de toute autre pendant la vie, et il n'est pas prouvé qu'elle renaisse quand on l'a enlevée en totalité. »

La matière purement colloïde existe à titre d'élément primitif dans quelques tumeurs très éloignées par leurs autres caractères de la physionomie des cancers.

Il s'en est présenté un exemple concluant à la Charité en 1851. La tumeur, qui occupait le jarret et la moitié interne de la cuisse, avait acquis le volume d'une tête d'adulte ; formée de masses séparées par des cloisons fibro-celluleuses épaisses, la matière qui la constituait n'était partout qu'une gelée facile à énucléer à l'aide des doigts ; sa consistance et ses autres attributs physiques lui donnaient la plus grande analogie avec les caillots fibrineux qui remplissent le cœur et les gros vaisseaux de beaucoup de sujets immédiatement après la mort. Il n'y avait sur aucun point de matière différente de celle que je viens d'indiquer. Le microscope, qui n'y a point trouvé de cellules cancéreuses, a permis d'y constater l'élément fibroplastique, la cellule fusiforme, en abondance. La substance en était partout, au centre comme dans les couches extérieures, homogène, molle, sans texture, sans adhérence, sans continuité organique avec les tissus voisins, gélatiniforme, fibrineuse, absolument comme les concrétions polypiformes du cœur.

Des tumeurs pareilles doivent être possibles dans la mamelle aussi bien qu'à la cuisse ou ailleurs. De nature spéciale, elles méritent sous tous les rapports l'épithète de *colloïdes*, mais elles n'ont évidemment rien par elles-mêmes de la malignité du cancer; leur physionomie tout entière est si éloignée de celle des tumeurs signalées plus haut, qu'il serait étrange de ne pas les en séparer, malgré le témoignage du microscope.

Cette matière a quelque chose de bizarre dans son évolution ou sa distribution. Ainsi, chez le malade dont je viens de parler, elle était seule, sans mélange d'aucune autre matière, réunie en vastes pelotons, entre les mailles ou les couches des tissus normaux, comme dans autant de kystes, séparée par des cloisons d'épaisseur variable, et sous forme de dépôt. Bien guéri de son opération, cet homme, que j'ai revu chaque année, n'a point eu de récidive.

Dans le testicule et le sein, je n'ai jamais rencontré la matière colloïde seule; je l'y ai toujours vue associée à des lobules, à des pelotons, à des masses d'aspect tout différent. Dans la même tumeur, elle se trouve disséminée par bosselures et en proportion variable, au milieu de pelotons encéphaloïdes ou de foyers phymatoïdes, entremêlée de cloisons, de débris des tissus primitifs; il en est de même de certaines adénoïdes où j'ai trouvé souvent, à une période avancée, des pelotons colloïdes évidents. Au milieu des enchondromes de la racine ou du corps des membres, du voisinage des os, cette matière est presque toujours unie à des pelotons, à des lobules de densité cartilagineuse ou même osseuse.

Il est étrange, au surplus, qu'à l'examen de ces sortes de tumeurs, l'os, souvent détruit, apparaisse comme dissocié, morcelé, éparpillé çà et là dans la production morbide, au point de ne plus pouvoir y être reconnu. Les fragments ostéiformes, que le scalpel finit par rencontrer dans la masse, n'y sont bientôt plus qu'à titre de parcelles intégrantes des pelotons primitifs de la tumeur, et les amas de matière colloïde ne semblent être eux-mêmes, à la fin, que d'anciennes bosselures ramollies de la substance chondroïde proprement dite.

Ainsi il existe : 1° des tumeurs *colloïdes* primitives, que la présence de cellules ou de noyaux fibroplastiques n'empêche pas d'être de nature franchement bénigne; 2° des tumeurs *colloïdes* secondaires ayant pour base ou pour point de départ;

soit une tumeur adénoïde; soit, ce qui est le plus ordinaire, le cancer fibroplastique, napiforme, chondroïde de certains auteurs, ou même des squirrhes lardacés.

La matière colloïde n'indique donc, par elle-même, ni la bénignité, ni la malignité absolue des tumeurs qui en sont composées ou qui la contiennent. L'*état colloïde* des tumeurs cancéreuses n'est en général qu'un accident, le résultat d'une phase avancée de la maladie; mais il existe des tumeurs constituées dès le principe par de la matière colloïde, et qui, on vient de le voir, ne sont point cancéreuses.

Il faut, en d'autres termes, distinguer les tumeurs constituées par la substance colloïde seule, de celles qui comprennent en même temps des matières différentes. N'étant pas de nature maligne, les premières ne tendent point à se reproduire quand on les a bien enlevées, et doivent être distraites de la classe des cancers. Les secondes comportent une sous-division. Dans les adénoïdes ou les fibromes, l'adjonction de pelotons gélatiniformes n'en détruisant point la bénignité, permet également de les placer hors du cadre des tumeurs cancéreuses; réunies, soit à la substance encéphaloïde, soit au tissu squirrheux, qui en est du reste rarement imprégné, soit au tissu chondroïde et fibroplastique proprement dit, ces pelotons indiquent ou caractérisent au contraire un genre de très mauvaise espèce, une catégorie de cancers redoutables, même quand on n'y trouve ni la cellule, ni le suc cancéreux, ni quoi que ce soit qui y ressemble.

Pour croire que les cancers fibroplastiques ne se généralisent *jamais*, ne se reproduisent que sur place, sont toujours une maladie purement locale, il faut que M. Maisonneuve (1) ait promptement perdu de vue ses malades; car, ainsi que je l'établissais en 1846 (2), c'est un genre de cancer qui répullule au contraire avec une grande opiniâtreté, et sur place, et dans le voisinage, et partout. M. Lebert, auteur de la proposition, avouait déjà en 1852 que six exemples de fibromes généralisés étaient parvenus à sa connaissance (3). Les faits que j'ai

(1) *Leçons cliniques*, etc., p. 28.
(2) Voyez : Introduction en tête de ce volume.
(3) *Gazette des hôpitaux*, 1852, p. 583.

signalés depuis sont si nombreux, si variés, si authentiques, que personne aujourd'hui n'oserait maintenir cette opinion, et que M. Lebert lui-même s'est, je crois, rangé à la mienne.

Caractériser une maladie pareille, d'une nature aussi manifestement maligne, par une cellule, un élément homœomorphe, le même que celui du cartilage, du tissu fibreux naturel, de la peau, du chancre induré, des tissus épaissis par l'inflammation, des ganglions hypertrophiés, n'est plus soutenable. Ces tumeurs offrent des cellules fusiformes, il est vrai, mais leur *spécificité* tient à autre chose ; comme dans l'encéphaloïde il y a là une inconnue qu'il importe de chercher encore. La matière colloïde n'étant qu'une forme transitoire, qu'un accident de la maladie, ne peut plus, à mon sens, être conservée utilement comme base d'une espèce distincte ; enlevée de la sorte au groupe des tumeurs malignes, ce sera une nouvelle conquête du diagnostic au profit des tumeurs bénignes et au détriment du cancer, cet ennemi implacable de l'animalité !

ARTICLE V.

CANCER ÉPITHÉLIAL OU ÉPITHÉLIOME.

Le cancroïde pur ou *cancer épithélial* doit être rare au sein, car je ne suis pas sûr de l'y avoir rencontré plus de deux ou trois fois, et M. Hannover (1), qui étudie l'*épithéliome* dans tous les organes, n'en cite également aucun exemple. La tumeur mélicérique dont j'ai donné l'observation (page 364) permet de croire cependant à sa possibilité, quoique la bouche, le visage, le col de l'utérus et les téguments en soient évidemment le siége de prédilection ; je n'aurai de la sorte à m'en occuper qu'à l'occasion des récidives et de la nature du cancer en général.

Au point de vue des données micrographiques, d'après des recherches récentes de M. Robin, entre autres, ce genre de cancer ou de tumeur serait au contraire assez fréquent dans la mamelle. La cellule épithéliale, un des éléments essentiels des conduits lactés, devient en s'altérant, en s'accumulant au fond des *acini*, selon ce savant, la source ou le point de départ

(1) *Das Epitheliome*, etc. Leipzig, 1852.

d'un grand nombre de tumeurs; modifiée, dénaturée, elle existe en abondance dans les hypertrophies diffuses ou par-tielles, dans les adénoïdes, dans les squirrhes, et même dans les encéphaloïdes ; mais de telles notions sur la constitution intime des tumeurs, quand même elles recevraient la sanction du temps, n'empêcheront point le squirrhe de rester fort différent, au lit des malades, des enchondromes et des fibromes aussi bien que des épithéliomes proprement dits.

ARTICLE VI.

KÉLOÏDES.

Le tissu qui constitue les tumeurs indiquées sous le nom de *kéloïdes* par Alibert a quelque chose de singulier. Tenant en quelque sorte le milieu, au point de vue clinique, entre le tissu squirrheux et le tissu fibreux, il ne renferme point de suc can-céreux ni autre. La coupe en est sèche, un peu luisante, d'un jaune rougeâtre, et parfaitement homogène. Les tumeurs de cette espèce ne se voient guère que dans la peau. C'est à l'exté-rieur, et non du côté des tissus sous-jacents, qu'elles proémi-nent. Oblongues, losangiques, en disque, ou à circónférence anguleuse, elles ont souvent l'aspect d'une couture, d'une crête. ou d'un bourrelet, dur, rougeâtre. J'en ai observé sur l'épaule, sur le dos, sur le côté du cou, à l'oreille, au front, sur les lèvres, sur le poignet, sur la cuisse, aux jambes, aux bras, et principa-lement sur le devant de la poitrine.

Elles m'ont offert partout les mêmes caractères, c'est-à-dire l'aspect d'une plaque cicatricielle, ou de pelotons lisses, d'une densité de fibro-cartilage et indolentes, faisant relief à la sur-face des téguments dont elles ne paraissent point dépasser l'épaisseur.

Les kéloïdes ont en général pour base d'anciennes cicatrices. Les brûlures se prêtent plus que toutes autres lésions à cette sorte de transformation. Il semble que ce ne soit que du tissu inodulaire, raréfié, hypertrophié, révivifié sous l'influence d'un travail pathologique spécial.

Il ne faudrait pas croire néanmoins que la kéloïde ne se

montre jamais ailleurs que dans les cicatrices; j'en ai vu et sur la poitrine, et sur d'autres régions, qui n'avaient été précédées d'aucune blessure, d'aucune solution de continuité. Arrivées à un certain degré elles cessent ordinairement de croître, au point de rester indéfiniment à titre de simple difformité; n'étant le siége d'aucune douleur, elles ne sont dès lors pour les malades que des reliefs inégaux, engorgés ou saillants.

Les kéloïdes sont si nettement circonscrites; la peau, les tissus voisins conservent si complétement les caractères du tissu sain, que, de prime abord, on se persuade qu'il sera facile d'en obtenir la guérison radicale; en fait, après leur enlèvement, on voit presque toujours, au contraire, la cicatrice nouvelle reprendre bientôt les caractères de la kéloïde ancienne, puis constituer au bout de quelques mois une tumeur plus grosse ou plus épaisse et plus large que ne l'était la première.

Ce qui caractérise cette espèce de tumeur, ce qui la sépare des cancers réels, c'est qu'elle ne répullule guère hors de la cicatrice même; c'est qu'en général elle n'engendre point de tumeurs pareilles dans le voisinage; c'est qu'elle ne retentit pas dans les ganglions, dans le système lymphatique; c'est que, le plus souvent, elle ne tend ni à se transformer, ni à s'élargir indéfiniment; c'est qu'en un mot, elle semble concentrer toute son énergie morbifique sur le foyer qui lui a donné naissance, et ne point menacer la vie des malades.

Si les micrographes eussent appliqué à la kéloïde seule ce qu'ils disent des tumeurs fibroplastiques en général, à savoir, que c'est un genre qui ne répullule que sur place, qui ne se généralise point, ils seraient restés dans le vrai; mais le moindre examen clinique suffira toujours pour empêcher de mettre la *kéloïde*, vrai type du tissu fibroplastique (1), dans la même catégorie que les cancers.

Elle n'en constitue pas moins une espèce dont la bénignité peut être révoquée en doute; l'extirper, enlever même avec elle une large étendue de tissus sains, ne l'empêche pas de répulluler presque indéfiniment. Les frottements, les contusions en amènent d'ailleurs facilement l'ulcération. Je les ai vues plu-

(1) Lebert, *Gazette des hôpitaux*, 1852, p. 596.

sieurs fois notamment à la nuque et sur l'épaule chez trois hommes sains, encore jeunes et vigoureux, acquérir d'énormes dimensions, soit en largeur soit en épaisseur. Il s'en est même développé de nouvelles, sous formes de tomates, autour de la cicatrice des anciennes opérations chez deux de mes malades; de telle sorte que de la kéloïde au squirrhe la distance n'est pas toujours aussi grande que je l'avais supposé d'après mes premières observations.

Sans parler des récidives que j'ai observées sur les lèvres, sur le poignet, sur le cou, etc., je mentionnerai le cas d'une jeune dame qui m'a consulté plusieurs fois pour une kéloïde du sein. D'une beauté remarquable, qui a fait longtemps les délices de certains salons de Paris, cette dame avait, en dedans du sein droit, une petite tumeur en forme de grosse verrue, qui ne lui causait aucune gêne, mais dont l'existence en pareil lieu la contrariait beaucoup. Elle se la fit enlever par un chirurgien habile; l'opération ne fut ni longue, ni difficile; les bords de la plaie furent réunis à l'aide de deux points de suture entortillée. Un mois après la guérison, la cicatrice, loin de pâlir de plus en plus, parut au contraire devenir plus rouge, plus dure, plus saillante; bref, au bout de six mois, la tumeur nouvelle avait acquis la largeur et l'épaisseur du doigt : d'où une difformité plus grande que la difformité qui avait nécessité l'opération.

Plus tourmentée que jamais, la malade se fit enlever de nouveau son incommode tumeur par un autre chirurgien. Craignant que la suture eût joué un rôle dans les suites fâcheuses de la première opération, on laissa cette fois la plaie se cicatriser par seconde intention. Tout alla bien d'abord; une cicatrice régulière et plate s'établit dans l'espace d'un mois. La dame, ainsi que le chirurgien, était enchantée du résultat. Six semaines plus tard, la cicatrice commença à s'épaissir, à rougir, à prendre la densité du cartilage, et elle ne tarda pas à égaler les dimensions et l'épaisseur du pouce. Voyageant en Allemagne, en Italie, où elle consulta les praticiens les plus distingués, la malade essaya différents traitements, et revint à Paris très désolée. Jusque-là sa tumeur avait augmenté d'un tiers ou de moitié après chaque opération. C'est alors que je la vis.

La kéloïde occupait la partie interne et supérieure du sein droit, de manière à s'étendre jusque sur la ligne médiane. Légèrement ovoïde, un peu plus large par en bas que par en haut, longue de 3 centimètres et large de 2 centimètres et demi, elle faisait un relief d'environ 1 centimètre sur le plan de la région. Sa teinte était d'un rose pâle, et sa consistance analogue à celle du tissu fibreux ou lardacé le plus solide. Aucune bosselure ne la surmontait. Son extérieur était lisse et luisant. Elle avait cessé de croître depuis quelques mois; mais la malade, ne pouvant s'accoutumer à l'idée de rester ainsi difforme, voulut à tout prix en être débarrassée une troisième fois. J'en pratiquai l'extirpation avec le concours de M. Piron, son médecin.

Comme cette dame avait un certain embonpoint, il fut possible, malgré l'étendue de la déperdition de substance, de réunir, de tenir en contact les lèvres de la plaie au moyen de trois aiguilles et de la suture entortillée. Les mamelles furent soutenues et repoussées en dedans à l'aide d'un bandage approprié pour prévenir toute traction incommode sur la suture. La réunion se fit et nous eûmes pendant quelques semaines une cicatrice régulière, en apparence très souple.

Heureuse de sa guérison, qu'elle crut définitive et qui me sembla telle à moi-même, madame L... quitta la France pour passer l'hiver en Italie. Je ne l'ai plus revue depuis, mais j'ai su que sa kéloïde était revenue, et que la pauvre dame s'était résignée à n'y plus rien faire, à se vêtir de telle façon que ses robes ne permissent plus aux yeux indiscrets d'apercevoir sa difformité.

Il paraît néanmoins, d'après ce que M. Bretonneau m'en a dit (septembre 1853), que par le fait du temps ou par l'action d'un emplâtre compressif, la *calotte*, sa kéloïde s'est un peu amoindrie depuis un an ou deux.

J'ai du reste extirpé du cou d'un jeune homme soigné par M. Legroux une kéloïde qui en est aussi à sa troisième récidive, et il me serait facile de citer beaucoup d'exemples pareils. La thèse de M. Lhonneur (1), un de mes anciens internes, contient d'ailleurs sur ce sujet une foule de détails intéressants,

(1) Paris, 1856, n° 247.

l'histoire de plusieurs de mes malades, et, en particulier, deux autres exemples de kéloïdes du sein. Là comme ailleurs au surplus, ce qui concerne la thér.peutique des kéloïdes se résume en deux propositions : 1° si la tumeur est stationnaire et que la malade en soit peu tourmentée le mieux est de n'y pas toucher ; 2° si elle gêne soit par ses dimensions, soit par son siége, soit comme difformité, il faut l'enlever largement, avec le bistouri plutôt que par les caustiques. La compression au moyen d'une couche de collodion, de douces frictions avec la poudre de précipité blanc et de sucre, finissent quelquefois par les aplatir un peu et par les faire pâlir.

<h2 style="text-align:center">ARTICLE VII.</h2>

CANCER ANOMAL.

Une affection d'apparence bénigne d'abord, mais réellement cancéreuse, et que je n'ai rencontrée qu'une fois, s'est présentée en 1852 à la Charité. L'observation (planche VI) en a été recueillie par un de mes élèves, M. Labbé, et par un autre interne des hôpitaux, M. Duménil, qui l'a complétée à l'hôpital Saint-Louis, où la malade est allée mourir quelques mois plus tard. Elle servira ici de description et montrera tout ce que ce fait a de bizarre, d'étrange même.

Obs. CLXIX. — *Apparence vasculaire au début, avec hypertrophie de la peau et des tissus sous-jacents; cancers subséquents.*

Frémy, cinquante-huit ans, entrée le 7 juillet 1852 à la Charité, sortie le 30 septembre ; entrée à l'hôpital Saint-Louis le 20 avril, morte en mai 1853.

L'affection, qui date d'environ un an, a débuté par des taches isolées, livides, qui deviennent peu à peu saillantes au toucher, et forment alors des tubercules ou petites tumeurs dures, indolentes, arrondies, du volume d'un grain de chènevis, rougeâtres ; ces tumeurs s'accroissent, tantôt une à une, tantôt en s'accolant à de nouvelles taches, pour former des *plaques* à surface inégale, rugueuse, mamelonnée, à bords irréguliers. D'aspect transparent, vésiculaire, ces plaques ont en réalité une consistance solide, et se laissent traverser par une épingle sans donner issue à aucun liquide. A leur niveau, l'épiderme, fort aminci, s'exfolie au moindre frottement ; un léger suintement séreux, qui en est la suite, se concrète et donne lieu à des croûtes jaunâtres ; ailleurs il n'y a qu'une simple desquamation ; ailleurs encore l'épiderme est sain, et l'on voit au travers les varicosités des capillaires du derme, qui donnent à la peau une nuance bleuâtre, inégale, dans une étendue variable.

Ces taches variqueuses, qui ne proéminent point, ont une teinte plus foncée que les tubercules, et semblent être le point de départ des tumeurs isolées ou en *masses* ; elles se développent toujours sur le trajet des vaisseaux, après quoi la teinte bleuâtre disparaît pour leur faire place, si l'on doit en croire la malade, et ce qu'il a été possible de constater depuis deux mois et demi qu'elle séjourne à l'hôpital.

Le mal s'est montré d'abord en dedans, puis à la partie supérieure de la mamelle; c'est là que les plaques sont le plus épaisses; elles sont plus disséminées à la partie inférieure et externe; enfin le mamelon et l'auréole, longtemps restés sains, commencent depuis quelques jours à se couvrir à leur tour de tubercules semblables aux premiers. Cette sorte de développement érectile envahit ainsi de proche en proche les deux tiers environ de la région : ici par points isolés, là sous forme de plaques plus ou moins étendues.

La peau elle-même est hypertrophiée, et sans doute avec elle les tissus cellulaire et adipeux sous-cutanés, de manière à quadrupler aujourd'hui le volume de la mamelle.

Le tout se développe d'une manière lente, sans accès, presque à l'insu de la malade, dont la santé d'ailleurs est excellente, et qui ne ressent pas d'autres inconvénients de son mal que ceux qui résultent du volume et du poids de la mamelle. Au début, il y avait des sensations de chaleur tellement vives, qu'elles nécessitèrent l'application de la glace.

Jusque-là, le mal a été local; mais depuis un mois, il survient de l'œdème aux membres inférieurs, surtout à gauche; l'apparition de cet œdème coïncide précisément avec le développement de petites tumeurs, semblables à celles du sein, au-dessus de la malléole interne du pied gauche, tumeurs qui disparaissent sans qu'il en vienne en d'autres régions. La malade a nourri trois enfants et n'a jamais eu d'inflammation du sein.

20 avril 1853. — Hôpital Saint-Louis, les deux seins sont pris.

Toute la surface de la mamelle gauche présente une large plaque d'un rouge violacé, de 15 centimètres de diamètre, constituée par des végétations inégales, pressées les unes contre les autres sans interruption, sans laisser entre elles aucune partie qui rappelle l'aspect normal de la peau. Ces végétations, dont les plus volumineuses ont la grosseur d'un pois, saignent facilement quand on les irrite. Le sang s'en échappe même quelquefois spontanément, et il en suinte continuellement, en assez grande quantité, un liquide jaunâtre, ténu, d'une odeur nauséabonde.

On voit au centre des parties malades le mamelon rétracté avec son auréole, d'un rouge foncé, dure, adhérente aux tissus sous-jacents. Les végétations y existent également, mais plus petites, moins saillantes, moins nombreuses que sur les autres points. La circonférence de chaque plaque, nettement limitée, est marquée par une saillie notable des parties malades sur la peau voisine. Elle repose sur des tissus durs, complétement adhérents et fait corps avec eux. La mamelle est peu proéminente, sans bosselures, sans inégalités autres que la saillie des végétations dont elle est recouverte. L'altération des tissus sous-cutanés ne semble pas se propager au delà des végétations externes, car la peau y conserve sa souplesse, sa mobilité; le toucher n'y perçoit aucune induration, aucune irrégularité; la pression n'y éveille pas de sensibilité anormale.

Mais si les tissus profonds semblent respectés en dehors du siége principal de la maladie, il n'en est pas tout à fait de même des téguments: Çà et là en effet, autour des parties où la dégénérescence est complète, on trouve des groupes de végétations semblables à celles dont nous avons déjà parlé; la peau qui les sépare est parfaitement saine sur quelques points, ailleurs elle est parcourue par de petits vaisseaux variqueux; on rencontre même quelques taches, de 1 centimètre de largeur à peu près, où le sang paraît épanché dans le derme. Ces groupes de végétations sont au nombre de cinq ou six à la partie supérieure de la mamelle; on en trouve deux dans l'aisselle. On en voit en outre deux sur le côté externe du sein qui sont isolées au milieu d'une petite plaque ardoisée.

Plusieurs érysipèles légers se sont développés au voisinage. On ne trouve pas de ganglions dans l'aisselle.

L'autre sein est devenu malade il y a trois mois, mais d'une tout autre manière. La mamelle gauche avait acquis rapidement au début un volume considérable; le sein droit se rétracta au contraire de prime abord au centre. Le mamelon et son auréole commencèrent à se déprimer, en même temps qu'il devenait plus dur. Peu à peu l'induration et la rétraction s'étendirent à la circonférence; aujourd'hui le mal a envahi non-seulement la totalité de la mamelle, mais encore les tissus qui l'entourent sur une zone de plusieurs centimètres, suivant toutefois une ligne très irrégulière. Les téguments, le tissu cellulaire sous-cutané, la glande, le tissu cellulaire profond, forment une seule masse, complétement immobile, intimement collée à la paroi thoracique. La peau est terne, sèche, comme flétrie, revenue sur elle-même, d'une dureté presque ligneuse. Le mamelon est comme perdu au centre de la tumeur. La pression n'éveille pas de douleurs; il n'y a pas non plus de douleurs spontanées.

L'état général est bon; bien qu'un peu pâle, la malade conserve un embonpoint notable. Toutes ses fonctions s'exécutent bien. Elle éprouve seulement de temps à autre des points douloureux dans le côté gauche de la poitrine. Trois semaines après son entrée à l'hôpital Saint-Louis, elle succombe à une pleurésie.

Autopsie. — Épanchement considérable dans la plèvre droite; cavité pleurale gauche effacée par des adhérences.

Il existe dans le foie une dizaine de noyaux cancéreux dont les plus gros, visibles à la face supérieure de l'organe, ont le volume d'une châtaigne. Tous les autres viscères sont à l'état normal. La mamelle gauche est transformée en un tissu lardacé jaunâtre, avec quelques traînées blanches. Le muscle grand pectoral a subi la même dégénérescence dans sa partie interne. La tumeur du côté droit est également constituée par un tissu très dur, criant sous le scalpel.

Une tranche de la mamelle gauche et comprenant le mamelon, une autre portion prise au milieu de la tumeur du côté droit et une des masses morbides du foie, ont été remises à M. Robin, qui, les ayant examinés au microscope, a communiqué les détails suivants :

1° A gauche. — La coupe des tissus présente un aspect gris, demi-transparent, n'offrant de faisceaux fibreux que dans la partie qui se confond insensiblement avec le tissu cellulaire. On en fait suinter un suc grisâtre de consistance crémeuse, du suc cancéreux en un mot; ce liquide, aussi bien que les fragments de tissu dont on le fait sortir, aussi bien que les fragments du tissu bourgeonnant à la surface de la peau, présente les éléments cancéreux les plus caractéristiques : 1° des noyaux libres, ovoïdes, ayant généralement de 0^{mm},042 à 0^{mm},045, avec un et quelquefois deux nucléoles jaunes et brillants assez volumineux ; 2° des cellules cancéreuses de forme très variable, ayant un diamètre de 0^{mm},020 à 0^{mm},080. Renfermant toutes, un, deux, assez souvent trois et jusqu'à six noyaux semblables aux noyaux libres, les cellules sont proportionnellement plus abondantes que les noyaux libres ; les plus grandes et celles à noyaux multiples se rencontrent surtout dans les bourgeons de la surface de la peau. Les noyaux libres et les cellules nagent dans un liquide contenant des granulations moléculaires et des granulations graisseuses assez abondantes.

Une coupe au niveau du mamelon montre une ligne de démarcation assez nette entre le tissu cancéreux envahissant la peau et le tissu que forment les conduits galactophores réunis par du tissu cellulaire. Le tissu cancéreux est gris rosé, le tissu des conduits galactophores est gris blanc, fibreux. En le comprimant on en fait suinter vers la partie profonde de la coupe (dans la portion où les conduits galactophores se continuaient avec le tissu mammaire qu'on avait séparé de la peau malade) des filaments d'une matière qui a l'aspect blanc, jaunâtre, et la consistance de la matière des glandes sébacées comprises dans les tumeurs épidermiques de la face, etc. Cette matière sort manifestement des conduits galactophores.

La matière dont il s'agit est constituée : 1° par des cellules d'épithélium pavimenteux, plus irrégulières et plus granuleuses que dans l'état normal. On y trouve aussi quelques noyaux libres, un peu plus granuleux qu'à l'état normal. On y rencontre en outre : 2° une très grande quantité de granulations moléculaires formant proportionnellement une masse plus considérable que la matière sébacée, que les cellules épithéliales elles-mêmes. Les unes sont grisâtres, beaucoup sont graisseuses. Les unes et les autres sont assez fréquemment réunies en petits groupes, dont les plus gros ont les dimensions des corpuscules du pus, mais s'en distinguant facilement par l'irrégularité de leur forme.

Telle est la composition du contenu morbide des conduits galactophores, qui, ainsi qu'on le voit, n'a rien d'hétéromorphe.

2° *A droite.* — Le tissu mammaire présente une grande consistance ; il est dur, impossible à déchirer, ne donnant aucune trace de suc. Toutefois, çà et là, on en voit sortir, par de petits orifices, une matière entièrement semblable à la crème. Au microscope elle en offre toute la composition, c'est-à-dire qu'elle renferme : 1° des globules de lait très abondants ; 2° des corpuscules de colostrum tout à fait semblables à ceux qu'on trouve dans le lait immédiatement après l'accouchement. Il n'y a là aucun des éléments du cancer. Le tissu mammaire ne présente absolument que du tissu fibreux, et çà et là des culs-de-sac mammaires pourvus de leur épithélium, mais ne devenant visibles qu'après l'action de l'acide acétique sur le *tissu cellulaire.*

3° *Foie.* — Les tubercules du foie donnent fort peu de suc, mais leur tissu présente un très grand nombre de cellules cancéreuses, à noyaux ovoïdes, offrant tous un ou deux nucléoles jaunes et brillants. Il y a aussi des noyaux libres semblables à ceux contenus dans les cellules. Il n'est pas rare de voir des cellules contenant deux et même trois noyaux. Ces noyaux ovoïdes, leurs nucléoles jaunes et brillants, font facilement distinguer les cellules cancéreuses des cellules d'épithélium hépatique qui leur sont mélangées et qui ont quelquefois les mêmes dimensions, mais ont toutes un noyau sphérique et sont bien plus finement granuleuses.

Comme il s'agit là d'un fait dont je ne connais pas d'autre exemple, à moins que le cancer réticulé de M. Wedel ou le cancer villeux de M. Rokitansky ne s'y rapporte, j'ai cru devoir le donner avec tous ses détails, ne rien retrancher surtout de l'anatomie pathologique, de l'histoire microscopique qui en a été faite avec tant de soin par M. Robin.

Au point de vue de quelques doctrines modernes sur le cancer, sa valeur scientifique me paraît plus grande encore que son importance clinique. En effet, le suc et la cellule n'ont été trouvés que dans le sein gauche, qui pourtant offrait à peine la physionomie du cancer ; le sein droit, qui était au contraire cancéreux au plus haut degré, ne contenait ni suc, ni cellule spécifiques. Les matériaux du lait, dont M. Robin a constaté l'existence au milieu de la masse squirrheuse de la mamelle droite, dévoilent d'un autre côté une partie des analogies qui existent entre les tumeurs butyreuses dont j'ai parlé ailleurs (page 354) et le cancer. J'aurai donc nécessairement à revenir sur ce fait à propos du diagnostic ou du pronostic des tumeurs malignes.

CHAPITRE II.

DIAGNOSTIC DIFFÉRENTIEL.

Le diagnostic différentiel des cancers est invoqué de plusieurs façons dans la pratique ; on s'en sert d'abord pour ne pas confondre les diverses variétés de tumeurs malignes les unes avec les autres ; il faut y avoir recours ensuite et surtout pour distinguer le cancer des tumeurs bénignes.

ARTICLE PREMIER.

DIAGNOSTIC CLINIQUE.

On ne peut pas toujours distinguer les différentes formes du cancer au lit des malades ; au début comme à la fin, la plupart d'entre elles sont en effet susceptible de se ressembler ou de se confondre. Aux périodes avancées, le praticien n'a pas lieu, à la vérité, de le regretter beaucoup ; le diagnostic réel n'est alors que trop facile, et il n'est plus nécessaire, de savoir au juste s'il s'agit de telle espèce de cancer plutôt que de telle autre. A sa période initiale, la marche du cancer diffère, au contraire, suivant qu'il s'agit d'une forme plutôt que d'une autre ; de sorte qu'il serait manifestement utile d'en décider l'espèce dès le commencement.

En général, il est facile de séparer en bloc le squirrhe de l'encéphaloïde. Une mamelle prise en masse, avec dureté ligneuse ou lardacée, ne peut être confondue avec une tumeur globuleuse, mobile, élastique ou fongueuse, à quelque époque que ce soit de leur développement.

Le squirrhe a toujours quelque chose de dur, l'encéphaloïde quelque chose de mou ; l'encéphaloïde donne l'idée de bosselures qui tendent à se boursoufler, à proéminer au dehors ; dans le squirrhe, la tumeur et les téguments ont un aspect ratatiné et induré ; l'encéphaloïde distend, amincit, rougit et ulcère la peau, de l'intérieur vers l'extérieur ; le squirrhe qui s'empare des téguments les attire à lui, en les plissant, et semble les ulcérer de dehors en dedans.

L'encéphaloïde qui s'ulcère est bientôt compliqué de végétations, de fongus, de champignons faciles à écraser ; le squirrhe se creuse, ne végète point à la surface désorganisée, et reste dur sur tous ses points.

Au début, le squirrhe peut ne pas se distinguer nettement de certaines indurations, de certaines hypertrophies ; l'encéphaloïde, sous forme de masses plus ou moins arrondies, ne peut pas plus être confondu avec le squirrhe à cette époque que plus tard ; à ces dissemblances dans leurs principaux caractères physiques, il faut ajouter que le squirrhe dépasse rarement un certain volume avant de s'ulcérer, tandis que l'encéphaloïde peut acquérir des dimensions énormes.

La distinction entre l'encéphaloïde et certaines tumeurs chondroïdes ou colloïdes est en réalité beaucoup plus difficile ; cependant, si l'on ne perd point de vue que les chondromes sont durs et profonds jusqu'à une période fort avancée ; qu'ils adhèrent d'habitude à quelque point du squelette ; que leur dureté est généralement analogue à celle des cartilages ou des masses

fibreuses, et donne même parfois l'idée d'exostoses un peu ramollies ; qu'ils n'envahissent et ne dénaturent la peau que très
tard ; que si, à l'état colloïde, ils s'ulcèrent, il n'en résulte
point de fongus, de champignons, de végétations médullaires,
de cratères hémorrhagiques, qu'ils se creusent volontiers
au contraire au point de donner lieu à de vastes cavernes
pultacées, on ne les confondra que par inadvertance avec
l'encéphaloïde ; celui-ci, plus ou moins lardacé, ou de consistance fongueuse, reste le plus souvent mobile dans les
tissus, se porte de préférence vers les téguments, envahit,
s'approprie promptement la peau, et ne s'ulcère en quelque
sorte que pour végéter plus librement ou plus largement au
dehors. Ainsi, même à leur période extrême d'évolution, il est
encore possible, le plus souvent, de distinguer ces deux formes
de cancer.

En supposant que des lobules de l'enchondrome se soient
ramollis ou liquéfiés, que des kystes remplis de matière
graisseuse, ou phymatoïde, ou hématique, ou même purulente, s'y trouvent entremêlés, le fond de la tumeur n'en conserve pas moins son aspect des premiers temps, c'est-à-dire la
dureté chondroïde et le défaut de trame fibreuse ou fibro-vas-
culaire ; dans l'encéphaloïde le plus avancé, à son tour, la présence de pelotons colloïdes ou phymatoïdes, de kystes hématiques ou séreux, n'empêche point le tissu médullaire ou
fongueux d'être reconnaissable à sa trame, à son chevelu vasculaire, et à l'aspect purement lardacé des parties de la tumeur
qui ne sont point encore ramollies.

Certaines tumeurs franchement chondroïdes ou colloïdes
pourraient cependant mettre le praticien dans un grand embarras ; j'y reviendrai en traitant du diagnostic différentiel du
cancer et des tumeurs bénignes.

La distinction entre l'encéphaloïde et la mélanose paraît
d'abord facile ; la teinte noire de celle-ci met immédiatement
en garde contre toute erreur ; cependant comme le fongus hématode, c'est-à-dire le cancer médullaire où dominent l'infiltration sanguine et le chevelu vasculaire, est souvent coloré en
noir, il est possible de prendre pour de la mélanose le cancer
cérébriforme proprement dit. D'un autre côté, les tumeurs bé-

nignes étant parfois infiltrées de matière pigmentaire ou charbonnée, il serait possible aussi, comme on l'a fait souvent, de
prendre pour des cancers mélaniques des tumeurs de nature
infiniment moins redoutable.

La tumeur mélanique ayant son siége, soit dans l'épaisseur
de la peau, soit dans la couche sous-cutanée, soit même dans
la profondeur des parenchymes, ne se manifeste en général
que sous forme de plaques ou de pustules; de plus, elle n'a
que peu de tendance à s'ulcérer, à former des masses fongueuses; tandis que l'encéphaloïde est presque constamment situé à une certaine profondeur, sous forme de globe
ou de tumeur arrondie qui végète rapidement, fait rougir
la peau avant de l'ulcérer, et se boursoufle d'ordinaire avec
une grande rapidité.

Les kéloïdes diffèrent par trop de caractères du cancer encéphaloïde pour qu'il soit utile de s'en occuper au point de vue du
diagnostic différentiel; c'est avec le squirrhe plutôt qu'elles
ont une certaine analogie; elles en diffèrent néanmoins, presque
toujours, par des nuances parfaitement tranchées. Limitées à la
peau, cette tumeur n'est le plus souvent qu'une cicatrice transformée; formant toujours un relief circonscrit à la surface des
téguments, elle est de consistance moins ligneuse que celle
du squirrhe; d'une teinte pâle, rougeâtre et luisante, d'un
aspect régulier et lisse; sa coupe, absolument homogène, est
dépourvue de suc pathologique, de suc lactescent ou cancéreux, et s'excave à peine.

Le squirrhe, même quand il envahit la peau, tend à déprimer
cette membrane ou à l'ulcérer; il présente une fermeté plus
inégale, et fournit d'ailleurs le suc cancéreux sous toutes ses
formes. Au demeurant, les kéloïdes, n'ayant pas de tendance à
s'ulcérer, à en faire naître de nouvelles dans le voisinage, à re-
tentir dans les ganglions lymphatiques, ni à infecter l'économie,
sont en général faciles à distraire de la classe des squirrhes
véritables.

Reste la catégorie des tumeurs fibro-plastiques. Analogues au
squirrhe lardacé par leur consistance, elles ressemblent plutôt
à l'encéphaloïde cru par leur forme globuleuse, par leur isolement apparent au milieu des tissus. Elles diffèrent du premier

néanmoins en ce que, grossissant indéfiniment, elles soulèvent
la peau et se bossellent sans perdre de leur consistance, au
lieu de la rider, de la ratatiner, de la plisser, de la retirer
vers l'intérieur, comme le font les squirrhes ; à l'inverse du
squirrhe enfin, les productions fibro-plastiques sont ordinairement dépourvues de rayons, de racines ; elles se distinguent
de l'encéphaloïde par leur densité fibreuse, densité homogène
qui reste longtemps la même dans toutes les bosselures, et en
ce que l'ulcération s'en fait de la surface vers le fond, au lieu
de s'opérer de l'intérieur à l'extérieur, de donner naissance à
des végétations fongueuses ; j'ajoute que la tumeur fibro-plastique ne contient ni suc lactescent ou cancéreux, ni même la
cellule spéciale dont je parlerai ailleurs.

Si, je le répète, ces différences permettent de distinguer dans
les périodes moyennes de la maladie les principales formes de
cancer que j'ai établies, il n'en est pas tout à fait de même dans
la suite ni au commencement ; il semble en effet que plus elles
s'éloignent de leur état moyen, plus ces sortes de tumeurs tendent à se rapprocher et à se confondre. Ainsi le squirrhe partiel
finit souvent par envahir toute la mamelle, par ne plus se distinguer du squirrhe en masse ; le squirrhe lardacé, soit partiel, soit en masse, manque rarement aussi de devenir ligneux
en vieillissant ; l'un et l'autre se compliquent quelquefois, à la
longue, soit de squirrhe ligneux disséminé ou en plaques, et
en cuirasse, soit de squirrhe pustuleux multiple.

Une fois ulcéré, le squirrhe, soit atrophique, soit ligneux de
toute nuance, soit lardacé, se combine fréquemment avec des
tubercules, des bosselures de teintes variées, qui ressemblent
plus ou moins à des boursouflures encéphaloïdes, colloïdes ou
fibro-plastiques. J'ai vu le squirrhe en masse et lardacé se
creuser alors, à la manière du squirrhe ligneux, sur certains
points, et se couvrir ailleurs de végétations fongueuses qu'il eût
été difficile de ne pas prendre pour de l'encéphaloïde.

Dans le cours de leur évolution, ces diverses tumeurs ont en
outre quelques conséquences communes ; elles tendent toutes,
par exemple, à dénaturer, à détruire les tissus qui les entourent ; elles ont toutes aussi pour caractère de faire naître des
engorgements ganglionnaires. Les squirrhes, comme l'encé-

phaloïde, se compliquent souvent en effet de tumeurs secondaires, sous le bord externe du grand pectoral, ou dans le creux de l'aisselle ; un peu plus tard, les ganglions de la région sus-claviculaire eux-mêmes, et ceux de la région cervicale, se prennent à leur tour. J'ai constaté cependant que le squirrhe en plaques ou en cuirasses, et que le squirrhe atrophique, déterminent moins vite que les autres l'altération du système lymphatique ; celui-ci résiste encore un peu plus, mais non toujours, comme l'ont cru à tort quelques micrographes, aux réactions des chondroïdes et des tumeurs fibro-plastiques.

ARTICLE II.

DIAGNOSTIC A L'AIDE DU MICROSCOPE.

Des siècles se sont écoulés avant que l'anatomie pathologique se soit occupée du cancer ; les auteurs anciens s'en sont tenus aux caractères extérieurs de la tumeur, à ce qu'elle offre d'appréciable au lit des malades, et Laënnec est en réalité le premier qui, armé du flambeau de l'analyse, se soit emparé de cette question : c'est lui qui a bien fait voir, comme quelques observations antérieures de Pearson, d'Abernethy (1) l'indiquaient déjà, que les cancers sont constitués par un tissu particulier ; c'est lui qui a montré que, dans les cancers, il fallait, au point de vue anatomique, admettre plusieurs espèces ; que l'encéphaloïde et le squirrhe, par exemple, représentent deux cancers différents ; mais ce n'était là qu'un premier pas, que le résultat d'un premier effort, et la science, ainsi que la pratique, réclamaient mieux ou davantage.

Aidant à l'impulsion, luttant contre les doctrines du temps, contre Broussais qui voulait que le cancer fut un des résultats de l'inflammation, je disais en 1826 (2) :

« Quand même il serait vrai que toutes les dégénérescences ou productions morbides reconnaissent pour cause une phlegmasie, les chirurgiens n'en seraient pas moins obligés d'admettre les diverses espèces signalées par les anatomo-pathologistes modernes comme autant de maladies de nature différente ;

(1) M. Henry, trad. angl. de ce vol. p. 391.
(2) *Archives générales de médecine*, t. XII, p. 313.

ceux-là seuls qui se livrent à l'étude de la médecine spéculative peuvent nier l'importance de ces distinctions.

» Nous pensons même qu'*il reste encore beaucoup à faire* sous ce point de vue. Ainsi l'ablation de tumeurs hémorrhoïdales semblables à celles que nous avons citées plus haut, et de celles qui viennent d'être indiquées tout à l'heure (1), ne sera point suivie de productions analogues dans les viscères, tandis que cette fâcheuse reproduction a *presque constamment* lieu après l'extirpation d'une masse cérébriforme ; et parmi les tumeurs cancéreuses elles-mêmes, n'en est-il pas de *bien plus dangereuses les unes que les autres?* N'est-ce pas à ces différences, quelquefois si légères en apparence, que sont dus les résultats si opposés obtenus par des praticiens également instruits, également recommandables? n'est-ce pas dans ces nuances qu'*on trouve l'explication de la diversité d'opinions qui règne encore parmi les chirurgiens, sur l'utilité ou les dangers de l'ablation de ces tumeurs, sur la possibilité ou l'impossibilité de les guérir radicalement ?* »

Je sentais déjà que la classification des cancers et la distribution des tumeurs du sein avaient besoin d'être profondément modifiées ou revues.

Aussi me suis-je efforcé, à partir de cette époque, de séparer des cancers les tumeurs qui n'en ont en réalité ni la composition, ni la malignité. Pour opérer ce triage, pour enlever à la catégorie des cancers les tumeurs de nature différente, j'ai invoqué tour à tour ou simultanément le concours de tous les modes possibles d'investigation : le concours de la chimie, du microscope, en même temps que de l'observation clinique. Si jusqu'à présent les analyses chimiques sont restées à peu près stériles sous ce rapport, il n'en a pas été de même, par bonheur, du microscope et de la clinique.

Les observations que j'ai publiées, de 1823 à 1830, sur les altérations du sang, soit par le pus, soit par la matière cancéreuse, m'avaient fait espérer que la chimie trouverait dans les liquides altérés des matériaux différents de ceux de l'état nor-

(1) Article consacré à l'exposition des diverses sortes d'opérations pratiquées à l'hôpital de la Faculté, où je remplissais alors les fonctions de chef de clinique.

mal, et que peut-être on arriverait de la sorte à retrouver dans le sang les éléments du cancer. J'ai supposé plus tard, que le microscope conduirait à distinguer des molécules spéciales propres soit au cancer, soit au pus, soit à quelques autres productions pathologiques, au milieu des modifications si profondes, si matérielles, si tranchées, que présente quelquefois le sang des individus malades, des malades affectés de cancer en particulier; j'ai donné en 1824, 1825, 1826 et 1827 (1), des exemples de ces altérations qui, alors, ont pu paraître étranges. Aussi ai-je sollicité vivement M. Donné, d'abord, qui, le premier il faut bien en convenir, a fait revivre, dès 1830, parmi nous l'importance du microscope, puis M. Gluge (1837), puis M. Mandl, de rechercher dans le sang les molécules du pus, les molécules du cancer, les molécules de toutes les maladies à infection.

J'ai regretté, et je regrette encore que de ce côté les tentatives des micrographes soient restées aussi vaines que celles des chimistes. En effet, disais-je alors, « que le microscope permette de constater dans une gouttelette de sang les molécules du cancer dont une malade peut être infectée, et l'on comprendra que l'opération chirurgicale, éclairée par ce fait, devra être acceptée ou rejetée d'une manière absolue. »

Mais il faut rendre grâce au microscope des efforts qu'il a faits dans un autre sens, et de quelques résultats déjà importants qu'on lui doit. C'est sur la composition, la structure intime des tumeurs elles-mêmes qu'il a porté ses investigations. Après d'assez nombreux tâtonnements, après des oscillations qui ne touchent pas encore à leur fin, il a cru trouver dans les tumeurs cancéreuses certaines formes de cellules qui ne se voient que rarement, ailleurs. En 1837, M. Gluge, aujourd'hui l'un des anatomistes notables de la Belgique, se livra sous mes yeux, et à ma sollicitation, à des recherches qui n'étaient pas nouvelles pour lui, et qui lui faisaient déjà croire que le globule cancéreux pouvait être distingué de tout autre au moyen du microscope.

Toute l'Allemagne savante s'est bientôt occupée du même sujet avec une extrême ardeur; et la littérature possède déjà

______

(1) *Archives générales de médecine*, 1825. — *Revue médicale*, 1825, t. I, p. 217-343; t. II, p. 177; t. III, p. 257, et mai 1827, etc.

sur ce point les recherches d'une infinité d'observateurs, parmi lesquelles on distingue au premier rang celles de M. Valentin, de Müller, de M. Vogel, et, en dernier lieu celles de M. Virchow, de M. Schuh (1).

A Paris, cette voie nouvelle a été d'abord explorée par M. Lebert avec un soin tout particulier, avec une insistance des plus louables; MM. Robin, Follin, Broca, Verneuil et une foule d'autres savants plus jeunes, mais également studieux, sont venus ensuite. Voici où en était la science à ce sujet en 1858.

D'après M. Follin, un de mes anciens internes les plus distingués : « Le microscope a montré que le cancer renferme des *cellules à noyaux*, des *noyaux libres* pourvus de *nucléoles*, et un ensemble de granulations connues sous le nom de *granulations moléculaires*. Ces divers corpuscules, unis entre eux, puis à d'autres éléments dans des proportions variées, constituent les différentes formes du cancer.

» Les *cellules*, quoique d'aspect divers, ont un type commun qui leur donne un cachet de spécificité. Elles sont très variables en volume : les plus petites n'ont guère que $0^{mm},007$; on en rencontre souvent qui ont $0^{mm},060$; d'ailleurs ces dimensions si différentes peuvent se rencontrer dans la même tumeur. Leur forme n'a rien d'absolu : tantôt exactement circulaires, le plus souvent très irrégulièrement arrondies, elles peuvent s'allonger, et offrir des prolongements caudiformes qui leur donnent une physionomie spéciale. Elles sont parfois exactement circonscrites par une ligne noire qui, dans certains cas, a pu paraître à double contour; mais, dans d'autres, la pâleur de la cellule empêche d'y reconnaître une paroi bien distincte, et c'est seulement en variant les modes d'éclairage qu'on s'assure de son existence; enfin, il peut être impossible d'y distinguer une paroi et une cavité.

» Les *noyaux* m'ont toujours paru jouer un rôle très important dans l'histologie du cancer, et s'il m'était permis de résumer ici toute ma pensée à leur égard, dit M. Follin, qui parle comme M. Broca (2), je dirais qu'il peut y avoir des cancers

(1) *Pathologie und Therapie der Pseudoplasmen.* Wien, 1854.
(2) Mémoire cité, p. 476.

sans cellules, mais jamais sans noyaux. L'abondance des noyaux a souvent trompé les débutants en micrographie, en leur faisant prendre les corpuscules pour certaines variétés d'épithélium, et méconnaître les tumeurs cancéreuses les mieux caractérisées. Remarquables par leur régularité, leurs contours arrondis et obscurs, leur forme plus ou moins régulière, rarement anguleux ou cordiformes, ces noyaux varient de volume, et atteignent en général 0^{mm},01 de diamètre.

» Ils sont d'une couleur toujours plus foncée que la cellule qui les renferme, et leur contenu est formé de granulations obscures, serrées les unes contre les autres : cette disposition générale les rend plus visibles que les cellules, et, de plus, ils jouissent de la propriété de n'être point atteints par l'acide acétique ; accumulés en grand nombre dans une tumeur, ils constituent une forme de cancer qu'on pourrait nommer *cancer nucléaire* (1). »

Dans les noyaux se trouvent des nucléoles ; ces globules, d'une ténuité extrême, et que, parfois, révèlent seuls certains grossissements considérables, peuvent manquer cependant. En général, ils sont au nombre de 1, 2, 3, 4, etc., et réfléchissent la lumière à l'instar des matières grasses ; quelques expériences faites à l'aide de l'éther ont en grande partie convaincu M. Follin de leur nature graisseuse.

En dehors du noyau, entre ce corps et la paroi cellulaire, on voit un plus ou moins grand nombre de granulations moléculaires très petites ; ces granulations sont variables en nombre, en coloration, en nature ; de la sorte on rencontre des cellules cancéreuses très transparentes et d'autres plus foncées ; celles qui contiennent des granulations mélaniques se rattachent à une forme particulière du cancer.

Telle est la constitution d'une cellule cancéreuse type ; mais à côté du fait général se voient des exceptions. On trouve parfois des cellules sans noyaux apparents, et à cet égard trois cas peuvent se présenter : tantôt le noyau est masqué par des granulations moléculaires que l'acide acétique dissout ; tantôt il n'existe pas réellement ; tantôt enfin il s'est effacé sous l'in-

____

(1) Broca, p. 476.

fluence d'un travail particulier opéré dans la cellule. Ces états morbides de la cellule ne sont pas rares, et à la place du noyau disparu, il est assez ordinaire de rencontrer quelques gouttelettes huileuses.

Le nombre des noyaux est d'ailleurs très variable ; on en voit le plus souvent deux ou trois. M. Broca (1) dit en avoir trouvé vingt dans une seule cellule.

Quelques micrographes, M. Lebert, M. Virchow surtout, ont appelé l'attention sur les cellules mères. Mais ces auteurs paraissent avoir pris pour telles de grandes cellules concentriques d'épithélium, ou peut-être ce que M. Courty (2) nomme cellules cancéreuses caduques, et qui ressemblent à des cellules épithéliales aplaties ou desséchées.

Les cellules cancéreuses subissent-elles un développement successif qui en altère les formes ? une cellule cancéreuse jeune diffère-t-elle d'une cellule déjà ancienne ? Plusieurs micrographes ont essayé de résoudre cette question. M. Courty (3), en particulier, paraît avoir suivi avec soin le développement de ce qu'il nomme les *éléments cancéreux embryonnaires*, jusqu'à l'état de *cellules cancéreuses caduques* : les simples noyaux, les cellules petites et transparentes, feraient partie, d'après lui, de la première catégorie ; on les trouverait dans les tumeurs qui ont acquis promptement un volume considérable, et dans certaines tumeurs des os ; dans la seconde, il faudrait placer quelques grandes cellules épaisses, à bords accusés, dont le noyau aurait en partie perdu sa forme, ses dimensions, sa consistance, et qui ne seraient pas rares dans certains cancers anciens du col de l'utérus.

Tout ceci donne la preuve que dans une goutte de suc cancéreux on peut rencontrer, avec une physionomie générale commune, des éléments d'ailleurs assez variées.

« *Les caractères histologiques des tumeurs cancéreuses varient beaucoup, et fort souvent ils diffèrent dans les diverses parties du cancer* (4). »

(1) *Mém. de l'Acad.*, t. XV, p. 481.

(2) *Comptes rendus de la Clinique de Montpellier*, p. 135.

(3) *Ibid,*, 1851, p. 125.

(4) **Vogel**, *Anatom. pathol.*, etc., trad. franç., p. 266.

Les cancers contiennent-ils des éléments distincts de ceux qu'on rencontre dans l'organisme à l'état normal?

M. Bennett et les histologistes allemands, Müller, M. Vogel, M. Virchow, qui semblent le nier, admettent que tous les tissus se développent aux dépens de certaines cellules primaires dont les éléments naturels de l'organisme ne sont que des transformations secondaires. D'après cette idée, le cancer dériverait des cellules normales, et les différences de ses cellules dépendraient en grande partie du degré de développement qu'acquièrent les cellules primaires (1). Aussi M. Vogel n'attache-t-il pas à l'existence de la cellule dite cancéreuse l'importance que d'autres lui reconnaissent. Cherchant à établir que les cellules varient à l'infini, depuis l'etat primaire jusqu'aux formes les plus compliquées, il ajoute que le nom de cellule cancéreuse ne peut être appliqué à une espèce déterminée de tumeur; en examinant une cellule au microscope, on ne peut pas dire, suivant lui, si elle appartient ou non à un cancer.

. L'opinion de M. Vogel, à laquelle se sont rattachés un grand nombre de micrographes allemands, diffère peu de celle de Müller. M. Virchow professe que certaines cellules d'épithélium ressemblent aux cellules cancéreuses; que les cellules mères existent aussi dans le cartilage; que les cellules du cancer mélanique ressemblent à celles du pigment choroïdien, que le cancer n'est pas un tissu *hétérologue*, et que les parties les plus ténues de sa substance ne se distinguent pas essentiellement de celles qui proviennent de tumeurs de bonne nature ou du tissu primitif de l'embryon.

M. H. Bennett (2), dont les doctrines sont moins éloignées de celles de Müller et de M. Virchow, que de celles de M. Lebert, voit dans le cancer des membranes muqueuses, de la peau et des os, une véritable multiplication de l'organisme normal, et se trouve ainsi conduit à admettre une espèce d'identité entre les cellules normales du foie et les éléments microscopiques du cancer de cet organe : il croit d'ailleurs avoir démontré qu'aucun des éléments primitifs des tumeurs n'est caractéristique.

(1) Vogel, p. 267.

(2) *On Cancerous and Cancroïd Growths.* — *Mém. à l'Acad. impér. de méd.,* novembre 1857.

Nulle part la spécificité de la cellule cancéreuse n'a été aussi nettement posée, du reste, que dans les ouvrages de M. Lebert(1), qui, analysant les objections de MM. Vogel, Virchow et Bennett, cherche à montrer qu'aucune d'elles ne résiste au rigoureux examen des faits.

Comme M. Lebert, j'ai pu me convaincre qu'il est difficile de confondre la cellule cancéreuse avec aucune autre quand elle est parfaitement développée, ou sans altération ; mais il m'a semblé aussi, comme à M. Virchow, que certaines cellules d'épithélium, de l'épithélium pavimenteux en particulier, lui ressemblent considérablement dans quelques cas ; que les altérations nombreuses de sa circonférence, que le nombre variable des noyaux, des nucléoles, des granules, qui l'infiltrent ou s'y logent, peuvent en rendre la confusion facile dans une foule de circonstances.

D'après M. Lebert, point de cancer sans cellule nucléolée, point de cellule dite cancéreuse sans cancer réel. Mais, je m'en suis souvent expliqué à ma clinique en présence de l'auteur depuis 1845, il est impossible d'accepter une telle proposition. J'ai vu des tumeurs franchement cancéreuses où il n'a point été possible, même à M. Lebert, de constater l'existence de la cellule spécifique. J'en ai cité un premier exemple en 1846, recueilli chez un jeune homme âgé de dix-sept ans, et que j'opérai d'un sarcocèle à l'hôpital de la Charité. Après l'avoir enlevée, je confiai la tumeur à M. Lebert, qui l'examina, et n'y trouvant point la cellule spécifique, en conclut, contrairement à mon opinion formelle, que cette tumeur n'était pas cancéreuse. Le malade guérit de son opération, rentra chez lui, et revint à l'hôpital au bout de quelques mois avec de nouvelles tumeurs dans le ventre. Il ne tarda pas à succomber, et nous trouvâmes son abdomen rempli de masses énormes, molles, médullaires, d'aspect cérébriforme, en partie liquéfiées.

La cellule cancéreuse, recherchée avec soin dans ces masses par M. Lebert, ne s'y trouva pas plus que dans la tumeur primitive, et le microscope ne put avoir raison en face de ce fait

______

(1) *Physiologie pathologique ; Traité pratique des maladies cancéreuses.*

qu'en refusant à la tumeur le titre de cancéreuse, en la rangeant dans la classe des tumeurs fibro-plastiques!

En février 1852, j'ai enlevé du sein d'une femme un squirrhe lardacé avec mélange de pelotons encéphaloïdes et quelques masses phymatoïdes (pl. 7), dans lequel MM. Lebert, Follin, Robin, Broca et Gaillet n'ont point trouvé non plus la cellule cancéreuse; cependant cette tumeur était bien un cancer.

Avant l'opération j'avais annoncé, comme après la dissection de la tumeur, un squirrhe lardacé, un cancer de la pire espèce; en dissertant sur ce fait à l'amphithéâtre, je n'ai pas craint d'affirmer, malgré les renseignements qui venaient de m'être donnés par les micrographes, que nous avions sous les yeux une des variétés du cancer le plus sujettes à récidive. Or la malade, qui a fini par guérir de sa plaie, n'a pas tardé à voir de nouvelles tumeurs se former autour de la cicatrice, à tomber dans la cachexie cancéreuse la plus complète!

L'exemple de cancer anomal relaté page 448 ne donne-t-il pas, de son côté, un éclatant démenti aux prétentions de la spécificité cellulaire; avec ses cellules à gauche, où le mal pouvait être bénin, et son défaut de cellules à droite, où le cancer était évident!

J'ai vu au contraire des tumeurs de nature positivement bénigne renfermer la cellule dite cancéreuse. Ainsi une petite tumeur franchement adénoïde, que j'ai enlevée en 1845 du sein d'une demoiselle, contenait des cellules cancéreuses.

Obs. CLXX. — *Adénoïde, cellules cancéreuses ; demoiselle de vingt-trois ans. Extirpation ; guérison radicale.*

Mademoiselle M..., quai de la Mégisserie, grande, un peu maigre, bien réglée, d'ailleurs bien portante, portait au sein gauche, depuis plusieurs années, une petite tumeur pour laquelle j'avais été consulté chez moi longtemps auparavant. Cette tumeur, que la malade attribuait à une pression du corset, et qui était restée près de trois ans sans augmenter de volume, avait à peu près doublé de dimension depuis trois mois. Quelques élancements s'y étaient fait sentir en dernier lieu, et c'est là surtout ce qui avait déterminé la malade à me demander des conseils. Elastique, un peu fongueuse, irrégulière, de la forme et du volume d'une grosse amande, cette tumeur paraissait libre dans les tissus à la manière d'un corps étranger, à 2 centimètres au-dessus du mamelon. J'en pratiquai l'extirpation avec l'aide du docteur Pichon, médecin de la famille. L'opération et ses suites n'offrirent rien de particulier; la cicatrisation s'effectua dans l'espace d'un mois. Mademoiselle M... s'est mariée un an après; elle a eu depuis deux enfants, et aucune apparence de récidive ne s'est manifestée.

Anatomie pathologique. — Par sa consistance, comme par son aspect extérieur et par sa coupe, cette tumeur ressemblait à un ganglion lymphatique hypertrophié, si ce n'est qu'elle était un peu plus pâle, plus grenue, moins facile à écraser, d'une texture sensiblement moins homogène. Soumise à l'examen de deux micrographes distingués, M. Follin et M. Lebert, elle se trouva renfermer des cellules cancéreuses ou encéphaloïdes en certaine quantité. Soit que les idées fussent moins arrêtées alors qu'aujourd'hui, soit que la cellule cancéreuse puisse exister ailleurs que dans le cancer, toujours est-il qu'aucune tumeur ne m'avait paru de nature plus bénigne, et que je persistai à croire qu'elle ne se reproduirait pas.

Une tumeur simplement hématique, qui existait dans l'épaisseur de la mâchoire supérieure d'une jeune femme de l'hôpital, et qui n'a jamais présenté, ni avant ni après l'opération, le moindre caractère du cancer, fut examinée par M. Lebert, qui la trouva remplie de cellules cancéreuses.

En 1851, j'ai excisé une partie du calcanéum et du talon d'un jeune instituteur, qui avait là depuis longtemps une carie avec dégénérescence fongueuse des tissus. Au point de vue clinique, le mal ne ressemblait en rien aux affections cancéreuses. Cependant M. Broca, qui examina ces fongosités au microscope, les trouva remplies de cellules dites cancéreuses. Le malade s'est rétabli; ses plaies se sont cicatrisées; il est maintenant parfaitement guéri, et je n'hésite pas à affirmer que sa maladie n'avait rien de cancéreux.

Il serait donc imprudent d'accepter, quant à présent, la cellule sur laquelle ont tant insisté les micrographes parisiens, comme caractère absolu du cancer.

Ce n'est pas, ont-ils dit (1), avec des lambeaux de tumeur, mais bien avec la tumeur tout entière, qu'il est possible de faire un examen positif; hors de ces conditions, les faits n'ont aucune valeur. Les partisans absolus de la cellule n'avaient point parlé de la sorte d'abord; quand je leur ai donné des tumeurs à examiner, ce sont eux qui en ont le plus souvent choisi les morceaux, quand ils ne les ont pas prises en totalité; en ce qui me concerne, leur fin de non-recevoir n'est donc pas fondée.

(1) *Gazette des hôpitaux*, janvier 1853.

Élément cancéreux fondamental, cette cellule devrait se re-trouver dans le sang des personnes en proie à l'infection gé-nérale. Les inventeurs de sa spécificité n'en ont point con-staté l'existence dans le système circulatoire, et ce sont eux qui soutiennent que son volume, ses dimensions, en ren-dent absolument impossible le passage à travers les capil-laires ou les porosités des vaisseaux. On peut objecter, il est vrai, que pour en opérer l'absorption, les tissus vivants, décomposent la cellule cancéreuse; qu'elle n'est point reprise dans toute son intégrité; qu'elle ne rentre, en un mot, que par ses éléments constitutifs, par ses noyaux, ses nucléoles, ses granules ou son blastème, dans la masse du sang; mais de deux choses l'une : 1° ses éléments, son blastème, vont se reconstituer au milieu du liquide circulant, et alors elle devrait s'y retrouver, au moins dans quelques cas; 2°, si elle ne peut se reformer dans d'autres organes qu'après être ressortie du système vasculaire, on est forcé d'admettre qu'a-vant la cellule il y a d'autres éléments cancéreux dans le sang.

J'ai vu sur le cadavre d'une femme, qui, longtemps après l'extirpation d'un cancer du sein, mourut de cancers secon-daires, avec les gros vaisseaux, l'aorte surtout et la veine cave abdominales, remplis de matière concrète semblable à la sub-stance cancéreuse. Partageant un doute émis dans le temps par Breschet et M. Andral sur ce fait, M. Broca (1) croit, il est vrai, que les masses intravasculaires n'étaient que des végétations, des prolongements des tumeurs du dehors. Mais, d'une part, la pièce, ayant macéré depuis plusieurs jours dans l'alcool, était naturellement fort altérée quand mes confrères furent appelés à l'examiner; et, d'autre part, leur explication s'appliquerait tout au plus à l'une des masses dont j'ai parlé, attendu qu'il n'y avait aucune continuité entre plusieurs de ces con-crétions et les tumeurs extérieures; il ne m'est donc pas pos-sible de révoquer en doute l'existence de la matière cancéreuse dans le sang, chez cette malade, dont j'ai publié l'observation (2), et dont les pièces pathologiques, dessinées avec soin, devinrent

____

(1) Mémoire cité, p. 601.
(2) *Cas remarquable de maladie cancéreuse*, etc., 1825.

à l'Académie de médecine un sujet de discussion assez vive en 1825. Des observateurs de premier mérite, MM. Bennett, Vogel, Virchow, Verhner (1) entre autres, ne disent-ils pas avoir aussi trouvé les éléments du cancer dans le sang (2), eux qui nient l'existence d'une cellule spécifique?

La cellule dite cancéreuse n'est à mon sens qu'un produit secondaire soit par simple altération des cellules primordiales, soit par décomposition des tissus naturels, au lieu d'être l'élément *sine quâ non* de la maladie ; il doit y avoir quelques matériaux plus intimes et qu'il faudrait connaître pour être en mesure de préciser la nature du cancer.

Y a-t-il unicité dans le cancer? Avec la cellule *spécifique* il ne devrait exister qu'une espèce de cancer, et c'est en effet ce qui a été soutenu; ce fait néanmoins paraît susceptible de contestation. M. H. Bérard (3) ne l'admet pas, et M. Courty (4) semble aussi le révoquer en doute.

La cellule dite cancéreuse, le suc cancéreux, lactescent ou crémeux, se trouvent dans l'encéphaloïde comme dans le squirrhe, où ils ne diffèrent en réalité que sous le rapport des proportions ; dans toutes les formes du squirrhe il y a de la graisse, du tissu fibro-celluleux, des vaisseaux, comme dans le cancer encéphaloïde; mais il ne faut pas en conclure que ces deux sortes de tumeurs ne soient que des phases diverses de la même maladie. On ne voit guère un squirrhe ligneux bien caractérisé devenir une encéphaloïde, ne pas rester ligneux depuis sa naissance jusqu'à sa destruction complète, jusqu'à la mort des malades ; je n'ai jamais vu non plus l'encéphaloïde, parfaitement établi, prendre les caractères évidents du squirrhe, à quelque époque que ce soit de son évolution. Un squirrhe franc et un encéphaloïde manifeste se ressemblent en général si peu, qu'il est difficile de ne pas admettre des différences entre eux. On voit, il est vrai, dans quelques cas, le squirrhe et l'encéphaloïde s'associer, se mêler, soit dans la même tumeur, soit chez le même individu sur différents points; mais, même alors,

(1) *Gaz. hebd.*, 1855, p. 674.
(2) Michel, *Mém. de l'Acad. de méd.*, t. XXI, p. 336.
(3) *Dict. de méd.*, etc., t. IV, p. 270.
(4) Page 90.

chaque tumeur conserve encore la plupart de ses caractères distinctifs.

A quelques exceptions près, chacune de ces tumeurs n'engendre que des tumeurs semblables ; un squirrhe, par exemple, sera suivi de tumeurs squirrheuses dans le voisinage et jusque dans les viscères, si le mal se généralise ; si leur différence tenait uniquement à la proportion plus ou moins grande des cellules ou des tissus solides qu'elles renferment, pourquoi les tumeurs secondaires du foie, du poumon, du cœur, des muscles, du corps thyroïde, auraient-elles la dureté lardacée, ou ligneuse, ou chondroïde, dans des organes de contexture si diverse, par cela seul que le mal a débuté par un squirrhe ? Pourquoi un encéphaloïde généralisé ne donnerait-il naissance à son tour, dans quelque lieu qu'on le retrouve, qu'à des masses encéphaloïdes ?

Une femme opérée d'un squirrhe ou d'un enchondrome au sein mourut avec des centaines de squirrhes ou de tumeurs chondroïdes à la surface des plèvres. Chez le comte G..., qui avait une mélanose dans l'orbite, on ne trouva que des tumeurs mélaniques partout, à la surface externe des intestins comme dans le parenchyme des viscères. Tous les organes, tous les tissus, foie, poumon, cœur, cerveau, corps thyroïde, muscles, étaient criblés de petits squirrhes chez une femme atteinte de cancer intravasculaire, et qui avait eu d'abord un squirrhe extérieur.

Il se peut que la transition des différentes formes du cancer paraisse insensible. De la kéloïde au squirrhe lardacé, du squirrhe lardacé au squirrhe ligneux, du squirrhe lardacé au cancer chondroïde, du cancer chondroïde au cancer fibro-plastique, de la tumeur fibro-plastique au cancer encéphaloïde lardacé, de celui-ci à l'encéphaloïde fongueux, de l'encéphaloïde fongueux au cancer colloïde, il n'y a pas loin, et la ligne de démarcation n'est pas toujours facile à saisir, je le confesse ; mais le cancer encéphaloïde franc, parfaitement constitué, et le squirrhe bien conditionné, n'en sont pas moins deux espèces dignes de rester séparées : vouloir le contraire ne me semble pas plus logique que de refuser à l'homme de former une espèce distincte, parce qu'en suivant la dégradation des êtres on arrive à trouver quelques hommes qui diffèrent à peine de l'orang-outang ou du chimpanzé et des singes.

Le cancer semble résulter d'une exsudation spéciale. Évidente, dans le cancer encéphaloïde, dans le cancer chondroïde, dans le cancer fibro-plastique, moins manifeste, mais encore assez marquée, dans la plupart des squirrhes, cette exsudation, empruntée aux liquides de l'économie, semble s'effectuer sous deux formes différentes, sous forme de dépôt, ou sous forme d'infiltration.

1° C'est à l'état de *dépôt* que la matière morbide existe dans le cancer cérébriforme, à tel point que des masses entières de la tumeur ne contiennent quelquefois aucune apparence de tissus normaux, que les éléments naturels de l'organe sont au moins tellement étalés, éparpillés ou raréfiés, qu'on a peine à en retrouver les traces à l'œil nu. Outre les accumulations, quelquefois énormes, de cette matière dans certaines tumeurs où des sortes de kystes, de loges à cloisons inégales les renferment, j'en ai vu se former sous mes yeux à la manière des épanchements de sang dans diverses cavités séreuses.

Chez une jeune personne de la Havane, à laquelle j'ai dû désarticuler le bras pour une énorme encéphaloïde, sans pouvoir tenter la réunion de la plaie, il se fit au bout de trois semaines une exsudation si abondante qu'en moins de dix jours la cavité glénoïde en fut remplie jusqu'à la voûte acromiale. Des pelotons cancéreux, de nature non douteuse, au microscope, comme à l'œil nu, étaient là sans texture aucune, si complétement dépourvus de liaisons vasculaires, que je les enlevai à trois ou quatre reprises différentes, à quelques jours d'intervalle, au moyen des doigts seuls, sans occasionner de douleur, comme s'il se fût agi de caillots hématiques, et sans que la cavité glénoïde ou la voûte de l'acromion eussent contracté avec eux la moindre adhérence intime.

Pour ne pas être toujours aussi manifeste, l'exsudation sous forme de dépôt, au sein même des tissus, ne m'en paraît pas moins incontestable dans la plupart des cancers cérébriformes. En février 1852, un testicule cancéreux, que j'ai enlevé avec le concours de MM. Demarquay et de Laurès, nous en a offert un exemple remarquable; composée de pelotons brunâtres, mar-

ronnés, couleur puce, du volume d'une grosse noisette, encore
assez fermes, et d'aspect fongueux cependant, la tumeur était
divisée par le parenchyme testiculaire en de nombreuses et
larges vacuoles. Des agglomérations de matière hétéromorphe,
éparpillées comme autant de corps étrangers, avaient étalé,
écarté, tassé la substance glandulaire pour s'en former des
espèces de kystes. Le microscope est d'ailleurs venu démontrer ce que la simple inspection ne permettait pas de méconnaître, à savoir, que cette tumeur contenait une grande proportion de substance encéphaloïde.

C'est ainsi que le cancer cérébriforme, que le cancer fibro-
plastique même, semblent se développer souvent, dans la mamelle comme ailleurs.

Les encéphaloïdes ont ainsi l'air d'être enkystés, ce qui les
rend mobiles, comme roulants au milieu des organes, soit à
l'état concret, soit quand ils sont ramollis. Le blastème, les
éléments primordiaux du cancer épanchés, forment d'abord
un noyau qui s'accroît ensuite par l'addition de nouvelles
exsudations et d'une manière indéfinie. Toutefois ces accumulations sont loin de laisser toujours leurs enveloppes intactes ; le plus souvent, au contraire, les folioles, les plans celluleux, fibreux, vasculaires, s'en infiltrent au point de se perdre
et de n'être plus reconnaissables dans le cancer. C'est à cause de
cette infiltration que les encéphaloïdes sont presque toujours
complexes dans leur composition, et qu'on y trouve, à une période avancée, des tissus normaux lardacés, comme combinées
avec la matière cancéreuse, et des pelotons ou des foyers de
matière exsudée presque pure. C'est là sans doute aussi ce qui
fait que le cancer encéphaloïde présente si souvent des pelotons
colloïdes, phymatoïdes, fibrineux ou hématiques, en même
temps que des masses franchement cérébriformes, et que ces
différentes accumulations offrent en outre une si grande diversité de consistance dans la même tumeur.

2° Dans le squirrhe, tout indique un mécanisme différent.
Avec cette forme la matière hétéromorphe, s'il y en a, est
également fournie par le sang, par une sorte d'exsudation sans
doute ; cependant jamais le squirrhe ne donne l'idée d'un *dépôt*,
d'une *matière* épanchée ; tout au plus permet-il de croire à

une *infiltration* fine, diffuse, de la substance cancéreuse; avec lui, il est permis de songer à une transformation de tissu plutôt qu'à une production véritable de matière nouvelle.

Je crains qu'à ce sujet les pathologistes, qui rejettent la possibilité des tumeurs par transformation, ne se soient plus attachés au mot qu'à la chose. Si les tissus normaux ne sont point susceptibles de passer d'une nature à une autre; si le tissu musculaire ne devient jamais du tissu nerveux; si un os ne peut pas se transformer en une glande, il est vrai cependant que tous les organes ont une trame commune, que la fibre musculaire résulte d'un dépôt spécial dans le tissu cellulaire, qu'il en est de même de la matière nerveuse, de la matière osseuse, de la matière glanduleuse, etc. : qu'y aurait-il d'illogique à admettre une combinaison par infiltration cancéreuse avec les tissus naturels, et pourquoi alors le cancer ne serait-il pas sous certaines formes, une transformation de l'organe malade, un *cancer par transformation*?

Lorsqu'on examine le squirrhe avec attention, on trouve l'élément cancéreux et les tissus naturels si intimement confondus, si complétement identifiés dans la tumeur, qu'il n'est pas possible d'établir entre eux la moindre ligne de démarcation. Les restes de la mamelle, d'abord souples, sont de plus en plus durs en approchant du squirrhe. Qu'on prenne un des rayons, une des cloisons, qui émergent de la périphérie du cancer, et qu'on dise si leur dureté, qui s'amoindrit insensiblement, ne permet pas de les comparer à des couches de tissus primitifs simplement hypertrophiées; est-ce que dans plusieurs formes de squirrhes, dans le squirrhe rameux en particulier, le mal ne débute pas par une induration, par une sorte de transformation des cloisons cellulo-fibreuses? est-ce que dans le squirrhe ligneux en plaque, dans le cancer qui envahit d'emblée de larges portions de peau, sans épaississement préalable de cette membrane, il est possible de nier l'établissement du cancer par transformation? est-ce que le squirrhe en masse, le squirrhe ligneux surtout, qui envahit en quelques jours toute une mamelle, et quelquefois même les deux mamelles, en les durcissant, en les ratatinant, n'est pas un cancer par transformation?

Il n'en résulte pas, sans doute, que le squirrhe ne soit point dû à l'existence d'une matière nouvelle dans les tissus; mais bien qu'alors la matière cancéreuse se borne à les imbiber à se combiner en quelque sorte avec eux comme pour se les approprier, et les détruire ensuite molécule à molécule en s'y substituant.

Le squirrhe ligneux n'est point riche en tissus fibreux de nouvelle formation comme semble le penser M. Lebert. La trame solide qu'on y observe se continue si manifestement avec les tissus naturels, que je n'ai pu y voir qu'une sorte de squelette des éléments primaires, invisqués de la matière nouvelle. Un fait remarquable dans cette forme de cancer, c'est la tendance de la tumeur à se durcir, à se *contracter*, à se *tasser*, de manière, à faire disparaître, en les comprimant, toutes les lamelles atteintes par la maladie.

Il est certain au moins que, entre le squirrhe ligneux, et l'encéphaloïde fongueux, il existe une énorme différence eu égard, à l'arrangement, aux propriétés physiques de la matière cancéreuse. Sous ce rapport donc, le squirrhe est un cancer par transformation, un cancer par infiltration diffuse et condensation de la matière cancéreuse; tandis que l'encéphaloïde est un cancer par épanchement, un cancer avec accumulation en forme de dépôt simple ou disséminé de la même substance.

Quant à la tumeur napiforme ou chondroïde, bien que la cellule dite cancéreuse n'y ait point été vue, elle n'en constitue pas moins, avec sa cellule cartilagineuse, une espèce de cancer, une tumeur de nouvelle formation, sans analogue dans l'économie. M. Courty (1), qui se range aussi à cette opinion, et qui n'a trouvé dans les tumeurs dont je parle, ni cellules cancéreuses complètes, ni fibres, ni corps fusiformes, dit y avoir rencontré des noyaux ou ce qu'il appelle des cellules cancéreuses embryonnaires.

Les kéloïdes, au contraire, sont une véritable transformation de tissu, parce que les molécules nouvelles qui en font la spécificité sont parfaitement combinées avec le tissu fibreux naturel ou cicatriciel qui leur a donné naissance.

____

(1) *Op. cit.*, page 134.

A l'état chondroïde, comme à l'état colloïde, la matière morbide est une sorte de dépôt, au lieu de donner naissance à des tumeurs par transformation; je dois en dire autant des substances phymatoïde, hématique, ou même mélanique et pigmentaire; les états variés de la matière cancéreuse vue à l'œil nu s'y concilient du reste sans difficultés avec les résultats que fournit le microscope.

Après l'anatomie des masses vient naturellement l'anatomie des éléments. Les cellules du cartilage servant de base au cancer chondroïde, les cellules fusiformes caractérisant le cancer fibroplastique, comme les cellules épithéliales spécifient le cancroïde, la cellule nucléaire spécifiant le cancer encéphaloïde, n'empêchent point les premiers détails d'êtres exacts, de pouvoir être maintenus en tête de l'anatomie pathologique des cancers en général, et le cancer formât-il une espèce unique, quant à sa nature intime, que ce ne serait pas une raison de soutenir que l'encéphaloïde, le squirrhe, la mélanose, ne sont que de simples variétés de la même maladie.

Ainsi que moi, M. Courty (1) fait remarquer que la forme *squirrhe* ne tient pas d'une manière absolue à la présence ou à l'absence du tissu fibreux dans le cancer. Ce que dit M. Broca dans son beau travail ne m'a point convaincu non plus que la consistance, le volume, la couleur, dépendissent uniquement des proportions variées de cellules, de noyaux cancéreux dans la tumeur, ou du mélange plus ou moins intime de ces corpuscules avec le sang, la matière gélatineuse, les globules de graisse, accumulés dans la même loge ou le même tissu.

Pour rester dans le vrai, au point de vue de leur structure apparente et de la clinique surtout, on pourrait admettre à la rigueur dans l'état actuel de la science un cancer encéphaloïde, un cancer squirrheux, un cancer chondroïde, un cancer fibro-plastique, un cancer mélanique et un cancer épithélial ou papillaire.

Toutes les formes de tumeurs cancéreuses se classent facilement dans ces espèces, et il n'est guère possible de contester la valeur des différences matérielles qui existent entre elles.

____

(1) *Oper. cit.*, p. 16.

« Quoi qu'il en soit des théories sur l'homœomorphisme ou l'hétéromorphisme, questions plus curieuses qu'utiles, dit M. Follin (1), les micrographes s'accordent assez bien aujourd'hui sur la détermination de certains éléments histologiques. Il reste cependant à en étudier l'arrangement au sein des tissus morbides et à montrer comment ils se groupent pour former les tumeurs.

» Il me paraît hors de doute qu'en prenant les matières désignées naguère sous le nom de tissus cancéreux, on peut aisément distinguer plusieurs espèces de cancer, soit à l'œil nu par des caractères physiques différents, soit au microscope par des éléments anatomiques qui ne se prêtent point à la confusion, soit aussi par une évolution clinique propre à chacun d'eux.

Le plus grave, le plus infectant de tous les cancers est celui qui contient le plus de *cellules*, de *noyaux* ou et de *plaques à noyaux multiples*.

L'épithéliome, produit morbide voisin du cancer type, est composé d'éléments anatomiques qui possèdent une remarquable analogie avec l'épithélium normal. On y trouve :

1° Des *cellules* aplaties, munies le plus souvent d'un noyau qui tranche par son petit diamètre avec le volume de la cellule. Ces cellules revêtent assez souvent des formes bizarres; elles semblent hérissées de prolongements ou creusées de dépressions à leur surface;

2° Des *corps granuleux* spéciaux formés par un agrégat de granulations, mais dépourvus de noyaux;

3° Des *globes épidermiques*, corpuscules singuliers dont le volume varie de 1/100 à 2/3 de millimètre et qui sont spécialement caractérisés par des cellules concentriques imbriquées les unes sur les autres.

Cette disposition, jointe au volume exagéré des corpuscules, ne permet guère de les confondre avec d'autres éléments anatomiques. Les cellules, les corps granuleux et les globes épidermiques se trouvent en général mêlés à une substance amorphe, à des matières grasses et assez souvent à la cholestérine.

C'est dans les glandes en général et dans les papilles de la

____
(1) *Communication privée,* 12 novembre 1857.

peau ou des muqueuses qu'on rencontre le plus souvent ces dépôts ; après avoir rempli les culs-de-sac glandulaires et infiltré
les papilles, ils envahissent les tissus voisins et cheminent par
les lymphatiques jusqu'aux ganglions où ils se développent et
deviennent un nouveau foyer de généralisation.

Les tumeurs fibro-plastiques renferment trois sortes d'éléments anatomiques : les *noyaux*, les *cellules* et les *corps fusiformes*.

Les *noyaux* fibro-plastiques sont des corpuscules ovalaires
munis d'un ou deux nucléoles, et insolubles dans l'acide acétique ; les *cellules* sont ovoïdes, finement granuleuses, munies
des noyaux déjà notés ; enfin les *corps fusiformes* sont des corpuscules disposés en fuseau et terminés à leurs extrémités par
des filaments souvent fort allongés. La prédominance de l'un ou
de l'autre de ces éléments imprime au tissu fibro-plastique des
aspects divers. Ainsi quand les corps fusiformes abondent, la
tumeur a une consistance ferme ; elle est au contraire friable
lorsque les noyaux prédominent.

Les enchondromes contiennent des éléments anatomiques analogues à ceux qu'on rencontre dans le cartilage ; il n'est plus permis de douter aujourd'hui de la généralisation de ces tumeurs.

Les corpuscules de l'enchondrome ne ressemblent ni aux cellules du cancer type, ni à celles de l'épithéliome, ni aux éléments des tumeurs fibro-plastiques. On y découvre des *cavités*
dont les unes ne contiennent qu'un liquide, tandis que les autres
renferment une ou plusieurs *cellules à noyau*, et quelquefois des
corps granuleux. Cette disposition ne rappelle en rien ce qu'on
observe dans l'encéphaloïde.

Voilà donc quatre sortes de tumeurs ayant une physionomie
clinique différente et qui contiennent aussi des éléments micrographiques différents, séparation histologique qui se maintient
durant toute leur évolution.

Le progrès des études micrographiques permettra peut-être un
jour de faire des distinctions nouvelles, mais dans l'état actuel de
la science on peut ainsi classer les pseudo-plasmes récidivants :

<table>
<tr><td rowspan="4">1° Cancer type.
(Macrocytes).</td><td>Prédominance des cellules (encéphaloïde).</td></tr>
<tr><td>— des fibres (squirrhe).</td></tr>
<tr><td>— des granulations mélaniques (mélanose).</td></tr>
<tr><td>— de la matière amorphe (colloïde).</td></tr>
</table>

2° CANCER ÉPITHÉ-{ Glandulaire (débutant dans les culs-de-sac des glandes).
LIAL (*microcyte*){ Papillaire (infiltration primitive dans les papilles).

3° CANCER FIBRO-{ Avec prédominance de corps fusiformes (tissu assez dur; sarcome).
PLASTIQUE..... { Avec prédominance de noyaux ou de cellules (tumeurs plus molles, plus friables)..

4° CANCER CHONDROÏDE.

Si l'on voulait absolument que tous les cancers n'en fissent qu'un au fond, il faudrait au moins n'en plus séparer dorénavant les tumeurs chondroïdes, ni les tumeurs épithéliales ; car le cancroïde, par exemple, ne diffère pas plus, à la dissection et au lit des malades, de certaines tumeurs encéphaloïdes que celles-ci ne diffèrent du squirrhe.

Il ne m'a jamais paru supposable en fait qu'une cellule homœomorphe, que la cellule épithéliale en particulier, qui constitue tant de tissus normaux, qui constitue l'épiderme, les verrues, les cors aux pieds, devînt seul, en s'altérant, l'élément fondamental, l'élément spécifique d'un cancer quelconque, de tumeurs aussi incontestablement malignes que les tumeurs dites cancroïdes.

ARTICLE III.

DIAGNOSTIC DIFFÉRENTIEL DU CANCER ET DES TUMEURS BÉNIGNES.

Les détails qui précèdent ont déjà permis d'entrevoir la plupart des différences qui existent, entre le cancer et toute autre maladie ; mais il est si important de ne point confondre les tumeurs bénignes avec les tumeurs malignes, qu'on me pardonnera de revenir un moment sur la question de leur diagnostic comparatif.

J'ai d'ailleurs traité plus haut (introduction) cette grande question assez longuement pour ne pas la reprendre en détail.

S'il était démontré que le cancer n'est que la période ultime, la transformation de tumeurs primitivement bénignes, un plus ample examen, une séméiotique plus arrêtée seraient inutiles ; mais, on l'a vu déjà, si la possibilité de certaines transformations de ce genre ne peut pas être absolument niée, il est au moins incontestable qu'elles sont rares.

En parlant de *dégénérescences* à propos du cancer, mon but

a été de montrer que certaines formes de la maladie tiennent plutôt à une transformation des éléments naturels qu'à une création de tissus nouveaux. A ce point de vue, le squirrhe serait, ainsi que je l'ai dit, un cancer par dégénérescence, par infiltration, tandis que l'encéphaloïde serait un cancer par substitution, par dépôt ou par épanchement.

Il s'agit ici d'un autre genre de transformation, de la transformation des différentes sortes de tumeurs entre elles.

Le squirrhe peut-il devenir encéphaloïde, et réciproquement? Le cancer napiforme est-il susceptible de revêtir les caractères cérébriformes en se ramollissant, ou n'est-il pas plutôt un encéphaloïde à l'état de crudité? Beaucoup d'encéphaloïdes sont d'abord durs, lardacés, comme le tissu fibro-plastique, et les pelotons dont ils sont composés finissent souvent par se ramollir, par prendre l'aspect fongueux en vieillissant.

Le ramollissement pultacé ou putrilagineux de ces tumeurs n'est en réalité qu'un accident de leur évolution, le résultat du travail qui s'opère dans leur parenchyme et qui tend à les détruire d'un côté pendant qu'elles gagnent dans un autre sens.

Il en est de même des épanchements, des infiltrations de sang qui s'opèrent dans leur tissu sous forme de caillots, d'ecchymoses, d'hématocèles liquides; il en est de même encore des collections séreuses ou rougeâtres, ou purulentes, qui s'y observent aussi quelquefois; mais ces divers changements peuvent être considérés comme des accidents, des maladies de la tumeur, et non point comme des conséquences nécessaires de son évolution, de sa marche naturelle.

Avec la pensée que toute tumeur chronique du sein peut devenir cancéreuse, on devrait les englober toutes dans la même proscription, et ne point se préoccuper des distinctions à établir entre elles; aussi ne trouve-t-on rien, ou presque rien dans les auteurs qui ont précédé les travaux d'A. Cooper, de Laënnec et de Bayle, sur les caractères qui permettent de dire: « Ceci est un cancer ou le deviendra, cela n'a rien de cancéreux et ne court aucun risque de le devenir. » Persuadé que cette distinction était possible, je me suis sans cesse efforcé, depuis 1824, de soustraire au contingent du cancer les différentes sortes de tumeurs qui ne lui appartiennent pas. Pour en détacher certaines variétés d'engorgement hypertrophique ou phleg-masique, j'ai dû lutter chaque jour dans mes leçons et au sein des Académies, de 1830 à 1847, contre les doctrines de Lisfranc, qui a toujours soutenu, comme on le faisait avant Laënnec (1), que toute tumeur du sein conduit au cancer. On ne dit plus aujourd'hui parmi nous, avec Récamier (2), qu'un engorgement devient un squirrhe, puis un encéphaloïde; on n'admet pas davantage avec Gerdy (3) que les squirrhes, les encéphaloïdes ne sont point des cancers; ni avec Roux (4) ou Blandin (5), que les corps fibreux peuvent dégénérer en cancer, ou qu'un coup suffit pour transformer en cancer une tumeur restée jusque-là bénigne; personne, dans la génération chirurgicale actuelle, n'oserait se faire le défenseur de pareilles doctrines; mais en sortant d'une erreur n'allons-nous pas retomber dans l'autre; déjà je vois que, d'après l'idée qu'il s'est faite des formations morbides, M. Bennett est assez (6) disposé à faire revivre les anciennes idées en leur donnant une physionomie nouvelle.

Les tumeurs du sein, que je m'attache à isoler du cancer, ont en réalité des caractères cliniques assez tranchés pour qu'il soit possible de les diagnostiquer avec précision. A l'hôpital, il est rare que je n'en établisse pas l'existence avec autant de certitude que s'il s'agissait d'un abcès, lorsque j'y apporte l'attention nécessaire, et tout autre chirurgien pourra, s'il le veut, obtenir le même succès. Ce fait, dont plusieurs milliers d'élèves et de médecins ont été témoins depuis 1830, prouve que, contrairement aux assertions de Blandin, de Lisfranc, de Roux et de quelques autres, les adénoïdes sont généralement faciles à distinguer, que tout homme au courant de la question ne confondra plus, dans la pratique, les hypertrophies partielles et les adénoïdes avec le cancer réel.

Élastiques, souples, mobiles, roulant sous le doigt qui les presse, sans continuité avec les autres tissus, les adénoïdes ne

<hr>

(1) *Bulletin de l'Académie de méd.*, t. IX, p. 452.
(2) *Traitement du cancer*, t. 1, p. 438.
(3) *Bulletin de l'Académie*, t. IX, p. 559.
(4) *Idem*, p. 392.
(5) *Idem*, p. 354.
(6) *Mém. à l'Acad. imp. de méd.*, 1857.

se développent qu'avec lenteur et ne se compliquent presque jamais d'engorgement ganglionnaire. Quelle que soit leur date ou leur forme, volumineuses ou petites, qu'elles se ramollissent ou s'abcèdent, qu'elles marchent vite ou lentement, elles n'en gardent pas moins au fond leurs caractères spéciaux jusqu'à la fin; qu'il s'y joigne ou non des douleurs, qu'elles s'ulcèrent ou qu'elles restent intactes, qu'elles détruisent la peau ou qu'elles la respectent, je les ai à peu près toujours vues conserver leur bénignité primitive, et sur ce point l'opinion inverse de M. Bennett (1) ne peut réellement pas être adoptée.

L'encéphaloïde, qui leur ressemble un peu, avec lequel elles ont été souvent confondues, se montre avec des caractères différents. Quoique globuleux, et quelquefois assez ferme dès le principe, il se continue déjà avec les tissus voisins; en le déplaçant, on constate bientôt qu'il entraîne avec lui les tissus comme s'il en faisait partie intégrante, au lieu de glisser simplement entre eux. Se développant avec une certaine rapidité, la tumeur ne reste point à l'état stationnaire; son accroissement se fait presque toujours du côté des téguments : il semble qu'elle ait besoin de s'échapper au dehors, de s'approprier la peau, qui rougit bientôt et ne tarde pas à se confondre avec elle ; tandis que l'adénoïde, cachée au milieu des tissus normaux, ne semble pas avoir notablement de propension à se porter, en grossissant, dans un sens plutôt que dans l'autre.

L'encéphaloïde se complique en outre si souvent de ganglions, de traînées sous le grand pectoral, dans l'aisselle ou ailleurs, qu'on a là un autre caractère distinctif d'une haute importance ; ramolli, il offre ordinairement des bosselures dont la fluctuation, quoique fausse, est quelquefois si manifeste, qu'il faut une certaine habitude pour ne pas s'y méprendre; dans certains cas même, il est tout à fait impossible de préciser le diagnostic sans une ponction exploratrice. Avec les adénoïdes, les bosselures ou les kystes ne forment que des points isolés autour desquels la tumeur conserve toute sa densité, toute son élasticité. L'encéphaloïde ne va presque jamais jusqu'au voisinage de la peau sans la dénaturer ; la tumeur adénoïde peut acquérir

(1) *Mém. cit.*

des dimensions extrêmes, tout en conservant sa mobilité au-dessous des téguments, que souvent elle amincit, sans en détruire les caractères normaux.

En s'ulcérant, l'encéphaloïde s'épanouit en champignons fongueux, qui tendent à se ramollir de plus en plus, qui tombent facilement en putrilage ou sous forme de pelotons mollasses ; tandis que l'adénoïde ulcérée reste dure, élastique, saigne peu, ne tend pas à se détruire, à se détacher et conserve une teinte grisâtre, même en devenant fongueuse, en se dépouillant de la peau.

Ainsi, à toute époque de leur évolution, le cancer encéphaloïde et la tumeur adénoïde peuvent, en dehors de quelques rares exceptions, être distingués par un praticien exercé. Si A. Bérard (1) avait pu tenir compte des remarques précédentes, il n'aurait pas pris pour une hypertrophie l'énorme cancer encéphaloïde qu'il dut enlever à Versailles chez une dame âgée de vingt-cinq ans ; il n'aurait pas soutenu non plus un peu plus tard (2) que les tumeurs fibreuses ou mammaires chroniques ne diffèrent pas du cancer.

Toutes les formes du squirrhe sont également susceptibles d'être différenciées de la tumeur adénoïde. Bien plus encore que l'encéphaloïde, le squirrhe est toujours confondu avec les parties constituantes de l'organe affecté ; jamais on n'a vu un squirrhe véritable rouler, glisser entre les lamelles qui l'entourent ou qui l'avoisinent ; en l'explorant, on constate qu'il fait partie de l'organe malade, dont il est comme une fraction plus dure, plus développée ou altérée ; en s'éloignant du point de départ, le squirrhe maintient ce caractère ; en augmentant de dimension, il semble envahir, s'approprier les organes mêmes, tandis que l'adénoïde ne fait que les étaler, les étendre, les écarter, pour se créer une loge, pour se faire place à la manière d'un corps étranger.

L'indépendance, la mobilité, le défaut de continuité de l'adénoïde avec les tissus ambiants, forment un signe tellement important, qu'à lui seul il suffit souvent pour la faire distinguer de toute autre tumeur du sein, et qu'on pourrait en quelque

(1) *Thèse de concours*, 1842, p. 132.
(2) *Bulletin de l'Académie*, t. IX, p. 449.

sorte l'admettre comme caractère pathognomonique. Les chondroïdes, les cancers colloïdes, mélaniques, fibroplastiques, épithéliaux, ne le présentent jamais; une partie des tissus voisins, adhérant à ces tumeurs, toujours confondus avec elles, ne pourraient point en être détachés par simple décollement.

On le voit donc, il est aujourd'hui non-seulement possible, mais, je le redis à dessein, facile pour peu qu'on s'y soit exercé, de distinguer les adénoïdes des tumeurs malignes.

J'ai déjà dit (page 229) les motifs qui m'empêchent d'admettre les adénoïdes à titre de simples hypertrophies partielles. Comme il existe réellement des hypertrophies mammaires (page 215), on a là un objet de comparaison capable de résoudre la question. J'ai vu en effet des tumeurs bénignes formées par le tissu mammaire lui-même, simplement induré ou hypertrophié; j'ai même vu plusieurs nuances de ces tumeurs hypertrophiques; j'en ai vu de partielles et de générales, de subinflammatoires, de douloureuses, d'indolentes; quelques-unes étaient survenues à la suite d'un travail phlegmasique plus ou moins manifeste, d'autres s'étaient établies lentement, sans cause appréciable. Dans tous les cas, la tumeur, inégale, rugueuse plutôt que bosselée, faisait partie évidente de l'organe, ne se déplaçait qu'avec lui et comme lui, ne glissait en aucune façon entre ses lames ou ses lobules; elle aurait plutôt donné l'idée d'un squirrhe au début que de l'adénoïde proprement dite.

Si la tumeur adénoïde était une simple hypertrophie de lobules mammaires, elle se continuerait avec la glande par quelque point de sa périphérie; le plus souvent on la détache cependant sans peine par simple énucléation des tissus qui l'entourent, et, de quelque manière qu'on y regarde, elle ne présente point de pédicule, de racines, de prolongements notables appartenant à sa propre substance. Ses lobules, se continuant entre eux, sont simplement bridés par des cloisons, dont il est possible de les dégager sans rompre la continuité de quoi que ce soit d'essentiel. En somme, la tumeur ressemble alors soit à un marron, soit à une pomme de terre, soit à une masse de ganglions lymphatiques, surmontés d'un plus ou moins grand nombre de bosselures accessoires, qui se seraient développées entre les lobes, entre les couches de tissus qui constituent la région mammaire.

Si la mamelle était composée de pelotons isolés, au lieu d'avoir pour base un élément glanduleux emprisonné dans une trame fibreuse à mailles serrées, on pourrait invoquer en faveur de l'hypertrophie ce qui se passe dans la formation des lipomes. Mais il est facile de voir que, sous ce rapport, aucune analogie n'existe entre la contexture du tissu adipeux et la mamelle. La nature épithéliale ou fibroplastique des adénoïdes, de leurs éléments, vus au microscope, en tout semblables à ceux du tissu mammaire réel, ne résolvent pas non plus la question, car je ne me crois point forcé de conclure à l'identité de composition des deux tissus, par cela seul que le microscope ne trouve pas de différence entre leurs cellules, lorsque j'y constate, par l'observation simple et à l'œil nu, des dissemblances si manifestes, si tranchées, des caractères si complétement opposés.

Certains *squirrhes*, par exemple, ne sont pas toujours faciles à distinguer des tumeurs hypertrophiques, franchement hypertrophiques; à leur début, les deux lésions se présentent en effet sous forme d'une tumeur, ou mieux d'une tuméfaction, d'une induration vague des tissus normaux. Je ne parle ici, du reste, que du squirrhe partiel, et de l'hypertrophie partielle; car le squirrhe en masse, soit ligneux, soit lardacé, ne peut guère être pris, en réalité, pour une hypertrophie de toute la mamelle.

Dans le squirrhe et l'hypertrophie partiels, la tumeur, ordinairement peu considérable, ne dépassant que par exception le volume d'un œuf, n'a point de limites précises; inégale, ou aplatie, elle est formée par une portion de la glande épaissie ou indurée. Si le point altéré conserve une certaine souplesse; si rien à sa surface n'est déprimé; s'il fait, par ses diverses rugosités, un relief notable sur le plan de la mamelle; si, avec une densité élastique et douce, souvent aussi manifeste à la circonférence qu'au centre, on le trouve dépourvu d'adhérence avec les téguments; si aucune de ses bosselures n'a la consistance ligneuse; si rien n'indique le *ratatinement*, le racornissement d'aucun rayon, d'aucune partie de la tumeur ; si le mal se développe avec une certaine lenteur sans que l'état général paraisse en souffrir, on aura le droit de croire à une hypertrophie partielle, et de repousser l'idée d'un squirrhe.

En deux mots, le squirrhe est plutôt une tumeur *sèche*, rude et ligneuse ; tandis que l'hypertrophie est une tumeur *humide* et souple, quoique élastique et assez ferme.

Il n'en faut pas moins avouer que, dans certains cas, ces deux espèces ne sont pas faciles à distinguer, et que leur confusion, à peu près inévitable au début, ôte le droit de nier absolument la possibilité d'une transformation de la tumeur hypertrophique en véritable squirrhe.

L'encéphaloïde en masse ou lardacé présente parfois, de son côté, quelques analogies avec l'hypertrophie générale, les indurations chroniques, subinflammatoires ou autres de la mamelle.

Une dame encore jeune (trente-cinq ans) avait le sein gauche doublé de volume, transformé en une masse à peu près homogène, légèrement bosselée, de consistance élastique, demi-longueuse, comme lardacée, et douée des autres caractères de l'encéphaloïde un peu ferme. De prime abord, la tumeur ressemblait à celle que constituent quelquefois les engorgements chroniques, les hypertrophies indolentes ; elle différait peu en particulier de la mamelle de cette dame espagnole dont j'ai parlé page 189 ; on l'en aurait distinguée néanmoins : siége de douleurs sourdes, poignantes, elle était recouverte d'une peau grise, indurée, amincie sur certains points ; des glandes existaient du côté de l'aisselle ; la santé générale, les voies digestives surtout, avaient déjà subi des atteintes profondes ; tandis que chez l'autre dame, il n'y avait point de douleurs, point d'engorgement axillaire, point de troubles digestifs, point d'altération dans les traits ; sa tumeur, lardacée plutôt qu'élastique, de même consistance à peu près partout, n'offrait aucune bosselure et se trouvait enveloppée d'une peau plutôt distendue ou épaissie que dénaturée.

Les hypertrophies diffuses (page 206) seraient plus faciles à confondre avec certains squirrhes en masse, qu'avec les adénoïdes. Une malade de Soissons (page 208) avait le sein droit, à peu près triplé de volume ; sorte de globe dont les téguments n'étaient point altérés, il ressemblait à celui de l'Espagnole mentionnée plus haut. Cependant ses bosselures, son élasticité, sa mobilité, la souplesse, l'indépendance de la peau, n'auraient point permis à des yeux exercés de le confondre avec un cancer.

J'ai rencontré assez d'adénoïdes d'un grand volume, pour avoir le droit de dire que, toujours bosselées ou lobulées, toujours mobiles au sein des tissus normaux, ces tumeurs restent jusqu'à la fin distinctes de l'hypertrophie, et que, si elles pouvaient être confondues avec quelque chose, ce serait avec le cancer encéphaloïde plutôt qu'avec l'hypertrophie proprement dite ; l'hypertrophie réelle diffère moins, d'un autre côté, par ses caractères cliniques du squirrhe ou de l'encéphaloïde que des adénoïdes.

Les *tumeurs hématiques* ressemblent aussi en partie aux cancers, mais aux cancers encéphaloïdes ou mélaniques seulement. Assez souvent, en effet, la tumeur encéphaloïde, conservant une base ferme, lardacée ou fongueuse, se trouve comme surmontée d'un kyste en général rempli de sérum rougeâtre, ainsi qu'on l'a vu chez madame L...

D'abord élastique et bosselée, la tumeur de cette dame arriva, dans l'espace d'un an, au volume d'un gros œuf de poule ; puis elle devint fluctuante. J'en ai retiré deux cuillerées d'un liquide rougeâtre. La ponction, ne s'étant pas refermée, donne lieu à un suintement ichoreux continu, et la partie du mal restée dure conserve les caractères propres aux encéphaloïdes.

Un cas presque en tout semblable s'est présenté à la Charité en 1848. La tumeur, moitié plus grosse que chez madame L..., existait au sein droit. Je l'incisai avec le bistouri ; il en sortit un demi-verre de sérum jaune noirâtre ; la plaie ne s'est point refermée ; la tumeur a continué de s'étendre, et la malade, qui habite Batignolles, s'étant refusée à l'extirpation du sein, est revenue souvent me voir depuis à la consultation publique : j'ai pu suivre ainsi l'évolution de sa tumeur et en constater la nature encéphaloïde jusqu'à la fin.

La jeune fille qui me fut adressée par M. Leroy-Desbarres (obs. CLXI) a offert un exemple d'hématocèle qui se rapproche beaucoup, en apparence, des encéphaloïdes; mais la tumeur était très grosse, car on en tira plus d'un verre de liquide; et, outre les tissus indurés qui en formaient la coque, elle contenait dans son intérieur une masse fongueuse, purement hématique, presque aussi volumineuse que le poing.

En suivant avec attention ce qui s'est passé chez elle on est porté à se demander si le mal ne serait pas devenu un cancer, en supposant qu'on lui eût donné le temps de se développer, de subir toutes les phases naturelles de son évolution.

Il eût été facile, on le conçoit, dans le cas suivant, de prendre l'hématocèle pour un cancer.

Obs. CLXXI.—*Tumeur grosse comme un melon de moyen volume, et de nature hématique. Extirpation, guérison radicale.*

Madame C..., fermière dans le Loiret, petite, grasse, vigoureuse, s'étant toujours bien portée, mère de plusieurs enfants qu'elle n'a point nourris, m'est amenée au mois de juin 1848. Je constate chez elle l'existence d'une tumeur presque aussi grosse que la tête, et qui occupe toute la région mammaire droite. Attribuée à un coup reçu cinq ou six ans auparavant, cette tumeur s'était développée lentement sans causer de souffrance; globuleuse ou hémisphérique dans son ensemble, elle était formée de bosselures assez volumineuses dans sa moitié libre. Deux de ses bosselures seulement étaient d'un rouge pâle, sous une peau amincie et adhérente; partout ailleurs elles étaient libres sous les téguments, et toute la masse restait mobile contre la poitrine.

Bien que cette masse eût été prise pour une tumeur encéphaloïde, pour un cancer très avancé, je pensai qu'elle n'avait rien de malin; l'absence de ganglions dans l'aisselle, avec une tumeur de date si ancienne, la fraîcheur, la bonne physionomie, la belle apparence de la malade, le maintien des téguments et leur mobilité sur presque toute l'étendue de cette masse, l'absence de douleur, et sur deux points une fluctuation non douteuse, qu'il ne me parut pas possible de confondre avec la fausse fluctuation des fongosités cérébroïdes, me firent diagnostiquer une tumeur de nature bénigne à base hématique peut-être.

L'opération fut pratiquée avec le concours du docteur Thirial. Je plongeai d'abord le bistouri dans le foyer fluctuant, que je fendis largement. Il sortit environ un verre de liquide roussâtre, puis j'en arrachai, à l'aide des doigts, gros comme les deux poings de bouillie concrète, de pulpe ressemblant aux masses qu'on retire de la tunique vaginale dans certains cas d'hématocèle. Mais comme je n'avais amoindri de la sorte la tumeur que d'un tiers, je terminai par l'amputation de toute la masse et d'une grande partie de la mamelle.

Les suites de l'opération, qui eut lieu quelques jours avant les journées de juin, furent d'ailleurs très simples; la plaie, pansée à plat, suppura d'abord abondamment; la détersion s'en fit assez vite, et la cicatrisation en était complète à la fin de juillet. Il n'y a point eu de récidive, et madame C... se porte encore très bien aujourd'hui.

A la dissection, je ne trouvai dans la pièce enlevée qu'une masse lardacée de tissus naturels. Quelques pelotons fibreux, d'aspect adénoïde, en formaient les principales régions : le liquide, la matière pultacée que j'en avais retirés en commençant étaient contenus dans l'une de ses moitiés comme dans un vaste sac à parois épaisses. Les parois de la caverne étaient d'ailleurs combinées avec une couche encore assez épaisse de matière exsudée, dont elles semblaient être fortement imbibées. Il n'y avait pas de ligne de démarcation entre les parois du sac et cette matière d'apparence réellement hématique.

Une jeune femme de Sceaux, que j'ai opérée en 1856, avec l'aide de T. Thore, nous a offert la contre-partie de la malade précédente. Du volume des deux poings, la mamelle, qui était comme soulevée et vaguement fluctuante, sans altération notable de la peau, sans retentissement axillaire, donnait l'idée d'un vaste dépôt chronique profond.

Une large incision permit d'en extraire une énorme quantité de sang coagulé, et de vider complétement le foyer qui ne contenait rien de plus. Je crus à une simple hématocèle, et le traitement fut établi dans ce sens. Après plusieurs mois d'une abondante suppuration l'existence d'un encéphaloïde ne fut plus douteuse, et la pauvre femme, opérée de nouveau, a fini par succomber sous le coup des récidives.

Ici, comme ailleurs, la tumeur purement hématique se distingue néanmoins des cancers par son apparence de bénignité, par l'état stationnaire où elle peut rester pendant des années, par sa coïncidence avec un état général naturel, par son indolence absolue, par son indépendance des parties voisines, avec lesquelles elle se continue cependant sans ligne de démarcation notable.

Les *kystes séreux* ou sanguinolents, simples ou multiples, qui ne sont point rares à la mamelle, ainsi qu'on l'a vu p. 317-342, se distinguent des cancers, parce que leur développement est insensible et très lent, parce qu'ils sont disséminés sous forme de bosselures dans le tissu mammaire lui-même, parce que la peau qui les recouvre reste généralement intacte, parce que le tissu qui leur sert de gangue conserve presque toujours un certain degré de souplesse et d'élasticité, parce que, enfin, ils n'ont ni la mollesse fongueuse de l'encéphaloïde, ni la dureté ligneuse du squirrhe.

Abcès. — Deux erreurs sont possibles dans le diagnostic différentiel des cancers et des abcès. On peut prendre un cancer pour un abcès, et aussi un abcès pour un cancer. Je l'ai déjà dit, certaines tumeurs encéphaloïdes deviennent si molles, tellement fluctuantes, que si elles sont en outre régulières ou globuleuses, si la peau qui les recouvre est rouge et amincie, on peut y plonger le bistouri, croyant ouvrir un abcès. Je ne saurais dire combien de fois cette erreur a été commise.

Une femme de trente et quelques années vint me consulter en 1849, à la Charité, pour une tumeur du volume des deux poings qu'elle avait au milieu de la partie antérieure de la cuisse, dans l'épaisseur du triceps, près du fémur. Cette tumeur me parut tellement fluctuante, que je diagnostiquai un abcès froid ou une tumeur hématique liquide ; M. Michon, qui en avait eu la même opinion, y plongea le bistouri : c'était un énorme fongus cérébriforme qu'il fallut extirper et dont la femme finit par mourir.

Nulle part peut-être l'erreur que je signale n'a été commise plus souvent qu'à la mamelle. J'ai vu un des chirurgiens les plus habiles de notre temps extirper un sein qu'il croyait cancéreux, quoiqu'il ne s'agît en réalité que d'un large abcès chronique. J'ai su par quelques témoins oculaires, qu'une méprise semblable avait eu lieu dans un des grands hôpitaux de Paris, il y a quelques années seulement. Roux (1) dit avoir commis lui-même cette méprise, et M. Cruveilhier (2) attribue à A. Cooper une semblable erreur ; mais ici l'erreur est d'un autre chirurgien, car Cooper (3) fut simplement témoin du fait ; j'en connais d'ailleurs plusieurs autres.

L'une de ces erreurs, au surplus, n'est guère plus étonnante que l'autre ; si l'encéphaloïde peut donner l'idée d'un abcès, il n'y a pas de raison pour que certains abcès ne fassent pas naître la pensée d'un encéphaloïde. Une ponction exploratrice peut

(1) *Bulletin de l'Académie*, t. IX, p. 391.
(2) *Ibid.*, p. 419.
(3) Mitch. Henry, trad. angl., p. 122.

être de rigueur alors avant de se prononcer sur la nature du mal.

En tenant compte cependant des antécédents, du développement, des caractères antérieurs de la tumeur, des causes qui semblent en avoir provoqué l'apparition, et des phénomènes concomitants, il sera presque toujours possible d'éviter la confusion. Un encéphaloïde fluctuant est dépourvu d'accidents inflammatoires, et avant d'être ramolli, il a été dur, inégal; en même temps que certaines bosselures donnent l'idée d'un dépôt, il en est d'autres qui conservent leur dureté, leur élasticité, leur consistance lardacée, sans parler des accidents accessoires et de la physionomie générale de la maladie. Avec un abcès, la tumeur, plus égale, molle d'une manière plus franche, est moins intimement confondue avec la peau, qui reste d'un gris sale, sans aspect gaufré; si quelques bosselures surmontent les autres, elles s'amincissent promptement, et se laissent déprimer sans résistance; c'est tout autour, et sur une grande partie de son étendue, que la tumeur est comme empâtée ou un peu lardacée. Les malades y ressentent un travail sourd, quelques battements, un peu de chaleur, et, avec quelque attention, on arrive presque toujours à constater que le mal a débuté par certains phénomènes inflammatoires.

Les *tumeurs érectiles*, artérielles ou veineuses, diffèrent trop des cancers, quoique susceptibles peut-être de transformation maligne, pour qu'à la région mammaire en particulier il soit utile d'en étudier le diagnostic différentiel.

Que dire des tumeurs *épithéliales*? Une femme que j'en ai opérée à l'hôpital avait au-dessous de l'auréole une sorte de *morille*. Grosse comme le pouce, pédiculée, appartenant au tissu cutané, cette tumeur était de nature bénigne. Chez deux autres malades j'ai vu sur le mamelon, ou dans le voisinage, des ulcères fendillés, gris, végétants, analogues aux boutons cancéreux des lèvres. Sans être sûr d'avoir vu plus d'une fois ou deux le véritable cancroïde ou le cancer épithélial à la mamelle, je suis donc disposé à l'y admettre. Il n'y aurait pas grande utilité d'ailleurs à en établir le diagnostic comparatif, puisqu'il constitue aussi par lui-même une tumeur de nature maligne.

Je connais peu d'exemples de tumeurs *mélicériques* dans l'épaisseur du sein (page 363). Leur volume, leur forme, tous leurs caractères physiques enfin, auraient pu faire naître l'idée d'un kyste hématique, d'un kyste séreux ou, à la rigueur, d'un lipome, mais nullement d'un cancer, soit encéphaloïde, soit squirrheux, à moins d'admettre toutefois avec quelques micrographes que la plupart des tumeurs malignes de la mamelle soient formées par des amas d'épithélium dans les culs-de-sac glandulaires ! Je possède du reste l'exemple d'une vaste tumeur mélicérique, à la région parotidienne, qui a fini par devenir un cancer, par tuer le malade. Ici, les parois de la tumeur étaient fort épaisses ; la matière épithéliale et la matière sébacée s'y trouvaient dans un état de décomposition assez avancée pour avoir fait craindre de bonne heure qu'abandonnée à elle-même cette tumeur ne devînt maligne.

Les tumeurs *butyreuses* ont été trop peu étudiées pour permettre de dire nettement en quoi elles se distinguent ou se rapprochent des cancers. Ce serait avec les encéphaloïdes, et non avec les squirrhes, qu'on pourrait à la rigueur les confondre. À en juger par les faits qui me sont propres, on évitera l'erreur au début en remarquant que la tumeur butyreuse est *empâtée* et lobulée tout à la fois, au lieu d'être fongueuse, élastique ou fluctuante ; qu'elle est mobile dans les tissus, comme les adénoïdes, et que la peau ne s'y colle qu'à une période avancée. D'un autre côté elle n'a ni l'élasticité, ni la fermeté de la tumeur adénoïde ; au lieu de rebondir sous le doigt, elle se laisse en quelque sorte déprimer à la façon du beurre ou de la graisse.

Au fait, les tumeurs butyreuses méritent-elles réellement le titre de tumeurs bénignes, ne rentrent-elles pas en définitive dans la catégorie des cancers ? Il est certain au moins que, dans la première observation que j'en ai recueillie, le mal s'est comporté et a fait périr la malade à la manière des tumeurs malignes. La matière crémeuse ou butyreuse trouvée par M. Robin dans le cancer anomal relaté page 448 plaide vivement dans le même sens.

Symptômes spéciaux.

À côté du diagnostic comparatif des tumeurs du sein, il

me paraît utile de placer l'examen de quelques symptômes spéciaux.

A. *Douleur*. — Un des signes auxquels on attache le plus d'importance dans l'étude des cancers, c'est la douleur. Beaucoup de praticiens, presque tous les praticiens, les gens du monde, regardent la douleur comme un des signes les plus essentiels du cancer; à les entendre, il n'y aurait guère de cancer sans douleur, et ils croient volontiers qu'une tumeur du sein non douloureuse ne doit pas être un cancer. On est là-dessus dans une erreur complète. Toutes les tumeurs bénignes du sein sont quelquefois accompagnées de douleur. Les nodosités, quoique de nature bénigne, ont précisément pour caractère d'être très douloureuses. J'ai vu je ne sais combien de femmes tourmentées pendant des mois, quelquefois pendant des années, de douleurs vives dans un point de la mamelle, sans qu'il soit jamais survenu chez elles la moindre tuméfaction de mauvaise nature, sans même qu'il y eût de tumeur réelle dans l'organe douloureux.

Combien de fois n'ai-je pas vu des encéphaloïdes énormes parcourir au contraire toutes leurs phases chez des femmes qui n'en souffraient en aucune façon, et qui, par cela même, se croyaient à peine malades! Le squirrhe lui-même, le squirrhe lardacé surtout, le squirrhe en masse, existent souvent pendant plusieurs mois, sans être accompagnés de douleur; le squirrhe pustuleux en est presque constamment dépourvu, de même que le squirrhe en nappe, le squirrhe en plaque ou en cuirasse, le squirrhe ligneux, soit hypertrophique, soit atrophique, des téguments; il n'y a guère que le squirrhe partiel, que le squirrhe rayonné, auxquels la douleur s'associe en effet presque constamment.

Soutenir que le cancer n'est jamais douloureux n'est point dans ma pensée; appuyé sur un grand nombre d'observations, j'affirme simplement qu'il ne l'est pas toujours, que la plupart des cancers ne le sont qu'à une période avancée, et que dès lors la douleur ne peut pas servir à distinguer le cancer des tumeurs bénignes.

Aujourd'hui encore, j'ai vu dans mon cabinet une dame anglaise, âgée de soixante ans, qui a le sein gauche complétement transformé en squirrhe, avec une foule de pustules dans le voisinage, et jusque dans le tissu même de la mamelle; cette dame, dont le mal paraît dater de cinq ans, a si peu souffert, qu'elle s'est décidée à consulter pour la première fois il y a un mois, donnant pour raison de son incurie que, n'éprouvant aucune douleur, il ne lui est point venu à l'esprit qu'elle pût être malade!

Au commencement de 1852, j'ai vu une dame âgée de soixante-douze ans, qui me faisait appeler pour une fracture du col du fémur, sans songer à une tumeur qu'elle avait au sein droit. Or cette tumeur, dont le début remonte à une dizaine d'années, n'est rien moins qu'un squirrhe ligneux entouré de bosselures rouges largement ulcérées, qui envoie des prolongements du côté de l'aisselle, et qui a fait naître un engorgement considérable de tout le bras. La malade cependant n'en avait jamais parlé à sa famille ni à personne; elle s'est bornée à de simples pansements imaginés, exécutés par elle, donnant pour raison qu'elle n'en souffre point, et n'en a jamais souffert!

J'insisterais moins sur ces faits, si la doctrine commune était sans inconvénient. Préoccupés de la douleur, qu'ils admettent à titre de signe essentiel, les médecins considèrent longtemps comme bénignes des tumeurs de nature réellement maligne; avec cette opinion, ils laissent la maladie faire des progrès, et lui permettent de se généraliser. De leur côté, les pauvres femmes, persuadées que leur mal n'est point dangereux tant que la douleur ne s'y ajoute pas, restent souvent dans une sécurité fatale, négligeant leur tumeur à l'époque où il serait facile de les en débarrasser. Il ne se passe pas de semaine où je n'en rencontre qui, au reproche que je leur adresse d'être restées si longtemps sans parler de leur sein, me donnent pour principale réponse : « Mais je n'en souffrais point, je n'y éprouvais pas de douleur. » Devant y revenir au chapitre des indications, je me bornerai pour le moment à dire sous forme de proposition générale :

1º Que, dans la mamelle, comme ailleurs, il peut exister des douleurs de toute sorte, sans qu'il y ait de maladie grave, de même qu'il peut y avoir des maladies redoutables, des cancers, sans que la femme éprouve la moindre douleur;

2° Que rien n'est dangereux comme de mesurer la malignité, la gravité ou la bénignité par l'intensité ou l'absence de la douleur dans une tumeur quelconque.

Ceci ne s'applique cependant qu'aux premières périodes de l'affection, car il est généralement vrai, je ne le conteste pas, que, plus tard, les cancers deviennent presque tous le siége de douleurs quelquefois très vives; mais alors l'importance diagnostique de la douleur est nulle, attendu que les autres caractères spécifiques ne permettent plus de méconnaître la maladie.

La douleur dans les tumeurs cancéreuses n'a rien non plus de spécifique au début; différant à peine de certaines douleurs névralgiques, des douleurs ou des élancements qui traversent parfois les tumeurs bénignes, et même le sein absolument dépourvu de tumeurs, elle ne peut pas être d'un grand secours dans la détermination de la nature du mal.

Plus tard les douleurs, bien étudiées, ne seraient point sans valeur, si les autres caractères de l'affection ne suffisaient pas. La douleur des cancers est ordinairement pongitive, sourde, constrictive. Il semble à la femme que sa tumeur soit entourée de liens qui tendent à la briser, ou bien à en augmenter la fixité, le poids. D'autres fois elle existe sous forme d'élancements; il semble que le sein soit traversé par des rayons, par des éclairs de douleur. Il y a des malades qui se sentent comme frappées de coups de canif dans le sein; quelques-unes se plaignent d'un sentiment de brûlure, d'autres d'une sensation de froid très prononcé. En général, cette douleur se répand par des irradiations dont le cancer est le foyer ou le centre. Au demeurant, c'est le squirrhe bien plus que l'encéphaloïde qui en est accompagné. Les tumeurs chondroïdes, fibroplastiques, le cancer épithélial, avant d'être ramollis ou ulcérés, et le cancer mélanique, en sont souvent exempts, ou ne sont du moins guère plus douloureux que les tumeurs de nature bénigne.

B. *Suintement par le mamelon.* — Un signe ou symptôme qui n'avait guère été signalé d'une manière spéciale vient d'être étudié par M. A. Richard (1); je veux parler de certains écoulements qui se font par le mamelon. Ayant observé cinq ou six

____

(1) *Revue médico-chirurgicale de Paris.* 1852.

fois, sur une trentaine de tumeurs du sein, qu'à une période encore peu avancée de la maladie il s'était effectué par le mamelon un suintement hématique ou séreux, M. Richard s'est demandé à quelle nature de tumeurs devait être rapporté ce suintement. Ses recherches l'ont conduit à croire que les tumeurs de nature bénigne, que les adénoïdes, pouvaient seules lui donner naissance; que dès lors ce serait un signe diagnostique d'une grande valeur, puisqu'il servirait ainsi à séparer les tumeurs non cancéreuses des véritables cancers.

Sans rejeter de prime abord les conclusions de l'auteur, je ne voudrais pourtant pas que jusqu'à plus ample informé on leur accordât trop de confiance. Le suintement par le mamelon est un phénomène que j'ai rencontré un grand nombre de fois; plusieurs des malades qui me l'ont présenté étaient atteintes de cancer: M. Lebert (1), qui en cite trois exemples, ne mentionne ce symptôme, comme Boyer (2), comme A. Bérard (3), qu'à l'occasion de tumeurs cancéreuses; Bérard ajoute cependant qu'il peut exister sans être suivi de cancer. Il existe du reste plusieurs espèces de suintement. On doit d'abord en élaguer celui des affections eczémateuses. Il ne peut pas être question non plus du suintement sanguinolent ou ichoreux qui se fait par les gerçures, les crevasses ou les exulcérations de la racine du mamelon, chez les femmes atteintes de squirrhe confirmé. Tantôt analogue à du sang, tantôt semblable à du café léger, ou à de la bière, ou à de la sérosité roussâtre, il est caractérisé par un liquide qui s'écoule du mamelon lui-même, sans solution de continuité apparente et par les conduits lactés.

Maintenant pourquoi ce suintement serait-il plutôt un signe de tumeurs bénignes que de tumeurs cancéreuses ? M. Lebert rapporte les adénoïdes à l'hypertrophie de la mamelle ; M. Richard adopte cette pensée et trouve tout simple qu'un développement exagéré du tissu glandulaire soit accompagné de la sécrétion et du suintement dont il parle ; mais j'ai déjà dit et prouvé, je crois, que ces tumeurs ne se continuent point par une structure réelle avec le tissu mammaire, qu'elles ne sont point

(1) *Maladies cancéreuses*, p. 343.
(2) Page 223, t. VII, édit. 1818.
(3) Thèse, etc., p. 96.

une partie complète du tissu sécréteur, qu'il n'en part aucun canal excréteur reconnaissable, que du commencement à la fin elles se comportent, quand on y regarde de près, à la manière des tumeurs de nouvelle formation.

Au point de vue de l'expérience, l'auteur, qui n'a vu le suintement ichoreux du mamelon que chez des femmes atteintes de tumeurs bénignes, rapporte pourtant un fait recueilli dans mes salles qui semble prouver le contraire. En effet, l'écoulement, dans le cas dont il s'agit, avait existé d'une manière évidente, bien que la nature cancéreuse de la tumeur ait été constatée par le microscope et par l'inspection simple.

M. Richard dit, il est vrai que, dans cette tumeur, tout n'était pas cancéreux, qu'il existait une sorte d'adénoïde, d'hypertrophie partielle de la mamelle au milieu du cancer, et que c'est de la portion bénigne que venait le suintement du mamelon; mais il n'en faudrait pas moins admettre que ce suintement peut avoir lieu avec une tumeur cancéreuse; et à quoi servirait-il de pouvoir dire, en pareil cas, qu'il existe dans la masse morbide une portion de tumeur bénigne en même temps que du cancer?

Il faut remarquer encore que les adénoïdes ne seraient pas seules à le faire naître, puisque M. Richard parle d'une malade qui l'a présenté, étant atteinte d'une simple agglomération de kystes. C'est en somme un fait que j'ai rencontré plus souvent avec le squirrhe ou l'encéphaloïde qu'avec les tumeurs bénignes; la dilatation, l'irritation de certains galactophores troublés dans leurs rapports ou dans leurs fonctions par la présence des tumeurs, quelles qu'en soient l'espèce ou la nature, développées dans le tissu mammaire, en sont probablement la source ordinaire. Une tumeur enlevée le 14 novembre 1857, et qui me l'avait offert à un haut degré, était un squirrhe ligneux criblé de petits kystes remplis de matière glaireuse ou colloïde.

C. *État général.* — Peu de praticiens aujourd'hui diagnostiquent le cancer au début d'après la physionomie de la malade ou la teinte des téguments. A l'exception de quelques cas rares, les femmes atteintes de cancer ne présentent d'abord rien dans l'état général qui puisse faire supposer la nature de leur maladie. Lorsque la teinte jaunâtre ou bistre du vi-

sage, ce qu’on appelle la cachexie cancéreuse existe, c’est
que l’infection générale est établie, c’est qu’un coup d’œil sur
la tumeur ne laisse plus de prise au doute, c’est que la nature du cancer n’est que trop évidente depuis longtemps. C’est
donc encore là un signe à mettre de côté ; il ne fournit quelque
lumière qu’à partir du moment où elle est éclatante et inutile.

Toutes les difficultés du diagnostic sont accumulées en effet
sur le point de départ, sur la première période de la maladie ;
c’est alors que les signes spéciaux seraient nécessaires, c’est
alors aussi qu’ils manquent ordinairement, et c’est pour cette
raison qu’on aurait tort d’attacher une grande valeur à ceux
qui ont été empruntés à la douleur, à la cachexie, etc.

D. Jusqu’à quel point les résultats offerts par le *microscope*
peuvent-ils éclairer le diagnostic des cancers du sein? Si, à l’aide
de cet instrument, il était possible de caractériser la nature
intime des produits pathologiques, il deviendrait, on le conçoit,
d’un secours inappréciable dans la pratique. Enlever quelques
fragments des tumeurs ulcérées, extraire une certaine quantité
du tissu des tumeurs occultes à l’aide d’une aiguille, d’un trocart ou d’une canule portés par ponction dans leur profondeur,
serait si simple, que le diagnostic du cancer n’aurait plus rien
d’embarrassant ni de vague. Quelques micrographes ont d’abord
cru à de telles merveilles; mais ce que j’en ai dit en 1846 et
depuis a dû mettre en garde contre cette prétention exagérée.

La cellule dite cancéreuse existe, on le sait aujourd’hui,
d’après le témoignage des micrographes eux-mêmes, dans des
produits qui n’ont absolument rien de cancéreux. Le malade
auquel j’ai réséqué le talon fongueux en est un exemple concluant. On verra d’un autre côté, comme je l’ai déjà montré (introduction), qu’elle manque dans des tumeurs dont la
nature cancéreuse ne donne prise à aucun doute. Si, interrogé
au lit du malade, le microscope répond qu’il y a ou qu’il n’y
a point de cellule maligne dans la tumeur, qu’en conclura le
praticien? Quel chirurgien osera prendre un parti, d’après un
pareil renseignement, sur un témoignage aussi incertain?

Ce n’est pas tout : quand même la cellule constituerait l’élément fondamental, *sine quo non* du cancer, qui pourrait affirmer
qu’elle manque dans la tumeur qu’on vient d’examiner, par

cela seul que le microscope n'en aura pas trouvé dans les fragments qui lui ont été soumis? Ne se peut-il pas que l'instrument explorateur, plongé avec soin dans les tissus, n'entraîne que des parcelles bénignes, quoique la tumeur contienne en réalité beaucoup de cellules cancéreuses? Une tumeur cancéreuse est en définitive composée d'éléments variés; elle contient du tissu cellulaire, de la graisse, des vaisseaux et souvent du tissu mammaire encore peu altéré. Qui ne voit que dans l'observation de M. Richard, par exemple, où la tumeur comprenait à la fois une masse adénoïde et un cancer non douteux, l'instrument explorateur eût pu amener du tissu non cancéreux tout aussi bien que la cellule maligne? Que serait devenu dans ce cas le diagnostic?

Dans une tumeur chondroïde enlevée de la cuisse d'un de mes malades, M. Lebert (1) a trouvé d'un côté les éléments du tissu fibroplastique, et sur d'autres points disséminés le suc cancéreux avec les caractères types de l'encéphaloïde.

Les micrographes les plus habiles conviennent actuellement qu'il faut, pour se prononcer sur la nature d'une tumeur, la possibilité de l'examiner tout entière, d'en étudier les différentes couches ou les différents lobules. Pour être sûr qu'une tumeur ne contient point de cellules cancéreuses, ne faudrait-il pas en effet l'avoir morcelée à l'infini, en avoir en quelque sorte passé l'un après l'autre toutes les parcelles au foyer de la lentille?

On peut donc dire du microscope ce que j'ai dit de la douleur : seul, dans les cas douteux, il n'éclaire rien et n'engendre qu'incertitude, alors qu'on aurait le plus besoin de son concours, dans la première période des tumeurs; le diagnostic de la maladie est suffisamment clair, au contraire, quand il est en mesure de donner un témoignage affirmatif ou négatif.

Ainsi je n'admets pas que le microscope fournisse des éléments de diagnostic du cancer plus solides que ceux de la séméiologie ordinaire et de l'observation purement clinique. (*Introduction*.). (2).

---

(1) *Union médicale*, 1853, p. 15.

(2) Pour ne pas détruire le cachet primitif de ces chapitres, j'ai cru devoir traiter sous le titre *introduction* des modifications qu'ont subies les doctrines micrographiques depuis 1853.

CHAPITRE III.

ÉTIOLOGIE.—CAUSES DU CANCER.

ARTICLE PREMIER.

CAUSES OCCASIONNELLES.

Autrefois des irritations répétées, et l'inflammation, étaient admises comme cause du cancer; l'école de Broussais a fait revivre un instant cette doctrine, abandonnée aujourd'hui, et qui, dans le sens absolu, ne supporte pas en effet le moindre examen. Il en est de même de violences extérieures, des coups si souvent invoqués jadis; peut-être cependant la question a-t-elle besoin d'être revue sous ce rapport.

S'il suffisait, a-t-on dit, de chutes, d'irritations mécaniques pour produire le cancer, on pourrait le faire naître à volonté; or, tout le monde sait qu'il n'est pas plus possible de le produire que d'en guérir les malades.

Aux femmes qui attribuent leur tumeur à une violence externe, on répond qu'elle préexistait sans que la malade s'en fût aperçue, que la violence a été l'occasion et non la cause du mal. Ce raisonnement peut être fondé, mais l'opinion contraire n'est pas insoutenable. Si bon nombre de femmes ne savent à quoi attribuer leur tumeur, faut-il se contenter de leur assertion et en conclure que leur sein n'a jamais été heurté? Une contusion, un pincement s'oubliant très vite, peuvent devenir ainsi la source de tumeurs qui ne se montrent que plus tard. Il paraît si difficile, dans quelques cancers de la bouche, des lèvres ou de la langue, de nier l'influence d'une irritation par l'effet de dents gâtées; tant de malades rapportent le cancer des lèvres au contact de la pipe, et cette étiologie paraît si évidente dans certains cas, que je n'oserais pas en nier absolument la réalité chez tous les cancéreux.

On a souvent invoqué l'exemple des vésicatoires, des cautères permanents pour démontrer l'insuffisance des irritations répétées dans la production du cancer. Jamais peut-être, a-t-on dit, depuis Bayle et Cayol, on n'a vu un cautère ni un vésicatoire se transformer en cancer; combien de malheureux ont les jambes criblées d'ulcères toute leur vie sans qu'il leur vienne de cancer! et qui a jamais vu un ulcère des jambes non cancéreux dès le principe le devenir par la suite?

J'ignore ce que les autres praticiens ont pu observer sous ce rapport; quant à moi, j'ai déjà rencontré au moins quinze exemples de cautères ou de vésicatoires devenus cancéreux au bras ou à la jambe. J'en ai opéré sept et vu opérer quatre autres. Ils appartenaient tous à la forme épithéliale, il est vrai; mais ils n'en ont pas moins suivi les phases de l'espèce cancéreuse jusqu'au bout. L'un des malades, homme fort et robuste, que j'ai longtemps traité par la cautérisation avec l'acide sulfurique, a éprouvé trois récidives sur place. M. Jobert, qui l'a soigné plus tard, dut en venir à la désarticulation du bras. Des tumeurs nouvelles se développèrent au-dessus de la clavicule, sur le côté de la poitrine, et le pauvre patient est mort avec tous les signes de tumeurs semblables dans la cavité thoracique.

Une dame que j'avais guérie d'un ulcère pareil au bras gauche à l'aide du caustique sulfurique fut reprise au bout d'un an de tumeurs lancinantes dans le creux de l'aisselle. J'allai la voir près de Gisors, où elle habitait l'été, et je la trouvai avec une masse dure et bosselée, très douloureuse, occupant toute la cavité axillaire. Ramenée à Paris, cette dame, entourée des plus tendres soins, consulta tout le monde, essaya de tous les traitements, et n'en vit pas moins sa tumeur en engendrer bientôt de nouvelles au-dessus des clavicules et du côté de la poitrine, puis s'ulcérer, revêtir tous les caractères du cancer, et amener en définitive la mort après d'atroces souffrances. Chez une autre dame, que j'ai vue avec Vidal, c'était un cautère de la jambe qui avait subi la transformation cancéreuse. J'en ai opéré deux à l'hôpital: un ancien cautère dans le premier cas, un ancien vésicatoire du bras dans le second, avaient été le point de départ du cancer. Le seul des malades de cette espèce qui soit guéri, l'est depuis 1848; son cancer, *épithélial*, avait déjà été attaqué vainement par les caustiques; j'en fis l'extirpation avec le concours du docteur Delatre, son parent, et la plaie, qui se cicatrisa régulièrement, n'a jamais inspiré de craintes depuis, quoique le malade soit sujet à des accès d'asthme ou de suffocation, et que, pendant la cure, les ganglions de l'aisselle se soient gonflés, soient devenus douloureux au point d'exiger cinq ou six applications de sangsues à une dizaine de jours d'intervalle.

Pour ceux qui ont imaginé que l'épithéliome n'est pas un cancer, ces faits ne prouveront rien peut-être; mais aux yeux du véritable chirurgien ils seront, je crois, sans réplique.

ARTICLE II.

CAUSES PRÉDISPOSANTES.

Sans nier absolument l'influence des causes externes dans la production des cancers, quelques auteurs soutiennent qu'il faut au moins une prédisposition spéciale; que sans une prédisposition, la cause externe n'aurait point eu de résultat.

Mais cette prédisposition étant admise, la science n'en est guère plus avancée. Toutes les maladies peuvent invoquer la même particularité. Sans prédisposition, la phthisie ne s'établit que rarement. L'affection dite scrofuleuse n'exige-t-elle pas aussi une prédisposition organique? Certains individus ne semblent-ils pas prédisposés aux lipomes, aux stéatomes? La pneumonie elle-même n'a-t-elle pas besoin, chez la plupart des personnes qu'elle atteint, d'une sorte de prédisposition? Survenant à l'occasion de causes les plus légères, tandis que des causes semblables, beaucoup plus intenses, ne produisent rien de pareil sur une infinité d'autres personnes, il est naturel d'admettre pour le cancer une prédisposition spéciale; mais cela n'empêche en aucune façon la nécessité d'une cause occasionnelle quelconque.

Rien ne prouve néanmoins que la cause prédisposante du cancer existe dans l'organisme sous une forme déterminée à l'état latent. Ce n'est ni dans l'âge, ni dans le sexe, ni dans la constitution, ni dans l'état de santé général, ni dans le régime, ni dans le climat, ni même dans la nature des tissus qu'elle se trouve.

S'il est vrai que le jeune âge y soit moins exposé que la vieillesse; il est également certain qu'aucune période de la vie n'est absolument exempte de cancer. Le cancer du sein en particulier est moins rare qu'on ne le dit avant l'âge de trente ans. J'en ai vu un exemple en 1849 chez une jeune fille de dix-sept ans. La tumeur, franchement encéphaloïde, avait le volume d'une tête de nouveau-né. On en fit l'extirpation ; elle répullula, et la jeune fille succomba à l'infection cancéreuse générale. J'ai rencontré plusieurs faits de même nature chez des femmes âgées de vingt-cinq, vingt-six, vingt-sept, vingt-huit et trente ans. C'est entre quarante et soixante ans qu'on rencontre le plus souvent les cancers du sein ; mais les autres âges n'en préservent point. L'époque la plus avancée de la vie n'en est pas exempte elle-même. Plusieurs femmes âgées de soixante-quinze, de quatre-vingts et même de quatre-vingt-dix ans, m'en ont offert la preuve. J'ai donné des soins, entre autres, à deux dames, deux sœurs, mesdames C..., âgées, en 1849, l'une de quatre-vingt-cinq, l'autre de quatre-vingt-neuf ans, qui avaient chacune un squirrhe dans le sein gauche. D'ailleurs si le cancer du sein est plus commun à partir de trente ans que dans la jeunesse, n'en est-il pas de même de toutes les maladies un peu graves de cet organe ? Très disposée aux inflammations de quinze à trente ans, la mamelle se prête mieux ensuite aux affections chroniques ou purement organiques.

Sur 212 squirrhes de la mamelle observés à l'hôpital, j'en trouve :

De 20 à 30 ans. 2
De 30 à 40 25
De 40 à 50 76
De 50 à 60 62
De 60 à 80 30

Les autres sans indication d'âge.

Pour l'encéphaloïde, sur 62 :

De 20 à 30 ans. 5
De 30 à 40 6
De 40 à 50 19
De 50 à 60 17
De 60 à 80 7
Après 80 7

Depuis 1853, mes tableaux indiquent 402 nouveaux cas, 82 à .

l'hôpital, 320 en ville, 139 squirrhes, et 163 encéphaloïdes, distribués selon l'âge ainsi qu'il suit :

EN VILLE.		A L'HÔPITAL.	
20 à 30 ans.	4	20 à 30 ans.	00
40	29	40	8
50	95	50	26
60	119	60	31
70	49	70	14
80	5	80	3
00	19		82
	320		

En sorte que c'est de quarante à cinquante ans, ou de cinquante à soixante ans, que le sein des femmes est incontestablement le plus exposé aux cancers, soit sous forme de squirrhe, soit avec les caractères de l'encéphaloïde ; sur une masse totale de 675, il y en a 216 de 40 à 50 ans, 229 de 50 à 60, puis 108 de 60 à 80, et 68 seulement de 30 à 40 ans ; avant et après ce ne sont plus que des exceptions.

L'une des mamelles y est-elle plus exposée que l'autre ? Sur 212 squirrhes il y en avait 116 à gauche, 75 à droite et 6 des deux côtés, avec 15 sans indications ; mais sur les 62 encéphaloïdes 33 étaient à droite et 23 seulement à gauche ; en sorte que, pour l'ensemble, la proportion serait à quelque chose près la même des deux côtés, d'après ce premier tableau ; mais, sur les 402 exemples nouveaux, ville et hôpital, j'en trouve 155 à droite, 219 à gauche, 17 des deux côtés, et quelques-uns dont le côté n'a pas été noté ; ce qui fait 348 à gauche, et 263 à droite pour un total général de 676 cancers du sein, près d'un tiers de plus à gauche qu'à droite par conséquent.

Le sexe n'explique point la prédisposition au cancer; si l'homme y est moins sujet à la mamelle que la femme, la différence des fonctions de l'organe rend parfaitement compte du fait, et le cancer n'est pas moins fréquent chez l'homme que chez la femme dans une foule d'autres régions.

On a souvent parlé de la santé habituelle, de certaines constitutions, comme cause prédisposante du cancer. Rien ne m'a paru vrai dans ce qui a été dit sous ce rapport. Les cancers du sein se développent aussi bien chez les femmes dont la santé a été satisfaisante jusque-là, que chez les femmes débiles et valétudinaires. Combien de fois n'ai-je pas rencontré le cancer chez des femmes robustes, bien constituées, chez des femmes dont la bonne mine était ravissante, chez des femmes sanguines, bien musclées, aussi bien que chez des femmes nerveuses, faibles ou impressionnables ; chez des femmes lymphatiques, grasses, aussi bien que chez les femmes brunes, sèches, atrabilaires !

En somme, mes observations autorisent à dire que nulle constitution, nul état de santé, générale ou habituelle, ne met à l'abri du cancer ; qu'il n'y a pas lieu dès lors à chercher de ce côté la cause prédisposante de la maladie. Je dois en dire autant de l'état moral ; la tristesse, les chagrins, les peines de l'âme, les angoisses de toute sorte, tant invoqués par le public, ne jouent absolument aucun rôle dans la production du cancer, et s'il est permis d'en tenir compte, c'est en réalité plutôt pour complaire aux malades que pour satisfaire un besoin scientifique.

Ce que l'on a dit du régime n'est guère plus concluant. En supposant que l'abus des spiritueux, que l'habitude des mets épicés, des aliments irritants, des écarts de régime, aient une part dans la production du cancer de l'estomac ou des intestins, il est au moins douteux que les personnes adonnées à ce genre d'excès soient plus exposées que les autres aux cancers externes. Le cancer du sein, incontestablement le plus commun de tous, s'observe précisément chez le sexe dont le régime alimentaire reste le plus étranger aux infractions dont je viens de parler.

Les habitudes générales de la vie, le genre d'occupations, les exercices divers, sont également étrangers à la cause prédisposante du cancer, quoique le contraire ait été admis par quelques auteurs. Il en est de même des climats, des conditions hygiéniques en général. J'ai vu le cancer du sein chez les habitants des villes aussi bien que chez les femmes de la campagne ; chez les femmes riches comme chez celles qui sont pauvres ou même qui vivent dans la misère ; chez les femmes de tel département aussi bien que de tel autre. Tout indique que la fréquence proportionnelle de cette maladie est à peu près la même en Angleterre, en Russie, en Allemagne, en France, en Italie, en Suisse, en Portugal, en Espagne, et les habitants des deux Amé-

riques, des Indes et de l'Afrique, n'en sont pas plus exempts
que les populations d'Europe. Comment en serait-il autrement
d'ailleurs, lorsque, quel que soit leur genre de vie, la médecine
comparée démontre que les animaux, les animaux domestiques
comme les animaux restés sauvages, les carnivores surtout, en
sont eux-mêmes quelquefois victimes.

Quant à la structure et aux fonctions de certains organes, il
n'y a pas à en contester l'influence. Il est certain que le testicule chez l'homme et le sein chez la femme, que l'œil, les lèvres
dans les deux sexes, parmi les organes externes, sont plus
sujets au cancer qu'aucune autre partie du corps; au surplus
la texture si compliquée de la mamelle rend facilement compte
du fait : la densité, la *sécheresse* de son tissu cellulo-fibreux ;
sa trame vasculaire où entre en si forte proportion le système
lymphatique ; la consistance de son parenchyme, le nombre
des conduits lactifères; l'entrelacement de ses divers éléments;
la présence d'une doublure muqueuse et de cellules épithéliales
dans ses radicules excréteurs; ses fonctions spéciales, tout se
réunit pour y appeler en quelque sorte les maladies, les tumeurs de toutes sortes. Rien de tout cela cependant ne peut
constituer la cause prédisposante du cancer en général; pour
ceux qui ne veulent pas se bercer d'illusions, ou se payer de
mots vides de sens, le mieux est d'avouer que la science ignore
encore complétement la nature de cette cause.

ARTICLE III.

NATURE DU CANCER.

Est-on plus avancé au point de vue de la nature du cancer que
de sa cause prédisposante? Ce qu'il y a de plus clair, c'est qu'il
joue dans l'organisme le rôle d'un parasite. Un antagonisme
général a existé de tout temps dans la nature ; la matière, éter-
nelle par son essence, change perpétuellement de forme et de
place pour constituer des êtres, des espèces destinées à rester
perpétuellement en lutte, qui semblent n'avoir d'autre but que
de s'entre-détruire, en attendant que chacune d'elles soit détruite à son tour par des substitutions incessantes.

Si l'homme tend à détruire les espèces qui menacent le plus son existence, si les êtres les plus forts ou les plus intelligents tendent à se substituer partout aux espèces moins favorisées, il est évident aussi que l'organisme humain est de toutes parts et continuellement attaqué par des espèces qui le minent en empruntant au nombre ou à la malignité ce qui leur manque d'un autre côté. Qui ne devine, en y réfléchissant, la puissance des molécules innombrables, des êtres microscopiques au milieu desquels nous vivons, qui nous imprègnent et nous pénètrent en tous sens? Qui ne voit que le but naturel de ces myriades imperceptibles est de dissocier les éléments de notre composition propre, de se substituer aux molécules dont l'agglomération représente l'homme et les grandes espèces animales?

Voyez ce cancer sous forme d'un globule, d'une vésicule, d'un nucléole, le voilà du volume d'une pointe d'épingle ; laissez-le marcher, suivez-le ; tout infime que soit son étendue, que paraisse sa force ou sa puissance, rien ne l'arrêtera : il va s'étendre ; les parcelles qui le composent vont se multiplier ; il va s'approprier l'organe qui l'a reçu, le détruire, se substituer à lui, le faire disparaître sans en laisser de trace ; si, un peu plus tard le cancer en vient à réagir sur sa propre substance, à se détruire lui-même, il n'en continuera pas moins ses attaques contre l'organisme au sein duquel il s'est établi, jusqu'à ce que la vie générale s'y trouve éteinte.

Une fois installé dans l'économie, il ne se borne plus à la région qui lui a d'abord été sacrifiée ; il se répand, soit dans le voisinage par toutes sortes de voies, soit dans le système vasculaire, pour être disséminé, éparpillé ensuite partout, et pour semer des germes de destruction ou de mort dans tous les lieux où la nature va le déposer.

Faut-il préciser davantage et dire avec Klenke (1), que le cancer, que la cellule cancéreuse est un organisme indépendant, un demi-individu susceptible de se développer, de se multiplier une fois qu'il est établi dans les tissus, ou bien avec Baron et d'autres, que c'est un animal réel, une hydatide ? Ce serait se perdre encore davantage dans le champ des suppo-

____

(1) Broca, *Op. cit.*, p. 495.

sitions. L'observation apprend que le cancer agit en parasite, par substitution de matière active, mais elle ne permet pas d'aller plus loin.

L'*hérédité*, qui découle du principe précédent, est une cause incontestable de cancer. J'ai vu une infinité de femmes chez lesquelles cette cause n'était que trop évidente. Plus du tiers des malades que j'ai observées me l'ont présentée. Pour les unes, c'est le père qui est mort d'un cancer au pylore, au foie, à la langue ou aux organes génitaux. Chez le plus grand nombre, la maladie cancéreuse avait existé chez la mère, soit à l'utérus, soit au sein. J'ai vu des familles où les trois sœurs, filles d'une mère qui avait succombé à un cancer de la mamelle, ont été atteintes du même mal, entre trente et quarante ans. Mais comment l'hérédité s'établit-elle? On ne le sait point, et rien n'indique d'abord qu'elle aura ou qu'elle n'aura pas de manifestation dans la descendance des individus qui ont le malheur de la posséder.

Un fait à ne point perdre de vue dans l'étude des causes occasionnelles du cancer, cependant, c'est que cette maladie ne se montre guère de prime abord que dans les organes susceptibles d'être atteints, irrités, violentés d'une manière quelconque par les objets extérieurs ; c'est que la fréquence du cancer est précisément en rapport avec l'aptitude des organes à recevoir l'influence des actions externes. Qu'y a-t-il de plus exposé aux froissements que le testicule et la mamelle, de plus en rapport avec les excitations de toutes sortes que l'utérus, les lèvres ou la langue ; de plus exposé à des irritations incessantes, que l'isthme du gosier, l'œsophage, l'estomac, le pylore, quelques points de l'intestin grêle, l'S iliaque du côlon et le rectum? Pourquoi, si les causes externes étaient constamment étrangères à la naissance du cancer; pourquoi, si cette maladie était toujours constitutionnelle, débuterait-elle par un point limité de l'économie, et s'y maintiendrait-elle si longtemps, quand les malades jouissent d'ailleurs d'une santé si parfaite? Pourquoi l'altération générale ne précéderait-elle pas la manifestation extérieure du cancer, au lieu de la suivre, d'en être la conséquence?

Hypothèse pour hypothèse, n'est-il pas rationnel, puisqu'au début il paraît local, d'admettre que le cancer naît réellement sous l'influence d'une cause externe, d'un travail local quelconque? Une fois établi, il tend sans cesse à infecter l'économie sans perdre sur place de son action destructive. N'est-ce pas de la sorte que procèdent les virus? N'est-ce pas ainsi qu'agit le virus syphilitique, le virus rabique, le poison de la morve, etc.? Une tumeur cancéreuse étant admise, on conçoit que le mouvement exosmotique en éparpille les molécules dans une atmosphère dont l'étendue ne saurait être précisée. Qui peut nier que ces molécules puissent rester en incubation ou à l'état latent pendant un temps variable? Pourquoi les lymphatiques n'en prendraient-ils pas quelques parcelles pour les déposer dans les ganglions? Pourquoi les molécules du cancer ne passeraient-elles pas aussi dans les veinules qui avoisinent ou qui traversent la tumeur? Qu'y a-t-il d'étonnant que cette tumeur devienne assez vite la source d'une foule de tumeurs semblables, soit aux environs de la première, soit même dans des régions fort éloignées? N'est-il pas naturel que l'économie tout entière finisse par en être infectée? Quel besoin a-t-on en définitive d'admettre que les cancers ne peuvent être que la manifestation *locale* d'une maladie générale préexistante? Qui sait si, à l'instar du pus et de quelques autres matières organiques, le principe cancéreux ne se comporte pas dans l'économie à la façon des ferments, ce travail étrange de multiplication, de transformation ou de création, vers lequel la chimie moderne tend à ramener les esprits et dont la médecine commence également à se préoccuper (1)?

On se demande, il est vrai, ce qui fait qu'une violence extérieure amène la formation d'un cancer plutôt que de toute autre production morbide, et comment une matière pareille, une entité si complète, si nettement dessinée, peut être la conséquence d'une action commune, comment une *spécificité* si manifeste peut résulter d'un phénomène qui n'a rien de spécifique. A cela je n'ai rien à répondre de satisfaisant, je le sens tout le premier; mais le voile dont toutes ces questions paraissent enveloppées en couvre bien d'autres en pathologie, sans que la science s'en afflige sérieusement.

(1) *Gaz. méd. d'Orient*, 1857, p. 134.

Il serait si important de connaître l'étiologie du cancer, qu'on pardonne volontiers à ceux qui s'en occupent toutes les suppositions possibles. Les anciens, et de nos jours encore un certain nombre de praticiens, croient, je l'ai déjà dit, que la plupart des tumeurs, quelle qu'en soit la nature première, sont susceptibles de subir la transformation, la dégénérescence cancéreuse; qu'une induration lardacée, de quelque tissu ou de quelque organe que ce soit, peut n'être que le premier degré d'un cancer : pour eux, le mot *squirrhe*, par exemple, s'applique à toutes les tumeurs dures ou élastiques'; aussi les voit-on encore donner le nom de squirrhe aux tumeurs fibreuses de l'utérus, par exemple, et ne point distinguer du squirrhe proprement dit les adénoïdes du sein, ou les hypertrophies partielles de cet organe. Dans l'école de Laënnec, à laquelle se rattachent, sous ce rapport, M. Cruveilhier et quelques micrographes modernes, tout, dans cette doctrine, comme fait général, ne serait, au contraire, qu'erreur ou illusion ; le cancer est distinct dès le principe comme à la fin, avec le volume d'une tête d'épingle, comme celui d'une tête d'homme; à toute époque, enfin, les cancers forment une espèce aussi distincte des autres tumeurs qu'une cerise le serait d'une poire, et il n'y a pas plus possibilité de transformation en cancer pour une tumeur de nature primitivement différente, ajoutent-ils, qu'entre une fraise et une groseille, je suppose.

Chaque classe de tumeurs a son existence propre, qu'elle soit homologue ou hétérologue. Un corps fibreux n'est pas plus susceptible de devenir un cancer qu'un kyste mélicérique un lipome ; il est douteux qu'on ait vu le cancer se substituer aux stéatomes, aux kystes sébacés, aux tumeurs graisseuses, aux exostoses, et l'analyse des faits invoqués à l'appui de l'ancienne hypothèse montre qu'ils ne se rapportent point au cancer.

Un exemple de cancer succédant à un stéatome, apporté en 1844 à l'Académie comme preuve d'une transformation incontestable, était simplement une tumeur athéromateuse décomposée. Dans les observations de Dupuytren, il est facile de voir qu'au lieu d'une dégénérescence cancéreuse, la tumeur avait subi la décomposition putride, comme je l'ai rencontré souvent dans les polypes de l'utérus, et deux fois encore dans le courant de l'année 1852, à l'hôpital de la Charité.

Il m'est arrivé plusieurs fois aussi d'enlever des polypes utérins que des praticiens notables avaient qualifiés du titre de cancer. L'erreur était due dans ce cas au putrilage de la tumeur, ramollie, qui donnait lieu à une sécrétion infecte au sein des organes génitaux.

Je n'ai pu établir la moindre relation plausible entre le cancer et d'anciennes affections phlegmasiques du sein. Des abcès multiples, finissant par cribler la mamelle de fistules et de bosselures indurées, peuvent exister des années entières; le tissu glanduleux et les cloisons interlobulaires peuvent s'hypertrophier, s'indurer, se bosseler, subir toutes sortes d'altérations; mais il n'en résulte rien qui ressemble au cancer.

C'est surtout dans le cancer secondaire, dans les cas de cancer multiple ou disséminé, qu'il est facile de saisir la spécificité du mal. Est-il possible, en effet, de songer à une transformation de quelque autre tumeur, en présence des cancers pustuleux, par exemple, ou des plaques squirrheuses de la peau? est-il possible qu'une tumeur qui a la propriété d'en faire naître partout de semblables ne soit pas une maladie spécifique distincte de toute autre?

Cependant, en soutenant ces principes en 1844 (1), principes que je proclame dans mon enseignement public depuis 1820, j'ai fait quelques réserves; il m'est venu quelques scrupules à ce sujet. Frappé des rapprochements que la nature établit parfois entre des tumeurs dont le genre et l'espèce semblaient d'abord fort éloignées, je me suis demandé s'il ne faudrait pas admettre, dans quelques cas au moins, que le cancer réel peut avoir été primitivement une tumeur bénigne. Au point de vue du pronostic et de la thérapeutique, le fait aurait une telle importance, qu'il n'est pas permis de l'éluder.

Une femme a pendant vingt ans dans le sein une tumeur du volume d'une noix, tumeur globuleuse, indolente, mobile, dépourvue d'adhérence avec les tissus voisins, sans s'en préoccuper; est-il possible de nier que ce soit là une adénoïde ou

____

(1) *Bulletin de l'Académie impériale de médecine*, t. IX, p. 362.

une tumeur bénigne? Elle acquiert le volume des deux poings dans l'espace de six mois (1); Blandin l'extirpe, et elle se trouve constituée par du tissu encéphaloïde. On n'a point invoqué, il est vrai, le secours du microscope pour en spécifier la nature; mais les caractères en étaient, dit-on, si tranchés, qu'aucun doute n'était possible à son égard; nombre de faits pareils sont d'ailleurs passés sous mes yeux.

Je suis porté à croire, en outre, que le cancer, comme l'adénoïde, a quelquefois pour origine un caillot, une parcelle de matière plastique ou hématique, exsudée. Les cancers de l'œil, en particulier, m'ont souvent paru se rapporter à du sang épanché entre les membranes, dans l'épaisseur de la choroïde surtout.

Il se développe dans le tissu des os des tumeurs qui deviennent bientôt le siége de battements, d'un bruit de forge; rien ne ressemble plus au cancer, à l'œil nu et au microscope, que ces sortes de tumeurs; il n'est pas douteux néanmoins qu'elles ne soient souvent constituées par du sang, par de la fibrine dénaturée. J'en ai trouvé d'aussi grosses que le poing et même davantage dans les condyles du fémur, dans l'épaisseur du tibia, et même dans l'épaisseur des os du crâne. J'ai vu des pelotons variqueux se transformer en une masse du volume d'un œuf, et le sang renfermé dans leurs vacuoles se concréter, se durcir, à tel point qu'une fois extirpées, ces tumeurs donnaient une coupe homogène d'un noir roussâtre, semblable à celui de la truffe; il n'était pourtant pas douteux qu'elles ne fussent formées par du sang dénaturé ou transformé. J'ai vu des tumeurs érectiles, des tumeurs érectiles veineuses principalement, subir à la longue une transformation telle qu'elles ont fini par ressembler beaucoup au cancer. J'ai enlevé de la racine du médius d'une jeune fille de treize ans une tumeur grosse comme une noix, venue à la suite d'un coup, datant de trois ans, tumeur qui répullula à la façon des cancers: évidemment composée de matériaux hématiques, cette tumeur conservait cependant toute la physionomie d'une masse de sang concret, très solide, et homogène. Une large plaque pulsatile d'aspect

____

(1) *Bulletin de l'Académie*, t. IX, p. 355. — Voir plus haut p. 374.

cancéreux, située entre les lames des os du crâne d'un grand armateur de Bordeaux, opérée, une fois en ma présence et deux fois depuis par M. Chaumet, avait manifestement pour base de la matière hématique concrète, ce qui ne l'a point empêchée de s'étendre dans le diploé sous la même forme et d'accorder dix ans de vie au malade sans se montrer ailleurs !

J'ai vu, en outre, des tumeurs hématiques au milieu des vacuoles veineuses, et labourées par le tissu sous-cutané dans toutes sortes de directions. Ayant pour trame un réseau vasculaire ou celluleux, elles devaient leur existence à du sang épanché, infiltré, solidifié, confondu d'une manière intime avec ce réseau. Il n'est pas enfin jusqu'aux tumeurs franchement hématiques, encore molles ou pultacées, dans lesquelles l'inspection simple n'ait indiqué du tissu cérébriforme, en même temps que le microscope y constatait l'existence de la cellule cancéreuse (voir pages 380-384).

Si les adénoïdes résultent souvent d'une violence externe, et ont quelquefois pour point de départ un grumeau de matière exsudée du système vasculaire (p. 228), des canaux excréteurs ou du tissu glanduleux lui-même, il y aurait ainsi une échelle facile à suivre dans l'évolution des tumeurs par exsudation en général :

1° La tumeur simplement variqueuse, mais concrète ;

2° La tumeur érectile veineuse ;

3° La tumeur hématique réticulée ;

4° La tumeur hématique homogène ;

5° La tumeur adénoïde ;

6° La tumeur mélanique ;

7° La tumeur encéphaloïde ;

Échelle dont le premier terme se trouverait dans la varice, tandis que le dernier aboutirait au cancer.

ARTICLE IV.

CONTAGION.

La manière dont le cancer se comporte dans les organes, l'espèce d'hérédité qu'on lui attribue avec raison, ont porté les pathologistes à se demander s'il ne pourrait pas naître par contagion. Dans le but d'éclaircir cette question, Dupuytren, Alibert, les premiers, ont fait quelques expériences, et sont restés convaincus que le cancer n'est point contagieux ; il en a été de même de Vogel et de Valentin. Il paraît cependant que Langenbeck, injectant du suc cancéreux dans les veines d'animaux sains, est arrivé à un résultat positif.

Voici, sous ce rapport, un fait plus sérieux qu'aucun de ceux qui l'ont précédé. La matière cancéreuse tirée d'un sein que je venais d'opérer a été injectée dans la veine jugulaire d'un chien par MM. Follin et Lebert. Toutes les précautions avaient été prises pour s'assurer que le liquide injecté était bien de nature cancéreuse. A l'autopsie de l'animal, au bout de quinze jours, on a trouvé dans les parois du cœur de petites tumeurs du volume d'un pois, d'un haricot, d'une tête d'épingle, et qui contenaient toutes des cellules dites cancéreuses.

Les antagonistes de la contagion objecteront-ils qu'il n'y a eu là qu'une coïncidence, que le chien était infecté de cancer avant l'opération ? Outre qu'une telle supposition serait difficile à soutenir, il ne faut pas oublier que Langenbeck a réussi de la même façon.

Il y a longtemps, du reste, que, pour mon compte, je regarde la contagion du cancer, non comme démontrée, mais comme possible.

Il m'est arrivé cinq fois entre autres de voir le cancer de la verge envahir le gland, juste et seulement dans le point tenu en contact avec une partie du prépuce qui en était depuis longtemps affectée. Tout était resté sain autour, et nulle part il n'y avait de continuité entre la surface cancéreuse du gland et la surface cancéreuse du prépuce.

C'est chez la femme que ce mode de développement est assez fréquent. Lorsque de la lèvre postérieure le cancer du col utérin gagne de proche en proche le vagin, il n'y a rien que de naturel ; mais il arrive aussi que la paroi vaginale devient le siége d'une plaque cancéreuse juste sur le point habituellement en contact avec le cancer du museau de tanche ; de telle façon qu'entre cette plaque et la racine du col il peut y avoir une étendue notable de tissus sains.

On dira que ce n'est point là de la contagion, que c'est le cancer qui se répète sur plusieurs points chez le même individu, sous l'influence d'une même cause ; mais je demande pourquoi la cause générale du cancer en fait naître sur les points qui touchent la tumeur primitive plutôt que partout ailleurs.

Conclure que le cancer n'est point contagieux parce qu'on a vainement essayé de le transmettre par inoculation, par ingestion dans les voies digestives, ou par injection dans le torrent circulatoire, serait conclure sans motif; car de quel droit veut-on que ce soit là le mode génésique du cancer? De ce que la matière cancéreuse, qu'on peut considérer comme *morte* une fois détachée de l'individu, ne produit point d'effet, il ne s'ensuit pas que, faisant encore partie du corps vivant et maintenue en contact avec une autre partie vivante, elle ne se reproduise pas.

Le fait de Bellanger qui, au dire de Peyrilhe, aurait eu un cancer pour avoir respiré de l'ichor d'un cancer, et celui de Schmidt qui, selon Lassus (1), eut un cancer au bout de la langue pour avoir goûté de la matière cancéreuse, sont insignifiants sans doute, comme ceux d'Alibert, de Dupuytren et de Biett en sens contraire ; s'il est vrai que, dans ses rapports avec une femme dont l'utérus est cancéreux, l'homme ne contracte point le cancer ; qu'il en soit de même du contact des lèvres; que l'on puisse toucher impunément toute espèce de cancer, soit avec la peau saine, soit avec des organes privés d'épiderme, ainsi que le font si souvent les chirurgiens, les malades, ou les gardes-malades, cela prouve que la contagion du cancer n'est pas facile, qu'elle exige des conditions encore inconnues; mais non que le cancer n'est pas contagieux. Les faits que j'ai observés, confirmés par les expériences de Langenbeck, par l'observation remarquable de MM. Follin et Lebert, me paraissent de nature à ébranler un peu la croyance générale sous ce rapport, à faire voir que la contagion du cancer est une question digne de recherches nouvelles. En donnant l'éveil ici, je n'ai d'autre but, du reste, que de faire naître l'idée de quelques réserves dans les rapports des individus sains avec les individus cancéreux.

(1) *Pathologie*, t. I, p. 438.

CHAPITRE IV.

PRONOSTIC DU CANCER.

Abandonné aux ressources de la nature, le cancer ne disparaît jamais; ceux qui ont cru ou qui disent le contraire, se trompent; leurs assertions tiennent à des erreurs de diagnostic, à ce qu'ils confondent des tumeurs de natures diverses sous le titre de cancer. Je m'étonne qu'un savant de la valeur de M. Bennett (1) semble conserver encore cette croyance, quand il examine avec tant de soin les moyens capables, suivant lui, de retarder au moins le développement du cancer. Un squirrhe, un encéphaloïde, une tumeur napiforme, une tumeur fibro-plastique, le cancer épithélial, le cancer mélanique, bien caractérisés, suivent fatalement leur évolution destructive jusqu'à la mort du malade. Une fois né, on ne voit point le cancer rétrograder absolument; si la tumeur diminue parfois sur un point, c'est qu'il s'en forme ailleurs ou que l'économie s'infecte. Il n'y a pas plus lieu d'espérer la disparition spontanée d'un cancer quand il est petit, du volume d'une tête d'épingle, par exemple, qu'à partir du moment où il égale le volume du poing ou de la tête. Ce n'est pas le volume, c'est la qualité du mal ici qui en fait le danger.

Malheur au chirurgien, au médecin, malheur au malade surtout, qui, se berçant d'une espérance tout à fait vaine en pareil cas, mettent ainsi leurs désirs à la place de la triste vérité. Si M. Bennett (2) admet la guérison spontanée du cancer, c'est, il ne faut pas l'oublier, parce que, pour ce savant, il n'y a rien de spécifique dans la tumeur, parce que toute tumeur peut devenir cancer et que tout cancer peut se transformer.

Des deux genres de guérison spontanée du cancer indiqués comme possibles, le premier se rapporte au cancer encéphaloïde, le second au squirrhe. Voici à quoi tient l'illusion dans les deux cas.

Une fois ulcérés, certains encéphaloïdes se boursouflent, s'épanouissent en forme de champignon et finissent quelque-

(1) *On Cancerous and Cancroid Growths*, etc. Edinb., 1849, p. 237.
(2) *Mém. à l'Acad. imp. de méd.*, novembre 1857.

fois par se mortifier, par tomber spontanément. L'ulcère que la chute de ces champignons laisse à nu peut se déterger, se régulariser, se cicatriser même en partie, et donner un instant l'espoir d'une guérison qui, hélas! ne se réalise qu'en apparence, comme chez cette princesse russe dont parle Boyer, et qui mourut cancéreuse au bout de huit mois, malgré une prétendue guérison de ce genre!

Voilà ce qui a été annoncé sous le titre de *destruction des cancers par la gangrène*; j'en ai vu moi-même quatre exemples; mais la gangrène laissant toujours sur place une partie du mal, ne produit point ce que l'on peut entendre par guérison; ce n'est qu'une sorte de destruction opérée accidentellement par la nature, ou plutôt par la tumeur elle-même dont l'évolution alors se trouve mécaniquement troublée.

La guérison spontanée du squirrhe a été comprise d'une autre manière. Chez certaines femmes, le squirrhe ligneux partiel une fois ulcéré, se déprime, se dessèche si complétement, qu'il finit par se couvrir d'une pellicule qu'on a pu prendre pour une cicatrice. On voit parfois le squirrhe atrophique se ratatiner, se creuser de rainures si profondes, entraîner de son côté les téguments avec tant de force, que la peau du voisinage en est comme plissée profondément. Quelques pathologistes en ont conclu qu'il s'opérait alors dans le cancer un travail de rétraction analogue à celui que présentent les tissus cicatriciels.

Ce travail qui, selon M. Virchow, a pour but d'éliminer, par un effort interstitiel ou moléculaire profond, la matière cancéreuse, de faire disparaître petit à petit la tumeur, est tout à fait incapable d'en effectuer la guérison véritable. Il faudrait ne point avoir suivi les malades jusqu'au bout, pour croire un instant le contraire, et ce serait tomber dans d'étranges illusions.

Les squirrhes ne se cicatrisent qu'à la surface, et le doigt trouve toujours que de telles cicatrices reposent sur une masse ligneuse, sur un véritable squirrhe qui s'est étendu en largeur ou en épaisseur, au lieu de se réduire ou de disparaître.

Il en est de même des plissements, du travail atrophique qui ont tant impressionné M. Virchow. Le 9 octobre 1852, je vois avec le docteur Blatin une malade dont le sein droit, atteint de squirrhe rayonné, s'est amélioré à tel point depuis trois mois, que la famille comprend à peine la gravité du pronostic porté par nous dès le principe ; c'est que le sein gauche avait été envahi à son tour et que l'intérieur de la poitrine commençait également à se prendre.

Sous ces rayons, dans ces profondes rainures, la densité du squirrhe, sa dessiccation, ont augmenté plutôt que diminué ; soyez sûrs que la tumeur n'a point changé de nature, que dans un sens ou dans l'autre, le squirrhe gagne au lieu de s'amoindrir. Que l'esprit donc ne s'arrête point à ce fol espoir de la guérison du cancer par les ressources seules de l'organisme, car si l'art n'intervient pas, la mort est le terme inévitable de cette cruelle maladie. Pour y conduire les malades, elle ne suit pas toujours la même route ; elle n'y met pas toujours le même temps. Ainsi le cancroïde, du reste fort rare à la mamelle, est compatible, dans certains cas, au visage par exemple, avec une longue existence ; l'encéphaloïde, au contraire, qui accorde rarement plus de deux à quatre ans, marche souvent beaucoup plus vite ; il en est de même de la mélanose.

La marche de certains squirrhes, du squirrhe ligneux, du squirrhe atrophique en particulier, est quelquefois très lente. Ainsi que je l'ai déjà dit, c'est lui qui dure, chez certaines femmes, jusqu'à dix, quinze ou vingt ans avant d'éteindre la vie. Le squirrhe lardacé, au contraire, marche presque aussi vite que l'encéphaloïde. Il en est de même du squirrhe ligneux en masse, du squirrhe ligneux en plaques ou en cuirasse.

Avec le squirrhe pustuleux disséminé, comme avec le cancer fibroplastique et le cancer chondroïde, certains malades peuvent vivre plusieurs années. Du reste, tous les cancers tuent ou bien en infectant l'économie, ou bien par l'envahissement progressif des tissus et des organes.

Le pronostic du cancer est d'ailleurs le même à tous les âges, dans les deux sexes, dans toutes les conditions de la vie sociale. Il est vrai pourtant que les jeunes sujets en meurent un peu plus vite que les personnes avancées en âge, quoique certains vieillards cependant y succombent aussi rapidement que les malades âgés de trente à quarante ans.

Il n'est point démontré que l'âge critique des femmes exerce une influence manifeste sur la marche du cancer, qu'elle en augmente la gravité ou la fréquence. C'est, comme on l'a vu, de quarante à soixante ans que se montre surtout le cancer du sein ; mais c'est aussi à cette période de la vie qu'on voit le plus de cancers chez l'homme. On n'en observe pas plus, d'ailleurs, de quarante-cinq à cinquante ans que de quarante à quarante-cinq, que de cinquante à cinquante-cinq ans. Au demeurant, le pronostic général du cancer est aussi grave que possible, car le cancer est un mal qui ne fait grâce à personne ; si la thérapeutique devait rester aussi impuissante que l'organisme en présence du cancer, il n'y aurait plus qu'à désespérer de nos semblables en l'apercevant !

Après l'*ulcération*, les cancers du sein se généralisent de plus en plus, et finissent par menacer la vie en suivant une marche qui est loin d'être la même pour tous. Tantôt, par exemple, les tumeurs se multiplient à l'infini ; il s'en développe successivement au cou, aux aisselles, sur différents points de la poitrine, à la surface du ventre, dans les membres et partout ; tantôt, au contraire, le squirrhe en masse et le squirrhe en plaques s'associent au point d'envelopper toute la poitrine et d'étouffer les malades. Quelquefois le mal ne semble gagner qu'un des côtés du thorax, et s'attaquer principalement à l'aisselle. Souvent alors d'énormes plaques ligneuses ou lardacées occupent tout le creux axillaire sans que les malades s'en doutent, quoiqu'il n'y ait encore qu'une tumeur peu volumineuse au sein. Il est venu me consulter d'Étampes une malade qui se croit à peine indisposée, parce qu'elle n'a dans le sein gauche qu'un ulcère large comme un décime, et qui a pourtant le creux de l'aisselle entièrement rempli d'une masse ligneuse épaisse de plus de 5 centimètres. En pareil cas le bras correspondant ne tarde pas à être douloureux. La circulation y devient difficile ; aussi le voit-on s'œdématier, enfler au point de doubler de volume dans toute sa longueur chez certaines femmes, revêtir la dureté du marbre, et ressembler bientôt à un membre éléphantiaque.

Au lieu de s'en tenir aux parties extérieures, aux enveloppes du squelette, le cancer envahit souvent les organes internes, sans que ses apparences du dehors soient beaucoup plus effrayantes.

Une dame de Versailles, madame B..., est venue me consulter souvent, en 1850 et 1851, pour un squirrhe lardacé, ulcéré, mais partiel, du sein gauche, qui la faisait à peine souffrir. Ayant reconnu chez elle un prolongement squirrheux jusqu'au sommet de l'aisselle, et un petit ganglion au-dessus de la clavicule, je la dissuadai de toute opération, et ne lui conseillai que des palliatifs. D'une constitution, d'une santé délicates, elle est restée dans cet état pendant plus d'un an, avec des douleurs lancinantes parfois assez vives, mais sans que ses tumeurs fissent beaucoup de progrès, sans rien perdre de sa bonne coloration, de son agilité, de sa gaieté, de sa sécurité même. Le bras finit par s'engorger pourtant; une tuméfaction distincte s'établit entre le sein et la clavicule. Quelques semaines plus tard, et sans apparition de tumeurs nouvelles au dehors, madame B... cessa de pouvoir digérer, éprouva quelques douleurs dans le ventre, pâlit rapidement et perdit ses forces. J'allai la voir. Tout l'épigastre, une grande partie de la région ombilicale et du flanc droit, étaient occupés par une énorme masse cancéreuse, qui ne lui accorda plus que quelques semaines d'existence.

Chez d'autres malades, les cancers, sans envahir préalablement le système lymphatique, ou après avoir envahi la plupart des ganglions des régions voisines, se disséminent dans presque tous les organes, en ne troublant parfois les fonctions centrales que d'une façon assez peu marquée. Que de fois il m'est arrivé de trouver des tumeurs cancéreuses dans différentes régions du ventre, dans le foie, dans les poumons, dans les muscles, chez des femmes dont la santé ne s'était réellement altérée que depuis peu de temps. J'en ai vu aussi qui étaient tellement infectées de cancers, qu'elles en avaient jusque dans les os de la poitrine et des membres. J'ai vu, en 1850, derrière l'hôtel de ville, une pauvre femme qui avait refusé trois ans auparavant de se laisser enlever un petit squirrhe partiel du sein droit, et qui, clouée sur son lit, sans possibilité d'exécuter aucun mouvement, était criblée de plaques ou de masses cancéreuses de la tête aux pieds. Elle en avait partout, la malheureuse, dans la peau, dans les muscles, dans les ganglions lymphatiques, à la tête, au cou, à la poitrine, à l'aisselle, dans l'épaisseur des cuisses et des jambes; tous les organes contenus dans le ventre semblaient en être eux-mêmes comme lardés.

Telle femme qui a débuté par n'avoir que des encéphaloïdes dans le sein, peut finir par être criblée de toutes les formes de cancer à la fois. J'ai vu une dame anglaise dont le sein gauche avait été le siége d'un volumineux encéphaloïde d'abord, cancer qu'on enleva, dont la plaie guérit, et chez laquelle survinrent plus tard de nouvelles fongosités squirrhoïdes, puis des plaques ligneuses, puis un énorme gonflement des bras, puis des pustules, puis des plaques dans la peau du devant de la poitrine, puis des pelotons ou des masses dures, lardacées, comme fibroplastiques, sous les épaules et dans l'épaisseur des parois du ventre.

A ce degré de la maladie, si les femmes ne meurent pas d'hémorrhagie, ne sont pas emportées par l'abondance de la suppuration, par la continuité ou l'intensité des douleurs, elles prennent généralement une teinte jaunâtre, jaune-paille, indice de la cachexie, de l'infection cancéreuse; cessant de digérer, elles s'énervent, s'étiolent de plus en plus, et arrivent à la longue à un état de maigreur squelettique; ou bien elles s'infiltrent, principalement aux membres inférieurs, deviennent bouffies du côté du visage, et meurent anémiques, épuisées par des souffrances de toutes sortes, des hémorrhagies ou la diarrhée.

Tel est, en résumé, le sort qui attend les malheureuses atteintes de cancer véritable au sein, que ce soit un squirrhe, un encéphaloïde, une tumeur fibroplastique, ou une tumeur chondroïde.

CHAPITRE V.

TRAITEMENT DES CANCERS DU SEIN.

La gravité du cancer ne justifie que trop les tentatives incessantes auxquelles on se livre depuis des siècles dans le but d'en trouver le remède.

Insoluble par elle-même, douée d'une puissance de destruction telle, que si l'art ne parvient pas à en arrêter le développement elle finit, tôt ou tard, par l'emporter sur la résistance de l'organisme, la tumeur cancéreuse diffère en cela des autres maladies. Ainsi la syphilis, dont la qualité virulente n'est point contestable, qui produit en général tant de ravages quand l'art n'intervient pas, n'en est pas moins de nature à s'arrêter, à s'éteindre d'elle-même, chez un certain nombre des individus qu'elle affecte. Il n'est pas jusqu'au principe de la rage, dont personne ne peut nier l'effroyable gravité, qui ne puisse s'éteindre sur place ou dans l'organisme.

Seule donc, entre toutes, la maladie cancéreuse a constamment une terminaison fatale, si la thérapeutique n'y met point obstacle.

Les cancers du sein, comme le cancer en général, ont été attaqués par toutes sortes de remèdes ou de médications. Il faudrait des volumes pour indiquer ou passer simplement en revue ce qui a été imaginé en ce sens. Comme la plupart des chirurgiens, j'ai admis d'abord l'efficacité de quelques-uns de ces moyens ; mais, après les avoir soumis à une épreuve rigoureuse, chez un grand nombre de malades, j'ai acquis la désolante conviction qu'aucun d'eux ne triomphe du cancer réel, du cancer parfaitement caractérisé. L'opinion contraire ne se maintient que par suite des erreurs de diagnostic déjà indiquées dans plusieurs chapitres.

Pour croire qu'on a guéri des cancers il faut n'avoir pas su ou pas voulu distinguer d'abord les tumeurs malignes des tumeurs bénignes. Confondant avec le squirrhe ou l'encéphaloïde, soit l'hypertrophie partielle, soit l'hypertrophie totale, soit des kystes, soit des adénoïdes, etc., on a supposé que des cancers avaient disparu, alors qu'on avait simplement guéri des tumeurs bénignes ou des engorgements non cancéreux. La science était si peu avancée sous ce rapport parmi nous, il y a quelques années à peine, que la pratique ne pouvait point éviter une telle confusion. Aujourd'hui encore, les pathologistes qui regardent le cancer comme une terminaison d'affections ou de tumeurs primitivement bénignes doivent y retomber sans cesse.

Aussi est-ce une question à reprendre par sa base; rien, en pathologie, ne montre mieux que la thérapeutique du cancer l'importance d'un bon diagnostic et la nécessité, si l'on veut sortir du vague ou de l'incertain, de ne tenir compte que des faits relatifs à des tumeurs préalablement bien diagnostiquées. Espérons que sur ce point, le microscope finira par rendre de véritables services à la clinique.

ARTICLE PREMIER.

MÉDICATION GÉNÉRALE.

Les remèdes ou les médications essayés contre le cancer sont naturellement de deux ordres, internes ou externes. Parmi les premiers, se présentent d'abord les émissions sanguines, locales ou générales.

§ Ier. Les *saignées* du bras souvent répétées, et qui ont joui à diverses époques d'une certaine réputation, ne sont plus conseillées maintenant par personne. Les sangsues ne sont pas tout à fait dans le même cas. Broussais et ses élèves, persuadés que l'inflammation était la source du cancer comme de presque toutes les autres maladies, avaient une grande confiance en ce moyen, dont Lisfranc a plus que personne fait usage dans le traitement des tumeurs du sein. Mais il suffit d'un coup d'œil sur ce qui a été publié au nom de ces praticiens, pour être aussitôt convaincu qu'ils confondaient sous le titre de cancer à peu près toutes les tumeurs de la mamelle, et qu'ils n'ont jamais guéri de cancer réel au moyen des applications répétées de sangsues.

Il ne faudrait pas néanmoins rejeter l'emploi des sangsues d'une manière absolue dans le traitement des cancers du sein. Je dirai plus loin ce qu'on est en droit d'en attendre. Pour le squirrhe pustuleux, le squirrhe ligneux en masse, en plaques ou en cuirasse, les encéphaloïdes, il est inutile d'y songer; le véritable squirrhe ligneux partiel, ou lardacé diffus, n'en éprouve également aucun bien. Tout au plus, les applications de sangsues peuvent-elles, en pareil cas, modérer un peu le développement des tumeurs malignes, jouer le rôle de remède palliatif.

§ II. Les *purgatifs* et les *vomitifs* n'ont guère été employés seuls à titre de remède curatif du cancer ; mais ils ont été mis en usage concurremment avec d'autres moyens, avec les émissions sanguines elles-mêmes, avec une alimentation légère, avec le *cura famis* préconisé par Pouteau. Une diète sévère et les purgatifs sont incapables de guérir les cancers ; si un tel régime amène une diminution de la tumeur comme dans la masse totale du corps, le cancer reprend son excès de volume, dès qu'on abandonne la rigueur primitive de l'alimentation. Les faits invoqués par Pouteau sont d'ailleurs parfaitement insignifiants, et le *cura famis* qui n'est plus suivi par personne est digne de l'oubli ou il est tombé.

§ III. Les *préparations de ciguë*, mises en renom par Stoerk, inspirent encore quelque confiance aux médecins, et peu de cancéreux succombent sans avoir pris pendant un temps variable de l'extrait ou de la poudre de ciguë. J'ai, pour ma part, prescrit les préparations de ciguë, de même que l'aconit, à plusieurs centaines de malades, et j'ai trouvé ces médicaments incapables de guérir les tumeurs franchement cancéreuses. Que l'on mette de côté les engorgements, les tumeurs étrangères au cancer, et l'on aura promptement la preuve de l'impuissance de la médication de Stoerk. Il est d'ailleurs facile de voir, en lisant ce qu'ont écrit les partisans de la ciguë, qu'elle ne leur a jamais réussi que dans des cas d'affection bénigne. La semence, les *séminoïdes* de ciguë, donnés comme plus efficaces que le reste de la plante ou son extrait, ne m'ont pas mieux satisfait. Je suis donc disposé à croire que MM. Devay et Guillermond (1) sont tombés dans une illusion complète à ce sujet. Des cinq observations de squirrhe du sein qu'ils rapportent, il n'y en a que deux qui parlent de guérison, et elles sont d'ailleurs toutes très incomplètes.

La *conicine*, à la dose de 1 à 20 centigrammes par jour, est restée elle-même inefficace entre mes mains contre les véritables cancers.

§ IV. Beaucoup d'autres substances ont obtenu aussi un certain crédit. Des solutions diverses ont été préconisées dans le

____

(1) *Maladies cancéreuses*, etc., 1853.

dernier siècle, et même dans le siècle actuel. C'est le fer, le carbonate de fer surtout, qui a produit des merveilles entre les mains de Carmichaël. On connaît sous le titre de *liqueur fondante et résolutive de Kœchlin* une solution de sulfate de cuivre ammoniacal qui passe pour guérir les cancers. Quelques praticiens recommandables m'ayant assuré s'en être bien trouvés, j'ai dû mettre cette liqueur à l'épreuve. Les résultats n'ont point répondu à mon désir : des 350 femmes auxquelles je l'ai prescrite, aucune n'a éprouvé la moindre amélioration, et si je m'en sers encore quelquefois, c'est uniquement pour ne pas laisser sans espérance les malheureuses qui me consultent.

§ V. L'*arsenic* lui-même a eu ses partisans ; la liqueur ou solution de Fowler ne pouvait point être oubliée en pareil cas ; M. Walsh semble croire à l'efficacité d'une préparation d'iodure d'arsenic ; mais il est clair que les préparations arsenicales ne guérissent point les tumeurs réellement cancéreuses. Mon peu de goût naturel pour l'emploi de ces substances m'a d'ailleurs empêché de les prescrire souvent. Ne pouvant être utile par leur emploi, j'aurais crains de nuire en les essayant.

Toutefois, on en a tant vanté la propriété neutralisante, la spécificité en pareil cas, que peut-être y aurait-il lieu de les soumettre à une expérimentation plus rigoureuse. Un décigramme d'arsenic dans un litre d'eau ; une cuillerée de cette solution chaque matin d'abord ; deux cuillerées au bout de huit jours ; après quatorze jours, trois cuillerées ; un purgatif tous les huit jours : voilà la formule de Lefèvre, et à peu près celle que préconisent si fortement Hill, Pouteau. Six bouteilles du médicament suffisent pour chaque malade (1).

§ VI. L'action bien connue, la puissance incontestable du *mercure* sur l'économie animale a dû promptement faire naître la pensée de l'appliquer au traitement des cancers. J'ai essayé, faute de mieux, plusieurs centaines de fois, soit la liqueur de Van Swieten, soit le mercure soluble, soit les pilules de Dupuytren, de Sédillot, soit le cyanure de mercure, soit le proto-iodure, soit le deuto-iodure de la même substance, soit le ca-

(1) Littré, *Dictionnaire de médecine*, t. VI. p. 315.

lomel à l'intérieur, soit l'onguent mercuriel en frictions, soit le sulfure de mercure en fumigations, soit le sublimé en bains; et il est résulté de mes essais un fait malheureusement trop manifeste, à savoir, que le cancer ne cède pas plus aux médications hydrargyriques qu'aux autres remèdes indiqués plus haut. Je n'ai point remarqué que les mercuriaux aggravassent la maladie, comme le croyait Roux, mais il est parfaitement vrai qu'ils ne la font point rétrograder. Il en est de même de la décoction de *Zittemann* que Rust trouve si efficace (1).

§ VII. Les *substances alcalines*, qui ont eu aussi leur vogue, ne méritent que trop, sous ce rapport, l'oubli où elles sont déjà tombées. Personne, de nos jours, n'oserait conseiller sérieusement, à titre de remède curatif, les eaux de Vichy ou le bicarbonate de soude contre une tumeur cancéreuse. Restent encore les *eaux* de *Celles* qu'un médecin du pays vante et recommande vivement; mais plusieurs malades qui en sont revenues et que j'y avais envoyées n'en ont retiré aucun fruit.

L'hyposulfite, l'hypophosphite de chaux ou de soude pronés récemment par quelques praticiens honorables sont aussi impuissants que le reste.

Le chlorhydrate de baryte que Crawford a tant préconisé, n'a eu qu'un éclair passager de réputation. Inutile de mentionner une série de moyens encore plus insignifiants, et dont les médicastres seuls vantent quelquefois les merveilles.

§ VIII. Ce qu'on a dit des *préparations d'or* contre la syphilis a fait naître l'idée de les essayer aussi contre le cancer. Le caractère si rebelle du cancer ne m'a donné que trop d'occasions de voir ce qu'il y avait de fondé dans les résultats publiés par les partisans de la méthode du docteur Chrestien. Or, il m'a été bientôt démontré que le muriate d'or était absolument sans valeur contre le cancer. Du reste, il ne guérit point non plus de la syphilis; il se borne ici à ne point empêcher la maladie de s'éteindre; les succès qui lui sont attribués n'ont eu lieu que chez des malades préalablement traités par les mercuriaux ou qui seraient guéris sans traitement, et il est loin de posséder, en définitive, l'activité qu'on lui a si naïvement accordée. Au

____

(1) Littré, *Dictionnaire de médecine*, t. VI, p. 316.

lieu de le donner à la dose de quelques milligrammes, ou au plus d'un centigramme une ou deux fois le jour, comme le prescrivent Chrestien et ses élèves, je l'ai administré tout d'abord chez quelques malades, à la dose de 25, 30, 50 et 60 centigrammes, sans qu'il en soit résulté d'effet plus évident que de l'ingestion de quelques pilules de matière inerte. En vue de l'imagination des malades, j'ai donné une ou deux pilules de mie de pain en place de muriate d'or, ou du muriate d'or en place de mie de pain : les phénomènes produits ont eu lieu aussi souvent à l'occasion de la mie de pain qu'à l'occasion du muriate d'or. Je ne voudrais pas en conclure, sans doute, que le chlorhydrate double d'or et de soude soit une substance inerte, mais on m'accordera du moins qu'il est sans effet réel dans le traitement des cancers, des cancers de la bouche, de la langue en particulier, comme des cancers de la mamelle.

Un fait assez étrange cependant, et qui s'est passé en partie sous mes yeux, mérite de trouver place ici :

J'extirpe un cancroïde de l'amygdale gauche chez un homme âgé de quarante ans, d'ailleurs bien portant. La guérison a lieu; le mal revient sur place au bout de quelques mois; je le détruis et le guéris de nouveau, mais cette fois au moyen de la cautérisation. Une nouvelle récidive se manifeste bientôt, les ganglions parotidiens se prennent, je ne veux plus y toucher; le malade rentre chez lui et s'en tient aux médications palliatives; l'amygdale végète et se transforme en un énorme champignon. Les ganglions sous-maxillaires acquièrent un volume considérable. Ne sachant plus que faire, un médecin mit le malade à l'usage du muriate d'or; sans opération nouvelle, sans autre ressource, les tumeurs s'affaissent peu à peu, les ganglions disparaissent et la guérison, une guérison définitive, est ainsi obtenue en moins de six mois! Cet homme, qui est pharmacien, je ne l'ai point vu dans la dernière période de son histoire; mais les détails m'en ont été transmis par le médecin lui-même. « Le vrai *peut* quelquefois n'être pas vraisemblable! »

§ IX. Le *quinquina*, la *salsepareille*, les sudorifiques, les amers en général, ne méritent pas qu'on s'arrête à en discuter l'utilité. Ils n'ont rien, absolument rien de spécifique contre la maladie dont je m'occupe, et il n'y a pas lieu de réfuter les thérapeutistes qui ont émis de nos jours encore une opinion contraire.

§ X. *Les iodures.* — Le cancer est une si désastreuse affection que tout moyen nouveau ne tarde pas à lui être opposé. L'efficacité de l'iode ou de ses préparations contre une nombreuse classe de maladies autorisait certainement à l'essayer contre le cancer. Aussi a-t-il été mis en usage sous toutes les formes et à toutes les doses, chez un nombre infini de cancéreux. Son action contre les engorgements hypertrophiques ou tuberculeux des ganglions, contre les tubercules pulmonaires, contre certaines suppurations des os, etc., a pu faire espérer un instant que les cancers en général, que les tumeurs du sein en particulier, ne lui résisteraient pas. En ce qui me concerne, je n'ai point essayé la teinture d'iode, ni l'iode en nature, à l'intérieur ; mais j'ai fréquemment mis en usage les iodures de potassium, de fer et d'amidon. J'ai certainement prescrit l'iodure de potassium à plusieurs centaines de femmes atteintes de cancer. La vérité est que je n'ai jamais vu ce médicament modifier d'une manière évidente dans le sens de la guérison un seul squirrhe, un seul encéphaloïde, un seul cancer chondroïde ou fibroplastique, une seule mélanose ou un seul cancer épithélial bien caractérisé, soit à la mamelle, soit ailleurs. L'efficacité de l'iodure d'amidon ou de l'iodure de fer est restée tout aussi complétement négative que celle de l'iodure de potassium, et Ulmann, qui dit avoir guéri tant de malades, depuis 1823, à l'aide de ce remède, se fait illusion ou se trompe évidemment.

§ XI. Une autre substance dont l'emploi s'est rapidement généralisé depuis quelques années, l'huile de foie de morue, est venue aussi se heurter contre la nature intraitable du cancer. J'ai dû l'essayer néanmoins ; car, en pareil cas, il est permis de tout essayer : j'en ai donné des doses considérables pendant des mois entiers, à des femmes de tout âge, contre des cancers de toute espèce, et l'huile de foie de morue, si utile dans une foule d'affections des os ou du système lymphatique, est restée sans effet contre les cancers. La préparation que M. Personne ou M. Marchal (de Calvi) ont voulu substituer à l'huile de foie de morue, sous le titre d'huile iodée, n'a aucune action efficace non plus sur les tumeurs cancéreuses du sein, administrée à l'intérieur.

En deux mots, la pratique ne possède encore aucun remède, aucune médication générale ou interne qui ait amené la guérison du cancer véritable, sans en excepter certaines eaux minérales, les eaux de Celles en particulier, qui comme je l'ai dit conservent aux yeux des gens du monde et de quelques médecins une certaine valeur sous ce rapport.

Outre ma propre expérience, j'ai, à l'appui de l'opinion que je viens d'émettre, l'examen de beaucoup de faits appartenant à la pratique des autres. Toutes les fois que j'ai voulu vérifier les observations invoquées en faveur de telles eaux minérales ou de tel prétendu traitement curatif, je suis arrivé à me convaincre qu'on s'était mépris sur la nature de la tumeur, ou bien que la prétendue guérison n'était pas réelle.

ARTICLE II.

MOYENS EXTERNES.

On a tant proposé de pommades, d'onguents, d'emplâtres, de cataplasmes, de poudres, de solutions, de topiques de toute espèce contre le cancer, qu'il serait fastidieux de les énumérer tous, de les examiner en détail.

§ 1er. Que dirai-je des *pommades* d'iodure de potassium, de mercure, de plomb, des emplâtres de savon, de ciguë, de Vigo, etc., des cataplasmes de farine de lin, de mie de pain, de pulpe de carotte, d'oignons de lis, de jaunes d'œufs et de miel, de tous les onguents, emplâtres ou cataplasmes maturatifs, résolutifs, détersifs enfin, si ce n'est qu'aucun d'eux ne possède la moindre action curative contre le cancer réel?

Comme il est impossible de rester les bras croisés près des malheureux atteints du cancer, j'ai dû, comme tout le monde, invoquer le secours de ces divers moyens; et comme la plupart des autres chirurgiens aussi, je ne me suis que trop vite convaincu de leur inefficacité, quand on les oppose à de vrais cancers. Il n'y a d'exception, sous ce rapport, pour aucun topique, encore moins pour les topiques mystérieux proposés à titre d'arcanes par les charlatans ou d'ignorantes commères. La confiance des hommes sérieux qui vantent de tels remèdes tient toujours à la même cause, à ce que l'on confond le cancer proprement dit avec des tumeurs de nature bénigne, et c'est sur de simples vues théoriques que se fonde M. Bennett (1) pour indiquer les réfrigérants ou la compression. Ce serait donc s'exposer à de pénibles déceptions que d'accorder la moindre confiance aux remèdes externes dans le traitement des cancers bien caractérisés; je dirai bientôt à quel titre ils peuvent cependant être mis en usage, et ce qu'il est permis d'en espérer.

§ II. D'après ce que j'ai dit de la *compression* dans une foule d'écrits depuis 1823, on a dû me supposer fort enclin à ne rejeter *à priori* ce moyen du traitement d'aucune maladie. Aussi en ai-je suivi l'emploi contre les cancers avec le désir bien vif et bien sincère de le trouver efficace. Les observations publiées par Young en 1818 ne m'ont point fait oublier toutefois ce que Ch. Bell en disait déjà en 1809, et j'étais resté dès le début avec la crainte que le cancer ne fût réfractaire à la compression comme à tout le reste.

Bien que les faits de Récamier ne m'aient jamais paru concluants, qu'ils soient incomplets, qu'il soit le plus souvent impossible de décider s'ils se rapportent à de véritables cancers plutôt qu'à des tumeurs de nature bénigne; bien qu'une partie des malades dont il rapporte l'histoire aient été perdus de vue avant d'être guéris; en un mot, bien que tout ce qu'en raconte ce praticien soit de nature à laisser des doutes nombreux dans l'esprit de l'observateur attentif, je me suis mis à expérimenter moi-même la compression dans le traitement des cancers du sein. Je n'ai pas tardé, par malheur, à reconnaître qu'il n'y avait encore de ce côté qu'erreur et déception. De quelque façon qu'on l'applique, exercée avec des plaques superposées d'agaric ou d'amadou, avec des compresses convenablement disposées et graduées, avec des plaques métalliques rembourrées, avec des bandes de linge ou avec des bandages spéciaux, avec des lanières de diachylon même qui ne manquent cependant pas

____

(1) *Mém. à l'Acad. imp.*, novembre 1857.

d'efficacité dans d'autres cas, la compression ne guérit point les cancers du sein. Elle peut les aplatir, les refouler dans la profondeur des tissus ou des espaces intercostaux, les masquer en partie, ce qui en a sans doute imposé à quelques esprits prévenus sous ce rapport, mais elle n'en amène pas la résolution ; en dehors des hypertrophies, je ne m'expliquerais en aucune façon le succès que dit en avoir obtenu M. Maisonneuve (1); avec son talent bien connu, il n'aurait pas commis, dans le cas particulier dont il parle, l'erreur de diagnostic qu'on peut attribuer à ceux qui avaient vu les malades avant lui.

En y réfléchissant, on peut même supposer que la compression ne serait point alors sans danger. Sans tenir compte des embarras de la respiration qu'elle provoque, des douleurs qu'elle cause, des écorchures qu'elle occasionne quelquefois, que ferait-elle, si jamais elle parvenait, par son action purement mécanique, à dissiper un véritable cancer du sein? Il faudrait donc que les molécules de la tumeur fussent reprises par la circulation, d'où une infection générale à la place d'une maladie locale. Cette pensée seule n'aurait-elle pas dû en éloigner? En présence d'un cancer, le but du praticien ne doit-il pas être de reporter le mal vers le dehors, au lieu de le refouler vers l'intérieur? J'ai vu des tumeurs cancéreuses disparaître en quelque sorte sous la compression, et le chirurgien, comme la malade, chanter victoire ; mais, en y regardant de près, on arrivait à constater qu'en s'aplatissant, la tumeur avait déprimé les tissus et s'était simplement enfoncée entre deux côtes. Aussi lui suffisait-il de quelques jours, après l'enlèvement du bandage, pour reparaître plus grosse et plus active qu'auparavant.

Ainsi, je le dis sans hésiter aux praticiens, qu'ils ne comptent point sur l'efficacité de cette ressource dans le traitement des cancers. Si elle réussit quelquefois, ce n'est, soyez-en sûrs, que dans des cas d'engorgements bénins ou de tumeurs non cancéreuses.

(1) *Leçons cliniques*, p. 12.

ARTICLE III.

CONDUITE A SUIVRE.

Peut-être, dira-t-on, si le cancer résiste à chacun de ces remèdes pris isolément, serait-on plus heureux en les associant, en les combinant? Un médecin de Paris, Tanchou, avait cette prétention; attaquant les cancers par des médications variées, générales et locales, appropriées à chaque cas particulier et selon les indications de chaque jour, il croyait être parvenu à les guérir, ou du moins à les rendre compatibles avec une longue existence. J'ai vu assez de femmes traitées ainsi par Tanchou, les unes près desquelles il m'avait fait appeler, d'autres qui venaient me consulter dans mon cabinet, pour être sûr que ses espérances n'étaient nullement fondées : n'ayant point une idée nette de ce qu'on entend par cancer, il confondait toute espèce de tumeur ou de tuméfaction du sein; les nombreuses observations, on ne peut plus incomplètes du reste, qu'il a empruntées à différents auteurs, ne laissent aucun doute à cet égard.

Suit-il de là qu'on doive renoncer absolument au traitement médical ou topique des cancers du sein? Telle n'est point ma pensée. Quoique rien jusqu'ici n'ait pu maîtriser cette affreuse maladie on n'en est pas moins obligé de lui opposer quelque remède, ne fût-ce qu'à titre de palliatifs, depuis le commencement jusqu'à la fin. D'ailleurs tout ce que je viens de dire ne s'applique qu'au cancer évident. Or, pour le praticien qui n'est pas sûr de son diagnostic, et pour les périodes ou les espèces de la maladie qui permettent encore d'hésiter, il y a évidemment lieu de ne pas laisser les femmes sans traitement.

S'il s'agit d'un squirrhe ligneux partiel, d'un squirrhe ligneux en masse, d'un squirrhe pustuleux ou en plaques, disséminé ou en cuirasse; d'un cancer encéphaloïde, d'un cancer épithélial, d'un cancer mélanique, chondroïde ou fibroplastique parfaitement caractérisés, ne comptez sur rien; rien n'y fera, les palliatifs seuls doivent être mis en usage. Mais en face d'une tumeur dont le diagnostic est incertain, d'une de ces tumeurs qui semblent encore tenir le milieu entre le squirrhe et l'hypertrophie, entre le squirrhe et d'anciennes indurations phlegmasiques, entre le squirrhe lardacé, soit partiel, soit en masse, et les indurations simples : alors il faut agir.

L'action me paraît d'autant mieux indiquée en pareil cas, que j'ai vu le traitement amener chez un certain nombre de femmes la guérison réelle de tumeurs qui ressemblaient considérablement au squirrhe, en supposant qu'elles ne fussent pas des squirrhes véritables.

Obs. CLXXII. — *Cas douteux de squirrhe chez une dame de quarante-huit ans, guérie sans opération.*

Madame D..., âgée de quarante-huit ans, épouse d'un de mes collègues à l'Académie des sciences, naturellement forte et bien constituée, courte et un peu grasse, encore menstruée, me fit appeler en 1843, conjointement avec M. Michon qui l'avait déjà vue plusieurs fois ; elle avait le sein droit malade depuis six mois ou un an. La date précise de son mal ne put pas être indiquée, parce qu'il n'était certainement pas nouveau quand madame D... s'en aperçut pour la première fois. Au premier coup d'œil, le sein de cette dame ne nous offrit rien de particulier ; il conservait sa forme et son volume naturels ; seulement il présentait, au-dessous et un peu en dehors du mamelon, une plaque sur laquelle la peau était légèrement déprimée. Les doigts constatèrent que cette plaque de téguments se continuait avec une tumeur dure, demi-ligneuse, du volume d'un œuf de poule, mal limitée et comme perdue au milieu des tissus ; il n'était pas possible de l'isoler de la mamelle, dont elle paraissait être une portion dégénérée ; de moins en moins dense, ou de plus en plus souple, à mesure qu'on s'éloignait de son centre, elle se perdait insensiblement dans le reste de la région, par des lames ou des rayons dépourvus eux-mêmes de limite fixe et de mobilité distincte. Siége de quelques élancements depuis deux ou trois mois, cette tumeur avait pris un développement plus rapide en dernier lieu.

Prévenu par le mari des terreurs de la malade, eu égard à toute espèce d'opération, sachant aussi que madame D... apprendrait avec une grande affliction qu'elle était atteinte d'un squirrhe, nous résolûmes, M. Michon et moi, ne fût-ce que pour gagner du temps, de tenter chez elle la médication résolutive avec une certaine énergie. 10 sangsues furent appliquées tous les quinze jours au-dessous et en dehors du sein ; on fit matin et soir de larges onctions avec la pommade d'iodure de plomb sur toute la région malade ; il fut convenu aussi qu'on remplacerait ces onctions un mois ou deux par l'emplâtre de savon, et l'emplâtre de ciguë. Madame D... dut prendre deux fois le jour de 40 à 60 centigrammes d'iodure de potassium, et se purger tous les huit ou dix jours. On lui administra, en outre, des bains d'eau de son, ou amidonnés, additionnés de sous-carbonate de potasse deux fois par semaine. La tumeur cessa de s'accroître : au bout de deux mois ses dimensions étaient évidemment moindres ; son noyau central se réduisit peu à peu ; et la souplesse de ses rayons augmenta insensiblement. L'aspect gaufré des téguments disparut aussi par degrés. Bref, au bout de huit mois, le sein avait repris partout sa souplesse, son état naturel, et madame D..., qui existe encore, n'a plus rien ressenti qui soit de nature à l'inquiéter sur l'état de son sein.

Il m'est arrivé si rarement depuis 1834 de ne pas reconnaître un squirrhe, qu'il m'est difficile de ne pas affirmer que madame D... en avait réellement un dans le sein ; d'après ce que j'ai vu tant de fois, il m'est si difficile, d'un autre côté, d'admettre une guérison radicale du squirrhe sans opération, que je donne ici cette observation à titre de renseignement plutôt qu'à titre de preuve irréfragable.

Une dame des environs de Bordeaux, dame replète, âgée de cinquante-six ans, se présente à mon observation au mois de mai 1851, avec une tumeur au sein gauche. Cette tumeur offre les caractères du squirrhe rayonné ; le mamelon est déprimé et sa racine est entourée d'une excoriation rougeâtre; trois plis en partent sous forme de rainure, en dehors et en bas. Les doigts perçoivent une masse vaguement circonscrite, du volume d'un œuf, inégale, légèrement bosselée, et, çà et là, au centre surtout, d'une dureté ligneuse, d'une consistance qui diminue insensiblement du foyer central à la circonférence, et qui se perd complétement dans la mamelle. Traitée comme la malade précédente, cette dame est allée aussi de mieux en mieux, et à chaque quinzaine je constatai un peu d'assouplissement, un peu de diminution dans les dimensions de sa tumeur. Peu à peu le mamelon s'est relevé, l'excoriation qui l'entourait s'est cicatrisée; la mamelle est devenue graduellement homogène, et la malade, que je craignais d'être obligé d'opérer, est retournée dans sa province, sinon complétement guérie, du moins dans un état qui permettait d'espérer une guérison radicale. Je l'ai revue en octobre 1852 et en juin 1853 avec les apparences d'une guérison complète. Notre joie a, par malheur, été de courte durée. Des tracas, des tristesses de famille ont forcé la malade à mettre de côté toute médication, toutes précautions, et le cancer s'est montré de nouveau en 1856, avec des caractères si violents, cette fois, que la mort vient d'en terminer la marche envahissante (1857).

Une autre dame, grande, bien constituée, âgée de quarante-neuf ans, et qui était exactement dans le même cas au mois de juin 1851, a éprouvé aussi une telle amélioration, qu'il ne lui restait plus en 1853, un peu au-dessus du mamelon, qu'un petit noyau comme perdu dans le milieu des lobules glandulaires et qui, en 1857, a complétement disparu.

Je pourrais indiquer aujourd'hui quelques autres faits analogues, mais je crois inutile d'en multiplier le nombre, par la raison qu'en les signalant, mon but est moins de prouver qu'on peut *guérir* les squirrhes, que d'engager les praticiens à ne pas nier absolument la possibilité du fait au début de la maladie et avec les formes que j'ai indiquées.

<h2 style="text-align:center">ARTICLE IV.</h2>

APPRÉCIATION DES MOYENS CURATIFS.

Voici, du reste, la médication qui m'a inspiré le plus de confiance en pareil cas. Je fais appliquer de 6 à 12 sangsues, non sur le sein, mais en dehors, au-dessous, du côté de l'aisselle, tous les quinze jours, tous les vingt jours, ou au moins une fois par mois, quelques jours après les règles : dans cet endroit les sangsues m'ont paru plus efficaces que sur la tumeur même ou son contour. On tient sur la région malade, soit un emplâtre de savon qui doit être renouvelé deux fois par semaine, soit un emplâtre de ciguë, soit un emplâtre de Vigo, qu'on ne change que tous les huit jours, emplâtres que l'on varie suivant que l'un d'eux cause plus ou moins d'irritation, ou simplement pour ne pas employer le même pendant trop longtemps.

Au lieu d'emplâtres, je prescris souvent de larges onctions avec la pommade d'iodure de plomb, ou bien avec la pommade mercurielle ou la pommade d'iodure de potassium à moindre dose, ou avec la pommade de conicine. En cas d'excoriations, ou d'eczéma, soit autour du mamelon, soit dans les rigoles, dans les rainures qui partent de la tumeur, il convient d'invoquer le concours de la pommade ou de la poudre au précipité blanc indiquée (p. 13) et de porter soigneusement l'un de ces topiques sur tout les points de la peau affectés.

Des bains mucilagineux, rendus alcalins par l'addition des sels de potasse ou de soude, ou même d'une certaine quantité de savon, sont ajoutés à ces premières prescriptions.

Comme médicaments internes, je donne plutôt l'iodure de

potassium ou l'huile de foie de morue que les préparations de
ciguë ; les malades prennent ainsi de 30 à 60 centigrammes
d'iodure de potassium, ou deux à trois cuillerées d'huile de foie
de morue matin et soir, et je les engage à se purger tous les
huit à quinze jours, soit avec une eau magnésienne, soit avec
l'huile de ricin. Elles doivent écarter de leur régime le vinaigre,
les salaisons, les aliments très épicés. Telle est la médication
qui m'a procuré les meilleurs résultats contre les tumeurs solubles de la mamelle et dans quelques cas où il y avait lieu de
craindre l'existence d'un cancer commençant.

J'y ajouterais volontiers la compression, qui m'a réussi un
certain nombre de fois, assez souvent même, contre des engorgements non cancéreux, et un certain nombre de tumeurs évidemment de nature bénigne ; mais je craindrais, en conseillant
formellement ce moyen, qu'il ne fût appliqué à des tumeurs
réellement cancéreuses, où, comme je l'ai déjà dit, il est, je crois,
plutôt dangereux qu'utile.

La médication que je viens d'indiquer convient non-seulement aux tumeurs de nature douteuse, mais encore à tous les
engorgements, à toutes les tumeurs ou affections chroniques de
nature bénigne, d'espèce non cancéreuse, auxquelles le sein
est exposé. On conçoit du reste que l'emploi de semblables
moyens doive être subordonné à une foule de circonstances individuelles : ainsi, telle femme ne pourra pas supporter l'iodure
de potassium et s'accommodera de l'huile de foie de morue,
de l'iodure d'amidon ou de l'huile iodée, tandis que chez telle
autre ce sera tout le contraire. Le traitement ayant d'ailleurs
besoin d'être longtemps continué, il peut être utile d'employer
à tour de rôle ou alternativement chez la même personne ces
divers médicaments.

Les purgatifs, n'étant pas supportés par tout le monde, ne
doivent être prescrits qu'avec réserve, qu'après avoir consulté
l'état de l'estomac ou des entrailles de la malade. Les préparations de quinquina ne seront mises en usage que chez les personnes à fibres molles, ou dont l'action organique a besoin
d'être un peu activée. Il en doit être de même des amers en
général. Les ferrugineux conviennent de préférence aux
femmes mal réglées, à celles dont le sang est appauvri, soit

par le fait de la maladie, soit par suite de quelque hémorrhagie.

Les eaux minérales en boisson ne sont pas à dédaigner en pareil cas, ni aux sources, ni chez soi. J'ai l'habitude de prescrire : soit les eaux iodées de Challes, par exemple, aux femmes lymphatiques ; soit les eaux de Bussang, de Châteldon, ou de Pougues, aux malades qui tendent à la chlorose ou dont les voies digestives fonctionnent mal ; soit les eaux de Spa ou de Forges, s'il existe de l'anémie ; soit les eaux d'Ems, d'Évian, de Contrexéville, quand la constipation est à redouter et s'il faut ménager l'estomac. Toutes ces eaux, étant plutôt agréables à boire que de mauvais goût, se prennent aux repas, avec le vin, ou pures, ou mêlées d'eau simple ou de lait.

Les bains généraux viennent ici comme accessoires et ne doivent pas être négligés. J'emploie des bains à l'eau de son, à l'amidon ou à la gélatine, chez les femmes maigres, irritables, nerveuses. J'y ajoute, chez les autres, du sous-carbonate de potasse ou de soude, à la dose de 200 à 500 grammes par bain. Les bains aromatiques et les bains de Baréges ne sont pas à rejeter non plus chez les femmes lymphatiques ou de constitution molle. Si la tumeur offrait le moindre indice de syphilis, il faudrait invoquer sans scrupule le secours de mercuriaux, mettre les malades à un traitement antivénérien complet. Je n'ai guère rencontré de cas de ce genre, mais M. Maisonneuve, qui m'a dit en avoir observé plusieurs, est une autorité trop sérieuse en pareille matière pour que son témoignage ne soit pas écouté.

Dans le compte rendu de ses leçons publié en 1854, il en signalait déjà des exemples. Depuis lors il a eu l'occasion d'en observer quatre nouveaux. Dans l'un il existait une simple tumeur gommeuse, sans ulcération des téguments ; dans les trois autres, il y avait à la fois ulcération des téguments et engorgement circonscrit du tissu même de la glande mammaire ; dans les quatre cas, il existait en même temps d'autres manifestations syphilitiques, telles que gourmes à la tête, périostoses, ulcères aux jambes ; enfin, dans les quatre cas, la guérison a été promptement obtenue par les préparations iodurées. Je dois à M. Richet un fait intéressant de ce genre.

Obs. CLXXIII. — Rose Morin, vingt-deux ans, domestique, entre dans mon service à l'hôpital de Lourcine, salle Saint-Alexis, n° 18, le 11 mai 1849.

A son entrée je constate l'existence de plaques muqueuses sur les grandes lèvres, de rhagades à l'anus avec fissure profonde; de plus elle est atteinte d'un écoulement vaginal abondant et d'une altération du col occupant les deux lèvres.

Elle est soumise au traitement habituel. — Pilules de proto-iodure. — Tampon aluminé dans le vagin, cautérisation préalable du col.

Après un mois de traitement, les plaques muqueuses paraissent rester stationnaires. J'administre la liqueur de Van Swieten.

1er juillet. — L'état de la malade ne s'est pas amélioré, au contraire, je remarque plutôt une aggravation dans les symptômes du côté des parties génitales. Quelques végétations apparaissent sur les lèvres et au bord de l'anus.

25. — La malade se plaint d'une ancienne douleur dans le sein droit. J'examine, et je trouve une tumeur du volume d'une châtaigne, dure, très dure même, située au niveau du mamelon qu'elle embrasse à sa base, assez exactement limitée, sans changement de couleur à la peau et sans douleur à la pression. La malade prétend n'avoir cette grosseur que depuis quelques jours, et affirme qu'elle l'a vue grandir petit à petit depuis une huitaine sans en parler.

1er août. — La tumeur a sensiblement augmenté de volume, mais elle reste dure, sans douleur au toucher et sans rougeur à la peau. Le mamelon situé au centre de la tumeur rentre et se rétracte, tandis que celui du côté opposé est au contraire très saillant. Lui-même, au dire de la malade, l'était tout autant avant l'induration. La malade accuse des élancements spontanés nuit et jour dans cette tumeur. Point de fièvre d'ailleurs ni de perte d'appétit. — Pour qui n'aurait pas suivi les débuts de l'affection et ne connaîtrait pas les antécédents de la malade, il serait impossible de distinguer cette tumeur de celle qu'on a désignée sous le nom de *squirrhe des conduits galactophores.*

6. — La tumeur a sensiblement augmenté; sa consistance est la même et, quoique la peau ait pris une couleur bronzée, on n'y découvre aucun point fluctuant. Le mamelon, complètement rétracté, a presque disparu. La grosseur totale de la tumeur est celle d'une petite pomme. La malade dit éprouver des élancements vifs et répétés. — Le traitement interne est continué, et je fais recouvrir le sein d'un large emplâtre de Vigo.

Les jours qui suivent, la tumeur continue à augmenter, et le 15 août la peau commence à rougir au-dessous de la dépression occupée par le mamelon. Bientôt il se manifeste là un point fluctuant, et le 25 août je plonge dans la tumeur un bistouri étroit. Il sort en abondance par l'ouverture un pus visqueux et mélangé de flocons, tout à fait analogue à celui qui s'écoule des gommes syphilitiques.

Quelques jours après le sein avait considérablement diminué; le mamelon commençait à ressortir, mais les parois du foyer restaient indurées et ne semblaient avoir que peu de tendance à la cicatrisation. — Je prescris des injections iodées.

17 septembre. — Le foyer paraissait se déterger convenablement et les plaques muqueuses avaient presque complétement disparu, lorsque la malade me montra à la jambe gauche, vers son tiers inférieur, à la partie antéro-

interne, une tumeur dure, empâtée, indolente, régnant sur la surface interne du tibia et large comme une pièce de 5 francs. Cette tumeur, qui présentait avec celle du sein une grande analogie, était survenue depuis quelques jours seulement, et, comme la première, était bien évidemment développée sous l'influence de l'affection syphilitique.

A partir de cette époque, je soumis la malade à l'usage de l'iodure de potassium et des pilules de Sédillot, et, après un assez long traitement, elle sortit le 24 novembre de mes salles aussi complétement guérie que possible.

Quand il s'agit de cancers non douteux, c'est encore à ces médications qu'il est le plus sage de recourir. Seulement, alors, il y a une distinction à établir entre le praticien au courant de la science et le praticien qui maintient l'ancienne confusion, eu égard au diagnostic des tumeurs de la mamelle. Celui-ci, plus heureux que l'autre, du reste, met ces divers moyens en usage avec l'espoir d'en obtenir de véritables guérisons, tandis que l'autre, sachant à quoi s'en tenir, ne les emploie qu'à titre de palliatifs.

Il importe encore, néanmoins, de ne pas confondre sous ce rapport toutes les formes ni tous les degrés du cancer. Ainsi, avant l'ulcération, les tumeurs encéphaloïdes s'accommodent volontiers du traitement dont je viens d'indiquer les bases. A l'aide d'une médication semblable, on ralentit, dans quelques cas, les progrès du mal d'une manière notable. Parmi les topiques, il n'y a guère que la pommade d'iodure de plomb qui convienne alors ; les emplâtres, les cataplasmes, seraient, dans la plupart des cas, plus nuisibles qu'utiles. La tumeur n'étant presque jamais douloureuse, il est inutile d'invoquer le secours des narcotiques, soit à l'intérieur, soit à l'extérieur.

Si l'encéphaloïde est ulcéré, il y a souvent lieu de mettre en usage les topiques astringents. C'est ici que conviennent l'eau de Saturne, l'eau de Goulard, la décoction de feuilles de noyer, la solution de tannin, et, à titre de désinfectant ou d'antiputride, la solution de nitrate de plomb, de sulfate neutre d'alumine, de perchlorure de fer, les solutions chlorurées, la décoction de quinquina, les poudres de quinquina, de charbon, d'alun. A cette période de la maladie, les sangsues ne conviennent plus, les purgatifs et les iodures pourraient nuire; c'est plutôt aux préparations d'opium, à la ciguë, à la belladone ou à la jusquiame qu'il convient de songer.

Les hémorrhagies étant possibles, il peut devenir utile de détruire les fongosités au moyen des caustiques, ou de tenir la plaie couverte de charpie imbibée d'eau hémostatique ou de solutions astringentes, en même temps que l'alun, le seigle ergoté, l'ergotine ou le perchlorure de fer sont donnés à l'intérieur.

S'agit-il de mélanose, de tumeurs chondroïdes, de tumeurs fibroplastiques, il y a lieu de se comporter comme dans les cas de cancer encéphaloïde, sans oublier que la thérapeutique ici ne paraît pas de nature à entraver sérieusement les progrès de la maladie, pas même à ralentir, à modérer d'une manière sensible la rapidité de son développement.

Le squirrhe ne repousse en aucune façon la médication précédente. C'est même contre cette forme du cancer, que les sangsues placées comme je l'ai dit, que la ciguë donnée à l'intérieur, que les iodures, que les emplâtres fondants, semblent être quelquefois utiles ; c'est alors aussi que les préparations narcotiques peuvent être indiquées.

Le squirrhe en masse, ligneux ou lardacé, le squirrhe pustuleux et le squirrhe en plaques, disséminé ou en cuirasse, sont les plus intraitables de tous. Les saignées, les émissions sanguines, doivent en être écartées, à moins d'indications spéciales, comme inutiles, nuisibles même. Parmi les topiques, il n'y a guère que la pommade d'iodure de plomb, l'emplâtre de savon, l'onguent Canet ou l'onguent de la mère, qu'il soit permis d'employer ; tous les autres favorisent plutôt qu'ils n'empêchent l'ulcération et l'arrivée des douleurs. Parmi les médicaments intérieurs, les hypnotiques seuls sont utiles, quand le mal est accompagné de douleurs ; mais il est bon d'y ajouter les bains simples, les bains mucilagineux.

Une fois que les différentes formes du squirrhe se compliquent d'ulcération, les topiques et les médicaments fondants en général cessent d'être indiqués sérieusement ; c'est la ciguë, l'aconit, la belladone, la jusquiame, le laudanum, les gouttes noires, l'extrait d'opium, les sels de morphine, les sirops de Karabé, de codéine, de pavot blanc, ou diacode, qui conviennent, soit par la bouche, soit en lavement. Comme topiques, l'onguent de la mère, l'onguent Canet peuvent être conservés. Les gâteaux de charpie enduits de cérat simple, saturné, opiacé, de pommade d'iodure de plomb, soulagent aussi quelquefois. Des cataplasmes de farine de lin dans de l'eau de guimauve, de pavot blanc, de morelle, ou dans du vin rouge, sont quelquefois utiles à leur tour. C'est également ici que sont indiqués la pulpe de carotte ou de pomme de terre, les cataplasmes de fécule, toutes les applications laudanisées, de même que la créosote employée par Græfe, et les lotions astringentes, détersives ou antiseptiques dont j'ai parlé à l'occasion de l'encéphaloïde ulcéré, ainsi que les feuilles de chou ou de poirée, des plantes grasses en général, vantées autrefois, encore préconisées par quelques médicastres; j'en dirai autant des tranches de lard, de quelques autres graisses mises en usage par les anciens, qui croyaient assouvir de la sorte la voracité du cancer.

Les lotions, les attouchements avec le perchlorure de fer, sont utiles contre les fongosités saignantes et dans les excavations sanieuses ou mollasses ainsi que M. Moissenet et d'autres l'ont constaté d'abord, et que je m'en suis souvent assuré de mon côté. La solution concentrée (100 pour 100) de sulfate neutre d'alumine, introduite dans la matière médicale par M. Homolle, m'a rendu également de véritables services dans des cas à peu près semblables.

Tel est, en réalité, jusqu'à présent le bilan des ressources de la pharmacie contre les tumeurs cancéreuses véritables. Qu'on y joigne les divers moyens empruntés à la thérapeutique générale, et qui s'appliquent aux épiphénomènes, à toutes les affections intercurrentes, et l'on aura l'exposé à peu près complet de la fortune médicale vis-à-vis de cette redoutable affection!

Si l'insuffisance curative de tant de médications diverses n'est que trop bien démontrée, peut-être n'en sera-t-il pas de même de la médecine opératoire, de la chirurgie proprement dite.

ARTICLE V.

MOYENS CHIRURGICAUX.

Détruire une tumeur cancéreuse par les moyens chirurgicaux, est en général facile et assez peu dangereux en soi,

mais y a-t-il chance, en agissant ainsi, de guérir radicalement
les malades? Problème encore en suspens, bien qu'il soit en
discussion depuis Hippocrate! Il ne faut point extirper les cancers, dit le père de la médecine; cette opinion, qui paraît
avoir été aussi celle de Celse, et plus tard celle de Mercatus et
de Trioën, est soutenue avec force par de Houpeville (1), puis
par Monro d'Édimbourg, dans le siècle dernier. Combattue d'un
autre côté par presque tous les chirurgiens des temps passés,
par Vacher, par l'Académie royale de chirurgie tout entière,
par Sabatier, par Deschamps, elle avait été rejetée d'une manière à peu près générale.

Les dissidences à ce sujet sont, après tout, faciles à comprendre. Ne distinguant point dans la mamelle les tumeurs de
nature bénigne d'avec les tumeurs de nature maligne, les praticiens pouvaient, ils devaient même soutenir l'une ou l'autre de
ces deux doctrines, selon que, en opérant, ils avaient eu d'abord
affaire au cancer ou aux affections non cancéreuses. Comme il
y a des formes de cancers qui répullulent toujours, il devait
suffire d'en rencontrer coup sur coup un certain nombre de
cette espèce pour adopter l'opinion d'Hippocrate; tandis que tel
autre chirurgien, favorisé par le hasard, tombant sur une série
de tumeurs adénoïdes, je suppose, devait rester convaincu qu'il
faut extirper les cancers.

Aujourd'hui, qu'il est possible de distinguer certaines tumeurs bénignes des tumeurs malignes, la question change naturellement de face. Avec les caractères indiqués dans les différents chapitres de ce volume, on peut, actuellement, effacer de
la catégorie des cancers une foule de tumeurs, qui seront enlevées avec succès, et dont on n'a point à craindre la récidive
après l'opération.

§ I. — Indications et contre-indications.

En attendant que de nouveaux progrès permettent d'en resserrer encore le cercle, il reste à voir si le cancer lui-même
peut être guéri radicalement par l'opération. Ceux qui soutiennent que non invoquent aujourd'hui trois sortes de raisons:

(1) *La guérison du cancer*, etc., 1696.

l'observation d'abord, la théorie ensuite, et, en troisième lieu, la nature du mal.

A. L'*observation* est invoquée surtout par les *médecins*, par M. Cruveilhier en particulier. A les entendre, le mal revient toujours après avoir été enlevé, et l'opération ne fait qu'en accélérer la marche, la terminaison fatale. C'est à peu près l'opinion de Boyer (1), qui, sur 100 opérées, n'en compte que 4 dont la guérison se soit maintenue. Scarpa, qui n'a vu que 3 succès complets; Mayo, qui signale 95 cas de récidive sur 100, et M. Mac Farlane, qui, sur 118 opérations, ne connaît pas une seule guérison définitive, sont allés, sous ce rapport, aussi loin que possible.

Cette opinion ne résulte pas d'une observation rigoureuse; une simple réflexion suffit pour en amoindrir la valeur, pour en expliquer d'ailleurs l'origine et la propagation. Les opérées consultent les chirurgiens d'abord, et ne s'adressent aux médecins que plus tard. Celles qui ont été guéries n'ont pas de raison d'en parler aux médecins. Celles, au contraire, chez lesquelles le mal renaît, finissent par invoquer le secours de tout le monde. Ne voyant guère que celles-là, les médecins proprement dits en sont frappés et concluent volontiers à l'impuissance de l'opération. J'en demande pardon aux confrères que cette objection concerne, mais ils ne sont pas en position de résoudre une semblable question. Il ne leur en coûtera point, j'espère, d'admettre que, naturellement appelés à examiner les tumeurs du sein dans toutes les conditions possibles, au début comme à la fin, avant comme après l'opération, les chirurgiens seuls possèdent tous les éléments du problème, et qu'à égalité d'intelligence, de talent, d'expérience, de savoir et de bonne foi, ils doivent mieux apprécier que les médecins si l'opération peut ou ne peut pas guérir les cancers.

D'ailleurs, invoquant aussi l'expérience, Hill, Flajani, sont d'une opinion toute contraire, outre que l'état encore peu avancé de la science, soit au point de vue de l'anatomie pathologique, soit au point de vue clinique à l'époque où Monro et Scarpa

____

(1) Tome VII, p. 337.

écrivaient, ne permet pas d'attacher une grande importance à leur manière de voir sous ce rapport.

B. La *raison théorique* invoquée par les antagonistes de l'opération est d'une tout autre valeur. Appartenant à la pathologie générale, cette raison ressort de la médecine aussi bien que de la chirurgie. Il faut donc la discuter d'abord, car il est impossible de faire un pas sans l'avoir décidée d'un côté ou de l'autre.

Si, au lieu d'être une maladie locale, le cancer est toujours le résultat d'une infection générale, l'extirpation des tumeurs cancéreuses doit être inutile, repoussée même comme dangereuse.

Une foule de faits, de considérations, plaident en faveur de cette opinion : la naissance du cancer sans cause appréciable, sans violence extérieure que l'on puisse saisir chez une foule de malades ; sa dissémination sur plusieurs points à la fois et d'emblée chez certains sujets ; son développement à l'intérieur en même temps qu'à l'extérieur ; son existence au sein des parenchymes, des viscères importants sans autre maladie ; la fatalité de son évolution, l'impossibilité d'en obtenir la résolution une fois qu'il s'est établi quelque part ; sa répullulation à travers les organes, sa dissémination dans toute l'économie quand il date de loin, ou qu'on en a détruit chirurgicalement les premières manifestations, ne se comprennent guère autrement, et le mémoire de M. Broca, l'ouvrage de M. Lebert donnent à ce sujet une foule de détails difficiles à réfuter, j'en conviens.

Cependant, comment admettre qu'une femme qui se porte bien, dont aucune fonction n'est troublée, dont les règles se maintiennent sans perturbation, qui digère bien, qui dort bien, dont la respiration et la circulation sont libres, qui a toute la bonne mine, toute la fraîcheur, toute la gaieté, toute la physionomie d'une personne en bonne santé, soit infectée de cancer, par cela seul qu'elle a dans le sein un petit squirrhe ou une petite tumeur encéphaloïde ? Comment supposer que la santé générale puisse rester ainsi intacte quand il y a dans le sang les éléments d'une affection aussi meurtrière ? Et comment veut-on que cette tumeur de nature si redoutable soit venue du sang, si le sang est assez pur pour n'avoir amené aucun trouble dans quelque endroit que ce soit de l'économie? Et puis pourquoi n'y aurait-il, pendant si longtemps, souvent pendant plusieurs années, qu'une seule tumeur extérieure tenant à une infection primitive? Est-ce que la tuberculisation chez les phthisiques, est-ce que l'affection dite scrofuleuse chez les lymphatiques, tenant à un état général du sujet, se bornent à la formation d'un seul tubercule dans le poumon ou ailleurs, au gonflement, à l'altération d'un seul ganglion pendant des années entières?

L'absence de causes extérieures est loin, en outre, d'être bien démontrée: je l'ai, il me semble, suffisamment établi en traitant des causes et de la nature du cancer; il est d'abord incontestable qu'on observe le plus souvent les cancers dans les organes les plus exposés à l'action des objets du dehors; à l'intérieur même, c'est partout où les objets venus de l'extérieur passent ou s'arrêtent le plus volontiers, et peuvent produire le plus d'irritation soit chimique, soit mécanique.

En troisième lieu, comment avoir la certitude qu'une tumeur du sein, dont la date précise échappe presque toujours, est absolument indépendante de violences extérieures? Y a-t-il dans l'économie un organe plus exposé que le sein à être froissé, comprimé, pressé, heurté, contusionné de toutes les façons? Est-il réellement possible qu'une femme quelconque ait la certitude que ses mamelles n'ont jamais été violentées ni par les baleines de son corset, ni par son busc, ni par les cordons de sa chemise, ni par les rubans de sa robe, par quelques-uns des objets de sa toilette, en un mot? Qui ne sait, d'autre part, tout ce qui s'effectue au point de vue fonctionnel dans le sein des femmes; qu'en dehors de la gestation, de la puerpéralité, de la lactation et du mariage, les mamelles se congestionnent à chaque époque menstruelle? Pourquoi ces perturbations passagères ne seraient-elles pas suivies quelquefois d'une exsudation pouvant servir de point de départ à une tumeur? Qui oserait nier qu'un peu de sang, de lymphe plastique, de lait, puisse, échappé des voies naturelles, s'épancher sous forme d'infiltration ou de dépôts dans la mamelle chez certaines femmes, à de certaines époques et dans de certaines conditions?

Je sais que la cause invoquée en pareil cas par les femmes peut n'avoir été qu'une coïncidence, qu'au moment du coup la tumeur datait peut-être déjà de loin; que, sous ce rapport, les malades peuvent se tromper et qu'elles se trompent en effet fréquemment; mais il serait imprudent d'affirmer qu'elles se trompent toujours. Par contre, qui n'a cent fois été heurté, froissé, contusionné, sans qu'il en reste le moindre souvenir dans l'esprit au bout de quelques mois ou même de quelques semaines? Ne se peut-il pas qu'une induration causée par de telles violences ne soit point aperçue d'abord, et qu'en la reconnaissant plus tard, on ait complétement oublié son origine, sa cause, sa date? Croit-on qu'une femme qui se sera violenté le sein en s'habillant ou en s'occupant du ménage, s'en souviendra toujours au bout de six mois, si la douleur n'a été ni de longue durée, ni vive? Il se peut donc qu'une tumeur née de la sorte existe longtemps sans que la malade s'en doute, et qu'en la remarquant tout à coup, au bout d'un an, je suppose, il lui soit impossible de savoir d'où elle vient.

Il suit au moins de ces remarques que si l'on n'est pas en droit de soutenir que les cancers du sein dépendent ordinairement d'une cause extérieure, d'une exsudation locale dans le tissu mammaire, on n'est pas en droit non plus de le nier absolument.

La difficulté qui se présente ici se retrouve d'ailleurs dans l'étiologie d'une foule d'autres maladies chroniques. Qui n'a remarqué, par exemple, le gonflement des ganglions lymphatiques, soit dans l'aisselle, soit sous la mâchoire, soit dans l'aine, à l'occasion de la plus petite lésion des doigts ou de la main, de la bouche, de la tête, ou des organes sexuels? Tous les praticiens savent qu'une dent gâtée, qu'une douleur de gencive, que la plus légère écorchure, qu'une piqûre de sangsue, qu'un vésicatoire, que la moindre altération de la peau retentissent souvent dans le système ganglionnaire. Il faudrait n'y avoir jamais regardé, pour ne pas savoir que le ganglion engorgé préoccupe beaucoup plus les malades que la légère affection qui en a été la cause, cause souvent oubliée au bout de quelques jours, et que beaucoup de blessés sont même très disposés à ne pas admettre, parce qu'elle a passé inaperçue pour eux.

Cette étiologie des tumeurs ganglionnaires, sur laquelle j'appelle l'attention depuis 1830 (1), étant à l'abri de toute contestation, je ne vois pas pourquoi on ne l'admettrait pas aussi bien à l'occasion des cancers.

Toute affection par vice interne qui peut amener à la longue une manifestation locale indique son existence de deux façons: 1° ou bien, ainsi que cela se voit dans les cachexies, dans le scorbut en particulier, l'état général est altéré longtemps avant que le mal s'établisse sur un point plutôt que sur un autre; 2° ou bien le mal s'annonce d'abord par une perturbation plus ou moins aiguë, dont la manifestation locale n'est en quelque sorte que la crise.

Rien de semblable évidemment ne peut être dit du cancer; avec lui, au contraire, c'est d'abord une tumeur extérieure qui sert de foyer primitif, et c'est à partir de ce moment seul que le reste de l'économie commence à s'infecter; il a enfin toutes les allures d'un vice, d'un mal local qui tend à se généraliser, et non d'un vice ou d'un mal général qui tend à se localiser.

Il y a tant de suppositions à faire, on conçoit tant de circonstances susceptibles de donner naissance au cancer; le début, la marche, toutes les phases de cette maladie s'expliquent si facilement par l'admission d'une cause extérieure, d'un principe venu du dehors, qu'il n'y a réellement pas lieu de s'obstiner à en faire une affection primitivement générale, à le rattacher, comme le veulent encore M. Baumès (2) et M. Estor (3), à une diathèse cancéreuse préexistante.

Il se fait sous l'influence d'une action extérieure quelconque, ou par le fait d'un travail moléculaire, une légère infiltration, une exsudation hématique, albumineuse, plastique, sécrétoire, ou de toute autre nature, dans les mailles ou les interstices d'un tissu quel qu'il soit; que cette matière, échappée de ses voies naturelles, forme une masse notable ou se réduise à quelques parcelles, peu importe, elle devient corps étranger, et c'en est assez pour constituer le germe d'une maladie; imbibant l'organe, elle n'y restera point à l'état inerte : la vie, si elle

(1) *Archives générales de médecine*, 1836.

(2) *Des diathèses*, etc., p. 375; 1852.

(3) *Analyse clinique*, etc., t. II, p. 973; 1856.

s'en était éloignée, va s'y établir de nouveau ; des molécules nouvelles vont s'associer aux molécules premières, et voilà une tumeur pouvant avoir son existence propre. Cette tumeur va croître, se développer aux dépens de l'organisme qui l'entoure, qui la pénètre, qui l'a engendrée ; mille changements peuvent s'opérer dans sa forme, dans son volume, dans sa composition même, et tout cela, sans qu'elle perde nécessairement ses qualités de maladie locale. Supposons qu'elle ait subi des transformations telles qu'il se soit joint à ses éléments primitifs des molécules hétéromorphes, de nature maligne ; ces molécules, dont le repos absolu n'est guère possible au sein de l'économie, doivent être fort disposées à sortir de leur enceinte primitive, à se propager dans le voisinage, à gagner les divers courants qui partent de leur foyer, à envahir les ganglions lymphatiques, à se répandre enfin dans tout l'organisme, soit de proche en proche, soit par infection.

C. A ceux qui nient que le *sang épanché* puisse jamais se *transformer* au point de constituer des tumeurs organisées, j'ai déjà opposé de nombreux faits (voy. *Adénoïdes, Nature du cancer*) ; j'ai vu (p. 442) tant de tumeurs diverses évidemment constituées par du sang, qu'il m'est impossible d'accepter leur opinion ; j'ai vu des polypes de l'utérus formés en quelque sorte sous mes yeux, et dans lesquels le caillot hématique était encore reconnaissable d'un côté, tandis que son autre moitié était déjà vascularisée ; j'ai vu des concrétions fibrineuses collées au museau de tanche, pendantes sous forme de languette, se couvrir peu à peu d'une pellicule fine, puis se vasculariser et devenir de véritables polypes ; j'ai vu pareille chose s'établir dans le cœur, sur les valvules mitrale ou tricuspide ; j'ai vu dans la mâchoire supérieure d'une jeune fille un caillot hématique dont la transformation était si manifeste, que les plus habiles micrographes y ont trouvé la cellule cancéreuse.

En 1852, j'avais déjà vu six fois, dans l'épaisseur des condyles du fémur ou du tibia, de volumineuses tumeurs qui ont nécessité l'amputation du membre, et qui, formées par d'énormes masses hématiques, étaient survenues à l'occasion d'une violence extérieure : ces tumeurs, que M. Broca (1) range parmi

____
(1) *Op. cit.*, p. 478.

les cancers, qu'il appelle *fongus hématodes*, et dans lesquelles lui et M. Lebert ont trouvé d'abondantes cellules cancéreuses, n'ont point répullulé cependant chez les malades que j'en ai débarrassés par l'amputation. Chez une jeune personne, Mlle P. A..., qui avait dans le condyle externe du tibia une tumeur pulsatile qu'on pouvait prendre, qu'on avait prise pour un anévrysme, et qui nécessita l'amputation de la cuisse en 1838, j'ai trouvé une coque osseuse remplie d'une masse aussi volumineuse que le poing, et qui avait toute la physionomie d'un énorme caillot de sang en partie transformé en matière médullaire ou cérébroïde.

Une dame des Andelys, madame C..., avait également une tumeur pulsatile dans l'un des condyles du fémur; la ligature de l'artère fémorale, qui parut éteindre un moment les battements de la tumeur et en amener l'affaiblissement, ne réussit pas cependant à la guérir; deux ans plus tard, en 1842, il fallut en venir à l'amputation de la cuisse : comme chez la malade dont je viens de parler, la cavité osseuse, siége du mal, contenait une masse grosse comme le poing, qui avait tous les caractères d'un ancien caillot d'aspect encéphaloïde. Que pouvaient être ces tumeurs? Si l'on ne peut pas dire qu'elles étaient cancéreuses, comment nier qu'elles fussent constituées presque en totalité par du sang? Chez une autre dame, Mme J..., dont j'ai amputé la cuisse en 1852 pour un mal absolument semblable, la tumeur était si bien cancéreuse, que M. Lebert y a trouvé la cellule et tous les autres éléments du cancer. Cinq faits pareils ont été soumis à mon observation depuis. M. Nélaton en possède plusieurs de son côté, et M. Pamard (1) en a fait connaître un tout semblable en 1854.

On ne peut donc pas se le dissimuler, il ressort de ces faits et des autres matériaux invoqués dans divers chapitres de ce livre, une question sérieuse et encore fort obscure d'étiologie des tumeurs à étudier et à résoudre.

J'ai vu aussi des *tumeurs érectiles* se concréter, se décomposer, revêtir la forme de cancer; leur trame imbibée de sang, la matière exsudée et les éléments primitifs y étaient parfaitement

______

(1) *Bull. de l'Acad. de méd.*, 1854, t. XIX, p. 1114.

confondus. J'ai vu des tumeurs d'apparence mélanique, ou d'apparence fongueuse, débuter par des pelotons variqueux, et dans lesquelles le sang concret, induré, se trouvait si intimement mêlé au tissu veineux, que le tout ne constituait plus qu'un globe homogène, d'une coupe assez analogue à celle de la truffe. Si c'en était le lieu, je pourrais rappeler, à cette occasion, une infinité de faits de tous genres, observés depuis mes premières publications sur les transformations du sang ; mais c'en est assez, il me semble, pour faire supposer qu'un caillot de sang, un fragment de fibrine, un grumeau de toute autre matière organique, une fois épanchés dans les tissus, peuvent s'y durcir, et y former le noyau, le commencement, la source de différentes sortes de tumeurs, de quelques tumeurs cancéreuses en particulier.

Le cancer est-il nécessairement cancer dès le principe ?

Je me trouve ainsi ramené à la question de savoir si le cancer est toujours de nature maligne au début, ou s'il ne succède pas, au moins quelquefois, à des tumeurs primitivement bénignes. Au point de vue de l'opération, ces diverses questions, déjà discutées ailleurs, ont une telle importance, qu'on me pardonnera d'y être revenu plusieurs fois. La conscience du chirurgien, autant que son savoir, y est effectivement engagée, et l'humanité ne permet pas d'en négliger la solution. Si le cancer est d'abord un vice local au lieu d'être une maladie générale, si les tumeurs bénignes peuvent subir la dégénérescence cancéreuse, l'indication formelle, péremptoire, doit être, comme le dit M. Bennett (1), d'enlever toutes ces tumeurs le plus tôt possible ; ce serait une sorte de crime de les traiter autrement, de leur laisser le temps de se généraliser ou de revêtir les caractères de la malignité.

J'ai dit plus haut que, sans avoir de conviction absolue sur les transformations cancéreuses, j'étais loin, cependant, d'être aussi décidé qu'autrefois dans le sens négatif. Les faits, en se multipliant dans ma pratique, ont fini par ébranler mes croyances et même par me faire pencher, sous ce rapport, vers la doctrine

(1) *Mém. à l'Acad.*, novembre 1857.

affirmative défendue avec talent en dernier lieu par M. Bennett d'Édimbourg (1).

M. Lebert, comme M. Broca (2), n'admet pas qu'une tumeur non cancéreuse puisse jamais devenir un cancer. Pour ce pathologiste, le cancer est au début ce qu'il sera toujours, une espèce, une entité distincte; il ne peut naître que de lui-même, et ce qui lui est étranger d'abord ne l'engendrera jamais.

C'est ainsi que je l'ai entendu et soutenu dès 1825, bien avant toute la génération d'aujourd'hui par conséquent; mais en vieillissant, j'ai été témoin de faits qui ne semblent point se prêter à de telles doctrines. J'ai vu des tumeurs devenir cancéreuses après avoir conservé si longtemps les caractères de tumeurs bénignes, qu'il m'est difficile de ne pas y voir deux phases différentes d'une même maladie. L'observation recueillie dans mon service par M. A. Richard est une des plus curieuses sous ce rapport. En effet, presque partout, la tumeur était franchement cancéreuse, même pour le microscope, quoiqu'une de ses portions conservât néanmoins les caractères de la tumeur adénoïde.

M. Richard en conclut, il est vrai, qu'il y avait à la fois, chez la malade, une tumeur bénigne et une tumeur cancéreuse; mais les deux tumeurs n'en faisaient réellement qu'une ; rien ne les séparait, jamais elles n'ont été distinctes ; je n'ai jamais vu dans la mamelle une tumeur adénoïde en même temps qu'un cancer, et il semble y avoir incompatibilité entre ces deux sortes de productions, si elles ne sont pas la suite l'une de l'autre. Dans le cas cité par M. Richard (3), la tumeur était d'un tissu continu; la portion bénigne n'était qu'une *région* de la masse totale; rien ne la séparait nettement de la partie réellement cancéreuse.

J'ai vu d'autres cas semblables. Aujourd'hui même (16 novembre 1857) je vois chez une dame russe un squirrhe globulé bien caractérisé qui est resté pendant trente ans à l'état d'adénoïde stationnaire. Une femme que j'ai opérée en février 1852 m'en a offert un nouvel exemple : du volume du poing, sa tumeur était formée de pelotons encéphaloïdes disséminés, séparés çà et là par des masses considérables de tissu mammaire

(1) *Mém. à l'Acad.*, novembre 1857.
(2) *Op. cit.*, p. 504-511.
(3) *Revue médico-chirurgicale*, 1852.

hypertrophié; l'élément cancéreux s'était infiltré dans le tissu de nature bénigne, dans l'organe naturel, qui ne formait point par lui-même une tumeur réelle.

Une grasse et forte femme que j'ai opérée en 1850 d'une énorme adénoïde revient en 1857 à la clinique avec deux nouvelles tumeurs, l'une ayant tous les caractères anatomiques et microscopiques des adénoïdes, l'autre avec la structure et les conséquences du cancer; comment ne pas admettre que la tumeur bénigne a été tout simplement ici le premier degré, la première phase de la tumeur maligne?

Renoncer ainsi à ses anciennes doctrines, juste au moment où les autres savants, où la jeunesse active et laborieuse s'en emparent et les soutiennent avec ardeur, peut être pénible sans doute, mais les besoins de la vérité doivent passer avant tout! Les faits de M. Ollier, de M. Laurence et une foule d'autres relatés plus haut (introduction) permettent-ils encore d'hésiter à ce sujet?

A. — Données fournies par le microscope.

Avant l'intervention du microscope, la structure intime du cancer avait été si peu étudiée, qu'il n'y avait guère lieu d'en tirer partie au point de vue de l'opération. Les quelques essais de Scarpa (1) sous ce rapport ne sont plus d'aucune valeur. La science, je me hâte de le reconnaître, a subi, à ce point de vue, de sérieux changements. Tout en soutenant qu'il serait dangereux de prendre un parti en médecine opératoire sur le simple témoignage du microscope, je n'en suis pas moins d'avis qu'on doit tenir compte des notions nouvelles qui ressortent de l'emploi de cet instrument.

L'existence de la cellule dite cancéreuse dans une tumeur autorise-t-elle à dire que cette tumeur répullulera nécessairement après avoir été enlevée? indique-t-elle absolument un vice général?

Me trouvant chaque jour en présence de femmes atteintes de cancers, j'ai dû songer souvent à cette question, et la méditer sans cesse. Or, je crois l'avoir prouvé déjà, la cellule cancéreuse n'indique ni l'incurabilité absolue, ni la bénignité des

____

(1) *Archives générales de médecine*, t. X, p. 233.

tumeurs. On a vu, par plusieurs observations, par celle de M. Richard en particulier, comment cette cellule peut échapper à l'observateur, quoiqu'elle existe en réalité dans la tumeur explorée ; pour être absolument sûr qu'elle n'existe pas, il faudrait que toutes les molécules de la tumeur eussent été posées successivement sous le microscope. « Une cellule isolée étant donnée, dit M. Lebert (1), peut-on toujours reconnaître par l'examen microscopique si elle appartient à un cancer ou non? Nous n'hésitons pas à répondre par la négative. » Si on lui dit: « Un tissu morbide étant donné, peut-on reconnaître au moyen de l'inspection microscopique s'il est cancéreux ou non? » il répond hardiment par l'affirmative. Mais il serait à peu près le seul aujourd'hui, et, je ne crains pas d'avancer qu'il se trompe absolument sur ce point.

L'examen microscopique le plus attentif permet, tout au plus, de désigner comme malignes les tumeurs où il a montré la cellule dite cancéreuse, sans que l'absence de cette cellule autorise à affirmer que la maladie n'est pas un cancer. Le microscope conduirait de la sorte à promettre une guérison radicale alors que la récidive est très probable, et à donner au chirurgien une sécurité fautive ; puis, quand même l'existence de la cellule cancéreuse aurait été constatée, il ne s'ensuivrait point que la guérison fût réellement impossible? Des observations nombreuses m'ont pleinement édifié depuis longtemps à ce sujet.

La jeune femme qui avait au sein une tumeur adénoïde dans laquelle on a trouvé la cellule cancéreuse est guérie depuis 1844. Mademoiselle D..., que j'ai opérée en 1843, puis en 1845, d'un énorme encéphaloïde chargé de cellules cancéreuses, est également restée guérie, et se porte encore bien (1858) malgré son âge avancé, malgré sa gibbosité, malgré sa constitution chétive, malgré le volume de ses tumeurs. Il n'y a point eu de récidive non plus chez une jeune femme qui avait dans la mâchoire supérieure une tumeur hématique infiltrée de cellules cancéreuses. Il serait puéril de redouter la récidive chez le malade auquel j'ai enlevé une partie du talon, et dont les fongosités renfermaient cependant des cellules cancéreuses en

____

(1) *Maladies cancéreuses*, p. 16.

assez grand nombre, au dire des micrographes les plus distingués. La tumeur de madame D..., opérée en 1847, contenait une énorme proportion de cellules cancéreuses ; la malade reste cependant guérie et jouit actuellement encore d'une très bonne santé : pour être édifié sur cette question, le lecteur n'a qu'à consulter l'*introduction* en tête de ce volume.

Quelle que soit, au reste, la valeur absolue ou simplement relative, des renseignements fournis par le microscope en pareille matière, il n'en restera pas moins démontré en clinique, qu'il est possible de guérir radicalement le cancer par l'opération.

Madame de L..., madame de J..., dont je donne les observations, avaient le sein et l'aisselle remplis de masses encéphaloïdes des mieux caractérisées, et leurs tumeurs contenaient la cellule cancéreuse en quantité considérable. Ces dames, qui se sont promptement rétablies, qui n'ont point cessé de se bien porter jusqu'en 1853, n'ont succombé depuis, l'une de récidive intérieure, qu'en 1854, l'autre tout à coup en descendant de voiture, qu'en 1857. Si je maintiens ici leur observation, c'est pour montrer le service que peut encore rendre l'opération en pareil cas, et que la justesse du diagnostic, révoquée en doute pour l'une de ces deux malades en 1854 par M. Robert (*Bull. de l'Acad.*), n'était en fait que trop réelle.

OBS. CLXXIV. — *Encéphaloïde lardacé, en partie ramolli, extirpé et guéri radicalement.*

Madame D..., cinquante-cinq ans, grasse, d'une bonne santé habituelle, avait au sein droit une tumeur pour laquelle elle vint me consulter en 1847. Du volume du poing, un peu proéminente et ramollie vers sa partie moyenne, c'est-à-dire en dehors du sein droit, cette tumeur était venue sans cause appréciable ; la malade s'en était aperçue dix ans auparavant : alors il ne s'agissait que d'une tumeur grosse comme une noix et indolente. S'étant accrue graduellement, surtout depuis six mois, elle avait envahi la moitié externe de la mamelle. Un prolongement de même aspect existait au-dessous du grand pectoral, sans aller jusqu'au sommet de l'aisselle.

Après quelques jours de préparatifs, je procédai à l'opération en ayant soin de prolonger l'incision jusqu'à l'aisselle pour enlever du même coup la totalité de la tumeur et les racines qu'elle envoyait en dehors. Les suites de l'opération n'offrirent rien de particulier ; la plaie, qui ne fut point réunie par première intention, se nettoya peu à peu ; la cicatrisation en fut lente, mais enfin elle s'opéra complétement, et madame D... put quitter sa maison de ville au mois de juin 1847, deux mois et demi après l'opération.

Elle est revenue me voir une fois chaque année depuis, et (1858) la guérison chez elle est restée radicale.

La tumeur était formée d'un tissu homogène, lardacé, sans cloisons ni
brides distinctes, sans lobules susceptibles d'être isolés. Sa consistance allait
en diminuant de la circonférence à la base, où l'on retrouvait encore quelques lamelles de tissu cellulo-fibreux, jusqu'au centre. Là existait un foyer
rempli d'une bouillie grise, grumeleuse, semi-purulente, mêlée à un liquide
séreux et rougeâtre. La coupe des parties solides de cette tumeur fournissait par la pression le suc cancéreux caractéristique, la matière lactescente
ou crémeuse du squirrhe ou de l'encéphaloïde, et M. Houel, qui en fit
l'examen, de son côté, au musée d'anatomie pathologique, y trouva comme
moi tous les caractères du cancer le mieux conditionné.

Obs. CLXXV.—*Encéphaloïde ulcéré. Soixante et dix ans. Extirpation; constatation par le microscope de la cellule cancéreuse. Guérison pendant trois ans.*

Madame de L..., grande, brune, ayant eu plusieurs enfants, demanda
mon avis, au mois d'octobre 1850, pour une tumeur qu'elle avait au sein
gauche depuis plusieurs années. Largement ulcérée, occupant une grande
partie du sein, avec une base dure et comme lardacée, cette tumeur était
encore mobile sur le grand pectoral. L'ulcère qui l'avait envahie offrait de
profondes anfractuosités, et se trouvait entouré de bosselures rougeâtres
confondues avec la peau, ramollies sur certains points, concrètes et encore
dures sur d'autres. L'ulcère avait 6 centimètres de largeur, et la base sous-
cutanée de la tumeur 12 à 15 centimètres dans ses principales dimensions.
On sentait en outre sous le bord du grand pectoral, près de l'aisselle, un
peloton ganglionnaire du volume d'une grosse noix, autant du moins que
l'embonpoint assez prononcé de la malade permettait de le constater.

Tissu adipeux très abondant, digestions difficiles, entrailles délicates, cancer encéphaloïde des mieux caractérisés et des plus avancés, avec retentissement du côté de l'aisselle, âge avancé de la malade, qui consultait plutôt par
résignation que par confiance, il était difficile de réunir plus de conditions
défavorables. Cependant, comme les symptômes de la cachexie manquaient
encore, que d'ailleurs le mal était absolument sans remède de toute autre
façon, l'opération fut faite en décembre 1850, avec le concours de M. A.
Cazenave, médecin de madame de L..., de M. le docteur Chenu qui devait
suivre les pansements, et de deux de mes internes, à Passy. Dans la mamelle, je trouvai ce qui avait été prévu ; mais la tumeur sous-pectorale
était aussi grosse qu'un œuf, et il en existait une autre non moins volumineuse jusque dans le creux de l'aisselle. Comme ces dernières étaient
enveloppées d'une épaisse couche de graisse molle, je les enlevai bien plus
par énucléation que par l'action du bistouri. Nous eûmes dès lors sous les
yeux une vaste caverne où la tête se serait en quelque sorte logée. Rien
de particulier ne survint dans le cours des quinze premiers jours ; la plaie
se comblait et se rétrécissait régulièrement, lorsqu'au bout de trois semaines
un érysipèle se manifesta au-dessus et au-dessous, à quelque distance de
ses bords. Couvert matin et soir d'onguent mercuriel, cet érysipèle n'eut
pas de suite, et disparut au bout de quatre jours. La cicatrisation n'éprouva
plus de perturbation, et marcha régulièrement de manière à être terminée
vers la fin du deuxième mois.

J'ai revu depuis madame de L... plusieurs fois ; elle est redevenue fraîche, robuste et gaie, sa cicatrice est blanche et régulière ; aucune apparence de récidive ne se voit ni du côté de l'aisselle, ni du côté du sein, ni sur aucune autre partie du corps.

Les tumeurs, examinées au scalpel et à l'œil nu, étaient composées d'un tissu si franchement, si manifestement encéphaloïde, qu'elles ne purent laisser de doute à ce sujet dans l'esprit de personne. Fongueuses, rougeâtres, vasculaires, remplies de suc crémeux, lobulées, faciles à écraser sous le doigt, dans les pelotons que j'avais retirés de l'aisselle comme dans les couches servant de base ou de voisinage à l'ulcère, elles étaient lardacées et confondues d'ailleurs avec le tissu mammaire, qui se retrouvait insensiblement avec ses caractères normaux autour de la masse principale. Pour ne négliger cependant aucun élément de conviction, je fis soumettre diverses tranches des pièces pathologiques au microscope. M. Follin et M. Lebert y trouvèrent tous deux la cellule cancéreuse en proportion énorme. (Morte en mars 1854 sans tumeurs extérieures.)

Obs. CLXXVI.— *Vaste champignon encéphaloïde fournissant chaque jour une effrayante quantité de liquide sanieux chez une dame âgée de cinquante-huit ans. Extirpation ; examen microscopique. Guérison pendant sept ans.*

Madame de J...., d'un caractère résigné, quoique impressionnable à l'excès, me consulta au commencement de 1850 pour une tumeur qui s'était développée en dehors du sein gauche, du côté de l'aisselle, depuis quelques mois déjà. Cette tumeur, dont la cause était ignorée, dépassait à peine le volume d'une noix. J'en conseillai l'extirpation, que la malade rejeta bien loin, et je n'en entendis plus parler. Ayant consulté M. Guersant, qui lui donna le même conseil, madame de J..... resta quelques mois à se traiter d'après l'avis de diverses personnes du monde. Ne voyant point sa tumeur diminuer, elle s'adresse à M. Cruveilhier, qui la soumet aux diverses médications usitées en pareille occurrence. Le volume de la tumeur s'accroît rapidement. Les téguments se détruisent peu à peu. Un champignon d'un gris rougeâtre, fongueux, saignant, envahit bientôt toute la région axillaire. La malade s'affaiblit de plus en plus ; des hémorrhagies successives amènent un dépérissement extrême, et, au moment où je fus prié de la revoir, je la trouvai dans l'état suivant : Le pouls était petit, à 96 ; la peau était partout comme collée sur les os. Les digestions, devenues très pénibles, ne permettaient plus que quelques aliments légers. La tumeur, encore très mobile néanmoins, ne paraissait envoyer aucune racine en dehors de sa base, soit sous le bord du grand pectoral, soit dans le sommet de l'aisselle. Mais elle formait à l'extérieur un champignon du volume des deux poings ; une sérosité sanieuse, d'une odeur nauséeuse très repoussante, en sortait en quantité telle, que dix à quinze serviettes en étaient complétement imprégnées chaque jour. La malade et M. Cruveilhier, qui continuait à lui prodiguer ses soins, m'affirmèrent que la quantité de ce liquide devait être de plus d'un litre dans les vingt-quatre heures depuis quinze jours.

La malade, sa famille et M. Cruveilhier, demandaient avec instance une opération, pour peu qu'il fût permis d'en espérer le moindre succès. Il me sembla difficile que dans l'état où je la voyais madame de J... pût y résister, et qu'à ce degré extrême de développement le cancer ne revînt pas, en supposant l'opération heureusement terminée. Malgré ces remarques, l'opération sembla être une nécessité; les hémorrhagies et l'abondance du suintement ichoreux ne permettant ni de temporiser, ni de compter sur le maintien de la vie au delà de quelques jours; elle fut donc décidée pour le surlendemain. Pour comble de malheur, quand nous arrivâmes, un commencement d'érysipèle s'était établi sur le côté de la poitrine, là où la peau était incessamment souillée par le liquide sanieux venant de l'aisselle. Nous passâmes outre néanmoins, et le cancer fut enlevé sans éthérisation, vu l'état de faiblesse extrême de madame de J..., qui supporta d'ailleurs cette pénible et douloureuse opération avec un rare courage et sans éprouver de syncope. Les premières vingt-quatre heures la laissèrent entre la vie et la mort; elle reprit un peu de force au deuxième jour, malgré l'extension de l'érysipèle. Nous donnâmes quelques aliments, les couleurs reparurent au visage, la force revint peu à peu, et madame de J..., heureuse de ne plus se sentir l'énorme foyer qu'elle portait depuis si longtemps dans le côté, n'étant plus épuisée par l'énorme sécrétion signalée plus haut, revint à la vie avec une rapidité d'autant plus surprenante que son érysipèle, parcourant les différentes régions de la poitrine, du bas-ventre et des membres thoraciques, dura près de vingt jours. En somme, la plaie se détergea, se régularisa petit à petit et se ferma définitivement au bout de la onzième semaine. Depuis cette époque, madame de J..., qui est redevenue fraîche et forte, n'est plus reconnaissable. La cicatrice lui tient le bras un peu roide pour les mouvements d'élévation; mais elle ne songe plus à son ancienne tumeur, et rien n'autorise à craindre pour l'avenir une répullulation du mal.

La pièce anatomique était formée à peu près en entier de tissu cérébriforme le plus pur, le mieux conditionné qui se puisse voir : on aurait réellement dit de la pulpe cérébrale. C'étaient des pelotons gris rougeâtre, confondus les uns avec les autres, réduits en bouillie sur quelques points, fongueux, se laissant écraser, et contenant une trame vasculaire dans quelques autres. M. Follin et M. Lebert, qui en soumirent des parcelles au microscope, constatèrent de leur côté qu'elles étaient formées de matière encéphaloïde.

Nous étions en définitive tellement convaincus, M. Cruveilhier et moi, de la répullulation prochaine de ce cancer, que nous n'avions pris sur nous de l'enlever que dans le but de reculer la mort de quelques jours, de remédier pour quelques moments au moins à une maladie que nous croyions incurable; c'était, en un mot, par nécessité, pour ne pas fuir le combat, c'était une opération *in extremis*, comme le serait, je suppose, une opération de hernie étranglée chez un phthisique au dernier degré, l'amputation d'un membre broyé chez un cancéreux d'ailleurs incurable. (Morte en avril 1857 tout à coup, sans nouvelles tumeurs, en descendant de voiture.)

Sous le rapport de la guérison radicale, l'observation de madame L'h. que je rappellerai plus bas, n'est-elle pas sans réplique, aujourd'hui que plus de dix ans se sont écoulés depuis l'opération?

Une cliente de M. Suhrer, madame Fasb..., que j'ai opérée en 1852 d'un squirrhe bien caractérisé et sanctionné par les micrographes, jouit encore aujourd'hui (1858) de la meilleure santé.

Mademoiselle Guib..., âgée de quarante-sept ans alors, et que j'ai opérée d'un squirrhe globuleux en 1851 avec le concours de M. Florence, son médecin, n'a point eu de récidive non plus jusqu'ici.

Il en est de même de madame Lamb..., opérée en 1850, et qui avait pourtant un encéphaloïde complet dans le sein gauche.

Voici, à ce sujet, une autre preuve qu'on ne récusera pas, j'espère; elle m'est donnée par M. Follin, l'un des micrographes les plus estimés et l'une des espérances de la chirurgie nouvelle.

Obs. CLXXVII. — *Squirrhe du sein extirpé; pas de récidive.*

« Madame P..., trente ans, d'une assez bonne santé antérieure, portait depuis un an et demi, lorsque je la vis au mois de mai 1848, une petite tumeur du volume d'un œuf de poule dans le sein gauche.

» Cette femme est née de parents qui n'ont jamais présenté de tumeurs sur aucun point du corps. Son père a succombé à une affection pulmonaire et dans un âge avancé; sa mère, quoique très vieille, est encore en bonne santé. Mariée depuis quelques années, elle a eu, il y a deux ans, un enfant qu'elle n'a point allaité; ses couches n'ont offert rien d'anormal; elle n'a eu ni engorgement, ni inflammation du sein.

» La tumeur s'est montrée sans cause connue. La malade a bien le souvenir d'un coup reçu sur le sein en tournant autour de son lit, mais ses explications sont trop peu précises pour qu'on puisse les faire servir à l'étiologie de son affection. La tumeur, d'abord très petite, a grossi peu à peu, et aujourd'hui elle égale le volume d'un œuf; occupant la partie inférieure et externe du sein gauche, elle a une surface assez irrégulièrement lobulée. Sa consistance dure, et ses contours mal limités, ne permettent pas de l'isoler facilement des autres parties du sein. Elle ne roule pas sous la peau comme certaines tumeurs adénoïdes, et elle est accompagnée d'élancements assez vifs qui empêchent assez souvent la malade de dormir.

» J'enlevai cette tumeur le 4 juillet 1848. Elle avait un peu augmenté de volume, et les douleurs y étaient aussi vives qu'auparavant.

» J'étais assisté dans cette opération par M. le docteur Marchal et par un de mes collègues des hôpitaux, M. Porchat.

» Les suites de l'opération n'offrirent rien de particulier. La cicatrisation fut complète au bout d'un mois.

» *Examen de la tumeur.* — Cette tumeur, coupée en travers, montre un tissu d'un blanc grisâtre très mou, tout à fait comparable pour l'aspect à la *substance grise cérébrale.* Ce tissu se laisse facilement déprimer par le doigt et racler par le scalpel. La surface de la tumeur est lobulée, et partout circonscrite par une enveloppe fibreuse assez dense. Les caractères généraux de ce tissu le rapprochent de certaines variétés d'encéphaloïde. À l'examen microscopique, j'y ai vainement cherché des lobules glandulaires. Tout le tissu était formé par des cellules larges à un ou deux noyaux, renfermant des nucléoles bien accentués. M. Robin, qui a bien voulu dans ce cas m'aider de ses lumières, y a comme moi reconnu les caractères de la cellule cancéreuse. » La malade, revue en 1853, n'a rien éprouvé depuis son opération.

« Si, à propos de ce fait, ajoute M. Follin, j'étais appelé à formuler mon opinion sur la récidive des tissus homœomorphes et hétéromorphes, je dirais que le cancer, le tissu fibro-plastique, les cancroïdes (épithéliomas), récidivent sur place et dans l'économie. Imbu d'abord d'idées exclusives sur la non-récidive des tumeurs fibro-plastiques et des tumeurs épithéliales, j'ai dû céder à l'évidence des faits qui se sont montrés à moi, surtout l'an dernier, à l'Hôtel-Dieu, où j'ai vu la récidive dans le poumon d'une tumeur fibreuse de la cuisse; où j'ai vu plusieurs récidives d'autres tumeurs fibro-plastiques. En résumé, le microscope nous aura appris à mieux connaître les éléments anatomiques des tumeurs qui se développent dans l'économie; mais il doit garder une prudente réserve quand il s'agit de trancher la question des récidives. »

Je n'en demandais pas davantage en 1854, et voilà ce que j'accorde chaque jour à ma clinique, comme ailleurs, depuis 1845.

Je ne parle, pour le moment, que des observations où le témoignage du microscope a été invoqué, que des tumeurs où l'existence de la cellule dite cancéreuse a été constatée, soit par M. Lebert, soit par M. Follin, soit par M. Robin, soit par ces trois micrographes simultanément, et je dis en 1858, avec plus de certitude encore qu'en 1853 : Non, la présence de la cellule cancéreuse n'autorise pas à déclarer qu'une tumeur est absolument incurable, qu'elle répullulera nécessairement après l'opération.

Non, il n'est point indispensable que le microscope intervienne pour décider si telle ou telle tumeur enlevée est ou non de mauvaise nature. On peut mettre les tumeurs bénignes d'un côté, les tumeurs malignes de l'autre, et, à l'aide des notions cliniques que je m'efforce de populariser depuis si longtemps, un praticien exercé distinguera sans peine, dans les cas ordinaires, c'est-à-dire de beaucoup les plus fréquents, la tumeur cancéreuse de celle qui ne l'est pas. J'en appelle volontiers aux micrographes eux-mêmes, et en particulier aux plus éminents d'entre eux, à M. Lebert, à M. Follin, qui m'ont suivi pendant plusieurs années : ne m'ont-ils pas vu cent fois, à l'hôpital, poser le diagnostic de pareilles tumeurs, soutenir avant et après l'opération que celle-ci était de nature bénigne, que celle-là était de nature maligne, et sous ce rapport, le microscope a-t-il jamais fait autre chose que confirmer ce que j'avais énoncé auparavant? Quand j'ai affirmé *positivement* le fait, m'ont-ils jamais vu me tromper, et l'événement, quand il y a eu dissidence, ne m'a-t-il pas donné raison contre le témoignage ou les prédictions du microscope ? Le mérite n'est pas grand au surplus ; car dans les cas que je suppose il n'est pas plus difficile de diagnostiquer un cancer que de distinguer de toute autre maladie un abcès, une fièvre typhoïde, une pneumonie, à leur période de développement complet.

L'embarras n'est en réalité possible qu'au début de la maladie ; plus tard les cas douteux sont rares ; si le clinicien expérimenté hésite alors, les renseignements fournis par le microscope ne seront point de nature par eux-mêmes à rassurer ni à effrayer, eu égard à l'opération.

Le microscope et la cellule, les noyaux ou les nucléoles, n'ont donc rien donné encore d'assez stable pour servir de base à la détermination du chirurgien, quand il s'agit d'extirper ou de respecter les tumeurs de la mamelle. Ce qu'on peut accorder, c'est que la présence des éléments dits cancéreux dans une tumeur qui offre d'ailleurs les autres caractères du cancer, est de nature à augmenter les craintes de la récidive, comme leur absence serait de nature à rassurer, si la tumeur enlevée se rapportait en outre, par le reste de sa physionomie, à la classe des tumeurs bénignes.

B. — Faits cliniques.

Les antagonistes de l'opération invoquent aussi les faits cliniques, l'observation directe. A les entendre, l'opération ne réussirait absolument chez aucune femme, souvent même elle abrégerait la vie au lieu de la prolonger ; elle aurait l'inconvénient d'activer la maladie, de faire naître des tumeurs nouvelles dont le développement ou la marche sont beaucoup plus rapides que ceux de la tumeur première.

A. Des *statistiques* ont même été citées à l'appui de ce raisonnement. M. Leroy d'Étiolles (1), entre autres, ayant rassemblé 2781 faits qui lui ont été communiqués par 174 médecins français, trouve que sur 1192 malades non opérés, 18 ont vécu plus de 30 ans, et que les autres ont prolongé leur

____

(1) *Bulletin de l'Académie de médecine*, t. IX, p. 454-458.

existence pendant 2, 4, 6, 10, 20 et 25 ans. Parvenue à un certain degré de développement, la maladie est restée stationnaire et indolente. De 804 femmes opérées, 4 seulement ont vécu près de 30 ans, 15 un peu plus de 20 ans ; 88 de 6 à 20 ans ; ce qui tend à prouver, dit l'auteur, que l'opération est plutôt nuisible qu'utile !

Pour quiconque connaît la difficulté de faire une bonne statistique, celles qui ont été invoquées jusqu'ici, celle de M. Leroy comme celle de Monro, dans la question du cancer, resteront sans valeur. Depuis 1816 que je fréquente les hôpitaux ou que je pratique la chirurgie, j'ai certainement observé plus de deux mille tumeurs du sein, puisque, sans tenir compte de celles qui se présentent journellement à la consultation publique de la Charité, j'en ai noté 670 exemples de 1853 à 1858, c'est-à-dire en quatre ans, soit en ville, soit à l'hôpital. Cependant je n'ai pu en suivre jusqu'à la fin qu'une assez faible proportion. Dans la clientèle privée, il en est un grand nombre que je n'ai vues qu'une fois ou deux ; chez moi, il en a souvent été de même. Cela suffit sans doute pour en établir le diagnostic ; mais s'il fallait dire au juste ce que sont devenues ces tumeurs, combien de temps les femmes ont pu vivre, ou ce qui leur est arrivé après l'opération, je ne le pourrais pas, évidemment. La même difficulté existe en partie pour les cas où j'ai été chargé moi-même de l'opération. Une fois la tumeur extirpée en effet et la plaie cicatrisée, le chirurgien et les malades se perdent facilement de vue. Beaucoup de femmes ainsi traitées m'étaient venues de la province où elles sont retournées. Quelques-unes même ne résidaient pas et ne sont point restées en France. Il n'est pas jusqu'à celles de Paris qu'on peut ne plus revoir. Dans une grande capitale, où la population se déplace sans cesse, où les relations se croisent, se multiplient ou changent d'un moment à l'autre, le chirurgien perd aisément les traces de semblables malades. L'embarras est encore plus grand à l'hôpital. Venues dans ces asiles de tous les coins de la France ou de la ville, les malades en ressortent bientôt après leur guérison, pour n'être plus revues par le chirurgien qui les a opérées, que la guérison se maintienne ou non.

Qui oserait admettre comme démontrée la cure permanente d'un cancer, uniquement parce que la malade, guérie d'abord, cesse de correspondre avec l'opérateur? S'il est vrai que les femmes atteintes de récidive manquent rarement de revenir solliciter les conseils de leur chirurgien, il est certain aussi que plusieurs d'entre elles, mécontentes du résultat de l'opération, s'adressent à d'autres. Comment, avec des éléments pareils, construire une statistique vraiment utile? Telle est pourtant la position de tous les chirurgiens.

Si l'on fait attention, d'un autre côté, au défaut de précision dans le diagnostic des tumeurs du sein, à la confusion qui règne encore dans l'esprit de presque tous les praticiens sur ce sujet, on comprendra que des renseignements obtenus de tant de sources diverses ne peuvent être d'aucun secours dans la question en litige, pas plus pour que contre l'opération.

En ce qui me concerne, j'ai opéré un assez grand nombre de femmes qui sont restées guéries; mais il me serait impossible de dire au juste dans quelle proportion. J'ai perdu de vue au bout d'un, deux, trois, six ou dix mois, une foule de celles dont la plaie a été définitivement cicatrisées. Quant à celles que j'ai pu suivre au delà d'un certain nombre d'années, et qui existent encore, on objecte que la science étant alors imparfaite, que le témoignage du microscope n'ayant pas été invoqué, j'ai pu me tromper, prendre pour cancers ce qui appartenait à la classe des tumeurs bénignes.

Il ne m'est point possible d'accepter une pareille fin de non-recevoir. Il y a plus de trente ans que je cherche à distinguer, parmi les tumeurs du sein, celles qui sont cancéreuses de celles qui ne le sont pas; et, depuis vingt à vingt-cinq ans, j'ai assez l'habitude de ce diagnostic pour être sûr de ne pas confondre, quand il s'agit de les opérer, les tumeurs malignes avec les tumeurs bénignes, d'autant mieux, il ne faut pas l'oublier, que mes prétentions à ce sujet s'appliquent uniquement aux tumeurs nettement caractérisées.

B. *Observations.* — La confusion ne serait supposable que pour certaines tumeurs à caractère vague, incertain ou mal déterminé, et, on le voit, ce n'est point de celles-là que je parle, quand je dis avoir enlevé un cancer. Le cancer, soit sous forme d'encéphaloïde, soit sous forme de squirrhe, est si facile en somme à bien diagnostiquer, soit avant, soit après l'opération, que je n'ai jamais besoin, dans les cas ordinaires, et qu'un chirurgien, tenant compte de ce que j'ai dit, n'aura jamais absolument besoin du microscope pour être en mesure d'affirmer qu'il s'agit ou non d'un cancer. Mettre de côté les observations antérieures comme incomplètes ou sans valeur, parce que le microscope n'a pas pu en dire son mot, est une prétention que je repousse de toutes mes forces ; vouloir renouveler ainsi la science à l'occasion de chaque homme qui croit avoir découvert un élément nouveau en pathologie, est une ambition trop dangereuse pour ne pas devoir être combattue à sa naissance.

Ce n'est point parce qu'on ne se servait pas du microscope que les observations anciennes restent souvent sans signification, car, pour peu qu'il y ait de description, il est généralement facile de voir s'il s'agissait d'un cancer ou de toute autre maladie ; c'est parce qu'elles se réduisent souvent à de simples assertions ; parce qu'elles font voir que les auteurs n'étaient point en mesure de distinguer la tumeur bénigne de la tumeur maligne, pas plus dans le sein qu'ailleurs ; c'est aussi, et surtout, parce que les malades guéris d'abord ont été perdus de vue trop peu de temps après l'opération.

Il n'en est pas moins vrai qu'un assez grand nombre de faits éparpillés dans les ouvrages prouvent sans réplique que des femmes ont été radicalement guéries de véritables cancers ; pour mon compte, j'en possède plus de vingt exemples parfaitement constatés, sans parler de ceux que j'ai perdus de vue, et qui, tout en cessant d'être aussi certains, n'en sont pas moins probables. Je n'admets du reste comme guéries que celles qui sont opérées depuis cinq ans au moins ; les récidives, en effet, sont encore assez fréquentes au bout de trois et quatre ans ; au delà de cinq ans au contraire, si le cancer répullule, ce n'est plus que par exception.

Voici l'abrégé de quelques-unes des observations dont j'ai pu vérifier encore l'exactitude récemment.

OBS. CLXXVIII. — *Squirrhe non ulcéré du sein gauche ; extirpation. Guérison sans récidive.*

Madame G..., âgée de quarante-six ans, naturellement un peu maigre et de santé assez délicate, sans être positivement malade cependant, me con-

suka en 1841 pour une tumeur du volume d'un œuf de poule, un peu
allongée, située dans la moitié externe et inférieure de la mamelle droite.
Mère de plusieurs enfants, et encore réglée, madame G... ne savait à quoi
attribuer l'origine de son mal. Sa tumeur était dure, rugueuse, plutôt que
bosselée, et manifestement confondue avec le tissu mammaire; en bas et en
dehors, la peau qui lui était adhérente commençait à se gaufrer et à se rider.
Il n'y avait aucun engorgement dans l'aisselle. L'opération, décidée par
Baron, médecin de la famille, et par moi, n'offrit d'ailleurs rien de particulier. Madame G..., que j'ai revue plusieurs fois et dernièrement encore
(1858), ne s'aperçoit plus de rien.

La masse enlevée avait tous les caractères d'un squirrhe, d'un squirrhe
ligneux, dont le noyau central était comme lardacé et un peu moins dur dans
ses couches extérieures ou périphériques. Il n'était d'ailleurs légèrement
ramolli que dans l'étendue de 1 centimètre environ, un peu en dehors de
l'endroit où la peau s'était confondue avec lui. Sa dureté, la teinte pointillée,
brune ou grisâtre de sa coupe, le suc demi-crémeux et jaunâtre qui en exsudait sous la pression ou par le raclage du scalpel, sa continuité sans ligne
de démarcation aucune avec le tissu glanduleux, avec le tissu fibro-celluleux
de la région, ne permettaient pas au surplus de conserver le moindre doute
sur sa nature cancéreuse.

Obs. CLXXIX. — *Squirrhe ligneux rétracté; soixante-dix ans; extir-*
pation. Guérison sans récidive.

Mademoiselle M..., soixante et dix ans, de petite stature, courbée, d'une
santé chétive, me consulta en 1837 pour une tumeur au sein gauche datant
de cinq ans. D'abord petite et assez mobile, cette tumeur s'était insensiblement accrue, au point de représenter quand je la vis une plaque large de
près de 1 décimètre transversalement, et de 5 à 6 centimètres de haut en
bas. Son épaisseur la plus grande était d'environ 3 centimètres. Ulcérée
par en bas, elle était dans ce point comme cachée au-dessous et en dehors
de la mamelle. D'un gris rougeâtre, secs, légèrement bosselés ou inégaux,
les bords de l'ulcère étaient taillés à pic, sans offrir cependant une grande
épaisseur. Toute la masse était dure ligneuse et confondue avec les téguments en avant. Sa circonférence se perdait dans les tissus normaux de la
région. Deux petits ganglions, du volume d'une noisette, lui servaient de
prolongement du côté de l'aisselle, sous le bord du grand pectoral.

Je crus devoir procéder à l'enlèvement de cette tumeur, malgré les mauvaises conditions d'âge et de constitution, soit locales, soit générales, où je
voyais mademoiselle M..., et après avoir fait remarquer que l'opération en
pareil cas offrait peu de chances de succès. Quoique obligé d'enlever une
grande partie des téguments voisins avec la tumeur, il me fut pourtant possible de rapprocher les côtés de la solution de continuité au point de
ne laisser à la plaie qu'environ 3 centimètres d'étendue dans sa plus grande
largeur.

Aucun accident ne survint; la cicatrisation marcha lentement, mais enfin
elle se fit, et au bout de deux mois et demi, mademoiselle M... se trouva
complétement guérie au grand étonnement de tout le monde.

La pièce pathologique nous offrit tous les caractères du squirrhe ligneux
le mieux conditionné : tissu dur, inextensible, homogène, excavé dans sa

36

coupe, d'un gris brunâtre, pointillé de blanc, fournissant un suc roussâtre dans son noyau central, et se continuant par des rayons avec le tissu glanduleux ou celluleux de sa circonférence. Cette demoiselle, qui a encore vécu neuf ans sans qu'il lui soit rien revenu au sein, est morte d'une affection cérébrale n'ayant rien présenté qui eût le moindre rapport avec son affection squirrheuse d'autrefois.

Obs. CLXXX. *Encéphaloïde ulcéré chez une femme de quarante ans, guérie radicalement par l'extirpation.*

Madame L..., bouchère, rue de Sèvres, encore réglée, ayant eu plusieurs couches, avait au sein droit une tumeur grosse comme une tête d'enfant, un peu conique, occupant toute la mamelle, présentant d'énormes bosselures confondues avec la peau, qui était rouge et amincie, et dont quelques-unes d'entre elles, largement ulcérées, étaient épanouies en champignons fongueux. Mobile sur le devant de la poitrine, contre laquelle elle était comme plaquée, cette tumeur ne laissait la peau libre et intacte que vers sa base; partout ailleurs les tissus de la région étaient confondus avec la production pathologique ; d'une consistance assez ferme vers sa périphérie et dans les portions homogènes de sa masse, elle était fongueuse, molle, comme fluctuante dans ses principales bosselures. Il suintait des champignons ulcérés une matière infecte, ichoreuse et sanguinolente. Depuis quelques jours des hémorrhagies, qui menaçaient de devenir inquiétantes, se faisaient par là, et des pelotons de matière médullaire, détachés parfois avec les linges du pansement, étaient aussitôt remplacés par des végétations nouvelles; il n'y avait point encore de ganglions malades dans l'aisselle, ni sous le bord du grand pectoral, et le reste de la santé n'avait pas subi de dérangement notable. J'enlevai toute cette masse en 1834, avec le concours de M. Thirial. Comme la peau dut être sacrifiée dans une grande étendue, il ne nous fut point possible de rapprocher les lèvres de la plaie et de tenter la réunion immédiate. La guérison se fit attendre près de deux mois, mais enfin elle s'effectua sans encombre, et madame L... est restée guérie si complétement, qu'elle se porte encore très bien aujourd'hui (1858).

La tumeur enlevée se compose à la base, et çà et là dans d'autres points de son épaisseur, d'un tissu lardacé, gris, jaune ou rougeâtre, dans lequel on reconnaît du tissu graisseux, du tissu celluleux induré et quelques restes de la mamelle aplatie et déformée. Ailleurs ce sont des pelotons, séparés par des cloisons ou confondus entre eux, qui, pour quelques-uns, sont encore solides et difficiles à écraser sous le doigt, tandis que d'autres ressemblent tout à fait à la substance cérébrale ; il en est aussi de diffluents comme une bouillie d'un gris rougeâtre. La pression en fait suinter en abondance le suc lactescent ou semi-purulent caractéristique de la matière encéphaloïde. On y trouve aussi presque partout le chevelu du cancer médullaire. Il n'est pas possible, en un mot, de rencontrer une masse encéphaloïde ou cérébriforme, un cancer fongueux mieux caractérisé ; et si jamais diagnostic d'une tumeur cancéreuse peut être facile et sûr, c'est certainement dans le cas dont il s'agit.

Obs. CLXXXI.— *Squirrhe avec ganglions dans l'aisselle; extirpation.*
Guérison.

Une femme âgée de cinquante-huit ans, admise le 10 juin 1826 à l'hôpital des Cliniques, avait depuis dix-huit mois au sein gauche une tumeur
très dure, adhérente à la peau, comme plaquée contre les côtes, allongée
transversalement, du volume du poing, accompagnée de fréquents élancements, et dont la cause était inconnue; plusieurs petites tumeurs arrondies
et mobiles formaient une sorte de chapelet qui allait en suivant la face profonde du bord du grand pectoral jusqu'au fond de l'aisselle; quelques ganglions engorgés se remarquaient au-dessus de la clavicule correspondante.
Cette complication, qui avait fait reculer plusieurs chirurgiens, n'arrêta point
Roux, qui, encouragé par les sollicitations et la bonne constitution de la
malade, pratiqua l'extirpation de la tumeur du sein et de tous les ganglions
axillaires le 18 juin. L'étendue de la plaie et l'inextensibilité de la peau ne
permirent pas de songer à la réunion immédiate.

Nulle réaction générale ne survint; la cicatrisation, déjà très avancée le
30 juin, était presque complète le 6 juillet. Un rhume, survenu le 8, vint
entraver un instant la guérison, qui néanmoins se trouva achevée le 20. Les
tumeurs sus-claviculaires ont disparu, et jusqu'à présent, 15 novembre 1853,
rien n'annonce que la maladie doive se reproduire.

Les tumeurs de l'aisselle étaient de véritables ganglions transformés en
tissus lardacés, mêlés avec de la matière caséeuse très dure; celle du sein,
constituée par la glande mammaire dégénérée et se continuant avec les tissus
environnants, offrait une partie des caractères du tissu fibreux mêlé au véritable squirrhe; mais ses limites étaient bien déterminées, et aucune traînée
de tissu cellulaire endurci ne se voyait à sa circonférence.

Une vieille femme que j'ai vue à l'hôpital Saint-Louis en
1823, est opérée par Richerand d'un cancer du sein compliqué
de ganglions axillaires; une vaste suppuration a lieu; de graves
accidents se manifestent; la malade guérit cependant et M. Cloquet (1) la revoit en bonne santé dix ans après.

Un encéphaloïde énorme bien constaté avant et après l'opération est enlevé du sein droit d'une autre femme en 1829 par
M. Cloquet (2), et la malade bien rétablie ne meurt qu'au bout
de cinq ans d'une affection étrangère au cancer.

Dans un troisième cas l'encéphaloïde avait le volume du
poing, et la malade opérée aussi par M. Cloquet (3), se portait encore bien au bout de quinze ans.

Voilà donc des guérisons qui, comme celles dont il a été

(1) *Bull. de l'Acad.*, t. XX. p. 61.
(2) *Ibid.*, p. 62.
(3) *Ibid.*, p. 65.

question dans d'autres chapitres (voir Préface et Introduction), se maintiennent depuis vingt, quinze, douze, six et quatre ans, au moins, chez une foule de femmes opérées de tumeurs dont la nature cancéreuse ne peut être révoquée en doute ni par les micrographes, ni par les cliniciens.

Ainsi l'observation, la théorie, l'anatomie pathologique et la nature du mal, loin de la contre-indiquer, concourent à établir l'utilité de l'opération.

Si la tumeur cancéreuse n'était que la manifestation physique d'un vice général, comment expliquer ce retour à la santé, cette guérison au moins temporaire qui succède si souvent à l'opération, et pendant laquelle des femmes étiolées, amaigries, dont la physionomie était profondément altérée reprennent si vite de la force, de l'embonpoint, des couleurs, de la fraîcheur, une santé générale merveilleuse? Si l'économie tout entière avait été primitivement infectée, la guérison du mal extérieur ne serait pas de nature à améliorer l'état général. Cette guérison, même temporaire, ce retour à la plus belle santé désirable après l'amputation de plusieurs cancers du sein est cependant un fait très fréquent.

Quand la récidive survient ensuite, n'est-ce pas, en général, par de petites tumeurs au voisinage de la cicatrice ou de la plaie qu'elle s'annonce? Quelle raison a-t-on d'attribuer cette répullulation à un effort excentrique de l'économie, plutôt qu'à des germes venus de la tumeur elle-même par expansion, éparpillés par différentes voies dans l'atmosphère dont cette tumeur constituait le centre?

De toutes ces difficultés, de tous ces embarras, et d'une foule d'autres remarques qu'il serait facile d'accumuler ici, il ressort selon moi :

1° Qu'aucune raison suffisante n'a été donnée en faveur de la doctrine qui admet le cancer comme maladie primitivement générale ;

2° Qu'on doit incliner, au contraire, à l'admettre à titre d'affection primitivement locale ;

3° Que certaines tumeurs bénignes *semblent* de nature à pouvoir subir, dans quelques cas, la transformation maligne ;

4° Que des tumeurs bénignes ou malignes, adénoïdes et même

cancéreuses du sein, reconnaissent *probablement* pour cause une exsudation plastique, hématique, ou sécrétoire, soit spontanée, soit par violence externe, dans les tissus normaux ;

5° Que l'existence ou la non-existence de la cellule cancéreuse dans les tumeurs n'est pas une preuve que la maladie répullulera ou ne répullulera point après l'opération ;

6° Qu'il serait, par conséquent, imprudent de se décider uniquement d'après le témoignage du microscope, à opérer ou à ne pas opérer ;

7° Que l'observation et les statistiques sont loin de prouver que l'extirpation des cancers du sein est toujours suivie de récidive, toujours inutile ou même nuisible ;

8° Enfin, que des faits assez nombreux, que des observations tirées de ma propre pratique, démontrent sans contestation possible l'existence de guérisons radicales par l'opération de cancers les mieux conditionnés.

D. — Chances de guérison selon les formes du cancer.

Cela ne veut pas dire néanmoins qu'on doive espérer la cure définitive de toutes sortes de cancers en les opérant. Une longue expérience m'a fait voir, au contraire, que certaines formes, que le cancer à certains degrés, que le cancer accompagné de certains signes, répullulent toujours ou à peu près toujours.

Ainsi le squirrhe en plaques, disséminé ou en cuirasse, ne doit point être soumis à l'opération ; même au début et avec une seule plaque, l'opération ne peut point en guérir les malades, car il revient toujours et, en général, avec une grande rapidité. Il faut en dire autant du cancer pustuleux, soit discret, soit confluent. Jamais, j'en ai la certitude, on n'a guéri de cancers de cette espèce en les extirpant.

Le squirrhe ligneux en masse et le squirrhe lardacé diffus sont dans le même cas. Je l'avais déjà remarqué il y a plus de trente ans. Quand même les téguments ne seraient point encore envahis, ces espèces de cancers répullulent inévitablement et ne cèdent pas plus au bistouri qu'à toute autre médication.

Toutes les fois que le squirrhe et la peau se confondent sous forme diffuse, que le squirrhe est plutôt bombé que déprimé, que la dégénérescence tégumentaire n'a point de limites appréciables, que toute la mamelle est empâtée, il n'y a rien à espérer non plus de l'opération. Quand même il serait possible alors d'enlever avec certitude toutes les parties altérées d'une manière appréciable, quand même il n'existerait aucune apparence de tumeur soit dans l'aisselle, soit sous le bord du grand pectoral, soit sous la clavicule, soit autour de la maladie principale, on peut être sûr que le mal répullulera.

L'expérience permet d'affirmer d'une manière plus générale encore que tout cancer, soit à forme de squirrhe, soit à forme d'encéphaloïde qui se présente avec l'aspect d'une tumeur diffuse ou disséminée, répullule infailliblement après l'opération. Je dirais volontiers du cancer, à cette occasion, ce que j'ai dit ailleurs (1) de la gangrène : « Tant que l'affection ne s'est pas localisée, tant qu'elle continue de s'étendre en nappe ou en masse, d'une manière vague, dans les téguments, ou même dans la glande, l'opération n'en arrête point le développement, ne réussit point à en débarrasser les malades. »

J'ai souvent extirpé ces différentes sortes de cancers ; longtemps je n'ai eu pour règle vis-à-vis d'eux que la possibilité ou l'impossibilité d'enlever toutes les parties ostensiblement affectées. Quand les téguments étaient confondus avec la tumeur, je n'en opérais pas moins, au risque d'être obligé d'emprunter aux régions voisines des tissus souples pour refermer la plaie. Si les pustules squirrheuses n'étaient pas trop multipliées, trop éloignées les unes des autres, je les enlevais une à une ou ensemble dans une plaque de la peau ou de la mamelle. Il en était de même des plaques ligneuses tégumentaires. Les ganglions axillaires, les tumeurs sous-pectorales, ne m'arrêtaient même pas dans ces diverses circonstances ; et c'est pour y avoir été pris bien des fois, que j'ai fini par renoncer à l'opération, que je conseille aux jeunes chirurgiens de ne point opérer de semblables tumeurs.

Il faut, du reste, distinguer sous ce rapport, et distinguer soigneusement le squirrhe partiel avec rétraction du mamelon, ou avec plissement de la peau, le squirrhe rayonné même, du

____

(1) *Méd. opérat.*, t. Ier.

squirrhe en masse, du squirrhe lardacé diffus, compliqué de squirrhe pustuleux ou de plaques disséminées. Dans ces dernières espèces, en effet, l'opération doit être proscrite d'une manière absolue, quand même il n'y aurait encore rien du côté de l'aisselle, quand même il serait possible et assez facile d'enlever les parties dégénérées tout entières. Si l'anathème de Boyer (1) contre l'opération ne s'appliquait qu'à cette catégorie de tumeurs, au lieu de porter sur le cancer en général, j'y applaudirais. En disant que, dans le cancer réel, la récidive est à peu près inévitable, Vidal (2) n'a également raison que pour les formes sus-indiquées.

Dans les autres espèces, au contraire, si les limites du mal sont évidentes, si les ganglions dégénérés sont encore mobiles, s'il ne paraît pas trop difficile, en un mot, d'enlever sûrement toutes les tumeurs, l'opération est permise, elle offre encore quelques chances de succès, elle doit être pratiquée. Que le cancer encéphaloïde soit ulcéré ou non, que la tumeur soit encore intacte, ou qu'elle se soit étalée au dehors en forme de champignon, qu'elle soit mobile ou non dans les tissus, l'extirpation en est indiquée tant qu'il n'y a point de tumeurs cancéreuses ailleurs, ni sous forme de pustule, ni sous forme de plaque au voisinage, tant que l'état général de la femme ne donne pas la preuve d'une cachexie, d'une affection intérieure.

L'opération ne doit être rejetée pour ceux-là que s'il existe des engorgements au-dessus des clavicules, le long du cou, ou dans quelque autre région plus éloignée. Il faudrait y renoncer cependant, si l'aisselle était remplie soit de ganglions disséminés, soit de masses situées profondément sous la clavicule ou entre les muscles pectoraux.

En somme, l'extirpation doit être la règle, en dehors des cancers naturellement réfractaires, tant qu'elle permet sans trop de difficulté ou de danger d'emporter toute la tumeur ou toutes les tumeurs appréciables à l'extérieur ; il faut au contraire y renoncer pour celles qui se trouvent dans des conditions opposées. Instruit ainsi par l'expérience, j'ai dû reculer devant l'opération chez une infinité de femmes, de telle façon que je

(1) *Op. cit.*, p. 238.
(2) Tome III, 3ᵉ édit., p. 806.

renvoie chaque année de la consultation publique ou de l'hôpital même, sans vouloir les opérer, presque la moitié de celles qui se présentent. Sur un tableau de 52 encéphaloïdes, j'ai refusé l'opération à 14 femmes, et sur 183 squirrhes, j'ai conseillé à 54 malades de ne point se faire opérer. Dans mon cabinet et dans la pratique privée, dans les consultations de la ville, je rencontre certainement au moins 50 cas de cette espèce chaque année. J'ai repoussé l'opération 93 fois sur un total de 320 cancers vus par moi, hors de l'hôpital dans les années 1854-55-56 et 1857 : nombre de ces femmes ont été opérées par d'autres chirurgiens plus hardis ou plus confiants, mais toutes les fois qu'il m'a été donné de connaître la suite de leur histoire, j'ai appris, ou qu'elles étaient mortes par le fait de l'opération, ou que le cancer s'était promptement reproduit.

Les squirrhes et les encéphaloïdes lardacés ont quelque chose de perfide sous ce rapport. On les dirait exactement limités; il est facile d'en pratiquer l'ablation totale; les jeunes chirurgiens, des chirurgiens habiles, très exercés même, s'y laissent facilement prendre et tombent journellement dans le piége. Quand les malades atteintes de ces sortes de tumeurs viennent me consulter, soit à l'hôpital, soit chez moi, ou qu'elles me font appeler chez elles, soit seul, soit avec d'autres médecins, je les engage à ne point se faire opérer. Soit d'elles-mêmes, soit par leur famille ou leurs amis, elles s'adressent alors à d'autres praticiens qui conseillent et pratiquent l'opération. Tout se passe bien d'abord; la plaie se déterge, se cicatrise même; on chante volontiers victoire ; mais les pauvres femmes et le chirurgien ne jouissent pas longtemps de leur bonheur ; le cancer répullule bientôt, soit autour de la cicatrice, soit dans l'aisselle, soit au-dessus ou au-dessous de la clavicule.

A partir de là, les regrets prennent la place de la joie, et je ne connais rien de plus cruel, de plus affreux que l'image de pauvres opérées chez lesquelles le cancer répullule. Les revoir, chaque jour ou chaque semaine, et ne savoir que leur dire, de quelles phrases se servir pour les consoler, quelles drogues leur conseiller pour qu'elles prennent patience, quelle figure, quelle contenance se donner pour les empêcher d'apercevoir l'inquiétude dont on est pénétré, est un véritable cauchemar !

Il faut s'être trouvé un certain nombre de fois dans cette douloureuse conjoncture, avoir vieilli dans la pratique, pour sentir toute l'importance de ne pratiquer l'extirpation des tumeurs cancéreuses que dans les cas où il y a quelques chances de guérir radicalement les malades, d'éviter la récidive au moins pendant un certain temps, un certain nombre d'années. C'est là, plus que partout, qu'il importe de songer au lendemain ; assez de cancers répullulent après l'amputation de tumeurs qui offrent quelques chances de guérison radicale, sans extirper encore ceux dont la forme permet de dire d'avance qu'ils répullulent toujours.

Ce n'est point parce que le cancer est ulcéré, ou ancien, ou fongueux, ou douloureux, ou volumineux, ou très étendu, qu'on doit éloigner toute idée d'opération ; mais bien parce qu'il est de telle ou telle nature, ou plutôt de telle ou telle forme. J'ai opéré des encéphaloïdes largement ulcérés, d'énormes champignons sanieux, qui n'ont point répullulé, et j'ai vu la récidive après l'ablation de tumeurs encéphaloïdes encore petites ou recouvertes de téguments intacts. J'ai vu la maladie répulluler après de petits squirrhes indolents, encore cachés sous la peau, et j'ai vu d'autre part la guérison radicale suivre l'extirpation de cancers squirrheux largement excavés par l'ulcération. Je ne puis trop le redire, c'est la nature, c'est la forme du cancer qui doit diriger dans l'appréciation des cas où l'opération doit intervenir, et non point les autres caractères de la maladie.

Les squirrhes, les encéphaloïdes surtout, qui se développent avec rapidité et que j'ai désigné sous le titre de cancers aigus, de *cancers galopants*, répullulent avec une effrayante opiniâtreté. Il en est qui acquièrent dans l'espace de quelques mois le volume d'un œuf ou du poing, souvent sans que les malades s'en doutent, et en faisant naître promptement des tumeurs de même nature, soit dans l'aisselle, soit sous le bord du grand pectoral, soit même dans la mamelle du côté opposé. Ces tumeurs, qui appartiennent presque toutes au squirrhe et à l'encéphaloïde diffus ou en masse, sont de la plus terrible espèce. Sans opération, elles tuent rapidement, et l'opération n'en arrête en aucune façon le développement ; leur marche permet de les comparer sous ce rapport à la phthisie dite aiguë ; et c'est pour avoir constaté ce fait malheureux une infinité de fois que j'ai renoncé depuis 1840 à les opérer.

Si l'on veut tenir compte des contre-indications étrangères à la nature ou à la forme de la tumeur, il en existe encore de nombreuses. Toutes les fois que le cancer, quelle qu'en soit l'espèce, ne peut point être détruit sans l'ablation d'une grande étendue de téguments, il vaut mieux ne pas y toucher; l'opération ne réussirait pas. Si la tumeur adhère aux côtes; si, quelques côtes se trouvent comprises dans le cancer, ce serait plus que de la témérité, ce serait de la barbarie que d'en tenter l'extirpation, et l'on a peine à comprendre aujourd'hui l'espèce de célébrité qui s'attacha un moment au nom de Richerand, en 1818, à l'occasion d'une opération de ce genre. Il est certain, en effet, qu'avant d'envahir les côtes, le cancer s'est généralisé ; que, son extirpation, dût-elle réussir comme opération, il répullulerait. Comme l'opération alors, sans être par elle-même très difficile, sans exiger un grand talent chirurgical, est extrêmement dangereuse, puisqu'elle conduit à ouvrir la poitrine, il faudrait être doué d'un vif *prurigo secandi* pour se décider à la pratiquer.

E. — Cancers compliqués.

A. Une complication embarrassante ressort de l'existence des *ganglions de l'aisselle*. La tumeur cancéreuse répullule si souvent, alors même qu'elle est isolée, unique, et qu'on a pu enlever avec elle une couche de tissus parfaitement sains, qu'il doit y avoir peu de chances d'en obtenir la cure radicale, quand des tumeurs secondaires se sont développées dans le voisinage. On peut extirper dans la même séance, il est vrai, tous les grains glanduleux, toutes les masses dégénérées qui longent ou remplissent la région sous-pectorale, qui occupent le creux de l'aisselle; mais qui peut donner la certitude alors qu'aucun germe de tumeur pareille, qu'aucun ganglion lymphatique altéré n'a échappé au bistouri scrutateur du chirurgien ?

Si le système lymphatique s'est chargé des éléments du cancer au point de les transporter à une certaine distance, comment croire qu'il n'y en a aucune trace au delà de celles qu'on aperçoit, de celles qu'il a été possible à nos sens de constater? Comment être sûr qu'il n'y a pas là dans les environs quelque molécule de cancer égarée? Ces tumeurs qu'on aperçoit aujourd'hui ont été assez petites d'abord pour qu'il fût impossible à l'observateur le plus attentif d'en reconnaître l'existence. A quel signe sera-t-il permis de reconnaître un cancer du volume d'une tête d'épingle, par exemple, et pourtant qui peut douter qu'une foule de tumeurs cancéreuses n'aient débuté par un volume encore moindre?

Il suffit donc d'y réfléchir un instant pour rester convaincu que la présence de ganglions dénaturés dans l'aisselle est une condition fâcheuse. La contre-indication, cependant, n'est pas absolue. Beaucoup de chirurgiens rapportent des exemples de succès, alors qu'ils avaient été forcés de pénétrer jusqu'au fond du creux axillaire. Quelques-uns ont même, dit-on, obtenu des succès, malgré la présence de ganglions au-dessus de la clavicule. La malade, opérée en 1823 par M. Richerand en ma présence, et que M. Cloquet a retrouvée dix ans plus tard, en est un exemple saisissant (1).

Il importe toutefois de s'expliquer sur ce point. Rien ne prouve d'abord que, dans tous les cas indiqués, les tumeurs extirpées fussent réellement des cancers; il est permis de supposer que, chez quelques femmes au moins, il ne s'agissait que de tumeurs lymphatiques, bénignes par conséquent. Une autre question, question sérieuse de pathologie générale, est d'ailleurs soulevée par ce genre de faits. Il n'est pas impossible que chez une femme atteinte de cancer au sein, des tumeurs ganglionnaires, par hypertrophie simple, par subinflammation ordinaire, s'établissent ou préexistent, soit dans le creux de l'aisselle, soit dans le creux sus-claviculaire.

D'un autre côté, la tumeur cancéreuse retentit dans les ganglions voisins de deux façons différentes : 1° en cédant de ses molécules au système lymphatique, le cancer ainsi transporté engendrera des tumeurs de même nature ; 2° il se peut, au contraire, que les ganglions se gonflent sous l'influence du travail irritatif que le cancer détermine dans la mamelle, comme ils le

____

(1) *Bull. de l'Acad.*, t. XX, p. 61.

feraient à l'occasion de tout autre état pathologique, de toute irritation de nature bénigne.

Il serait tout simple, dans ce dernier cas, que la coïncidence de tumeurs semblables n'eût point empêché l'opération de réussir. J'ai souvent vu des engorgements axillaires diminuer avant l'opération sous l'influence d'applications répétées de sangsues ou de topiques, soit émollients, soit résolutifs; j'ai vu aussi, un petit nombre de fois il est vrai, les ganglions de l'aisselle se dégonfler après l'opération par le fait de la même médication.

Sans constituer une contre-indication formelle, les glandes axillaires rendent cependant le succès de l'extirpation des cancers du sein infiniment douteux. On ne doit donc, quand il y en a, se décider à l'opération que si les autres conditions favorables existent.

B. *Organes sexuels*. — Il est bon de savoir aussi dans quel état se trouvent les organes génitaux.

Après la mamelle, c'est la matrice, on le sait, qui est le plus sujette au cancer. Il est clair qu'on doit renoncer à toute opération curative du côté du sein, quand la malade est en même temps atteinte d'un cancer de l'utérus. La coïncidence de l'affection dans les organes génitaux et dans la mamelle m'a d'ailleurs paru assez rare; je ne l'ai guère rencontrée que chez les malades en proie depuis longtemps à la cachexie cancéreuse. J'ai même été frappé d'un fait à cette occasion, c'est que le cancer du sein se répète moins souvent dans les organes génitaux que partout ailleurs; j'en ai vu dans le poumon, dans le foie, dans les os, dans les muscles, partout enfin, sans qu'il y en eût la moindre trace dans l'utérus, chez des femmes atteintes primitivement de cancer à la mamelle.

Il est certain, d'un autre côté, que le cancer de la matrice, soit par dépôt, soit par infiltration, soit encéphaloïde, soit épithélial, est infiniment moins susceptible que le cancer du sein, de se reproduire dans les autres organes. Il ronge, il détruit, il désorganise sur place et de proche en proche la matrice, le vagin, la vessie, le rectum, toutes les parties contenues dans le bassin, mais il fait rarement naître des productions pareilles dans le reste du ventre ou dans les régions éloignées; tout au plus amène-t-il quelquefois une transformation cancéreuse des ganglions lymphatiques de l'aine, du bassin ou des lombes; en général, il se comporte plutôt à la façon des cancers de la face, des cancers des lèvres, qu'à la manière des cancers du sein.

Un cancer dans la mamelle n'autorise donc pas à supposer une maladie pareille dans l'utérus; et si rien d'ailleurs n'indique une lésion sérieuse de ce côté, il n'y a pas lieu de s'en préoccuper.

C. La présence d'un *second cancer, inopérable*, suffira toujours pour faire renoncer à l'opération de celui de la mamelle. Avec la pensée qu'il en existe dans la poitrine, dans l'estomac, dans le foie ou dans tout autre point du ventre, il est évident que le cancer du sein ne serait plus qu'une maladie secondaire à ne point attaquer par les moyens chirurgicaux.

Dans les deux mamelles à la fois, le cancer m'a toujours paru le signe d'une généralisation de la maladie. Je ne l'y ai du reste rencontré que 10 fois sur plus de 200 exemples de squirrhes, et plus rarement encore pour l'encéphaloïde; un dernier total de 402 cancers, n'en donne que 17 pour les deux seins à la fois. Je n'y ai remarqué au surplus que le squirrhe ligneux en masse ou en plaques, le squirrhe et l'encéphaloïde lardacés diffus, sortes de cancers qui, selon moi, se refusent sans distinction à toute opération chirurgicale. L'observation, si souvent invoquée, de Lédran amputant les deux seins d'une femme le même jour, n'est point de nature à ébranler ma conviction sur ce point; car si la malade opérée par ce chirurgien était réellement atteinte de cancer, je ne trouve nulle part la preuve qu'elle en ait été radicalement guérie.

Le cancer multiple n'autorise l'opération qu'autant que les tumeurs existent dans le même sein, c'est-à-dire quand elles sont la conséquence l'une de l'autre, ou une simple transmission par continuité.

D. L'*hérédité.* — Il est certain que le cancer chez une femme dont la mère est morte de cancer doit inspirer plus de craintes encore pour l'avenir, que celui de malades qui se trouvent dans des conditions contraires. On aurait tort néanmoins d'admettre l'hérédité par elle-même comme une contre-indication formelle à l'opération. D'abord tous les enfants d'une mère cancéreuse ne sont pas fatalement voués au cancer ; ensuite la guérison radicale du cancer est possible chez des femmes issues de parents cancéreux ; j'en pourrais citer plusieurs exemples ; en voici un des plus concluants :

Deux sœurs, deux femmes superbes d'ailleurs, madame de V... et madame L'h..., qui ont perdu leur mère d'une affection cancéreuse, sont prises toutes les deux, l'une à l'âge de trente-quatre, l'autre à l'âge de trente-cinq ans, de tumeurs au sein. Chez toutes les deux, c'est le sein gauche qui est atteint. Les deux tumeurs occupent le côté externe de la mamelle. Il n'y a de ganglions engorgés dans l'aisselle ni chez l'une ni chez l'autre. Je les opère à un an de distance, l'une en 1848, l'autre en 1849. Chez madame de V..., la tumeur était un squirrhe partiel un peu lardacé ; chez madame L..., c'était un encéphaloïde également lardacé à la base, ramolli, presque liquéfié au sommet. Ici la tumeur dépassait le volume du poing ; là elle offrait les dimensions d'un œuf de poule.

Les suites de l'opération ont été simples et régulières dans les deux cas. La santé générale s'est bien rétablie de part et d'autre, mais au bout de neuf mois, le cancer a reparu chez madame de V... Une opération nouvelle est devenue nécessaire six mois plus tard. La plaie de cette seconde opération était à peine cicatrisée, que des tubercules squirrheux, que des pustules cancéreuses disséminées se sont montrés çà et là autour de la cicatrice. Madame L'h..., au contraire, est restée guérie, et, aujourd'hui encore (juin 1858), elle jouit d'une santé parfaite dix ans après l'opération.

E. La raison de Monro qui repousse l'opération partout où le cancer ne peut point être nettement rattaché à une *cause externe* est mal fondée. J'ai déjà fait voir qu'une lésion locale peut avoir été le principe de la tumeur, sans que la malade le sache, sans qu'il soit possible au chirurgien d'en avoir connaissance ; de telle sorte que, s'il n'est pas permis d'affirmer que tel cancer résulte d'une violence externe ou d'un travail primitivement local, on est rarement en mesure aussi de pouvoir soutenir absolument le contraire. On ne doit par conséquent se servir d'un pareil argument, ni pour admettre ni pour repousser l'opération. J'ai vu la maladie répulluler chez des femmes qui attribuaient leur cancer à un coup, aussi bien que chez celles qui ne peuvent pas en indiquer la cause; et j'ai vu quelques-unes de ces dernières guérir radicalement après l'opération tout aussi bien que les autres.

F. La théorie seule a pu faire dire que le *cancer ulcéré*, que le *cancer douloureux* ne doit point être extirpé. Quelques-unes des femmes que j'ai opérées, et qui restent guéries, étaient atteintes ou de squirrhe très douloureux, ou d'encéphaloïde largement ulcéré. L'absence de douleurs est une condition si peu rassurante, que l'encéphaloïde, qui répullule avec tant d'opiniâtreté, est précisément le plus indolent de tous les cancers.

G. Pour ceux qui donnent au cancer une origine extérieure, qui en font une *maladie* primitivement *locale*, point de difficulté, point de divergence sur le parti à prendre, il faut opérer le plus tôt possible; ceux, au contraire, qui font du cancer une *maladie* primitivement *générale*, qui ne l'admettent qu'à titre de manifestation d'un état spécial de toute l'économie, se divisent en deux classes; les uns ne veulent de l'opération à aucun prix, à aucune époque; pour eux, elle serait dangereuse, puisqu'elle ne peut pas guérir; les autres, sans en nier l'utilité, n'en veulent qu'à une époque avancée de la maladie.

M. Baffos, auquel j'ai entendu soutenir cette dernière doctrine, croit que plus on opère tard, plus on a de chance de succès; sa raison est que la tumeur sert en quelque sorte d'émonctoire à l'organisme, et qu'à un moment donné, toutes les molécules cancéreuses peuvent s'être déposées ou accumulées dans la tumeur extérieure. L'opération enlèverait ainsi la masse des principes hétérogènes, dont la tumeur avait fini par débarrasser le corps en les concentrant sur un seul point. Mais je ne crois pas qu'il soit besoin de discuter les éléments de cette opinion étrange qu'adopte, que défend aussi M. Hervez de Chégoin (1), ni de la réfuter en détail. Si la maladie cancéreuse est d'abord une affection générale, il n'y a rien à espérer de sa durée, et plus on attend, plus elle se répand, plus il y a de risques de voir les cancers se multiplier.

(1) *Bull. de l'Acad. de méd.*, t. IX, p. 535-546.

Puisque ce n'est ni d'après les sensations, ni d'après l'âge ou les antécédents des malades, ni d'après le volume, l'indolence ou l'ulcération de la tumeur, mais bien d'après la nature ou la forme spécifique du mal qu'on doit se décider, il saute aux yeux que plus tôt on opère, plus on a de chances d'obtenir une guérison radicale; et c'est faute d'y avoir songé que M. Moreau, discutant cette question (1), a pu dire « on ne doit pas opérer d'abord les tumeurs du sein, on est toujours à temps pour le faire. »

Boyer (2) aurait voulu qu'il fût possible de distinguer les tumeurs qui ressemblent au cancer, sans être cancéreuses, du cancer véritable. Alors, dit-il, on renoncerait à l'opération pour celles-ci, et l'on opérerait celles-là avec fruit. Du reste, l'opinion de l'auteur est encore mal assurée sur ce point; car, dans la page même où il proscrit l'opération, et dans divers autres passages de son article, il semble dire le contraire. Je crois d'ailleurs avoir fourni aux praticiens les moyens de faire les distinctions réclamées par Boyer.

H. Si la tumeur *réellement cancéreuse* est dans des conditions peu favorables, le chirurgien doit, en tous cas, mettre beaucoup de prudence et de circonspection dans les conseils qu'il donne. Au lieu d'insister en faveur de l'opération, d'y *pousser* les malades, il se trouvera bien de faire comprendre que « sans l'opération la tumeur ne guérira pas, tandis qu'avec l'opération on a quelque chance d'en triompher, » et d'avertir en outre quelques-uns des parents qu'après l'opération, la récidive est fort à craindre. Ainsi éclairée, si la famille passe outre, le chirurgien opère sans crainte de reproches; il a fait selon sa conviction, tout en restant dans les limites de la science, du devoir et de l'humanité.

Il se peut, d'un autre côté, que des cancers, n'offrant aucune chance de guérison radicale, existent chez des femmes qui en réclament à tout prix l'extirpation. Les chirurgiens se trouvent même assez souvent dans cette position; les malades qui s'y sont refusées dans le principe finissent presque toutes par demander l'opération avec instance.

(1) *Bulletin de l'Académie*, t. IX, p. 367.
(2) Tome VII, p. 337.

Le nombre de celles auxquelles j'ai dû refuser le secours du bistouri, dans des conditions pareilles, est considérable ; j'en rencontre certainement plus de 30 par année, soit à l'hôpital, soit dans les consultations de la ville. S'agit-il de la catégorie des cancers que j'ai mis tout d'abord en dehors du cercle de l'opération, ou d'une de ces contre-indications sans réplique énumérées précédemment, pour rien au monde le praticien consciencieux et prudent ne devra céder aux sollicitations dont il peut être l'objet : sur 183 femmes entrées à l'hôpital pour des squirrhes, j'ai refusé l'opération à plus de 50. Mais, dans les cas où la contre-indication laisse le plus petit doute, où l'opération par elle-même ne semble pas exposer à beaucoup de dangers, l'homme de l'art peut, ses réserves faites, céder aux désirs de la malade ou de son entourage. Par son intervention active, il redonne un peu d'espoir, et peut prolonger de quelques mois une existence qui veut profiter des plus petites chances de salut !

Un mot encore. Pour le cancer, il y a des opérations en quelque sorte palliatives, comme il y a des topiques, des remèdes internes palliatifs. Ainsi, il y a tels squirrhes ulcéreux qu'il convient d'attaquer par le caustique dans le but unique d'en mortifier une partie trop douloureuse. Un encéphaloïde boursouflé, couvert de larges champignons, peut exiger qu'on détache quelques-unes de ses bosselures pour soulager un instant. Un tubercule squirrheux, une végétation cérébroïde limitée, facile à saisir et à extirper, sont quelquefois enlevés aussi, même alors qu'il existe ailleurs des tumeurs de même nature auxquelles on ne veut pas toucher, parce que ces petites opérations rassurent la malade, sans aggraver sa position. Il faut cependant en être extrêmement sobre, n'y avoir recours qu'autant qu'elles n'effrayent personne, en se servant d'ailleurs tantôt du bistouri, tantôt des caustiques, tantôt du fer rouge, tantôt de la ligature. Cette conduite, que je suis et préconise depuis plus de vingt ans, est aussi celle de M. Laugier, et la pratique absolue de M. Maisonneuve (1), qui propose l'opération, même quand il n'est pas possible de tout enlever, ne me paraît acceptable que pour des cas de ce genre.

(1) *Leçons cliniques*, p. 51.

§ II. — Dangers de l'opération.

En résumé, ceux qui repoussent l'opération par principes, invoquent deux raisons principales :

1° Elle est sans utilité.

On a vu par les détails précédents que cet argument n'est pas fondé.

2° Elle offre des dangers sérieux.

Ici on est tombé dans une grande exagération.

L'extirpation des tumeurs du sein n'est pas très dangereuse par elle-même ; quelques chirurgiens, les médecins, les gens du monde surtout, confondent à ce sujet les dangers de la maladie avec les dangers de l'opération. Écoutez ce qui se dit au sein des familles : On a vu ici ou là, dans vingt endroits différents, telle ou telle femme affectée de cancer, qui s'est laissée opérer, et qui en est morte. Questionnez, pénétrez un peu plus dans le fait, et vous apprendrez que ces femmes sont mortes, non pas de l'opération, mais en réalité, pour la plupart, au bout de quelques mois, d'un an ou plus, par suite de la répullulation du cancer.

En général, l'opération n'est grave, ne compromet sérieusement la vie, que dans les cas où le cancer est très avancé, où il faut pénétrer dans le creux de l'aisselle ; dans les cas compliqués, graves par eux-mêmes, en un mot. Quand les tumeurs sont limitées, mobiles, uniques, d'apparence locale, l'opération n'est d'ordinaire ni redoutable ni difficile. En d'autres termes, le danger n'appartient qu'en partie à l'opération ; c'est dans la possibilité des récidives ou des complications qu'il existe. La preuve, c'est que la plaie se cicatrise et guérit presque toujours promptement, c'est que les femmes s'en trouvent bien d'abord, et que, si elles meurent ensuite, c'est par le fait de nouvelles tumeurs ou de la généralisation du cancer. Avec toutes ces mauvaises conditions, au milieu des érysipèles et de la pourriture d'hôpital, j'ai eu 32 morts sur 167 opérations ; c'est 1 sur 6 environ. Dans mes tables nouvelles je n'en trouve que 13 sur 148, c'est-à-dire une sur 11 1/2 tout compris, les cas de la ville et ceux de l'hôpital.

Dans les cas simples et pour les tumeurs de nature bénigne

seules, l'opération est si peu grave (je l'ai dit page 398), qu'elle cause à peine de la fièvre, que les femmes qui l'ont subie n'ont pas besoin d'être privées d'aliments ; au bout de quelques jours il est permis de les laisser sortir du lit, et en moins d'un mois elles peuvent être rétablies. Un fait qui juge d'ailleurs la question, c'est que dans un tableau de près de 60 tumeurs adénoïdes opérées par moi, il n'y a qu'un exemple de mort! Et encore, de quelle façon? Une jeune femme opérée depuis huit jours, qui se croyait guérie, qui se promenait dans le jardin depuis quatre jours, et qui après un refroidissement est prise du tétanos, auquel elle succombe le cinquième jour ! Depuis, sur un nombre moindre (30), il en est mort deux cependant, l'une d'érysipèle et d'épanchement pleurétique, l'autre d'accidents cholériques.

Même à l'occasion des cancers, je n'ai guère vu la pleurésie par contiguïté ou par voisinage, la gangrène, l'infection purulente, que par suite d'opération complexe, que dans les cas graves par eux-mêmes enfin.

J'ai bien vu, il est vrai, deux femmes mourir dans l'espace de quelques jours d'accidents singuliers, sans que l'examen du cadavre ait pu nous en expliquer la nature, après l'extirpation de tumeurs cancéreuses, de squirrhes lardacés, isolés, assez peu volumineux, après une opération d'ailleurs assez simple ; mais ce sont là des faits exceptionnels tout à fait insolites, qui, comme les érysipèles, peuvent arriver à l'occasion d'un vésicatoire, d'une brûlure ou d'une ventouse scarifiée aussi bien qu'à la suite d'une grande opération chirurgicale.

Ainsi ce n'est pas par les dangers, par la gravité de l'opération qu'il faudra se laisser arrêter toutes les fois qu'elle offrira quelque chance de détruire les cancers du sein ; et comme cette opération est d'autant moins grave que la tumeur qui la nécessite est plus simple ou moins volumineuse, on doit s'y décider le plus tôt possible.

Au lieu de guérir, quand elle ne réussit pas, l'opération active, au contraire, et précipite, dit-on, le progrès du mal. Cette proposition résulte comme la précédente d'une confusion qu'il importe de dissiper. Vraie, lorsque l'opération est pratiquée pour l'une des formes du squirrhe réfractaire à l'opération et que j'ai signalées, elle est fausse presque partout ailleurs. Le mal augmente d'intensité au lieu de rétrograder, quand on enlève le squirrhe ligneux en masse, le squirrhe ou l'encéphaloïde lardacé diffus, le squirrhe tuberculeux ou pustuleux, le squirrhe tégumentaire disséminé; aussi ai-je renoncé depuis longtemps à opérer de semblables cancers. Les cancers dont l'opération active également la marche sont les encéphaloïdes, qui se développent avec rapidité, l'encéphaloïde aigu, le cancer galopant, tous ceux enfin qui se perdent dans les tissus sans limites précises; partout ailleurs l'opération ralentit plutôt qu'elle ne hâte l'explosion du principe cancéreux.

Alors même qu'il doit répulluler, les malades qu'on vient de débarrasser d'un cancer du sein guérissent souvent, au moins pour quelques mois, si ce n'est pour quelques années. Il me serait facile de relater ici l'histoire d'une foule de femmes qui, après l'opération, ont repris, je l'ai déjà dit, de la fraîcheur, de l'embonpoint, une bonne santé remarquable, à partir du moment de l'opération.

Madame S..., que j'opérai au mois de janvier 1851, avait un squirrhe largement ulcéré, comme plaqué près du sternum sur le devant des cartilages sterno-costaux, à gauche. Les douleurs qu'elle éprouvait, ses inquiétudes l'avaient notablement amaigrie; ses digestions se faisaient mal, et déjà elle avait une teinte légèrement cachectique.

A trois reprises différentes, sa plaie s'est recouverte de plaques grises, fongueuses, qui m'ont inspiré de véritables craintes, et que j'ai prises un moment pour de nouvelles végétations cancéreuses. La cicatrisation de la plaie s'est effectuée cependant. Une fois rassurée, madame S... a pu digérer librement, a repris sa gaieté habituelle, puis de l'embonpoint, de la fraîcheur, et toutes les apparences d'une santé parfaite. Elle a traversé ainsi l'été, et malgré des tourments, des inquiétudes de toute nature, trop bien justifiés par la mort de son mari, elle n'avait encore rien perdu de ses bonnes apparences au mois de janvier 1852, alors qu'une tumeur nouvelle s'est montrée au-dessus de la clavicule droite.

Au lieu d'un an, quelques autres femmes ont eu de la sorte deux, trois, ou même quatre ans de guérison réelle.

Madame de L... (page 552), dont l'état était si alarmant au moment de l'opération, et qu'on pouvait croire guérie en 1853, a survécu quatre ans. Madame de J..., qui était presque à l'agonie quand je l'opérai, n'est morte qu'au bout de sept ans. Une femme de Chatou, que j'ai opérée en 1849, n'a eu de nouvelles tumeurs qu'en 1856. Les faits de ce genre sont presque innombrables.

Comme exemple de récidive tardive, je puis citer entre autres un malade de Dunkerque qui, traité par l'amputation de la tumeur, d'un sarcocèle bien caractérisé, resta guéri pendant quatorze ans. Il est mort en 1854, et l'autopsie a montré que la mort avait été produite chez lui par une tumeur cancéreuse développée dans l'intérieur du bassin.

J'ai vu à la Charité une femme mourir d'un cancer ulcéré de l'aisselle, après être restée douze ans en bonne santé, à partir du moment où on l'avait débarrassée, par l'opération, d'un squirrhe également ulcéré de la mamelle.

La comtesse R... est morte d'un cancer de l'aisselle et du sein droit vingt-six ans après avoir été opérée d'une tumeur mammaire du même côté par Roux. J'ai opéré en 1858, pour la seconde fois, une femme qui n'a eu de récidive qu'au bout de quinze ans.

Il est donc inexact d'affirmer d'une manière générale que l'opération hâte la terminaison malheureuse au lieu de l'éloigner, quand on l'applique aux tumeurs de nature cancéreuse, si la guérison ne doit pas être radicale.

On trouve en outre, il me semble, dans ces guérisons temporaires une preuve de plus en faveur de la doctrine qui veut que le cancer soit primitivement une affection locale.

Aujourd'hui que la douleur peut être évitée pendant les opérations, il y a moins de raison encore de refuser aux malades le secours du bistouri dans les conditions que j'ai indiquées. Avant la découverte de l'éthérisation, la douleur était un véritable épouvantail; il pouvait paraître cruel de soumettre les femmes à de semblables angoisses, dans le but unique de prolonger de quelques mois leur triste existence. La question, sous ce rapport, a bien changé. Sans l'opération, le mal est non-seulement incurable, mais encore il finit, en avançant, par torturer les pauvres malades. Se résigner à ne point guérir, ne suffit pas ; la tumeur, squirrhe ou encéphaloïde, s'ulcérera ; là suppuration s'y établira ; elle deviendra le siége ou le point de départ d'hémorrhagies, de vives douleurs ; elle ne conduira au tombeau qu'après mille souffrances, qu'après avoir fait naître d'autres tumeurs ou d'autres ulcères, des engorgements, des névralgies, de l'anorexie, des vomissements, l'émaciation, l'insomnie, la diarrhée, des infiltrations, etc., c'est-à-dire que, par lui-même le mal engendrera lentement ou par saccades tout ce qu'il est permis de reprocher à l'opération dans les cas malheureux, avant d'amener la mort.

Si cette douloureuse perspective était en quelque sorte balancée jadis par l'horreur qu'inspire naturellement une opération sanglante, avec l'éthérisation, il n'en est évidemment plus de même aujourd'hui.

§ III. — Traitement préparatif.

Faut-il tenter d'autres médications avant d'en venir à une opération ? D'après les anciens préceptes, d'après les opinions qui gouvernent encore beaucoup d'esprits à ce sujet, l'opération ne devrait être pratiquée qu'en désespoir de cause, qu'après avoir vainement épuisé toutes les ressources de la thérapeutique résolutive.

La plupart des malades trouveraient étrange, d'un autre côté, qu'on leur proposât l'extirpation avant d'avoir essayé un grand nombre de remèdes, et les médecins en général, une foule de chirurgiens même, raisonnant là-dessus comme les gens du monde, blâment volontiers ceux qui se décident de bonne heure à l'opération. *Il y a plus d'humanité*, disent-ils, *à guérir dix tumeurs sans opération qu'à en extirper habilement cinquante.*

Axiome banal et faux, bon pour ceux qui, ne sachant rien distinguer, confondent journellement les cancers avec les tumeurs bénignes. Ceux-là ont raison, en effet, puisqu'ils ne concluent à l'existence du cancer qu'après avoir vainement épuisé contre la tumeur toutes les ressources de leur vaine thérapeutique !

La question, au fond, est tout autre : si la tumeur est positivement cancéreuse, si le chirurgien est en mesure d'en bien établir le diagnostic, à quoi servirait de lutter contre elle ; il est établi qu'aucune médication connue ne peut en triompher, pas plus lorsqu'elle est petite ou nouvelle qu'aux dernières limites de son développement? J'insiste sur ce fait ; il faut que les médecins sachent, une fois pour toutes, que le cancer, le *véritable* cancer est réfractaire, de tous points réfractaire aux topiques comme aux remèdes internes vantés contre lui jusqu'à présent. La seule ressource à tenter, quand un cancer existe, c'est de l'enlever, et de l'enlever le plus tôt possible. Temporiser alors, ce n'est pas seulement perdre le temps en efforts inutiles, c'est aussi s'exposer à troubler la santé générale de la femme. Si les médicaments sont énergiques, ils peuvent jeter de la perturbation dans l'économie tout entière, déranger les fonctions digestives en particulier. Des érysipèles, des écorchures, naîtront sous l'emploi des topiques résolutifs, et, ce qui est plus malheureux, le mal, de local qu'il était, deviendra général.

Vice primitivement local, le cancer ne peut point être laissé au sein des tissus sans danger, sans une imprudence extrême. Comment ne pas être effrayé à l'idée que les éléments intimes de la tumeur peuvent d'un instant à l'autre passer dans le système circulatoire, et empoisonner tout l'organisme? Comment ne pas craindre que cette tumeur, encore unique, devienne bientôt le germe de tumeurs semblables autour d'elle, dans une atmosphère dont il est impossible de mesurer les rayons? Qui ne frémit à la pensée de voir ainsi se généraliser une maladie qu'on aurait pu facilement enlever d'abord, et qui, une fois échappée de son foyer primordial, ne fait plus grâce à personne, ne peut plus être atteinte ni par la médecine, ni par la chirurgie?

En supposant même qu'envisagée ainsi, l'opération s'attaque quelquefois à des tumeurs non cancéreuses, quel inconvénient peut-il en résulter? Si, par exemple, on venait à enlever des adénoïdes au lieu de tumeurs franchement cancéreuses, le pire serait d'avoir pratiqué une opération qui, peut-être, n'était pas indispensable, mais qui, en pareil cas, est encore le meilleur remède, à peu près le seul remède efficace.

Plus j'y réfléchis, moins je comprends qu'on puisse mettre en balance les dangers de l'opération avec ceux de la temporisation. En cas de tumeur bénigne, on a une simple incision dont la femme sera guérie sans retour au bout de quinze jours à un mois, incision qui enlève avec la tumeur les tourments de la malade et de son entourage; qui autorise à promettre une guérison radicale, à rassurer tout le monde, et qui met à l'abri de toute crainte de cancer pour la suite.

Sans l'opération, quelle perspective a-t-on quand même la maladie serait de nature bénigne? Une tumeur qui, une fois sur cinquante peut-être, disparaîtra spontanément ou par l'effet de mille moyens d'un emploi plus ou moins fatigant, plus ou moins susceptible de déranger la santé; qui, en tous cas, sera un objet perpétuel d'inquiétudes; qui restera stationnaire pendant six mois, pendant un an; qui peut ensuite s'accroître comme par saccades ou insensiblement, avec lenteur ou rapidement; qui, le plus souvent, n'en exigera pas moins, après avoir été ainsi attaquée pendant des mois ou des années, qu'on en fasse l'extirpation; qui, enfin, dans certains cas, paraît pouvoir changer de caractère, et se rapprocher singulièrement de la nature des cancers!

Quel est en définitive le praticien ayant passé sa vie au milieu des malades, au milieu des craintes de leurs familles, qui ne se reprocherait pas amèrement de s'en être tenu de son plein gré, à des médications impuissantes ou à l'expectative contre des tumeurs qu'il était facile de guérir par l'opération, quand elles finissent par prendre sous ses yeux la physionomie du cancer, des caractères de malignité tels que la chirurgie elle-même n'ait plus aucune chance d'en débarrasser l'économie?

En somme, de quelque façon, de quelque côté qu'on l'envisage, l'opération, 1° est préférable à toutes les autres médications contre les cancers et même contre les tumeurs bénignes de la mamelle, 2° elle doit être pratiquée le plus tôt possible.

Quelques tumeurs mammaires doivent cependant être traitées autrement que par l'opération. Ce sont les tumeurs purement hypertrophiques, les divers engorgements, épaississements ou indurations dues à d'anciennes inflammations ou subinflammations.

Les indurations légèrement douloureuses, comprenant quelques lobules, quelques rayons de la mamelle, et qui pourraient être, à la rigueur, considérées comme un commencement de squirrhe, mais sans en avoir encore les caractères et la véritable physionomie, permettent aussi le traitement résolutif externe et interne pendant plusieurs mois; j'en ai obtenu en pareil cas d'heureux résultats, on l'a vu dans d'autres chapitres de ce livre. Trois raisons principales justifient cette conduite :

1° On a grande chance de guérir les malades ainsi affectés;

2° On est sûr de la bénignité du mal; il est du moins permis de douter de sa malignité;

3° La tumeur étant diffuse, sans limites précises, il faudrait une grave opération pour être sûr d'emporter tout le mal.

S'il ne s'agit point d'un cancer, la tuméfaction rétrogradera, changera de physionomie, ne tardera pas à rentrer dans la catégorie des produits phlegmasiques ou purement hypertrophiques; dans le cas contraire, ses caractères intimes ne tarderont pas à se dessiner au point de ne plus permettre d'hésitation.

Je me hâte d'ajouter qu'en temporisant de la sorte, mon intention est de tout faire pour guérir des tumeurs de nature douteuse, bien plus que d'élucider l'essence de la maladie par la médication. De ce que le traitement reste sans succès, il ne s'ensuit point, en effet, que la tumeur soit réellement de nature maligne, puisque les tumeurs adénoïdes, puisque beaucoup de tumeurs hypertrophiques simples, quoique bénignes, résistent opiniâtrément, et presque constamment, aux médications résolutives soit internes, soit externes.

Aussitôt donc que la tumeur s'est montrée sous son véritable jour, que j'y ai reconnu le caractère franchement cancéreux, je cesse d'en essayer la résolution, et je donne le conseil d'en pratiquer l'extirpation; en d'autres termes, je ne pense pas qu'il y ait lieu de soumettre à aucun traitement *curatif* les tumeurs chroniques et circonscrites du sein, dès qu'on est libre et qu'il a été possible d'en diagnostiquer avec certitude la nature cancéreuse.

Du reste, mon but n'est point de repousser absolument la médication résolutive, avant d'en venir à l'opération; je veux seulement prémunir les jeunes chirurgiens contre une temporisation qui peut être dangereuse. Si le diagnostic a été nettement établi, et s'il s'agit de tumeurs adénoïdes, les tentatives de résolution n'auront guère d'autre inconvénient que d'être inutiles; mais si l'on s'adresse ainsi à de véritables cancers, il est certain qu'on s'expose à laisser échapper le moment favorable, à ne plus attaquer ensuite qu'une maladie généralisée. Les seules circonstances qui paraissent autoriser les médications résolutives se rapportent, en définitive, à certaines formes vagues de la maladie, formes qui peuvent rendre l'opération difficile, en même temps qu'elles cèdent parfois au traitement dont il s'agit, et qui, sans cela, continueraient de croître ou de s'aggraver.

Aux ressources signalées plus haut, il convient même d'ajouter le vésicatoire volant. Appliquée sur la région engorgée, tuméfiée, hypertrophiée, lardacée ou indurée, je l'ai déjà dit plusieurs fois, c'est un des résolutifs les plus utiles, les plus puissants que je connaisse.

On en couvre la partie malade tous les quinze jours, tous les vingt jours, ou tous les mois; dans l'intervalle, on a recours aux pommades, aux emplâtres fondants; ce qui n'empêche pas de mettre en usage les sangsues, les résolutifs, les médicaments internes.

Inutile de rappeler que la nature cancéreuse du mal étant bien constatée, je ne conseille pas plus l'essai de ce remède que de tout autre. Il est parfaitement incapable aussi de résoudre les tumeurs adénoïdes; c'est aux tuméfactious hypertrophiques ou de nature douteuse que je l'applique.

On le voit, l'opération est la seule ressource curative qu'on puisse opposer au cancer véritable, avec quelques chances de succès. Encore faut-il que ces cancers soient choisis, puisqu'il y en a près de la moitié qu'il faut d'abord mettre de côté, qui sont incurables de toute façon.

Par le mot opération, j'entends la destruction, par les divers moyens chirurgicaux, de tumeurs qui peuvent, à la rigueur, être broyées, étranglées, brûlées ou extirpées.

Quoique le *broiement* ait été vanté, essayé même, dit-on,

avec succès, il ne m'a jamais paru constituer une méthode digne d'être discutée ou réfutée sérieusement.

La *ligature* est dans le même cas; tout au plus serait-il permis de la préférer pour les petites tumeurs pédiculées; passer une ligature autour de la tumeur sous les téguments serait évidemment plus difficile, plus incertain, que l'opération véritable ou la cautérisation franche.

Une autre espèce de ligature ou d'étranglement, mise en pratique aujourd'hui sous le titre d'*écrasement linéaire* par M. Chassaignac, est digne d'une attention plus réelle. On évite ainsi toute ligature de vaisseaux et l'instrument tranchant. Mais la nécessité d'enlever avec la tumeur une grande portion de téguments, la difficulté ou l'impossibilité d'atteindre certains prolongements, certaines racines du mal, ne me permettent pas, quant à présent, de préférer, d'adopter ce nouveau mode opératoire.

Il n'y a donc, en résumé, que l'extirpation qui, en pareil cas, mérite un examen attentif, un article distinct devant être consacré à l'emploi des caustiques.

§ IV. — Manuel opératoire.

L'opération proprement dite porte le nom d'*extirpation* quand on enlève une portion du sein avec la tumeur, ou la tumeur seule. S'il est utile d'emporter toute la mamelle, on lui donne le nom d'*amputation*. Toutes choses égales, d'ailleurs, l'amputation est plus grave que l'extirpation, et ne doit être préférée que quand il est impossible de faire autrement.

Sans avoir la gravité, sans exposer à tous les dangers que les gens du monde et beaucoup de médecins lui attribuent, l'ablation des cancers du sein n'en doit pas moins, je le répète, être rangée le plus souvent parmi les opérations sérieuses de la chirurgie.

Elle peut être pratiquée à toutes les époques de l'année; seulement, comme elle n'est que rarement urgente, il est généralement permis de ne pas y recourir en temps d'épidémie, quand les plaies se compliquent facilement d'érysipèle, de pourriture d'hôpital, quand la température est très chaude ou très froide.

Le manuel opératoire varie d'ailleurs suivant une foule de circonstances, et aussi suivant le goût ou les doctrines du chirurgien. Ainsi, la position qu'il convient de donner à la malade, la forme, la direction des incisions, la quantité de tissus à enlever, la manière d'arrêter l'hémorrhagie, de panser les plaies, sont loin d'être les mêmes pour tous les opérateurs et pour tous les cas.

A. *Position de la malade.* — Nul doute qu'on ne puisse, comme le font encore plusieurs chirurgiens, comme je l'ai vu faire à Richerand, placer la femme sur une chaise, sur un tabouret ou sur un fauteuil; mais cette position, qui expose à la syncope, qui est très incommode, pour peu que l'opération soit longue et difficile, n'a, d'ailleurs, aucune espèce d'avantages.

C'est sur un lit, sur un lit un peu élevé même, ou sur une table à opérations, convenablement garnie, que la malade doit être couchée. Une fois là, on ne songe plus à mettre dans l'aisselle une pelote pour repousser la glande en avant d'après le conseil de Bidloo (1), ni à lui tenir les bras écartés à l'aide d'un bâton placé de chaque côté, comme l'indique S. Cooper (2).

Qu'elle ait la tête suffisamment élevée, que le côté où est la tumeur soit incliné vers l'opérateur, que le bras correspondant soit légèrement porté en arrière et en haut, qu'une alèze passée derrière la poitrine soit ramenée au-dessous du sein pour protéger le lit et les vêtements, c'est tout ce qu'on doit demander.

B. *Aides.* — Un aide veille au mouvement de la tête et des épaules; un autre se charge du bras; un troisième fixe le bassin et le bras du côté sain. Il est bon d'en avoir un aussi pour présenter les instruments; un dernier est chargé de tendre les tissus pendant que le chirurgien les divise, et d'absterger le sang au moyen d'une éponge à chaque coup de bistouri.

Lorsque tout est prêt, le premier aide place sous le nez de la malade, si elle doit être éthérisée, une éponge concave imbibée de chloroforme. Un mouchoir, un tampon de charpie dans une compresse, un linge quelconque, au lieu des nom-

---

(1) Sprengel, *Histoire de la médecine*, t. VIII.
(2) *Dict. de chirurgie*, trad. fr., 2ᵉ partie, p. 130.

breux appareils inventés à ce sujet, peuvent être substitués à l'éponge.

C. *Incisions.* — Les incisions ne peuvent pas être disposées de la même façon dans tous les cas. Si, par exemple, la peau est assez altérée pour devoir être sacrifiée, il faudra leur donner tantôt une forme, tantôt une autre; et c'est alors que les trois courbes paraboliques vantées par M. Alquié (1) pourraient être utilisées. Ce n'est que pour les tumeurs libres sous les téguments qu'il est quelquefois permis de choisir entre les différentes méthodes proposées à ce sujet. Personne ne conseille aujourd'hui de passer deux fils en croix à travers la tumeur pour la soulever et l'exciser ensuite d'un seul trait, ni d'ajouter à ces fils une ligature fortement serrée pour engourdir les tissus; ni d'enfoncer, soit un double crochet, soit le bident d'Helvétius, soit les morailles de Hartmann, dans la masse cancéreuse, avant d'en faire l'extirpation.

Il en est de même de l'excision circulaire décrite par Dionis, de l'incision cruciale que d'autres ont préconisée, de l'incision en T adoptée par Chopart.

A moins d'indications spéciales, il faut s'en tenir à l'incision simple, soit droite, soit courbe, ou bien à l'incision elliptique : à l'incision simple s'il est possible, s'il convient de conserver la totalité des téguments; à l'incision elliptique, toutes les fois que, pour une raison quelconque, on veut enlever une portion plus ou moins étendue de la peau en même temps que la tumeur.

A ce sujet, il ne faut point perdre de vue la nature du mal ; presque constamment, en effet, une partie des téguments doit être extirpée avec le cancer, que ce soit un squirrhe, un encéphaloïde, une tumeur fibro-plastique ou une tumeur colloïde, attendu que la peau est presque toujours confondue sur un ou plusieurs points avec ces sortes de tumeurs et qu'il y aurait danger à ne pas emporter tout ce qui est altéré. Avec les adénoïdes, au contraire, même quand elles sont volumineuses, il est rare qu'on soit soit forcé de sacrifier les téguments doublés de leur tissu cellulo-adipeux; comme ces tumeurs

---

(1) *Clinique chirurgicale de Montpellier,* t. II, p. 182.

n'ont rien de malin, il n'y a aucun inconvénient à conserver tout ce qui les entoure.

Si la tumeur est petite, une incision droite suffit; pour peu qu'elle ait de volume, au contraire, j'ai depuis longtemps l'habitude de la découvrir au moyen d'une incision courbe, d'une sorte d'incision en demi-lune. Cette incision, que j'ai substituée presque partout aux incisions en croix, en T, en V, en L ou en étoile, est extrêmement commode. En ayant soin d'en tourner la convexité vers le point déclive, elle permet de découvrir, sans effort, sans difficulté, les tumeurs les plus volumineuses comme les plus petites. Il en résulte une plaie très favorable à l'issue des liquides, dont le lambeau retombe en quelque sorte de lui-même sur le fond de la solution de continuité, dont les bords sont faciles à tenir en contact, et dont la cicatrice se réduit toujours à l'aspect d'une simple ligne; c'est l'incision unique et simple subsistuée aux incisions à branches multiples et complexes.

D. *Choix des instruments.* — Pour effectuer les incisions, on ne se sert plus du rasoir ni du couteau à amputation, ni même du bistouri à extrémité large imaginé jadis par A. Dubois. Le bistouri convexe pour l'incision des téguments, le bistouri droit pour le reste de l'opération, remplissent mieux toutes les indications que les divers instruments spéciaux. On aurait tort, du reste, d'accorder une importance extrême à une espèce de bistouri plutôt qu'à une autre. Que l'instrument coupe bien, et, quelle qu'en soit la forme, il suffira toujours entre des mains habiles pour terminer l'opération.

Il m'est souvent arrivé de me servir du bistouri convexe depuis le commencement jusqu'à la fin, sans que l'opération en ait été plus difficile. En général, j'emploie le bistouri droit dès le début, c'est-à-dire pour l'incision de la peau comme pour le reste de l'opération. Ceci, en définitive, est plutôt une affaire de goût que de nécessité.

E. *Direction des incisions.* — Le sens de l'incision est un autre point qui a divisé les chirurgiens. B. Bell la veut de haut en bas, tandis que d'autres la placent en travers; Pempernelle, au dire de Sprengel, veut qu'elle suive le sens des fibres du grand pectoral.

Rien d'absolu encore de ce côté. La situation, le volume, la forme de la tumeur, exigent que l'incision soit dirigée tantôt dans un sens, tantôt dans un autre. Si la tumeur est plus longue que large, l'incision devra être placée de préférence dans le sens de son grand diamètre. Autrement le mieux est de lui donner une direction parallèle à celle des faisceaux du grand pectoral.

C'est aussi dans ce sens que doit être placée l'incision courbe toutes les fois que la tumeur existe au-dessous du mamelon. Si c'est en dedans, la convexité de l'incision doit regarder le sternum ou un peu vers l'ombilic ; au-dessus du mamelon, l'incision droite devra être parallèle à l'axe du corps ; la convexité de l'incision courbe sera tournée en dedans ou en dehors et en bas, selon le volume ou la disposition du diamètre principal de la tumeur.

Au demeurant, il faut tout faire pour que l'une des extrémités de l'incision corresponde à l'un des points déclives de la région, afin que les liquides ne puissent point stagner au fond de la plaie dans la position où se posent naturellement les malades après l'opération. L'incision oblique a du reste un avantage sérieux toutes les fois qu'il s'agit de tumeurs cancéreuses : elle permet d'aller, séance tenante, aussi loin qu'on le désire, sous le bord antérieur et dans le creux de l'aisselle, sans déranger notablement l'économie primitive de l'opération. La direction parallèle à l'axe du corps est plus favorable que les autres au rapprochement des bords de la plaie par le moyen des emplâtres, mais aujourd'hui qu'on se sert plutôt de la suture ou des serres-fines, c'est un avantage de minime importance.

Diviser les téguments en demi-lune pour glisser ensuite l'instrument de bas en haut, entre la poitrine et la tumeur, afin de le ramener de haut en bas, entre la tumeur et les téguments, est une méthode employée autrefois par Ledran, et qui mérite l'oubli dans lequel elle est tombée aujourd'hui. Personne non plus ne prend la peine de marquer le trajet des incisions avec de l'encre ou autrement avant de commencer ; seulement il est bon de débuter par l'incision la plus déclive, afin de ne pas être gêné par le sang de la première en pratiquant la seconde.

De toute manière, l'aide doit tendre les tissus dans le sens opposé à celui où la tumeur est entraînée par le chirurgien, de façon que la peau ne puisse être ni plissée, ni déplacée par la pression du bistouri qui la divise. Dès que les téguments sont coupés d'un côté, l'aide ou l'opérateur tire la tumeur dans ce sens pour procéder à la seconde incision d'après les mêmes règles.

Saisie avec les doigts ou à l'aide d'une érigne, la tumeur est ensuite tirée dans le sens opposé à celui que le chirurgien incise. L'opérateur reporte dès lors le bistouri dans l'incision inférieure, puis dans la plaie supérieure, qu'un aide écarte soigneusement et absterge à chaque instant. Arrivé à la face profonde de la tumeur, on la dissèque à grands traits, soit de bas en haut, soit de haut en bas, soit d'un anglé vers l'autre, selon qu'il paraît plus commode ou plus sûr. Pour ne rien laisser de malade, le chirurgien s'assure, au moyen du doigt, de l'état des parties qu'il divise, sans oublier jamais qu'il faut toujours emporter avec la tumeur, si elle est cancéreuse, une certaine épaisseur de tissus sains.

Du reste, quand il s'agit d'un véritable cancer, je pratique souvent les incisions avec moins de précautions. Un bistouri droit me sert à diviser du même coup tous les tissus jusqu'au niveau de la face profonde du mal, et dans toute l'étendue des parties à inciser. Deux incisions pareilles permettent de cerner la tumeur dans une ellipse, et de la détacher, comme on le ferait d'une tranche de melon. On a ainsi une plaie plus nette et une opération plus prompte; mais ce procédé n'est acceptable que dans les cas où il convient d'emporter une grande épaisseur de tissus sains avec le tissu malade.

En cas de tumeurs adénoïdes, j'opère souvent aussi par ponction, de manière à pénétrer du même coup jusqu'à la tumeur, dont je ne crains point alors d'atteindre d'abord la surface. Mise à nu sur l'un de ses points, cette sorte de tumeur est aussitôt accrochée par une érigne. On divise ensuite les parties, les filaments qui l'entourent, de manière à en opérer l'énucléation pure et simple, sans chercher du moins à enlever avec elle beaucoup de tissus.

Cette différence dans l'opération découle naturellement du

diagnostic. En cas d'adénoïde, les tissus sains pouvant être conservés, il suffit d'enlever la tumeur toute seule; avec une tumeur de nature maligne, on ne doit jamais se contenter de ce qui est *visiblement* altéré, il faut que, séparée du corps, la tumeur reste enveloppée en totalité de parties non cancéreuses si l'on veut avoir quelques chances de succès.

F. Plus désireux d'aller vite que de bien faire, quelques chirurgiens ont proposé d'appliquer aux tumeurs du sein les incisions dites par *transfixion*, méthode qu'on a vantée aussi pour les tumeurs de toute autre nature, comme de toute autre région, et qui est souvent mise en usage depuis longtemps pour l'amputation des membres, pour l'amputation à lambeaux en particulier.

Cette méthode, qui comprend deux nuances, et que j'ai mise à l'épreuve un certain nombre de fois, exige un petit couteau ou un long bistouri, selon que la glande est petite ou volumineuse. Ayant soulevé la tumeur comme pour l'écarter de la poitrine, à l'aide de la main gauche, le chirurgien se sert de la main droite pour traverser les tissus avec l'instrument, de part en part, entre les parties malades et le thorax, comme s'il s'agissait de passer un séton. Cela fait, 1° le bistouri, tourné par en bas, détache aussitôt la moitié inférieure de la tumeur, pour être ramené dans la plaie et en trancher par en haut l'autre moitié de la même façon; l'opération se compose alors de trois temps : une ponction, l'incision inférieure, puis l'incision supérieure; 2° au lieu de trancher ainsi la tumeur, d'autres la divisent perpendiculairement en deux moitiés égales d'arrière en avant, et en isolent successivement ensuite les deux lobes séparément.

Règle générale, je suis peu partisan des plaies qu'on effectue de dedans en dehors, des opérations par transfixion; avec elles on agit toujours un peu en aveugle; leurs bords ne sont jamais très réguliers; on coupe ou plus ou moins qu'il ne faudrait. Le premier procédé, par exemple, entraîne une déperdition de substance considérable; dans le second, la dissection successive des deux moitiés distinctes de la tumeur n'est ni plus facile, ni plus prompte que par les procédés ordinaires. En résumé, comme il est toujours plus commode de donner aux incisions la forme, la direction et l'étendue qu'on désire quand le bistouri est promené de l'extérieur vers l'intérieur, les incisions par transfixion, que j'emploie pourtant quelquefois, ne doivent point être préférées, et le vain désir de faire briller une dextérité mal entendue aux yeux des assistants, doit faire place là comme ailleurs à la sécurité de l'opération, à l'intérêt réel des malades.

G. *Examen de la plaie.* — Enlevée d'une façon ou d'une autre, la tumeur laisse une plaie dont il faut sur-le-champ explorer attentivement tous les recoins, de l'œil et du doigt. Si la moindre parcelle de tissu dégénéré avait échappé, il faudrait l'accrocher sans désemparer, soit avec les doigts, soit avec la pince, soit avec l'érigne et l'exciser d'un coup de bistouri ou de ciseaux. Sous ce rapport, on ne doit pas craindre d'aller loin; si la maladie l'exige, le muscle grand pectoral ne doit point arrêter; il faut absolument faire disparaître jusqu'à l'ombre du mal si l'on tient à ne pas perdre toute chance de succès.

Seulement, si le besoin de ruginer les os ou de réséquer les côtes se fait sentir, il ne faut pas se faire d'illusion : la récidive alors est inévitable, et il aurait mieux valu ne point entreprendre l'opération. Comme j'ai dit, en parlant des contre-indications, ce que l'on doit penser de ces cas malheureux, il est inutile d'y revenir en ce moment.

H. *Tumeurs accessoires.* — Dans les cas ordinaires, l'opération est ainsi terminée; mais il se peut qu'il y ait des tumeurs accessoires ou secondaires, soit dans la rainure sous-pectorale, soit dans le creux de l'aisselle. Avec les tumeurs bénignes du sein, les ganglions, d'ailleurs très rares, peuvent être respectés, s'ils sont peu volumineux et encore souples. Si elles résultent d'une irritation purement sympathique, les tumeurs axillaires pourraient aussi à la rigueur n'être pas emportées, même quand il s'agit de véritables cancers. Si elles continuent de croître, si elles prennent plus tard un mauvais caractère, on les attaquera sans crainte au moyen d'une opération distincte, et l'on se donne ainsi la chance de ne pas aggraver inutilement l'opération primitive. Le plus sûr cependant, et de beaucoup le plus prudent, est de les enlever séance tenante.

L'extirpation des tumeurs secondaires peut, du reste, être effectuée de deux manières :

1° Que la tumeur occupe la rainure sous-pectorale ; que, dans l'aisselle, elle ne soit pas très éloignée de l'incision principale, il suffit de prolonger l'angle externe de la division première pour permettre de découvrir, d'accrocher, de disséquer et d'emporter le mal.

2° Si une étendue notable de tissus sains existe au contraire entre les tumeurs de l'aisselle et la plaie du sein, il vaut mieux pratiquer des incisions nouvelles, indépendantes de la première division.

Par ce dernier procédé, il faut pénétrer plus profondément qu'on ne le croirait d'abord, et l'incision doit être plutôt longue que trop courte. Accrochés avec une érigne et attirés au dehors par l'aide, les ganglions ainsi saisis doivent être isolés, soit à coups de bistouri, soit avec les doigts, soit avec le manche d'un scalpel, en ayant grand soin d'éviter les vaisseaux du côté de l'épaule et du bras surtout.

Règle générale, au lieu de couper les tissus, j'aime mieux, quand c'est possible, à cause des hémorrhagies, les déchirer, détacher la tumeur avec les doigts, en l'énucléant.

Les ganglions malades sont quelquefois si profondément situés, qu'il y aurait danger réel d'atteindre les gros vaisseaux en poursuivant la tumeur jusqu'à ses dernières racines avec la pointe du bistouri. Il vaut mieux alors quand, ce qui n'est pas rare, l'éradication est suffisante, porter une ligature sur le pédicule de la masse à enlever et l'étrangler fortement; on la sépare ensuite sans crainte au-dessous de la ligature, avec l'instrument tranchant.

Remarques. — Il est inutile de rappeler que le manuel dont je viens d'indiquer les règles doit être modifié chaque fois que la forme ou les dimensions de la tumeur semblent l'exiger, et que le chirurgien doit toujours être libre de mettre l'opération en rapport avec les cas individuels qui la réclament.

Ainsi, l'incision courbe, généralement réservée pour les tumeurs bénignes, doit être substituée à l'incision elliptique, si, comme on le voit souvent, chez les femmes avancées en âge surtout, le cancer existe dans la rainure sous-mammaire. Une incision en demi-lune permet en effet de détacher les parties saines de bas en haut; la tumeur, une fois à découvert, est ensuite facile à enlever, également de bas en haut, au moyen d'une seconde incision courbe portée au-dessous du mal. On obtient de la sorte un grand lambeau, une espèce de tablier qui retombe de lui-même sur le fond de la plaie.

Si une grande partie de la mamelle avait été envahie, il vaudrait mieux enlever toute la glande que d'en conserver un certain nombre de lobules. Quelques chirurgiens ont même établi que, règle générale, la mamelle tout entière doit être sacrifiée quand il s'agit de cancer, la tumeur fût-elle petite. Roux soutenait que, dans les parenchymes, la récidive est surtout à craindre quand on n'excise qu'une portion de l'organe avec la tumeur au lieu d'en pratiquer l'amputation totale; mais rien ne me paraît moins démontré; les cancers du testicule répullulent aussi bien que ceux de la langue ou de la mamelle; il en est de même des cancers de l'œil, quoique, par l'opération, on enlève alors l'organe tout entier.

Si rien ne s'y oppose, il est bon de conserver le mamelon, surtout chez les femmes qui n'ont point encore atteint l'âge de retour; ce qui reste de la glande peut encore fonctionner sans obstacle, et la forme de la gorge en est moins altérée. Sans le mamelon, au contraire, les portions de la mamelle conservées seraient plus nuisibles qu'utiles. Privé de conduits excréteurs, le produit du travail physiologique pourrait y devenir une source d'accidents auxquels il vaut mieux ne pas s'exposer. Après la cessation des règles, les mamelles tendant à s'atrophier, n'ayant plus de rôle à remplir, on peut en conserver impunément telle ou telle portion, soit que le mamelon ait été respecté, soit qu'il ait été sacrifié par l'opération.

J. *Arrêter le sang.* — De quelque manière qu'on l'ait pratiquée, l'extirpation des tumeurs du sein est accompagnée d'un écoulement de sang; le conseil de lier les artères à mesure qu'on les divise n'est suivi que par un petit nombre de chirurgiens; on prolongerait ainsi sans avantages réels l'opération, tout en augmentant les angoisses de la malade.

Peut-être y aurait-il lieu, cependant, de se comporter de la sorte si la dissection devait être démesurément longue; mais on conçoit difficilement un besoin pareil à l'occasion des tumeurs du sein. Il est plus naturel, plus commode, de faire placer le doigt d'un aide ou, comme le fait parfois M. Maisonneuve, le bec d'une pince à coulisse, sur chaque artère un peu volumineuse jusqu'à la fin des incisions. La tumeur étant détachée, on saisit à l'aide d'une bonne pince chaque vaisseau dont le sang jaillit. Un aide armé d'éponge absterge par petits coups secs, rapides, et successivement, les différentes régions de la plaie, pendant que le chirurgien ou un autre aide en étend et en dédouble soigneusement les lèvres. Après avoir lié toutes les artères visibles, il est prudent de laisser la malade se remettre un peu. Pendant l'anesthésie et la perturbation, soit stomacale, soit cardiaque, soit respiratoire qui en est parfois la suite, le sang cesse souvent de couler pour reparaître volontiers un peu plus tard. Il est même bon, quand on veut tenter la réunion immédiate, de s'en tenir d'abord à un pansement provisoire, de ne procéder au pansement définitif qu'au bout de quelques heures; on est plus sûr alors de ne laisser échapper aucune artériole, d'être parfaitement en garde contre l'hémorrhagie.

Avant que la ligature des vaisseaux fût rendue facile, on s'en tenait souvent à de l'agaric, ou aux styptiques pour arrêter le sang après les amputations du sein. J.-L. Petit, Théden, qui vantaient encore ces moyens, ne sont plus écoutés par personne aujourd'hui; on ne pourrait s'en tenir à la compression que si quelques artérioles seules avaient été divisées; avec la plaie pansée à plat, des boulettes de charpie sèches ou imbibées de substances astringentes, soutenues par un bandage convenable, suffiraient néanmoins assez souvent.

K. *Torsion.* — Quant à la *torsion*, bien que suffisante dans quelques cas, elle n'offre cependant, ni assez d'avantages, ni assez de sécurité, ni assez de facilité, pour mériter la préférence sur la ligature. Aussi est-ce une ressource qui a déjà fait son temps, et qui court risque d'être bientôt oubliée. S'il paraissait très important d'obtenir une réunion parfaitement immédiate, et qu'il n'y eût qu'un petit nombre de vaisseaux à fermer, elle mériterait toutefois d'être tentée. A son aide, on arrête l'hémorrhagie, on oblitère les vaisseaux sans être obligé de maintenir le moindre corps étranger dans la plaie.

En général, on saisit les artères dans l'ordre où elles se présentent à l'œil de l'opérateur. A moins d'être dirigé par le sang qui en jaillit, le chirurgien doit chercher les artères, d'abord du côté de l'aisselle où elles sont fournies par la mammaire externe, puis du côté interne où se rencontrent les branches que donne la mammaire interne. Si les artères cessent de se laisser apercevoir, par suite de leur retrait dans les tissus, de leur courbure à angle, ou à cause des caillots qui en compriment ou en bouchent l'orifice, il convient de passer sur elles une éponge avec une certaine force, d'enlever toutes les concrétions hématiques, qui masquent ou embarrassent la surface traumatique.

Sous la peau, dans le tissu cellulo-graisseux, les artères sont en général faciles à saisir. Il peut ne pas en être de même dans le tissu musculaire, dans le parenchyme glanduleux surtout. Alors il y a souvent avantage à se servir du ténaculum. Toute artériole qui, divisée, lance du sang par jet, doit être liée ou tordue. Si, du fond de la plaie, le sang sort simplement en nappe, s'il ne suinte de là que du sang noir ou veineux, le tamponnement doit être préféré, il n'y a rien à craindre de l'hémorrhagie ; les boulettes de charpie bien appliquées et un bandage convenable mettent sous ce rapport à l'abri de tout danger.

Les poudres, les solutions *hémostatiques*, l'ergotine, l'eau de Binelli, l'eau de Brocchieri, l'eau de Pagliari, tant vantées et si peu efficaces au fond, pourraient être essayées ici, de même que le perchlorure de fer, dont l'action est en réalité assez sûre pour être d'une grande utilité pratique en pareil cas.

§ V. — Pansement.

Tout ce qui a été dit du pansement des plaies en général s'applique aux plaies qui résultent des extirpations de tumeurs mammaires. La réunion immédiate et les pansements à plat se sont disputé la prééminence là comme ailleurs. Il peut paraître étrange, du reste, qu'on se soit alternativement fondé sur les mêmes motifs pour vanter l'un de ces modes de pansement au détriment de l'autre.

A. *Réunion médiate*. — La plupart de ses partisans soutiennent que la réunion immédiate est un des meilleurs moyens de prévenir la récidive du cancer. En refermant la plaie sur-le-champ, on débarrasse la malade, dit-on, de toute réaction locale sérieuse, de tout ébranlement, et l'opérée a dès lors toutes les chances possibles de guérir radicalement. Vacher et beaucoup d'autres attribuent les mêmes avantages à la réunion secondaire; refermer la plaie, c'est se priver de l'issue donnée par l'opération aux éléments délétères qui peuvent être restés dans l'économie; en se comportant ainsi, on favorise la reproduction du mal au lieu de l'empêcher; pour guérir radicalement, il vaut mieux enlever la peau en même temps que la tumeur, et faire suppurer la plaie. Je ne crois pas que de telles doctrines méritent aujourd'hui d'être sérieusement discutées : la répullulation des cancers tient à la nature même du mal, et nullement au mode de pansement de la plaie; c'est donc pour de tout autres motifs qu'il faut adopter ou rejeter la réunion immédiate après l'enlèvement des tumeurs du sein.

Le mode de pansement est souvent indiqué par la plaie même. Si, par exemple, il a fallu enlever beaucoup de téguments, et que le sujet soit maigre, il est impossible, le plus souvent, d'éviter le pansement à plat; en cas pareil, un linge criblé, enduit de cérat, est étalé à nu sur la division; des gâteaux épais de charpie souple sont placés par-dessus, puis recouverts de compresses et du bandage.

Quand la tumeur est volumineuse, lorsqu'il a fallu prolonger les incisions du côté de l'aisselle, et qu'au lieu d'une solution de continuité à bords homogènes on a une cavité anfractueuse, un tamponnement modéré et la réunion par seconde intention doivent être préférés. Il n'y a guère de discussion possible que pour les cas où il serait facile d'ailleurs de mettre les bords de la plaie en contact sans laisser derrière eux de cavernes ou de tissus trop fortement mâchés.

Il n'est point vrai, du reste, que le pansement à plat, que la réunion par seconde intention, que le tamponnement même occasionnent notablement plus de réaction ou plus de douleur que la réunion immédiate. En général, une plaie du sein pansée à plat, à moins d'être très large, cesse vite d'être douloureuse, et ne se complique que rarement d'accidents sérieux; la fièvre traumatique est souvent à peine marquée; son contour s'enflamme et se boursoufle peu; les érysipèles, les phlegmons diffus, les inflammations de toute sorte, sont moins à craindre; la suppuration, d'abord abondante, diminue bientôt, et la cicatrisation, une fois commencée, marche assez promptement pour être terminée au bout de quatre à huit semaines.

Quant à la douleur du premier pansement, on peut l'éviter dans la plupart des cas, et la rendre au moins très légère dans les circonstances les plus compliquées. Avec un linge criblé enduit de cérat sur la plaie, le premier pansement n'expose pas plus à la douleur que les pansements subséquents; dans les plaies profondes, le linge cératé devient une sorte de sac qui empêche partout la charpie de s'enchevêtrer dans la surface traumatique. Au bout de trois ou quatre jours, dès que la suppuration est établie, les premières pièces de l'appareil doivent être enlevées; il suffit de tirer ensuite doucement sur les bords du linge criblé pour extraire la charpie sans occasionner de déchirure ni de véritable douleur.

En supposant que la plaie soit assez anfractueuse, assez inégale, assez profonde, ou qu'on redoute un écoulement de sang assez abondant pour nécessiter le tamponnement à nu, il y a encore moyen de ne pas faire souffrir beaucoup les malades au premier pansement : il suffit de n'enlever d'abord que les pièces de l'appareil qui n'ont point contracté d'adhérence avec les tissus, tels que la bande, les compresses et les gâteaux de charpie extérieure, objets qu'on renouvelle et qu'on replace par-dessus les autres, comme si tout avait été changé; le lendemain on enlève à leur tour les boulettes de charpie, qui, préalablement imbibées de liquide, d'eau tiède, ou ramollies par le pus, se laissent facilement détacher.

Au troisième pansement, il est rare que la suppuration n'ait pas isolé tout le reste, qu'il soit nécessaire de rien tirailler, de rien déchirer. En somme, rien n'oblige à enlever de force la charpie ainsi mise à nu sur les plaies, et comme il n'y a aucun danger à la laisser décoller par la suppuration, on arrive à rendre cette sorte de pansement aussi doux, aussi peu douloureux que les autres. Sous ce rapport donc, la réunion immédiate ne l'emporte pas autant que quelques chirurgiens le croient sur la réunion par seconde intention.

B. La *réunion immédiate* frappe plus agréablement l'œil ; elle donne à la plaie une apparence de guérison qui plaît d'abord et qui enchante. Il semble qu'en remettant ainsi les bords de la solution de continuité en contact, la malade va être guérie en quelques jours, et que la cicatrice ne laissera point de difformité ; on oublie qu'alors la malade et le chirurgien jouent souvent quitte ou double. Si la réunion immédiate se fait d'une manière complète, si la plaie ainsi fermée se cicatrise sans suppuration, on a raison d'en être émerveillé ; mais ce fait est rare : je ne l'ai obtenu que quatre ou cinq fois, deux fois chez l'homme, trois fois chez la femme ; toujours après l'ablation de tumeurs petites ; chez des malades plutôt maigres que gras ; quand aucune ligature n'avait été nécessaire ; alors qu'il s'agissait de plaies parfaitement nettes et de peu d'étendue. Hors de là, j'ai toujours vu la plaie suppurer, et il a presque constamment fallu de trois à quatre ou cinq semaines pour compléter la cicatrisation. D'ailleurs, en y regardant de près, on voit que par la méthode ordinaire la plaie se ferme presque en aussi peu de temps que par la réunion primitive ; à moins d'être grande, la plaie pansée à plat est à peu près toujours guérie en effet au bout d'un mois ou six semaines.

Si le recollement de tous les points de la division ne se fait pas, et il est difficile qu'il se fasse puisqu'il porte sur des tissus de densité, d'épaisseur, de vascularité, de vitalité très différentes, puisque la plaie est presque toujours plus ou moins anfractueuse et fort inégale, la réunion immédiate expose manifestement à des dangers dont la réunion par seconde intention met à l'abri.

Que du sang, que des produits d'exsudation quelconque s'accumulent dans un coin, sous quelques lambeaux, et c'en est assez pour faire naître un érysipèle, une angioleucite, un phlegmon diffus, ou pour transformer la plaie en une sorte d'abcès traumatique. De là de la douleur, de la chaleur, de la fièvre, une réaction générale intense, et des accidents qui vont quelquefois jusqu'à compromettre la vie. En voici un exemple recueilli et publié par moi il y a plus de trente ans.

Obs. CLXXXII. — *Squirrhe rayonné, extirpation; réunion par première
intention. Mort par phlegmon diffus.*

Paysanne, cinquante-trois ans, solidement constituée, très grasse,
entre à l'hôpital des Cliniques le 25 juin 1824. Quinze mois auparavant,
elle s'était heurtée le sein gauche contre une table. Une petite dureté se
laissa bientôt apercevoir dans la profondeur de la mamelle. Encore très mobile, comme perdue au milieu d'une grande quantité de graisse, cette tumeur offre maintenant le volume d'un gros œuf de poule. L'extirpation en
est pratiquée le 30. Le volume du sein permet d'emporter en même temps
une assez grande partie de tissus non altérés. Roux referme la plaie, dont les
bords s'affrontent sans difficulté. Un noyau phlegmoneux se laisse apercevoir au-dessus du grand pectoral et sous l'aisselle dès le quatrième jour.
Bientôt le phlegmon gagne vers la clavicule et l'épaule jusqu'au cou. La
plaie se désunit ; du pus fluide, noirâtre s'en écoule en grande quantité,
l'adynamie se déclare, et la mort a lieu douze jours après l'opération.

De vastes clapiers qui communiquent avec la plaie avaient décollé les
muscles pectoraux et grand dorsal ; d'autres traînées s'étaient glissées dans
la couche graisseuse, sur tout le devant du thorax et dans la région sous-
claviculaire. Quant à la tumeur, elle était rameuse avec un noyau central
de squirrhe pur ; il n'y avait nulles traces de tumeurs cancéreuses dans les
viscères.

Mettant en balance de pareils dangers avec l'avantage de voir
la plaie se fermer quelques jours plus tôt, je me demande s'il
est prudent de préférer comme méthode générale la réunion
immédiate au pansement à nu, à la réunion par seconde intention. Qu'importe en effet à la femme d'être guérie huit jours
plus tôt ou huit jours plus tard d'une plaie, qui, à partir des dix
ou quinze premiers jours, ne l'empêche ni de se lever ni de
sortir, qui n'est plus pour elle qu'une blessure de peu d'importance, si elle est ainsi mise à l'abri des accidents auxquels
l'expose l'autre mode de pansement?

J'ai pour habitude cependant de tenter la réunion immédiate
toutes les fois que les bords de la plaie, d'une plaie non caver-
neuse, peuvent être facilement ramenés au contact. Seulement
j'ai soin, pour peu qu'il reste de doutes sur la possibilité d'un
recollement complet, de laisser une voie libre au pus vers le
point déclive.

C'est du reste un mode de pansement qui exige de grandes
précautions; on y procède à l'aide de bandelettes emplastiques,
de la suture ou de serres-fines.

I. *Bandelettes.* — Si les bords de la plaie sont épais et homogènes, s'il a été permis de tailler les tissus à pic, comme pour enlever une tranche de melon, les bandelettes de diachylon, larges de 2 centimètres et un peu longues, permettent d'atteindre parfaitement le but. Le seul reproche sérieux qu'elles méritent, c'est de favoriser le développement des érysipèles. Afin de mettre aussi les deux moitiés de la plaie en contact par le fond, il est souvent utile de placer, soit sous les bandelettes, soit par-dessus, des compresses graduées ou des rouleaux de charpie, afin d'exercer par là une sorte de compression expulsive. Les ligatures étant fixées sur un point de la peau voisine, au moyen d'un fragment de sparadrap, il n'y a plus, pour compléter le pansement, qu'à jeter sur la ligne qui représente la division un linge criblé enduit de cérat, puis les gâteaux de charpie, les compresses et le bandage.

II. *Suture.* — Pour peu qu'il y ait de lambeaux souples, flasques ou amincis sur quelques points, la réunion s'opère mieux par la suture que par les bandelettes.

Trop négligée depuis Pibrac, la suture soit à points passés, soit entortillée, rend de véritables services dans le traitement des divisions dont il s'agit ; elle n'expose pas, comme les bandelettes, les bords de la plaie à se déplacer, à s'écarter ; n'étant pas obligée de prendre son point d'appui très loin, elle laisse au chirurgien toute liberté pour le reste du pansement ; j'en ai obtenu des résultats qu'il ne m'eût point été permis d'espérer d'un autre mode de réunion.

Comme elle ne porte que sur la partie tégumentaire de la division, et qu'on n'a point à en craindre le relâchement, on peut, on doit même appliquer sur la face externe des lambeaux ; soit des tampons de charpie, soit des compresses graduées, afin d'établir une compression régulière et douce qui tienne les deux faces correspondantes et profondes de la plaie partout en contact.

III. *Serres-fines.* — Un moyen de réunion qui ne tardera sans doute pas à remplacer la suture dans une foule de cas, et qui a été introduit dans la pratique par Vidal (de Cassis), est aujourd'hui connu sous le nom de serres-fines. Ces petits instruments embrassent, en effet, si bien les deux bords d'une plaie, les tiennent si exactement en contact, sans les percer, qu'ils procurent une agglutination extrêmement rapide. Le recollement des tissus se fait si vite sous la pression des serres-fines, qu'elles peuvent être retirées au bout de douze heures, de vingt-quatre heures ou, tout au plus, dé deux jours.

La peau n'ayant été traversée sur aucun point, les incisions ainsi réunies se cicatrisent souvent sans la moindre apparence de suppuration. Autant que possible il faut, avec les serres-fines, se dispenser de tout autre pansement, et laisser la région malade libre ou couverte d'un simple linge mouillé; s'il le fallait cependant, elles permettraient l'addition de compresses graduées, de masses de charpie, de l'appareil compressif dont je parlais tout à l'heure. Si les bords de la plaie sont épais ou lardacés, s'il est besoin d'une certaine force pour les maintenir, on ne doit cependant pas trop compter sur l'efficacité des serres-fines; alors les bandelettes ou la suture valent mieux.

C. *Pansements subséquents*. — De quelque façon qu'on s'y soit pris, si rien d'anormal ne se manifeste, on ne renouvelle le pansement qu'au bout de trois ou quatre jours. Les bandelettes doivent être laissées en place, si elles ne se sont pas dérangées, si rien de particulier ne s'y oppose. Quelques-uns des points de suture sont enlevés dès le surlendemain, et les autres du troisième au sixième jour; on les remplace par des bandelettes, s'il y a crainte de voir les bords de la division se désunir, précaution qui est également utile après l'enlèvement des serres-fines.

Si du pus, si des liquides se sont accumulés derrière, il faut décoller la plaie sur quelques-uns de ses points et donner une issue libre aux produits pathologiques. Les cataplasmes émollients sont alors substitués à tout autre pansement. Une saignée du bras, si une réaction vive a lieu; des sangsues autour du foyer, en cas de violente inflammation, de menace de phlegmon diffus; des onctions mercurielles ou des compresses imbibées d'eau de sureau, en cas d'érysipèle ou d'angioleucite, ne doivent point être négligées.

D. *Anaplastie*. — Lorsque l'opération a nécessité l'excision d'une étendue considérable de téguments, les partisans de la réunion immédiate ont proposé d'emprunter aux régions voisines un lambeau de tissus sains assez large pour recouvrir toute la plaie. C'est, comme on le voit, l'anaplastie ou l'autoplastie appliquée aux déperditions de substance de la région mammaire. Parmi les chirurgiens qui ont mis cette méthode à l'épreuve, il en est dont le but était uniquement de tenter la réunion par première intention, d'éviter la suppuration, d'avoir une cicatrice moins tiraillée, plus souple, moins susceptible d'excoriations ou de déchirures.

D'autres, portant plus loin leurs prétentions, se sont imaginé qu'on préviendrait ainsi la récidive du cancer. L'anaplastie par décollement des côtés de la plaie, l'anaplastie par lambeau en tablier, par lambeau latéral, l'anaplastie par opercule ou par la méthode indienne, ont été essayées et vantées à cette occasion.

Je n'ai tenté que l'anaplastie par la méthode française, soit par simple décollement des côtés de la solution de continuité, soit à l'aide de lambeaux en tablier taillés par en bas et remontés, ou par en haut et abaissés sur la plaie, l'anaplastie par glissement en un mot. Aujourd'hui je n'ai plus recours à ce complément de l'opération. Pour qu'il paraisse nécessaire, en effet, il faut que les téguments qui recouvrent la tumeur aient été enlevés avec elle, que l'opération ait laissé une plaie dont il soit impossible de rapprocher les bords. Or, cela ne se rencontre que dans les cas de tumeurs largement ulcérées, d'encéphaloïde lardacé diffus, de squirrhe ligneux ou lardacé en masse, toutes formes de cancer que je n'opère plus. Comme ces sortes d'anaplasties aggravent, compliquent d'ailleurs l'opération, il vaut mieux s'en passer ; il vaut encore mieux ne point songer à l'ablation des tumeurs qui pourraient en donner l'idée.

C'est Martinet qui a imaginé qu'un lambeau taillé à une certaine distance, et ramené sur la plaie, empêcherait le cancer de se reproduire.

Un certain nombre de faits ont été invoqués par lui en faveur de sa doctrine, et quelques chirurgiens, même à Paris, sont venus depuis lui prêter l'autorité de leur nom. Ce n'est pas sans surprise, quoique depuis longtemps rien ne me surprenne plus en fait de bizarrerie de l'esprit humain, ce n'est point sans quelque surprise, dis-je, que j'ai vu se répandre une semblable invention dans la pratique chirurgicale.

A quel titre, je le demande, le transport d'un lambeau emprunté aux régions voisines peut-il mettre à l'abri des récidives du cancer? Si l'économie est infectée de ce mal cruel, de quel secours peut être l'anaplastie? S'il est resté dans le fond de la plaie quelques germes du cancer, pourquoi le lambeau d'emprunt empêcherait-il une tumeur nouvelle de se former? S'il existe dans le voisinage quelques semences du mal primitif, comment veut-on qu'une portion de peau transportée dans la plaie empêche le développement ou l'évolution de tumeurs secondaires?

Il faut, en vérité, avoir bien besoin de se faire illusion, ou être doué d'une grande dose de crédulité, pour accepter ce qui a été dit depuis une vingtaine d'années en faveur de cette supposition, supposition qui ne m'aurait même pas paru digne d'être rappelée, si un chirurgien distingué de nos hôpitaux n'était venu à l'instar de Blandin et de M. Sédillot, l'étayer de quelques faits nouveaux. M. Chassaignac invoque sous ce rapport l'exemple d'une femme chez laquelle la récidive eut lieu dans le voisinage du lambeau anaplastique, respecté lui-même par le cancer.

J'en demande pardon à mon honorable confrère, mais ce fait ne prouve en aucune façon que l'anaplastie puisse mettre à l'abri de la récidive après l'ablation des cancers. Il sait aussi bien que moi, que les cancers *bien opérés* reviennent plutôt à une certaine distance, ou dans l'aisselle, ou plus loin encore, que sur la place même de l'opération; de sorte que, l'anaplastie eût-elle en réalité la vertu d'empêcher le mal de renaître sur place, les opérées n'en seraient guère plus avancées. Qu'y a-t-il ensuite d'étonnant que de nouvelles tumeurs s'établissent plutôt autour du lambeau déplacé que dans l'épaisseur même de ce lambeau?

D'après ce que l'on sait du cancer, n'est-il pas permis d'affirmer qu'un squirrhe ou un encéphaloïde, dont le germe aurait été laissé dans le fond de la plaie, ne serait ni étouffé ni arrêté par une semblable digue. Non, ce n'est point ainsi que la récidive des cancers peut être prévenue ; il serait bien temps qu'une fois pour toutes, les chirurgiens en prissent leur parti, restassent convaincus que la répullulation après l'ablation des cancers dépend de la nature intime des tumeurs, des modifications locales ou générales qu'elles ont imprimées à l'économie, et nullement du mode opératoire, du mode de pansement mis en usage pour guérir la plaie. Là-dessus donc, je ne dirai plus simplement aujourd'hui comme je le disais en 1839, comme je l'avais déjà dit plutôt à l'occasion des observations de Martinet :

Le vrai peut quelquefois n'être pas vraisemblable.

Je dis formellement : « L'anaplastie, quelle qu'en soit la forme, n'est pas un moyen d'empêcher la récidive après l'extirpation des cancers. »

§ VI. — Hygiène, régime et pansement de l'opérée.

Quel que soit le mode de pansement, la malade doit être reportée au lit, et y rester couchée à l'aise, le bras soutenu par un coussin et légèrement écarté de la poitrine.

Si la plaie n'est pas très étendue, ou si elle est régulière, qu'on en ait tenté la réunion immédiate ou qu'on l'ait pansée à plat, il n'est pas nécessaire que l'opérée soit tenue à une diète sévère ; dès le premier jour, j'accorde en pareil cas du bouillon ordinaire, et quelquefois même des potages. Lorsque tout marche bien, je donne dès le lendemain de la soupe, et à partir du troisième ou du quatrième jour, une portion de pain avec des œufs, du poisson ou de la viande. Une privation plus complète d'aliments n'est vraiment utile que par exception, quand il s'agit par exemple de plaies vastes ou complexes, ou chez les femmes dont les voies digestives sont sérieusement troublées.

Si l'opération a causé beaucoup d'angoisses ou d'agitation, il peut être utile de donner une potion antispasmodique, ou bien une potion narcotique en cas de douleurs vives. Les boissons ne doivent être offertes qu'autant qu'il y a de la soif, et elles peuvent être prises parmi les infusions douces comme parmi les limonades ou les eaux gazeuses, selon le goût de la malade, l'état de sa poitrine ou de son estomac.

Procéder au premier pansement dès le lendemain comme le voulait Blandin, ne peut être d'aucune utilité. La doctrine de ces sortes de pansements ne m'a jamais paru reposer sur rien de valable; leur unique but est de permettre à l'œil de constater ce qui se passe autour de la plaie, curiosité qui expose d'abord à des mouvements, à des tiraillements capables de troubler une agglutination encore trop peu avancée. D'ailleurs, que veut-on voir? les accidents locaux, quand il en doit venir, ne naissent pas si vite; les phlegmons, les érysipèles, les angioleucites, n'arrivent qu'après trois, quatre ou cinq jours. Si quelque chose de sérieux s'établissait tout d'abord à titre de complication locale, le chirurgien en serait averti par de la fièvre, par des douleurs, par une réaction inaccoutumée: il n'est, en aucune façon, nécessaire d'enlever l'appareil pour savoir que rien d'anormal ne s'établit sous le bandage ou que le siége de l'opération se transforme en un foyer inflammatoire.

Ce qu'il y a de mieux en faveur de cette méthode, c'est qu'elle peut être adoptée sans grand danger, c'est qu'elle ne vaut pas la peine d'être blâmée, ni vantée, ni discutée longuement; à cet égard, au surplus, la seule règle raisonnable est celle-ci : quand rien de particulier ne s'annonce, le premier pansement ne doit avoir lieu que le troisième ou le quatrième jour, encore faut-il ne se livrer à aucun effort pour détacher à cette époque les pièces de charpie ou de linge dont la suppuration ou les imbibitions aqueuses n'auraient pas suffisamment détruit les adhérences. A la moindre alerte, au contraire, il convient d'enlever l'appareil, quitte à le réappliquer selon les règles.

Avec les serres-fines, il n'y a, pour ainsi dire, point de pansement, puisqu'elles ne comportent en général que la pose d'une compresse mouillée sur la plaie. On y regarde alors tous les jours; il en est de même avec la suture.

A partir du premier pansement, la plaie doit, règle générale, être visitée, nettoyée, pansée toutes les vingt-quatre heures au moins. Elle ne se distingue plus ensuite des autres blessures, et tout ce qui concerne les plaies suite d'opérations lui étant exactement applicable, il est inutile que je m'y arrête davantage.

§ VII. — Accidents.

Dans les cas simples, l'opérée d'une tumeur au sein est à peine malade; elle peut se lever et rester assise quelques heures chaque jour à partir de la première semaine. J'en ai vu qui avaient retrouvé leurs forces et les apparences d'une bonne santé au bout de quinze jours. Cependant la guérison, rarement complète en moins d'un mois, met souvent six semaines à s'effectuer. En général, la plaie se ferme dans l'espace de trois à six semaines, rarement moins, rarement plus; mais des accidents viennent quelquefois se jeter à la traverse et donner une tout autre physionomie aux suites de l'opération.

A. *Cas de mort insolites.* — J'ai vu, à la suite d'extirpations de tumeurs du sein, des femmes succomber dans l'espace de trois jours.

L'une d'elles, grosse paysanne robuste, était venue naïvement des environs de Compiègne, me prier de lui enlever une tumeur qu'elle avait au sein, et de lui permettre de s'en retourner aussitôt après l'opération! J'eus quelque peine à lui faire comprendre que les choses ne se faisaient pas si lestement, qu'il fallait entrer et rester à l'hôpital. Je l'opérai quarante-huit heures après : il s'agissait d'un squirrhe; l'opération fut simple. Le jour même, un frisson suivi de fièvre intense et de douleurs dans le ventre s'empara de la malade, que je trouvai en proie le lendemain matin à une violente péritonite. Le troisième jour, cette pauvre femme, qui, en partant de chez elle, croyait venir se faire enlever une tumeur du sein comme on va se faire extraire une dent, était à la salle des morts! Ici, la mort s'explique par une lésion évidente due à une de ces malheureuses coïncidences qui étonnent toujours, quoiqu'elles soient loin d'être rares en pratique; mais dans les deux cas qui vont suivre, cette ressource manque.

Une femme qui m'avait été conduite en 1845 par son médecin, le docteur Parent, femme forte, grasse, âgée de quarante ans, et que j'avais débarrassée d'un encéphaloïde non ulcéré moins volumineux que le poing, fut prise le jour même d'angoisses, d'agitation, de fièvre, de chaleur à la peau, de soif intense. A la visite du lendemain, je la trouvai en proie à une extrême anxiété, à de l'agitation avec étouffement, besoin de se remuer sans cesse, vive douleur de reins, quelques nausées, et à des douleurs vagues par tout le corps. Le second jour, le délire était survenu, la langue était sèche ; rien pourtant de particulier ne s'était développé du côté de la plaie que je m'étais hâté de découvrir. L'auscultation, la percussion, n'indiquaient rien d'anormal du côté du cœur ou des poumons : aucune lésion spéciale ne se laissait apercevoir vers l'abdomen. La malade n'en succomba pas moins dans la nuit du troisième jour, et l'ouverture de son cadavre ne nous apprit absolument rien de satisfaisant sur les causes d'une mort aussi prompte.

A la fin de 1851, un fait semblable s'est présenté de nouveau à l'hôpital. Éclairé par l'observation précédente, je fus effrayé cette fois, beaucoup plus que la première, dès le principe, et je fis part de mes craintes aux élèves en plein amphithéâtre. Comme l'autre femme, celle-ci resta anxieuse, agitée, brûlante, tourmentée depuis le soir même de l'opération jusqu'au troisième jour, sans qu'il y eût chez elle d'érysipèle, de phlegmon, de symptôme de péritonite, de pleurésie, de péricardite ou de lésion abdominale. L'autopsie, qui fut faite vingt-quatre heures après la mort, ne fit découvrir aucune altération matérielle.

La mort est restée pour moi un mystère. Ces deux femmes se portaient bien auparavant ; elles n'étaient pas plus effrayées que beaucoup d'autres ; leur caractère n'avait rien d'extraordinaire ; l'opération avait été assez simple ; si une réunion immédiate trop exacte avait pu être accusée chez la première, il n'en pouvait pas être de même chez la seconde. La malade de 1851 avait été éthérisée, il est vrai ; mais à l'époque où les autres furent opérées, l'éthérisation n'existait point encore.

Inutile de dire que ces deux malheureuses ont été traitées énergiquement. Saignées, sangsues, vésicatoires, sinapismes, eau de Seltz, boissons acidules, potions antispasmodiques ou opiacées, imbibitions narcotiques ou émollientes de l'appareil, tout fut inutilement tenté.

Accidents nerveux. — Qu'elles aient été éthérisées ou non, certaines femmes tombent dans un état nerveux qui se prolonge parfois pendant plusieurs heures après l'opération, mais qui n'a rien de sérieux et disparaît ordinairement de lui-même dans la journée.

Tétanos. — Je n'avais jamais rien vu qui ressemblât au tétanos après les opérations pratiquées sur la mamelle, lorsqu'il s'en est présenté deux cas coup sur coup à mon observation en 1853 et 1854; le premier chez une jeune femme déjà mentionnée plus haut, le deuxième chez une dame forte et d'ailleurs bien portante, à une période avancée de la cicatrisation, dans les deux cas, sans prélude ni cause appréciable. Chez la deuxième malade la contracture a même suivi une marche étrange; c'est par le diaphragme qu'elle a débuté pour s'étendre ensuite graduellement de bas en haut, à l'œsophage, à la poitrine, au cou, au pharynx, et gagner enfin les mâchoires.

B. *Pleurésie.* — Il se fait quelquefois, dans la plèvre correspondante, chez les opérées de tumeurs du sein, des épanchements qui m'ont paru naître de deux manières : 1° sourdement, sans symptôme inflammatoire assez sérieux pour éveiller l'attention, et comme si le travail pathologique était venu de la plaie par continuité; alors, néanmoins, la malade n'est point restée sans fièvre; le pouls a conservé ou repris de la fréquence, sans cesser d'être petit ou faible; si l'on y fait attention, on voit que la femme respire mal, ou qu'elle pâlit; mais comme la présence d'une plaie peut, à la rigueur, expliquer de pareils symptômes, il se peut que l'accident ne soit pas reconnu dès le principe.

2° Le plus souvent avec les signes ordinaires de la pleurésie. Un frisson, puis de la douleur en même temps que de la fièvre et de l'anxiété fixent d'abord l'attention. C'est tantôt la plaie même qui, par son voisinage, amène évidemment l'inflammation interne; d'autres fois, au contraire, l'opération n'est là qu'à titre de cause prédisposante, et la pleurésie reconnaît comme cause occasionnelle, soit un refroidissement, soit un écart de régime. C'en est assez pour que le chirurgien prenne sous ce rapport les précautions convenables au moment des pansements. Je n'ai guère vu, au surplus, cet accident qu'après l'extirpation de tumeurs qui ont nécessité une large dissection, ou chez des femmes dont l'économie était d'ailleurs fortement ébranlée d'avance; il a eu lieu 4 fois sur 167 dans ma pratique de l'hôpital.

Je ne parle, au reste, ni des pleurésies ni des épanchements dus à une infection purulente, à une récidive intérieure, à une infection générale du cancer.

Le praticien se trouve d'ailleurs mal à l'aise ici: la plaie gêne considérablement l'auscultation et la percussion; souvent l'état de la malade empêche de recourir librement aux émissions sanguines; les sangsues, les vésicatoires sont d'une application difficile; il en est de même des ventouses; aussi ces épanchements sont-ils des plus graves; on les traite cependant par les méthodes ordinaires, et en insistant d'une manière toute spéciale sur les médications internes.

C. La *phlébite*, l'*infection purulente*, l'*infection putride* sont assez rares après les amputations du sein; je n'en trouve que 5 exemples bien constatés dans le cours de ma longue pratique, sur 235 opérations de cancer dont j'ai pris note. J'ai vu quatre fois une sorte de rhumatisme articulaire et musculaire tout à la fois, après l'extirpation d'une tumeur au sein. Chez l'une des malades, l'inflammation se termina par résolution, sous l'influence de deux saignées et d'onctions mercurielles, au bout de cinq jours; chez l'autre, il se forma successivement trois abcès, deux sur l'avant-bras, l'autre sur le devant de la jambe, mais en dehors de l'articulation, et l'accident n'eut pas d'autre suite; les deux autres ont succombé.

D. *Infection cancéreuse*. — Un accident général assez fréquent, qui d'habitude se montre un peu plus tard, se rattache à l'infection cancéreuse.

Ce n'est point de l'infection qui s'établit insensiblement dans toute l'économie, et qui finit par constituer ce que l'on connaît sous le titre de *cachexie cancéreuse*, que je veux parler, mais bien d'un accident aigu qui arrive avant la cicatrisation de la plaie, ordinairement dans le courant des trois premières semaines. J'ai vu trois ou quatre fois cette infection survenir du dixième au vingtième jour; elle s'annonce par un frisson, un mouvement fébrile peu prononcé, la perte des forces et de l'appétit ; la plaie, qui se détergeait ou se cicatrisait jusque-là, change d'aspect, devient grise ou blafarde, s'élargit au lieu de s'amoindrir ; la figure pâlit et s'affaisse.

Si avec ces symptômes rien n'indique une pleurésie, une péricardite ou une pneumonie, s'il n'y a pas de signe évident d'entérite, il est à peu près sûr qu'on a sous les yeux le début d'une affection cancéreuse généralisée ou interne.

Le mal alors continue avec des alternatives de mieux ou d'exacerbation ; sa marche, généralement moins rapide que celle de l'infection purulente, n'en conduit pas moins inévitablement, plus inévitablement encore, s'il est possible, à la mort. S'il accorde quelques semaines d'existence à la malade, on peut s'attendre à trouver sur le cadavre des masses cancéreuses dans l'un ou plusieurs des organes. Les accidents généraux semblent quelquefois se calmer un moment, quand une tumeur nouvelle vient à s'établir loin du lieu qui a subi l'opération. On dirait que les éléments toxiques, repoussés en quelque sorte du système circulatoire, se sont déposés là comme pour accorder une trêve à l'organisme. C'est ainsi que l'*infection cancéreuse*, *aiguë* dans le principe, peut devenir chronique et n'entraîner la mort qu'après plusieurs mois de durée, tandis que l'infection purulente n'est guère compatible avec la vie au delà d'une semaine ou deux.

En présence d'une complication pareille, que faire ? La thérapeutique ne possède absolument rien contre le cancer généralisé ; tout consiste donc à lutter contre les symptômes dominants, à mettre en pratique la médecine des indications, à se servir à propos des divers palliatifs.

E. L'*érysipèle*. — L'accident le plus commun sans contredit après l'ablation des tumeurs du sein, c'est l'érysipèle ; non qu'il survienne plus fréquemment au sein qu'ailleurs, mais parce que c'est en quelque sorte l'épée de Damoclès de toutes les plaies, de toutes les opérations : il a eu lieu 54 fois sur 235 malades ; j'en ai observé plusieurs nuances assez distinctes.

Provoqué par les bandelettes de diachylon seules, l'érysipèle dessine exactement les points qui ont été couverts par l'emplâtre, alors que tout le reste de la peau conserve ses caractères normaux.

Sous cette forme, l'érysipèle n'est pas grave; ce n'est encore qu'une affection locale qui disparaît souvent d'elle-même, qui s'éteint sur place dans l'espace de trois ou quatre jours; que l'on guérit du moins avec de simples topiques chez un grand nombre de malades.

Qu'il soit né par le fait des bandelettes ou sous l'influence d'une autre cause, l'érysipèle réel du sein présente d'abord la physionomie de l'érysipèle ordinaire : tantôt précédé, d'autres fois suivi de fièvre, il revêt à peu près constamment le caractère ambulant, et c'est cette dernière particularité qui en fait surtout la gravité.

L'érysipèle est partout ambulant, il est vrai, mais toutes les régions du corps ne se prêtent pas également bien à ce caractère de la maladie. A la tête, par exemple, l'érysipèle ne met guère qu'une semaine à envahir successivement les surfaces qu'il doit atteindre, et après avoir parcouru toutes les régions de la face ou du crâne, il s'arrête souvent sans descendre sur le cou. Aux pieds, aux mains, aux jambes et aux bras, il s'éteint volontiers avant d'avoir envahi le tronc. Au sein, il n'en est pas de même. Là, il parcourt peu à peu toute la poitrine, ce qui exige parfois jusqu'à dix et quinze jours. Rien ne l'empêche ensuite de se porter sur le ventre, sur les épaules, puis sur les cuisses, ou sur les bras, et jusqu'aux extrémités des membres. Il n'est pas rare non plus de le voir remonter sur le cou et gagner la tête.

Comme il reste en général trois ou quatre jours sur la même place, on comprend que, s'il procède par petites saccades ou avec une certaine lenteur, l'érysipèle puisse durer un mois et plus. Je l'ai vu parcourir toute la surface du corps chez quelques femmes, et ne disparaître complétement qu'au bout de six semaines. Les malades ainsi atteintes ne résistent pas toutes, on le conçoit, à une affection si longue, qui trouble si profondément, dès le principe, toute l'économie.

L'érysipèle, même simple, est donc un accident grave après les extirpations de tumeurs au sein; outre qu'il favorise les épanchements pleurétiques, il peut, comme je l'ai vu, devenir cause de péritonite ; se développant chez des femmes dont l'organisme est déjà ébranlé, il rencontre moins de résistance vitale que dans les cas ordinaires. Cependant, comme il ne se maintient guère que trois jours à la même place, le voisinage de la plaie en est généralement débarrassé au bout d'une semaine. S'il respecte la tête, et que rien de particulier ne soit survenu au bout de huit jours, on peut espérer que la malade en reviendra. Dans le cas contraire, c'est-à-dire lorsque après avoir parcouru le thorax, et envahi ou non les membres, l'érysipèle se porte à la tête, on a tout à craindre. Affaiblie, déjà épuisée, la femme est bientôt prise de délire et ne tarde pas à succomber. Rien n'égale sa gravité quand, après avoir envahi diverses régions, l'érysipèle revient ou reparaît sur quelques-unes de celles qu'il avait occupées d'abord, puis abandonnées.

Le traitement de l'érysipèle est le même ici que partout ailleurs. Si du pus ou des matières morbifiques tendent à stagner dans quelque recoin de la plaie, il faut leur donner issue, soit à l'aide d'incisions, soit en écartant les lèvres de la division, si la réunion immédiate en avait été tentée, et en substituant les cataplasmes émollients à tout autre pansement.

Si rien ne paraît emprisonné, il est inutile de détruire une agglutination déjà commencée. L'érysipèle n'en sera pas amoindri ; c'est à une certaine distance qu'il se trouve au bout de trois à quatre jours. Alors, il suffit de tenir la région enflammée couverte de compresses imbibées d'infusion de sureau ; des onctions avec la pommade mercurielle, avec l'axonge fraîche, ne sont pas à dédaigner, quand la rougeur est intense.

Une pommade avec le sulfate de fer ou des linges imbibés d'une solution de la même substance sont encore de meilleurs résolutifs ; mais, il ne faut pas se faire illusion à ce sujet, les topiques ne sont que d'un faible secours : c'est par l'altération des fluides, et non à titre de maladie locale, que l'érysipèle est dangereux. La plaie ne laisse pas d'ailleurs au praticien la même liberté d'action, eu égard au traitement, que dans l'érysipèle spontané. Les femmes qu'on vient d'opérer pourraient ne pas supporter sans inconvénients les émissions sanguines générales, et l'expérience m'a démontré l'inutilité des applications de sang-

sues contre l'érysipèle, dans quelque lieu qu'elles soient posées.
L'état de la poitrine ne permet guère non plus de songer aux
vomitifs ; c'est donc aux boissons, au régime, à quelques purgatifs qu'on est forcé de s'en tenir.

La preuve que les érysipèles ne sont pas graves en tant qu'inflammation, c'est que les plus dangereux sont ordinairement
ceux qui, sur place, paraissent le moins intenses. J'en ai vu se
prolonger pendant plusieurs semaines, se promener sur toute
la poitrine, et faire mourir les femmes sans avoir jamais été véritablement rouges ; se réduisant à une teinte rose clair ou simplement jaunâtre, l'érysipèle n'était réellement caractérisé
alors que par la bordure festonnée, le très léger relief de sa
circonférence.

Une inflammation externe, qui ne dure que trois jours sur le
même point, ne peut pas être par elle-même une maladie bien
dangereuse ; c'est donc du côté de l'ébranlement général que le
praticien doit tourner ses regards.

Érysipèle bronzé. — Une forme d'érysipèle qui n'a pas fixé
suffisamment l'attention, est celle qui se montre dès le principe sous forme de plaques brunâtres, ou d'une teinte bronzée
plutôt que rouge ou jaunâtre ; je l'ai observée cinq ou six fois
après des opérations sur le sein. La peau, qui en est le siége,
paraît beaucoup plus épaisse que dans les cas ordinaires, et
l'érysipèle fait un relief assez considérable à sa surface. Les
bords en sont, du reste, exactement festonnés et limités.

C'est en quelque sorte l'érysipèle ordinaire vu au microscope ou amplifié. Les plaques en sont larges dès le commencement, et il s'accompagne, également dès le début, d'un cortége
de symptômes alarmants. Le pouls devient rapidement fréquent ;
des nausées existent souvent ; les femmes sont agitées, brû-
lantes, tourmentées par la soif ; elles se plaignent d'angoisses
ou de suffocation ; le délire survient, et si la vie résiste, des
plaques gangréneuses s'établissent parfois assez vite sur un ou
plusieurs points des régions envahies par l'érysipèle.

Une jardinière, opérée par moi d'un encéphaloïde du sein
droit à Montreuil, en 1847, fut ainsi prise le second jour, avec
une telle violence, que le sixième elle était morte. Madame D...,
que j'ai opérée rue Hauteville, dans le courant de la même

année, mourut de la même façon, dans le même espace de temps. La première de ces femmes était une paysanne bien constituée, du reste, et d'un embonpoint médiocre. La seconde, âgée de soixante et dix ans, était douée d'un embonpoint considérable.

Toutes les deux avaient été soumises aux inhalations d'éther. Je me demandai s'il fallait s'en prendre de ce résultat fâcheux aux conditions soit d'obésité, soit d'âge, soit d'habitudes hygiéniques, ou bien à l'éthérisation; mais j'ai vu, en 1850, un érysipèle pareil chez une femme encore jeune, d'un embonpoint très médiocre, et qui avait été éthérisée au moyen du chloroforme. Bien plus, il s'est développé sous mes yeux un érysipèle de ce genre chez un homme qui avait subi l'extirpation d'un simple lipome, et qui n'avait point été éthérisé du tout. Je ne sais donc point à quoi attribuer cette physionomie singulière et si redoutable de l'érysipèle. Ce que je ne sais que trop, c'est qu'il est extrêmement dangereux, qu'il tue avec une grande rapidité, même alors qu'il reste confiné sur la poitrine ou sur le ventre, et sans que je puisse indiquer un bon remède pour le combattre.

Règle générale, du reste, l'érysipèle, quelle qu'en soit la forme, est plus grave chez les femmes grasses que chez les femmes maigres, après cinquante ou soixante ans que dans un âge moins avancé, chez des femmes chétives ou maladives que chez celles qui sont fortes, robustes ou d'un caractère résolu.

Un fait assez singulier, c'est que si l'érysipèle guérit, la guérison de la plaie n'est pas beaucoup plus longue que s'il n'était point survenu. Après quelques jours d'arrêt dans le travail de réparation ou de détersion, on voit la solution de continuité se nettoyer, se cicatriser comme chez les malades qui n'ont point eu d'érysipèle.

F. *Angioleucite.* — Ce que je viens de dire doit s'entendre de l'érysipèle proprement dit, et ne s'applique en aucune façon au phlegmon diffus, à l'angioleucite, que tant de praticiens confondent encore journellement avec lui.

L'angioleucite proprement dite est assez rare après l'amputation du sein. Les plaques rouges, sans bordures festonnées, les espèces de noyaux disséminés, le retentissement douloureux dans les ganglions de l'aisselle qui la caractérisent et permettent de la reconnaître, n'entraînent pas, du reste, les mêmes dangers que l'érysipèle. C'est une inflammation que l'on combat avantageusement par la saignée, par les sangsues, par les onctions mercurielles, par les topiques émollients tenus en permanence sur la plaie.

G. Le *Phlegmon, diffus* ou non, dépend presque toujours de quelque tentative malheureuse de réunion par première intention. Les bords trop rapprochés de la plaie, dont le fond se laisse écarter par l'accumulation de sang ou de liquide pathologique, en deviennent facilement la cause. Partant des couches profondes, des couches sous-mammaires, l'inflammation gagne au large, au-dessous de la mamelle qu'elle ne tarde pas à déborder en conservant le caractère diffus; la douleur est vive, sourde, pongitive alors; la peau est halitueuse, le pouls fort et fréquent, la soif intense et la langue sèche; tout un côté de la poitrine est endolori, chaud, rouge, gonflé.

Ici, il faut sans hésiter rouvrir largement la plaie, la remplir mollement de charpie, la recouvrir d'un large cataplasme à nu. C'est là que des sangsues, *loco dolenti*, ne doivent pas être ménagées; qu'à la moindre apparence de suppuration dans quelque point que ce soit, il convient de recourir aux incisions. Beaucoup de phlegmons diffus sont arrêtés de la sorte; mais il arrive cependant quelquefois que la phlegmasie prend d'abord une telle extension, que la thérapeutique la plus énergique échoue, et que la femme succombe sous l'influence d'une trop large infiltration de pus.

ARTICLE VI.

LES CAUSTIQUES.

L'opération proprement dite a causé de tout temps et cause encore généralement une telle frayeur, que les praticiens n'ont jamais abandonné l'idée de guérir sans elle les tumeurs du sein. Sous ce rapport, on s'est adressé à tous les genres de caustiques possibles. Pouvant désorganiser, détruire les tissus, les caustiques ont effectivement dû être souvent invoqués à cette occasion. Aussi la pratique en possède-t-elle un nombre infini. La question aujourd'hui est bien moins de savoir si les cancers du sein *peuvent* être guéris, que s'ils *doivent* être attaqués par les caustiques ; le premier fait n'est ni contestable ni contesté et ne l'a jamais été : on *peut* détruire un cancer à l'aide de substances chimiques ; c'est le second point qui est en litige.

§ Ier — Valeur des caustiques en général.

Deux raisons militent en faveur des caustiques aux yeux du public : 1° les malades en sont moins effrayées ; 2° on croit leur action moins douloureuse que celle de l'instrument tranchant.

Là-dessus, les femmes se trompent : aucun caustique ne peut désorganiser une tumeur du sein sans causer de vives douleurs, et des douleurs prolongées. Comme il est toujours possible actuellement d'éthériser les malades, les caustiques doivent perdre leur prestige sous ce rapport ; car la lenteur même de leur action les prive des bénéfices de l'éthérisation. Il faut ajouter que, devant se prolonger pendant des heures, pendant toute une journée, et se renouveler à chaque application du remède, la douleur occasionnée par eux est, dans quelques cas, si violente, que j'ai vu maintes femmes la trouver beaucoup plus insupportable que celle de l'opération qu'elles avaient subie auparavant avec tant de peur.

Sachant que les malades redoutent infiniment le bistouri, des médicastres et même des médecins, flattant leur faiblesse, exploitant leurs craintes, espèrent capter leur confiance en promettant de les guérir *sans opération.* Presque tous les remèdes, tous les spécifiques, tous les arcanes de ces *guérisseurs* sont de véritables caustiques. On me permettra d'ajouter que la vogue des caustiques dépend en outre un peu de ce que ceux qui les emploient sont généralement incapables de se servir de l'instrument tranchant. Un traitement qui n'exige point de connaissances anatomiques ou chirurgicales, qui ne réclame aucune habitude de médecine opératoire, doit aller mieux au commun des praticiens que des opérations qu'il n'est pas donné à tout le monde de savoir ou de pouvoir pratiquer.

A. *Avantages.* — Cela ne veut pas dire pourtant que personne parmi les chirurgiens n'ait attribué de bonne foi aux caustiques des avantages réels, et qu'on n'ait rien invoqué de scientifique en leur faveur.

Détruisant les tissus sans les diviser, transformant en eschares les parties qu'ils désorganisent, les caustiques n'ouvrent point de vaisseaux, ne font point naître d'hémorrhagie, n'exigent point de ligatures artérielles, de pansements, de bandages spéciaux; si la plaie qu'ils laissent ne se cicatrise pas à mesure que les eschares s'en détachent, elle se déterge, se mondifie du moins en général promptement après l'élimination des tissus mortifiés.

Les vaisseaux n'étant point divisés, on redoute également moins la phlébite, l'infection purulente, qu'après l'opération. On a dit aussi que les caustiques exposaient moins aux érysipèles, soit à cause de leur action propre, soit parce qu'ils dispensent de l'usage des bandelettes emplastiques; on est allé enfin jusqu'à soutenir qu'ils s'opposaient mieux à la récidive que l'instrument tranchant.

La plupart de ces avantages ne sont point démontrés; l'infection purulente, j'en ai eu la preuve, est possible avec l'emploi des caustiques, et les caustiques ne préservent point de l'érysipèle. L'exemple d'un de nos jeunes collègues, enlevé il y a quelques années à la science et à la pratique par une mort prématurée, en serait une preuve piquante si elle n'avait pas causé tant de deuil.

Dans un mémoire remarquable d'ailleurs, ce chirurgien avait longuement insisté sur l'innocuité des caustiques, et s'était efforcé de prouver en particulier que les caustiques appliqués au traitement des tumeurs, des varices, n'exposent point à l'érysipèle. Atteint d'une petite tumeur de nature douteuse au sein, il se soumet à la cautérisation; comme si la nature eût voulu le punir de sa prétention, le caustique fit promptement naître chez lui un érysipèle ambulant, bientôt suivi d'accidents graves!

Si d'autres faits étaient nécessaires pour ôter toute illusion à cet égard, j'en tirerais un certain nombre de ma propre pratique; mais à quoi bon? Est-ce que les cautères du bras, de la jambe, n'engendrent jamais l'érysipèle? N'ai-je pas vu, entre autres, à l'hôpital, la cautérisation d'un cancer de l'occiput faire naître un érysipèle du tronc, et la cautérisation d'un stéatome du cuir chevelu chez un homme, la cautérisation d'un ulcère syphilitique derrière l'oreille chez un autre, produire la même inflammation? Est-ce qu'il n'est pas de l'essence des brûlures de produire une sorte d'érysipèle autour d'elles?

L'infection purulente étant assez rare après l'extirpation du sein, je ne pourrais pas dire, d'après mes seules observations, si les caustiques y exposent encore moins ou la font plus souvent naître ; ce qu'il y a de sûr, c'est qu'ils n'en préservent pas absolument, car je possède au moins deux exemples de cette infection pendant la destruction d'une tumeur du sein par les caustiques.

De prime abord on ne comprend pas que la récidive puisse être moins à craindre après les caustiques qu'après l'extirpation. Nulle raison théorique ne peut être invoquée en leur faveur sous ce rapport, et rien dans la pratique, dans les écrits de ceux qui emploient de préférence le caustique, ne semble justifier, n'autorise à admettre jusqu'ici une semblable immunité.

J'ai souvent employé les caustiques, et il m'est venu plusieurs fois à la pensée, je l'avoue, qu'ils préservaient mieux les ganglions lymphatiques du cancer secondaire que l'extirpation. J'ai vu deux fois des ganglions volumineux et indurés de l'aisselle diminuer notablement, au lieu d'augmenter, pendant que j'attaquais un cancer du sein par les caustiques. Il en a été de même de certains ganglions sous-maxillaires, pendant que je traitais par le caustique des cancroïdes de la lèvre. Mais, comme des faits contraires se sont aussi montrés dans ma pratique, comme j'ai vu quelquefois la même chose après l'extirpation, il se peut qu'il n'y ait eu là que de simples coïncidences. La question mérite qu'on y revienne néanmoins, et qu'on la soumette à une expérimentation plus suivie.

B. *Inconvénients.* — Si les avantages attribués aux caustiques sont pour la plupart très contestables, il n'y a pas lieu, d'un autre côté, d'en contester les inconvénients. Chose étrange, la raison qui avait surtout fait rechercher les caustiques peut être maintenant retournée contre eux. Leur principal avantage, en effet, aux yeux des malades, avantage

sur lequel insistent avec une extrême complaisance les guérisseurs, consiste dans le peu de douleurs qu'ils déterminent comparativement à l'opération. D'abord le fait est faux : parmi
les caustiques assez actifs pour détruire un cancer, il n'en
est aucun qui puisse agir utilement sans occasionner infiniment plus de douleur que l'instrument tranchant. Mais, enfin,
c'était un fait admis dans le public, et l'on était toujours mal
venu à soutenir le contraire. Il n'en est plus de même aujour-
d'hui. Les malades savent actuellement, comme les médecins,
que l'éthérisation permet de pratiquer les plus graves opérations sans produire de douleur.

Pour enlever un sein cancéreux, il faut si peu de temps, que
l'éthérisation peut être prolongée sans danger jusqu'à la fin de
l'opération ; l'action des caustiques devant au contraire durer
des heures ou même des journées entières, il n'y a pas moyen
d'appliquer le chloroforme ; d'où il suit que les malades renon-
cent maintenant aux caustiques par crainte de la douleur,
comme elles les réclamaient jadis dans l'espoir de moins
souffrir !

Un chirurgien de bonne foi n'a jamais pu soutenir que les
caustiques valent mieux que l'instrument tranchant, quand il
s'agit de tumeurs non ulcérées, encore mobiles, cachées sous
les téguments. En pareil cas, leur action est toujours longue et
inégale ; on est obligé d'en faire une première application pour
détruire la peau, puis une ou plusieurs autres pour atteindre
et faire tomber la tumeur. Les eschares qu'ils produisent exigent de huit à vingt jours pour se détacher. S'il faut trois ou
quatre applications de l'escharotique, on voit où cela mène.
A la chute des dernières eschares tout n'est point encore fini ;
on a une plaie semblable à celle de l'opération, et cette plaie
dont il n'est pas possible de mettre les bords en contact, peut
n'être définitivement guérie qu'au bout d'un mois ou même
plus ; en sorte que les caustiques mettent souvent deux ou
trois mois à guérir une malade qui eût été complétement débarrassée de son cancer en quinze jours ou trois semaines.

Avec l'opération, on peut souvent ne sacrifier aucune portion des téguments, ou tout au moins en conserver une certaine étendue. Il en résulte que la plaie sera réunie par pre-

mière intention, ou qu'il deviendra facile d'en rapprocher notablement les bords par réunion secondaire.

Obligés au contraire de détruire les téguments jusqu'au delà de ses racines ou de sa circonférence, les caustiques ne peuvent atteindre la tumeur qu'après l'avoir en quelque sorte dépouillée; aussi occasionnent-ils d'énormes déperditions de substance, nécessairement suivies de larges cicatrices, surtout quand on les applique au squirrhe, au squirrhe rayonné ou rameux en particulier. Dans cette espèce de cancer, en effet, la tumeur envoie quelquefois ses rayons si loin, que, pour tout atteindre, les escharotiques seraient obligés de dénuder une grande partie de la poitrine, tandis que, par l'incision, la tumeur est facile à déraciner en conservant les portions de téguments restées saines.

Ainsi, avec les caustiques : douleurs prolongées, vives, répétées, contre lesquelles l'éthérisation est impuissante; durée du traitement deux ou trois fois plus considérable; destruction forcée de la peau jusqu'en dehors des limites de la tumeur; cicatrices nécessairement larges et plus ou moins difformes.

Par le bistouri, la douleur peut être évitée; la guérison est souvent prompte; les téguments peuvent être conservés s'ils ne sont point eux-mêmes dégénérés; cicatrices étroites, quelquefois linéaires, et en général peu difformes.

C. *Valeur réelle.* — Néanmoins les caustiques possèdent des avantages qu'il ne faut pas nier. Ne donnant point l'idée d'une opération, ils ébranlent moins l'esprit des malades; on les accepte avec plus de sang-froid, avec infiniment moins d'effort que l'action du couteau. Mortifiant les tissus de proche en proche, ils ne donnent lieu à aucun écoulement de sang, et ne remuent pas aussi profondément l'économie que l'opération proprement dite. Les femmes traitées de la sorte ne sont pas obligées de se tenir au lit, de se considérer comme malade. Les pansements exigent peu de soins et ne nécessitent pas absolument l'intervention du chirurgien. La plaie se déterge en général très vite, et, une fois détergée, elle marche rapidement vers la cicatrisation. Il y a pourtant lieu de supposer que sans mettre complétement à l'abri de l'érysipèle, de la phlébite ou de l'infection purulente, comme l'ont prétendu quelques chirurgiens, ils exposent un peu moins que l'opération à ces fâcheuses complications.

Rien donc ne peut être encore formellement décidé en pratique sur la valeur réelle des caustiques. Publiées, en général, par des hommes d'une insigne partialité, d'une ignorance ou d'une incapacité notoires, les observations qui exaltent les caustiques ne peuvent rien prouver, et la question est à refaire de tout point. Je les ai beaucoup étudiés depuis 1830; je n'ai pas craint, malgré l'espèce d'anathème général lancé contre eux jusqu'alors, de les soumettre à un grand nombre d'épreuves dans ma pratique de l'hôpital comme dans ma pratique privée, et je vois avec plaisir que M. Bonnet, à Lyon (1), et M. Maisonneuve, à Paris (2), en ont fait autant de leur côté.

Il résulte de mon expérience qu'ils ne doivent pas être rejetés d'une manière absolue comme moyen curatif. Voici les cas où ils sont préférables à l'instrument tranchant : 1° si le cancer est ulcéré, en plaques et plus large qu'épais; 2° lorsque, l'instrument tranchant lui-même ne saurait conserver la moindre partie des téguments envahis par la tumeur; 3° toutes les fois que le cancer est fongueux, exactement limité, et quand la malade redoute beaucoup plus l'action du bistouri; 4° des squirrhes ulcérés, anfractueux ou disséminés peuvent être atteints par les caustiques mieux que par l'opération; 5° il en serait de même d'ulcères cancéreux creusés au sommet de l'aisselle, sous la clavicule, au voisinage des os; hors de là, ces agents ne doivent être employés que sur les instances de la malade ou de sa famille.

Enfin il ne faut pas oublier qu'une foule de praticiens, qui n'oseraient pas ouvrir un bistouri, vantent les caustiques outre mesure parce que leur facilité d'application les met à la portée de tous et pour se donner le droit de les conseiller partout, dans un intérêt qui n'est ni celui des malades ni celui de la science.

§ II. — Caustiques en particulier.

Les substances caustiques dont on s'est servi sont d'ailleurs très nombreuses et très diverses. On doit d'abord mettre de côté

(1) Philipeaux, *De la cautérisation*, etc. 1856.
(2) *Leçons cliniques*, p. 54 à 67.

tous les caustiques de faible énergie. Ce n'est point avec le nitrate d'argent, le nitrate de mercure, l'ammoniaque, l'acide chlorhydrique, le précipité rouge, les sels de fer, en effet, que l'on attaquerait utilement un cancer. C'est aux acides concentrés, à la potasse, à l'arsenic, au chlorure de zinc, au chlorure d'antimoine, etc., que l'on a volontiers recours.

Ceux qui ont traité des caustiques au point de vue clinique, en parlent généralement comme si de tels agents ne différaient que par leurs degrés de puissance. Alors il serait presque indifférent de se servir de tel ou tel caustique plutôt que de tel autre. Cette manière de voir, je le soutiens depuis longtemps (1), est tout à fait contraire à la réalité. Chaque caustique exerce sur les tissus une action qui lui est propre; tous modifient, chacun à sa manière, l'organe qui en a été touché; chacun d'eux forme un agent spécial, et peut être étudié comme un remède particulier.

A. Ainsi, le *beurre d'antimoine*, qui est d'une énergie extrême, qui détruit profondément, rapidement les tissus, n'est que rarement employé, à cause de sa déliquescence rapide, et parce qu'il est, pour cette raison, difficile d'en diriger, d'en limiter l'action.

B. Le *caustique de Vienne*, qui résulte d'un mélange à parties à peu près égales de chaux et de potasse, qu'on délaye, avant de s'en servir, dans un peu d'alcool, a l'avantage de se maintenir facilement sur les parties où on l'applique, de pouvoir être contenu dans un cadre de diachylum ou même de charpie, de ne pas fuser beaucoup; mais il a l'inconvénient de ne pas pénétrer profondément, de provoquer rapidement une exsudation sanguine qui en atténue considérablement l'action en soulevant l'eschare à peine établie.

Le caustique de Vienne ne m'a ainsi paru préférable que pour escharifier la peau non ulcérée, pour préparer en quelque sorte la voie à l'un des autres caustiques dont je vais parler.

Cependant, si le cancer n'est pas épais, le caustique de Vienne en triomphe quelquefois, malgré l'ulcération ou l'état

(1) *Thèse de Paris*, mai 1823, n° 16.

fongueux de la tumeur. Je m'en suis servi avec quelque avantage pour cautériser certaines cavernes; j'en charge alors une boulette de charpie que je fixe au fond de l'anfractuosité, et qu'on peut y laisser sans inconvénient jusqu'au lendemain.

C. La *potasse caustique* elle-même n'est pas à dédaigner, soit qu'on en saisisse un fragment avec des pinces, comme M. Bourgeois (d'Étampes) paraît l'avoir fait souvent, soit qu'on en fabrique des crayons analogues à ceux de nitrate d'argent, crayons qu'on enveloppe de tubes ou de lames de plomb. Avec cette substance, il est possible de transformer rapidement les tissus en une sorte de savon, soit qu'on la tienne en place pendant quelques minutes, soit par des frottements doux et continus. Seulement, il est difficile d'agir ainsi sur une large surface, et il faut racler, enlever à mesure les tissus détruits pour réappliquer incessamment le crayon caustique jusqu'à effet complet. On a également ici, comme avec le caustique de Vienne, l'embarras de l'exsudation sanguine; de sorte que la potasse en crayon ou en fragments n'est vraiment préférable que pour les petits cancers, ou pour les cancers profondément excavés.

Un chirurgien de Chartres, M. Girouard (1), associe la pâte potassique à l'étranglement et même à l'excision. Deux tiges d'acier armées de vis près de leur extrémité embrassent et soulèvent la tumeur vers sa racine. On place le caustique au-devant, et un tour de vis est donné à la pince pour augmenter la pression après avoir *raclé* l'eschare. La même manœuvre est ensuite renouvelée avec le caustique et avec les pinces jusqu'à ce que la tumeur puisse être excisée au-devant de l'instrument sans causer de douleur ni d'hémorrhagie. Nul doute que des tumeurs du sein n'aient été enlevées et guéries de la sorte; mais outre que l'écrasement linéaire de M. Chassaignac en ferait autant, on retrouve là tous les inconvénients de la cautérisation en géné ral.

D. Le *caustique de Vienne solidifié*, connu sous le nom de *caustique Filhos*, et dont on forme aussi des crayons maintenus dans un tube de plomb, mérite les mêmes éloges et les

(1) Follin, *Archiv. gén. de méd.*, 1855, juin, p. 732.

mêmes reproches que la potasse proprement dite; tous les caustiques à base de potasse ont l'inconvénient commun d'amener facilement une exsudation sanguine en touchant les tissus vivants.

Il n'en est pas de même des acides nitrique et sulfurique.

E. L'acide *azotique monohydraté*, qui escharifie promptement, profondément, est naturellement d'un emploi difficile. Je m'en suis cependant servi quelquefois; j'en imbibe de la charpie que je fixe pendant quelques minutes à l'aide de pinces sur les parties à détruire. Un praticien de Paris, Rivaillé, en a même fait de cette façon une espèce de spécifique qu'il regarde comme bien supérieur à tous les autres caustiques, et dont M. Maisonneuve (1) se sert fréquemment. Il est vrai que réduit en une sorte de pâte au moyen de linge, d'étoupes, d'ouate ou de charpie, l'acide nitrique devient plus facile à porter partout, et que, son action étant pour ainsi dire instantanée, il y aurait peut-être lieu d'en faire usage plus souvent qu'autrefois.

F. *Caustique noir* ou *sulfurique*. — Un caustique que j'ai souvent employé, dont j'ai obtenu des résultats remarquables, est l'acide sulfurique. A l'état liquide, cet acide serait trop difficile à manier; j'en fais une sorte de pommade avec le safran ou la poudre de réglisse. On mêle dans un mortier de verre l'acide et la poudre par trituration, de manière à obtenir une pâte homogène, qui devient bientôt d'un beau noir d'anthracite.

Il importe que cette pâte ne soit pas diffluente, sans être non plus trop compacte, trop épaisse; il faut que ce soit une sorte de bouillie qui se tienne facilement liée. Ce caustique détruit tout ce qu'il rencontre, les téguments intacts comme les tumeurs ulcérées; on en dépose une couche d'une épaisseur variable suivant la profondeur des tissus à détruire, et qu'on laisse en place jusqu'à ce qu'elle soit desséchée et transformée en une eschare noire ou rousse très dure.

Il convient de laisser le tout à l'air pendant au moins quatre ou cinq heures, indéfiniment même, s'il est possible. On obtient

(1) *Op. cit.*, p. 65.

ainsi un affaissement incroyable de la tumeur, surtout quand elle est ulcérée; quand elle est fongueuse. J'ai vu des cancers, des encéphaloïdes, plus gros, plus épais que le poing, s'affaisser complétement dans l'espace de vingt-quatre heures et descendre au niveau des plans voisins. L'eschare ne tarde pas ensuite à se déprimer, à représenter une excavation noire et sèche, comme charbonnée, à la place de la tumeur.

Au lieu de le provoquer, ce caustique réprime plutôt l'écoulement du sang; la douleur qu'il cause est vive, prolongée, mais, en général, il ne fait naître ni inflammation, ni engorgement. Le lendemain, ou le surlendemain, l'eschare est parfaitement sèche; les téguments du voisinage, ni rouges ni gonflés, ne sont guère plus sensibles que sur le reste du corps; on dirait, en un mot, que la malade est guérie, et que l'eschare repose sur une cicatrice déjà faite.

Huit à douze jours après, cette eschare commence à s'isoler sans se ramollir notablement, par sa circonférence, de manière à se détacher en entier vers le quinzième ou le vingtième jour; assez souvent, la cicatrisation se fait en même temps, sans réaction sérieuse, et toute la plaie se trouve quelquefois guérie huit jours plus tard.

Aucun caustique ne m'a offert de tels avantages : action prompte, énergique, aussi profonde, aussi large qu'on le désire; facile à limiter, sans provoquer de suintement hématique; point de réaction inflammatoire, ni de rougeur, ni de douleur, ni de gonflement, sur place ni autour de l'eschare, à partir du lendemain. On est émerveillé en voyant une vaste surface fongueuse donnant chaque jour issue à une grande quantité de liquide ichoreux, se transformer en moins de vingt-quatre heures en une croûte noire et sèche qui ne laisse plus rien exsuder du tout.

Par malheur, le caustique sulfurique est souvent d'un emploi difficile; le safran en fait une pâte si légère, qu'il s'attache plus facilement aux instruments dont on se sert pour l'étaler, qu'aux tissus qu'il importe d'en recouvrir. J'espérais éviter cet inconvénient en substituant la poudre de lycopode, de charbon ou d'amiante au safran, dont le prix est d'ailleurs assez élevé; mais je n'ai point été satisfait de mes essais, qui semblent, toutefois, avoir mieux réussi à M. Maisonneuve. Avec la poudre de réglisse on obtient une meilleure pâte, une pâte plus analogue au cérat, plus facile à étendre et à fixer sur les points malades ; seulement il m'a semblé que le caustique ainsi préparé avait un peu moins d'énergie qu'avec le safran ; je n'ai point essayé le noir de fumée dont parle M. Philipeaux (1). D'un autre côté, comme rien ne résiste à l'action de ce caustique, on ne l'encadre pas facilement sur l'espace où on veut le circonscrire ; il brûle si promptement la charpie, le linge, les emplâtres, le diachylum, que les tissus voisins ne peuvent guère être protégés par ces diverses substances : il faudrait, pour en arrêter l'action, du verre, de la faïence ou de la porcelaine, ou, ce qui est plus commode, un rouleau de cire molle.

Ne s'attachant d'abord que très peu à la tumeur, il est presque impossible de le fixer aux organes dont la surface est déclive, ailleurs que sur les points qui peuvent le garder dans une situation horizontale. La nécessité de tenir la partie immobile et à l'air, fait que, chez les enfants et les personnes indociles, son emploi ne serait pas sans danger. Peut-être qu'à force d'essais, on se mettra à l'abri de ces divers inconvénients. Adoptant le caustique sulfurique comme le meilleur, M. Syme (2), qui l'associe à la sciure de bois, au lieu de safran, l'entoure, pour en préserver les tissus voisins, d'une couche de *gutta-percha* dissoute dans le chloroforme ; ce serait alors, sans contredit, un des caustiques les plus précieux de la matière médicale.

G. Le *chlorure de zinc* est un caustique qui a promptement acquis une certaine vogue. Vanté en Allemagne par Haenck (de Breslau), comme un excellent caustique dans le traitement des cancers, le chlorure de zinc était inconnu en France sous ce rapport, lorsque M. Canquoin annonça au *public* qu'il guérissait les tumeurs du sein *sans opération*, au moyen d'un emplâtre nouveau.

Cet emplâtre, dont l'auteur faisait un secret, fut examiné par les chimistes. M. Trousseau put bientôt en donner la composi-

____

(1) *De la cautérisation*, etc., p. 100.
(2) *Édinb. Med. Journ.*, novembre 1857.

tion : on sut alors que le caustique de M. Canquoin était formé de chlorure de zinc et de farine, dans des proportions déterminées. 50 parties de chlorure et 100 parties de farine avec un peu d'eau et de mucilage, par exemple, permettent de composer une pâte homogène, bien liée, extensible, d'un gris brunâtre ou roussâtre, qui a quelque chose de la souplesse, de l'élasticité, de la coloration même des feuilles de caoutchouc, quand elle est bien faite.

Ce caustique est un des plus énergiques; on peut, à son aide, escharifier les tissus à une profondeur considérable, et en mesurer aisément l'action : avec une lame caustique de 2 millimètres d'épaisseur, on aura une eschare de près de 4 millimètres; pour une eschare de deux centimètres, il faut une feuille épaisse de 5 à 6 millimètres, et ainsi de suite, selon que l'on veut agir profondément ou superficiellement. C'est d'ailleurs un caustique facile à manier, dont l'action se limite exactement aux tissus qu'il touche; qui agit, pour ainsi dire, à la façon d'un emporte-pièce; qui se place et se fixe sur les tumeurs, sur les tissus, tout aussi facilement qu'une plaque de sparadrap; qui n'a aucune tendance à fuser; qui n'est guère plus diffluent que les emplâtres les plus compactes; qui, pour ces motifs, peut être porté partout, dans les cavités profondes, sur les plans anfractueux comme sur les saillies et sur les tumeurs extérieures.

N'exerçant aucune action sur la peau saine, sur la peau non dénudée, sur les membranes muqueuses recouvertes de leur épithélium, il peut être étendu, coupé, morcelé, moulé de toutes les façons avec les mains, entre les doigts; on peut ainsi le tailler, lui donner toutes les formes désirables avec des ciseaux comme on le ferait d'un morceau de linge, de cuir ou de sparadrap.

Son élasticité, sa souplesse, son inaltérabilité à l'air, permettent de l'avoir dans sa poche ou dans son portefeuille comme une lame de taffetas ou de diachylon. Ainsi que les caustiques sus-indiqués, la pâte de zinc offre un autre avantage précieux : son action s'éteint complétement dans les tissus; il ne s'en fait aucune absorption; elle n'expose par conséquent en aucune manière à l'intoxication générale; ces avantages expliquent en grande partie la vogue dont elle jouit encore maintenant.

Son emploi présente néanmoins quelques difficultés, quelques inconvénients. Ainsi, sans action sur l'épiderme, le chlorure de zinc exige que la peau sur laquelle on veut l'appliquer soit préalablement dénudée; autrement il resterait comme une feuille inerte, sans rien produire; placé sur des champignons, des bosselures fongueuses, il glisse et ne s'y fixe que difficilement; le suintement que son contact provoque peut en gêner considérablement l'action.

C'est sans contredit l'un des caustiques qui causent le plus de souffrances; les douleurs qu'il fait naître persistent souvent au delà de vingt-quatre ou de trente-six heures. Solidement invisquée dans la pâte, la substance caustique ne pénètre qu'avec lenteur. De là évidemment une prolongation proportionnelle de la douleur. La plupart des malades que j'y ai soumis l'ont exprimée avec tant de vivacité, que quelques-uns d'entre eux se seraient résignés sans hésiter à l'emploi du bistouri plutôt que de recommencer.

Il ne m'en paraît pas moins digne d'être préféré, lorsqu'il s'agit de cerner la racine d'une tumeur un peu épaisse, solide ou large, et aussi quand on veut détruire un squirrhe d'une certaine étendue.

Après avoir enlevé l'épiderme au moyen d'un vésicatoire, ou détruit une couche mince des téguments par l'application du caustique de Vienne, on taille avec des ciseaux une feuille de pâte de zinc, de la largeur des tissus qu'on veut détruire, en ayant soin de lui donner une forme et une épaisseur en rapport avec l'effet qu'on désire en obtenir.

Appliquée absolument comme un emplâtre simple, puis recouverte de charpie ou de compresses, cette feuille, est maintenue au moyen d'un bandage convenable. Bientôt une douleur d'abord sourde, puis plus vive, puis profonde et comme térébrante, se développe pour ne s'éteindre qu'au bout d'un jour ou deux, à moins que le reste de la pâte caustique ne soit retiré plus tôt.

Il est utile de n'enlever le bandage qu'au bout de vingt-quatre heures; la pâte alors se trouve réduite en une sorte de pulpe grise qui rappelle un peu le cataplasme de mie de pain ; on nettoie la région malade de toutes les matières qui en exsudent ou qui ne lui adhèrent pas, après quoi on la recouvre d'un pansement simple.

Le contour de la partie cautérisée se gonfle, devient douloureux, le siége enfin d'une réaction locale assez vive ; après quelques jours ce travail périphérique s'amoindrit en se resserrant de plus en plus ; l'eschare ne commence guère qu'au bout de huit à dix jours à se détacher, et sa chute définitive n'arrive souvent qu'au quinzième ou au vingtième jour.

Si toute la tumeur a été atteinte, la plaie se nettoie, se déterge et se cicatrise ensuite avec rapidité ; s'il reste quelques pelotons ou quelques plaques de tissu de nature douteuse, on les attaque à leur tour séparément à l'aide de fragments nouveaux de la pâte de zinc, et en s'y prenant de la même façon que précédemment.

M. Syme (1) parle d'un charlatan qui, faisant des essais à l'hôpital Middlesex, détruit d'abord la peau avec l'acide nitrique, et incise ensuite la tumeur sur plusieurs points pour introduire des fragments de pâte de zinc dans chaque plaie.

Depuis plusieurs années M. Maisonneuve emploie avec avantage ce qu'il appelle la cautérisation en flèches de préférence à la cautérisation par couches. Le caustique dont il se sert n'est autre que le caustique de Canquoin disposé en cônes aigus et parfaitement desséchés ; on le prépare en en formant une galette de 7 à 8 millimètres d'épaisseur, qu'on divise ensuite en rayons de 1 centimètre de base. Pour opérer, le chirurgien enfonce soit à la base ou à la racine, soit à la circonférence de la tumeur qu'on veut détruire, une série de ces flèches dirigées de manière qu'à leur point d'introduction elles soient écartées l'une de l'autre de 1 centimètre et demi environ, et que leur sommet converge vers un même centre.

Comme la peau est trop résistante pour se laisser pénétrer directement par ces flèches, M. Maisonneuve fait une piqûre avec la pointe du bistouri au niveau de chacun des points où il se propose d'enfoncer le caustique.

La douleur de ce mode de cautérisation est assez vive ; elle

(1) *Édinb. Med. Journ.*, novembre 1857.

dure souvent plus de vingt-quatre heures ; la tumeur, cernée par les flèches, se mortifie promptement ; l'eschare qui en résulte, de couleur grisâtre, n'exhale aucune odeur, ne se putréfie pas, et se détache parfois en un seul bloc vers le neuvième ou dixième jour sans hémorrhagie, laissant après sa chute une plaie vermeille.

Au lieu de 1 partie de chlorure contre 2 parties de farine, on pourrait mettre le caustique par parties égales ou par quart seulement, si on voulait le rendre ou plus énergique, ou plus doux. Il importe de ne pas oublier non plus que, pour avoir une pâte de zinc parfaitement convenable et malléable, il est besoin d'une manutention, d'un tour de main que tous les pharmaciens ne possèdent pas au même degré. La plus parfaite que j'aie pu obtenir m'a été donnée par M. Bouchardat, alors que ce professeur était pharmacien en chef de l'Hôtel-Dieu.

Le caustique Landolfi, mélange informe des chlorures de zinc, d'antimoine, d'or et de brome, n'a eu qu'un moment de vogue, soit en Allemagne, soit à Paris. L'appui naïf qui lui avait été donné de tous côtés par de hauts personnages n'a point empêché la vérité de se faire jour, et l'excellent rapport de M. Moissenet (1) sur l'emploi de ce caustique montre sans réplique que la méthode du médecin napolitain est tout aussi incapable que les autres de guérir radicalement le cancer.

Les cautiques alcalins et les chlorures associés à la gutta-percha par MM. Salmon et Maunoury ont été rendus ainsi plus maniables ; on en fait de la sorte des cylindres, de petits bâtons souples, faciles à introduire au fond des cavités et des tissus malades, mais dont l'action faible et la forme ne sont guère applicables aux cancers de la mamelle.

Au lieu de chlorure, c'est le sulfate de zinc que M. Simpson (2) emploie après en avoir fait une pâte, une pommade ou simplement une poudre, et auquel il reconnaît de nombreux avantages.

H. *Arsenic.* — Un des caustiques les plus anciens vantés contre le cancer, c'est l'arsenic. Fusch, dont parle Houpeville,

(1) *Sur la méthode Landolfi*, etc., 1855.
(2) *Revue méd.*, novembre 1857, p. 552.

employait déjà l'acide arsénieux en 1594, sous forme de poudre, dans laquelle entraient de la suie et de la racine de grande serpentaire. Fernel parle d'un mélange d'arsenic blanc et de sublimé corrosif qui servait aussi à détruire les cancers. Une foule de formules ayant l'arsenic pour base existent aujourd'hui dans la science à titre de caustiques anticancéreux. Les plus célèbres ou les plus connues sont celles de Rousselot, du frère Côme, de Dubois, auxquelles il faut ajouter l'onguent d'Helle-mund, la poudre italienne et la poudre de Dupuytren.

Dupuytren se servait de 4 parties d'arsenic blanc mêlé avec 95 parties de calomel; mais les praticiens n'ont point conservé ce caustique, dont l'énergie n'était pas suffisante, et qui n'en causait pas moins de très vives douleurs. L'onguent d'Helle-mund comprend 89 centièmes de poudre de Rousselot, qu'on incorpore avec un peu d'acétate de plomb, de laudanum, d'ex-trait de ciguë et de baume du Pérou dans 32 grammes de cérat simple. Avec cet onguent on cause moins de douleurs, mais on obtient aussi beaucoup moins d'effet qu'avec les autres caustiques arsenicaux.

La poudre italienne, composée par parties égales d'acide arsénieux, de bol d'Arménie et de chaux délitée, est un caus-tique très énergique, qui cause de violentes souffrances et une tuméfaction considérable des tissus voisins. Dans la poudre de Rousselot, il y a 8 parties d'arsenic, 64 de cinabre et 64 de sang-dragon.

Celle du frère Côme contient 64 parties de cinabre, 16 de sang-dragon, 8 d'arsenic et 16 de poudre de savate brûlée. Celle d'A. Dubois enfin est un mélange de 4 parties d'arsenic blanc, de 64 parties de cinabre et de 34 de sang-dragon.

On fait de ces poudres, de celle de Dubois en particulier, une pâte en les imbibant de salive, et en les triturant avec une spatule. Le caustique est alors étendu comme du cérat un peu épais sur la tumeur que l'on veut détruire; puis on recouvre toute la pâte caustique d'une feuille un peu épaisse de toile d'araignée. On a bientôt, en procédant de la sorte, une eschare d'une profondeur généralement assez considérable et toujours en rapport avec l'épaisseur de la couche de pâte employée.

Aucun caustique ne provoque plus de réaction locale que les caustiques arsenicaux ; tout le contour de la partie atteinte se gonfle, se tuméfie, s'enflamme comme si elle était prise d'une sorte de phlegmon. Les douleurs qu'ils causent sont d'ailleurs très vives ; il en résulte même en général une fièvre assez intense, de la céphalalgie et souvent des nausées. Du reste, une fois ce premier orage passé, c'est-à-dire au bout de quatre ou cinq jours, l'eschare, d'abord assez humide, se dessèche, se rétracte. Quand le moment de l'élimination arrive, il n'est point rare de voir la plaie se cicatriser à mesure, de sorte que la guérison est quelquefois terminée au moment où l'eschare tombe tout à fait.

De tous les caustiques, le caustique arsenical est sans contredit le plus dangereux. Il est parfaitement établi aujourd'hui, et on l'a d'ailleurs remarqué de tout temps, qu'une partie de l'arsenic ainsi employé pénètre dans le sang et peut empoisonner les malades. Des observations authentiques démontrent que la mort est arrivée plusieurs fois de la sorte. Toutefois, comme il n'y a, en général du moins, qu'une faible proportion d'arsenic absorbée, et comme ce caustique est d'ailleurs excellent, il n'a jamais cessé d'être employé par quelques personnes ; c'est même lui qui fait le fond de presque tous les arcanes anticancéreux que prônent les charlatans.

Un chirurgien distingué des hôpitaux de Paris, M. Manec, a essayé de le remettre en vogue. Les expériences, les observations déjà nombreuses de ce praticien l'ont porté à admettre deux faits d'une grande valeur : 1° Qu'il est en quelque sorte possible de déterminer à l'avance quelle sera la quantité d'arsenic absorbé, d'après la masse de pâte arsenicale employée ; 2° que le caustique arsenical, tel qu'il l'emploie, et qui n'est que la poudre du frère Côme un peu modifiée, a pour les tissus anormaux une sorte d'affinité, une prédilection telle, qu'il va les chercher au milieu des tissus sains, pour les empoisonner et les mortifier.

« Conseillée pour les cancers superficiels, la pâte arsenicale peut aussi, dit M. Manec, être employée avec succès alors qu'ils ont une épaisseur considérable. Son action n'est pas seulement escharotique, comme on le croyait ; au delà de l'eschare, elle frappe de mort les tissus morbides dans une étendue qui peut aller jusqu'à quatre ou cinq centimètres et quelquefois davantage; ceux-ci conservent dans ce qui n'est pas escharifié leur texture propre, et sont séparés des parties saines par une suppuration éliminatrice qui s'établit successivement à leur périphérie.

» Chose remarquable, ce puissant remède qui frappe de mort des corps pathologiques épais et d'une texture serrée, appliqué à doses égales, sur des ulcères rongeants superficiels, ne détruit que le tissu morbide, quelque mince qu'il soit, et respecte toujours les parties saines.

» On évitera sûrement les accidents qui pourraient résulter de l'absorption d'une trop grande quantité d'arsenic, en circonscrivant avec soin la pâte arsenicale sur une surface qui ne doit jamais dépasser celle d'une pièce de 2 fr., quelle que soit d'ailleurs l'étendue du mal.

» La quantité d'arsenic absorbé, alors, ne trouble que légèrement les fonctions vitales.

» C'est en analysant les urines jour par jour que je suis arrivé à connaître l'époque à laquelle on pouvait sans danger faire une nouvelle application caustique.

» Lorsque l'absorption a été rapide, l'élimination par les urines cesse du quatrième au sixième jour : elle se prolonge jusqu'au septième et huitième jour, si l'absorption a été lente, comme cela arrive lorsqu'on a eu affaire à des tissus durs, squirrheux.

» Ainsi, huit à dix jours au plus après une première application, l'excès d'arsenic absorbé est éliminé : les urines n'en contiennent plus; on peut donc sans crainte procéder à une nouvelle application qui, faite dans les limites indiquées, ne saurait, pas plus que la première, donner lieu à des accidents toxiques. »

Le bon esprit de M. Manec m'a porté à essayer son caustique sur quelques malades; mais jusqu'ici il ne m'a pas paru agir autrement que le caustique de Rousselot, que la pâte employée sous mes yeux autrefois par A. Dubois, et que j'ai si souvent mise en usage moi-même.

M. Manec ne contestant pas qu'une partie de l'arsenic soit absorbée, les praticiens auront toujours quelque peine à ne pas craindre, en usant de ce caustique, d'empoisonner leur malade. Tant qu'à essayer une substance escharotique, je trouve plus naturel de recourir au caustique nitrique, à la pâte sulfurique, ou au caustique de zinc, qui n'ont pas cet inconvénient, qui possèdent une énergie égale, qui ne causent pas plus de douleur, dont l'action paraît aussi facile à limiter, qui ont enfin les avantages du caustique arsenical sans en avoir les dangers.

Si l'auteur n'a point vu d'accidents résulter de l'emploi de son caustique, M. Maisonneuve (1), qui l'a essayé, a été moins heureux, quoiqu'il se soit conformé de tous points aux préceptes établis par M. Manec. Ce praticien a en outre observé, comme moi, qu'une inflammation très douloureuse s'établit bien vite autour de l'eschare et quelquefois à une assez grande distance de la partie cautérisée.

Deux propriétés le rendraient préférable à tout autre, néanmoins, si elles étaient bien constatées. S'il était démontré, en effet, que l'arsenic concentre son action sur les tissus morbides seuls, il deviendrait le plus précieux de tous les caustiques. Si, passé dans le torrent circulatoire, il conservait cette action élective, n'offrirait-il pas la chance d'atteindre les dernières molécules du mal, de mettre à l'abri des récidives en modifiant l'économie tout entière?

I. *Chlorure d'or.* — On a aussi parlé du chlorure d'or dissous dans l'eau régale; mais Récamier, qui a d'abord employé ce remède, ne paraît pas s'y être arrêté, et personne, que je sache, ne l'emploie aujourd'hui. C'est d'ailleurs un caustique, qui ne présente aucun avantage sur les autres.

Des escharotiques tirés du règne végétal, tels que certaines renoncules, quelques euphorbiacées, le bulbe du colchique, etc., ont ainsi été mis à l'épreuve. Dans un travail présenté à l'Académie de médecine en 1852, un praticien des départements vante de nouveau une pommade composée de bulbes de colchique, d'axonge et de sulfate de zinc dans certaines proportions; mais ce sont des remèdes dont je me suis servi sans aucun suc-

____

(1) *Leçons cliniques*, p. 60.

cès, et qui, selon toute apparence, ne méritent point d'être sub-stitués aux autres caustiques précédemment indiqués.

La *galvanocaustie*, ou la cautérisation électrique, dont M. Mi-deldorf fait un si large et si fréquent usage, et qu'il a si merveil-leusement régularisée, perfectionnée, est applicable sans doute aux cancers du sein comme le fer rouge ordinaire, mais elle n'a point ici d'avantages spéciaux.

J. En *résumé*, pour détruire une tumeur peu épaisse, et qui n'est point ulcérée, le caustique de Vienne est le meilleur. On l'encadre dans une lunette de diachylum, et on le laisse en place pendant dix minutes. Si la tumeur est plus épaisse, ou large et bosselée, la préférence doit être donnée à la pâte de zinc, que la peau soit ulcérée ou non.

Pour les tumeurs fongueuses, épaisses ou larges, la pâte sul-furique l'emporte de beaucoup sur les autres, surtout quand il est possible de mettre la région à cautériser dans une position horizontale, c'est-à-dire sur les différentes régions des mem-bres et du tronc; mais elle est d'un emploi difficile, dans le creux de l'aisselle, autour des mâchoires, autour des yeux, et dans la bouche.

La potasse pure, le caustique de Vienne solidifié, convien-nent aux cancers anfractueux ou profonds toutes les fois qu'il importe d'agir vite et sur un point déterminé. Je ne vois au-cune raison, jusqu'à plus ample informé, de mettre en usage les caustiques arsenicaux à l'exclusion des précédents.

K. *Action spécifique de certains caustiques.* — Comme il n'est pas absolument impossible que les caustiques déterminent autour d'eux une modification importante, comme les tissus restés sains réagissent bientôt de manière à refouler au dehors ce qui les excite, comme il n'est pas impossible non plus que quelques-uns d'entre eux s'opposent un peu mieux que le bistouri à l'extension du principe cancéreux, comme enfin ils exposent moins d'abord la vie des malades que l'opération proprement dite, je suis loin, comme on voit, d'en rejeter abso-lument, définitivement l'emploi.

Ils sont d'ailleurs préférables à l'instrument tranchant pour détruire des végétations nouvelles, des plaques ou bou-tons de nature douteuse, dans les plaies ou autour des plaies

qui résultent de l'ablation des cancers. On est heureux de les
trouver, en outre, à titre de palliatifs, pour détruire les champignons, les exubérances fongueuses qui végètent si souvent à
la surface des cancers inopérables. Si, à ces indications, on
ajoute les cancers plats et ulcérés, et les cas où les femmes ne
veulent, à aucun prix, entendre parler de l'opération, on aura
encore une série assez nombreuse de cancers qui réclament
ou permettent l'emploi des caustiques. C'en est assez, il me
semble, pour que les praticiens raisonnables étudient avec soin
l'action de ces agents, et pour justifier les quelques pages que
je viens de consacrer à leur étude.

ARTICLE VII.

POURRITURE D'HÔPITAL. — CONGÉLATION.

On trouve dans la science l'indication de deux cas de *cancer
du sein* auxquels on avait appliqué, comme agent destructeur,
la pourriture d'hôpital. Le premier est consigné en note dans
la dissertation de Dussaussoy (1). Il s'agit d'un *homme* qui
portait une tumeur carcinomateuse ulcérée à la mamelle droite.
Le malade refuse le bistouri. Dussaussoy essaye une première
fois de *faire tomber* cette tumeur en y appliquant plusieurs
jours de suite des brins de charpie imprégnés de pourriture
d'hôpital; au bout de trois semaines, nouvel essai; la pourriture
d'hôpital parut trois jours après. « *Elle disséqua, suivant mes
désirs, toute la tumeur, qui tomba au dix-neuvième jour.* »
L'ulcère devint vermeil; mais un mois après, une nouvelle
végétation cancéreuse survint.

Le deuxième fait est rappelé, je crois, dans la *Nouvelle doctrine
chirurgicale* de Léveillé. L'auteur est Rigal (de Gaillac), le père
du chirurgien actuel. Femme de trente-sept ans; énorme tumeur du sein; inoculation de la pourriture; chute de la tumeur; guérison de 1791 à 1810.

Personne, que je sache, n'a renouvelé ces tentatives, et j'aime
à croire que personne ne les renouvellera sérieusement.

Peut-être y aura-t-il quelque parti à tirer de la congélation?

(1) *Dissertation et observation sur la gangrène des hôpitaux*, Genève, 1787.

La réfrigération, dont la médecine pratique fait depuis long-temps un fréquent usage, a été présentée récemment sous une forme nouvelle par M. Arnott (de Brighton). Ce médecin qui, à l'aide d'un mélange de glace pilée et de sel marin, obtient une congélation prompte et passagère, m'a dit avoir traité ainsi un grand nombre d'inflammations ; il soutient que, tenu pendant quelques minutes sur l'organe malade, son mélange frigori-fique éteint rapidement l'érysipèle, entre autres, et le phlegmon diffus.

A l'aide de ce moyen, on peut en outre produire une véri-table anesthésie locale. Je m'en suis servi pour l'arrachement de l'ongle incarné, pour la cautérisation transcurrente, pour les incisions qui ne comprennent que les téguments, pour la ponc-tion ou l'excision de certains kystes.

Je ne veux pas m'occuper ici des cas variés où j'ai cru devoir l'essayer, des expériences diverses que j'ai faites, ni de celles qui ont été tentées d'après mes indications par MM. Foucher et Béraud pour connaître la valeur de la congélation ou en étendre les applications, ni des résultats généraux qu'elle m'a fournis ; mais j'ai pensé qu'on pourrait la mettre en usage avec quelques avantages à titre de palliatif, au moins, dans certains cas de cancer.

Puisque le mélange de glace et de sel refroidit les parties au point d'y éteindre rapidement, complétement, la sensibilité et toute circulation, pourquoi ne pas en user dans le but de mor-tifier réellement certaines tumeurs ? Quand, après avoir congelé les tissus pendant deux ou trois minutes on en retire le corps refrigérant, la vie ne tarde pas à s'y rétablir ; mais si le mélange était maintenu en place pendant un quart d'heure, la mortifi-cation serait probablement définitive.

Tout porte à croire que des plaques, des tumeurs cancé-reuses ulcérées, des végétations, des fongosités encéphaloïdes, pourraient à la rigueur être ainsi détruites. A ce point de vue, la glace et le sel auraient sur les caustiques un avantage évi-dent: leur action étant subite ou instantanée, *guérir le cancer sans opération, sur-le-champ, et sans faire souffrir*, cesserait d'être une annonce de charlatan. Quoique je n'en aie fait usage contre les cancers du sein qu'un petit nombre de fois, les effets que j'en ai obtenus me portent néanmoins à penser qu'il n'y a pas lieu de rejeter, sans l'avoir examiné, l'emploi de ce moyen comme succédané des caustiques chez un certain nombre de malades.

4 parties de glace bien pilées et 1 ou 2 parties de sel gris forment un bon mélange. On met le tout dans un sac de mousseline fine ou de gaze; puis on couvre la partie à congeler de ce sac qu'on place et déplace continuellement pour activer l'action du mélange réfrigérant. Au sein, l'opération exige d'autres précautions. Il faut encadrer exactement la tumeur à l'aide de rouleaux solides de linge ou de charpie, puis absorber soigneusement, tout autour, le liquide glacé à mesure qu'il s'écoule, afin de sauvegarder les régions voisines. Les parties ne tardent pas à se congeler, et les malades se plaignent bientôt d'une sensation de froid qui fait promptement place à une insensibilité absolue.

Les organes blanchissent, prennent une teinte mate, se durcissent, et pour peu que la congélation soit continuée au delà d'un quart d'heure, elle transforme les tissus en une véritable eschare qu'une réaction inflammatoire élimine plus tard. On peut craindre, en outre, qu'il ne soit pas aussi facile de limiter, de diriger ou de maîtriser la congélation que les caustiques, à cause de la diffusion inévitable du mélange réfrigérant; mais on parviendrait sans aucun doute à en régulariser l'application, si son efficacité était une fois bien établie. Comme elle supprime, pour le moment au moins, tout écoulement de sang, le suintement de toute espèce de fluides, c'est un remède qu'on peut appliquer, que j'ai plusieurs fois appliqué avec avantage sur des cancers ulcérés, sur des encéphaloïdes fongueux. Pour ne point sortir des limites de la stricte observation, je dois convenir cependant que la congélation, à titre de succédané des caustiques, est un moyen encore à l'étude bien plus qu'un moyen positivement éprouvé.

ARTICLE VIII.

RÉCIDIVES.

Que tous les accidents aient été conjurés, ou qu'il ne s'en soit présenté aucun, que la plaie elle-même soit entièrement cicatrisée, et la pauvre femme n'est point encore en droit de se croire tout à fait guérie : il lui reste toujours la triste perspective des récidives après l'ablation d'un véritable cancer.

§ Ier. — Moyens préventifs.

Les praticiens des siècles passés et bon nombre de médecins ou de chirurgiens de nos jours, Estor (1) entre autres, pensent qu'il est possible, à l'aide de certaines précautions ou de certains traitements, d'empêcher la répullulation du cancer. Les uns croient atteindre le but à l'aide des médicaments vantés comme curatifs de la maladie. Une fois établi, le cancer résiste, disent-ils, mais employés avant la naissance du mal, de tels remèdes en préviennent les manifestations nouvelles. C'est ainsi que M. Jacquot (2) croit prévenir et guérir le cancer au moyen de l'alun. D'autres soumettent la femme aux médications dépuratives. Toutes les tisanes altérantes ont eu leur vogue sous ce rapport. Les décoctions de douce-amère, de bardane, de patience et de salsepareille, sont journellement prescrites dans ce but. Les purgatifs répétés, les jus d'herbe ont eu de tout temps de nombreux partisans.

A. *Exutoires*. — Une opinion très générale est que, après la guérison d'un cancer, la malade a besoin d'un exutoire. Aussi la plupart des opérées sont-elles les premières à demander qu'on leur établisse soit un vésicatoire, soit un cautère au bras.

Il est malheureusement vrai que rien ne peut empêcher la réapparition du cancer, et qu'à ce sujet l'hydrotérapie vantée en dernier lieu par M. Bonnet (de Lyon) (3) sera tout aussi impuissante que le reste. J'ai vu ces ressources à l'œuvre chez une infinité de femmes qui n'ont point échappé à la récidive, tandis que plusieurs des malades restées guéries sous mes yeux n'en avaient point fait usage. Il y a là une illusion dont il est prudent peut-être de ne pas priver les gens du monde, mais que les médecins ne doivent point conserver.

Nous ne savons rien, absolument rien, dans l'état actuel de

(1) *Analyse clinique*, etc., t. II, p. 1009.

(2) *Traitement du cancer par l'alun*, etc., Acad. des sc., 1858,

(3) *Revue de thérapeut. méd. chir.*, 1858, p. 239.

la thérapeutique, qui soit de nature à prévenir la récidive des cancers ; c'est après avoir tout essayé, fréquemment tenté inutilement les diverses panacées, les diverses médications proposées aux diverses époques de la science, que j'en suis venu à me faire un devoir d'ôter aux chirurgiens le reste de foi qu'ils pourraient avoir conservé sous ce rapport.

B. Les seules précautions qui m'aient paru d'une certaine utilité sont les suivantes : Je fais appliquer de six à dix sangsues entre l'aisselle et la cicatrice tous les quinze jours d'abord, tous les mois un peu plus tard. Je donne en même temps un purgatif tous les huit jours, et deux ou trois tasses d'une tisane altérante par jour ; la malade prend un bain mucilagineux ou émollient une ou deux fois par semaine. Il m'a semblé que, chez quelques femmes ainsi traitées, la récidive ne se faisait pas ou se faisait moins vite ; mais ce n'est là, je le crains bien, qu'un soupçon fondé sur de simples coïncidences.

C. *Syphilisation.* — Que dirai-je d'une proposition qui vient de surgir, à savoir que, pour prévenir, et même, pour guérir le cancer, il suffit de *syphiliser* la malade, de soumettre les sujets cancéreux à une infection syphilique artificielle ? Cette proposition, sérieusement émise dans quelques journaux de médecine, et qu'on n'a pas craint de discuter au sein d'une Académie, a un tel caractère d'étrangeté que j'ose à peine en dire quelques mots.

Le cancer a des caractères si tranchés, soit dans son origine, soit dans son évolution, soit dans sa composition matérielle, qu'il est difficile d'en révoquer en doute la nature spéciale. Dès lors, il y a lieu de supposer, je ne le nie pas, qu'un principe contraire existe dans la nature, et que peut-être on en rencontrera un jour le préservatif comme on a fini par trouver l'antidote de la variole ; aussi suis-je moins disposé que personne à repousser sans examen les efforts dirigés dans ce but ; mais il ne suffit pas que l'idée en elle-même puisse être acceptée, pour en autoriser sans discernement toutes les applications. Or qu'y a-t-il de plausible dans la pensée d'infecter de syphilis les malades atteints ou menacés de cancer ? Sur quoi se fonde-t-on pour soutenir qu'il y a antagonisme entre la syphilis et le cancer ? N'est-il pas démontré par des faits, par des observations sans nombre, que le cancer atteint aussi bien les individus qui ont eu la syphilis une ou plusieurs fois, que ceux qui sont restés étrangers à cette maladie? Qui ne sait que les personnes atteintes de tumeurs cancéreuses gagnent la syphilis comme les autres quand elles s'y exposent? De quelle expérience a-t-on réellement besoin, en présence de ces résultats tant de fois mis hors de doute par l'observation ?

Un homme qui a été atteint de la syphilis n'est pas plus à l'abri qu'un autre de la maladie cancéreuse.

Le malade atteint actuellement de cancer s'infectera aussi facilement que qui que ce soit de la vérole.

La syphilis et le cancer établis chez le même individu semblent s'animer, s'exaspérer plutôt que s'annihiler réciproquement.

Voilà trois propositions dont j'ai constaté la justesse un nombre infini de fois.

S'il ne s'agissait que d'une vaccination aussi complétement inoffensive que celle qui se pratique à l'aide du cowpox, je ne verrais aucun inconvénient à laisser passer cette fantaisie d'expérimentation sans la combattre; mais comme la syphilis peut avoir par elle-même des suites graves, il n'est pas permis, il me semble, de la donner de gaieté de cœur à de pauvres malades qui ne peuvent vraiment en retirer aucun bien. Je me demande encore si un homme raisonnable aurait le courage, au milieu d'une famille quelconque, de donner à une femme respectée une véritable maladie vénérienne dans le but, insaisissable d'ailleurs, de mettre cette femme à l'abri du cancer pour le reste de sa vie.

Ainsi que l'a fait remarquer un praticien distingué de la Belgique, M. Fallot, tout au plus pourrait-on tolérer une pareille vaccination autour d'une tumeur déjà existante, dans une intention curative.

La syphilisation, dans le but de guérir ou de prévenir le cancer, est donc une de ces mille chimères qui passent, de temps à autre, comme une vapeur par la tête de certains hommes.

Quoique je désire plus que je ne l'espère voir un jour la pratique en possession d'un spécifique du cancer, je n'en suis pas moins attristé en voyant des médecins, ordinairement jeunes et pleins d'activité, gaspiller ainsi un temps, des efforts et un talent dont la société ne manquerait pas de profiter, s'ils employaient mieux les ressources dont la nature les a doués.

D. En définitive, la science n'a rien encore qui puisse servir de préservatif au cancer, qui mette en garde contre la répullulation de ce terrible mal.

Quand elle survient, la récidive est loin de se montrer à époque fixe. Tantôt la plaie est à peine cicatrisée au quart, à moitié, aux deux tiers, et de nouvelles productions de mauvaise nature frappent déjà l'œil du chirurgien. Tantôt, au contraire, ce n'est que plusieurs mois, plusieurs années même après la cicatrisation complète qu'on voit la répullulation poindre et se développer. Dans le premier cas, le cancer nouveau s'annonce souvent par une sorte de plaque ou de fongosité grisâtre, violacée, d'un aspect grenu, qui tranche au milieu du bourgeonnement naturel de la solution de continuité. Une, deux, trois ou un plus grand nombre de ces plaques se montrent, soit successivement, soit ensemble, pour marcher isolément ou se confondre bientôt entre elles. Après la guérison, les nouveaux cancers se présentent ou derrière la cicatrice, ou vers ses angles, ou en dehors de ses bords; souvent aussi ce sont de petites masses disséminées, un semis de petites pustules squirrheuses ou encéphaloïdes qui se manifestent sur la peau ou sous la peau des environs. Une dame, opérée vingt ans auparavant, et que j'ai opérée de nouveau en janvier 1858, avait dans le sein gauche, la seconde fois comme la première, un encéphaloïde du volume d'un gros œuf de poule. En voici la figure prise sur nature. Rien de plus complet, soit à l'œil nu, soit au microscope

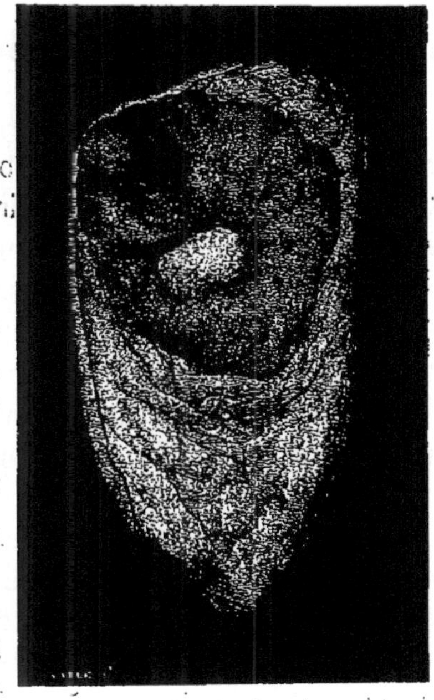

que ce cancer, et cependant la récidive n'est arrivée qu'au

bout de vingt ans, et c'est derrière la première cicatrice que la deuxième tumeur s'est établie. Il en était de même chez une autre femme que j'ai opérée d'un squirrhe par récidive au bout de quinze ans, en 1858.

S'il existait déjà quelques ganglions engorgés, soit dans le creux de l'aisselle, soit à la racine du cou au moment de l'opération, ils ne prennent en général, après elle, un développement notable qu'au bout de quelques semaines, au bout même de plusieurs mois chez un certain nombre de femmes.

Quant à la récidive par infection générale, elle n'arrive souvent qu'au bout d'un an ou deux. La dame B..., que j'ai déjà citée, n'a été prise d'une affection cancéreuse au foie qu'au bout de trois ans environ. Chez Madame S..., dont l'opération avait eu d'abord un succès inespéré et dont la santé générale s'était maintenue si florissante pendant un an, on a vu d'abord un ganglion cancéreux se développer au-dessus de la clavicule gauche, puis, au bout de trois mois, une énorme tumeur s'établir dans le foie, en même temps que toutes les fonctions importantes de l'économie se sont fortement troublées.

§ II. — Moyens curatifs.

Puisque la science ne sait rien contre la répullulation du cancer, puisque la pratique est toujours à la recherche d'un préservatif de cette cruelle maladie, y a-t-il au moins possibilité d'en débarrasser encore les femmes par une nouvelle opération? En face d'une récidive, compter sur l'efficacité des médications, soit locales, soit générales, indiquées dans le chapitre relatif au traitement du cancer primitif, serait de la naïveté, et l'on se trouve alors réduit à deux termes de la thérapeutique: une nouvelle opération, ou le traitement purement palliatif.

Ce qu'on a dit contre l'*opération*, pratiquée une première fois, reparaît avec beaucoup plus de force, il ne faut pas se le dissimuler, quand il s'agit d'une tumeur par répullulation. Pour ceux qui regardent le cancer comme le symptôme d'une maladie générale, la récidive est une preuve sans réplique à l'appui de leur doctrine. Je n'ai point à revenir ici sur les motifs qui m'ont fait adopter une opinion contraire. J'ajouterai seulement que la répullulation des cancers n'est point la preuve irréfragable d'une infection générale tant qu'ils ne se voient qu'autour ou dans le voisinage de la cicatrice, dans la région occupée par la première tumeur. De petites tumeurs cancéreuses ont pu si facilement échapper à l'opérateur, rester perdues dans les tissus sains, que l'apparition d'une tumeur nouvelle est un fait logique, qui ne peut, en aucune façon, surprendre le médecin. Aussi ai-je toujours pensé que l'opération devait être appliquée aux cancers secondaires comme au cancer primitif. J'y mets une condition néanmoins, c'est que la tumeur ou les tumeurs soient mobiles, faciles à extraire, et que la femme ne présente encore aucun symptôme d'infection générale.

En me conduisant de la sorte, j'ai guéri radicalement des femmes après trois opérations successives, et quelques autres après la cinquième.

En voici entre autres un exemple remarquable :

Obs. CXXXIII. — *Tumeur encéphaloïde, extirpée trois fois et guérie enfin radicalement.*

En 1841, je fus appelé rue Saint-Georges, près de madame V... Cette dame, âgée de cinquante-six ans, grande, forte, bien constituée, très impressionnable, m'apprit qu'un an auparavant, un de mes collègues des hôpitaux lui avait enlevé une tumeur du sein droit, et que peu de temps après la cicatrisation de la plaie il s'en était montré une seconde. La tumeur nouvelle existait dans le bord inférieur et externe de la cicatrice. Elle avait le volume d'un gros œuf de poule, et une large base ; son sommet, en forme de bosselure globuleuse ou de tête de brioche, était d'un rouge violacé et fluctuant. Des arborisations veineuses en couvrent la surface et se perdent par leur racine dans le reste de la région. Cette bosselure reposait sur une plaque un peu empâtée, assez ferme, comme lardacée, qui se continuait avec le tissu glanduleux au-dessous de la cicatrice, en conservant du reste une grande mobilité du côté de la poitrine. L'aisselle était libre, et aucune autre tumeur ne se remarquait ailleurs. La tumeur enlevée un an auparavant avait été conservée. Elle était formée par un foyer central, d'apparence encéphaloïde, et par une masse lardacée qui servait de coque à ce foyer. Le tout paraissait d'ailleurs être enveloppé d'une couche assez épaisse de tissu sain, de manière à faire croire que rien d'altéré n'avait été laissé sur place. Cet examen m'inspira des craintes, il est vrai, mais le bon état constitutionnel de madame V..., et les limites encore très circonscrites du mal, ne me permirent pas d'hésiter. Je conseillai une seconde opération, que je pratiquai huit jours après.

La tumeur fut enlevée comme une tranche de melon dans un ellipse de tissu sain. Une suppuration abondante survint et la cicatrisation ne fut complète qu'au bout de six semaines. La pièce pathologique nous offrit tous les caractères du tissu encéphaloïde. Ramollie, fongueuse, médullaire, rougeâtre, vasculaire dans sa bosselure externe, elle était lardacée, homogène, brunâtre par place, continue partout avec la couche épaisse de tissu mammaire que j'avais enlevée du même coup .

Dix-huit mois après cette opération, madame V... me pria de la revoir ; il lui était revenu une troisième tumeur au sein droit. Cette tumeur nouvelle s'était montrée à 5 centimètres au-dessus et en dehors de la dernière cicatrice, en avant du bord antérieur de l'aisselle. Un peu moins grosse que la dernière, elle lui ressemblait d'ailleurs sous tous les autres rapports. Les cicatrices étaient restées intactes: rien encore n'existait dans l'aisselle ; l'état général n'était pas plus altéré que la première fois: aucun signe de cachexie cancéreuse ne se laissait apercevoir ; nous pensâmes donc, M. Marc Moreau et moi, qu'il y avait lieu de tenter une troisième opération. Cette opération, que la malade accepta avec résignation, et qu'elle soutint, comme elle avait fait pour les autres, avec un grand courage, fut d'ailleurs simple et très facile. L'embonpoint naturel de la malade, et la souplesse des tissus sains, permirent de mettre les lèvres de la plaie en contact. Six semaines furent encore nécessaires pour compléter la cicatrisation, qui se fit, du reste, sans être troublée par aucun incident sérieux. Pour cette fois la guérison s'est maintenue; j'ai revu madame V... chaque année, et elle a cessé depuis longtemps de craindre le retour de sa maladie du sein. Aujourd'hui encore, 1858, elle continue de se bien porter. Inutile d'ajouter, je pense, que la dernière tumeur était exactement semblable aux autres par sa composition anatomique et sa texture comme par ses apparences cliniques.

Roux m'a dit avoir réussi une fois après six récidives.

Alors même qu'on n'obtiendrait pas une guérison radicale, il y aurait encore utilité chez certaines femmes à enlever de nouveau leur cancer. J'ai ainsi prolongé la vie de quelques-unes d'entre elles d'un assez grand nombre d'années. Une dame de Brest, opérée une première fois en 1842, puis une année plus tard par Foulloi, vint à Paris en 1845, où je l'opérai d'un cancer fibro-plastique placé sur l'ancienne cicatrice. Bien guérie de cette troisième opération, la malade est retournée à Brest, d'où elle est revenue deux ans plus tard avec une nouvelle tumeur que j'ai encore extirpée et guérie facilement. En 1852, elle a subi l'opération pour la cinquième fois, et son état général n'ôtait pas tout espoir de lui procurer enfin une guérison radicale.

Il est incontestable, au moins, que cette femme serait morte six à huit ans plus tôt si l'on avait refusé de l'opérer après la première récidive.

Madame H... (de Besançon), est retournée dans ses foyers, après une opération subie pour la cinquième fois en cinq ans. Sa première tumeur était de nature encéphaloïde comme la seconde et les suivantes. Les plaies de l'opération se sont bien cicatrisées, et la santé générale est chaque fois devenue meilleure, au moins pour quelques mois, de telle sorte que sans ces opérations répétées la malade aurait certainement succombé il y a cinq ans.

Après sa cinquième opération, madame H... a vu son cancer répulluler sous forme d'un fongus qui a promptement acquis le volume de la tête. N'osant plus me servir du couteau, et désireux cependant de soustraire la pauvre malade à cet énorme foyer d'infection, j'ai eu recours au caustique sulfurique. Attaquant la tumeur par portions à cause de ses vastes dimensions, je l'ai détruite tout entière en quatre fois. Il a fallu aller jusqu'aux os; la plaie s'est cicatrisée en courbant le thorax sur son plan antérieur. C'est au mois de mars 1853 que les derniers pelotons de la tumeur sont tombés; madame H..., restée, pour tout embarras, avec une sorte de cautère au fond de son excavation cicatricielle pendant six mois, a fini par guérir complétement; elle jouit maintenant (1858) d'une brillante santé et n'offre pas la moindre apparence de récidive nouvelle !

Parmi mes malades de l'hôpital, il en est une qui a subi l'opération sept fois; deux fois sur le sein, deux fois dans la rainure sous-pectorale, trois fois dans le creux de l'aisselle. Venant d'elle-même réclamer avec instance les secours de la chirurgie, cette femme reprenait ainsi de la vie, des forces, et son existence a été prolongée de la sorte pendant plus de dix ans.

Aujourd'hui surtout, que la possibilité de ne point faire souffrir est un fait acquis, l'opération doit être proposée, ne doit pas être refusée du moins aux malades qui la réclament quand elles se trouvent dans les conditions que j'ai indiquées plus haut. Il n'en est pas moins vrai que, pour l'opération appliquée aux récidives, les chances sont encore moindres qu'en présence du cancer primitif, tout étant d'ailleurs égal, au point de vue de la nature et de la forme du mal, comme de la constitution et des autres particularités individuelles de la malade.

Si la récidive se manifeste sous forme de végétations, de fon-

650 MALADIES MALIGNES.

gosités au fond ou à la surface des plaies, c'est par le caustique qu'il convient de l'attaquer de préférence; en cas pareil, il faut se servir ou du caustique sulfurique ou de la pâte de zinc.

Le caustique de Vienne est trop diffluent, provoque trop facilement l'écoulement du sang pour être applicable ici.

Pour peu, au contraire, que la tumeur soit globuleuse et mobile, il vaut mieux, si elle n'est point ulcérée, en pratiquer l'extirpation avec l'instrument tranchant; c'est encore lui qui mérite la préférence quand elle est ulcérée, à moins que l'ulcération ne soit plate et plus large qu'épaisse auquel cas je conseillerais encore le caustique sulfurique.

Une dame B..., que j'ai opérée une première fois en 1850

STATISTIQUE.

ANNÉES.	VARIÉTÉS.	ÂGE.	PROFESSIONS.	SIÉGE.	DATE et apparition.	CAUSES.	COMPLICATIONS. avant le traitement.	TRAITEM
1824	Rayonné. . .	53	journalière. . . .	s. gauch	—	contus.	—	Extirpatio
»	id.	48	—	—	2 ans. .	—	—	id. . . .
≈	—	35	—	s. droit.	15 mois. .	coup. .	Tum. dans l'aiss.	id. . . .
1826	—	58	—	s. gauch	18 mois. .	—	id.	id. . . .
1831	—	60	—	id. .	—	—	id.	id . . .
1835	—	58	ouvrière.	s. droit.	2 ans. .	coup. .	—	id. . . .
»	Lardacé. . .	41	coutelière. . . .	s. gauch	qq. mois. .	—	—	id. . . .
»	—	46	domestique. . . .	s. droit.	—	—	Tuberc. de la p.	Mercure et
»	—	38	id.	s. gauch	8 mois. .	coup. .	—	Extirpation
»	—	24	id.	id. .	id.	—	Engorg. du sein	id. . . .
»	—	37	blanchisseuse. . .	id. .	—	—	Ulcéré.	Pâte chl.
1836	Ligneux. . . .	47	couturière. . . .	id. .	—	chute. .	Tum. dans l'aiss.	Extirpation
»	—	72	domestique. . . .	id. .	15 ans . .	—	Ulcéré.	id. . . .
»	Lardacé. . .	40	—	s. droit.	2 ans . .	—	—	id. . . .
»	—	60	—	s. gauch	6 mois. .	coup. .	—	id. . . .
»	Lardacé. . .	58	bordeuse.	id. .	5 mois. .	—	—	id. . . .
»	—	44	journalière. . . .	les 2 s.	8 mois. .	—	—	id. (s
»	Ligneux. . .	56	gantière.	s. gauch	—	—	—	id. . . .

avec l'instrument tranchant, et trois fois depuis, tantôt avec le
fer, tantôt avec le caustique sulfurique, a continué de vivre
avec les apparences d'une bonne santé, avec une sorte de petit
cautère dans le creux de l'aisselle jusqu'en 1856.

Au surplus l'opération exige alors les mêmes précautions,
les mêmes préparatifs et le même manuel qu'à l'occasion d'une
tumeur primitive. Il est bon de remarquer cependant qu'en
général, l'opération provoque d'autant moins d'ébranlement
que la femme s'y est soumise un plus grand nombre de fois ;
il semblerait que l'économie s'y est habituée, qu'il ne s'agit plus,
en quelque sorte pour l'organisme, que d'une atteinte purement
locale et passagère.

SQUIRRHES.

LICATIONS après traitement.	SÉJOUR complet.	SÉJOUR depuis le traitement.	TERMINAISON.	RÉCIDIVE.	ANATOMIE pathologique.	ACCOUCHEMENTS.	OBSERVATIONS.
on diff.	—	12 j. .	Mort (phleg. diff.).	—	Car. du squirrhe. Traces de cancer dans les viscères.	—	
—	qq. m	—	Mort	—	Pas de canc. dans les viscères. .	—	Du poids de 2 livres.
—	—	—	id.	—	—	—	A succombé aux suites de l'affection cancér.
—	32 j.	—	Guérison	—	—	—	Pas de récidive.
—	—	—	En voie de guér.	—	—	—	Du volume d'un œuf.
—	75 j.	49 j. .	Guérison	—	—	—	
—	35 j.	—	Guérison incomp.	—	—	2 enf.	Du volume d'un œuf.
—	20 j.	—	Même état. . . .	—	—	—	Très étendu en surface.
p phleg.	24 j.	19 j. .	Mort.	—	Foyer purul. et corps fib. dans la poitrine. . .	—	Du volume d'un œuf.
—	77 j.	73 j. .	En voie de guér.	—	Purulence des can. lactés avec indurat. squir.	1 enf.	
—	2 j.	—	Même état. . . .	Récidiv.	—	0 enf.	Incurable.
—	52 j.	40 j. .	En voie de guér.	—	—	5 enf.	
—	34 j.	31 j. .	Guérison	—	—	—	
—	17 j.	14 j. .	En voie de guér.	—	—	—	
pèle. . .	59 j.	51 j. .	Guérison incomp.	—	—	8 enf.	Du volume du poing.
M. . . .	39 j.	33 j. .	Guérison	—	—	—	Du volume du poing.
M. . . .	40 j.	39 j. .	id.	—	—	—	
—	10 j.	—	En voie de cicat.	Récidiv.	—	6 enf.	Récidive. — Applicat. caustiq. infructueuse.

ANNÉES.	VARIÉTÉS.	AGE.	PROFESSION.	SIÈGE.	DATE et apparition.	CAUSES.	COMPLICATIONS avant le traitement.	TRAITEMENT.	SÉJOUR complet.	SÉJOUR depuis le traitement.	TERMINAISON.	RÉCIDIVE.	ANATOMIE pathologique.	ACCOUCHEMENTS.	OBSERVATIONS.
1837	Ligneux. . .	70	—	id.	5 ans.	—	—	id....	—	2 m.1/2	Guérison....	—	Car. du squirrhe	—	Morte 7 ans après sans récidive.
»	Lardacé....	28	femme de ch..	s. droit.	—	—	—	id....	48 j.	45 j.	id......	Récidiv.	—	—	
»	—	50	cuisinière...	id.	10 mois.	coup.	—	id....	24 j.	14 j.	En voie de guér.	—	Tissu lardacé.	—	
»	—	61	domestique...	s. gauch	—	coups répétés.	—	[illegible]	2 m.	50 j.	Guérison...	—	—	—	Du vol. d'un œuf de poule
»	En masse et disséminé,	48	couturière...	id.	—	—	—	Extirpation, [illegible]	—	—	Mort....	—	—	—	
»	—	47	cultivateur...	id.	1 an.	coup.	—	id.... Abcès.	57 j.	49 j.	Guérison....	—	—	—	
»	—	72	garde-malade..	id.	—	—	—	id....	5 j.	—	Même état.	—	—	—	Incurable.
»	Rameux....	44	couturière.	id.	16 ans.	—	—	id....	8 m.	100 j.	Cicatrisation...	Récidiv.	—	1 enf.	Récidive dans le s. droit.
»	—	47	ménagère...	id.	—	coups répétés.	—	[illegible]	45 j.	40 j.	Guérison....	—	—	1 enf.	Du volume du poing.
»	Rameux et général...	—	cuisinière...	s. droit.	—	—	Tuberc. squirrh. dissém. engorgement axill.	Extirpation,	74 j.	66 j.	id......	—	—	1 enf.	
»	—	39	—	s. gauch	22 ans.	—	Phthisie pulm.	id....	26 j.	16 j.	Mort.....	—	Tuberc. ramollis dans les poumons et le mésentère....	—	Sanie rousséâtre par le mamelon.
»	—	48	lingère...	id.	—	—	—	id....	4 j.	—	Même état.	—	—	—	Incurable.
1838	En masse...	36	—	id.	—	coup.	—	Frict. iod. [illegible]	4 j.	—	id....	—	—	1 enf.	Pas d'opération.
»	—	37	blanchisseuse...	id.	—	—	—	Pâte chl. [illegible]	1 m.	—	id....	—	—	—	Incurable.
»	En plaques...	48	vigneronne...	id.	—	—	—	—	3 j.	—	id....	—	—	—	Inopérable.
»	—	40	domestique...	s. droit.	4 ans.	—	Ulcéré....	—	—	—	id....	—	—	1 enf.	id.
»	En masse...	53	journalière...	id.	—	—	Engorg. axill.	—	3 j.	—	Même état.	—	—	—	id.
»	—	61	blanchisseuse...	id.	—	coup.	—	Pâte zinc. [illegible]	—	32 j.	Mort.....	—	—	—	
1839	Lardacé...	40	couturière...	id.	1 an.	—	—	Extirpation,	30 j.	24 j.	Guérison....	—	—	qq. enf.	
»	En plaques...	47	cuisinière...	s. gauch	9 mois.	—	Ulcéré....	—	1 m.	—	Même état....	—	—	—	Incurable.
»	—	36	tailleuse...	id.	1 an.	—	id.	—	4 j.	—	id....	—	—	—	id.
»	Ligneux...	54	vigneronne...	s. droit.	—	—	Engorg. axill.	—	5 j.	—	id....	—	—	—	id,
»	Lign. en mass	30	couturière...	s. gauch	—	—	—	—	75 j.	—	Guérison....	—	—	—	
1840	—	50	ouvrière...	s. droit.	4 mois.	coup.	Tum. dans l'aiss.	id.... Abcès	7 sem	—	id....	—	—	—	Du volume d'un œuf.
»	—	48	—	s. gauch	—	—	Ulcéré....	—	3 j.	—	Même état....	—	—	—	Incurable.
1841	M. —	46	—	s. droit.	qq. mois.	—	—	Extirpation,	6 sem	—	Guérison....	—	Car. squirrhe.	pl. enf.	Du volume d'un œuf. Pas de récidive.
»	—	47	fermière...	—	—	—	—	id....	22 j.	—	En voie de guér.	—	—	—	Obs. incomplète.
»	—	38	—	s. droit.	—	—	Ulcéré....	id....	—	—	—	—	—	—	Incurable.
»	En masse...	47	march. 4 saisons.	s. gauch	—	—	Engorg. axill.	—	7 j.	—	Même état....	—	—	—	id.
»	id....	52	cuisinière...	s. droit.	—	—	Tum. axill.	—	11 j.	—	id....	—	—	—	id.
»	Ligneux...	32	domestique...	s. gauch	—	—	—	Iodure plomb	11 j.	—	id....	Récidiv.	—	—	id.
»	—	43	—	s. droit.	—	—	Tum. axill.	—	1 j.	—	id....	—	—	—	id.
»	—	48	lingère...	—	—	—	Infiltr. du bras.	—	1 j.	—	id....	—	—	—	id.
1842	—	45	coloriste...	s. gauch	9 mois.	coup.	S'étendant dans l'aiss.	Extirpation,	39 j.	35 j.	Guérison....	—	—	—	Du vol. d'un demi-poing.
»	—	40	—	id.	—	—	Engorg. axill.	id....	36 j.	30 j.	—	—	—	—	Obs. incomplète.
»	Rameux...	58	fruitière...	s. droit.	8 [m]is.	—	S'étend. au loin.	id....	34 j.	29 j.	id....	—	Encéphale et squirrhe...	—	
»	—	64	matelassière...	s. gauch	—	—	—	—	3 j.	—	Même état....	—	—	—	Aliénation mentale. Pas d'opération.
1843	—	38	lingère...	—	16 mois.	—	—	Extirpation, Abcès	10 j.	10 j.	Guérison....	—	—	—	Du volume d'une noix.
»	—	65	—	s. droit.	—	—	Gangrène....	Caustique [illegible]	30 j.	29 j.	En voie de guér.	—	—	—	

ANNÉES.	VARIÉTÉS.	ÂGE.	PROFESSION.	SIÉGE.	DATE et apparition.	CAUSES.	COMPLICATIONS avant le traitement.	TRAITEMENT.	OPÉRATIONS	SÉJOUR complet.	SÉJOUR depuis le traitement.	TERMINAISON.	RÉCIDIVES.	ANATOMIE pathologique.	ACCOUCHEMENTS.	OBSERVATIONS.
1843	Ligneux. . .	52	—	s. gauch	9 mois.	—	—	Extirpation.	[illegible]	15 j.	40 j.	En voie de guéris.	—	—	—	Du volume d'une petite pomme.
»	Rameux. . .	42	marchande.	s. gauch	9 mois.	—	—	Extirpation.	[illegible]	—	—	—	—	—	—	Obs. non terminée.
»	—	72	—	s. droit.	—	—	Ulcéré.	Caustique...	—	38 j.	28 j.	En voie de guéris.	Récidiv.	—	—	Récidive après la chute de l'esclare.
»	Rameux. . .	44	journalière.	id.	10 mois.	—	—	Extirpation.	[illegible]	13 j.	9 j.	Mort.	—	—	—	
»	—	53	—	id.	5 ans.	—	Ulcéré.	Caustiques...	—	—	—	Même état.	—	—	—	
1844	—	48	—	id.	12 mois.	—	—	Méd. rés.—Saignées.—lotion plomb.—Emét... aiguë, etc.	—	8 m.	—	Guérison.	—	—	—	Pas de récidive.
»	En mass. Lign	72	—	s. gauch	9 mois.	mère morte d'un canc. au s., coup.	—	Iclure de plomb	—	14 j.	—	Même état.	—	—	—	Comprenant tout le sein.
»	Ligneux. . .	41	cultivateur.	id.	18 ans.	—	—	—	—	1 j.	—	id.	—	—	4 enf.	Liquide roussâtre par le mamel. — Inopérable.
»	Ligneux. .	56	id.	id.	10 ans.	coup et chute.	Tub. squirrheux.	Iclure de plomb	—	9 j.	—	id.	—	—	—	Inopérable.
»	En masse . .	62	—	s. droit.	—	—	Ulcéré. Engorg. axillaire.	Extirpation.	[illegible]	29 j.	21 j.	Mort (érysip.).	—	—	—	Comprenant tout le sein.
»	Squirrho-encéphalique.	40	vigneronne.	s. gauch	1 an.	—	Tum. dissémin.	—	—	5 j.	—	Même état.	—	—	4 enf.	Inopérable.
	Ligneux. . .	35	—	s. droit.	2 ans.	—	Tum. dans l'aiss.	Extirpation.	[illegible]	22 j.	—	En voie de guéris.	—	—	3 enf.	
	id. . . .	62	domestique.	id.	1 an.	coup.	id.	id.	[illegible]	—	22 j.	Mort (pleurésie).	—	—	—	
»	Squirrho-encéphalique.	45	—	—	—	—	—	—	—	—	—	Même état.	Réc. av.	—	—	Récid. avant son entrée. — Inopérable.
1845	En mass. Lign	55	journalière.	s. gauch	5 mois.	—	Tum. de l'aiss.	Extirpation.	[illegible]	87 j.	75 j.	Guérison.	—	—	—	
»	—	59	id.	s. droit.	—	—	—	Extirpation.	[illegible]	23 j.	—	Guérison.	Réc. A.	—	—	
»	—	40	lingère.	id.	1 an.	—	Ganglions axill.	Extirpation.	[illegible]	26 j.	19 j.	Guérison.	—	—	—	
»	2 squirrhes.	—	employ. aux tabacs	id.	—	—	Tum. dans l'aiss.	—	—	16 j.	—	Même état.	—	—	—	Inopérable.
»	Ligneux. . .	40	—	s. gauch	3 ans.	—	Ulcéré. Phthisie.	—	—	6 j.	—	id.	—	—	—	Pas d'opération.
»	id. . . .	48	—	les 2 s.	—	—	Gangl. axill. engorgés. Tuméfact. du bras.	—	—	1 j.	—	id.	—	—	—	id.
»	—	52	—	s. droit.	3 ans.	coup.	Gangl. axill. eng.	—	—	7 j.	—	id.	—	—	—	id.
»	Ligneux. . .	51	cuisinière.	id.	5 ans.	id.	—	Caust. safranée. Eurique...	—	—	—	id.	—	—	—	id.
1846	Rameux. . .	50	domestique.	s. gauch	3 ans.	—	Ramificat. vers le plexus axill. Le stèrnum, les hypochondres. Ulcéré.	Extirpation.	[illegible]	3 m.	—	En voie de guéris.	—	—	—	
»	—	52	dame de compag.	id.	3 mois.	mère m. d'un canc. au s.; sœur m. d'un canc. à l'utérus; coup.	—	id.	[illegible]	15 j.	14 j.	Mort (inf. purul.).	—	Épanch. purul. dans la poitr.	—	

ANNÉES.	VARIÉTÉS.	AGE.	PROFESSIONS.	SIÉGE.	DATE et apparition.	CAUSES.	COMPLICATIONS avant le traitement.	TRAITEMENT.	Compl. après le traitement.	SÉJOUR complet.	SÉJOUR depuis le traitement.	TERMINAISON.	RÉCIDIVES.	ANATOMIE pathologique.	ACCOUCHEMENTS.	OBSERVATIONS.
									[illegible]	16 j.	9 j.	Mort (pneumonie).	—	Pneumon. Phr.	—	
1846	Lardacé.	52	—	s. droit.	2 ans.	—	—	Extirpation.	[illegible]	25 j.	21 j.	En voie de guérison	Réc. A.	—	—	Opérée de cancer au seins droit et gauche y a 2 ans.
»	—	59	journalière.	id.	18 mois.	—	Ulcéré. Gangl. engorgés.	id.	[illegible]	32 j.	29 j.	Guérison.	id.	—	—	Opérée il y a 2 ans.
»	Ligneux.	50	—	—	10 ans.	—	Ulcéré.	id.	[illegible]	7 j.	5 j.	Mort (érysipèle).	—	—	—	Pas d'opération. Id.
»	En plaques.	40	laitière	—	—	—	—	id.	[illegible]	10 j.	—	Même état	—	—	—	Id.
»	En masse.	42	domestique.	s. droit.	qq. années	—	Tum. dans l'aiss.	—	[illegible]	7 j.	—	id.	—	—	—	
»	—	38	—	id.	—	—	—	id.	[illegible]	2 m.	—	Guérison	—	—	—	
»	—	78	—	—	qq. mois.	—	—	Caust. sulfur.	[illegible]	19 j.	7 j.	En voie de guérison	Réc. A.	—	—	
»	En masse.	40	—	s. gauch	3 ans.	—	Tub. squirrheux. Engorgement gangl.	id.	[illegible]	8 j.	—	Même état	—	—	—	Pas d'opération.
»	Rayonné.	43	femme de ménage	id.	id.	coup.	Ulcéré. Engorg. gangl.	Extirpation.	[illegible]	79 j.	74 j.	Guérison	—	—	—	
1847	—	—	—	id.	5 ans.	id.	—	id.	[illegible]	—	6 sem.	id.	—	Cellules cancér.	—	Du vol. d'un œuf.
»	—	58	—	s. droit.	qq. mois.	—	Tub. squirrheux.	id.	[illegible]	50 j.	—	id.	—	—	—	
»	Lardacé.	55	—	s. gauch	4 ans.	—	—	id.	[illegible]	32 j.	26 j.	id.	—	—	—	Du vol. d'un 1/2 œuf de poule.
»	—	60	marchande.	—	—	—	—	id.	[illegible]	10 j.	4 j.	Mort.	—	Cancér. Hypertrophique (Lebert).	—	
»	Ulcér. squirr.	35	—	—	10 mois.	—	—	Précipité M., caustique a...rique.	[illegible]	17 j.	—	En voie de guérison	Réc. A.	—	—	Opérée il y a 1 an. Obs. incomplète.
»	—	52	—	s. gauch	—	—	—	Extirpation.	[illegible]	—	—	—	—	—	—	
»	—	52	—	id.	—	—	Gangl. axill. engorgés	id.	pleuro-pneum. Péritonite	16 j.	—	Mort.	—	—	—	
1848	—	64	fileuse.	id.	—	—	—	id.	érysipèle	61 j.	50 j.	Guérison	—	Cellules cancér.	—	
»	En plaques.	44	lingère	id.	8 ans.	coup.	Tum. dans l'aiss.	id.	id.	24 j.	8 j.	Mort (érysipèle).	—	id.	—	
»	2 squirrhes	44	—	id.	3 ans 1/2	—	—	id.	[illegible]	31 j.	26 j.	En voie de guérison	Réc.	—	—	
»	Lardacé.	48	culottière	id.	5 mois.	—	Tum. de l'aiss.	id.	[illegible]	12 j.	6 j.	id.	3e réc.	Cellules cancér.	—	Du vol. d'un œuf.
»	—	45	id.	id.	3 mois.	—	Engorg. axill.	Extirpation.	[illegible]	3 j.	—	Même état	—	—	—	
»	—	49	blanchisseuse.	id.	—	—	id.	id.	[illegible]	1 m.	—	Guérison	—	—	—	
»	—	48	concierge	—	—	coup.	—	id.	[illegible]	33 j.	20 j.	id.	—	—	—	
»	—	37	aubergiste.	s. gauch	18 mois.	—	—	id.	[illegible]	47 j.	43 j.	En voie de guérison	—	—	—	Pas d'opération.
»	En masse.	52	défileuse.	id.	qq. années	coup violent	Tub. canc. de la peau	Extirpation.	[illegible]	10 j.	—	Même état	—	—	11 enf.	Pas d'opération.
»	Ligneux.	54	concierge	s. droit.	3 ans.	—	—	id.	[illegible]	37 j.	32 j.	Guérison apparente	2e réc.	Cellules cancér.	2 enf.	
»	—	49	couturière	s. gauch	—	—	—	id.	[illegible]	73 j.	09 j.	id.	3e réc.	id.	—	
»	—	48	culottière	id.	—	—	—	id.	[illegible]	70 j.	61 j.	Cicatrisation	3e réc.	id.	3 enf.	
»	—	50	couturière.	s. droit.	qq. années.	—	Engorg. axill.	id.	[illegible]	70 j.	36 j.	Guérison	—	—	—	
»	—	48	culottière	s. gauch	—	—	id.	id.	[illegible]	1 m.	—	id.	—	—	—	
»	—	54	domestique.	id.	—	—	Engorg. axill.	id.	érysipèle	—	4 j.	Mort (érysipèle).	—	—	—	
1849	—	49	couturière.	id.	—	—	Tum. axill.	id.	Choléra	129 j.	108 j.	Cicatrisation.	3e réc.	—	—	Apparition d'une nouvelle tumeur.
1850	—	42	id.	id.	6 mois.	—	Engorg. axill.	id.	érysipèle. Abcès	55 j.	43 j.	En voie de guérison	—	—	—	
»	—	36	domestique.	s. droit.	2 ans.	—	Tum. squirrhe de l'aisselle.	id.	...p. infect. purulente	25 j.	13 j.	Mort (infect. pur.).	—	—	enceinte	

ANNÉES.	VARIÉTÉS.	AGE.	PROFESSION.	SIÉGE.	DATE et apparition.	CAUSES.	COMPLICATIONS. avant le traitement.	TRAITEMENT.	COMPLICATIONS. après le traitement.	SÉJOUR complet.	SÉJOUR depuis le traitement.	TERMINAISON.	RÉCIDIVES.	ANATOMIE. pathologique.	ACCOUCHEMENTS.	OBSERVATIONS.
1850	Ligneux	46	marchande	s. droit	—	coup	Noyaux à l'aiss.	Extirpation	—	40 j.	34 j.	Guérison	—	Cellules cancér.	6 enf.	Vol. d'un œuf de pigeon.
»	Lardacé	58	lingère	id.	6 ans	—	Tum. de l'aiss.	id.	Érysipèle	33 j.	28 j.	id.	—	id.	id.	Liquid. transparent abondant par le mamelon.
»	—	34	journalière	id.	4 ans	—	Abcès	id.	Érys. Abcès	48 j.	43 j.	id.	—	—	pl. enf.	Liquide sanguinol., purulent, par le mamelon.
»	—	45	marchande	s. gauch	3 mois	coup	—	—	—	34 j.	—	Même état	—	—	—	Pas d'opération.
»	—	44	—	id.	—	—	—	Extirpation	—	30 j.	—	Guérison	3e récid.	—	—	
1851	—	48	lingère	id.	—	coup	—	id.	Pourrit. hôpital	22 j.	20 j.	En voie de guéris.	—	Cellules cancér.	—	
»	Ligneux	68	journalière	s. droit	4 ans	id.	Ulcéré	id.	Érysipèle	20 j.	—	(Érysipèle), mort.	—	id.	5 enf.	Du vol. d'une pomme.
»	En masse	38	couturière	s. gauch	16 ans	—	—	Iodure de plomb	—	15 j.	—	Même état	—	—	—	Pas d'opération ; occupant tout le sein.
»	—	51	lingère	id.	—	coup violent	—	Extirpation	Érys. Pourrit. d'hôpital	57 j.	49 j.	Cicatrisation	Réc. P.	—	3 enf.	Pleuro-pneumonie; pass. en méd.
»	Ligneux	53	journalière	id.	—	—	Engorg. axill.	id.	Pourrit. hôpital	68 j.	61 j.	En voie de guéris.	—	—	—	Du vol. d'une orange.
»	Lig. et dissém.	48	id.	les 2 s.	2 ans	—	id.	—	—	4 j.	—	Même état	—	—	—	Pas d'opération.
»	—	35	domestique	s. droit	—	coup	—	Extirpation	2 érysipèles	47 j.	49 j.	En voie de guéris.	—	—	—	De la grosseur d'un œuf.
»	—	48	maîtresse de pens.	s. gauch	6 mois	—	Kyste	id.	—	43 j.	11 j.	Guérison	—	Cellules cancér. et hyp.	—	
»	Ligneux	53	lingère	s. droit	—	coup	Tum. axill.	Extirpation	—	4 j.	—	Même état	—	—	2 enf.	Pas de traitement.
»	—	53	journalière	id.	—	id.	id.	Extirpation	Pourrit. hôpital	42 j.	29 j.	En voie de guéris.	—	—	4 enf.	
»	—	56	domestique	s. gauch	—	id.	id.	id.	Érys.; 2 pourr. hôpital	3 m.	84 j.	Guérison	—	—	—	
1852	—	42	id.	id.	1 an	—	—	id.	—	35 j.	29 j.	id.	—	—	—	
»	En plaques	50	femme de ménage	les 2 s.	4 ans	—	Engorg. axill.	—	—	5 j.	—	Même état	—	—	pl. enf.	Pas de traitement.
»	—	46	journalière	s. droit	7 ans	—	id.	Extirpation	Érysipèle; abcès	2 m.	55	Guérison	—	—	2 enf.	
»	Ligneux	35	—	id.	2 ans	coup	id.	—	—	10 j.	—	Même état	—	—	—	Pas de traitement.
»	—	56	marchande	s. gauch	15 ans	coup	—	—	—	13 j.	—	id.	—	—	—	Pas de traitement.
»	Ligneux	64	journalière	id.	1 an	—	—	Extirpation	Léger érysipèle	23 j.	17 j.	Guérison	—	Car. du squirrhe; cellules cancér.	2 enf.	
»	Lardacé	51	domestique	id.	5 mois	—	—	id.	Érysipèle	36 j.	30 j.	Mort	—	id.	4 enf.	
»	id.	48	id.	id.	1 an	—	—	id.	—	35 j.	29 j.	Guérison	—	—	—	
»	Ligneux	44	—	s. droit	2 ans	—	Tum. axill.	id.	—	51 j.	45 j.	id.	—	Car. du squirrhe; cellules cancér.	14 enf.	
»	Lardacé	47	—	s. gauch	16 ans	coups	—	id.	Érysipèle	76 j.	66 j.	id.	—	id.	6 enf.	Avec kyste séro-sanguin.
»	id.	30	chiffonnière	id.	3 mois	id.	Engorg. axill.	id.	—	25 j.	—	Même état	—	—	—	Du vol. d'un œuf de poule ; pas de traitem.
»	id.	42	concierge	id.	—	id.	id.	Extirpation	—	29 j.	25 j.	Guérison	—	Car. du squirrhe; cellules cancér.	—	
»	Ligneux	58	journalière	id.	—	id.	id.	id.	Érysipèle	1 m.	25 j.	id.	—	id.	—	
»	id.	64	id.	id.	1 an	—	id.	id.	—	57 j.	47 j.	En voie de guéris.	—	id.	—	
»	Rameux	63	—	s. droit	18 mois	coup	Engorg. axill.	id.	—	69 j.	54 j.	Guérison	—	—	—	
»	En plaques	36	couturière	les 2 s.	18 mois	—	id.	id.	—	21 j.	—	Aggravation de la maladie	—	Car. du squirrhe; cellules cancér.	—	

Dans ces tableaux pris par année on trouve, pour :—

1824... 5 cas.	1838... 8 cas.	1843... 10 cas.	1848... [illegible]
1826... 1	1839... 9	1844... 14	1849... [illegible]
1831... 1	1840... 2	1845... 12	1850... [illegible]
1835... 7	1841... 11	1846... 19	1851... [illegible]
1836... 10	1842... 5	1847... 7	1852... [illegible]
1837... 15			

La date indiquée du mal a été de :

1 an pour 36	6 ans pour 6	15 ans pour 2
2 — 20	7 — 2	16 — 1
3 — 15	9 — 1	18 — 1
4 — 12	10 — 5	qq. années 7
5 — 6	14 — 1	

La forme a été : ligneuse, 48 fois; en masse, 26; lardacé, 24; rayonné, 20; en plaques, 5; disséminé, 5.

Sur 197, 57 n'ont pas été opérées; l'opération ou la cautérisation ont eu lieu 140 fois; 70 restaient guéries ou en voie de guérison quand je les ai perdues de vue; la récidive se montrait déjà chez 22 autres. L'érysipèle est survenu 35 fois, et la plaie a été envahie par la pourriture d'hôpital 7 fois : 1844, 1; 1845, 1; 1851, 5.

30 femmes, opérées ou non, sont mortes : en 1824, 5; 1835, 1; 1837, 3;

1838, 1; 1843, 2; 1844, 4: 1845, 2; 1846, 4; 1847, 2; 1848, 1; 1850, 1; 1851, 2; 1852, 2; 18 d'érysipèle, 4 d'infection cancéreuse, 2 d'adynamie, 3 sans lésions appréciables, 2 de phlegmon diffus, 1 d'infection purulente.

Le mal s'est compliqué de pleurésie, 5 fois; de pneumonie, 1 fois; de péritonite, 1 fois; de péricardite, 1 fois; d'adynamie, 1 fois; d'infection purulente, 1 fois.

1853 en a fourni 17 chez des femmes âgées de : 61, 71, 53, 65, 62, 70, 40, 50, 73, 45, 64, 44, 45, 69 et 54 ans.

ENCÉPHALOÏDES.

ANNÉES.	AGE.	PROFESSIONS.	SIÉGE.	DATE et apparition.	CAUSES.	COMPLICATIONS avant le traitement.	TRAITEMENT.
1834	40	bouchère.	s. droit.	—	—	Ulcéré.	Extirpation
1836	43	journalière.	s. gauch	—	coup.	id.	id.
1837	45	—	id.	9 mois.	—	—	id.
»	52	—	s. droit.	—	—	—	—
»	48	cuisinière	—	18 mois.	—	Ulcéré	—
»	29	cartonnière	s. droit.	—	—	Tumeur axill.	—
»	40	—	id.	17 mois.	coup.	Ulcéré.	Frict. iodhyd. de potasse.
1838	51	journalière.	s. gauch	5 mois.	—	Ulc.; tum. axill.	Extirpation
»	59	ouvreuse de loges.	s. droit.	—	—	Engorg. axill.	id.
»	76	—	s. gauch	2 ans.	—	—	id.
»	40	journalière.	id.	—	—	—	—
»	39	id.	s. droit.	4 mois.	—	Tumeur axillaire.	—
»	47	—	id.	id.	—	—	—
1839	50	domestique.	id.	—	—	Engorg. axill.	Extirpation
»	62	—	—	—	—	Cancer du foie.	—
»	—	vigneronne.	s. gauch	4 ans.	—	Engorg. axill.	Extirpation
1840	58	épicière.	id.	1 an.	coup.	—	id.
1841	21	passementière	s. droit.	6 mois.	id.	Tum. de l'aisselle	id.
»	34	couturière.	s. gauch	—	—	Ulcéré	id.
»	39	journalière.	id.	—	—	—	id.
»	53	domestique	id.	1 an.	—	Ulc.; eng. axill.	—
1842	38	—	s. droit.	4 ans.	—	Ulc. hémorrhag.	Extirpation
»	54	ouvrière.	id.	8 mois.	—	—	id.
1844	40	couturière.	id.	5 ans.	—	Ulcéré	id.
»	50	—	s. gauch	2 ans.	—	—	id.
»	38	découpeuse	s. droit.	—	—	Encéph. de la paroi abdominale.	—
1845	50	blanchisseuse.	id.	3 ans.	—	Ulc.; plaq. diss.	Pâte de zinc.
1846	56	journalière.	s. gauch	5 mois.	coup.	Ulc.; eng. axill.	Traitem. palliatif.
»	66	fleuriste.	id.	1 an.	id.	—	Extirpation
»	27	cuisinière.	s. droit.	id.	—	Engorg. axill.	id.
»	49	id.	s. gauch	—	—	—	id.
1847	55	—	s. droit.	2 ans.	—	—	id.
1848	47	profess. de langues	id.	—	—	—	id.

ANNÉES.	AGE.	COMPLICATIONS après traitement.	SÉJOUR complet.	SÉJOUR depuis le traitement.	TERMINAISON.	RÉCIDIVES.	ANATOMIE pathologique.	ACCOUCHEMENTS.	OBSERVATIONS.
1834	40	—	—	2 m.	Guérison.	—	Car. encéph.	pl. enf.	Pas de recidive (1852).
1836	43	Mortif. du tissu cellulaire, sig. de pleurésie.	35 j.	—	Non guérie.	—	—	—	Plaie très vaste.
1837	45	—	30 j.	34 j.	Cicatrisation	Réc. P.	—	—	Plus volum. que la tête d'un nouveau-né.
»	52	—	—	—	—	—	—	—	Opérée 3 fois et guérie enfin radicalement.
»	48	—	1 j.	—	Même état	—	—	—	Occupant tout le sein.
»	29	—	43 j.	—	id.	Réc. A.	—	—	Opérée il y a un an. Incision.
»	40	—	4 j.	—	id.	—	—	—	Hémiplégie. Incurable.
1838	51	Infect. purul.	40 j.	35 j.	Mort.	—	—	10 enf.	
»	59	Érysipèle	31 j.	21 j.	id.	—	—	—	
»	76	—	—	15 j.	Guérison.	—	—	—	
»	40	—	1 j.	—	Même état	Réc. A.	—	—	Op. il y a 18 mois. Inc.
»	39	—	3 j.	—	id.	id.	—	—	Op. il y a 5 mois. Inc.
»	47	—	2 j.	—	id.	id.	—	—	Id.
1839	50	Érysipèle	31 j.	12 j.	Mort.	id.	—	—	Opérée il y a 4 ans.
»	62	—	—	—	id.	—	—	—	
»	—	—	41 j.	37 j.	En voie de guéris.	—	—	—	
1840	58	—	23 j.	—	id.	Réc. A.	—	—	Opérée il y a 1 an.
1841	21	Érysipèle	5 m.	74 j.	Guérison.	—	—	—	
»	34	—	51 j.	33 j.	id.	Réc. A.	—	—	Opérée il y a 8 mois.
»	39	Érysipèle	30 j.	24 j.	id.	id.	—	—	Déjà opérée.
»	53	—	5 j.	—	Même état	—	—	4 enf.	Inopérable.
1842	38	—	41 j.	35 j.	En voie de guéris.	—	—	—	Du vol. de deux poings.
»	54	—	55 j.	51 j.	id.	—	—	15 enf.	Du vol. d'un œuf.
1844	40	—	54 j.	42 j.	Guérison.	—	—	—	Du vol. du poing.
»	50	—	26 j.	23 j.	id.	2 réc. A.	—	—	
»	38	—	50 j.	—	Mort.	—	—	—	Op. de 2 tum., l'une au s. dr., l'autre au s. g. Il y a 3 ans et 2 ans.
1845	50	Pneum., pleur.	79 j.	—	Mort (en voie de guérison)	—	—	—	
1846	56	—	8 j.	—	Même état	—	—	—	Pas d'opération.
»	66	—	24 j.	10 j.	Guérison.	—	—	—	
»	27	—	53 j.	—	id.	—	—	—	
»	49	—	48 j.	—	id.	Réc. A.	—	—	Opérée il y a 7 ans.
1847	55	—	75 j.	—	id.	—	Car. encéphal. lardacé.	—	
1848	47	—	44 j.	36 j.	Cicatrisation	Réc. P.	Coll. cancér.	pl. enf.	Pas de récid. (1852).

ANNÉES	AGE	PROFESSIONS	SIÉGE	DATE et apparition	CAUSES	COMPLICATIONS avant le traitement	TRAITEMENT	COMPLICATIONS après le traitement	SÉJOUR complet	SÉJOUR depuis le traitement	TERMINAISON	RÉCIDIVES	ANATOMIE pathologique	ACCOUCHEMENTS	OBSERVATIONS
1848	29	—	s. gauch	—	—	—	Extirpation	récidives	95 j.	—	Non guérie.	Réc. P.	—	1 enf.	4 répullul. — Extirp. et cautér. safrano-sulfur. Pas de guér.
»	68	couturière	s. droit	—	—	—	—	—	14 j.	—	Même état	—	—	—	Pas d'opération.
»	47	concierge	id.	2 ans	—	—	Extirpation	—	40 j.	38 j.	Cicatrisation	—	—	—	Craintes de récidives
1849	58	—	s. gauch	—	—	—	id.	[illegible]	38 j.	35 j.	Guérison	—	—	—	
»	40	cuisinière	s. droit	—	—	Tumeur axill.	id.	[illegible]	130 j.	112 j.	Cicatrisation	Réc. P.	—	—	
»	46	—	id.	—	—	Ulcéré.	id.	[illegible]	45 j.	39 j.	En voie de guéris.	—	Cell. cancér.	—	Du vol. de la tête d'un enfant.
»	49	—	s. gauch	—	—	—	id.	inf. purul.	49 j.	40 j.	Mort.	—	—	pl. enf.	
1850	62	—	id.	pl. années	—	Ulcéré	id.	épith.	—	2 m.	Guérison	—	id.	—	Pas de récidive.
»	58	—	s. gauch	—	—	Hémorrhagies.	id.	—	—	10 sem.	id.	—	id.	—	id.
»	49	cuisinière	id.	—	—	Ulc.; eng. axill. et sous-clavic.	id.	—	34 j.	32 j.	Cicatrisation	Réc. P, p.pust.	—	—	
»	46	id.	s. droit	10 ans	coup.	Engorgém. axill.	id.	abcès	48 j.	43 j.	Guérison.	—	—	—	La récid. postér. est attaq. par le canst, safr.-sulf. La guér. arrive au bout de 20 jours.
1851	40	marchande de vins	id.	3 ans	—	Ulc. et ramoll.	id.	pourrit. d'hôp.	2 m.	49 j.	Guéris. apparente.	Réc. P. Réc. A.	—	—	
»	67	femme de ménage	id.	2 ans	—	—	id.	—	39 j.	37 j.	En voie de guéris.	—	—	—	Écoulement de sang par le mamelon.
»	48	journalière	—	—	—	—	—	inf. purul.	8 j.	—	Mort.	—	Cell. cancér.	—	Du vol du poing d'un enfant.
»	65	—	s. droit	9 ans	coup.	Tumeur axillaire	Extirpation	—	14 j.	—	—	—	—	10 enf.	
»	55	aubergiste	id.	—	—	—	—	—	36 j.	—	En voie de guéris.	—	id.	—	
»	49	—	id.	—	—	Ulc. et ramoll.	Extirpation	pourrit. d'hôp.	63 j.	40 j.	id.	—	—	—	
»	51	blanchisseuse	s. gauch	—	—	Tumeur axillaire	E.	pourrit. d'hôp.							
	53	aubergiste	id.	—	—	Ulcéré.	E.	épith.	16 j.	12 j.	Mort.	—	id.	pl. enf.	
1852	51	giletière	s. droit	8 mois	—	—	E.	—	60 j.	55 j.	Guérison apparente	Réc. P.	Pas de cell. canc. au microscope. — Cancer encéphaloïde.	—	Traces de récidive.
»	25	couturière	id.	18 mois	—	—	E.	Accidents typhoïdes	39 j.	30 j.	Mort.	Réc. A.	—	—	

En portant ce tableau jusqu'au 1er septembre 1853, je pourrais y ajouter 8 cas nouveaux, 3 de l'année dernière et 5 de l'année courante, d'où un total de 69. Du reste, je ne donne point de pareils tableaux pour complets ; ils ne contiennent pas moitié des faits que j'ai observés ; le diagnostic différentiel des formes diverses du cancer n'a pas toujours pu y être nettement posé ; la cause, la date du mal, les suites définitives de l'opération manquent souvent ; mais ce qu'ils contiennent est exact, et je puis garantir qu'aucune tumeur bénigne n'y a été inscrite comme cancer, et que sous ce point de vue ils sont à l'abri de tout reproche sérieux. C'est donc eu égard la proportion entre les squirrhes et les encéphaloïdes qu'ils laissent surtout à désirer.

Ici, sur 45 opérées en :

1834... 1	1838... 2	1841... 3	1845... 1	1848... 3	1851... 6
1836... 1	1839... 2	1842... 2	1846... 3	1849... 4	1852... 4
1837... 1	1840... 1	1844... 2	1847... 1	1850... 4	1853... 3

9 sont mortes : d'érysipèle, 3 ; d'infection cancéreuse, 2 ; de pleurésie, 2 ; de pourriture d'hôpital, 1.

2 sont mortes sans opération ; 6 ont été prises d'érysipèle ; 2 de pourriture d'hôpital, 2 de choléra et 1 de pleurésie.

2 sont sorties guéries ; il y a eu récidive chez 18 ; 18 avaient un cancer ulcéré.

On va voir par mes nouveaux tableaux que le fond de la statistique des cancers observés par moi depuis 1853 n'a pas notablement changé, et que le résumé de cette même période ressemble beaucoup à celui de la première.

NUMÉROS D'ORDRE.	ANNÉES.	VARIÉTÉS.	AGE.	NOMS.	PROFESSION.	SIÉGE.	DATE DE l'apparition.	CAUSES.	COMPLICATIONS avant le traitement.	TRAITEMENT.	COMPLICATIONS après le traitement.	SÉJOUR. complet.	SÉJOUR. depuis le traitement.	TERMINAISON.	RÉCIDIVES.	ANATOMIE pathologique.	ACCOUCHEMENTS.	OBSERVATIONS.
8 faits omis dans le premier tableau.	1852	Squirr. lard.	47	Gronet. . .	sans profession	s. g.	2ans1/2		2 kystes séro-sang.	Extirpation. .	Érysipèle et abcès. . .	3 m.	2 m.1/2	Guérison. . .		1° Parois fong. du kyste; 2° tis. pulp.; 3° tissu lardacé.	6	Avec kystes.
	1853	Squirrhe ? .	50	Marteau. . .	—	s. dr.				id. . . .		2 m.		id.				Observation incomplète.
	»	id. . . .	69	Gervais . . .		s. g.	10 ans.		Gangl. axill. dégén.			2 m.	5 sem.	Guér. incomp.				
	»	Ligneux. . .	45	Dogroise. . .		id. .	3 ans.	coup. .	Engorgement axill.	id. . . .		1 m.	3 sem.	Guérison. . .			4	
	»	id. . . .	59	Thullièvre. .	—	ais. g.	2 ans.			id. . . .		4 j.	5 sem.	Cicatr. (menace de 2° récidive). .	1			Le sein gauche opéré il y a deux ans.
	»	Rameux. . .	48	Thuret. . . .	couturière. . .	s. dr.	8 ans.		Tumeur axillaire.	id. . . .		80 j.	5 sem.	Guérison. . .				
	»	Rayonné. . .	45	Bastien. . . .	lingère	s. g.	2 ans.		Gangl. axill. dégén. ulcéré; érysipèle.	[illegible]. iod. plomb . . .		1 m.		Même état. .				
	»	Lardacé. . .	54	Dercourt. . .		s. dr.	10 m.		Érysipèle. . . .	Extirpation. .		40 j.	3 sem.	Guérison. . .			pl.	
1 2	1854	Ligneux. . .	54	Coulon. . . .	sans profession	id. .	4 ans.	coup. .		id. . . .		qq. j.		Même état. .				
	»	id. . . .	51	Legras. . . .	journalière. . .	s. g.	3 ans.			Extirpation. .		40 j.		Guérison. . .				
3	»	id. . . .	63	Marie Victoire	sans profession	id. .	id. .			id. . . .	Érysipèle. . .	2 m.	2 m. .	id.			2	
4	»	id ? . . .	48	Jacquemin. .	id	s. dr.	id. .	coup.		id. . . .		2 m. 1/2	50 j. .	id.	1		3	Tum. opérée il y a 2 ans; récidive il y 1 an.
5	»	id ? . . .	32	Gournay. . .	id	s. g.	(6 m. ou 14 ans ?)			id. . . .		6 sem	5 sem.	id.			3	Tum. mob., indol., stat. dep. 14 ans. Augm., dev. doul. dep. 9 mois. Vol. act., un petit œuf.
6	»	Espèce (?) .	39	Lefèvre. . . .	cuisinière. . .	id. .	4 ans.			id. . . .		id. .	1 m. .	id.			—	Vol. de presque le poing, glob., dur, presque ligneuse.
7	»	Ligneux (?) .	41	Remier. . . .	domestique . .	s. dr.	13 m.	id . .		id. . . .		26 j.	23 j. .	id.			—	
8	»	id. . . .	41	Méru.	blanchisseuse .	s. g.	1 an.			id. . . .	Abc. et indur. sus-clavicul.	2 m.	2 m. .	Cicatrisation.	1	Cellule cancéreuse.	10	
9	»	En cuirasse	72	Montleuvier .	couturière. . .	2 s.	6 m.			id. . . .		9 j.		Même état. .				
10	»	Atrophique .	61	Anguédo. . .	sans profession	s. g.	10 m.			Extirpation. .	Choléra. . . .	10 j.	5 j. .	Mort (choléra)			17	1° sein gauche, 6 mois; 2° sein droit, 3 semaines; toute la paroi thorac. ant. est prise.
11	»	Lardacé. . .	45	Godel	lingère.	id. .	1 an.			id. . . .	Abc. près de la plaie; état gén. grave; adyn., bronc.	2 m.	2 m. .	Guérison. . .				
12	»	id. . . .	55	Lecocq. . . .	cultivatrice . .	s. dr.	13 ans.		Engorgement axill.	Caust. bromé.		53 j.	51 j. .	id.			2	
13	»	id. . . .	39	Toulet. . . .	tripière. . . .	s. g.	1 an.			Extirpation. .	Engorg. gangl. douloureux. .	54 j.	44 j. .	id.		Peu de cell. cancér. fibro-plast.; quelques noyaux. . .		
14	»	id. . . .	40	Redoutée. . .	domestique . .	id. .	8 m.	id. il y a 15 m.		id. . . .		7 sem	6 sém.	id.		Noyaux et cellules.		Volume du poing.
15	»	id. . . .	43	Ellier	chaudronnière.	s. dr.	1 an.	id . .		id. . . .	Diarrh., puis vom.; érysip. lim. à l'épaule	5 sem	1 m. .	En voie de guérison. .		3 ou 4 bossel. lard. environnant une masse prinp. lard.	2	
16	»	Lardacé. . .	54	Delaivrier . .	polisseuse. . .	s. g.	4 m.			id. . . .		6 sem	5 sem.	Guérison. . .		Commenc. de ram.	2	
17	»	id ? . . .	44	Bourriche . .	couturière. . .	id. .	1 an.	coup. .	Tumeur axillaire.	id. . . .		2 m.	50 j. .	id.		Noy. et cell. cancér.	3	
18	»	Squirr. pust. et lardacé.	53	Pintalier. . .	journalière. . .	s. dr.	4 ans.			Caust. bromé.		28 j.	27 j. .	Mort.		Sq. lard. dans 1° gl. mam.; 2° les pust. de la peau; 3° les poum. et plév. dr.; 4° gang. br. transf.	5	

Partie gauche (p. 666)

Nº d'ordre	Années	Variétés	Âge	Noms	Profession	Siège	Date de l'apparition	Causes	Complications avant le traitement
19	1854	Squirr. lard. disséminé.	50	Martin	journalière	s. droit.	2 ans.	coup.	Gangl. axill. induré, ulcérat. du mam.
20	»	Lard. (squir. encéphal).	33	Belmont	domestique	id.	1 an.	id.	
21	»	Lard.? et Lig. au centre.	68	Delphose	sans profession	id.	2 ans.		Ulcération érysipèle pigmoneux...
22	»	Tum. malig. douteuse.	58	Thomas	domestique	id.	18 m.		Ganglion axillaire, cachexie cancér.
23	»	Tum. dout.	42	Dassonville	plieuse de journaux	id.	3 m.		
1	1855	Squirrhe (?)	63	Manuax	sans profession		8 m.	p. d'hér.	Adénite axillaire.
2	»	id.	54	Taillandier	cuisinière	id.	15 ans.	id.	—
3	»	id.	54	Benâtre	couturière	s. gauche	3 ans.	id.	Gangl. ulcéré axill. transformés...
4	»	Squirrh. lig.	55	Moreau	journalière	id.	2 ans	—	ganglions axillaires
5	»	id.	48	Fucher	lingère	id.	4 m.	coup.	—
6	»	Sq. lig. en m.	33	Gagny	cuisinière	s. droit.	2 ans.	p. d'hér.	ganglions axillaires transformés...
7	»	Squir. pust.	54	Genot	marchande ambulante	s. g. et toute la part. ant. du thor.	10 m.	id. coup?	id. (à gauche) hémorrhagies
8	»	Squir. atroph	47	Bresson	domestique	s. gauche	1 an.	id?	—
9	»	Squir. lard.	56	Foigaut	lingère	id.	8 m.		—
10	»	Sq. id. en m.	55	Chalinin	ouvrière	id.	18 m.	coup?	Ulcéré, gangl. axill. indurés
1	1856	Squirrhe	69	Triniaux	journalière	id.	6 m.	coup (?)	Ulc., tum. axillaire
2	»	id.	34	Wagner	giletière	s. droit.	4 m.	—	Érysipèle
3	»	Squir. lign.	64	Marie Victoire	femme de ménage	s. gauche	1 f. 4 ou 5. ans, récid. 4 mois	—	Ulcéré
4	»	id. (?) ou atroph. (?)	46	Estampe	porteuse d'eau	id.	4 m.	—	
5	»	Squir. lign.	59	Martin (Victoire)	sans profession	id.	1 an.	pas d'hérédité.	Ulcéré
6	»	id.	64	Barbier	journalière	id.	3 ans.	—	

Partie droite (p. 667)

Nº d'ordre	Années	Traitement	Complications après le traitement	Séjour complet	Séjour depuis le traitement	Terminaison	Récidives	Anatomie pathologique	Accouchements	Observations
19	1854	Réunion.	Diarrhée	40 j.	1 m.	Guérison.		1° Mass. lard; 2° lob. isolés squirreux, Noyaux et cellules (Rombaud).	3	
20	»	id.	Vom. et diarrh. opiniâtres	7 sem	5 sem.	id.		Phlegmon diffus du bras		Encéph. au centre, squir. à la périph.
21	»			7 j.		Mort.				Tub. pulm.; masse lard., sq. prop. dit.
22	»	Réunion.		1 m.	25 j.	Cicatrisation presq. complète.		Coupe de la tum. surf. plane (ni saill. ni excav.), Aspect marbr. bl. jaunât.; suc canc. Consist. pomme de terre crue. Cell. cancér.	4	Squirrhe? encéphaloide? fibro-plastique?
23	»	Réunion.		1 m.	1 m.	Guérison.		Petit kyste à parois fibreuse, rempli de mat. gélatiniform.	6	Vol. d'un gros œuf de dinde; consist. élastique, etc.
1	1855	id.	Léger érysip.	28 j.	19 j.	id.		Cellul. épithéliales transfor. (Robin.)		Volume d'un œuf, Vol. moitié d'œuf (sous la cicatrice) d'après l'opin. de M. Robin dans l'observat.).
2	»	id.	Hémorrhagie.	5 j.	4 j.	Mort.	2	id. (Robin).	pl.	
3	»	id.	—	56 j.	50 j.	Cicatrisation.	3	id. (Robin).	—	En chapelet (voir l'opin. de M. Robin dans l'observat.).
4	»	id.	Roug. érysipélat. des bords de la plaie.	6 sem	5 sem.	En voie de cicatrisation.	—	—	pl.	Vol. petite pomme.
5	»	id.	Abcès	40 j.	33 j.	Guérison.	—	—	id.	id.
6	»	Pas d'opérat.	—	10 j.	—	Même état.	—	—	4	
7	»	id.	—	1 m.	—	Progrès du mal.	—	Examen de 2 petites tumeurs; éléments fibreux; cellules cancéreuses	5	
8	»	Opération.	—	34 j.	27 j.	Guérison.	—	—	3	
9	»	id.	Léger érysip.	6 sem	40 j.	Commencem. de récidive.	—	—		
10	»	id.	Hémorrhagies.	1 m.	24 j.	Cicatrisation.	—	Gland. mam.; squir. lard., encéph. chr.		
1	1856	Pas d'opérat.	—	40 j.	—	Même état.	—	—	—	Vol. d'un œuf.
2	»	1er op., gl. m; 2e op., g. ax. 1 sem. après a 1re opér.	2 gangl. axill. transformés; érysip., diarrhée.	4 m.	4 m. 1/2	Guérison.	—	—		
3	»	Opération.	—	2 m.	2 m.	id.	—	—	1	Voir squir. lign. en 1854, n° 23.
4	»	id.	—	7 sem	6 sem.	id.	—	—		Vol. moitié d'œuf.
5	»	id.	Hémorrhagie.	23 j.	20 j.	En v. de guér. Cicatrisation.	—	—		
6	»	id.	—	5 sem	1 m.	id.	—	—		

NUMÉROS D'ORDRE.	ANNÉES.	VARIÉTÉS.	AGE.	NOMS.	PROFESSION.	SIÈGE.	DATE DE l'apparition.	CAUSES	COMPLICATIONS avant le traitement.	TRAITEMENT.	COMPLICATIONS après le traitement.	SÉJOUR complet.	SÉJOUR depuis le traitement.	TERMINAISON.	RÉCIDIVES.	ANATOMIE pathologique.	ACCOUCHEMENTS.	OBSERVATIONS.
7	1856	Sq. ligneux.	44	Corbin....	couturière...	s. gauche	6 à 8 mois..	p. d'hér.	Quelq. gangl. axill. indurés....	Opération.	Érysipèle.	2 m.	7 sem.	Cicatrisation.	—	—	1	Accouchem. suivi d'abcès du sein gauche.
8	»	Sq. en plaq.	50	Crochet...	lingère....	s. droit..	3 ans.	id..			—	3 j.	—	Même état..	—	—	2	
9	»	Squirr. lard.	58	Savy (Marie).	sans profession	id...	1 an.	—	Ulcéré......	...tion.	—	5 sem	5 sem.	Guérison..	—	—		
	»	Squir. (squir-rho-encé-phaloïde).	45	Vidal.....	id.....	id...	4 m.	p. d'hér.	—	id.	—	1 m.	4 sem.	id....	—	Caract. du sq. à la périph., et car. de l'encép. au centre	pas	
11										id.	—	22 j.	20 j.	id....	—	—		
12	»	Squirrhe..	49	Delaforge..	id.....	s. gauche	?	?	—	id.	—	3 m.	6 sem.	id....	—	—	6	
	»	Squir. ram.	66	Martin D...	id.....	id...	3 m.	coup (?)	—	(de ciguë, … vol… ; extirp.)								
1	»	Squir. (avec quelq. pus).	50	Lemaire...	blanchisseuse.	id...	9 m.	p. d'hér. coup ?	Ganglions axillaires indurés....	...rsion.	—	1 m.	24 j.	En voie de cicatrisation..	—	Cellules cancéreus.	2	
2	»	Squir. lign. (ulc.) post. et rétractile	50	Deltioil....	lingère....	—	1 an, dep. la 1re op.	—	—	Caustiq. sulf.	—	26 j.	25 j.	L'esch. n'est pas encore tombée...	1	—	—	
3	»	Squir. lign.	58	Petit....	march. de verd.	s. droit..	—	p. d'hér.	—	...tion.	Diarrhée...	7 sem	6 sem.	Cicatrisation.	—	Cellules cancéreus.	1	Vol. d'un gros œuf.
4	»	id...	37	Join Eugénie.	couturière...	id...	10 m.	—	Tubercules pulmon.	id. de pot.; pom. iod. de plomb.	—	2 m.	—	Même état..	—	—	—	
5	5	id....	60	Moulin....	—	id...	1re op., 6 ans; 2e op., 1 an.	—	(3 tumeurs sous la cicatrice)....	...tion.	Érysipèle...	2 m.	—	Cicatr. lente, commenc. de 3e récidive.	2	—	—	
6		id....	67	Martin (Caroline)...	couturière...	s. gauche	réc. 7 ni. déb. tot. 18 m.	—	—	id....	Menace d'érys.	7 sem	6 sem.	Cicatrisation.	1	—	—	Opérée il y a 15 mois.
7										id....	—	7 sem	6 sem.	id....	—	—	—	
8	»	Squir. ram.	54	Séjournant.	cuisinière...	s. droit..	3 ans.	—	—	id....	—	25 j.	20 j.	En voie de cicatrisation..	—	—	pas	Vol. d'un gros œuf.
9	»	Squir. lard.	54	Volte....	ouvrière en dentelles...	s. gauche	18 m.	p. d'hér. coup ?	Gangr. au centre, hémorrhagie...	id....	—	5 sem	1 m..	id....	—	—	4	
10	»	id....	45	Lescot....	sans profession	s. droit..	1 an.	p. d'hér.	—	id....	Érysipèle..	40 j.	37 j..	Cicatrisation.	—	Pas de cell. cancér.	pas	
	»	id. (?).	5	Debille....	id....	s. gauche	12 ans.	—	—	...de trait.	Carcin. du col utérin parapl. incomplète..			—				
		Squir. ulcéré		Thiébaut..	domestique..	s. droit..	10 m.	coup ?	—	Diaphorèses	Sphac. et élim. de la plus grande partie de la tumeur.			Même état..				Tumeurs dans l'aisselle.
		id....		Deleau....	sans profession	s. gauche	6 ans.	p. d'antécéd. dans la famille	id ?	morte le 4 déc. 1857.	Érysipèle...			Mort....				Gross. œuf de poule.
		Squirrhe..		Jeauvesu..	lingère....	id...	10 m.											
ENCÉPHALOÏDES																		
1	1854	Encéphal.	73	Legros....	fleuriste...	s. droit..	2 ans	—		...ration..	—	1 m.	26 j.	Guérison...	—	Vol. du poing...	—	Op. Il y a 6 ans d'une tum. de même nat. au sein gauche..
2	»	id....	30	Bataille...	sans profession	id...	15 m.	—	Gang. ax. lég. érys, abcès sur la tum.	id....	—	1 m.	3 sem.	id....	—	Cellules cancéreus.	pas	Très volumineux.
3	»	Enc. fong.	52	Audrillot...	id....	id...	8 m.	p. d'hér.	Ulc., plaque d'ecz.	id....	Gastro-entér.	3 sem	17 j.	id....	—	id......	4	1 mois après l'opération.
4	»	id....	47	Roy.....	ménagère...	s. gauche	1 an.	—	id. hémorrh.	id....	—	1 m. 1/2	6 sem.	Cicatrisation.	1	Aspect napif. de la coupe; ailleurs ramolliss. cérébrif.	2	

Numéros d'ordre.	Années.	Variétés.	Âge.	Noms.	Profession.	Siège.	Date de l'apparition.	Causes.	Complications avant le traitement.	Terminaison.	Complications après le traitement.	Séjour complet.	Séjour depuis le traitement.	Traitement.	Récidives.	Anatomie pathologique.	Accouchements.	Observations.
5	1855	Encéphal. .	56	Dupesron. . .	journalière. . .	s. gauche	—	mère att. d'ulc. la mat.	Kystes de l'o...	id	—	3 j.		Même état. .	—	—	pl.	
6	»	id. (cru?)	74	Lebel. . . .	artiste dramat.	id. . .	6 m.	p. d'hér	Traînée de g... axillaire. . .	Opération. . .	Diarrhée . . .	2 m.	7 sem.	Cicatrisation.	—	—	—	Vol. des 2 poings.
7	»	id. (cru).	40	Lafont. . . .	lingère. . . .	id. . .	id . .	—	—	1	(Varioloïde intercurrente).	6 sem	6 sem.	id.	—	—	2	
8	»	id. . fong.	40	Bermisth. . .	fabricant de sabots. . . .	s. droit. .	0 m.	—	Ulcéré, gang... axillaires hyp...	1	—	1 m.	23 j. .	id.	—	—	pl.	Abc. suit. de couch. il y a 16 ans. Acer. rapide dep. 6 sem.
9	»	id. id. .	50	Filleul. . . .	journalière. . .	s. gauche	1 an.	p. d'hér. coup.	—	1	Diarrh., érys.	20 j.	13 j. .	Mort.	—	Épanch. pleurétiq., noy. canc. (Rob.)	5	Accroissement rapide dep. 1 mois.
10	»	Enc. lard. .	42	Jolibois. . . .	femme de ch.	s. droit. .	18 m.	p. d'hér.	Gangl. axill.	1	Infect. purul.	14 j.	6 j. .	id.	—	Pas d'autopsie. . .	—	
11	»	Encéphaloïd lardacé? ou adénoïde?	40	Cazenave. . .	lingère	s. gauche	7 ans.	id . .	—	1	—	1 m.	25 j. .	En voie de cicatr. (presq. complète. .	—	Masses lardacée; kystes; éléments hypertr. (Robin).	3	Tumeur de nature douteuse. Volume d'un gros poing .
12	1856	Encéphal. .	60	Beaudoin. . .	concierge. . .	id. . .	7 m.	—	Ganglions axill. cancers . . .	1	Trajet fistuleux (aisselle). . .	37 j.	1 m. .	Guérison. . .	—	—	5	Abc. (sein gauche) suite de couches. Vol du poing.
13	»	Enc. lardacé	64	Cordereau . .	sans profession	id. . .	3 à 4 m.	—	—	1	Érysip., abcès.	5 sem	5 sem.	id.	—	—	4	
14	»	id. . . .	42	Morlot. . . .	lingère	s. droit. .	2 ans.	p. d'hés.	Gangl. axill.	1	Érysipèle. . .	69 j.	64 j. .	Cicatrisation.	—	—	—	Même malad. Bords fongueux de l'ulcère.
15	»	id. . . .	42	id.	sans profession	id. . .	réc. 1 m.	id . .	Ulcéré, cachec...	h d'opérat.	Hémorrhagies.	2 m.	—	Mort.	1	Pas de cancer dans les viscères. . .	—	
16	»	id.? ou fong. (?). .	50	Lelong. . . .	couturière. . .	s. gauche	3 ans; récid. 6 mois	—	—	fiale d'or.	Champig. ressemblant à un mamelon entouré de son aréole. . . .	6 m.	—	Marche croissante de la maladie. . .	1	—	2	Opérée en décembre 1855.
17	1857	Encéphal. .	63	Viclans. . . .	artiste dramat.	s. droit. .	pl. ann.	—	—	Opération. . .	—	2 m.	7 sem.	Cicatrisation .	—	—	—	
18	»	Encéph. lard	54	Clin.	journalière. . .	id. . .	2 ans.	p. d'hé.	Prolong. en ... dans l'aisselle	1	—	71 j.	53 j. .	Guérison. . .	—	Cellules cancéreus.	—	Volume de deux gros poings.
19	»	id. . . .	56	Jacquemont .	—	id. . .	6 mois	id . .	—	1	—	40 j.	34 j. .	id.	—	—	4	Volume d'un œuf.

ENCÉPHALOIDES 19.

Sein droit 10
Sein gauche 9

Age, 30 ans . . . . . » | Age, 50 ans . . . . 7 | Age, 70 ans . . .
— 40 — . . . . . 1 | — 60 — . . . . 6 | — 80 — . .

Opérées, 16; guéris, 13; mortes, 2; érysipèle, 4; infection cancéreuse,

SQUIRRHES 66.

Sein droit 21
Sein gauche 39
Deux seins 2
Sans indication 4

Age, 30 ans . . . . . » | Age, 50 ans . . . . . 21 | Age, 70 ans 14
— 40 — . . . . . 7 | — 60 — . . . . . 26 | — 80 — 1

Opérées, 52; guéries, 34; en voie de guérison, 7; mortes, 4; récidives, 8.
Caustique, 3; guérie, 1; morte, 1; récidive, 1.
Opérées pour récidive : 1 au bout de 5 ans, 1 au bout de 6 ans, 1 au bout de 15 ans.

STATISTIQUE DE 1853 A 1858 (EN VILLE).

Années	Maladies.	Causes.	Siège.	Age.	Accouchements.	Complications.	Traitement.	Observations.
»	Hypertrophie squirrheuse. F....		s. g.	28	1 enfant.		Extirpation........	Mort.
»	id. H.		s. d.	47		Troisième récidive.........	Op. le 5 mars. Répull. le 12	Pleuro-pneumonie.
»	Squirrhe lardacé. F.....						Opérée octobre	
»	Squirre F.						id.	
»	id. F.		s. g.	52	plus. enf.		Opérée février 1852....	Revue guérie en 1858.
»	Squirrhe ligneux. F....		s. d.	60	mariée		Opér. par transfix., fév. 1854	
»	id. lardacé.		id.	64	fille....		id.	
»²	Squirrhe. F.		s. g.	40	enfants.		Opérable.	
»	id. F.		id.	05	id.	Récidive sur une cicatrice.....		17 mars 1854.
»	id. ulcéré pustuleux. F.....		id.	50	id.		Non opérable, 18 mars...	
»	id. en masse.		s. d.	66	id.		id. 26 mars.	
»	Hypertrophie squirrheuse avec kyste.	coup.....	s. g.	48	id.		Opérable, 28 mars.	
»	Squirrhe en masse; pustules....		s. d.	58	id.	Ganglions de l'aisselle.......	Non opérable, avril....	
»	id. lardacé. Plaqué.......		id.	57	id.		Opérable......	Poing.
»	id. multiple....	nourrice....	2 s.	68	id.		Non opérable.	
»	id. ligneux exulcéré......		s. g.	65	fille....		Opérable.	
»	Hypertrophie squirrheuse?..	nourrice?..	id.	43	enfants.	Névropathies.	id.	
»	Squirrhe lardacé	a nourri, héréd.	s. d.	58	5 enfants		id.	
»	Squirrhe. Mamelon exulcéré....		s. g.	50	enfants.	Excrét. sér. rougeâtre dep. longtemps		
»	Squirrhe.		id.	43	id.	Névropathies.	Résolutifs.	
»	id. lardacé.		id.	39	mariée	Ganglions sous-pectoraux.	Non opérable, mai.	
»	id. rayonné.	pas nourri.	id.	43	2 enfants		Opérable.	
»	id. lardacé.		id.	48	enfants.		id.	Gros comme le poing.
»	id. id. ulcéré.		id.	64	id.	Pustules près de l'aisselle.	Non opérable.	
»	Squirrhe lardacé.		s. d.	53	3 enfants		Opérable, juin	Gros comme un œuf.
»	id. atrophique rayonné.		s. g.	45	enfants.		A opérer.	En dehors.
»	id. non rayonné.		s. d.	32	mariée		id., juillet.	
»	id. globuleux.		s. g.	57	3 enfants	Rien dans l'aisselle.	Opérable.	
»	id. lardacé.		id.	54	enfants	id.	id., opérée, 10 août	Deux poings.
»	id. rayonné.		id.	58	id.		id.	
»	id. épineux.		s. d.	48	1 enfant.	Ganglions sous-pectoraux.	id.	
»	id. lardacé		id.	44	2 enfants			
»	id. globuleux ulcéreux	press. du busc.	id.	45	enfants		Opérable.	
»	id. lardacé.		s. d.	44	1 enfant.	Dissémination sous-pectorale	Non opérable.	
»	id. ligneux lardacé.		s. d.	54	3 enfants	Prolongé vers l'aisselle	Ne pas l'opérer.	Morte, 55.
»	id. lardacé.		id.	44	id.	id.	A opérer.	
»	id. lardacé multiple.		2 s.	44		Ganglions à droite.	Non opérable.	
»	id. ulcéré		2 s.	44	3 enfants	Ganglions mobiles dans l'aisselle	A opérer.	
»	Squirrhe en masse.		2 s.	48	id.	Cancer en cuirasse	Non opérable	Morte, 15, 2, 55.
»	id. en masse et en plaque.		s. g.	63	id.	Ganglions axillaires.	Opérable?	Mère cancroïde à la face.
1855	id. en masse.		id.	54	mariée	Ganglions sus-claviculaires.	Non opérable.	
»	id. en masse? hypertrophie?.		id.	54	id.	Suintement au mamelon.	Résolutifs.	
»	id.		id.	04	id.		id.?	
»	id. lardacé? kyste hypertrophique	coup.	id.	04	5 enfants		Opérable.	
»	id. lardacé sous-pectoral.		s. d.	32		Récidive après 5 ans	Non opérable.	
»	id.	coup il y a 6 ans	s. g.	54	enfants.	Ganglions sous-pectoraux.	Opérable.	
»	id. plat.		s. d.	65			id.	
»	id., hypertrophie	coup.	s. g.	50	5 enfants		Résolutifs.	Œuf en haut.
»'	id.	id.	id.	43		Ganglions axillaires.	id.	
»	id.		id.	46	enfant.	Récidive de un an.	Opérable? fondants.	
»	id. en masse, diffus		2 s.	50		Opérée, sein gauche, un an.	Non opérable.	
»	id. ligneux rayonné.		s. g.	55	fille.		Opérable.	
»	id. hypertrophique		id.	34	9 enfants	Grossesse.	Attendre.	
»	id. ulcéré ligneux.		s. d.	55	enfants.	Ganglions axillaires, sus-claviculaires.	Non opérable.	
»	id. en relief ulcéré.		id.	45	enfant.		id.	
»	id. hyp. sq. sous la cicatr. d'un abc.		s. g.	46			Résolutifs.	
»	id. rayonné.	hérédité, coup.	id.	61	2 enfants		Opérable.	
»	id. atrophique.		s. d.	53	enfants.		Attendre.	
»	id. globuleux.		s. g.	56	enfants.		Opérable.	
»	id. rameux.	hérédité.	id.	56			id.	
»	id. id.		id.	53		Ganglions axillaires.	id.	
»	id. lardacé.	coup.	s. d.	48	2 enfants	Excoriations.	id.	
»	Hypertrophie squirrheuse?	id.	id.	28	fille.		id.	Noix.
»	Squirrhe en relief.		s. g.	69		Ganglions axillaires.	Non opérable.	
»	id. en masse.		id.	52	3 enfants		Opérable.	Poing.
»	id. en cuirasse.		2 s.	47	fille.		Non opérable.	
»	id. ligneux.		s. d.	75	enfants.	Névropathie.	Opérable.	
»	id. lardacé vague.		id.	37	enfants.		Résolutifs.	
»	id. ligneux.	mère cancér.	s. g.	42	3 enfants		Opérable.	
»	id. multiple.	a nourri.	s. d.	50			Non opérable.	
»	id. id.	id.	s. g.	50	enfants.		id.	Traité par Landolfi.
»	id. lardacé.		s. d.	59	fille.		Opérable.	Poing.
»	id. en masse vague.		id.	47	4 enfants		Non opérable.	
»	id. lardacé.		id.	47		Troisième récidive.	id.	
»	id. globuleux		s. g.	46	enfants.	Opérée, sein gauche, 6 ans.	Opérable.	Œuf.
»	id. ligneux.		id.	37	enfants.		id.	Id.
»	id. rayonné?		id.	54	enfants.		Résolutifs.	
»	id. ligneux ulcéré.		id.	54	enfants.	Grains périphériques.	Non opérable.	
»	id. lardacé		s. d.	54	enfants.		Attendre.	
»	id. hypertrophie vague.		s. g.	50			Opérable.	
»	id. hypertrophique?		id.	04	enfants.		Résolutifs.	
»	id. hypertrophique		id.	54	enfants.		Opérable.	
»	id. rayonné petit.	héréd. matern.	id.	50	enfants.		id.	

ANNÉES.	VARIÉTÉS.	AGE.	SIÉGE.	TRAITEMENT.	ACCOUCHEMENTS.	CAUSES.	TEMPÉRAMENT.	OBSERVATIONS.
	Induration ligneuse	27	sein droit.	Cautérisation.	enfants, n'a pas nourri.		Bien réglée.	Plaque limitée à l'auréole.
1856	Squirrhe ligneux.	54	sein gauche	A opérer.	n'a pas nourri.		Maigre, maladive.	Dép. au sein, gerç. au mamel.
»	Squirrhe ligneux.	40	sein gauche		enfants, en a nourri 2.	abcès autrefois.	Gastralgique.	Volume d'un œuf.
»	id. lobulé	38	id. (en dehors)	Opérée, guérie.	mariée.			Forme ovoïde.
»	Hypertrophie squirrheuse (lobulée)	48	id. (en haut)	Ciguë, vésicatoires.	pas nourri.	cause inconnue.		Suintem. par le mamel. depuis quelques mois. Début 10 ans. (La mal. ne veut pas d'opér.)
»	id. id. (vague)	49	sein droit.	Essayer les résolutifs.	nourri pend. 5 mois.			
»	id. id. (vague)	55	id. (en dehors)	id.	enfants.	un coup (il y a un an).	Forte.	
»	id. id. (vague)	36	sein gauche.	id.	enfants, a nourri.	id.	Bien réglée, forte.	Vol. un œuf., pet. gangl. axill.
»	id. squirrheuse (?)	53	sein droit	A opérer.	a nourri.		Bien réglée, nerveuse.	Volume d'un petit œuf.
»	Squirrhe mobile globuleux	58	sein droit	id.	n'a pas nourri.		Un peu maigre.	
»	id. globuleux et pustuleux	44	sein gauche	Opérée.	pas d'enfants.		Maigre, bonne santé.	Volume d'un œuf.
»	Squirrhe en masse.	52	sein droit	Ne pas opérer	enfants.	cause inconnue.	Nerveuse, un peu grasse.	A droite d'abord.
»	id. id. partiel (?)	40	sein gauche (au centre)	Opérée (guérie).	enfants.			
»	id. id. (multiple)	52	deux seins	Ne pas opérer				
»	id. id.	55	sein droit	id.	enf., n'a pas nourri.		Sèche, bonne santé.	Volume d'un petit œuf.
»	Squirrhe rameux.	58	sein gauche (en dedans).	A opérer.	nourri.		Forte.	
»	Squirrhe rayonné	50	sein gauche	id.	enfants, a nourri.	pas d'antécédents.	Bien portante.	
»	id.	42	sein droit.	id.	enfants.			
»	id.	62	sein gauche	id.	d'enfants.			
»	id.	47	id. (en dedans)	id.	enf., n'a pas nourri.	pas d'antécédents.	Maigre, nerveuse.	Volume d'un marron.
»	Squirrhe en masse, cuirasse	49	sein droit	Nul	enfants, n'a pas nourri.			
»	id. id.	32	sein gauche	id.	enfant, n'a pas nourri.	id. un coup.	Bien portante.	
»	id. id.	57	sein droit.	id.	enfants, a nourri.	pas d'antécédents.	Maigre, bien portante.	
»	Squirrhe en masse, pustuleux, en cuirasse	52	id.	id.	id.	id.	Forte.	
»	Squirrhe disséminé.	68	id.	id.	enf., n'a pas nourri.		Sèche, bien portante.	
»	id. pustuleux disséminé et en masse	52	sein gauche.	Six cautérisat. (de Landolfi)	a nourri.	pas d'hérédité.	Grande, un peu sèche, bonne santé.	Récidive, très douloureux.
»	Squirrhe ligneux et pustuleux.	64	id.	Nul	d'enfants, mariée.		Grande, maigre, bien portante.	
»	Squirrhe ligneux rétractile ulcéré.	56	sein droit (en bas)	A opérer.	enfants, a nourri.	pas d'antécédents.	Forte, bien portante.	A eu un abcès plus haut. Ulcéré il y a 20 ans, coup.
»	id. id. id.	52	id.	Incurable	enfant, pas nourri.			
»	id. ulcéré — ganglions (lobulé) disséminé	64	sein gauche (en dehors) près de l'aisselle. / id.		enf., a essayé de nourrir.	id.	Sèche, bien portante.	Un abcès. Depuis cinquante ans.
»	Petit squirrhe (fibro-plastique)	68	sein droit		enfants, n'a pas nourri.	id.		
»	Squirrhe atrophique (vague) rayonné	46	sein gauche	A opérer.	selle.		Bien réglée, bien const.	
»	id. atrophique (pustules disséminées)	55	id.	Inopérable	enfants, a nourri.			
»	Squirrhe atrophique (petite plaque)	54	sein gauche (au-dessous).	A opérer.	d'enfants.		Forte, grasse.	
»	id. lardacé.	64	id.	id.	enfants, pas nourri.		Grande, forte.	
»	id. id.	56	sein gauche (au-dessous).	Ne pas opérer.	id.	pas d'hérédité.	Bonne const., b. santé.	Plaq. s.-pect., gangl. s.-clavic.
»	Squirrhe (hypertrophique)	48	id.	A opérer.	d'enfants.		Grande, assez bien port.	Moitié supér. de la mamelle.
»	id.	64	id.	id.	d'enfants, mariée.	pas d'antécédents.	Petite, maladive.	Petite tum. au s. dr. qui a guéri.
»	id.	54	sein droit (en haut).	id.	enfant, a nourri.	id.	Grande, forte, bien port.	
»	id.	64	id. (mamelon)	id.	enfants.		Sèche, bonne santé.	Volume d'une demi-noix.
»	id.	30	id.	Encore opérable	euse.		Bonne santé.	id. du poing, gangl. axill.
»	id.	54	sein gauche	A opérer.	selle.	mère morte d'un cancer.	id. forte.	id. d'un petit œuf.
»	id.	36	id.	id.	enfants, a nourri.	pas d'antécédents.	Santé ordinaire.	Tout le sein (peau libre).
»	Squirrhe lardacé disséminé.	54	deux seins.	Inopérable	id.	id.	Anévrysme de l'aorte, cyanose, etc.	

ANNÉES.	VARIÉTÉS.	ÂGE.	SIÉGE.	TRAITEMENT.	ACCOUCHEMENTS.	CAUSES.	TEMPÉRAMENT.	OBSERVATIONS.
1856	Squirrhe en masse lardacé	60	sein droit	Inopérable	enfants, a nourri			
»	id. id.	39	sein gauche	id.	id.			
»	Squirrhe lardacé en masse, cuirasse.	45	sein droit	id.	enfant	pas d'antécédents.	Réglée.	Abcès.
»	id. id. id.	60	sein gauche	id.	enfants, pas nourri			Aigu.
»	id. id. id. et pustuleux.	65	deux seins	id.	id.		Grasse, bien portante.	
1857	Squirrhe (homme)	55	sein droit	A opérer.	id.	famille de tuberculeux	Grand, fort.	2e récid., opéré 1re fois par le bistouri sous la cicatrice, 2e fois par les caustiques.
»	Squirrhe ligneux.	60	id. (en dehors)	id.	enfants, n'a pas nourri		Bonne santé	Volume de la moitié d'un œuf.
»	id. id. ulcéré	60	sein gauche	id.	enfants, a nourri		id., grande, maigre	
»	id. id. avec pustules	48	sein droit	Ne pas opérer	enfants, a nourri		Asthme, chétive	Ganglions.
»	id. id. id. multiples.	64	sein droit et plus tard sein gauche	Incurable.	enfant, a nourri			Volume d'un œuf.
»	Squirrhe globuleux.	32	sein droit, aisselle	id.	demoiselle		Bien réglée, forte	3e récidive.
»	id. id.	40	sein gauche	A opérer.	d'enfants		Forte, bonne santé	Volume d'un œuf.
»	Hypertrophie squirrheuse	49	id.	Essayer les résolutifs	enfants, a nourri			Id. de la moitié d'un œuf.
»	id.	50	sein gauche (en dehors)	id.	id.		Maigre, triste, mal port.	Petit ganglion au sein droit.
»	id.	47	id. (en haut)	id.	enfants, a nourri		Encore réglée, forte, grasse, rhumatisme	Un abcès de l'autre côté.
»	Nodosité squirrheuse	38	sein droit (sous le bord du grand pectoral	A opérer.				
»	Tumeur squirrheuse (?) purulente (?), fluctuation multiple	44	sein droit	Tenter les maturatifs	id.		Bonne santé, bien réglée.	
»	Squirrhe en masse, pustuleux, disséminé.	40	sein gauche	Ne pas opérer	demoiselle		Délicate, mal réglée.	Amputée du poignet par accid.
»	Squirrhe en masse, plaques, pustules.	55	sein droit	id.	enfants, a nourri		Bien port., bien réglée.	Ganglions axillaires.
»	id. et en cuirasse	58	sein gauche	id.	enfants, pas nourri		Forte.	
»	id. id.	49	deux seins	id.	d'enfants, mariée		id., grasse	
»	Squirrhe en cuirasse, pustuleux.	63	sein droit	id.	enfants, n'a pas nourri		id., grande, belle fem.	
»	id. éléphantiasique	54	id.	id.	enfants, a nourri		Bonne santé	Depuis 15 ans.
»	Squirrhe rameux.	64	sein gauche par le mamelon	A opérer.	id. n'a pas nourri.		id., impressionnable	
»	id. rayonné	38	sein droit	Tenter les résolutifs.	enfants, id.		Grande, maigre, id.	Début ancien.
»	Squirrhe rameux en masse, y compris le mamelon.	64	sein gauche	A opérer.	enfants, id.		Assez bonne santé.	Volume de la moitié d'un œuf.
»	Squirrhe rameux rétractile	40	id.	id.	enfants, id.	un coup il y a trois ans.	Bon. santé, un peu grasse	Aisselle saine.
»	id. id.	54	id.	id.	enfants, a nourri		id.	id.
»	id. id.	40	sein droit	id.	demoiselle		id.	
»	Squirrhe rétractile ulcéré.	64	sein gauche	Ne pas opérer.	enfants, a nourri		Bon. santé, gr., maigre.	Gangl. axill. (tum. bosselée).
»	id. atrophique	57	sein droit, sous le mamelon.	A opérer.	enfants, en a nourri 2		Bon. santé, gr., maigre.	Volume d'une pièce de 2 fr.
»	Squirrhe lardacé.	32	sein droit	id.	enfants, n'a pas nourri		id., gr., malg., nerv.	Volume du poing (local).
»	id. id.	57	sein gauche	id.	enfants, a nourri		id. id.	Vol. d'un œuf, pet. gangl. axill.
»	id. id.	65	id.	id.	id.		Bonne santé	Récidive.
»	id. id.	48	sein droit	Ne pas opérer	enfants, en a nourri 3		id. réglée	Volume d'un œuf.
»	id. id.	44	sein gauche	A opérer.	enfant, a nourri			Vol. d'une pomme, gang. axill.
»	Squirrhe lardacé globuleux	42	id.	id.	enfants, id.		id. forte	
»	id. id. en masse.	49	sein droit	Ne pas opérer	demoiselle		Bonne santé	Petits ganglions axillaires.
»	id. id. id.	44	sein gauche	A opérer.	enfants, en a nourri 1.		Bien régl., grande, forte.	
»	Squirrhe en masse et en cuirasse.	43	sein droit	Incurable.	enfants, en a nourri 7, à 5 mois non sevré.		Forte.	
»	Squirrhe lardacé en masse et pustuleux	43	sein gauche	id.	enfants, a nourri		id.	
»	id. id. et pustuleux.	64	id. (aisselle)	id.				

ANNÉES.	MALADIE.	CAUSES.	SIÈGE.	ÂGE.	ACCOUCHEMENTS.	COMPLICATIONS.	TRAITEMENT.	RÉSULTAT.	OBSERVATIONS.
1854	Encéphaloïde lardacé		s. g.	50			Opérée en nov. 1853. Récid.	Mort.	
»	Encéphaloïde		—	—			id. en octobre	Cicatrisation.	
»	id.		—	—			id. en mai	id.	
»	id. lardacé		—	—			id. id.	Mort.	
»	Encéphaloïde		—	—			id. en juillet		
»	id.		—	—			id. en août	?	
»	id.		—	—			id. id.	?	
»	id.		s. g.	48		Troisième récidive	id. en février 1854.		Volume d'un œuf.
»	id.		id.	44	fille		id. en janvier	Morte en juin.	
»	Encéphaloïde lardacé en masse		s. d.	55	mariée		Non opérée	Morte en novemb.	
»	Encéphaloïde		s. g.	53		Fongosités sur le sternum	Non opérable.		
»	Encéphaloïde fongueux ulcéré		id.	78	enfants		Opérable. Mars 1854		Rien à l'aisselle.
»	id. lardacé		id.			Récidive	Non opérable.		
»	Encéphaloïde		id.	47		Troisième récidive	Opérable.		
»	id. lardacé		s. d.	44	fille				
»	Encéphaloïde		id.	50	enfants	Aisselle prise	Non opérable		Volume énorme.
»	id.		s. g.	47	id.	Récidive	id. Avril.		
»	Encéphaloïde lardacé en masse		s. d.	35	id.		id. id.		
»	id. id.		id.	44	id.				
»	Cancer lardacé multiple	syphilis ?	s. g.	48	id.	Aisselle droite	Non opérable.		
»	Encéphaloïde lardacé ulcéré		s. d.	58	id.	Aisselles, masses, plaques	id.		
»	Encéphaloïde		s. g.	55	id.	Troisième récidive	id.		
»	id.		s. d.	30		id.	id.		
»	Encéphaloïde lardacé ? squirrhe ?		s. g.	68	id.		Opérable. Mai.		
»	id. id.		s. d.	48	mariée	Rhumatisme	Opérée en juin	Morte le 18.	
»	Encéphaloïde		id.	52	enfants	Récidive	Non opérable.		
»	Encéphaloïde lardacé. Mamelon rétracté		s. g.	57	mariée		Vue en juin. Opér. le 12 juil.		Poing.
»	id. id.		s. d.	11 enf.		Ganglions sous-pectoraux	A opérer		Poing.
»	Encéphaloïde, kyste		id.	56		Masses axillaires	Opéré le 26 août	Guéri le 10 déc.	Mort en 1855.
»	id. lardacé non ulcéré		s. g.	56	3 enf.	Besselures vers l'aisselle	Opéré le 14 septembre		
»	Encéphaloïde lardacé mobile		id.	55	3 enf.	Ganglions axillaires	Opérée ?		Gros poing.
»	id. id.		s. d.	49	fille	Fongus, et réc. sur pl. aissell.	A opérer par caustiques.		Poing. Op. M. Roux, 28 ans.
»	id. id.		id.		enfants	Ganglions axillaires	Faut-il opérer ?		
»	id. id.		id.	52	2 enf.		Caustiques.		
»	Encéphaloïde en bouton		s. g.			Récid. (opérat. il y a 18 mois).	Opérable		Mamelon rétracté.
»	id. lardacé	hérédité.	id.	50	1 enf.		id.		
1855	id. lardacé ?		id.	30	enfants		Résolutifs.		
»	id. lardacé profond		id.	48			Opérée le 8 mars.		
»	id. non ulcéré		s. d.	46			Opérable.		
»	id. lardacé		s. g.	52	enfants	.. sœur déjà att. morte de réc.	Opérable.		
»	Encéphaloïde		s. d.	52	id.	Ganglions axillaires	A peine opérable.		
»	Encéphaloïde, kyste		s. g.	46	id.	Ganglions	Opérable.		
»	id. en masse		2 s.	49	3 enf.		Opérée le 3 avril.		
»	Encéphaloïde		s. g.	54	2 enf.	Ganglions axillaires	Non opérable		Vol. des 2 poings.
»	Encéphaloïde lardacé pustuleux		id.	53	enfants	Tumeur axillaire sus-clavicul.	Caustique ?		
»	id. sec		2 s.	72	id.	Troisième récidive	Opérable		Poing.
»	id. lardacé		s. d.	45	fille		id.		Œuf.
»	id. id.		s. g.	44	enfants				Œuf.
»	id. id.	héréd. pat. et matern.	id.	42			id.		
»	Encéphaloïde		id.		id.	Opérée en 1853, Malgaigne	Opérée en juillet 1855	Guérie en 1856.	
»	Encéphaloïde lardacé	lactation.	s. d.	36			Non opérable.		
»	id. aisselle		id.			Opérée il y a 9 ans	Opérée le 7 juin.		
»	id. lardacé	pas nourri.	s. g.	48	enfants		Opérable.		Poing.
»	id. id.	a nourri	id.	38	4 enf.	Ganglions	Opérable		
»	id. id.		id.	52	enfants		Opérée le 24 juin.		
»	id. id.		s. d.	45	id.		Opérable		Poing.
»	id. ulcéré		s. g.	50	fille	Aisselle	Non opérable.		
»	id. multiple		id.	53	2 enf.	Sérosité par le mamelon.	id.		
»	Encéphaloïde	a nourri	id.	57		Troisième récidive, aisselle	id.		
»	id.		s. d.	48	2 enf.	Deuxième récid. sur place	A opérer.		
»	id. lardacé	a nourri	id.	43	enfants	Ganglions	id.		
»	id. id.		id.	54	id.		id.		Œuf.
»	id. id.		id.	57	id.	Tumeur du ventre.	Résolutifs		Œuf.
»	id. id.	a nourri	id.	57	id.	Ganglion axillaire ?	Opérable ?		Rien sous l'aiss.
»	id. ulcéré	a nourri	s. g.		id.	Sixième récidive	id.		
»	id. multiple		id.	34	4 enf.		id.		
»	id. lardacé	pas nourri.	s. d.	54	2 enf.		id.		Repullulera.
»	id. fongueux pustuleux.						Opéré le 23 décembre.		

ANNÉES.	VARIÉTÉS.	ÂGE.	SIÉGE.	TRAITEMENT.	ACCOUCHEMENTS.	CAUSES.	TEMPÉRAMENT.	OBSERVATIONS.
1856	Encéphaloïde (par récidive).	27	s. dr. (sous la cicatr.)	A opérer.	[illegible]	pas d'antécédents.	Bonne santé, bien réglée.	Quelques gangl. axill. (caustiques)
»	id. fongueux.	04	sein gauche.	id.	…a nourri.	id.	id.	
»	id.	34	id.	id.	…id.	—	Forte, id.	Vol. du poing.
»	id.	44	id.	id. (?).	…id.	un coup.	id.	Vol. gros poing.
»	id. (par récidive).	04	id.	id. (opéré il y a cinq semaines).	…pas nourri.	—	Nerveuse.	Vol. une noix, pustule saillante sur la cicatrice.
»	id. lardacé.	54	sein droit.	A opérer.	[illegible]	—	Bonne santé.	Vol. 2 poings, aisselle libre.
»	id. (par récidive).	58	id.	Essayer les fondants, opérée il y a un an.	…pas nourri.	—	Grasse, courte, triste.	Ganglions axillaires.
»	id. fongueux.	58	id.	Opérée (guérie).	[illegible]	pas d'antécédents.	—	Ulcère profond (nature douteuse).
»	id. (?) ou vaste kyste (?).	65	sein gauche.	Ponction et injection? ou opérer.	[illegible]	chagrins.	Grasse, nerveuse.	
»	id. (ulcéré).	46	sein droit (aisselle).	A opérer.	…a nourri.	pas d'antécédents.	id. forte.	
»	id.	65	sein gauche.	Ne pas opérer.	…enfants.			Racine vers le sternum.
»	id. disséminé (par récidive).	35	sein droit.	Ne plus opérer.	…pas nourri.	pas d'hérédité.	Lymphatique.	Rapide opér. par M. Voillemier.
»	id. (hypertrophique).	54	id.	A opérer.	…id.		Grande, maigre; névropathe	Vol. gros poing.
»	Encéphaloïde lardacé.	48	sein gauch. (en haut).	Opérée (guérie).	…a nourri (un enf. allaité) il y a 14 ans.	—	Forte, grasse.	Profond, vague, vol. œuf.
»	id.	48	id.	A opérer.	[illegible]	—	Bonne santé, bien réglée.	Vol. d'un œuf.
»	id.	54	id.	id. (le plutôt possible).	…a nourri.	—	Forte, un peu asthmatique.	Vol. id.
»	id.	64	id.	id.	…pas nourri.	—	id.	3 lobes; 1 dans l'aiss. vol. poing.
»	id.	38	sein droit.	id.	…enfants (mariée).		Bien réglée.	Ganglions axillaires.
»	id.	64	sein gauche.	id.	…pas nourri.	pas d'hérédité	Grasse, forte.	Profond, vol. du poing.
»	id.	52	id. au-dessus du mamelon.	Tenter les résolutifs, puis opérée (guérie)	…enfants.		id. (autrefois syphilis).	Id.
»	id.	52	id.	A opérer.	…n'a pas nourri.	mère cancéreuse.	Maigre, névropathe	Vol. d'un œuf.
»	id.	52	id.	id. (elle ne veut pas).	[illegible]	—	—	Suintement par le mamelon, gangl. au sommet de l'aisselle.
»	id.	47	sein droit.	Ne pas opérer.	…id.	pas d'hérédité	Forte, bien réglée.	Tout le sein, rameux, multiple.
»	id.	48	id.	A opérer.	…enfants.		id. grande.	Vol. 1 œuf; quelq. nodos. au s. g.
»	id.	54	sein gauche.	On peut opérer (?).	…enfants.	un coup (il y a 6 mois).	Assez bien portante, bien réglée (autrefois).	Ganglions axillaires.
»	id.	49	id. en haut.	A opérer (?).	…a nourri	père mort d'hydropisie.	Bien portante.	Vol. petit œuf, gangl. axillaires.
»	id.	57	id.	id. (?).	[illegible]	—	Un peu grasse, forte.	Vol. gros œuf, id.
»	id.	53	sein gauche.	A opérer.	…a nourri	pas d'antécédents.	Sèche, bien portante.	Ganglions axillaires.
»	id.	49	id.	Ne plus opérer.	[illegible]	—	Bien portante.	3 récid., gangl. axill. et s.-clav.
»	id. (ou hypertrophie suspecte).	49	les 2 seins.	Résolutifs ou opérer.	…enfants (?).	—	Forte.	Vol. un gros œuf de chaque côté.
»	Encéph. lardacé profond, vague.	54	sein gauche.	A opérer.	…pas nourri.	—	Santé et constitut. ordinaire	Vol. d'un petit poing.
»	Encéphaloïde lardacé.	65	sein droit (en dehors).	id.	…id., id.	un coup.	Maigre, petite, bien portante	
»	id.	46	sein gauche.	id.	[illegible]	id., pas d'antécédents.	Forte paysanne, bonn. santé	
»	id.	35	sein droit.	id.	…enfants (mariée).		id. mal réglée, bonne santé	
»	id.	50	id. sous la cicatrice	A réopérer.	[illegible]		Forte.	Récidive.
»	id.	—	sein gauche.	Opérée (guérie).	[illegible]	—	Maigre, bonne santé.	
»	id.	64	id.	A opérer.	…elle.	cause inconnue.	id., grande, très bonne santé.	Vol. d'un œuf; sein droit enlevé il y a 10 ans.
»	id.	65	sein droit.	id.	…a nourri.	pas d'antécédents.	id., bien portante	
»	id.	46	sein gauche.	Ne pas opérer.	…pas nourri.		id.	Gangl. sous la clavic., pas de doul.
»	id.	58	id.	A opérer.	…nourri.		Maigre, id.	Ganglions axillaires.
»	id.	43	id.	id.	…enfants, pas nourri	père mort d'un squirrhe à l'estomac (?).	Forte, id.	
1857	Encéphaloïde.	71	sein droit.	A opérer.	…n'a pas nourri		Gibbeuse, grasse.	Op. au s. g. par Roux il y a 4 ans.
»	id.	42	id.	Inopérable.	…id.		Bien réglée.	Sein droit, opérée il y a 18 mois; récidive en octobre 1851; gangl. sus et sous-clavicul.
»	id.	65	sein gauche et aisselle	id.	…enfants.		Forte.	Récidive après 5 ans.
»	id.	34	id.	On peut réopérer.	…pas nourri.		Grande, maigre, bon. santé	Récid. de caust., tum. dans l'aiss.
»	id. pustuleux.	43	sein gauche.	Ne pas opérer.	…elle.		Forte, autrefois bien réglée et forte.	Récidive au bout de 5 mois.
»	id. (cru).	58	sein droit (en dehors).	A opérer.	…enfants, a nourri.		Bonne santé.	Vol. d'une noix.

ANNÉES.	VARIÉTÉS.	AGE.	SIÉGE.	TRAITEMENT.	ACCOUCHEMENTS.	CAUSES.	TEMPÉRAMENT.	OBSERVATIONS.
1857	Encéphaloïde (cru).	64	sein droit (en dehors).	A opérer.	[illegible] d'enfants (mariée).		Forte.	Vol. d'un œuf.
»	id. aigu en masse.	50	id.	Inopérable.	[illegible] nourri.		Nerv., bonne santé jadis.	
»	Encéph. lard., *pustule ulcérée.*	46	sein gauch. et aisselle	Palliatifs.	[illegible], pas nourri.	—	Bien réglée, bien portante.	
»	Encéphaloïde lardacé.	52	sein droit.	A opérer.	[illegible], pas nourri.	—	Grande, forte, encore réglée	Vol. œuf de dinde; très mobile en dehors.
»	id. en masse.	42	sein gauche.	Ne pas opérer.	[illegible], a nourri.		Bonne santé, bien réglée.	Ganglions axillaires.
»	id. lardacé.	54	id.	id.	[illegible], pas nourri.		Gibbeuse, santé délicate.	Id.
»	id. avec pustules disséminées.	68	sein droit.	id.	[illegible], a nourri.		id.	Id., ulcéré.
»	Encéphaloïde lardacé.	39	sein gauche.	A opérer.	[illegible], en a nourri un.		Forte.	Vol. d'un œuf; rien à l'aisselle; soupçon sous la clavicule.
»	Id.	70	sein droit.	id.	[illegible], a nourri.	une pression.	Bien portante.	
»	id.	58	sein gauche.	—	—	—	Santé délicate.	Vol. gros œuf; aisselle libre.
»	id.	39	sein droit.	A opérer.	[illegible], en a nourri 3.		Bonne santé.	Vol. id.
»	id.	58	sein gauch. et aisselle	Ne pas opérer.	[illegible], a nourri.		Forte, grasse (goître).	
»	id. diffus.	44	sein gauche.	A opérer.	[illegible], id.		Bonne santé, nerveuse.	
»	Encéphaloïde lardacé.	33	id.	Résolutifs.	[illegible] il y a 5 mois, n'a [illegible] nourri.		Forte, non réglée.	Vol. du poing; abcès au sein droit avant l'accouchement.
»	Encéphaloïde (?) lardacé.	58	sein droit.	A opérer.	[illegible], a nourri?	un coup?	Grasse, forte, impressionn.	Vol. d'un œuf.
»	Encéphaloïde lardacé multiple.	54	sein droit et partout.	Incurable.	[illegible] enfants, n'a pas nourri.		Bonne santé avant.	
»	Encéphaloïde lardacé.	50	sein gauche.	Opérable.	[illegible]selle.		id., forte	Ganglions axillaires.
»	id.	65	sein droit.	id. (?).	[illegible], pas nourri.		id.	Vol. des 2 poings; gangl. axill.
»	id.	40	id.	Ne pas opérer.	[illegible], a nourri		Forte (de la campagne).	Vol. tête d'adulte; dur.
»	id. lardacé en masse.	56	sein gauche, aisselle r. sous-claviculaire.	id.	[illegible] en a nourri un.		id., grasse	
»	id. lardacé ulcéré.	54	sein gauche.	id.	[illegible], a nourri.		id.	
»	id. lardacé en masse.	37	id. (aisselle).	Incurable.	[illegible] id.		id., bonne santé.	
»	Encéphaloïde lardacé.	58	id.	A opérer (?) possible? peu de chance!	[illegible], id.	grand'mère morte de cancer.	id.	Vol. d'un œuf.

EN VILLE, 320. — SQUIRRHES, 176. — ENCÉPHALOIDES, 144.

Côté droit.	69	A droite.	56
Côté gauche.	94	A gauche.	79

POUR LES DEUX CLASSES.

A droite.	127	Deux côtés	15
A gauche.	173	00	7

ENCÉPHALOÏDES ET SQUIRRHES.

Age. Avant 30 ans.	4	De 60 à 70 ans.	19
de 30 à 40	29	80	5
50	95	00	19
60	119		

Demoiselles.	25
Mariées, sans enfants.	28
Ayant eu des enfants sans nourrir.	50
Sur 110, ont nourri.	60

82 opérées, 9 mortes.
67 sont guéries de l'opération.
25 restent guéries jusqu'à présent, dont 7 seulement depuis 1853.
19 sont mortes depuis ou sont en proie à la récidive.

J'ai perdu de vue les autres.

DEUXIÈME PARTIE.

MALADIES DE LA MAMELLE CHEZ L'HOMME.

Restant toute la vie à l'état rudimentaire, la mamelle de l'homme n'est que rarement atteinte de maladies sérieuses.

M. J. Cloquet cite un infirmier de l'hôpital Saint-Louis (1), qui avait presque autant de gorge qu'une femme. M. Renaudin (2) a publié l'histoire d'un garçon qui était dans le même cas. On a vu à Pavie (3) un homme dont les mamelles, longues de dix-huit pouces, étaient si lourdes, qu'il fallut les extirper. J'ai vu de mon côté, à l'instar de M. H. Larrey (4), plusieurs hommes dont les mamelles étaient très volumineuses. Il paraît que chez les Grecs c'était un fait assez commun, puisque Paul d'Égine en parle et dit qu'on traitait cette disposition par l'instrument tranchant; mais parmi nous ce ne sont là que des exceptions, et en pareil cas le sein de l'homme est constitué par le tissu adipeux bien plus que par la glande mammaire elle-même.

Il est cependant vrai que les principales maladies dont il a été question à propos des mamelles de la femme peuvent, à la rigueur, se développer aussi chez l'homme.

SECTION PREMIÈRE.

MALADIES BÉNIGNES.

Les phlegmasies, les abcès, les indurations, les kystes, les tumeurs, présentent, du reste, dans les mamelles de l'homme quelques différences que le praticien a besoin de connaître.

(1) *Nouvelle bibliothèque médicale*, 1828, t. I, p. 429.
(2) *Société médicale d'émulation*, t. I, p. 397.
(3) Pétrequin, *Anatomie médicale*, p. 231. — Vidal, t. III, p. 810.
(4) Robelin, thèse, 1852, p. 32.

CHAPITRE PREMIER.

INFLAMMATIONS ET ABCÈS.

Que les inflammations aient leur point de départ entre la glande et les téguments, entre la glande et la poitrine ou dans le tissu même de la mamelle, il est assez rare qu'elles ne reconnaissent pas pour cause une violence extérieure. Un garde municipal, qui reçut, aux journées de juin 1834, une balle sur la plaque de son uniforme, eut ainsi la mamelle violemment contusionnée, et bientôt après un abcès profond du sein. Chez un autre malade, le phlegmon avait été produit par des frottements répétés de la poitrine contre des corps durs. Dans un troisième cas, l'inflammation résultait de la chute d'une grosse pierre sur le mamelon.

Il n'en est pas moins vrai que la mamelle de l'homme s'enflamme quelquefois sans cause extérieure appréciable, surtout dans le jeune âge, avant la puberté en particulier. J'ai constaté en outre que les maladies de la mamelle se ressemblent beaucoup chez le jeune garçon et chez la jeune fille. A cette époque de la vie, je n'ai guère vu dans le sein que des inflammations de l'auréole, des inflammations sous-mammaires ou des adénites; dans un cas, cependant, l'abcès était réellement sous-cutané.

Un menuisier âgé de vingt ans, jeune Allemand très fort, entre à l'hôpital en 1854 avec un abcès sous-mammaire à gauche, survenu sans cause connue, et dont une incision le débarrassa dans l'espace de huit jours.

Chez un domestique âgé de vingt-trois ans, également bien portant, l'abcès occupait aussi le sein gauche et avait son siége dans l'épaisseur de la glande; une fois incisé, il n'en guérit pas moins dans l'espace d'une semaine.

L'abcès, le phlegmon aigu de la mamelle, est possible aussi chez les vieillards; j'en ai recueilli un exemple en 1856 chez un fort de la halle âgé de soixante et onze ans, et en 1857 un autre chez un homme âgé de soixante et dix-huit ans : tous les deux sont guéris.

Le tissu mammaire de l'homme est si dense, la glande a si peu d'épaisseur, que les inflammations, si elles y deviennent purulentes, ne peuvent guère amener de collection qu'entre la poitrine et le sein ou dans la couche sous-cutanée. Jamais les abcès idiopathiques de la mamelle de l'homme n'acquièrent un grand volume; ils marchent ou se développent avec une certaine lenteur; leur diagnostic est ordinairement facile; ils n'exposent point aux suites fâcheuses de certains abcès du sein des femmes: la lactation n'est plus là pour en alimenter la source, pour en empêcher la détersion et la cicatrisation. Aussi se comportent-ils à peu près tous comme de simples phlegmons ordinaires, et ne méritent-ils pas d'autre traitement.

Appelé de bonne heure, le chirurgien pourra presque toujours en obtenir la résolution. Pour cela, il faut recourir sur-le-champ aux applications de sangsues autour de la région tuméfiée, si ce n'est sur la partie enflammée elle-même; des cataplasmes émollients, des onctions avec la pommade mercurielle, viennent en aide aux émissions sanguines locales; c'est alors aussi qu'un large vésicatoire volant sur toute la région malade éteint souvent l'inflammation. Si, malgré ce traitement, ou parce que le médecin a été appelé trop tard, un abcès survient, il n'y a point lieu, comme chez la femme, d'en préférer l'ouverture spontanée à l'ouverture chirurgicale dans certains cas. En effet, quand même l'abcès occuperait le parenchyme de la glande, il n'en serait pas moins indiqué d'en pratiquer l'incision dès que la fluctuation y est évidente. Une fois ouverts convenablement, les abcès du sein de l'homme ne tendent ni à se multiplier, ni à persister sous forme de fistules pendant des mois entiers comme chez la femme; à moins de complications spéciales, ils guérissent vite et radicalement.

Du reste, les abcès symptomatiques, aigus ou chroniques, sont pour le moins aussi fréquents à la région mammaire de l'homme que dans le sein de la femme. Un jeune homme, entré pour un abcès aigu de l'aisselle droite à l'hôpital, avait en même temps la mamelle soulevée par une large collection de pus. Un autre malade âgé, de quarante-sept ans, avait dans la région mammaire gauche une tumeur bosselée, rouge, presque indolente, grosse comme la tête, d'aspect encéphaloïde, tumeur qui n'était cependant qu'un vaste dépôt rempli de pus et de caillots de sang ayant pour source une carie du sternum. Voici le résumé d'un autre fait encore plus remarquable.

Tumeur du sein tendue, fluctuante, douloureuse à une forte pression, sans changement de coloration à la peau ; tumeur du cou, sous-aponévrotique, fluctuante, moins résistante et plus douloureuse que la première. Incision de la tumeur du cou, sortie d'un pus séreux, grumeleux ; vésicatoire sur la tumeur du sein, qui s'étale de plus en plus. Paralysie du mouvement dans les membres inférieurs, la vessie, le rectum, les membres supérieurs ; conservation de la sensibilité ; formation d'un abcès aux lombes. Eschares du sacrum. Amaigrissement, marasme. Mort. —Rien dans le cerveau ; pas de tubercules pulmonaires ; viscères sains ; veines des membres inférieurs remplies de caillots anciens ; carie des sixième et septième vertèbres cervicales, et des deux dernières côtes ; épaississement et ramollissement du périoste des deuxième et troisième côtes gauches ; moelle comprimée en avant, au niveau des cinquième, sixième, septième vertèbres cervicales, première et deuxième dorsales, par une matière tuberculeuse ou par du pus concret.

Maximilien Gérard, dix-neuf ans, ébéniste, s'aperçut, il y a cinq semaines environ, d'un léger gonflement à la région mammaire gauche ; peu douloureux au toucher, ce gonflement augmenta rapidement ; en quinze jours il atteignit le volume que nous lui voyons aujourd'hui ; à peu près en même temps, quelques douleurs se faisaient sentir dans la partie latérale gauche et inférieure du cou, là où une autre grosseur s'était montrée depuis assez longtemps déjà : c'est pour ces tumeurs que le malade est entré hier à la Charité.

De taille au-dessous de la moyenne, faiblement musclé, maigre, ce jeune homme n'a jamais craché de sang ni saigné du nez ; il ne s'enrhume pas souvent ; ses parents sont ordinairement d'une bonne santé.

En général, sa santé est bonne ; il ne se plaint que de quelques douleurs au travers de la poitrine, dans le cou, dans les épaules.

La tumeur du sein est tendue, fluctuante, douloureuse quand on la déprime de manière à arriver jusqu'aux côtes ; sans changement de couleur à la peau, elle paraît située au-dessous du grand pectoral dont les attaches inférieures la limitent en bas ; proéminant d'environ 0^m,02 à 0,03, régulièrement arrondie, elle offre 0^m,10 de diamètre.

La tumeur du cou, dans la partie inférieure du triangle sus-claviculaire gauche, sous-aponévrotique, est fluctuante aussi, moins résistante et plus douloureuse que la tumeur du sein ; elle proémine peu, et n'a guère que les dimensions d'une moitié de noix.

Aucune souffrance ailleurs ; bon appétit, bon sommeil.

À l'auscultation on ne trouve rien, si ce n'est de la faiblesse dans le murmure respiratoire vers le sommet du poumon droit.

Le 9 février 1845. — Quelques jours après l'arrivée du malade, on plonge le bistouri dans la tumeur du cou ; il en est sorti un pus grumeleux, mêlé de sérosité. (Cataplasmes ; puis onguent de la mère.) Un peu de sérosité par l'ouverture devenue fistuleuse ; le 13, on applique sur la tumeur du sein un large vésicatoire. Une diarrhée assez intense a forcé de suspendre la limaille de fer que l'on donnait deux fois par jour à la place du tannin. Grand appétit. Trois portions d'aliments.

Le 17. — Le vésicatoire est sec ; la tumeur du sein s'étale et s'amollit.

Le malade maigrit ; son état général n'est point satisfaisant ; depuis quelque temps, le matin au réveil, des sueurs abondantes lui couvrent le visage et le haut de la poitrine ; ses jambes sont faibles ; il ne peut sortir du lit. (15 grammes de sirop de pavot blanc.)

Le 25. — Sueur excessive la nuit et le matin ; affaiblissement marqué ; peau plus pâle, yeux enfoncés. L'abcès du cou reste fistuleux ; la tumeur du sein s'étale encore du côté de l'aisselle : le malade ne peut plus se remuer dans son lit ; depuis quatre jours, il lui est impossible de lever les jambes, surtout la gauche ; le bras droit est plus faible que l'autre ; l'appétit diminue ; il y a constipation et douleurs dans le ventre ; du reste, le pouls est ordinaire.

Le 3 mars. — Paralysie, qui des membres inférieurs s'étend à la vessie et au rectum ; il n'y a point de selles depuis longtemps ; ventre douloureux et tendu ; faiblesse générale augmentant chaque jour ; la paralysie semble marcher de bas en haut ; les membres supérieurs perdent de leur force depuis quelque temps ; la myotilité seule est atteinte, la sensibilité est conservée dans les parties frappées de paralysie.

L'appétit est presque perdu.

Le 20. — Il semble qu'il y ait du mieux ; la vessie a repris ses fonctions ; les selles se font bien ; l'appétit est meilleur ; les forces semblent revenues dans les bras et les mains, qui ne servaient plus à la préhension ; et pourtant l'affaiblissement général augmente toujours.

La peau du sacrum est devenue rouge et menace de se mortifier ; nouvel abcès dans la région lombaire gauche.

Le 2 avril. — Maigreur extrême ; l'intelligence est nette, le moral bon, le malheureux ne voit point que sa fin approche.

La tumeur du sein est presque effacée, tant elle s'est élargie.

Le sentiment est toujours intact.

Les pieds et les jambes commencent à s'œdématier ; le malade se plaint depuis quelque temps de douleurs et de fourmillements dans les membres pelviens.

Eschare large comme la paume de la main, allant jusqu'aux os.

Le 21. — Suffocation, douleurs dans le côté ; les poumons se prennent, râles sous-crépitants.

Le corps n'est qu'un squelette recouvert de peau.

Les jambes et les cuisses, œdématiées, ont plus du double de leur volume normal ; les mains commencent à se tuméfier aussi.

Les urines et les selles s'échappent involontairement.

Sensibilité conservée ; les bras se soulèvent encore, mais les mains ne peuvent plus serrer les objets.

Le cœur, quoique faible, fait bondir la paroi thoracique amaigrie et produit un mouvement de flot dans l'abcès du sein presque totalement affaissé.

Le 22. — Mort ce matin à trois heures.

Le 23. — Autopsie.

Le cerveau est sain ; un peu de sérosité dans les ventricules.

Sein. — Il s'en écoule environ huit onces d'un pus blanc, crémeux, épais. La paroi antérieure de l'abcès est formée par la peau et quelques pâles fibres du grand pectoral ; la poche qui s'étend vers l'aisselle a pour paroi postérieure les muscles intercostaux et les côtes. Par une destruction d'un point de ces muscles entre la deuxième et la troisième côte en avant, l'abcès envoie un prolongement sous le sternum ; au milieu de ce prolongement les plèvres viscérale et pariétale réunies empêchent le pus de s'épancher dans la cavité pectorale.

Poitrine. — Poumons engoués à leur base et en arrière surtout ; quelques points de pneumonie lobulaire à la base du poumon droit ; point de tubercules ; le sommet du poumon gauche est fortement adhérent à la paroi thoracique.

Le *cœur*, flasque, pâle, petit, contient quelques caillots assez mous ; les autres viscères sont sains ; la rate, un peu grosse, se déchire plus facilement qu'à l'ordinaire.

Les *veines* des membres inférieurs, les veines iliaques, la veine cave jusqu'à son passage en arrière du foie, sont remplies de caillots fibrineux anciens, jaunes, rouges, bruns, et adhérents aux parois, qui elles-mêmes adhèrent fortement à la gaîne et au tissu cellulaire voisin induré et épaissi.

. Dans la région lombaire gauche est un vaste foyer fluctuant, dont on fait sortir plus d'un litre d'un pus blanc, crémeux, bien lié. Borné en bas par la crête iliaque, en dedans par la colonne vertébrale, cet abcès passe en haut sous la dernière côte, cariée dans toute sa face antérieure, puis en arrière de la première, flottante, cariée aussi sur une partie de sa face postérieure ; la paroi antérieure du clapier est formée par le péritoine, dont le *fascia propria* est épaissi.

Le pus commençait à fuser en bas dans le bassin, sous le *fascia iliaca*.

Canal rachidien. — Au niveau des cinquième, sixième, septième vertèbres cervicales, première et deuxième dorsales, est une couche de matière plastique, grumeleuse, d'un gris jaune, tuberculeuse, ou de pus concret. D'un peu plus d'une ligne d'épaisseur, adhérant assez fortement au grand surtout ligamenteux postérieur en avant, et en arrière à la dure-mère, cette couche s'arrête à la limite des trous de conjugaison, excepté au niveau des cinquième et sixième cervicales, où une petite masse allongée de même matière tapisse la paroi latérale gauche du canal et la partie correspondante de la dure-mère. La moelle, *comprimée en avant* par cet épanchement, est saine du reste. Les apophyses transverses gauches de la sixième et de la septième vertèbre cervicale sont dénudées par places, et baignent dans le pus d'un foyer qui communique, d'une part avec la masse latérale gauche du canal rachidien, et de l'autre avec l'abcès ouvert quand le malade est entré à l'hôpital, et qui est demeuré fistuleux.

Ces sortes d'abcès froids, avec ou sans nécrose, sans lésion appréciable du squelette, se voient à tout âge et chez des hommes de toute constitution ; je les ai observés, entre autres, chez un commissionnaire âgé de cinquante-quatre ans, chez un cuisinier âgé de cinquante ans, chez un serrurier âgé de cinquante-neuf ans, hommes d'apparences athlétiques, aussi bien que sur des sujets plus jeunes et de santé débile.

Quant au pronostic et au traitement, je n'ai rien à en dire de spécial ; à la mamelle comme sur le reste de la poitrine, et

44

chez l'homme comme chez la femme, ce sont les ponctions, les incisions, les injections iodées et autres, ou les cautères, selon que l'abcès est idiopathique ou symptomatique, petit ou volumineux, à parois épaisses ou minces, qui en font la base.

ABCÈS DU SEIN CHEZ L'HOMME.

ANNÉES.	TEMPÉRAMENT.	NOMS.	AGE.	ÉTAT.	CÔTÉ.	CAUSE.	TRAITEMENT.
1854	froid. . . .	Berthil. . . .	54	commissionnaire. .	s. g. . . .	—	ouv. spontanée.
»	id. . . .	Perphila. . .	50	cuisinier.	s. dr. . .	nécrose.	cautérisation.
»	chaud. . . .	Portmann. . .	20	mécanicien	s. g. . . .	—	incision. . . . .
»	id. . . .	Weber. . . .	23	domestique	id. .	—	id. . . .
1856	id. . . .	Jaye.	74	fort de la halle. .	s. dr. .	—	id. . . .
1857	froid. . . .	Joseph. . . .	59	serrurier.	id. .	côte. . . .	cautérisation.

CHAPITRE II.

INDURATIONS.

Une induration avec hypertrophie légèrement irritative de la mamelle se voit assez souvent avant la puberté, chez la jeune fille comme chez le garçon. Je l'ai principalement rencontrée vers l'âge de quinze ans, quelquefois à dix et à douze ans, quelquefois aussi à seize et dix-huit ans, mais toujours chez des sujets dont le système ou les fonctions sexuels étaient encore mal établis. Ce genre d'affection se rencontre dans la pratique sous deux formes assez tranchées, à l'état aigu, à l'état chronique. L'état aigu, de beaucoup le plus commun, est annoncé par du prurit, de la chaleur, souvent même par une douleur sourde, fatigante, dans l'un des seins. Le mamelon est plus saillant que de coutume, et la coloration de son auréole est manifestement augmentée ; la glande elle-même est épaissie, comme soulevée; en la touchant, on sent qu'elle est dure, bosselée, large, mobile, chaude, douloureuse, le siége d'une inflammation qui peut être le point de départ des abcès dont il a été question tout à l'heure.

En définitive, cette irritation n'est guère que la première phase du phlegmon proprement dit de la mamelle ; on en triomphe facilement à l'aide de topiques émollients et de quelques émissions sanguines locales ou générales.

A l'état chronique, le mal ne diffère guère de l'induration aiguë que par l'absence de douleur, de sensibilité, de coloration inflammatoire; la mamelle est alors dure, inégale, épaissie, mobile comme dans le cas précédent, mais il faut exercer sur elle une pression assez forte pour y amener de la douleur. Sous cette forme, l'induration de la mamelle ressemble un peu à l'induration squirrheuse, et je l'ai vu traiter comme telle plusieurs fois, même par des praticiens distingués.

Un jeune homme âgé de dix-sept ans était atteint de ce genre d'induration depuis quatre mois; ayant employé l'extrait de ciguë à l'intérieur, les cataplasmes de carotte râpée, l'emplâtre de Vigo en topique, et guéri son malade dans l'espace de deux mois, le médecin resta persuadé qu'il avait triomphé ainsi d'une tumeur cancéreuse du sein. En pareil cas, la mamelle est ordinairement prise en totalité : la tumeur se distingue du squirrhe en ce qu'elle n'adhère point à la peau, et ne tend nullement à entraîner les téguments par rétraction ; en ce qu'elle est élastique et peu flexible, au lieu d'être ligneuse et incoercible ; en somme, avec un peu de réflexion, il est facile de ne la confondre ni avec le squirrhe, ni avec l'encéphaloïde.

Les indurations du sein de l'homme cèdent en peu de semaines aux médications antiphlogistiques ou révulsives ordinaires. Une saignée générale, si l'état constitutionnel de la personne ne s'y oppose pas; un petit nombre de sangsues appliquées deux ou trois fois à huit jours d'intervalle autour de la tuméfaction; quelques purgatifs; des tisanes amères, pour peu qu'il reste d'irritation, dissipent assez vite cette affection. Le plus souvent même il suffit, pour en triompher, de recourir à de simples topiques, aux cataplasmes de farine de lin dans de l'eau de guimauve ou dans de l'eau de Goulard, ou dans de gros vin rouge, suivant les cas. L'onguent mercuriel ou la pommade d'iodure de plomb en frictions peuvent être utiles aussi pour en faire justice. Une compression bien faite pourrait être indiquée de son côté avec avantage, et M. H. Larrey (1) en a obtenu de véritables succès.

(1) Robelin, thèse 1852, n° 32, p. 19.

Souvent encore le mal disparaît spontanément par le fait seul des progrès de l'âge, sous l'influence de l'établissement de la puberté, chez la jeune fille comme chez le jeune homme. Le chirurgien devra donc rassurer sans crainte les parents ou les malades qui, en pareil cas, se tourmentent généralement outre mesure.

CHAPITRE III.

KYSTES.

Les *kystes séreux* de la mamelle sont rares chez l'homme, aussi n'en a-t-il été publié qu'un petit nombre d'exemples; je n'en possède, pour ma part, que trois observations. Le plus remarquable, du volume d'une tête d'enfant, s'était développé sans cause connue, sans douleur, sans inflammation préalable, et avait acquis les dimensions que je viens d'énoncer en moins d'une année; il occupait la moitié externe du sein droit chez un jeune paysan âgé de quinze ans; ses parois, minces, sans coloration anormale, étaient sillonnées par quelques veines variqueuses.

De prime abord, la tumeur donnait l'idée d'une mamelle ferme et rebondie, comme on l'observe souvent à l'état naturel chez les jeunes filles de quinze à vingt ans. La transparence y était aussi manifeste que dans une hydrocèle de même volume. Une ponction me permit d'en extraire six onces de sérosité légèrement citrine. J'y injectai 15 grammes de teinture d'iode mêlée à 30 grammes d'eau. Six jours après, je traitai de la même manière une bosselure qui s'était reproduite à la partie externe et supérieure de la tumeur primitive; tout se passa ici comme dans l'hydrocèle des bourses, et le recollement des parois du kyste se trouva complet au bout de trois semaines.

Les deux autres exemples ne diffèrent du précédent que par un peu moins de volume de la tumeur, ou par l'âge des malades, moins avancé dans un cas, plus avancé dans l'autre; ils ont d'ailleurs été traités et guéris de la même façon.

C'est donc ainsi qu'il convient d'attaquer les grands kystes uniloculaires de la mamelle de l'homme; s'il en survenait d'une autre espèce, il y aurait évidemment lieu de les soumettre aux mêmes ressources chirurgicales que chez la femme.

Galactocèle. — Il n'est pas, du reste, jusqu'aux kystes laiteux qui ne puissent se montrer à la mamelle de l'homme, même dans la vieillesse; en voici un exemple remarquable.

Obs. CXXXV. — *Homme de peine ; sein gauche ; volume du poing ; aspect d'une mamelle de femme. — Entré à l'hôpital pour une plaie de tête et une fracture de côtes. — Ponction, incision, injections iodées. — Liquide caséeux, blanchâtre, inodore, éléments microscopiques du lait. — Complications : infection putride, etc.*

Un homme âgé de soixante-quinze ans, bien constitué, et d'une bonne santé habituelle, entre à l'hôpital le 14 avril 1855 pour une fracture de côte et une petite plaie au sourcil suite de chute.

Le 16. — On découvre par hasard que le sein gauche a l'aspect d'une mamelle de femme. Il est gros comme les deux poings, souple, avec la consistance d'un sein ordinaire ; lorsqu'on le presse d'avant en arrière on éprouve la sensation que donnerait une vessie pleine de liquide ; la tumeur n'est pas douloureuse ; la peau n'offre aucune coloration anormale.

Le malade dit qu'il est dans cet état depuis neuf ans et qu'il n'a jamais souffert de son sein.

18. — On plonge un trocart explorateur dans la tumeur.

Rien ne sort par la canule ! Agrandissant alors l'ouverture avec le bistouri, on donne issue à deux verres d'un liquide épais, blanchâtre, caséeux, inodore, ayant les caractères physiques, chimiques et microscopiques du lait. L'examen en ayant été fait à l'hôpital et à la Faculté par les hommes les plus compétents, il n'est resté de doute sur la nature de ce liquide dans l'esprit de personne.

Des accidents étant survenus du côté de la poitrine, de la tête, de l'abdomen et même vers les bourses, l'homme est mort le 13 mai.

L'autopsie a montré que le foyer, unique d'ailleurs et à parois souples, était indépendant de toute lésion matérielle éloignée, et qu'il avait son siége dans la mamelle même, entre les lobules glanduleux étalés.

CHAPITRE IV.

TUMEURS.

Je n'ai rencontré dans le sein de l'homme qu'un cas de tumeur adénoïde. En voici l'observation.

Obs. CXXXVI. — *Adénoïde en forme de chou-fleur chez un homme âgé de quatre-vingt-cinq ans. — Destruction de la tumeur par la ligature ; guérison.*

M. D..., officier de santé, ancien chirurgien des armées, me pria de lui donner des soins pour une maladie du sein qui le tourmentait depuis longtemps. Je fus d'abord frappé de l'odeur et de l'aspect de son mal. C'était au sein gauche ; il y avait là une masse large de 15 centimètres environ, lobulée ou granulée à la façon du chou-fleur, d'un gris sale ou légèrement rougeâtre,

et de laquelle exsudait une matière ichoreuse semi-purulente. Des anfractuosités divisaient profondément cette tumeur presque jusqu'à ses adhérences au thorax, de telle sorte qu'elle paraissait formée de plusieurs végétations collées l'une contre l'autre. Toutes ses parties cependant étaient
confondues en une seule racine d'environ 4 centimètres d'épaisseur, et qui
occupait la région mammaire. On retrouvait dans cette masse l'élasticité,
la densité des tumeurs adénoïdes, et non pas la mollesse, la consistance
fongueuse ou médullaire des tumeurs encéphaloïdes. Le malade, qui la portait depuis quinze ans, chez lequel elle s'était ulcérée depuis trois ans, s'en
inquiétait beaucoup moins d'ailleurs, par suite des douleurs assez légères
qu'elle occasionnait, qu'à cause du suintement dont elle était le siége, et de
l'odeur désagréable qu'elle répandait. A son âge, il était peu désireux de se
soumettre à l'action des instruments tranchants ; j'insistai peu moi-même
sur l'emploi de cette ressource, et nous convînmes qu'une ligature jetée sur
la racine de la tumeur serait serrée de plus en plus chaque jour au moyen
du serre-nœud de Dessault. La chute du champignon s'effectua ainsi sans
accident dans l'espace de quinze jours, et la plaie mit ensuite trois semaines
à se cicatriser. M. D... a encore vécu quatre ans sans qu'il lui soit rien revenu au sein ; il est mort d'une maladie tout à fait étrangère à sa tumeur
mammaire.

Les tumeurs épithéliales, les tumeurs butyreuses, quoique possibles, sont encore plus rares à la mamelle de l'homme que les
précédentes ; les seules tumeurs bénignes que j'y aie vues rentrent dans la catégorie des indurations hypertrophiques ou
inflammatoires, ou enfin dans la classe des kystes sus-indiqués.

━━━━━━◦━━━━━━

SECTION DEUXIÈME.

MALADIES MALIGNES OU CANCÉREUSES.

Je n'avais encore vu en 1839 d'autres cancers dans le sein de
l'homme que des squirrhes. Bartholin (1), qui parle de l'extirpation d'une mamelle chez l'homme ; M. Sédillot (2), qui raconte
deux faits pareils ; M. Pétrequin, qui, en visitant Padoue, a su
aussi qu'on avait pratiqué dans cette ville l'extirpation de la
mamelle chez un homme adulte, se servent tous du mot *squirrhe*
pour désigner la tumeur qui avait nécessité l'opération. Il en

(1) Bonnet, t. IV, p. 451.
(2) *Presse médicale*, t. I, p. 140.

existe en outre deux exemples dans l'ouvrage de Warren (1) ;
mais les observations sont données ici de manière à laisser des
doutes sur la nature réelle du mal. M. Walsh (2) croit aussi
que le cancer de la mamelle chez l'homme est toujours de nature squirrheuse (3).

J'avais, pour ma part, rencontré neuf à dix exemples de ces cancers en 1853, dont un m'a laissé dans l'incertitude sur la question de savoir s'il ne s'agissait pas plutôt d'une tumeur fibro-
plastique que d'un squirrhe ; j'en ai observé quatre depuis.
Du reste, j'ai pu constater l'existence de tumeurs réellement
encéphaloïdes un certain nombre de fois dans la mamelle de
l'homme : une première fois la tumeur, qui n'était point encore ulcérée, offrait le volume des deux poings, existait chez
un homme d'une cinquantaine d'années, et commençait à se
ramollir sur une de ses principales bosselures.

Un homme de quarante-huit ans, qui vint me consulter en
1850, avait le sein gauche occupé par de larges fongosités cérébroïdes, en même temps que l'aisselle était remplie de tumeurs
de même nature et non ulcérées.

J'ai dû extirper du creux de l'aisselle en 1847 une masse cancéreuse ulcérée chez un homme qui avait subi, dix-huit mois
auparavant, l'ablation d'un large encéphaloïde de la mamelle.

En 1851, j'ai vu, avec le docteur Vignolo, un ecclésiastique
dont la mamelle droite était le siège d'un cancer fongueux
ulcéré, anfractueux, large d'un décimètre, qui a été attaqué et
guéri par le caustique sulfurique ; Vidal (4) en a extirpé un,
de son côté, chez un malade de mon service à la Charité, et A. Bérard (5) en a rencontré deux le même jour au Bureau central
des hôpitaux ; Blandin (6), M. Deguise (7), M. H. Larrey (8), en
ont aussi montré des exemples.

C'en est assez, il me semble, pour prouver que la mamelle de

(1) *On Tumours*, etc., p. 282.
(2) Annoté par M. Masson Warren. Boston, 1844.
(3) *Ibid.*, page 202.
(4) *Pathologie chirurgicale*, t. III, p. 841.
(5) *Thèse de concours*, 1842, p. 145.
(6) Lebert, *Phys. path.*, t. II, p. 317.
(7) *Gaz. des hôp.*, décembre 1850.
(8) Robelin, thèse, p. 26.

l'homme est sujette, comme la mamelle de la femme, quoique moins fréquemment, aux différentes sortes de cancers. Il faut ajouter que le cancer de la mamelle est également possible chez les enfants; Michaël (1) dit même avoir vu le squirrhe sur les deux seins d'un sujet âgé de douze ans.

Actuellement je ne dis plus comme autrefois, et comme d'autres l'ont cru, que les cancers du sein chez l'homme ne tendent ni à se disséminer, ni à gagner au large, ni à se répéter dans les viscères comme chez la femme, attendu que j'ai eu plusieurs fois l'occasion de constater le contraire depuis. Ainsi un homme opéré par A. Bérard, et qui eut une récidive, succomba à une infection cancéreuse générale dix-huit mois après avoir été opéré par moi d'un cancer axillaire. Un négociant robuste, âgé de quarante-neuf ans, que j'en ai opéré en 1854, est mort de récidive disséminée au bout de huit mois, et j'en ai opéré un autre en 1856 qui n'a survécu que trois mois; un diplomate âgé de soixante-dix ans, le comte d'H..., qui m'a consulté en 1857 pour la première fois, et qui n'avait alors qu'un encéphaloïde du volume d'une noix, est mort avec des cancers dans la poitrine, sans avoir été opéré, en avril 1858. J'ai déjà dit, du reste, que plusieurs des malades avaient en outre des tumeurs cancéreuses dans l'aisselle, et même au-dessus de la clavicule. J'incline cependant à croire que l'extirpation ou la destruction par les caustiques des cancers de la mamelle offrent quelques chances de plus chez l'homme que chez la femme. Aux cas de guérison radicale que j'ai indiqués en 1839, je pourrais en ajouter deux autres aujourd'hui sur cinq opérations, et même un quatrième sur trois opérations nouvelles : ce dernier malade, imprimeur distingué de Paris, âgé de cinquante-six ans, avait un encéphaloïde des mieux conditionnés, et il n'en reste pas moins guéri depuis 1855. A part ces légères différences, le cancer du sein se comporte chez l'homme comme chez la femme; il doit en conséquence y être soumis au même traitement, aux mêmes précautions. D'un côté comme de l'autre, c'est un genre de tumeurs qui ne guérissent point spontanément; qui, abandonnées à elles-mêmes, tendent fatalement à déterminer la

____

(1) Walsh, *On cancer.*, etc., p. 203.

mort, et qui doivent être extirpées aussitôt que possible. M. Milton et M. Simon ont fait insérer dans les *Medico-chirurgical Transactions* (1) un travail qui montre que le cancer du sein chez l'homme n'est pas rare non plus en Angleterre ; MM. Lawrence, Travers, Stanley, Paget, Milton, Batman, Coates, plusieurs musées en ont fourni d'intéressants exemples aux auteurs de l'article, exemples qui prouvent que, de l'autre côté du détroit, les praticiens en ont la même opinion que moi.

Voici en outre une observation que j'ai recueillie il y a trente ans, et qui montre que, dans la mamelle de l'homme, certaines tumeurs d'aspect cancéreux peuvent être, comme chez la femme, d'un diagnostic très embarrassant.

Obs. CXXXVII. — *Tumeur prise pour un cancer, et qui n'était probablement qu'un abcès chronique. — Extirpation ; guérison.*

Teisse, quarante-quatre ans, jardinier, fort, bien constitué, n'ayant jamais eu de maladie grave, tomba, il y a vingt mois, le sein droit sur un tonneau. L'accident passa d'abord inaperçu ; mais, quinze jours plus tard, le malade constata sur le point qui avait reçu le coup l'existence d'une tumeur du volume d'un œuf qu'il négligea complétement. Entré, salle Saint-Côme, à l'hôpital de perfectionnement, en février 1824, il portait, sur la moitié antérieure droite du thorax, une tumeur du volume de la tête d'un adulte. Bosselée, cette tumeur offre en bas quelques éminences qui s'avancent vers les huitième et neuvième côtes. Dans l'intervalle de ces bosselures la masse est comme ramollie. La peau qui la recouvre est parfaitement saine, et sans adhérence sur aucun point. Du côté de l'aisselle on remarque une saillie formée par le bord inférieur du grand pectoral, et le sternum, qui est enfoncé, fait ressortir les cartilages, de sorte qu'au premier coup d'œil on dirait que la tumeur fait corps avec cette partie du thorax. Cependant, en l'examinant de près, on voit qu'elle en est distincte et qu'elle est située tout entière dans les parties molles. Comme des élancements s'y font sentir depuis quelques jours, et que d'ailleurs la santé générale est parfaite, on proposa l'opération, qui fut pratiquée le 22 février.

La tumeur adhère aux côtes et aux muscles intercostaux, sur lesquels on en laisse quelques parcelles.

Le bras droit, qui était gonflé, se dégorge bientôt ; le pouls reprend de la force ; l'appétit commence à se faire sentir vers le 12 mars.—Le 15, on remarque quelques duretés dans les lambeaux de la plaie qui sont recollés par points et cicatrisés. La suppuration continue d'être abondante. Le 24, on aperçoit quelques végétations rougeâtres et molles, indolentes, purement celluleuses, végétations qui s'affaissent peu à peu et finissent par disparaître. Le malade quitte l'hôpital le 25 avril, ne souffrant plus, et très heureux d'être débarrassé de sa tumeur.

(1) Vol. XL, 1857.

Cette tumeur, prise pour un cancer cérébriforme par Bougon, me laissa quelques doutes sur sa nature cancéreuse, car il y a dans mes notes une parenthèse où je dis d'une part :

« La réunion par première intention est tentée. » Dans la journée il y a comme un resserrement de poitrine ; le pouls est petit, la figure reste pâle. Le 25, le malade est bien ; il n'y a pas eu de fièvre. Le 26, on procède au premier pansement : il y a peu de suppuration, et les lèvres de la plaie sont recollées dans une assez grande étendue ; une légère teinte érysipélateuse se remarque cependant au voisinage, et se maintient jusqu'au 1er mars. On constate alors que du pus s'est accumulé sous les lambeaux, dont les lèvres deviennent grisâtres sur quelques points. Le pouls, à peine sensible du côté droit, est très petit aussi à gauche ; cependant le malade se trouve bien. Le foyer purulent se fait jour entre les lèvres de la plaie d'une manière incomplète jusqu'au 9. Le pus, d'abord séreux et floconneux, devient peu à peu de bonne nature. La tumeur pouvait donc être un abcès dont la matière concrète se serait décomposée, transformée. Si ce n'était pas un cancer, le malade guérira ; si c'était de la matière encéphaloïde, il y aura répullulation dans les viscères, et le malade mourra. »

D'autre part, on voit dans la description que j'en faisais et que voici : « La tumeur est de nature cérébriforme, du moins » elle en offre la plupart des caractères, mais elle contient aussi » de la matière colloïde, fluide dans quelques points, et encore » à l'état de crudité dans d'autres » qu'il me restait des doutes. J'ajoutais enfin : « Ne serait-ce pas un vaste abcès ! »

En résumé, les maladies du sein de l'homme ressemblent trop aux maladies de la mamelle chez la femme ou aux lésions des autres régions du corps pour exiger ici un plus long chapitre ou de plus nombreux détails.

TROISIÈME PARTIE.

MALADIES DE LA MAMELLE CHEZ LES NOUVEAU-NÉS ET LES ENFANTS.

Il convient de mentionner aussi certaines nuances d'affections mammaires propres aux nouveau-nés ou aux jeunes enfants. D'après Osiander (1), les accoucheurs ont souvent l'occasion d'observer, quelques jours après la naissance, un engorgement, une tuméfaction bizarre du sein. Toute la région mammaire se gonfle, devient le siége d'une douleur assez vive ; puis on voit ce léger travail phlegmasique se dissiper de lui-même. D'autres fois néanmoins le mal continue, l'inflammation augmente et se termine par un abcès. Ce qu'il y a d'étrange, c'est que le mal se comporte jusqu'à un certain point à la manière de l'engorgement laiteux des femmes enceintes ou des nouvelles accouchées. M. Birkett (2), qui dit que les jeunes filles atteintes de mammite ont en même temps un écoulement vaginal, a vu chez un enfant de vingt-cinq jours un abcès du sein être précédé d'une sécrétion laiteuse notable (3). Le même auteur parle en outre d'un abcès observé dans la mamelle d'un enfant de trois mois (4).

Toujours est-il que, par la pression, on fait quelquefois suinter un liquide laiteux du mamelon. J'ai fait remettre dans le temps de ce liquide à M. Donné, qui l'a examiné au microscope, et qui m'a dit y avoir constaté l'existence de tous les éléments du lait. Les réactifs chimiques invoqués alors ont d'ailleurs confirmé de tous points le témoignage du microscope.

Ainsi que Billard l'a dit il y a déjà longtemps, les nouveau-nés de l'un et l'autre sexe peuvent donc être affectés d'une sorte d'engorgement laiteux à la manière des nourrices ; il faudrait, en conséquence, les soumettre aux médications indiquées à l'article des inflammations de la mamelle ou du poil en général.

(1) *Dict. de méd.* en 30 vol., t. XIX, p. 4.
(2) *Diseases of the Breast*, etc. London, 1850, p. 11.
(3) Page 12.
(4) Page 15.

Le liniment ammoniacal belladoné, les cataplasmes tantôt émollients, tantôt résolutifs, selon qu'il y a plus ou moins d'irritation, sont alors les principaux moyens à essayer; il est d'autant moins permis de songer aux émissions sanguines, que la maladie a une extrême tendance à se terminer par résolution.

A l'appui de ce qui précède, et qui date de 1839 (1), je puis invoquer maintenant le travail que M. N. Guillot (2) vient de présenter à l'Institut. Les recherches de ce savant prouvent, du reste: 1° Qu'au lieu d'être un accident, une exception, la sécrétion du lait est un fait naturel chez les nouveau-nés; 2° que le phénomène s'observe aussi bien chez les garçons que chez les filles; 3° qu'il s'effectue à partir de la chute du cordon ombilical, du huitième au dix-septième jour; que les enfants malades n'y sont pas seuls sujets, et que des inflammations ou des abcès en sont plus souvent la suite que la cause.

En sa qualité de chirurgien des Enfants trouvés, M. Giraldès a eu de nombreuses occasions de constater le travail soit physiologique, soit pathologique, dont la mamelle des nouveau-nés est le siége. Voici un extrait des conclusions auxquelles ses recherches l'ont conduit :

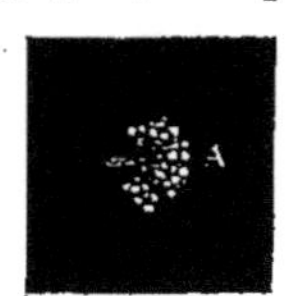

Glande mammaire d'enfant nouveau-né, grandeur naturelle.

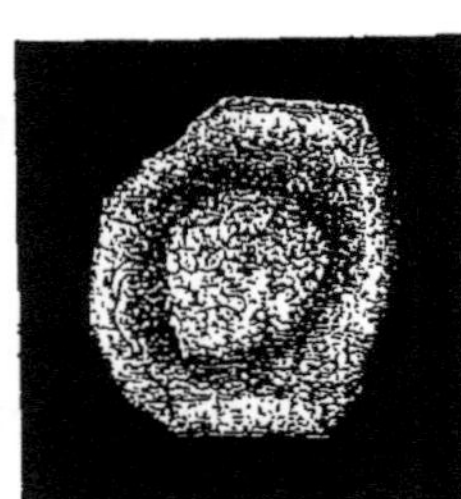

Glande mammaire d'enfant nouveau-né dont les canaux sont gorgés de lait, vue par le côté interne.—*A*. Peau renversée. — *B*. Masse glandulaire.

« On observe quelquefois après la naissance, dit-il, une sécrétion laiteuse dans les glandes mammaires des enfants des deux sexes; cette sécrétion signalée depuis longtemps s'accompagne, dans quelques cas, d'un état fluxionnaire et de la formation d'abcès dans cette région.

» Ces abcès sont précédés de la congestion, de la rupture et de l'épanchement du liquide laiteux dans le tissu cellulaire périmammaire.

» C'est un état pathologique qui, pour la commodité de l'étude, peut être divisé

(1) *Dict. de méd.*, t. XIX, p. 104.
(2) *Académie des sciences* (*Comptes rendus*, t. XXXVII, p. 609).

en trois périodes distinctes correspondant à autant de modifications anatomiques, à savoir :

» 1° Congestion des conduits mammaires.

» 2° Rupture de ces conduits, épanchement de lait dans le tissu de la région.

» 3° Inflammation, et formation d'abcès.

» a. *Congestion des conduits mammaires.*

» Cette première période s'annonce par le gonflement, l'augmentation de volume de la glande, par la formation d'une tumeur arrondie indolente, du volume d'une amande : si à ce moment on presse la tumeur, on constate qu'elle est dure et tendue ; une pression plus forte fait jaillir du lait par les orifices du petit mamelon.

» Si l'on examine alors l'état des organes, on constate, par une série de coupes, que le tissu glandulaire est rougeâtre, et qu'il donne issue à une grande quantité de lait ; si l'on continue l'examen en faisant macérer les parties dans de l'eau acidulée de façon à coaguler le lait

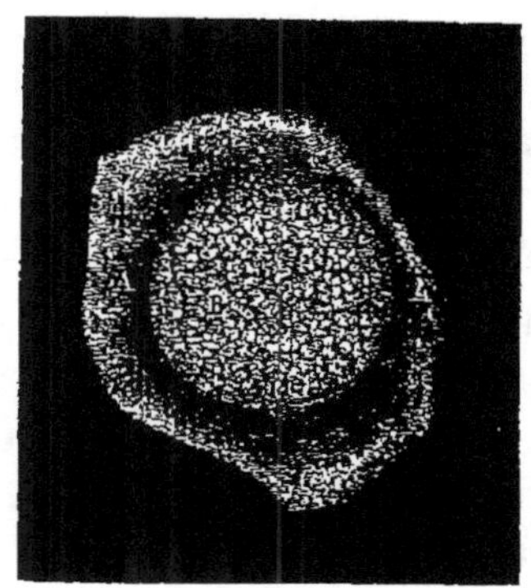

Glande mammaire d'enfant nouveau-né vue par le côté interne. — *AA*. Peau. — *B*. Masse glandulaire dont les acini sont distendus par le lait et font relief à la base de la glande.

et à rendre transparents les tissus cellulaire et fibreux, on voit que les conduits mammaires sont remplis de liquide laiteux jusqu'à leur terminaison.

» b. *Rupture des conduits mammaires.*

» Cette seconde période, qui se combine souvent avec la troisième, se manifeste par l'augmentation de volume de la tumeur, par un ramollissement, et même par la rougeur et la tension du tissu cutané ; la tumeur glandulaire devient molle, fluctuante ; si l'on y fait une ponction, il s'en écoule du lait, ou bien un mélange de lait et d'un liquide filant. L'inspection anatomique par le procédé indiqué permet de voir que les canaux mammaires se sont rompus. On reconnaît en effet cette rupture à des suffusions laiteuses, à des infiltrations du même liquide, qui précèdent la formation de poches, de kystes; plus tard, on y voit des cavités remplies de lait et formées entre l'aponévrose ou capsule mammaire et la glande. Déjà à ce moment tous les vaisseaux qui parcourent cette capsule sont congestionnés, dilatés, et il y a un commencement d'inflammation.

» c. *Inflammation.*

» A la suite de la rupture des canaux laiteux et de l'épanchement du lait dans les tissus, la région mammaire devient dure, rouge, douloureuse; la rougeur affecte une teinte carminée, quelquefois bleuâtre, qui, chez les enfants mal constitués, est un indice que la peau ne tardera pas à se gangrener :

» La tumeur mammaire augmente de volume; abandonnée à elle-même, elle finit par s'ouvrir ; il se forme alors une espèce de fistule, communiquant avec des cavités tapissées de fongo-sités qui entretiennent la suppuration.

» La marche de ces abcès est variable suivant qu'on les ob-serve chez des enfants robustes, bien constitués, ou chez des en-fants débiles, de mauvaise constitution.

» Dans le premier cas, que l'abcès soit ouvert spontanément ou qu'il soit ouvert par la main du chirurgien, la formation du pus et du lait se tarit; il se forme autour de la mamelle des infiltrations plastiques, des indurations qui persistent une ou deux semaines et disparaissent complétement ensuite.

» Dans le second cas, l'ulcération ou l'ouverture artificielle s'agrandit; la gangrène gagne la peau et les régions profondes; les enfants perdent l'appétit, refusent toute alimentation ou la rejettent par les vomissements, et succombent rapidement. Lorsque les abcès se ferment ou bien lorsque des poches laiteuses existent, le meilleur moyen d'arriver à un bon résultat, c'est de les ouvrir en les ponctionnant avec la pointe d'une lancette : par une pression légère, on vide ces collections ; des infiltra-tions plastiques se forment, l'ouverture se referme, et le tout dis-paraît, surtout si l'on a soin de bien surveiller l'alimentation de l'enfant, en faisant prendre à la nourrice, lorsqu'elle est chlo-rotique, des préparations ferrugineuses. »

Je n'ai jamais rencontré d'hypertrophie soit générale, soit partielle, ni de tumeurs adénoïdes, ni de cancer dans la mamelle des nouveau-nés. Ces sortes de tumeurs exigeraient au surplus les mêmes remarques chez les très jeunes sujets que chez la femme; il est dès lors superflu d'en traiter plus au long, de leur consacrer de nouveau un article spécial.

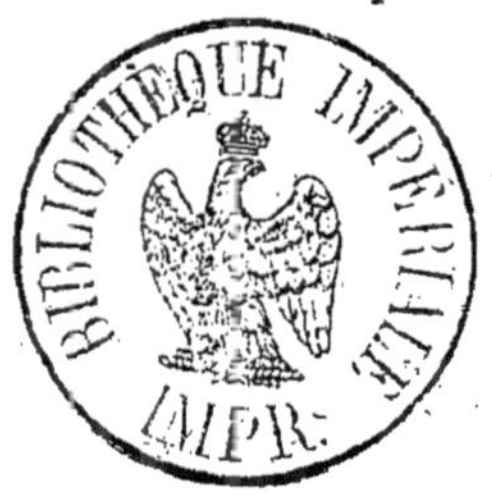

FIN.

EXPLICATION DES PLANCHES.

PLANCHE I.

F_{IG}. 1. Hypertrophie générale et uniquement glanduleuse de la mamelle gauche chez une femme non mariée (page 213, obs. LXXXII).

F_{IG}. 2 et 3. Globules épithéliaux et corps fusiformes, figurés par M. Follin et pris dans la tumeur adénoïde de madame T... (observ. XCII, page 261).

PLANCHE II.

F_{IG}. 1. Coupe d'une tumeur bénigne formée de kystes nombreux et alvéolaires (observation de M. A. Richard, page 494).

F_{IG}. 2. Grosse tumeur adénoïde vue par sa face antérieure (décrite page 280, observation CI), enlevée du sein d'une demoiselle adulte.

PLANCHE III.

Tumeurs adénoïdes.

F_{IG}. 1. Tumeur lobulée, énorme, sans continuité aucune avec les tissus ambiants, enlevée par énucléation (7 avril 1852).

F_{IG}. 2. Tumeur adénoïde fendue par le milieu, de texture comme charnue, à coupe homogène (mars 1853).

PLANCHE IV.

Tumeurs adénoïdes.

F_{IG}. 1. Tumeur du volume d'un œuf de poule, grenue et lobulée dans son parenchyme, mais régulère à l'extérieur (août 1847, jeune fille de dix-neuf ans).

Fig. 2. Tumeur formée de plusieurs pelotons agglomérés et réunis par du tissu cellulo-fibreux, mais sans continuité avec la mamelle; enlevée le 1er mars 1852.

Fig. 3 et 4. Coupe d'une tumeur adénoïde homogène dont la pression a fait sortir des globules de lait (indiquée page 228).

Fig. 5 et 7. Corps fusiformes du tissu fibro-plastique venant d'une tumeur adénoïde.

Fig. 6. Culs-de-sac et cellules épithéliales du tissu mammaire venant de la même tumeur.

PLANCHE V.

Squirrhe.

Fig. 1. Squirrhe *lardacé*, femme de 46 ans, opérée le 27 avril 1852.

Fig. 2. Squirrhe rayonné ou rameux.

Fig. 3. Cellules des tumeurs sus-indiquées.

PLANCHE VI.

Cancer anomal.

Le sein est représenté ici tel qu'il était lorsque la malade (page 447) est entrée à la Clinique, longtemps avant sa mort par conséquent. Le sein gauche, seul malade encore, donnait plutôt l'idée de taches et de végétations vasculaires que d'un cancer.

PLANCHE VII.

Encéphaloïde lardacé.

Coupe d'une tumeur du sein enlevée en mars 1852. Cinq micrographes distingués l'ont examinée avec soin, et n'y ont point trouvé de cellules cancéreuses. J'avais pourtant diagnostiqué un encéphaloïde lardacé, un cancer de la plus mauvaise espèce, avant l'opération comme après l'inspection anatomique de la pièce pathologique. La répullulation a eu lieu au bout de deux mois et demi, et la malade est morte un an plus tard d'une infection cancéreuse générale.

PLANCHE VIII.

Squirrhe en cuirasse.

Fɪɢ. 1. Squirrhe ligneux en plaque, comprenant les téguments de toute la poitrine et les deux mamelles chez une femme encore jeune et d'une forte constitution (observ. CLXV, page 407).

Fɪɢ. 2. Variétés de cellules cancéreuses avec leurs noyaux et nucléoles.

A gauche du chiffre 2, cellules d'une tumeur du sein opérée rue Madame, en 1847, et qui n'a point récidivé.

Au-dessus du chiffre, noyaux isolés de la même tumeur.

A droite du même chiffre, cellules et noyaux cancéreux, encéphaloïde lardacé, récidive au bout de trois mois (madame L...., 1848).

Au-dessous, cellules, fibrilles du squirrhe, et noyaux d'un cancer des canaux galactophores, récidive (dame Fabr...).

ERRATA.

Page 2, note 2, *au lieu de* Kopiu (*De Structura mammorum*) avait figuré les xaisseaux, *lisez* Kopin (*De structura mammarum*) avait figuré les vaisseaux.

— 7, note 2, *au lieu de* MULTIMAMMER, *lisez* MULTIMAMME.

— 32, ligne 24, *au lieu de* M. Sappey, mieux encore que Kopin, est arrivé dans le dernier siècle, *lisez* que Kopin dans le dernier siècle, est arrivé.

— 85, titre du 2ᵉ tableau, *au lieu de* D'ENGORGEMEMENTS, *lisez* ENGORGEMENTS.

— 100, ligne 30, *au lieu de* atteinte; il importe, *lisez* atteinte, il importe.

— 113, ligne 29, *au lieu de* ce procédé, *lisez* cette méthode.

— 192, ligne 34, *au lieu de* d'engorgement, *lisez* de l'engorgement.

— 226, ligne 3, *au lieu de* 259, *lisez* 260.

— 231, ligne 18, *au lieu de* hypertrophiques, *lisez* lymphatiques.

— 331, ligne 7, *au lieu de* de gonflement d'empâtement, *lisez* de gonflement, d'empâtement.

— 331, ligne 17, *au lieu de* obtenue, *lisez* obtenu.

— 341, ligne 33, *au lieu de* Elles ne se voient guère que chez les femmes, *lisez* Il n'y a guère que les femmes.

— 349, note 1, *au lieu de* p. 500, *lisez* p. 509.

— 363, ligne 9, *au lieu de* une simple cellule un acinus, *lisez* une simple cellule, les acini.

— 421, ligne 29, *au lieu de* la glande; s'accroît, *lisez* la glande, s'accroît.

— 454, ligne 24, *au lieu de* lisse; sa coupe, *lisez* lisse, sa coupe.

— 477, ligne 29, *au lieu de* on devrait, *lisez* on devait.

— 511, ligne 31, *au lieu de* est assez fréquent, *lisez* ne paraît pas très rare.

— 586, ligne 16, *au lieu de* appliquée, *lisez* appliqué.

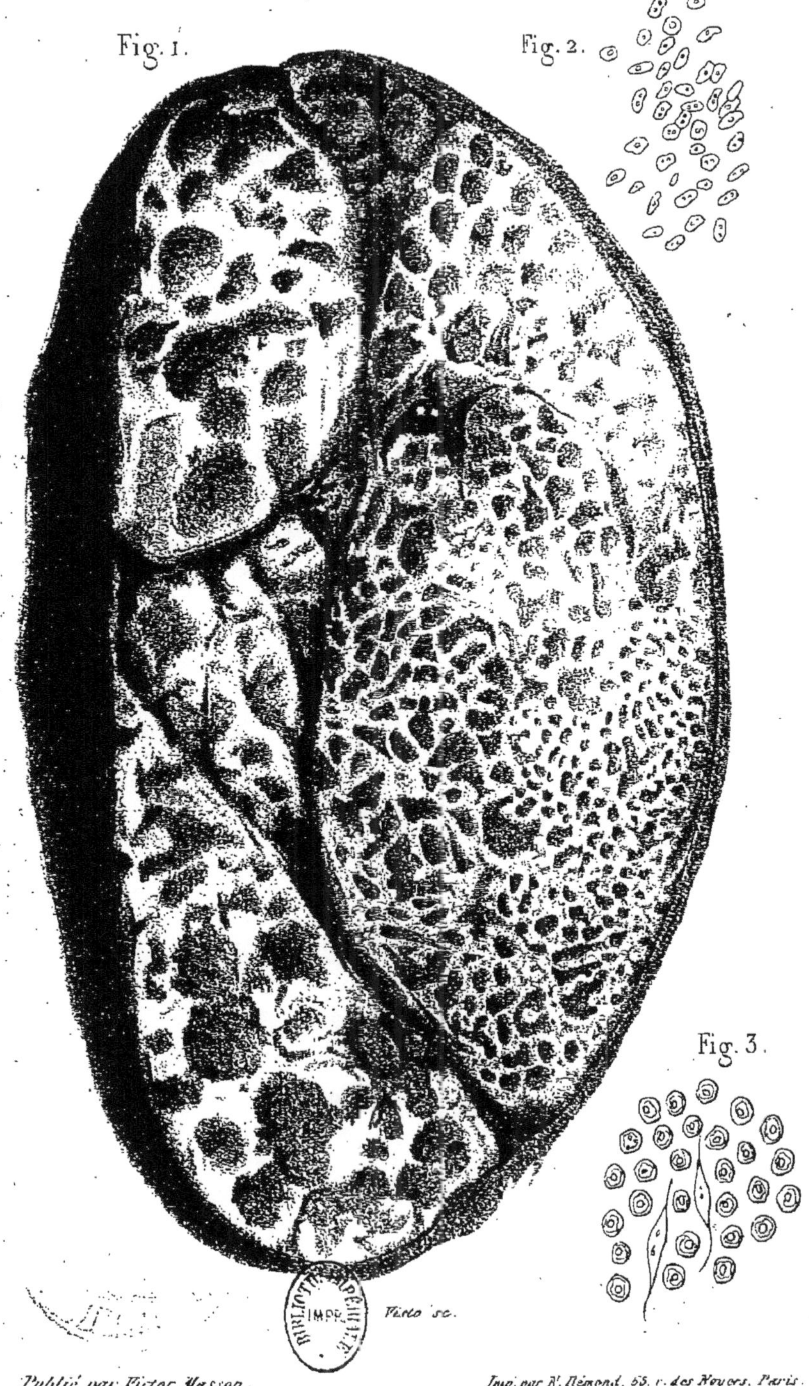

Publié par Victor Masson.   Imp. par N. Rémond, 55, r. des Noyers, Paris.

Fig. 2.

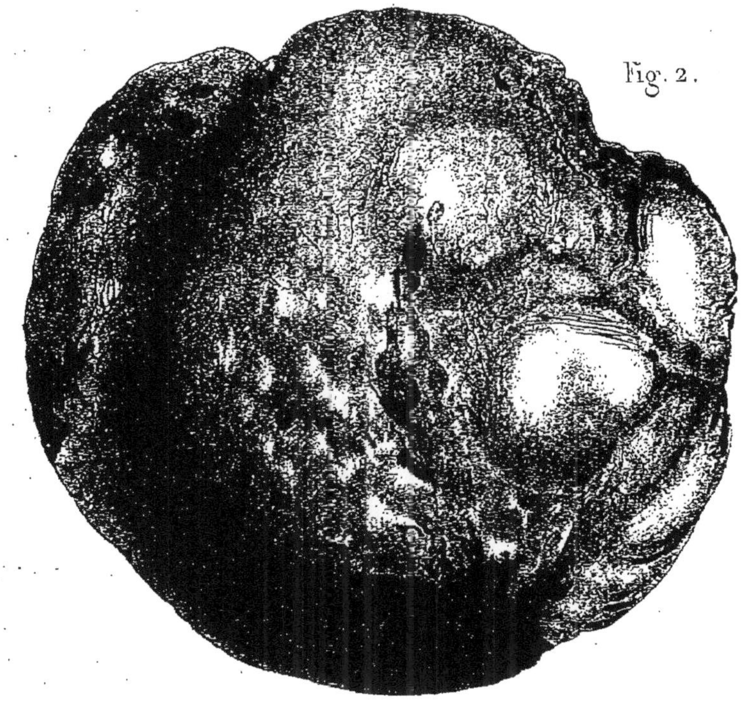

Fig. 1.

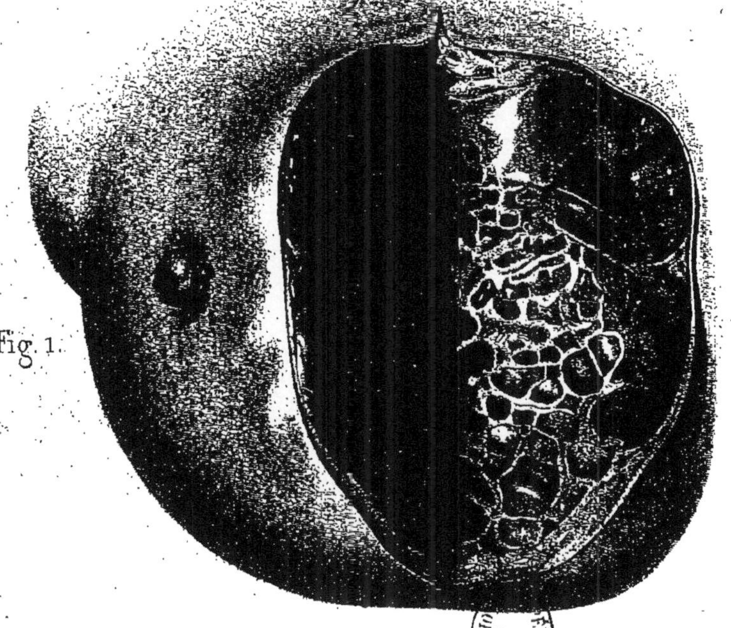

Imp. par N. Rémond.

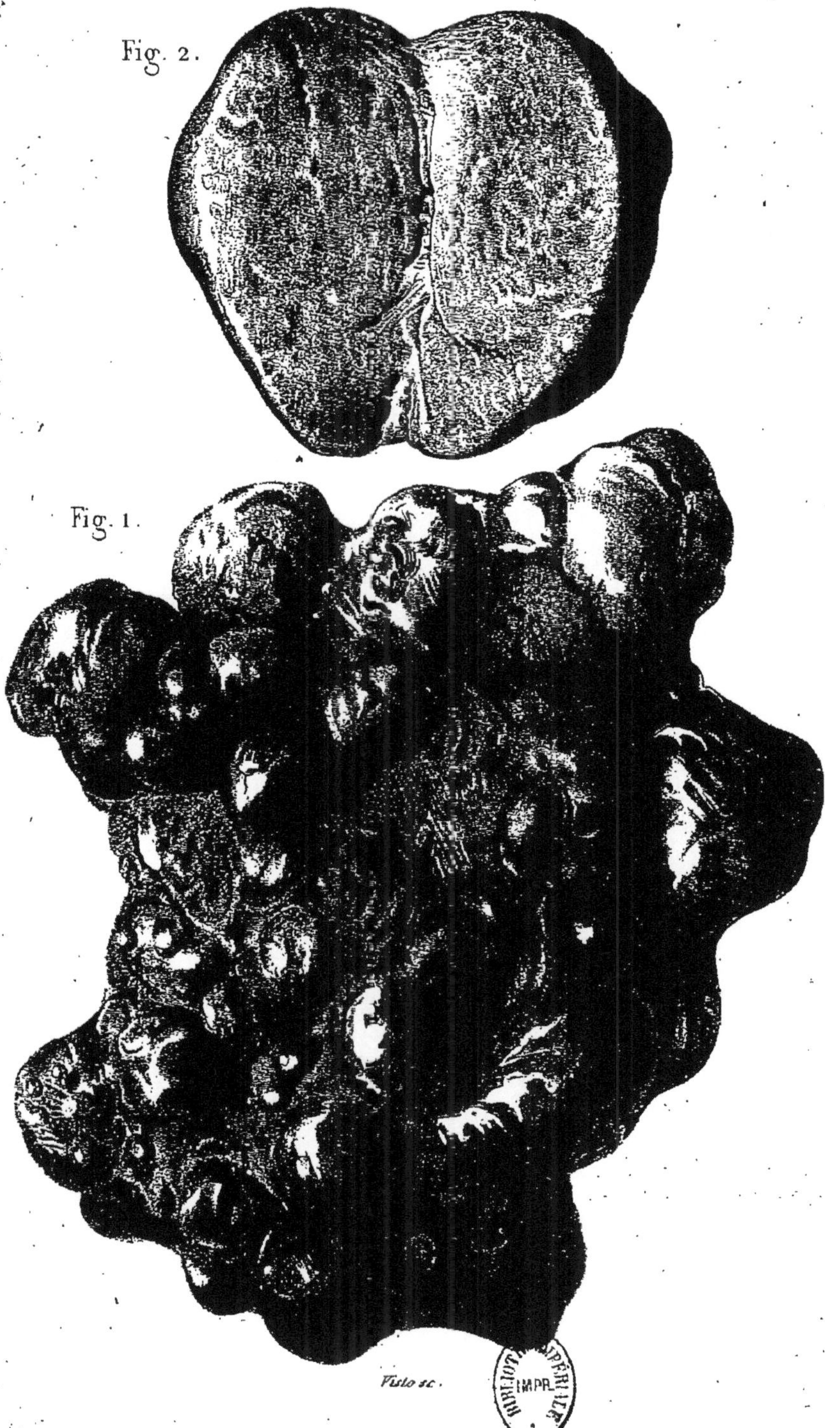

Publié par Victor Masson.   Imp. par N. Rémond.

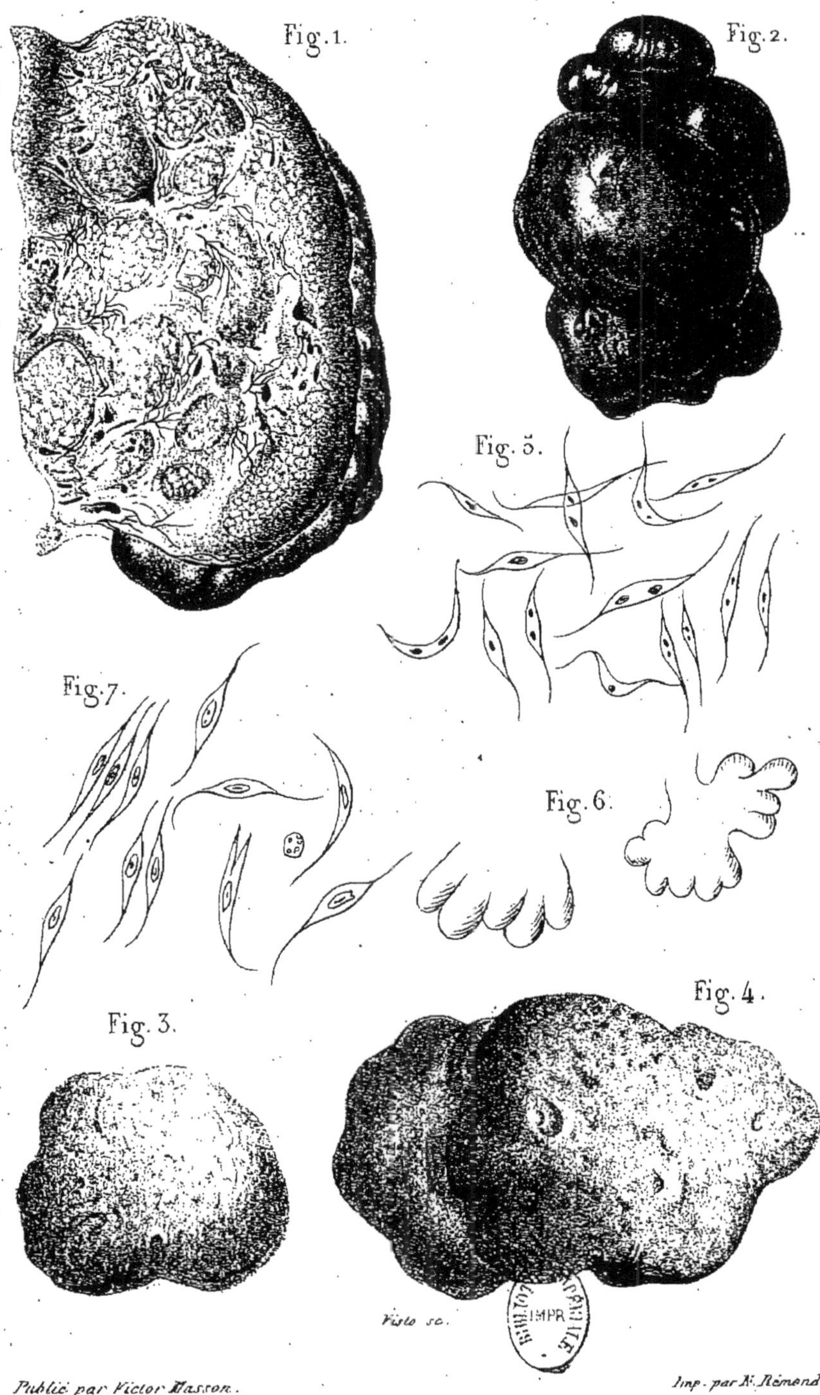
Fig.1.
Fig.2.
Fig.5.
Fig.7.
Fig.6.
Fig.4.
Fig.3.
Visto sc.
Publié par Victor Masson.
Imp. par N. Rémond.

VELPEAU. Mal du Sein.
PL. V.
Fig. 2.
Fig. 1.
Fig. 3.
Visto sc.
Publié par Victor Masson.
Imp. par N. Rémond.

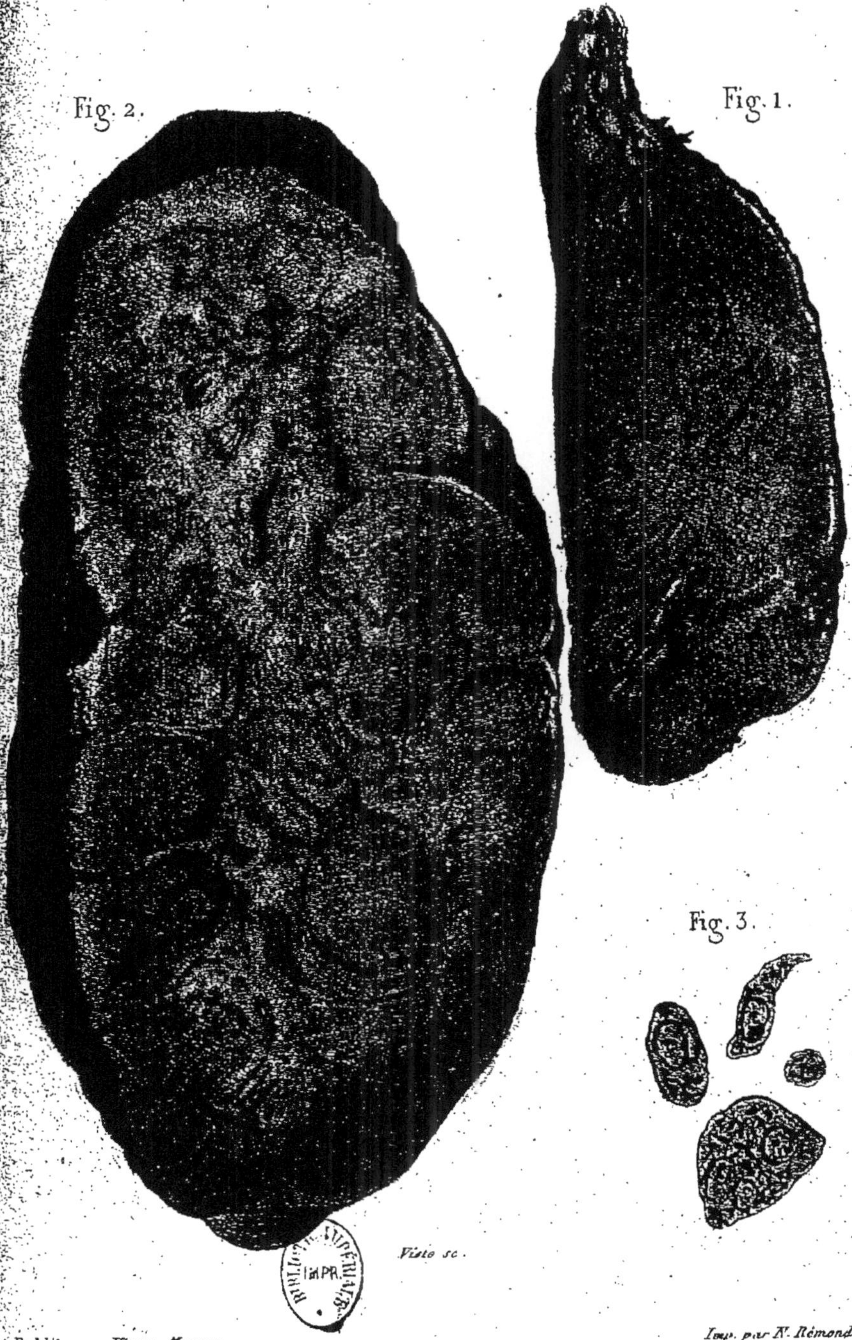

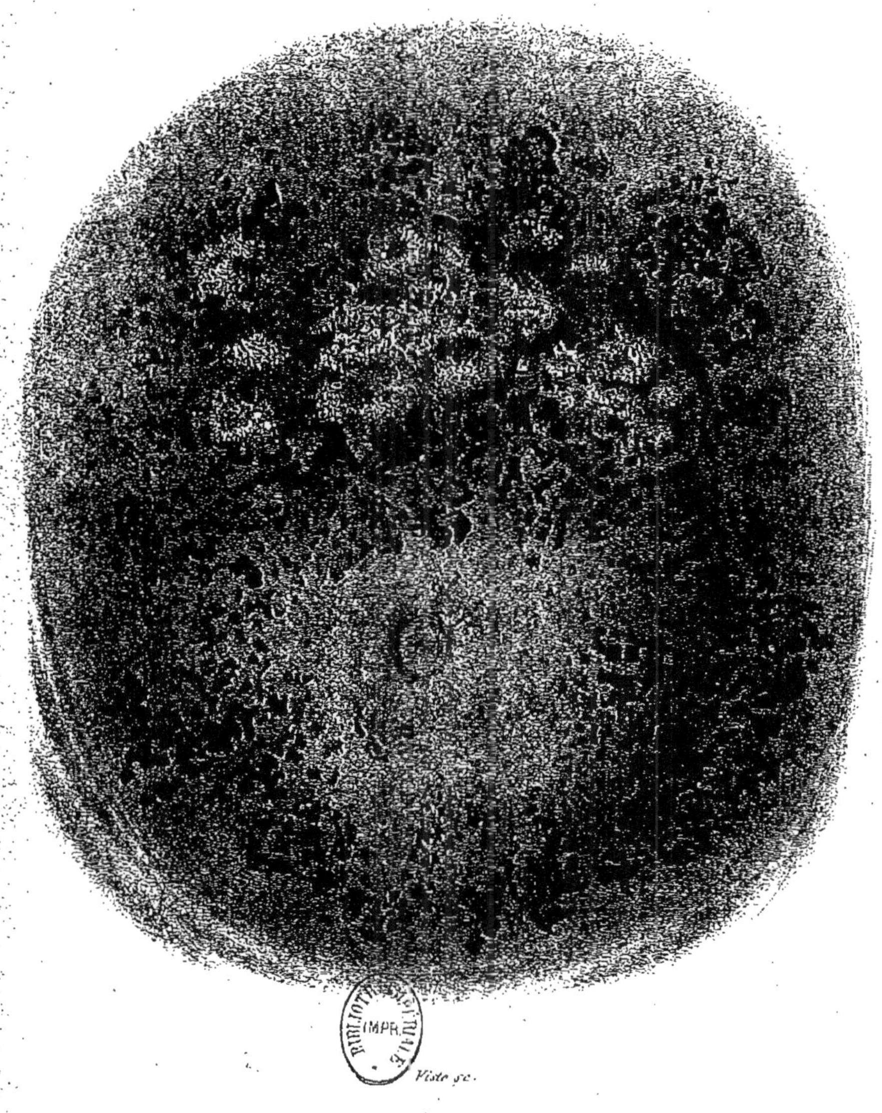
Viste sc.

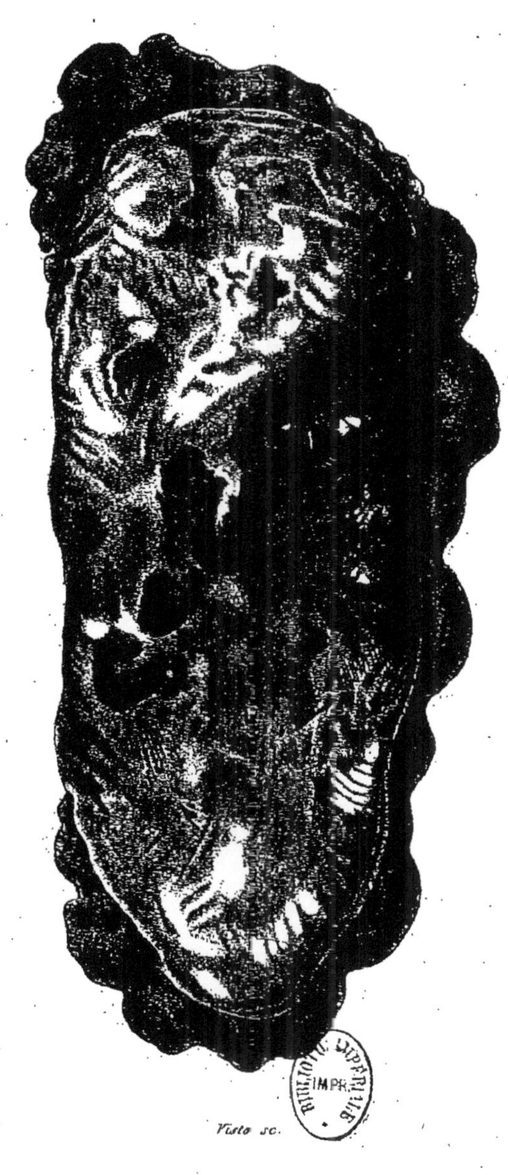

Visto sc.

Fig. 2.

Fig. 1.

Visto sc.

Publié par Victor Masson. Imp. par N. Rémond.

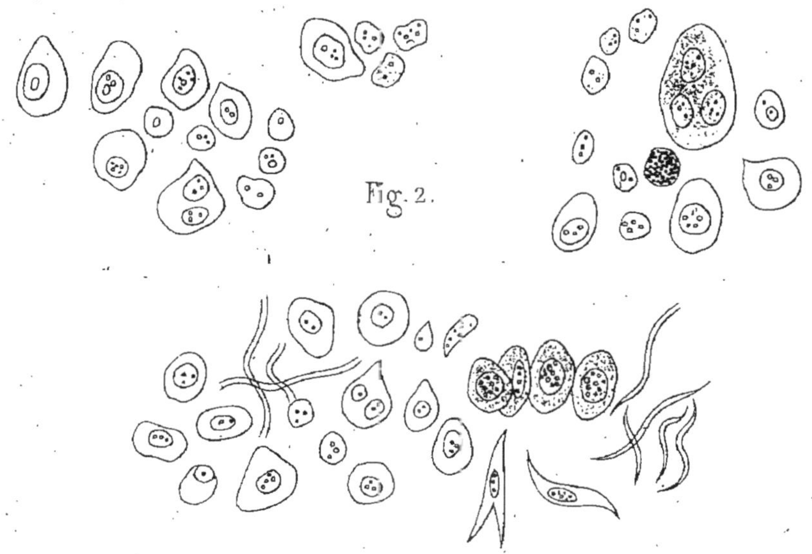

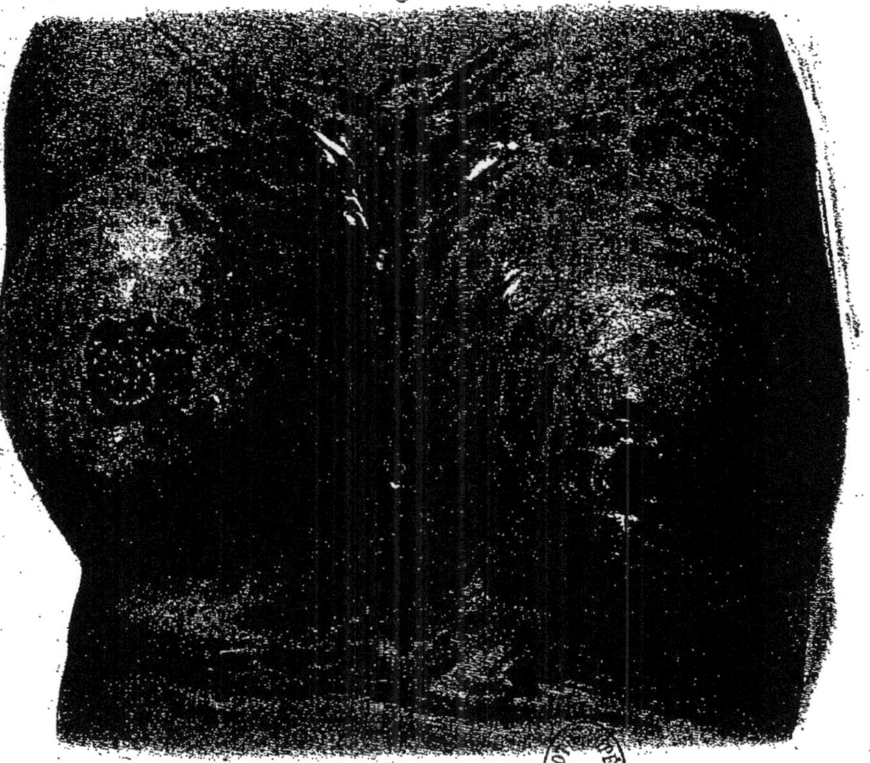